U0177305

Clinical Neuroradiology
The ESNR Textbook

ESNR
临床神经放射学

上卷

原著　[荷] Frederik Barkhof　　[英] Hans Rolf Jäger　[奥] Majda M. Thurnher
　　　[西] Àlex Rovira

主审　卢光明　高培毅　　　　主译　张龙江　刘亚欧

中国科学技术出版社
·北　京·

图书在版编目（CIP）数据

ESNR 临床神经放射学 . 上卷 /（荷）弗雷德里克·巴克霍夫等原著；张龙江，刘亚欧主译 . —北京：中国科学技术出版社，2024.1

书名原文：Clinical Neuroradiology: The ESNR Textbook

ISBN 978-7-5236-0097-9

Ⅰ . ①E… Ⅱ . ①弗… ②张… Ⅲ . ①神经系统疾病—放射学 Ⅳ . ①R816.1

中国国家版本馆 CIP 数据核字 (2023) 第 040185 号

著作权合同登记号：01-2023-3092

First published in English under the title
Clinical Neuroradiology: The ESNR Textbook
edited by Frederik Barkhof, Hans Rolf Jäger, Majda M. Thurnher, Àlex Rovira
Copyright © Springer Nature Switzerland AG 2019
This edition has been translated and published under licence from Springer Nature Switzerland AG.
All rights reserved.

策划编辑	孙　超　焦健姿	
责任编辑	孙　超	
文字编辑	汪　琼	
装帧设计	佳木水轩	
责任印制	李晓霖	

出　　版	中国科学技术出版社	
发　　行	中国科学技术出版社有限公司发行部	
地　　址	北京市海淀区中关村南大街 16 号	
邮　　编	100081	
发行电话	010-62173865	
传　　真	010-62179148	
网　　址	http://www.cspbooks.com.cn	

开　　本	889mm×1194mm　1/16	
字　　数	2891 千字	
印　　张	119.25	
版　　次	2024 年 1 月第 1 版	
印　　次	2024 年 1 月第 1 次印刷	
印　　刷	北京盛通印刷股份有限公司	
书　　号	ISBN 978-7-5236-0097-9 / R·3024	
定　　价	1380.00 元（全两卷）	

（凡购买本社图书，如有缺页、倒页、脱页者，本社发行部负责调换）

译校者名单

主　　审　卢光明　高培毅

主　　译　张龙江　刘亚欧

副 主 译　夏　爽　张志强　程晓青　段云云

学术秘书　施　昭

译校者（以姓氏笔画为序）

马　军　首都医科大学附属北京天坛医院放射科	孙　晶　东部战区总医院放射诊断科
王　莉　东部战区总医院放射诊断科	孙双燕　天津市第一中心医院放射科
王庆根　东部战区总医院放射诊断科	孙志远　东部战区总医院放射诊断科
王泽文　东部战区总医院放射诊断科	孙胜军　首都医科大学附属北京天坛医院放射科
王慧颖　天津市第一中心医院放射科	苏晓芹　东部战区总医院放射诊断科
韦　人　首都医科大学附属北京天坛医院放射科	李　骁　东部战区总医院放射诊断科
乌格木尔　天津市第一中心医院放射科	李　清　天津市第一中心医院放射科
孔　祥　东部战区总医院放射诊断科	李文菲　天津市第一中心医院放射科
孔令彦　东部战区总医院放射诊断科	李苏豫　东部战区总医院放射诊断科
甘　露　首都医科大学附属北京天坛医院放射科	李建瑞　东部战区总医院放射诊断科
白雪冬　天津市第一中心医院放射科	李俊灏　东部战区总医院放射诊断科
冯全志　天津市第一中心医院放射科	李新宇　东部战区总医院放射诊断科
冯晨璐　首都医科大学附属北京天坛医院放射科	杨玉婷　东部战区总医院放射诊断科
朱海涛　东部战区总医院放射诊断科	吴　韧　东部战区总医院放射诊断科
华田田　首都医科大学附属北京天坛医院放射科	吴浩光　东部战区总医院放射诊断科
刘　嘉　东部战区总医院放射诊断科	邱连丽　东部战区总医院放射诊断科
刘亚欧　首都医科大学附属北京天坛医院放射科	余倩倩　东部战区总医院放射诊断科
刘权慧　东部战区总医院放射诊断科	邹　颖　天津市第一中心医院放射科
刘若婷　东部战区总医院放射诊断科	沈　宓　首都医科大学附属北京天坛医院放射科
刘春雨　东部战区总医院放射诊断科	沈连芳　天津市第一中心医院放射科
刘高平　东部战区总医院放射诊断科	沈慧聪　首都医科大学附属北京天坛医院放射科
刘通源　东部战区总医院放射诊断科	张　杰　首都医科大学附属北京天坛医院放射科
祁　丽　东部战区总医院放射诊断科	张　甜　首都医科大学附属北京天坛医院放射科
许棚棚　东部战区总医院放射诊断科	张　琴　东部战区总医院放射诊断科

张 薇	东部战区总医院放射诊断科	夏 爽	天津市第一中心医院放射科
张子璇	东部战区总医院放射诊断科	夏凯威	东部战区总医院放射诊断科
张龙江	东部战区总医院放射诊断科	顾卫彬	首都医科人学附属北京天坛医院放射科
张志强	东部战区总医院放射诊断科	柴 超	天津市第一中心医院放射科
张玲艳	东部战区总医院放射诊断科	倪倩倩	东部战区总医院放射诊断科
张焕磊	天津市第一中心医院放射科	徐文达	东部战区总医院放射诊断科
陆秀娣	天津市第一中心医院放射科	徐沁梅	东部战区总医院放射诊断科
陈 娇	东部战区总医院放射诊断科	郭 瑜	天津市第一中心医院放射科
陈 谦	东部战区总医院放射诊断科	郭邦俊	东部战区总医院放射诊断科
陈红燕	首都医科大学附属北京天坛医院放射科	唐玉霞	东部战区总医院放射诊断科
陈欣桐	东部战区总医院放射诊断科	唐春香	东部战区总医院放射诊断科
陈艳春	东部战区总医院放射诊断科	黄 梅	东部战区总医院放射诊断科
陈绪珠	首都医科大学附属北京天坛医院放射科	黄旭方	首都医科大学附属北京天坛医院放射科
林 广	东部战区总医院放射诊断科	黄蔚蔚	东部战区总医院放射诊断科
罗环宇	首都医科大学附属北京天坛医院放射科	黄黎香	天津市第一中心医院放射科
周 帆	东部战区总医院放射诊断科	曹 宸	天津市第一中心医院放射科
周茜洋	东部战区总医院放射诊断科	曹观美	首都医科大学附属北京天坛医院放射科
郑邵微	天津市第一中心医院放射科	戚建晨	东部战区总医院放射诊断科
项开颜	东部战区总医院放射诊断科	戚荣丰	东部战区总医院放射诊断科
郝竞汝	东部战区总医院放射诊断科	盛 洁	东部战区总医院放射诊断科
胡 斌	东部战区总医院放射诊断科	梁静静	东部战区总医院放射诊断科
段云云	首都医科大学附属北京天坛医院放射科	董 铮	东部战区总医院放射诊断科
侯欣怡	首都医科大学附属北京天坛医院放射科	蒋梦迪	东部战区总医院放射诊断科
施 昭	东部战区总医院放射诊断科	程 丹	首都医科大学附属北京天坛医院放射科
施佳倩	东部战区总医院放射诊断科	程晓青	东部战区总医院放射诊断科
宫 琰	天津市第一中心医院放射科	蒙 茗	首都医科大学附属北京天坛医院放射科
祖梓悦	东部战区总医院放射诊断科	詹 炯	首都医科大学附属北京天坛医院放射科
骆仲强	东部战区总医院放射诊断科	薛 艺	东部战区总医院放射诊断科
袁 菁	首都医科大学附属北京天坛医院放射科	薛 静	东部战区总医院放射诊断科
夏 菲	东部战区总医院放射诊断科	冀晓东	天津市第一中心医院放射科

内容提要

本书引进自 Springer 出版社，为欧洲神经放射学会（ESNR）官方教科书。原著由荷兰神经放射学会主席 Frederik Barkhof 教授、伦敦大学神经病学研究所 Hans Rolf Jäger 教授、欧洲神经放射医师协会主席 Majda M. Thurnher 教授及欧洲神经放射学会前主席 Àlex Rovira 教授共同主编，来自美国、英国、德国、荷兰、西班牙及澳大利亚等国家的百余位业内专家参与编写。中文版由卢光明教授、高培毅教授共同主审，东部战区总医院张龙江主任、首都医科大学附属北京天坛医院刘亚欧主任牵头组织，相关领域的百余位专家学者共同译校。全书共十三篇 76 章，对脑血管疾病、创伤、发育畸形、炎性疾病、神经退行性疾病、癫痫、肿瘤等神经系统各类疾病的影像学表现进行了全面细致的阐述，不仅涉及中枢神经系统及周围神经系统，还涵盖成人与儿童经典病例。不同于传统的"百科全书式"参考书，本书更注重解决"临床实际需求"，可帮助读者快速提升处理神经放射学领域临床问题的能力。本书图文并茂、内容丰富且实用性强，适合放射学、神经外科学、神经内科学及其他相关专业医生、医学生参考阅读。

主审简介

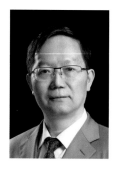

卢光明

教授，博士研究生导师，博士后指导导师，国务院政府特殊津贴专家，东部战区总医院医学影像中心主任，南京大学医学院临床综合教研室主任。中国医师协会放射医师分会副会长，中华医学会放射学分会原副主任委员，国家重大科研仪器设备研制专项专家委员会第一届及第二届委员，国家科技部重点研发计划"变革性技术关键科学问题"重点专项总体专家组成员，国家"973计划"项目首席科学家，《中华放射学杂志》等多种核心期刊副总编或编委。长期工作在临床一线，在医学影像诊断方面造诣深厚。曾获何梁何利科学技术进步奖（2020年）、中国医师奖、全国优秀科技工作者、军队杰出专业技术人才奖、江苏省杰出人才、中华放射学会杰出学术科研奖、南京市"十大科技之星"、江苏省"百名医德之星"等奖项及荣誉称号。获得国家自然科学基金委多项重点、重大项目课题资助。以第一完成人获国家科学技术进步奖二等奖1项，省部级一等奖5项、二等奖2项。培养了一批优秀人才，带领所在科室成为国家临床重点专科首批军队建设单位、全军医学影像中心。主持制订专家共识或行业标准11项，主编学术专著13部；以第一和通讯作者身份发表SCI期刊收载论文318篇，总影响因子达1986，其中43篇影响因子＞10。

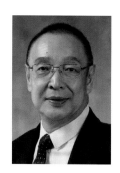

高培毅

教授，博士研究生导师，国务院政府特殊津贴专家，首都医科大学附属北京天坛医院放射科前主任。中国卒中学会医学影像学分会主任委员，中华医学会放射学分会第十一届委员会副主任委员，第七届和第八届（2008—2014年）中华放射学会神经学组组长，《中华放射学杂志》第八届、第九届、第十届编辑委员会副总编。曾获中央保健工作先进个人、中央文明办和国家卫生健康委"中国好医生"月度人物（2019年6月）、国家卫生计生委脑卒中防治工程突出贡献奖（2015年）、北京市"有突出贡献的科学、技术、管理人才"、北京市卫生和计划生育委员会"第六届首都健康卫士提名奖"等。先后获得教育部科技进步奖二等奖、北京市科技进步二等奖等省部级科技成果奖10余项。作为第一负责人承担4项国家自然科学基金项目、1项国家自然科学基金中美合作交流项目及6项北京市自然科学基金项目课题。以第一和通讯作者在国内外知名期刊发表学术论文200余篇。

主译简介

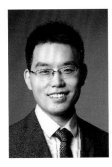

张龙江

教授，博士研究生导师，东部战区总医院放射诊断科主任，教育部长江学者特聘教授。中华放射学会委员，江苏省放射学会副主任委员，《国际医学放射学杂志》副主编，*Journal of Thoracic Imaging* 血栓领域特约编辑，*Topics in Magnetic Resonance Imaging* 神经影像领域特约编辑。长期致力于医学影像新技术的研发和临床转化工作。曾获国家科学技术进步奖二等奖、教育部青年科学奖、教育部科技进步奖一等奖、江苏省科学技术奖一等奖等奖项。以首席科学家主持国家重点研发计划数字诊疗装备专项，以第一负责人主持国家自然科学基金优秀青年基金、国家自然科学基金重点项目等国家级课题。2020 年、2021 年入选中国高被引学者榜单。研究成果被编入多部国际医学指南、共识或科学声明。作为执笔人撰写国内相关领域专家共识 5 部。以第一及通讯作者在 *Nature Communications*、*Science Advances*、*Radiology*、*JACC Cardiovasc Imaging* 等国际知名医学期刊发表学术论文多篇。

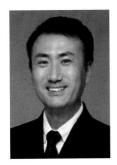

刘亚欧

教授，博士研究生导师，首都医科大学附属北京天坛医院放射科学科带头人、主任。首都医科大学（2013 年）与荷兰阿姆斯特丹自由大学（2017 年）双博士学位。亚太多发性硬化学会（PACTRIMS）常务委员（Committee Member）、欧洲多发性硬化磁共振学会（ECTRIMS-MAGNMIS）委员（Senior Fellow），*Neuroradiology* 期刊编委。主要专业特长为神经影像学，研究方向为神经免疫疾病及神经肿瘤的影像学。主持国家自然科学基金（重点项目）和北京市自然科学基金项目等多项科研课题。曾获国家高层次科技领军人才、茅以升青年科技奖、青年"北京学者"、北京市自然科学基金"杰青"、北京市科技进步奖一等奖（第一完成人）。以第一及通讯作者在神经放射学、神经免疫影像学领域知名医学期刊 *Immunity*、*Neurology*、*JNNP*、*Radiology*、*Medical Image Analysis*、*Multiple Sclerosis Journal* 等发表学术论文多篇。

原著者简介

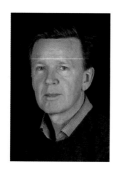

Frederik Barkhof

Department of Radiology and Nuclear Medicine, VU
University Medical Centre (VUmc), Amsterdam, The Netherlands
UCL Institutes of Biomedical Engineering and Neurology, London, UK

Frederik Barkhof 于 1988 年在荷兰阿姆斯特丹自由大学医学中心取得学士学位，1992 年通过博士论文答辩并获得飞利浦影像学奖，1994 年获得卢西恩·阿佩尔神经放射学奖。自 2001 年起，他在荷兰阿姆斯特丹自由大学医学中心（VUmc）放射学与核医学系担任神经放射学终身教授。2015 年，他在英国伦敦大学学院生物医学工程和神经病学研究所担任神经放射学终身教授，致力于开发影像新技术，是英国皇家学院放射学会委员。

Barkhof 教授长期担任荷兰神经放射学学会和多发性硬化症 MRI 欧洲多中心研究网络（MAGNIMS）主席，主导了皇后广场多发性硬化症中心试验单位多中心药物试验的分析。他在 *Radiology*、*Brain*、*Multiple Sclerosis Journal*、*Neuroradiology* 及 *Neurology* 等期刊编委会任职。2018 年，他获得了美国神经病学学会（AAN）和国家多发性硬化症学会（NMSS）颁发的约翰·戴斯特尔奖，以表彰他对医学研究的重大贡献。2019 年，他成为国际医学磁共振学会（ISMRM）的资深研究员。

Barkhof 教授专注于研究儿童白质疾病、多发性硬化（脊髓 MRI、灰质、萎缩和组织病理学相关性）、衰老（白质病变和微出血）和痴呆（结构、功能和分子 MRI 和 PET）。他撰写的论文中有 1000 多篇被 PubMed 引用，他还被汤普森 – 路透社评为全球最具影响力的 3000 名科学家之一。他是 *Neuroimaging in Dementia and Clinical Applications of Functional Brain MRI* 一书的作者。他从诸多国家和国际机构累计获得超过 2500 万欧元的资助，并与大型制药企业进行合作研究，相关合同价值超过 1500 万欧元。他培养了 40 多名博士，其中 3 人后来获得了终身教授职位。

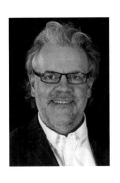

Hans Rolf Jäger

UCL Institute of Neurology, The National Hospital for Neurology and Neurosurgery
and University College Hospital (UCH), London, UK

Department of Brain, Repair and Rehabilitation, Neuroradiological Academic Unit,
UCL Institute of Neurology, London, UK

Lysholm Department of Neuroradiology, National Hospital for Neurology and
Neurosurgery, London, UK

Imaging Department, University College London Hospitals, London, UK

Hans Rolf Jäger 得到法国政府奖学金资助，在德国弗雷伯大学和法国蒙普克利埃就读医学专业。1983 年，他在弗雷伯大学以优秀成绩获得学士学位。

在内科工作了 3 年之后，他在伦敦哈默史密斯医院接受了放射学培训，并于 1991 年成为英国皇家学院放射学会会员。随后，他在伦敦皇后广场神经病学和神经外科国立医院接受了神经放射学培训，并跟随巴黎比塞特医院的皮埃尔·拉斯朱尼兹学习介入神经放射学。

1997 年，Hans Rolf Jäger 成为神经病学和神经外科国立医院神经放射学顾问，并在伦敦大学学院接受了联合学术职位。2014 年，他被提升为神经病学终身教授。在他的职业生涯中，Hans Rolf Jäger 一直在实施先进的 MR 成像技术，如钆灌注成像、出血成像（T_2 和 SWI）、颈动脉斑块成像、颅内血管壁成像、ASL 灌注成像和血管造影。

他为临床转化研究提供了平台，其结果对理解疾病过程做出了开创性的贡献，并对患者管理产生了巨大影响。

他的临床兴趣和研究重点包括脑血管疾病、脑瘤、神经感染（AIDS）和神经退行性疾病。

他在这些领域担任了数个国内和国际多中心临床试验的影像负责人，获得 560 万英镑资助。

Hans Rolf Jäger 与欧洲、美国和南美的学术前沿机构建立了强有力的研究合作关系，并定期为这些机构培养研究人员。他已为伦敦大学学院神经病学研究所培养了 16 名博士。

他发表过 180 篇学术论文，不乏在 *New England Journal of Medicine*、*Lancet Neurology* 和 *Brain* 上发表的论文。

他主编出版过 1 部专著并参编过 25 部专著的相关章节，同时还是 *Grainger and Allison's Diagnostic Radiology* 神经影像学相关章节的著者。

Hans Rolf Jäger 于 2004—2009 年担任欧洲神经放射学会出版委员会主席，自 2003 年以来一直是欧洲神经放射学会常务委员，也是欧洲放射学大会（ECR）的讲师。作为一位广受欢迎的演讲者，他在过去 5 年里发表了 60 次演讲。

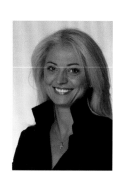

Majda M. Thurnher

Section of Neuroradiology and Musculoskeletal Radiology, Department of Biomedical Imaging and Image-guided Therapy, University Hospital Vienna, Vienna, Austria

Majda M. Thurnher 自 2001 年以来担任维也纳医科大学放射学副教授。她的主要研究重点是神经畸形，特别是中枢神经系统感染、脱髓鞘疾病和脊柱影像。她发表过 70 篇论文，参与编写 40 种专著的相关章节。作为评审和编委，她为许多国内和国际期刊做出了贡献，包括 *European Radiology* 和 *Neuroimaging Clinics of North America* 的特邀客座编辑。她曾是 *European Radiology* 和 *American Journal of Neuroradiology AJNR* 的编委，目前是 *Neuroradiology* 的编委，以及 *Journal of Neuroradiology* 的副主编。

她在国际会议上发表过 370 多场演讲，是欧洲放射学大会（ECR）欧洲神经放射学会（ESNR）项目规划委员会的常务委员，也是欧洲神经放射学课程（ECNR）的联合主任。

在 2011 年的 ECR 上，Majda M. Thurnher 教授荣获皮埃尔和玛丽·居里奖，并受邀成为欧洲和美国多所大学的客座教授，于 2008 年成为"约翰·佩特罗夫出国开会补助"的首个获奖者。于 2013 年和 2017 年获得欧洲放射学会 ESOR 教育奖，同时还是数个神经影像协会的荣誉会员。

2014—2016 年，她担任欧洲神经放射诊断和介入学会主席，目前是欧洲神经放射学委员会（EBNR）的 CEO。

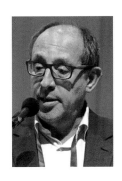

Àlex Rovira

Department of Radiology and Nuclear Medicine Vall d'Hebron University Hospital, Professor of Radiology and Neuroimmunology, Autonomous University of Barcelona, Vall d'Hebron Research Institute (VHIR), Barcelona, Spain

Àlex Rovira 是一名神经放射学家，于 1983 年在巴塞罗那自治大学获得医学博士学位。在 Vall d'Hebron 大学医院（西班牙巴塞罗那）接受放射学正式培训后，他于 1989 年在 Shands 医院（佛罗里达大学盖恩斯维尔）进行了访问研究。1990 年，他成为 Vall d'Hebron 大学医院神经放射科医生，后来担任 Vall d'Hebron 大学医院神经放射科主任。他还是巴塞罗那自治大学的放射学和神经免疫学教授。

他专攻诊断神经放射学和头颈部放射学，在脱髓鞘疾病、脑卒中、神经肿瘤学、肝性脑病和头颈部肿瘤等方面造诣深厚。

Rovira 曾任欧洲神经放射学会（ESNR）主席、多发性硬化 MRI 欧洲多中心研究网络（MAGNIMS）成员、西班牙放射学会执行委员会成员及世界神经放射学会联合会成员。他是 *American Journal of Neuroradiology*、*Neuroradiology* 和 *MS Forum* 的编委，也是多发性硬化症临床试验国际咨询委员会的成员。他还曾担任西班牙神经放射学会主席（2009—2015 年），欧洲神经放射学会 Lucien Appel 奖评审团成员（2006—2012 年），*Spanish Society of Neuroradiology* 期刊神经放射学编辑，Pierre Lasjaunias 欧洲神经放射学课程第 10 和第 11 期主任（2008—2012 年），并曾担任 MAGNIMS 主席（2012—2018 年）。Rovira 撰写或合作撰写了 330 多篇学术论文、主编或参编了 30 多部专著，并受邀进行了 400 多场学术演讲。他的 H 指数为 56。

他曾受邀担任多伦多大学、麦吉尔大学、莱斯霍尔姆神经放射学系（伦敦大学学院）、渥太华大学和北卡罗来纳大学的客座教授。2019 年，他成为保利斯塔放射学会和波兰放射学会的名誉会员。

中文版序一

Clinical Neuroradiology: The ESNR Textbook 由荷兰神经放射学会主席 Frederik Barkhof 教授、伦敦大学神经病学研究所 Hans Rolf Jäger 教授、欧洲神经放射医师协会主席 Majda M. Thurnher 教授及欧洲神经放射学会（ESNR）前主席 Àlex Rovira 教授共同主编，绝大多数参编者均为欧洲和美国神经放射学界的资深专家。本书凝聚了他们多年的临床实践经验和心血。本书是 ESNR 的官方指导用书，更是一部经典著作。其内容涵盖神经系统解剖、影像检查方法，以及各类常见和罕见神经系统疾病的影像诊断与鉴别。

与传统的"百科全书式"参考书不同，本书最大的亮点是极重实用性。书中不仅包括各类神经系统疾病的临床表现、病理特征、影像学检查技术、影像特征及诊断要点等，还包括近年临床神经影像学的新进展，以及权威指南和专家共识推荐的检查方案，有助于读者根据临床实际的应用场景选择不同的影像检查方法并做出准确诊断。书中还包括神经影像诊断与鉴别诊断分析、预后评估、疗效监测和影像学检查相关不良反应等内容。

本书的翻译团队包括东部战区总医院张龙江教授、首都医科大学附属北京天坛医院刘亚欧教授，以及国内百余位临床经验丰富、学术成果丰硕的一线神经影像专家，并邀请到卢光明教授和高培毅教授作为本书的主审。翻译过程中，译者在忠于原著的同时，结合国内神经影像诊疗的实践，使本书更加实用、易懂。

本书适合神经影像学、神经内科学及神经外科学各级医生、医学生参考阅读，还可作为医学生初级和进阶亚专科培训的教材，有助于培养临床医生的神经影像学诊断思维。该中文版的出版，为神经科学领域又添一部优秀的译著。

中国科学院院士
国家神经系统疾病临床研究中心主任
首都医科大学神经外科学院院长
首都医科大学附属北京天坛医院神经外科教授

赵继宗

中文版序二

  Clinical Neuroradiology: The ESNR Textbook 是欧洲神经放射学会（European Society of Neuroradiology，ESNR）的官方神经影像学教材，凝聚了当前欧洲多位顶级神经影像临床专家多年的临床经验和心血，内容丰富深入且具有很强的实用性。首先，每章以疾病的临床表现和病理开始，这非常符合认识疾病的规律。其次，结合最新的指南和共识，讨论了疾病适合的影像学检查方法。最核心的部分是疾病的影像学表现，本书以检查清单（checklist）和临床实践中影像报告的形式总结，其中检查清单方便大家学习和复习，影像报告以典型病例和疑难病例为核心，为临床提供标准和有效的指导。最后，每个章节依据病例特点讨论了治疗方案，特别是影像如何用于评估治疗的效果及其不良反应。本书的编者常年工作在神经影像一线，均为所在领域的资深专家，从整体上保证了此书的权威性。

  本书中文版的译者包括东部战区总医院张龙江教授和首都医科大学附属北京天医院刘亚欧教授，以及国内临床经验丰富、学术成果丰硕的一线神经影像专家。卢光明教授和高培毅教授担任本书的主审。译者们力求把握原著的精髓，在准确表达英文原意的同时，尽量做到"信、达、雅"，使本书流畅易懂。

  本书可作为影像科医生和学生的教科书，也可作为神经内科、神经外科医师及对神经影像感兴趣或有需求的读者的参考书。

首都医科大学附属北京天坛医院院长兼党委副书记
神经病学中心主任医师、教授、博士研究生导师
国家神经系统疾病临床医学研究中心副主任
国家神经系统疾病医疗质量控制中心主任

译者前言一

回想起接受中国科学技术出版社的邀请翻译出版这部经典巨著 *Clinical Neuroradiology: The ESNR Textbook* 已经是 1 年多前的事情了。编辑推荐给我时，我一下子就被吸引了。它别出心裁的编排格式、丰富多彩的知识内容，以及清晰精巧的插图和表格，无不令人眼前一亮，尤其是贴近临床的独特叙述风格给我留下了深刻印象，也让我坚定了将其翻译并推荐给国内同行的想法。

本书是欧洲神经放射学会（ESNR）的官方教科书，共十三篇76章，不仅涉及神经影像检查的适应证、成像技术及颅脑解剖的详细讲解，还着重对脑血管疾病、创伤、发育、脑脊液相关疾病、炎性疾病、神经退行性疾病、癫痫、肿瘤及肿瘤样疾病、中毒和代谢性疾病等神经系统常见重大疾病的影像表现进行了全面细致的解读，既包括中枢神经系统及周围神经系统疾病，也涵盖了成人与儿童的经典病例。本书注重解决"临床实际需求"，既聚焦前沿知识进展，也强调基础知识普及；既有典型图解示例，也有规范化报告模板。书中还不时穿插影像检查技巧和鉴别诊断要点，使读者更易于从阅读和学习中快速提升处理神经放射学领域日常问题的能力。本书配有1600余幅高清影像图片和绘制精美的解剖示意图，以及200余个设计精巧的表格。这些图表无疑是本书的一大亮点。正是这些独特的魅力，让我翻译校订时，深刻体会到字里行间蕴含的原著者对患者的深切关爱，似乎有一种与原著者隔空交流的感觉。

本书翻译及审校工作中得到了东部战区总医院放射诊断科、首都医科大学附属北京天坛医院放射科、天津第一中心医院放射科诸位同道的大力支持和帮助，在此一并致谢。感谢卢光明教授、高培毅教授对译稿提出的宝贵修改意见及认真细致的审校。感谢中国科学技术出版社对译者团队的信任与鼓励，并提供了细致耐心的帮助，使得本书中文版能够顺利高效的出版。

在本书的翻译过程中，译者团队付出了辛勤的努力，但由于中外术语规范及语言表达习惯有所差异，中文翻译版中可能遗有疏漏，敬请各位读者批评指正，以便日后再版时更新订正。

东部战区总医院放射诊断科

译者前言二

我非常荣幸能与东部战区总医院放射诊断科张龙江教授一同翻译神经影像学巨著 *Clinical Neuroradiology: The ESNR Textbook*，更荣幸能在书稿翻译过程中得到卢光明教授和高培毅教授的悉心指导，也非常感谢首都医科大学附属北京天坛医院、东部战区总医院两家主译单位及天津第一中心医院等所有参译单位译者们的辛苦付出。

本书原著主编之一 Frederik Barkhof 教授是我在荷兰阿姆斯特丹自由大学攻读博士学位时的导师。翻译此书时恰逢 COVID-19 大流行时期，在积极应对新型冠状病毒感染的大背景下，安静地阅读和翻译此书让我度过了一段专注且快乐的时光。在翻译书稿的过程中，我又重温了在荷兰留学、工作的美好青春岁月，以及向老师学习神经影像学的那段弥足珍贵的经历，虽然艰辛，但更多的是喜悦与感恩。

从首都医科大学宣武医院，到澳大利亚墨尔本大学神经科学中心，到荷兰阿姆斯特丹自由大学医学中心，再到首都医科大学附属北京天坛医院，我从研究生阶段至今近 20 余年一直从事和热爱着神经影像学，也在坚持不懈地努力成为一名优秀的神经影像医生。

本书是欧洲神经放射学会（ESNR）的官方指导用书，既紧贴临床的实际需要，又注重知识的实时更新，在囊括丰富神经影像学知识的基础上融入前沿的研究成果。在编排上，每章均从临床表现和病理基础入手，通过影像检查技术与流程、影像学表现及典型病例分析来详细阐释神经影像学所涉及的各个方面。书中还对医学影像学在不同神经系统疾病治疗方案选择及疗效监测中的作用和价值进行了深入分析。希望读者在学习专业知识的同时感受到神经影像学沁人心脾的芬芳和深入人心的感动，能够感受到"神经影像之美"。本书之美，不仅体现在精美的图片，还体现在简洁优美的文字，更体现在作者对神经影像的热爱和对神经影像充满智慧的解读。希望"神经影像之美"能吸引更多的有识之士投身于神经影像学事业，为神经影像发展贡献力量，探索神经疾病的本质，从而造福更多患者。

由于神经影像学发展日新月异，加之中外语言表达习惯的差异，中文翻译版中可能存在一些局限性和不足之处，恳请广大同仁批评指正，我们也会不断努力提高能力和水平，以求和读者共同探索"神经影像之美"。

首都医科大学附属北京天坛医院放射科

原书前言

Clinical Neuroradiology: The ESNR Textbook 由欧洲神经放射学会（ESNR）官方组织编写，书中的许多内容源自 ESNR 的教学课程，并由该课程的任课教授编写，充分继承了 ESNR 悠久且优良的教学传统。相比于传统的"百科全书式"参考书，本书更加实用。通过对本书的阅读和学习，读者可获得神经放射学专业日常临床工作所需的几乎所有知识，包括"个体化"检查方案、综合性影像诊断，以及制订治疗计划的影像学依据、疗效评估方法等。每一章均从特定疾病的临床体征及相关病理学、影像学表现入手，深入讨论影像学检查方案，条目式地简要总结了影像学特点，并提供了详细的影像报告书写模板。书中还对治疗方案及如何通过影像学检查准确评估治疗反应进行了详细说明。

虽然本书的重点是神经影像诊断，但书中涉及了丰富的神经介入诊疗相关知识，尤其是脑血管和脊柱疾病介入诊疗方面。全书共十三篇76章，内容涵盖脑血管疾病、创伤、发育畸形、炎性疾病、神经退行性疾病、癫痫、肿瘤等神经系统各类疾病的影像学表现。实用性是本书最鲜明的特点，书中对不同疾病的鉴别诊断、衰老与相关病变的鉴别要点均进行了深入分析。各章均结合近年来的新知识、新进展进行编写，力求全面展现 ESNR 神经放射学课程的精髓。

感谢本书所有编著者的辛勤工作。感谢 Jaap Valk、Ivan Moseley、Jordi Ruscalleda、Marco Leonardi、Massimo Gallucci 和 Pierre Lasjaunias 等在本书编写过程中给予的关心与指导，以及他们既往对神经放射学研究与教学所做的突出贡献。

Frederik Barkhof

Hans Rolf Jäger

Majda M. Thurnher

Àlex Rovira

目　录

上　卷

第一篇　临床指征、技术和解剖 001

第 1 章　临床神经影像学：标准路径 002

第 2 章　神经影像科医生必须掌握的神经解剖 007

第 3 章　神经影像学的偶然发现和易误诊的正常变异 031

第 4 章　脑神经的影像解剖学和常见疾病 050

第二篇　脑血管疾病 075

第 5 章　脑血管胚胎学和影像解剖 076

第 6 章　动脉缺血性脑卒中的影像与管理 109

第 7 章　脑小血管病：影像与临床 137

第 8 章　缺血性脑卒中较少见的系统性病因 169

第 9 章　自发性脑出血的影像学 188

第 10 章　颅内血管畸形：影像诊断与治疗 216

第 11 章　蛛网膜下腔出血的影像学诊断与治疗 256

第 12 章　脑静脉与窦血栓的影像学 278

第三篇　创伤 303

第 13 章　创伤性脑损伤：成像策略 304

第 14 章　脊柱和脊髓创伤 341

第四篇　脑脊液疾病 365

第 15 章　脑脊液空间成像的解剖学、生理学和流体力学 366

第 16 章　儿童脑积水 382

第 17 章　成人梗阻性脑积水：影像表现 394

第 18 章　交通性脑积水：正常颅压性脑积水 414

第 19 章　脊髓脑脊液疾病影像：脊髓空洞症 441

i

第20章　特发性颅内高压的影像学表现 ································· 464

第21章　颅内低压和脑脊液漏：影像诊断与治疗 ················· 475

第22章　脑积水治疗及治疗相关并发症的影像学评价 ············ 493

第五篇　感染性脑病 ··· 509

第23章　颅内细菌和分枝杆菌感染的神经影像学 ·················· 510

第24章　真菌和寄生虫感染：临床和神经影像学特征 ············ 532

第25章　免疫受损个体的感染性疾病 ··································· 562

第26章　中枢神经系统病毒性感染的影像学表现 ·················· 586

第六篇　炎症性和自身免疫性脑疾病 ································· 613

第27章　多发性硬化及其变异型 ·· 614

第28章　视神经脊髓炎谱系疾病：影像学的作用 ·················· 651

第29章　急性播散性脑脊髓炎和其他急性类感染综合征 ········· 665

第30章　血管炎和其他炎性疾病：影像学表现 ····················· 687

第31章　自身免疫性脑炎 ··· 722

第七篇　癫痫 ·· 733

第32章　癫痫的神经影像学评估 ··· 734

第33章　颞叶癫痫与神经影像学 ··· 758

第34章　新皮质癫痫的神经影像学评价 ······························ 780

第35章　长期癫痫相关肿瘤 ··· 808

第36章　持续性癫痫 ··· 819

第37章　癫痫的手术和术后评估 ··· 842

下　卷

第八篇　肿瘤和肿瘤样疾病 ··· 869

第38章　脑占位性病变的临床表现、鉴别诊断和影像学检查 ···· 870

第39章　胶质瘤与原发性中枢神经系统淋巴瘤 ····················· 892

第40章　神经元和混合性神经元－胶质肿瘤 ························· 913

第41章　神经外科肿瘤切除手术规划成像技术 ····················· 937

第 42 章　轴外肿瘤 ……………………………………………………… 945

第 43 章　鞍区和鞍旁肿瘤 ……………………………………………… 977

第 44 章　颅底肿瘤及相关病变：影像学方法 ………………………… 1002

第 45 章　非中枢神经系统肿瘤累及中枢神经系统 …………………… 1030

第九篇　痴呆症与神经退行性疾病 ……………………………………… 1057

第 46 章　神经退行性疾病：分类和成像策略 ………………………… 1058

第 47 章　正常脑老化的神经影像学 …………………………………… 1079

第 48 章　痴呆症神经影像的临床应用 ………………………………… 1094

第 49 章　运动障碍神经影像学的临床思路 …………………………… 1121

第十篇　中毒和获得性代谢性疾病 ……………………………………… 1151

第 50 章　外源性毒素和 CNS 损伤：成像技术和诊断 ……………… 1152

第 51 章　药源性神经毒性病变的影像学表现 ………………………… 1183

第 52 章　放化疗损伤的临床病案和神经影像 ………………………… 1207

第 53 章　获得性代谢性疾病的影像表现 ……………………………… 1231

第 54 章　可逆性后部脑病综合征 ……………………………………… 1263

第十一篇　儿童神经影像学 ……………………………………………… 1275

第 55 章　脑发育畸形的影像表现 ……………………………………… 1276

第 56 章　宫内成像 ……………………………………………………… 1295

第 57 章　新生儿缺氧缺血 ……………………………………………… 1332

第 58 章　脊柱和脊髓发育畸形的影像学表现 ………………………… 1352

第 59 章　脑白质病变和遗传性代谢疾病的神经成像方法 …………… 1378

第 60 章　斑痣性错构瘤病的神经影像和临床表现 …………………… 1409

第 61 章　儿童脑卒中与影像学 ………………………………………… 1430

第 62 章　小儿肿瘤神经影像学 ………………………………………… 1462

第 63 章　围产期感染的神经影像学 …………………………………… 1529

第十二篇　脊柱和脊髓 …………………………………………………… 1551

第 64 章　脊柱和脊髓影像解剖 ………………………………………… 1552

第 65 章　脊柱退行性病变影像学 ……………………………………… 1569

第 66 章　脊柱炎性及感染性疾病的成像方法 ………………………… 1607

第 67 章　脊髓炎症和感染性疾病影像学 ……………………………… 1633

第 68 章　骨质疏松症和代谢性脊柱疾病影像学 ·· 1651

第 69 章　影像引导下的经皮脊柱介入治疗 ··· 1670

第 70 章　脊柱和脊髓肿瘤的临床和影像学特征 ·· 1699

第 71 章　脊柱和脊髓血管疾病的影像学 ··· 1729

第十三篇　周围神经系统和神经肌肉疾病 ··· 1757

第 72 章　营养不良性肌病 ··· 1758

第 73 章　中毒及药物性肌病的临床和影像表现 ·· 1779

第 74 章　非营养不良性肌病的神经影像学检查 ·· 1791

第 75 章　炎性肌病的影像表现 ··· 1826

第 76 章　周围神经磁共振成像 ··· 1836

第一篇 临床指征、技术和解剖
Indications, Technique, and Anatomy

第 1 章　临床神经影像学：标准路径 …………………………………… 002

第 2 章　神经影像科医生必须掌握的神经解剖 …………………………… 007

第 3 章　神经影像学的偶然发现和易误诊的正常变异 …………………… 031

第 4 章　脑神经的影像解剖学和常见疾病 ………………………………… 050

第 1 章　临床神经影像学：标准路径
Clinical Neuroradiology: A Structured Approach

Frederik Barkhof　Àlex Rovira　著

韦　人　译　　刘亚欧　校

摘　要

临床神经影像学需要在影像表现和鉴别诊断方面对神经系统疾病进行专门（正式）的培训。影像检查方法和影像技术的合理选择主要依据病变的影像表现、定位（大脑、脊柱、神经丛、神经）及可能的鉴别诊断。首先要根据申请单（可用的病史和化验结果）和相关的鉴别诊断选择最优检查方法、检查部位、扫描方案及是否行对比增强检查。本章通过疾病的起病方式（急性／慢性）和临床症状简要讨论最常见的临床情况，以做出可能的定位和定性诊断。影像上发现病变后，标准化的读片和诊断报告流程对排除特定疾病和缩小鉴别诊断范围起着重要作用；本书同时以半结构化的方式提供报告检查表，以排除在特定环境下可能发生的疾病。报告推荐采用国际诊断标准和分类方案，以便转诊时与神经科医生、精神科医生或神经外科医生进行沟通。神经影像学报告的结论应该同时考虑特定病变的先验概率，帮助临床医生排除偶然发现并提供诊断的置信度，如有必要应建议进行进一步检查、随访影像检查或神经介入检查。使用结构化报告和参加多学科会诊可以加强交流，多学科会诊既是优化患者管理的核心，也是医学继续教育和评估方案、诊断性能和成本效益的关键要素。

关键词

临床场景；结构化报告；偶然发现；清单；报告模板；排除疾病；头痛；沟通；先验概率；治疗监测

缩略语

ADEM	acute-disseminated encephalomyelitis	急性播散性脑脊髓炎
AO	Arbeitsgemeinschaft für Osteosynthesefragen	国际内固定学会
ATM	acute transverse myelitis	急性横贯性脊髓炎
CAA	cerebral amyloid angiopathy	脑淀粉样血管病
CJD	Creutzfeldt-Jakob disease	克－雅病
CPA	cerebellopontine angle	脑桥小脑三角

CS	cavernous sinus	海绵窦
CTA	computed tomography angiography	CT 血管成像
DAI	diffuse axonal injury	弥漫性轴索损伤
dAVF	dural arteriovenous fistula	硬脑膜动静脉瘘
DSA	digital subtraction angiography	数字减影血管造影
FTLD	frontotemporal lobar degeneration	额颞叶变性
IAC	internal auditory canal	内听道
IIH	idiopathic intracranial hypertension	特发性颅内高压
ON	optic nerve	视神经
PSP	progressive supranuclear palsy	进行性核上性麻痹
RANO	response assessment in neurooncology	神经肿瘤学反应评估
SAH	subarachnoid hemorrhage	蛛网膜下腔出血
TIA	transient ischemic attack	短暂性脑缺血发作

一、神经影像学的临床场景

神经影像诊断的第一手资料是临床申请单，申请单应该提供有关病史、症状和可疑（鉴别）诊断的详细临床数据，当信息不完整时，应要求转诊医生提供其他信息，还可以通过临床病历记录、实验室检查和既往影像诊断报告中获得其他信息。在某些情况下，申请单提供的临床信息有限，如急诊检查申请单中的"创伤"和"脑卒中"，或者门诊申请单中的"头痛加重""首次发作"或"记忆门诊"。有时，特定的症状可能会导致临床医生怀疑责任病变位于特定位置。这可能会引起误诊，因为病变可能位于其他地方（例如，位于大脑半球而不是脑干，或者位于颈髓而不是胸髓）。转诊的来源（家庭医生或内科专家）、年龄 / 性别及患者的病史也提供了有助于鉴别诊断的信息。收集的临床信息有助于确定发现疾病的机会是高还是低，或者说，明确本次检查目的是"排除"，还是将鉴别诊断范围缩小到某个特定的疾病。

临床表现的模式

临床表现可能从非常一般的体征和症状（头痛、头晕）到非常特定的神经功能缺损（孤立性脑神经麻痹）。文中概述了根据表现模式和症状发作的速度（急性与慢性），应考虑的相关疾病。更多详细的临床场景和鉴别诊断可以在相关章中找到。

- 头痛。
  - 急性：蛛网膜下腔出血、可逆性脑血管收缩综合征。
  - 近期发作：脑积水、特发性颅内高压、脑静脉血栓形成、肿瘤。
  - 慢性：通常是阴性的，目的是排除较不常见但较严重的疾病（肿瘤）；影像学发现更可能是偶然的，而不是责任病变。
- 脑神经麻痹。
  - 急性：中枢缺血。
  - 亚急性：炎性、感染性。
  - 慢性：肿瘤压迫。
- 脑病或精神状态改变。
  - 亚急性：急性播散性脑脊髓炎、Susac 综合征、中毒、病毒感染、边缘性脑炎。
  - 慢性：中毒、病毒感染。
- 潜在中枢性病因的内分泌功能障碍。
  - 急性：垂体卒中。
  - 慢性：垂体腺瘤、颅底肿块。

- 认知功能下降和痴呆。
  - 亚急性：中毒、克 - 雅病、单纯疱疹病毒感染、边缘性脑炎、大脑淀粉样脑血管病相关炎症。
  - 慢性：神经退行性疾病。
- 运动障碍。
  - 急性：脑卒中。
  - 慢性：代谢、神经变性（如帕金森病）。
- 头部外伤。
  - 急性：骨折、挫伤、硬膜外血肿。
  - 慢性：DAI、脑积水、硬膜下血肿。
- 癫痫。
  - 首次发作：发热、中毒（排除占位性病变）。
  - 慢性：海马硬化、局灶性皮质发育不良、肿瘤。
- 局灶性神经功能缺损。
  - 急性：脑卒中、短暂性脑缺血发作及短暂性脑缺血发作样发作。
  - 亚急性：肿瘤、炎症（如多发性硬化）、进行性多灶性白质脑病。
- 脊髓综合征。
  - 亚急性：脊髓缺血、急性横贯性脊髓炎、脱髓鞘（多发性硬化、视神经脊髓炎谱系疾病）。
  - 慢性：压迫、脱髓鞘、硬脑膜动静脉瘘。
- 腰背疼痛。
  - 亚急性：椎间盘突出症、脊椎椎间盘炎。
  - 慢性：脊椎病、椎管狭窄、肿瘤压迫。
- 周围肌肉无力。
  - 单侧：孤立性神经麻痹、神经丛病变。
  - 双侧：神经肌肉疾病、炎性神经丛疾病。

二、选择正确的检查方法

选择最合适的（也最经济的）成像方式和方案取决于申请单上的信息、既往检查的可用性（及实验室数据和临床信息）、临床环境（急诊或门诊患者）和治疗方式，以及不同影像技术的可操作性。一般来说，CT 是急性疾病（如创伤和脑卒中）的首选检查，而对于亚急性和慢性起病患者，通常首选 MRI。急性血管性疾病（如 SAH、急性缺血性脑卒中），通常需要进一步行 CT 血管成像；在非急性情况下，MR 血管成像检查就足够了，它还可以用于随访检查（如筛查动脉瘤或在栓塞后随访）。在过去的几十年中，数字减影血管造影（diagnostic catheter angiography，DSA）的应用数量有所减少，现在仅限于 CTA 阴性的 SAH 和怀疑 AVM/AVF 等情况，并且 DSA 现在几乎完全用于介入治疗。

在整本书中，我们为每种疾病类型提供了推荐检查方案，并在可能的情况下解释为什么包括这些序列，以及通过这些序列应该观察什么。

三、标准化阅读和报告

分析影像通常有两种方法。一种方法是简单地观察所有图像并找出异常。这种方法可用作急诊或病变先验概率较低（如慢性头痛）时的初次筛查。另一种方法更常见，主要针对临床表现进行结构化探索。例如，在记忆门诊接受评估的患者通常只有很少的临床信息，因此应系统性评估导致痴呆的主要疾病在常见受累区域中的神经退行性变化及血管性病变，包括海马、额颞叶和脑干［分别针对阿尔茨海默病、额颞叶痴呆（FTLD）和进行性核上性麻痹（PSP）］。在本书中，我们提供清单以帮助系统性图像分析（和报告）。

偶然发现、解剖变异和正常衰老表现常扰乱临床诊断的思路，筛查性较强的检查尤其如此。某些观察结果的临床相关性在很大程度上取决于疾病的先验概率和相关的鉴别诊断。如果影像检查的目标仅仅是为了排除疾病（如慢性头痛），那么发现相关病变的先验概率就很低，因此很可能属于偶然发现（假阳性）。另外，当存在非常具体的临床表现时（如局灶性癫痫或视神经炎），应该仔细寻找局灶性病变以增加后验概率，减少病变漏诊（假阴性）。

在适当的情况下，报告应包括视觉评分量表和测量值（并引用影像编号）来描述阳性发现并对病变严重程度进行分类。这些发现通常使用国际分期系统中公认的国际术语来描述，例如，脑卒中的 ASPECTS 评分、多发性硬化的 McDonald 标准、脑肿瘤的 RANO 标准及椎体骨折的 AO 原则或类似方案。

正常衰老和偶然发现在本书中单独占据一章，因为它们是我们解读图像的基础。是否正常取决于受试者的年龄（如婴儿的髓鞘化进程及老年人的萎缩和血管变化）。偶然发现可能会分散注意力，并导致医生和患者不必要的焦虑。此类发现需要进行描述，并结合临床场景将其视为偶然发现或正常的衰老现象，一般不应在报告结论中提及。根据影像表现情况，报告应明确指出无须进行额外的影像检查和随访，从而帮助临床医生，避免重复检查。

（一）影像学报告：结论

报告的结论应总结主要的神经影像学发现，并提出以下诊断要点，以帮助解决所提出的临床问题。

- 结合临床及其他检查。
  - 如果这些不在申请单或患者的病历资料中，请特别提及。
- 置信程度。
  - 避免提及不太可能的其他诊断意见，尤其是在临床情况明确的情况下（如在视神经炎患者中发现多发性硬化病变）。
- 先验概率——考虑或排除。
  - 避免提及偶然发现。
- 进一步检查或随访的建议。
  - 检查时机、检查方式及是否需要对比剂增强。
  - 不鼓励对偶然发现进行随访。
- 考虑干预措施（活检、栓塞等）。
  - 如有必要，请先与神经介入专家讨论。

（二）阴性/阳性报告样本

在进行了有意义的影像检查并对图像进行系统分析后，下一步就是以半结构化的形式呈现神经影像学报告。

例如，在创伤患者中，首先是描述软组织情况（突出受累部位），然后是骨质改变（骨折），最后是颅内病变（如出血和挫伤）。在本书中，我们提供了阳性（如发现肿瘤、特征描述和鉴别诊断）和"阴性"的报告样本。每章都提供了检查表，以排除在相关场景中可能发生的病理情况（如癫痫发作但没有癫痫灶的患者）。以下提供了排除疾病的"阴性"报告的模板。

病例报告：排除疾病

病　史：患者，女，50岁，既往健康，头痛数月。根据脑瘤家族史，患者要求进一步检查。

成像技术：标准脑部扫描方案，包含平扫矢状位 T_1WI、轴位 FLAIR 和 T_2WI。无以往检查可供比较。

影像学表现：正常中线解剖，下至颅颈交界处。无发育异常。灰白质分界清晰。颞极可见一小的蛛网膜囊肿，无占位效应，考虑偶然发现。双额叶深部白质见散在的小的 T_2 高信号灶，考虑缺血性，符合当前年龄改变。在所示序列，脑实质均未发现其他局灶性异常。基底动脉和主要静脉可见流空信号。

结　论：颅内所见符合当前年龄改变，未见肿瘤或其他可解释患者症状的影像改变。

四、治疗与监测

临床神经影像学要求了解可用的治疗方案，尤其是影像学的预期变化及其时间线。神经影像科医生应了解药物和手术治疗的最新进展，因为它们可能需要特定的（基于图像的）选择标准，或者需要进行特定的影像随访以监测疗效或不良反应。基于这些知识，医生可以推荐影像随访的时间、最合适的（且最经济的）方案，以及是否需要使用对比剂。此外，医生还需要使用合适的标准报告治疗反应，考虑治疗所致改变（手术/放射治疗）可能造成的混淆，以及需要考虑不良反应，如在接受二线免疫调节治疗的多发性硬化患者并发进行性多灶性白质脑病或接受化疗的肿瘤患者出现假性进展。如果需要，医生应建议进行其他影像学检查（如灌注 MR 或氨基酸 PET 以区分放射性坏死与肿瘤），同时应避免不必要的随访（如偶然发现）或减少随访频率（如稳定的病灶）。

五、临床神经影像学交流

影像报告是与临床医生交流的主要方式，也是神经影像学检查不可或缺的部分。紧急/意外发现应通过其他方式传达，如电话或电子邮件，而不是仅根据当地或国家标准发布报告。这些发现包括意外发现（如意外的脊髓压迫伴脊髓病或脑疝），可能会影响治疗决策的意外疾病进展（如化疗期间脑肿瘤进展），以及常规检查中发现的其他严重情况（如偶然发现的巨大动脉瘤）。

这种交流诊疗不仅局限于报告，还需要互相反馈。多学科团队（multidisciplinary team，MDT）会诊是神经影像学实践的重要组成部分，可将影像学发现呈现给申请检查的临床医生，并与其他临床/实验室和手术/组织病理学发现结合，共同讨论鉴别诊断。这也是思考是否需要随访影像，并就方案选择提供反馈的时刻，其中一部分可能具有教育意义（如何时需要哪种检查方法及何时扫描或不扫描）。这种知识可以转化成（地方或国家）指南，并以该领域的发展或地方特点而定，必要时，适应证和方案应接受定期审查和更新。教学将确保国家和欧洲范围内的实践质量（如欧洲神经影像学课程）。本书有望做出进一步的贡献，并且作为在线教科书允许各章内容频繁更新。

第2章 神经影像科医生必须掌握的神经解剖
Neuroanatomy for the Neuroradiologist

Christen D. Barras Tarek A. Yousry Frederik Barkhof 著

华田田 译 刘亚欧 校

摘 要

最新的成像技术为神经影像科医生提供了非常详细的结构信息。因此，神经影像学专家需要具备神经解剖学的详细知识，以便正确地描述和交流影像学发现。本章"从外到内"回顾了与神经影像科医生有关的基础神经解剖。

关键词

解剖；头皮；颅骨；脑膜；脑；小脑；白质；脑干

一、概述

本章重点介绍了神经影像科医生在临床实践中必需的基础解剖。基于此，神经影像科医生可以很好地解释和清楚表达脑部影像学发现。学习目标如下所述，并且通过本章的学习，读者应能具备相应的能力。

- 描述头皮并概述颅骨的解剖结构。
- 了解大脑的表面解剖。
- 了解大脑的深层结构和主要的白质束。
- 了解脑干的表面解剖。

二、头皮、颅骨和脑膜

（一）头皮

头皮（scalp）的五层结构很容易由英文单词本身构成记忆［表皮（skin）、结缔组织（connective tissue）、帽状腱膜（aponeurosis）、疏松结缔组织（loose connective tissue）、骨膜（pericranium）］。头皮的皮肤通常在枕骨区最厚，覆盖在不定数量的毛囊中，并伴有皮脂腺和汗腺。结缔组织连接富于血管的真皮与穿行动脉的外膜，在头皮裂伤时，撕裂的结缔组织会同时撕开血管外膜，从而导致断端两侧大量出血。结缔组织还深附于下方的腱膜，即帽状腱膜，它是一块片状的肌腱，向前与额肌融合，向后与枕肌融合，外侧与颞顶筋膜（颞浅筋膜）相延续。在解剖或手术中可以很容易使用手指分离帽状腱膜深部的疏松结缔组织以钝性分离头皮，或在帽状腱膜撕裂时通过帽状腱膜下血肿分离。颅骨表面的膜被称为骨膜，并通过许多颅孔与硬脑膜的外层连续。

（二）颅骨

颅骨由面颅骨和脑颅骨组成。面颅骨包括成对的上颌骨、鼻骨、下鼻甲、腭骨、颧骨、泪腺和腭骨，以及不成对的犁骨和下颌骨。脑颅骨作为大脑的保护套，由成对的额骨、颞骨、顶骨、枕骨和筛骨组成。它由两层坚固的皮质骨（内板和外板）组成，中间夹着一层松质骨（板障）。

颅底以不成对的蝶骨为中心，蝶骨两侧的大

翼、小翼像翅膀一样向外展开，形成颅前窝和颅中窝的边缘，大翼下部形成颅中窝底的一部分，包裹颞叶，参与颅骨侧面的组成。蝶骨后部（后外侧颅底）是不规则锥形的、倾斜的颞骨岩部，其顶端指向前内侧。较宽的基部进一步扩大，并在外部形成后外侧颅骨，如颞骨的鳞部、乳突部及颧突。颞骨的鼓室部呈卷轴状，形成骨性外耳道。

一部分头骨是中空的，以减轻重量，加热吸入的空气，提供共鸣腔，如鼻窦（上颌窦、筛窦、蝶窦和额窦），并引流液体至鼻腔侧壁。颅骨有多个孔洞，以便神经血管通过。

脑颅骨呈穹顶状。颅骨之间的纤维关节连接，即骨缝，在 30 岁左右趋向于融合。额缝可能会持续到成年期，伴有额窦小或缺失，并达前囟门。冠状缝将额骨与顶骨分开。顶骨通过矢状缝在中线彼此分开。矢状缝向后延续与人字缝相连（即后囟），将顶骨和枕骨分开。在侧面，顶骨和颞骨鳞部之间由一条颅缝分开，该缝向后延伸，向上凸起，前部称为岩鳞缝，后部称为顶颞缝或顶乳突缝。枕乳突缝将枕骨与乳突分开。

在融合的囟门部还有其他几种缝，其名称可能具有描述性作用。侧颅骨两侧倾斜的 H 形翼点，是蝶骨大翼、额骨、颞骨鳞部和顶骨的交汇点。星点是后外侧囟融合处，是顶乳突、枕顶和人字缝之间的连接处。顶孔间点是两个顶孔连线与矢状缝的交点，可能是矢状缝开始闭合的位置。顶孔大小个

体差异很大，甚至十分巨大，被称为"卡特林孔"（Catlin mark）。缝间骨通常会在缝线之间出现，矢状缝之间出现的缝间骨又称印加骨，这是源于印加文明所出土的颅骨中这种缝间骨非常常见的缘故（图 2-1）。

颅骨内表面有硬脑膜血管沟槽，并有许多导静脉孔穿出。颅底有许多孔，是血管和脑神经出入颅的通道。总的来说，颅底分为三层，呈阶梯状下降：颅前窝、颅中窝和颅后窝。

颅前窝的表面呈波浪状或略微波浪状，与位于其上的眶额回相反，由额骨的眶板组成。在前中线筛骨的颅骨面有一个骨嵴，称为鸡冠，为大脑镰前附着点，与此相邻的是筛骨的多孔状筛板。鸡冠是一个体表标志，表示嗅球的位置。在鸡冠后方是平坦的颅前窝底，由蝶骨平台构成，它位于横向走行的颅缝。

自中线向后观察，有一条横行的锐嵴形成视交叉沟的前缘，经过一个骨性突起（鞍结节）到达蝶鞍（垂体或垂体窝）。蝶鞍形似一个骨质的马鞍，上方凹陷，以著名土耳其骑射手的高鞍而无蹬的马鞍得名，鞍内为垂体。蝶鞍后方骨质为鞍背，鞍背两侧为后床突。颅中窝底外侧有一些重要孔道。眶上裂是一条弯曲、上凸的狭缝，位于蝶骨小翼（上翼）和大翼（下翼）之间。眶上裂内后方是圆孔（三叉神经上颌支进入翼腭窝的通路）。其后面是一个通常对称但经常缺失的导静脉孔（Vesalius 孔）。向

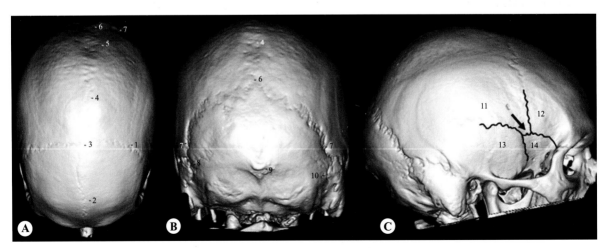

▲ 图 2-1　3D CT 颅骨重建图像：上面观（A）、后面观（B）、侧面观（C）

1. 冠状缝；2. 额缝；3. 前囟；4. 矢状缝；5. 顶叶导孔和顶孔间点区；6. 人字缝尖；7. 人字缝；8. 星点；9. 枕外隆突；10. 枕骨乳突缝；11. 顶骨；12. 额骨；13. 颞骨鳞部；14. 蝶骨大翼；箭示翼点

后外侧跨过蝶骨小舌后是卵圆孔（走行三叉神经下颌支、脑膜副动脉、岩神经和导静脉）和后外侧相邻的棘孔（走行脑膜中动脉）。在蝶骨、岩尖和枕骨的交界处有一个不规则的三角形孔，即破裂孔，破裂孔前部为翼管，其中走行翼管神经，它本身来源于颈内动脉（"颈深神经"）和岩大神经的交感神经纤维。颅中窝的后部由颞骨岩部的倾斜面形成，岩大神经走行于小的斜裂孔，外侧有时见较小的孔，走行岩小神经。岩上静脉窦沿岩骨的上嵴走行。表 2-1 列出了颅中窝的主要孔道及其内走行的血管神经。

岩骨上嵴和鞍背后面是颅后窝，前方以鞍背和斜坡的后部为界，斜坡于蝶骨 - 枕骨融合处与枕骨基底部汇合，向下倾斜至后颅底的枕骨大孔，斜坡中心部表面是延髓的压迹，于旁矢状面还有岩下窦弯曲的压迹。沿颅后窝的前边界更外侧的是颞骨岩部的后斜坡，两侧有开口（耳门），即内耳道的入口。由内侧看，舌下神经管位于枕髁内侧，从枕骨大孔向前外侧走行，偶尔被舌下动脉撑大。髁突孔的导静脉通常位于两侧枕髁的后方。岩下窦沟从海绵窦向下，在接近颈静脉孔的前内侧面和颞骨岩部的后内侧面与枕骨相接。颈静脉孔朝向前下外侧，前缘不规则。

颅后窝内是小脑半球。枕骨大孔前部正中称为基底部，后部正中为鳞部。颅后窝后部于中线处隆起形成枕内嵴（大脑镰和枕窦附着处），枕内嵴从枕骨大孔上行连接枕内隆突。该处和矢状窦旁颅骨骨板下易发现凹陷的蛛网膜颗粒，其他地方如颅中窝底部亦可见蛛网膜颗粒。枕内隆突处存在硬膜静脉窦的会合点（窦汇），横窦从这里起始向外侧走行，在枕骨上形成深槽，与颞骨岩部的外侧缘相接。位于枕骨外表面且易于触及的骨性凸起称为枕后隆突，是项韧带和最上斜肌的附着点。越过岩上窦和横窦的汇合点后，乙状窦沿 S 形沟走行，向下内侧穿过颈静脉孔后部（图 2-2）。

（三）脑膜

三层膜状覆盖物包裹着中枢神经系统，由内而外依次为：软脑膜、蛛网膜和硬膜。半透明的薄的软脑膜紧贴大脑表面，其内走行血管，并与覆盖脊髓的柔脑膜连续。穿过软脑膜的血管进出大脑时，会带出周围的软脑膜套，这是脑脊液流经脑实质后的输出通路，是清除脑废物的基本机制，被称为"胶质淋巴系统"。软脑膜和大脑表面之间没有其他任何结构。蛛网膜下腔位于软脑膜外，其内见脑脊液（cerebrospinal fluid，CSF）。脑脊液位于蛛网膜和软脑膜（统称柔脑膜）之间，起到减少相对脑质量的重要作用（由本身 1400~1500g 减少到相当于50g 以下），由于大脑悬浮在几乎中性的浮力环境中（既不下沉也不漂浮），使得大脑在自身重量的作用下不会变形，这是维持血流灌注的关键。蛛网膜比软脑膜更脆弱，外部含有脑脊液，像网一样纤细，衬在硬膜上（统称为硬脑膜）。硬膜和蛛网膜之间潜在的硬膜下间隙有静脉穿过；在病理情况下，会有血肿聚集。菲薄的蛛网膜小梁穿过蛛网膜下腔与软脑膜相通，在大脑凸面非常丰富，大体病理上蛛

孔	内容物
眶上裂	动眼神经（上、下支部）、滑车神经、展神经、三叉神经眼支（V_1，包括如泪腺支、额叶支、鼻支）、脑膜中动脉眶支、交感支、泪腺动脉脑膜返支、眼静脉
圆孔	三叉神经上颌支（V_2）、圆孔动脉、导静脉
卵圆孔	三叉神经下颌支（V_3）、脑膜后动脉、岩小神经和导静脉
棘孔	脑膜中动脉和静脉、下颌神经脑膜返支
破裂孔	大部分被纤维软骨覆盖；不规则的咽升动脉脑膜支、翼管神经和翼管动脉
翼管	翼管动脉（来自于上颌动脉）和翼管神经（来自于岩大神经浅部和深部）

表 2-1　颅中窝和颅底中央部孔道及其内容物

网膜下腔几乎呈海绵状。

双层结构组成的硬膜非常坚硬，是颅骨内板的内骨膜，通过颅孔在颅外延续为颅骨骨膜。蛛网膜以蛛网膜颗粒的形式局部突入硬膜，多数沿着上矢状窦中线，将部分脑脊液返回静脉循环。蛛网膜颗粒常钙化，并在矢状窦旁颅骨内板形成压迹，称为颗粒小凹，不要误认为是溶骨性病变。硬膜也是淋巴管系统的导管。硬膜与颅骨内板紧密相连，它们之间存在另一个潜在腔隙，仅在病理情况下分离，例如在颅骨骨折继发硬膜外血肿的情况下，血肿来源于该间隙走行的脑膜动静脉。由于硬膜与骨缝纤维组织紧密融合，硬膜外血肿会受到这些骨缝的限制。

脊髓硬膜外间隙与颅内不同，它是一个真实的间隙，包含数量不等的脂肪、血管和纤维组织。硬脑膜静脉窦走行于分离的两层硬膜间。硬膜在大脑或小脑之间反折融合，大脑半球间者称为大脑镰，大脑和小脑之间者称为小脑幕，小脑半球之间者称为小脑镰（有时很小或无），以稳定大脑免受外力影响。小脑幕的游离缘，即小脑幕切迹，悬于后床突后方，其前凹边缘紧贴中脑。游离缘大小和形状变化很大。在病理情况下，受大脑镰和小脑幕的限制，大脑半球的左右移位必然需要通过大脑镰下方疝出（大脑镰下疝），而上下移位必然需要经小脑幕切迹疝出（小脑幕切迹疝）。

由于软脑膜附着于大脑表面而蛛网膜附着于硬脑膜，两者随着脑基底部和颅底形态而相互分离，特别是在脑干表面分离尤其明显，形成脑池，主要内容见第15章。颅内动脉和静脉的解剖主要在本书第5章进行讨论。

三、大脑半球的表面解剖

两个大脑半球的表面积由于众多紧密弯曲褶皱（脑回）和中间皱褶（沟）而成倍增加，这些沟回在个体之间差异很大，在枕部变化最大，下文主要介绍其基本特性。大脑有三个表面：外侧凸面、内下表面和基底表面。两侧大脑半球由一个大的白质纤维连接，称为胼胝体。大脑半球包含一个相互连接、对称的脑脊液流动内腔，称为脑室。

（一）脑叶

大脑半球分为六部分：额叶、顶叶、颞叶、枕叶、岛叶和边缘叶。接下来详述从外侧、内侧、下部和上部等角度依次观察到的各脑叶的特征。边缘叶的观察仅限于内侧和下表面。每一个视角的观察

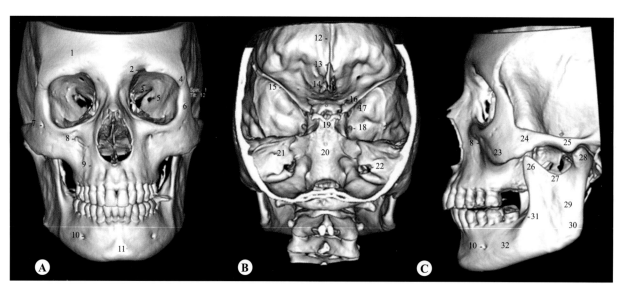

▲ 图 2-2　3D CT 颅骨重建图像：正面观（A）、内面观（B）、侧面观（C）

1. 额骨和眉弓；2. 眶上切迹；3. 眶上裂；4. 颧额缝；5. 视神经管（外部）；6. 颧骨额突；7. 颧面孔；8. 眶下孔；9. 上颌骨；10. 颏孔；11. 颏突；12. 额嵴；13. 鸡冠；14. 筛骨筛板；15. 蝶骨小翼；16. 视神经管（内部）；17. 眶上裂（内部）；18. 圆孔；19. 鞍背；20. 斜坡；21. 耳孔；22. 颈静脉孔；23. 颧骨隆凸；24. 颧骨颞突；25. 颞骨颧突；26. 下颌冠突；27. 下颌切迹或乙状切迹；28. 下颌髁突；29. 下颌升支；30. 下颌角；31. 下颌骨外斜纹；32. 下颌骨体

都为神经影像科医生提供更丰富的描述方法，考虑到如今神经影像科医生都可以进行多平面重建，这种描述更有意义。应注意，脑叶的边界只有在脑表面比较明确，深部病变的描述可能具有挑战性。同时注意，侧面和上方视角结合起来较好地描述了连续的大脑凸面。

1. 侧面观

从侧面看，脑叶分界需要了解如下结构，包括：①三个恒定的标志物，即中央沟、外侧裂和顶枕裂；②一个不恒定的标志物，即枕前切迹（颞枕切迹）；③两条假想线，即颞顶线和颞枕线。假想的颞顶线从后上方顶枕沟到下方枕前切迹之间以平缓前凸的弧度通过，并在侧面分开顶叶和枕叶。假想的颞枕线从外侧裂的后部（后降支）穿过颞顶线的中点，并将顶叶和颞叶分开。因此，两条假想线在侧面观将顶叶、颞叶和枕叶分开。

(1) 额叶：在大脑的侧面，一个明显的结构是前 - 后斜向走行的裂，即侧裂，将颞叶与额叶分开，其深部为岛叶。外侧裂有五条主支：两条前支（上升支和水平支）和三条后支（水平支、上升支和下降支）。

侧面观上有四个主要的额叶脑回：额上回、额中回、额下回（由额上沟、额下沟分开）和中央前回。额上沟通常向外侧延续为中央前沟，这是一个有用的标志。额中回比其他三个脑回厚，由一个额外的不完全沟——额中沟，将其分为两部分。额下回呈略倾斜的 M 形，由前向后分为眶部、三角部和盖部。额下回包含 Broca 区域，即运动语言区，主要位于优势半球的盖部（BA₄₄）和三角部（BA₄₅）后部，优势半球通常为左侧，前岛叶对语言功能也至关重要（Dronker 区）。额下回病变会导致 Broca 区失语或非流利性（运动性）失语，其特征是言语表达困难。在后部，额中回与中央前回垂直连接，并将中央前沟分成上下两部分（中央前上沟和中央前下沟）。额叶内侧沟也可使额上回靠近顶点处皱褶。

(2) 顶叶：顶叶位于中央沟后，由中央后回、上顶叶、下顶叶构成。中央后回（感觉）首先沿垂直方向走行，然后平行于中央前回（运动）走行。上下顶叶由上凸的顶内沟分隔。假想的顶枕线和颞

顶线分别为划分顶 - 枕叶、颞 - 顶叶的边界。中央沟下部止于外侧裂，并以中央下回为界；这个脑回是由两个较小的从外侧裂上升的凹陷所定义的，即前中央下沟和后中央下沟。中央沟上及大脑上缘，但中间有一个连接中央前（运动）脑回和中央后（感觉）脑回的脑回环，它是旁中央小叶的一部分，覆盖于大脑半球内表面。这样，中央前回和中央后回就连续成一条长长的垂直回路，不完全被中央沟分开，这种排列有时被称为"中央叶"，以命名这一感觉运动皮质的区域。

中央后沟沿其全长分隔中央后回。在它的中点以下，中央后沟与上凸的顶内沟在一个扭曲的 T 形连接处相接，其长干向后上倾斜。这将中央后沟分为上下两部分。中央后上沟将中央后回与顶上小叶分开，中央后下沟将中央后回与顶下小叶分开（具体为缘上回）。顶内沟延伸超过顶叶和枕叶之间边界，称为"枕内"沟（更严格地说是枕上沟）。

侧裂的后升支止于缘上回，颞上沟与侧裂后升支并行向上延伸，止于角回。缘上回和角回的上界为顶内沟，顶内沟在两个回之间呈 M 形向下倾斜。顶下小叶主要包括缘上回和角回（偶尔会包括副角前回），同时也包括颞枕弓的前部。Wernicke 区是一个定义模糊的感觉语言区，它能识别从左颞横回的初级听觉皮质传来的语言，其位置变异是由于该区域解剖结构变异造成的。它可能包括部分缘上回、角回、颞上回和颞中回的后部。Wernicke 区的病变导致 Wernicke 流利性（感觉性）失语症，患者表现为可以正常的节奏和旋律输出大量的单词，但明显缺乏内容。

(3) 枕叶：三个横向方向的脑回，即枕上回、枕中回和枕下回，由枕上沟和枕下沟分开，构成枕叶的侧面。枕中回最大，可由额外的枕中（或外）沟返折，在枕中（或外）沟的后部常可见垂直月状沟。顶内沟通常与枕上沟连续，颞下沟与枕下沟连续。距状裂的后部通常侵犯枕叶最后外侧表面。

(4) 颞叶：三个水平方向的脑回（颞上回、颞中回和颞下回）组成颞叶外侧面，它们由颞上沟和颞下沟分隔。颞上沟与外侧裂后水平支和后升支平行，也称为平行沟。颞下回始终形成外侧凸面的下缘，后方止于枕前切迹。枕前切迹是一个凹陷，为

划分枕下回和颞下回的边界，同时界定颞叶的后边界。颞下沟和枕下沟也可以是连续的。

如果轻轻向下牵拉颞叶上部，则可以显示倾斜的颞横回（初级听觉皮质所在处），它从下方起伏进入侧裂。颞上平面因此分为两个区域：位于前面的部分（颞极）和位于颞横回后面的三角形部分。

(5) 岛叶：岛叶隐藏在外侧裂的深部，需要掀开额叶、顶叶、颞叶盖部才能显示，并被环形沟包围。岛叶像一个圆边的贝壳或扇子，其顶端在下面。中央沟继续深入到外侧裂，将岛叶分成岛叶前叶和后叶。通常，岛叶前叶分为前岛短回、中岛短回和后岛短回，这些脑回在下方的顶端汇合在一起，与额叶相连。岛叶后叶较小，有两回，即前岛长回和后岛长回，岛长回的后角比岛短回大，与后相邻的颞横回的方向相似。Dronker 区域位于前岛短回的中央前回（图 2-3 和图 2-4）。

2. 内侧面观

大脑内侧由胼胝体连接两侧大脑半球，并与大脑镰下两侧半球呈放射状垂直。胼胝体从前至后由前下部的嘴部、膝部、体部、峡部和压部组成，在其上表面、齿状回上方有一层不明显的灰质，称为灰被（或胼胝体上回）。

(1) 边缘叶：边缘叶向前紧贴胼胝体边缘、向后紧贴脑干的结构，即终板旁回（从胼胝体嘴部向下延伸的薄回）。扣带回和胼胝体被胼胝体沟分开，外周以扣带沟为界，继续延伸为胼胝体压部下方的扣带回峡，其与海马旁回和各种颞叶内侧结构相连。扣带回的向下延伸部分是一个较深的边缘结构，即胼胝体下区，其和终板旁回被垂直方向的后旁嗅沟分开。

(2) 额叶：额叶内侧面由直回和大部分额上回（额内侧回）组成，额上回的后方由中央旁沟和大部分后邻中央旁小叶分隔。直回构成大脑半球前内侧缘，头颅侧以嘴下沟、嘴形回、嘴上沟为界，外侧以嗅沟为界，后方以前旁嗅沟（扣带沟后端）为界。扣带沟在前 2/3 和后 1/3 交界处向上倾斜至大脑上缘，形成的沟被称为扣带沟边缘支。中央旁小叶是卵圆形的脑回，前方为中央旁沟，下方为扣带沟，后方为扣带沟边缘支。中央沟是沿着中央旁小叶，在边缘部正前方的有用标志物，恰好使大脑半球的上内侧缘皱褶，因此，后中央旁小叶的一小部分是顶叶的一部分。

(3) 顶叶：楔前叶形成顶叶的内侧面，前面由边缘叶分界，后面由顶枕沟分界。楔前叶顶下沟有一个倾斜的 H 形皱褶，其有一个中央杆与扣带沟前方对齐。

(4) 枕叶：枕叶的内侧边界是上顶枕沟，以及从距状前沟向下延伸至枕前切迹的任意顶颞基线。几乎水平走行的距状沟使枕叶形成深的皱褶。初级视觉（纹状体）皮质位于距状沟深处。距状沟可以使侧脑室的内部凹陷成一个相对的隆起，即距状裂（图 2-5）。在顶枕之间和距状沟之上的枕叶内侧是楔叶。顶枕沟和距状沟的交界处连续形成一个倾斜的 Y 形，联合成为前距状沟。距状沟下方的枕叶部分是舌回（枕颞内侧回，图 2-6）

(5) 颞叶：扣带回峡部在胼胝体压部后弯曲，与海马旁回汇合，海马旁回向前延伸至鼻沟。距状沟前段和侧副沟分别与舌回和海马旁回的外侧面相连（图 2-6 和图 2-7）。

3. 上面观

需将上面观与侧面观结合来描述大脑凸面（图 2-8）。

(1) 额叶：沿矢状面定位的额上回外侧以额上沟为界，额中回在额上沟之外。额上沟从侧面变成中央前沟，此为标志性结构（表 2-2）。中央前回横向走行于中央前沟后面（图 2-9），是手部运动区，呈特征性的 Ω 形，或偶尔呈 ε 形，与中央后回的手感觉区形成凹痕。从矢状面观察，手部运动区形成一个后钩或"牧羊钩"形（图 2-10）。中央沟形成额叶的后界。

(2) 顶叶：中央后回突出边缘部的后部。顶内沟将剩余的顶叶分为顶上小叶和顶下小叶。再往后，楔前叶的顶下沟可能到达上表面，然后是较深的顶枕沟。

(3) 枕叶：在上表面的后部，顶枕沟的后面和下面是枕叶，枕上回在侧面，楔叶在内侧。

4. 下面观

(1) 额叶：额叶的眶面位于颅前窝底部，有时被称为眶回。直回与位于嗅沟中的嗅觉神经在矢状位对齐，嗅沟决定它们的侧面。额叶前上缘由额缘

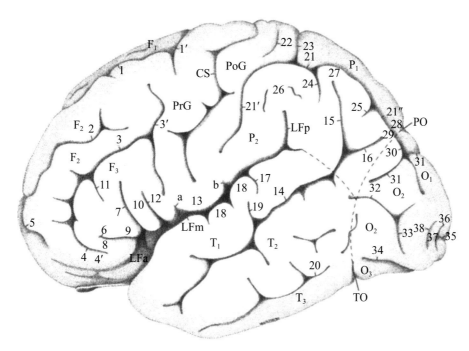

▲ 图 2-3　左大脑半球外侧面

LFa. 外侧裂前段；LFm. 外侧裂中段；LFp. 外侧裂后段；CS. 中央沟；PO. 顶枕裂；TO. 颞枕切迹。额叶：F_1. 额上回；F_2. 额中回；F_3. 额下回；PrG. 中央前回；1. 额上沟；1'. 中央前上沟；2. 额中沟（如存在，将分额中回为上、下两部分）；3. 额下沟；3'. 中央前下沟；4. 眶外侧沟；4'. 眶外侧回；5. 额缘沟；6. 外侧裂水平部；7. 外侧裂垂直部；8. 额下回眶部；9. 额下回三角部；10. 额下回岛盖部；11. 三角沟；12. 对角沟；13. 中央下回（a. 前中央下沟，b. 后中央下沟）。颞叶：T_1. 颞上回；T_2. 颞中回；T_3. 颞下回；14. 颞上沟前部；15. 颞上沟后部升段；16. 颞上沟后部水平段；17. 颞横沟；18. 颞横回；19. 声沟；20. 颞下沟。顶叶：P_1. 顶叶上回；P_2. 顶叶下回（顶盖）；PoG. 中央后回；21. 顶内沟水平段；21'. 顶内沟上升段（中央后下沟）；21''. 顶内沟下降段；22. 中央后上沟；23. 顶横沟；24. 原始中间沟（Jensen）；25. 第二中间沟；26. 缘上回；27. 角回；28. 顶枕弓或第一顶枕横隔"通道"；29. 第二顶枕横隔"通道"。枕叶：O_1. 枕上回；O_2. 枕中回或外侧回；O_3. 枕下回；30. 枕内沟或枕上沟；31. 枕横沟；32. 枕外侧沟（或枕中沟；如存在，将分枕中回为上、下两部分）；33. 月状沟；34. 枕下沟；35. 距状沟；36. 距状后沟；37. 降回；38. 枕极沟（引自 Duvernoy. The Human Brain. Springer: Fig.1）

回构成。嗅束向后延伸，分为内侧、中间和外侧嗅纹。额叶外侧由一个斜行的 H 形沟分开，形成眶内侧回、眶外侧回、眶前回和眶后回。外侧嗅纹包裹着一个由眶内回和眶后回延伸形成的脑回的内侧面，即后内侧眶小叶，该小叶在外侧与岛叶顶端更为紧密的连接（图 2-11）。

(2) 颞枕叶：颞下回形成大脑半球的下外侧缘。从这里沿大脑下表面向内侧穿过的是枕颞沟、枕颞外侧回（有时被称为梭状回）、侧副沟、海马旁回、侧副沟和海马结构。在更后面，舌回（枕颞内侧回）可能位于海马旁回和枕颞外侧回之间，也可能与海马旁回融合，不在前面显示。鼻沟将内嗅皮质从枕颞外侧回内侧分开，并可能与侧副沟相连。前后侧副横沟形态可变，凹入枕颞外侧回，但该回及其外侧的侧副沟沿整个下表面显示。

(3) 边缘叶：边缘叶从前到后形成下表面的内侧边缘，位于鼻沟（内嗅皮质）内侧、侧副沟（海马旁回）内侧和距状前裂（扣带回峡部）内侧。海马旁回的前端向上、向后和内侧形成钩，钩绕海马裂前面弯曲，海马裂是海马内折的部位。这个钩有一个基部（环回，译自"to go around"）、一个上弯（半月回，译自"helf-moon"或"crescent"）和一个后向的尖部（钩状回，译自"hooked"）（图 2-12）。

（二）海马

内侧颞叶位于海马旁回正上方，形成海马结构，卷轴状的灰质和白质形成侧脑室颞角内侧壁。灰质位于海马沟的上方（齿状回）和下方（海马下托）。在海马下托之外，海马裂末端的上内侧，是海马体本身的灰质。覆盖在海马下托（上髓板）上

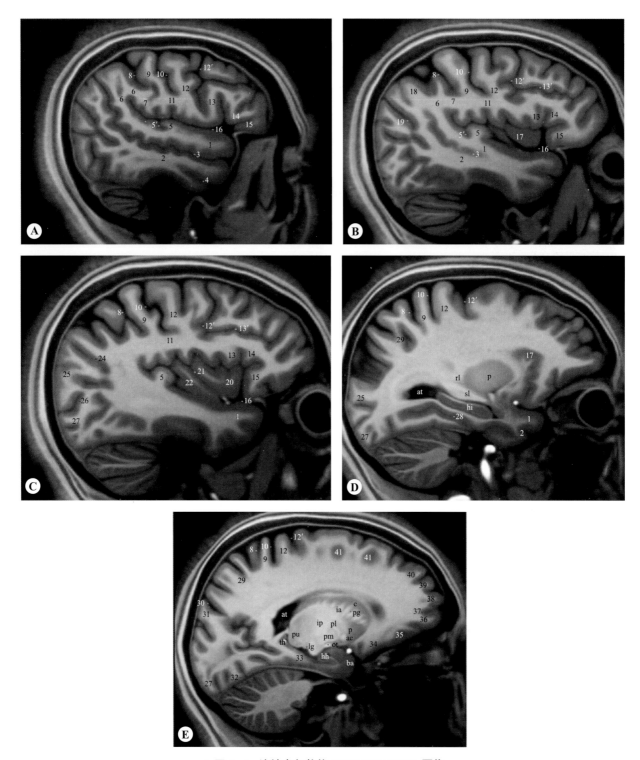

▲ 图 2-4　连续旁矢状位 7T MP2RAGE T₁ 图像

1. 颞上回；2. 颞中回；3. 颞上沟；4. 颞下沟；5. 颞横沟；6. 缘上回；7. 顶叶下回（顶盖）；8. 中央后沟；9. 中央后回；10. 中央沟；11. 中央下回；12. 中央前回；12′. 中央前沟；13. 额下回盖部；13′. 额下沟；14. 额下回三角部；15. 额下回眶部；16. 外侧裂；17. 岛叶；18. 角回；19. 枕外侧沟；20. 岛短回；21. 岛中央沟；22. 岛长回；24. 颞上沟水平后段；25. 枕中回；26. 枕外侧回；27. 枕下回；28. 侧副沟；29. 顶上小叶；30. 顶枕裂；31. 枕上回；32. 舌回；33. 海马旁回；34. 眶后回；35. 眶前回；36. 额缘回；37. 额缘沟；38. 额下极回；39. 额上极回；40. 额中回；41. 额上回灰质侧壁

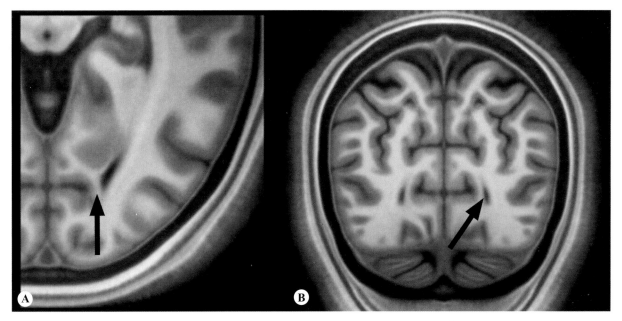

▲ 图 2-5　7T MP2RAGE 轴位（A）和冠状位（B）图像

距状裂的深度使侧脑室枕角的内侧壁凹陷（在历史上也被称为"小海马"，不过这个术语不再被使用，因为其与海马体的相似仅仅是形态上的，而不是功能上的）（黑箭）

的一层白质和另一层将颞角室管膜与海马（海马神经纤维）分开的白质有助于海马正常结构的影像鉴别。海马神经纤维是形成于颞角室管膜和海马体之间的一层薄片，纤维来自内嗅皮质和海马角。它的自由边缘是海马伞和海马神经纤维，形成的结构称为穹窿，是海马的主要传出通路。穹窿先向后拱起，向上走行，从钩回的后面伸出角到达海马裂的上方。穹窿在前方和内侧拱起，外部被胼胝体压部包绕，并环绕丘脑枕部与对应的丘脑相接，在胼胝体下方形成穹窿体（海马连合，约有 20% 的纤维穿过此处）。穹窿体分裂形成穹窿的两个前柱，继续向前拱起形成孟氏孔的前内侧缘，后邻接两侧的前连合，接受透明隔的下附着，最后形成乳头体（图 2-13）。

（三）小脑

小脑由两个与蚓部中线相连的半球组成。小脑有上（幕）、前（岩）和后（枕）面。每个半球分为三个叶（前叶、后叶和小叶结节）。这些叶又分为 10 个小叶，包括前小叶 5 个，后小叶 4 个，小叶结节 1 个，半球小叶用不同的命名法。每个小叶通常与小脑蚓部的 9 个小叶中的一个相连，从头部到尾部顺时针方向为舌、中央、杯（顶）、下颚（陡）、

叶、结节（块）、锥体（最尾部的蚓部结构）、蚓垂（小葡萄）和小结（下髓膜凹陷）。结节与几个半球小叶相连，说明蚓小叶和半球小叶的数目不同。

上表面从蚓部中线向外呈扇形展开，在脑干前面有切迹，后面有凹陷的蚓部（小脑后切迹）。每个半球的最前角位于脑桥三叉神经的背侧。大脑半球的侧角连接其前外侧和后外侧边缘。

后表面主要由大的水平裂构成，从上表面的后部开始，向下斜穿过后表面和下表面，将大叶 / 上半月小叶与下下方的半月小叶分开。

前表面主要由小脑连于脑干、小脑上脚（臂结膜）、小脑中脚（桥臂）和小脑下脚（静止体）构成，中间有第四脑室。从外观上看，上、下脚主要被上方小脑组织的四边形所遮挡，下方有双侧中央小叶 / 绒球遮挡，而在轴位图像上可以清晰显示。小脑上脚是一层薄薄的组织，将第四脑室上部内侧与周围脑池外侧分开，在中脑交叉，包含了小脑绝大多数传出纤维，止于红核和丘脑。小脑中脚完全是传入性纤维，主要由皮质脑桥小脑通路纤维构成，皮质传入纤维穿行脑桥到达对侧脑桥臂，其构成小脑白质的大部分，即髓体。小脑下脚外部由单纯传入的绳状体纤维和内部传入 / 传出混合的前庭网状纤维

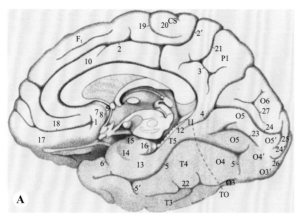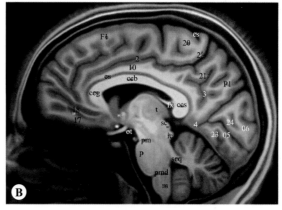

▲ 图 2-6　A. 右半球的中下部；B. 7T MP2RAGE 旁正中矢状位图像

边缘裂：1. 前嗅旁沟（胼胝体下沟）；2. 扣带沟；2′. 扣带沟边缘段；3. 顶下沟；4. 距状前沟；5. 侧副沟（颞枕内侧沟）；5′. 前横侧副沟；5″. 后横侧副沟；6. 鼻沟。边缘叶：7. 胼胝体下区；8. 后嗅旁沟；9. 终回；10. 扣带回；11. 峡部；T5. 海马旁回；12. 齿状回；13. 梨状叶；14. 环回；15. 半月回；16. Giacomini 带。额叶内侧：17. 直回；18. 眶上沟；F1. 额上回内侧；19. 中央旁沟；20. 中央旁小叶；CS. 中央沟上端。顶叶内侧：P1. 顶上回内侧楔前叶；21. 顶横沟。表面解剖颞叶内侧下方：T3. 颞下回；22. 枕为颞外侧沟；T4. 梭状回；TO. 颞枕叶切迹。枕叶内侧下方虚线显示了枕叶和颞叶之间的任意边界：O3. 枕下回；O4. 第四枕回与第四颞回（T4）形成梭状回或外侧枕颞回；O5. 舌回与海马旁回一起形成颞枕内侧回；23. 舌沟（如存在，在枕极的下侧将舌回分为上部和下部）；O3′、O4′、O5′ 三个枕回的尾部合并成一个共同的枕叶皮质。24. 距状沟；24′. 距状后沟；25. 降回；26. 枕极沟；O6. 楔叶；27. 距状旁沟；c. 前连合；cs. 胼胝体沟；ccg. 胼胝体膝部；ccb. 胼胝体体部；ccs. 胼胝体压部；fx. 穹窿；ic. 下丘脑；m. 延髓；ot. 视神经束；p. 脑桥；pm. 脑桥中脑沟；pmd. 脑桥延髓沟；sc. 上丘；scp. 小脑上脚；t. 丘脑（引自 Duvernoy. The Human Brain. Springer: Fig. 13）

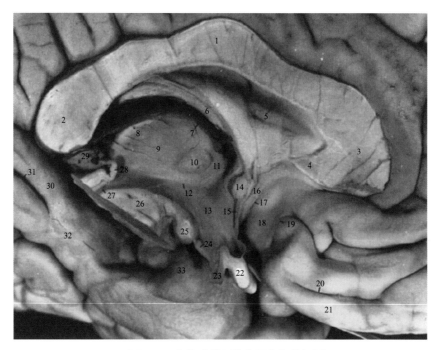

▲ 图 2-7　左半球第三脑室正中矢状切面

1. 胼胝体体部；2. 胼胝体压部；3. 胼胝体膝部；4. 胼胝体喙部；5. 透明隔；6. 穹窿；7. 第三脑室脉络丛；8. 髓纹；9. 丘脑；10. 丘脑间连合；11. 室间孔；12. 下丘脑沟；13. 下丘脑；14. 前连合；15. 终板；16. 覆盖在隔核上的终板旁回；17. 后嗅旁沟；18. 胼胝体下区；19. 前嗅旁沟；20. 眶上沟；21. 直回；22. 视交叉；23. 正中隆起和漏斗窝；24. 后结节；25. 乳头体；26. 中脑；27. 中脑导水管；28. 后连合；29. 松果体；30. 峡部；31. 距状前沟；32. 海马旁回；33. 钩（引自 Duvernoy. The Human Brain. Springer: Fig. 12）

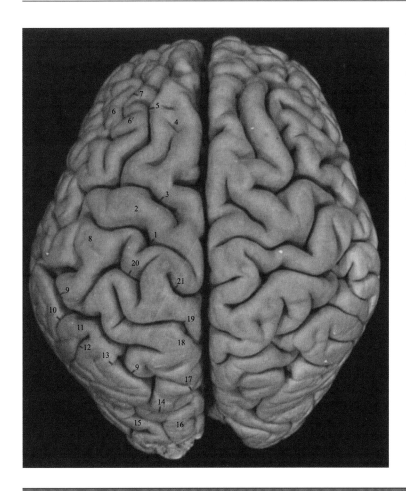

◀ 图 2-8 左右半球的上面观

1. 中央沟（注意其在半球上缘 14 典型的向后弯曲 15)16；2. 中央前回 17；3. 中央前上沟 18；4. 额上回（F_1）19；5. 额上沟 20；6 和 6′. 额中回（F_2），上和 21 下部分；7. 额中沟；8. 中央后回；9. 顶内沟；10. 原始中间沟；11. 角回；12. 颞上沟后升段；13. 第二中间沟，横枕沟，枕中回（02），枕上回（01），顶枕裂，顶上回（P_1），顶横沟，中央后上沟，扣带回，边缘段（引自 Duvernoy. The Human Brain. Springer: Fig.5.）

表 2-2 中央沟局部化征象

标 志	描 述
1. 上 T 形征	额上沟与中央前沟相交，形成倒首字母 T 形
2. L 征	额上回形成 L 形，在 90° 处侧向转向前中央沟
3. 较低的 T 形征	额下沟向后终止于前中央沟，呈倾斜的 T 形
4. M 征	额下回眶部、三角部和盖部呈 M 形，M 的背侧伸入前中央回
5. 分叉的 CG 征	在后中央回的大脑半球间沟处，回从中间裂开，使其分叉
6. 中线沟征	中央沟是进入半球间裂最长的近似冠状的沟
7. 括号征	• 扣带沟的边缘与相应的扣带沟形成一个开放的托槽，穿过大脑半球间裂；托槽（或圆括号）向前凹 • 头侧邻近的脑回是后中央回，头侧邻近的脑沟是中央沟
8. Ω 征或 ε 征	手部运动区对应于向后的旋钮或倒置的大写希腊字母 Ω 形，或偶尔像倾斜 90° 的小写字母 ε 形，前 CG 的后部很少有隆起
9. 中央后回薄带征	前中央回的前后尺寸比后中央回厚
10. U 形征	中央下回或额顶叶下通路连接前中央回和后中央回，并紧邻外侧裂

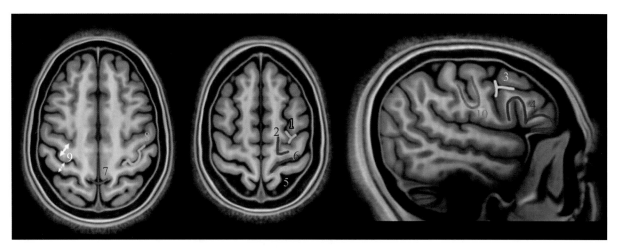

▲ 图 2-9　中央沟定位征（有关描述见表 2-2）

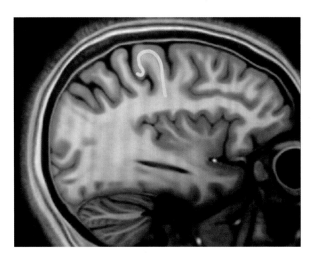

▲ 图 2-10　矢状位 7T MP2RAGE T_1 序列图像

手部运动区形成一个后钩，或"牧羊钩"结构

两部分构成，称为近绳状体。

　　小脑核团主要有四组：从后内侧到前外侧依次为成对的顶核、球状核、栓状核和齿状核。顶核位于第四脑室顶的正背侧，同时位于中线两侧。齿状核形成分叶状新月体，包绕第四脑室的外侧边缘。

　　Guillain 和 Mollaret 的齿状红核三角可能受到跨突触传入神经阻滞现象的影响，导致小脑萎缩或肥大性小脑变性，这取决于通路中断的位置，如脑卒中、出血或脱髓鞘。临床表现为腭部肌阵挛或齿龈震颤。该通路由红核橄榄纤维之间的三角形连接构成，红核橄榄纤维从同侧红核的小细胞分裂穿过中央被盖束，到达同侧下橄榄核，穿过中线进入对侧小脑下脚，到达对侧小脑皮质（小脑橄榄纤维），从小脑皮质到对侧齿状核，上升的齿状红核束经对侧小脑上脚返回，在中脑处交叉，到达原始红核（图 2-14）。

　　（四）灰质核团

　　在 CT 上易于识别出一系列深部的灰质核团和中间的白质层，而在 MR 上更加清晰。在豆状核中心层面，同一结构在轴位和冠状位的图像需要仔细观察。从外侧裂和岛状池（其边缘被称为环形池）开始，向内侧经过外侧凸出的岛叶皮质（被额叶和颞叶包绕）、最外囊、屏状核、外囊、豆状核［外侧的壳核、外髓板（薄层白质）、外侧苍白球、内髓板（薄层白质）、内侧苍白球］、内囊膝和第三脑室。丘脑位于内囊后肢的后内侧（图 2-15）。

　　"基底节"一词是指相互连接和整合的尾状核、豆状核（苍白球和壳核）、丘脑底核和黑质，丘脑通常不包括在内。纹状体的名字来源于灰质的尾状豆状桥，连接尾状核和壳核，被内囊的中间部分分开（图 2-16）。

　　每个丘脑包含许多核团，可概括为前核群、背内侧核群和腹外侧核群（包括丘脑枕核）。大多数个体具有不同程度的灰质丘脑联合，没有明确的交叉纤维，25%～30% 的个体无此结构，因此不能视为真正的连合。内髓板斜穿过丘脑，将腹外侧核（外侧）与背内侧核分离，向前分离以包绕前核，中央分离以包绕髓板内核（如中央正中核），并通过枕叶前方。丘脑前核接受微小的乳头丘脑束，位于穹窿前柱的稍后方、第三脑室边缘。灰质带的小缰核（内侧和外侧）位于第三脑室后缘，丘脑前核

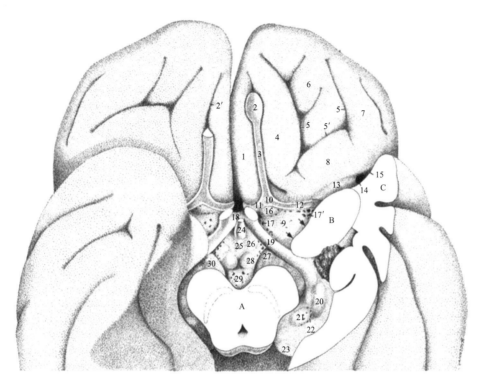

▲ 图 2-11　大脑的基底面

眶叶：1. 直回；2. 嗅球；2′. 眶内侧沟（嗅沟）；3. 嗅束；4. 眶内侧回 5. H 形沟；5′. 弓状眶沟；6. 眶前回；7. 眶外侧回；8. 眶后回；9. 前穿质；10. 嗅三角；11. 内侧嗅纹；12. 外侧嗅纹；13. 岛阈（外侧裂基底部的底）；14. 镰状皱襞；15. 外侧，外侧部；16. 嗅结节；17 和 17′. 内和外纹状体血管穿透点。箭指示鼻内沟（引自 Duvernoy. The Human Brain. Springer: Fig.22）

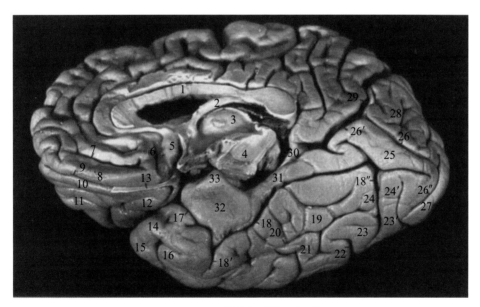

▲ 图 2-12　右脑半球的下内侧面

1. 胼胝体；2. 穹窿；3. 第三脑室；4. 中脑切面；5. 胼胝体下回前嗅旁沟（c. 胼胝体下沟）；7. 眶上沟；8. 直回；9 为眶内侧沟（嗅沟）；10. 眶内侧回；11. 眶前回；12. 眶后回；13. 嗅束；14. 颞极颞上回（T_1）；15. 颞极颞内侧回（T_2）；16. 颞极颞下回（T_3）；17. 鼻沟；18. 侧副沟（枕颞内侧沟）；18′. 前横侧副沟；18″. 后横侧副沟；19. 梭状回（T_4）；20. 颞枕外侧沟；21. 颞下回（T_3）；22. 颞枕切迹；23 和 23′. 枕下回（03）；24 和 24′. 第四枕回（04）；25. 舌回（05）；26. 距状沟；26′. 前距状沟；26″. 后距状沟；27. 降回；28. 楔叶（06）；29. 顶枕裂；30. 峡部；31. 海马旁回（T5）；32. 梨状叶（内嗅区）；33. 环回（引自 Duvernoy. The Human Brain. Springer: Fig.17）

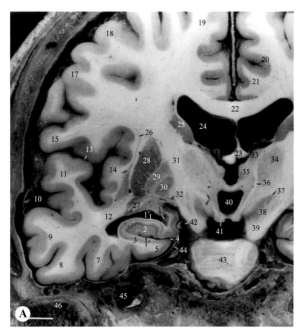 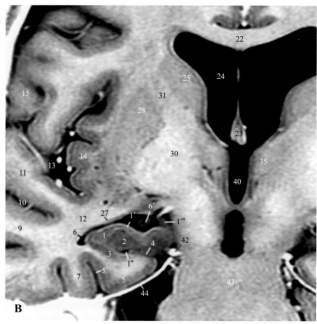

▲ 图 2-13 内侧颞叶的冠状面图（A）和海马的放大图（B），标签适用于两个图像

1. 海马头海马角；1′. 内部指状突起（海马趾）；1″. 外部指状突起；1‴. 垂直指状突起；2. 海马头齿状回；3. 下托；4. 距状沟；5. 海马旁回侧沟；5′. 侧副沟；6. 侧脑室颞（下）角；6′. 脉络丛；7. 梭状回；8. 颞下回；9. 颞中回；10. 颞上沟；11. 颞上回；12. 颞干；13. 外侧裂；14. 岛叶；15. 中央后回；16. 中央沟；17. 中央前回；18. 额中回；19. 额上回；20. 扣带沟；21. 扣带回；22. 胼胝体；23. 穹窿；24. 侧脑室；25. 尾状核；26. 屏状核；27. 尾状核尾；28. 壳核；29. 苍白球外侧部分；30. 苍白球内侧部分；31. 内囊后肢；32. 视束；33. 丘脑前核；34. 丘脑腹外侧核；35. 丘脑背内侧核；36. 乳头丘脑束；37. 丘脑底核；38. 黑质；39. 大脑脚；40. 第三脑室；41. 乳头体；42. 大脑后动脉；43. 脑桥；44. 小脑幕；45. 颈内动脉；46. 颞下颌关节
（引自 The Human Hippocampus. Springer: Fig.104）

和背内侧核之间。缰核由横跨松果体柄上方的白质缰连合连接。

分叉的穹窿脚环绕枕叶边缘。丘脑前部形成了孟氏孔的外侧边缘、内侧穹窿的前柱。在孟氏孔的轴向孔上方，背内侧丘脑位于中间帆的池旁，穿过大脑内静脉。后连合位于中间帆的后部，穿过松果体柄的下方。

尾状核呈 C 形，其前部膨大为尾状核头，向下膨出为伏隔核。尾状核头突向每个侧脑室的额角，位于上外侧丘脑上方，是将两个丘脑分开的沟（尾状丘脑沟、丘脑纹沟、终沟），然后迅速变窄沿着侧脑室上外侧缘通过的尾状核体，进一步变薄成尾状核尾，沿着侧脑室颞角的外侧缘移动，在后下壳核内终止，连接杏仁核。逐渐变薄和稀疏的灰质桥从尾状核头和尾状核体向下下降至上内侧壳核，即灰质的尾状豆状核桥，中间有内囊纤维。在前方，伏隔核穿过内囊前肢下方，与壳核相连。术语"纹状体"适用于相互连接的尾状核和豆状核（壳核和苍白球）。黑质是中脑的含有多巴胺能细胞的主要核团，由网状部、致密部和较小的外侧部组成。黑质正位于背侧平行于大脑脚两侧，黑质网状部位于致密部腹侧。网状部靠近苍白球内侧，共同提供了丘脑的大部分运动输出。被儿茶酚胺代谢物染色的深色致密部含有已知的五种黑质中最大的一个（钙结合多巴胺能神经元簇），在磁敏感性加权成像上具有特征性高信号，形成所谓的"燕尾"结构。

"燕尾征消失"已被证明是检测帕金森病和路易体痴呆的一个有用的影像生物标志物（图 2-17）。

丘脑底核是位于背侧丘脑头侧和下丘脑尾侧之间的一个透镜状灰质核团。它代表红核、黑质和网状核的头端界限，并传递许多其他横行的多向纤维。

下丘脑位于终板后面的一个小区域，位于乳头体后面的一个垂直面之前，低于下丘脑沟和丘脑。

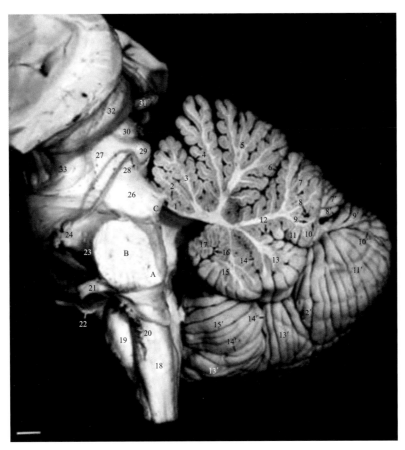

▲ 图 2-14　脑干和小脑的正位面观，正中切面

小脑半球的内侧面观和脑干的外侧面观。下（A）、中（B）和上（C）小脑脚已经切除。标尺：5mm。1. 小脑舌；2. 中央前裂；3. 中央小叶；4. 前顶裂；5. 小脑山顶；6. 前上裂（原裂）；7. 小脑山坡；8. 后上裂；9. 小叶；10. 大水平裂（水平裂蚓部，难以辨认）；11. 结节；12. 锥前裂；13. 蚓锥体；14. 锥体后裂（继发性裂隙）；15. 蚓垂；16. 后外侧裂；17. 小结。左小脑半球的正位面观：7′. 单小叶；8′. 后上裂；9′. 上半月小叶；10′. 水平裂；11′. 下半月小叶；12′. 锥前裂；13′. 双中央小叶；14′. 锥体后裂。脑干的侧面观：18. 延髓外侧；19. 下橄榄；20. 由高到低依次为舌咽神经根、迷走神经根和副神经根；21. 前庭蜗神经根和面神经根；22. 外展神经根；23. 脑桥（小脑中脚）外侧面；24. 三叉神经感觉根；24′. 三叉神经运动根；25. 第四脑室；26. 小脑上脚（结合臂）；27. 中脑外侧面；28. 滑车神经；29. 下丘；30. 上丘；31. 松果体；32. 枕叶；33. 大脑脚（引自 Duvernoy Fig. 1.9B）

下丘脑的上半部构成第三脑室的下外侧壁，后部延伸到中脑后部的中脑导水管周围灰质。垂体后叶是下丘脑向下生长的部分。

（五）白质

轴突从灰质传导到同侧和对侧的各个区域，其中许多轴突被脂肪白色髓鞘隔离，以增加电脉冲传导的速率，这些白色髓鞘统称为白质。由内侧向外侧延伸，大致分为连合纤维、投射纤维和联络纤维。

1. 连合纤维

连合纤维穿过中线以连接两个大脑半球，连接相应的（同位的，占大多数）或不同的（异位的）位置。人类的三个主要连合是胼胝体、前连合和海马连合。

胼胝体是最大的白质束，由 2.5 亿条纤维组成，在妊娠第 12 周和第 13 周迅速形成。当从矢状面观察时，胼胝体呈 C 形，向下张开。从前面到后面，它由喙、膝、体、峡部和压部构成。胼胝体被认为是从膝部发育到压部，最后形成喙部；但最近的一种理论认为，胼胝体是从峡部融合的两个部分发育而来的，这解释了大多数个体在这个位置出现的轻微下陷，并记录了潜在的融合失败点。胼胝体在峡部和压部（交叉躯体感觉区、运动区、听觉区和视

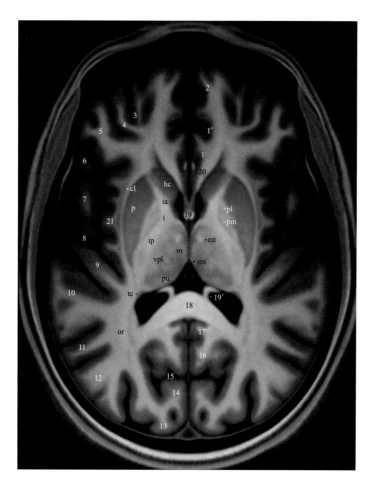

◀ 图 2-15　在豆状核水平的 7T MP2RAGE T₁ 轴位图像

1. 扣带回；1′. 扣带沟；2. 额上回；3. 额缘沟；4 为额中回；5. 额下回；6. 额下回（三角部）；7. 额下回（岛盖部）；8. 外侧裂；9. 颞横回；10. 颞上回；11. 颞中回；12. 枕中回；13. 枕上回；14. 楔叶；15. 顶枕裂；16. 前楔；17. 扣带回压后扣带皮质；18. 胼胝体压部；19. 穹窿；19′. 穹窿脚；20. 胼胝体膝部；21. 岛叶丘脑前核；cl. 屏状核；hc 为尾状核头；i. 内囊膝；ia. 内囊前肢；ip. 内囊后肢；m. 丘脑背内侧核；mt. 乳头丘脑束；or. 视辐射；p 为壳核；pl. 苍白球外侧部；pm. 苍白球中部；pu. 丘脑枕；sm. 丘脑髓纹；tc. 尾状核尾；vpl. 丘脑腹后外侧

觉区）的髓鞘形成先于前部相关的结合区。

胼胝体纤维是前后排列的：喙连接额叶的眶面；膝连接前额叶，呈 C 形展开，向前开口（额钳）；体部连接中央前皮质（前运动区和后运动区）、脑岛和扣带回；峡部连接运动前（运动）回和中央后（感觉）回和初级听觉皮质，后者是整个胼胝体中直径最大的纤维。压部连接后顶叶、内侧枕叶和内侧颞叶皮质。

前连合直接位于穹窿前柱的头端，由内囊的前肢侧向连接。它可作为前穿孔物质水平的有用标志物，常被发现有中心血管 T₂ 低信号流空（无名质，其中突出的血管周围间隙是经常确定的，有些伴有中心血管 T₂ 低信号流空）。前连合由大约 300 万条纤维组成，包括嗅球、前嗅核和杏仁核之间的连接。从胼胝体的喙部和前连合向下覆盖到视交叉的是终板，即早期神经管和前神经孔的最前端。

后连合穿过松果体柄的下板，连接上丘和顶盖前核的交叉纤维（用于瞳孔反射）。

一个经常用于参考的大脑轴面穿过前连合（anterior commissure，AC）的上侧面到后连合（posterior commissure，PC）的下侧面，即 AC-PC 线（Talairach-Tournoux）。

2. 投射纤维

由于胼胝体是连接大脑半球的主要横向白质束，因此内囊是皮质与下中枢连接的主要轴向通路。在三维空间中，内囊形似一个圆锥体，广泛地向侧方展开，由外囊覆盖。横断面上，前肢和后肢由膝部（椎体的顶点）相连，也包裹在豆状核的后部（豆状核后）和下部（亚豆状核）。前肢将丘脑前部和内侧的纤维输送到皮质（丘脑前部中继）和额脑桥下部的纤维。膝部包含一些上行的丘脑躯体感觉纤维，可到达中央后回。内囊的后肢输送大部分丘脑上行的躯体感觉纤维，以及下行的皮质脊髓束、皮质球束和皮质顶盖运动束。豆状核后部（丘脑后部中继）将视觉辐射从外侧膝状体突触到视皮质、一些听神经纤维、一些枕叶和顶叶皮质纤维。

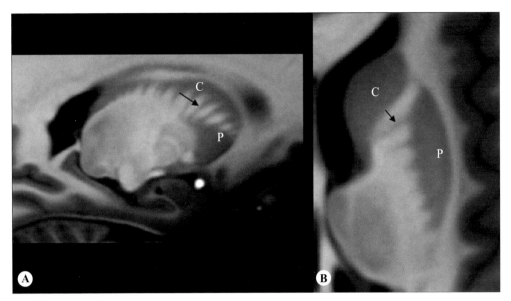

▲ 图 2-16　纹状体的 **7T MP2RAGE T₁** 图像

矢状位（A）和轴位（B）分别显示了灰白桥。P. 壳核；C. 尾状核

　　下丘内囊纤维主要包括大部分的听辐射、到岛叶和颞叶的丘脑纤维，以及颞叶和后顶叶下行传出纤维。内囊包含广泛分布于皮质的丘脑传入纤维（丘脑皮质辐射），以及大量高度组织化的皮质传出纤维束，分布于丘脑（皮质丘脑束）、脑桥（皮质脑桥束）、髓质（皮质球束）和脊髓（皮质脊髓束）。

　　在侧脑室上部水平横断面上，内囊放射状白质束从半卵圆中心变为放射冠，放射冠会聚在内囊，有的横穿胼胝体，另一些则在冠状面上穿过被称为扣带回束和额枕上束的联合纤维，内侧穿过额枕上束，外侧穿过额枕上纵束。

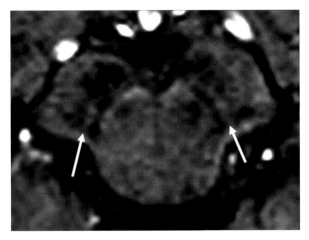

▲ 图 2-17　**3T** 磁敏感性加权成像双侧正常黑质体外观

　　皮质脊髓束（corticospinal tract，CST）是自主性躯体运动传出纤维离开中央前回 Brodmann4 区的主要通路（来自新皮质第 5 层，约占所有 CST 纤维的 49%），每侧约有 100 万条纤维，是单个纤维束中功能最大的。运动皮质是定位排列的，并且具有显著的复杂性。高场强成像可以使手运动区和感觉区的单个手指亚毫米级图像可视化。

　　CST 还包括一些来自中央后回的躯体感觉纤维，以及来自腹侧和背侧前运动皮质、前额（额叶视野）和辅助运动区的纤维。它们一起在半卵圆中心内下降，并逐渐合并到内囊后肢的后半部分，与头部肌肉的皮质球束后方相邻。在大多数个体中，位置保持不变，但现在横卧时，手部纤维更多地位于腿部纤维的外侧和前部。这些致密 CST 的上运动神经元通过大脑脚、腹侧桥下行，大部分纤维在延髓锥体交叉处交叉。然后，CST 纤维在脊髓外侧柱内走行，与脊髓前角内相关水平的下运动神经元形成突触，少数纤维没有交叉。上运动神经元在足月时髓鞘化，在内囊后肢内表现为相对高 T₁ 和低 T₂ 信号灶，随后变为相对低 T₁、高 T₂、FLAIR 高和 DWI 高信号，是轴突和髓鞘密度降低所致。

　　3. 联络纤维

　　联络纤维连接同一半球的不同区域，可分为三组：长联合束、叶内联合束和 U 形联合束。

(1) 长联络束：长联络束连接不同的叶，包括弓状纤维束是连接颞叶、顶叶和下额叶的外侧叶语言通路，连接接受（Wernicke）和表达（Broca）语言中枢。

扣带是一个长的 C 形白质束，从眶前额皮质穿过，深入扣带回，沿胼胝体背表面，到达内嗅皮质和内侧颞叶杏仁核。因此有膝下、前扣带回、中扣带回、压部后和海马旁亚区。严格来说，它是边缘系统及默认模式网络的重要组成部分。扣带回驱动了这个束中的大部分活动，与情绪、奖赏、疼痛、运动功能、冲突、错误检测和记忆有着复杂的联系。

边缘的另一部分是钩束，是另一个外侧裂的弧形白质束，连接着颞叶内侧结构与眶额皮质和额叶。外侧裂周围的纤维通过岛叶缘拱起，靠近或穿过外囊，作为额枕下束的下缘。之后水平呈扇形散开进入额叶，较小的内侧部分到额极，较大的腹外侧部分到外侧眶额皮质。虽然神经束功能复杂，但它在记忆表达中起着指导决策的作用。

上纵束是一个主要的额顶叶连接，对视觉空间的注意、达到和抓取非常重要，包括 SLF Ⅰ、Ⅱ 和 Ⅲ 区。

下纵束（inferior longitudinal fasciculus，ILF）连接颞叶和枕叶，覆盖并与额枕下束（inferior fronto-occipital fasciculus，IFOF）汇合，到达枕叶。IFOF 是大脑中最长的联络束，从额叶经过外囊，与枕叶的 ILF 汇合。ILF 和 IFOF 是枕叶和额叶之间的两个主要联络纤维，主要通过前颞叶（ILF）直接或间接（IFOF）传递视觉信息。

(2) 叶内联络束：叶内束仍在同一叶内，额斜束（frontal aslant tract，FAT）连接额外侧下回和额内侧上回的前辅助和辅助运动区。左侧 FAT 可能与言语和语言功能和抑制性控制有关。两者都在顺序运动规划中发挥作用。

额 – 眶极束连接眶后回和眶前回，并被理论化以协助记忆和情感与嗅觉、味觉、视觉和听觉输入的结合。

垂直枕束（Wernicke 于 1881 年首次在猴子中描述）是连接枕叶、顶叶和颞叶背侧和腹侧区域的唯一一纤维束，可能在视觉和认知功能中发挥重要作用；特别是，它可能将腹侧视觉皮质对视觉类别（文字、面部等）的感知与背侧表面功能联系起来，如眼球运动控制、注意力和运动感知。

(3) U 形纤维：U 形纤维连接相邻的脑回，是具有定位和功能的结构。中央 U 形纤维连接中央前回和中央后回的相应区域。额岛束连接额下回和中央前回与岛叶。额叶边缘束连接额叶内侧回（记忆任务和其他涉及反馈信息的任务编码和提取阶段）和额叶外侧回（工作记忆任务的计划和执行阶段，涉及反应选择和监测）（图 2-18）。

四、脑干的表面解剖

脑干将大脑连接到小脑和脊髓。它分为三部分：中脑、脑桥和延髓。脑干有许多独特而对称的表面标志，为Ⅲ～Ⅻ对脑神经提供了一个附着的表面。

（一）中脑

中脑通过视束、视交叉和中脑内侧沟与大脑半球相隔。中脑在脑桥中脑沟处与前方隆起的脑桥汇合。前中脑凹陷成脚间窝，垂体柄、乳头体和动眼神经（CN Ⅲ）嵌在其中。CN Ⅲ 从中脑头侧至脑桥中脑沟，进入脚间池，经小脑上动脉和大脑后动脉进入海绵窦。在后面，成对的上丘和下丘快速识别中脑的顶盖。上丘代表动眼神经核的水平，参与视觉通路，与外侧膝状体相连。下丘参与听觉通路，连接内侧膝状体。

滑车神经（CN Ⅳ）是唯一一从背侧脑干出来的神经，也是唯一一在出现前在上髓帆交叉的神经，位于下丘的下方。滑车神经核和外展神经核位于中脑被盖（脑导水管前）。中脑外侧面，前方是中脑内侧沟，后方是下丘和小脑上脚，依次由上髓帆连接。

（二）脑桥

脑桥（从上方的脑桥中脑沟向下方的脑桥延髓沟向前隆起。其正中线上的浅沟称基底沟（脑桥腹侧沟）。三叉神经（CN Ⅴ）从脑桥前外侧下方发出，作为较小的上内侧三叉神经运动根和较大的下外侧三叉神经感觉根进入桥池。三叉神经的近端部分（最初的几毫米）被认为是最容易发生神经血管压

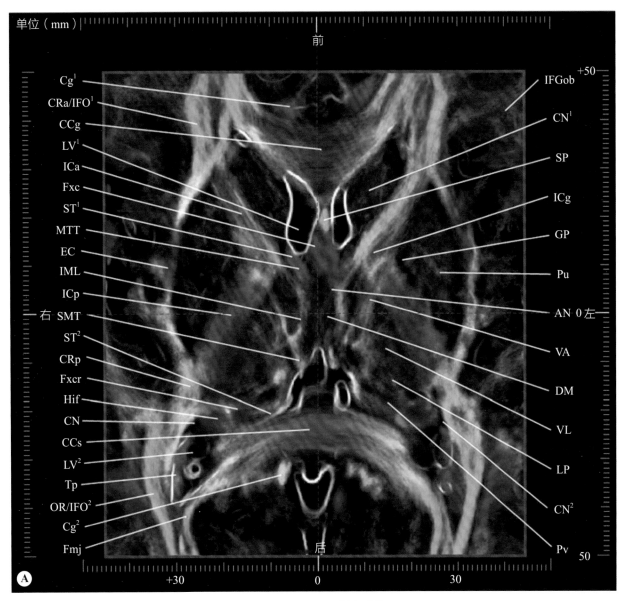

▲ 图 2-18 7T 纤维束成像

A. 豆状核水平的轴位图像。AN. 前核；CCg. 胼胝体膝部；CCs. 胼胝体压部；Cg. 扣带回；CN. 尾状核；CRa. 前放射冠；CRp. 后放射冠；DM. 腹内侧核；EC. 外囊；Fmj. 枕钳（大钳）；Fxc. 穹窿柱；Fxcr. 穹窿脚；GP. 苍白球；Hif. 海马伞；ICa. 内囊前肢；ICg. 内囊膝部；ICp. 内囊后肢；IFGob. 额下回眶部；IFO. 下额枕束；IML. 外侧髓板；LP. 外侧后核；LV. 侧脑室；MTT. 乳头丘脑束；OR. 视放射；Pu. 豆状核；Pv. 枕核；SMT. 丘脑髓纹；SP. 透明隔；ST. 终纹；Tp. 胼胝体毯部；VA. 丘脑腹前核；VL. 丘脑腹外侧核

迫的部位，尽管达到一半的脑池段可能在中央有髓鞘。外展神经从脑桥延髓沟的侧面伸出，位于最上面的锥体和橄榄之间，其脑池走向 Dorello 管，随后在海绵窦内通过。外展神经（CN Ⅵ）核和面神经（CN Ⅶ）核位于脑桥被盖（内侧纵束后方），环绕外展核的第Ⅶ神经纤维，在第四脑室底部使面神经丘隆起。CN Ⅶ与前庭蜗神经（CN Ⅷ）正上方的中间神经一起出现在脑桥延髓沟外侧，穿过脑桥小脑三角池，到达内耳道。在后面，脑桥将面神经丘和髓纹水平以上的脑桥三角（下面有延髓三角）连接到菱形窝（其本身在周围和后面被小脑脚包围）。

（三）延髓

延髓从脑桥延髓交界处延伸到颈髓交界处，后

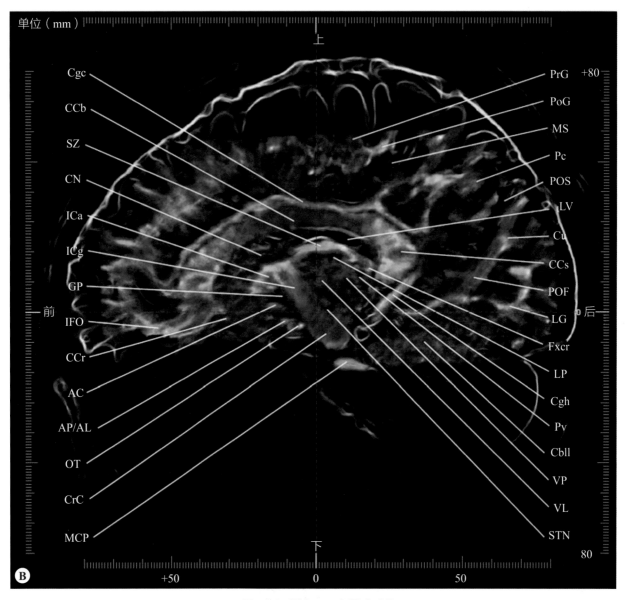

▲ 图 2-18（续）　7T 纤维束成像

B. 内囊、前肢水平的冠状位图像。AC. 前连合；AL. 豆状核襻；AP. 脑脚襻；Cbll. 小脑；CCb. 胼胝体体部；CCr. 胼胝体嘴部；CCs. 胼胝体压部；Cgc. 扣带回，胼胝体上；Cgh. 扣带回海马；CN. 尾状核；CrC. 大脑脚；Cu. 楔叶；Fxcr. 穹窿脚；GP. 苍白球；ICa. 内囊前肢；ICg. 内囊膝部；IFO. 下额枕束；LG. 舌回；LP. 丘脑外侧后核；LV. 侧脑室；MCP. 小脑中脚；MS. 边缘沟；OT. 视束；Pc. 楔前叶；POF. 垂直枕束；PoG. 中央后回；POS. 顶枕沟；PrG. 中央前回；Pv. 枕核；STN. 丘脑底核；SZ. 带状层；VL. 丘脑腹外侧核；VP. 丘脑腹后核

者定义为略高于第一颈神经出现的水平，并近似于前牙尖水平和 C_1 后牙弓中点水平。令人印象深刻的旁正中延髓锥体（由皮质脊髓束隆起）向前隆起，中间有一个前正中延髓沟。锥体交叉发生在其下方。锥体由延髓前外侧沟（前橄榄沟）横向分隔，橄榄由上橄榄核和下橄榄核突起，成为更多的外侧纵柱。前橄榄沟是新生的 10～15 个舌下小神经（CN Ⅻ）根丝的沟，这些神经根丝很快会合。CN Ⅻ 纤维通过一个短距离进入舌下神经管。

　　橄榄在后面被另一个纵向沟包绕，即后橄榄沟。舌咽神经（CN Ⅸ）、迷走神经（CN Ⅹ）和副神经（CN Ⅺ）根部正是从该后橄榄沟中进入小脑延髓角池，到达颈静脉孔。延髓后部将下方的延髓三角连接到菱形窝，第四脑室底由成对的舌下正中

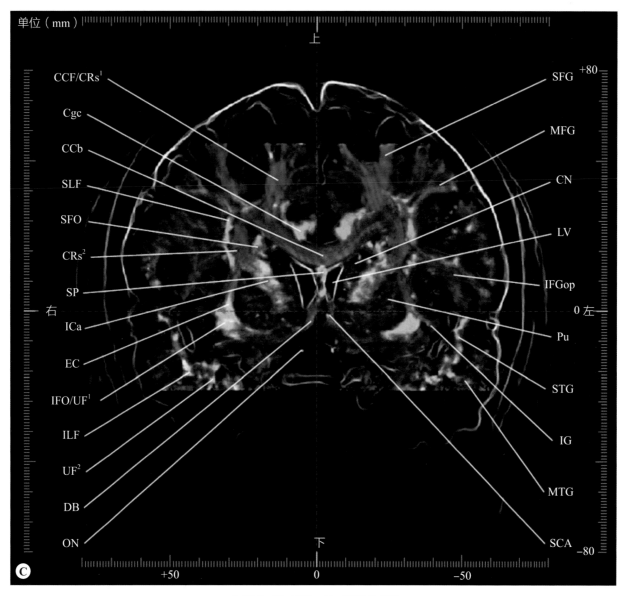

▲ 图 2-18（续）　**7T 纤维束成像**

C. 侧脑室边缘的矢状旁位图像。CCb. 胼胝体体部；CCF. 胼胝体纤维；Cgc. 扣带回胼胝体上；CN. 尾状核；CRs. 上放射冠；DB. Broca 斜角带；EC. 外囊；ICa. 内囊前肢；IFGop. 额下回盖部；IFO. 下额枕束；IG. 岛状叶；ILF. 下纵束；LV. 侧脑室；MFG. 额中回；MTG. 颞中回；ON. 视神经；Pu. 豆状核；SCA. 胼胝体下区；SFG. 额上回；SFO. 上枕额束；SLF. 上纵束；SP. 透明隔；STG. 颞上回；UF. 钩束

神经隆起抬高，侧面相邻，两侧的迷走神经背侧运动核使两侧的较小突起抬高（图 2-19）。

五、结论

结构和功能神经解剖学是解释神经影像图像的基础。在合理的情况下，神经影像科医生应注意将病理变化与受其影响的精确解剖结构联系起来，并体现在诊断报告中。

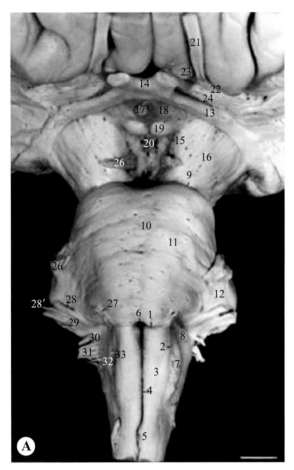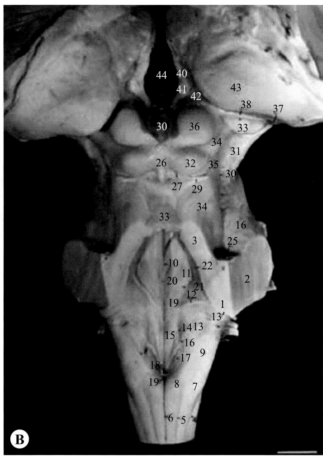

▲ 图 2-19 脑干的前面观（A）、后面观（B）和侧面观（C）

A. 1. 脑桥延髓沟；2. 延髓前外侧沟；3. 延髓锥体 (包括皮质脊髓束)；4. 前正中髓沟；5. 锥体交叉 (脊髓交界处)；6. 盲孔；7. 下橄榄；8. 延髓外侧窝；9. 脑桥头沟；10. 基底沟；11. 脑桥基底部 (腹侧)；12. 小脑中脚 / 脑桥臂；13. 为视束；14. 视交叉；15. 中脑内侧沟；16. 大脑脚；17. 垂体柄；18. 灰结节；19. 乳头体；20. 脚间窝及后穿孔支；21. 嗅束 (22. 外侧嗅纹和 23. 内侧嗅纹)；24. 前穿孔物；25. 动眼神经；26. 三叉神经 (感觉根)；26′. 三叉神经 (运动根)；27. 外展神经；28. 面神经；28′. 中间神经；29. 前庭蜗神经；30. 舌咽神经；31. 迷走神经；32. 副神经 (髓根)；33. 舌下神经；B. 1. 小脑下脚 (绳状体)；2. 小脑中脚 (脑桥臂)；3. 小脑上脚 (结合臂)；4. 延髓后外侧沟；5 为延髓后中间沟；6. 延髓后正中沟；7. 楔状结节；8. 薄束结节；9. 延髓第四脑室底；10. 菱形窝的正中沟；11. 成对的旁正中沟；12. 髓纹 (分为桥上三角和桥下三角形)；13. 延髓前庭区 (前庭内侧核突出)；13′. 听结节；14. 迷走神经三角区 (下中央凹) 对应于迷走神经的背运动核；15. 舌下三角由舌下核和舌间核产生；16 和 17. 增厚的室间膜，即分离索 (16) 与脊膜后部分界 (17)；18. 闩；18′. 索状连合连接左右索分离 (16)；19. 面丘 (外展核和环状面神经纤维引起的突起)；20. 内侧隆起；21. 桥前庭区；22. 上中央窝 (三叉神经中心)；23. 连接左右小脑上脚的上髓帆 (臂结膜)（24），臂旁隐窝，位于结合臂 (24) 和脑桥臂 (26) 之间；27. 下丘脑隐窝 (深静脉的出现)；28. 帆小蒂；29. 滑车神经根；30 为外侧中脑，与大脑脚 (31) 接壤；32. 下丘脑，与内侧膝状体相连 (33)，通过下丘臂 (34)；35. 中脑外侧面；36. 上丘与外侧膝状体相连 (37)，通过上丘臂 (38) 相连；39. 松果体；40. 丘脑延髓纹；41. 缰三角；42. 顶盖前区；43. 丘脑；44. 第三脑室

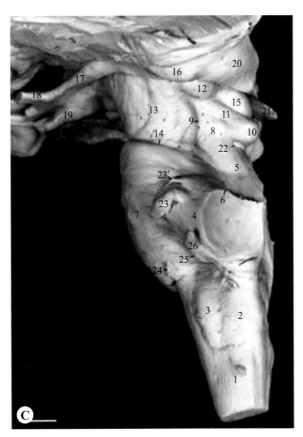

▲ 图 2–19（续） 脑干的前面观（A）、后面观（B）和侧面观（C）

C. 1. 外侧延髓；2. 小脑下脚（绳状体）；3. 橄下榄；4. 小脑中脚（脑桥臂）；5. 小脑上脚（结合臂）；6. 臂旁隐窝；7. 脑桥前侧面；8. 三角形，中脑外侧面，以中脑沟（9）侧为界，下丘脑（10）及其臂（11）后，内侧膝状体（12）下方是小脑上脚（5）；13. 大脑脚；14. 脑桥脑沟；15. 上丘；16. 外侧膝状体；17. 视束；18. 视交叉；19. 结节正中隆起；20. 丘脑后结节；21. 松果体；22. 滑车神经；23. 三叉神经感觉根；23′. 三叉神经运动根；24. 外展神经；25. 面神经；26. 前庭蜗神经；27. 舌咽神经；28. 迷走神经副神经（根）；30. 舌下神经［引自 Naidich TP et al.（2009）Images 1.4 B（P11），1.5B（P13），AND 1.6B（P.15）］

参考文献

[1] Aboitiz F, Montiel J. One hundred million years of interhemispheric communication: the history of the corpus callosum. Braz J Med Biol Res. 2003;36(4):409–20.

[2] Alves RV, et al. The occipital lobe convexity sulci and gyri. J Neurosurg. 2012;116(5):1014–23.

[3] Bubb EJ, Metzler-Baddeley C, Aggleton JP. The cingulum bundle: anatomy, function, and dysfunction. Neurosci Biobehav Rev. 2018;92:104–27.

[4] Catani M, et al. Short frontal lobe connections of the human brain. Cortex. 2012;48(2):273–91.

[5] Damier P, et al. The substantia nigra of the human brain. I. Nigrosomes and the nigral matrix, a compartmental organization based on calbindin D(28K) immunohistochemistry. Brain. 1999;122(Pt 8):1421–36.

[6] Dick AS, et al. The frontal aslant tract (FAT) and its role in speech, language and executive function. Cortex 2019;111:148–163.

[7] Goldsmith WM. "THE CATLIN MARK" the inheritance of an unusual opening in the parietal bones. J Hered. 1922;13(2):69–71.

[8] Iliff JJ, et al. A paravascular pathway facilitates CSF flow through the brain parenchyma and the clearance of interstitial solutes, including amyloid beta. Sci Transl Med. 2012;4(147):147ra111.

[9] Janke A, O'Brien K, Bollmann S, Kober T, Barth M. A 7T human brain microstructure Atlas by minimum deformation averaging at 300 μm. In: 24rd scientific meeting of the international society for magnetic resonance in medicine. 2016. Singapore. http://www.imaging.org.au/Human7T/Human7T

[10] Louveau A, et al. Structural and functional features of central nervous system lymphatic vessels. Nature. 2015;523(7560):337–41.

[11] MatthewsW. The inca bone and kindred formations among the ancient Arizonians. Am Anthropol. 1889;2(4):337–46.

[12] Naidich TP, et al. Anatomic substrates of language: emphasizing

speech. Neuroimaging Clin N Am. 2001;11(2):305–41, ix.

[13] Naidich TP, et al. Duvernoy's atlas of the human brainstem and cerebellum. Austria: Springer; 2009.

[14] Price CJ. The anatomy of language: contributions from functional neuroimaging. J Anat. 2000;197(Pt 3):335–59.

[15] Raybaud C. The corpus callosum, the other great forebrain commissures, and the septum pellucidum: anatomy, development, and malformation. Neuroradiology. 2010;52(6):447–77.

[16] Schellekens W, Petridou N, Ramsey NF. Detailed somatotopy in primary motor and somatosensory cortex revealed by Gaussian population receptive fields. NeuroImage. 2018;179:337–47.

[17] Settecase F, et al. Spontaneous lateral sphenoid cephaloceles: anatomic factors contributing to pathogenesis and proposed classification. AJNR Am J Neuroradiol. 2014;35(4):784–9.

[18] Shams S, et al. MRI of the swallow tail sign: a useful marker in the diagnosis of Lewy body dementia? AJNR Am J Neuroradiol. 2017;38(9):1737–41.

[19] Sinnatamby CS, Last RJ. Last's anatomy: regional and applied. Edinburgh: Churchill Livingstone; 1999.

[20] Strominger NL, Demarest RJ, Laemle LB. Noback's human nervous system – structure and function. 7th ed. New York: Springer; 2012.

[21] Sunderland S. The tentorial notch and complications produced by herniations of the brain through that aperture. Br J Surg. 1958;45(193):422–38.

[22] Von Der Heide RJ, et al. Dissecting the uncinate fasciculus: disorders, controversies and a hypothesis. Brain. 2013;136(Pt 6):1692–707.

[23] Wilson M. The anatomic foundation of neuroradiology of the brain. 2nd ed. Boston: Little, Brown and Company; 1972.

[24] Yagishita A, et al. Location of the corticospinal tract in the internal capsule at MR imaging. Radiology. 1994;191(2):455–60.

[25] Yeatman JD, et al. The vertical occipital fasciculus: a century of controversy resolved by in vivo measurements. Proc Natl Acad Sci. 2014;111(48):E5214–23.

[26] Yousry TA, et al. Localization of the motor hand area to a knob on the precentral gyrus. A new landmark. Brain. 1997;120(Pt 1):141–57.

第3章　神经影像学的偶然发现和易误诊的正常变异
Incidental Findings on Neuroimaging and Normal Variants That May Mimic Disease

Meike W. Vernooij　Tarek A. Yousry　著
詹　炯　译　马军校

摘　要

影像检查通常都有特定的临床或研究目的，但有些表现由于不在计划或检查预期的范围内，而容易被忽略，包括正常变异和需要医疗干预的病理性改变。这些具有潜在临床相关性意义的影像表现称为"意外发现"，这是影像学专业的一项关键任务，必须负责任地进行评估。本章首先阐述神经影像中"意外发现"的概率和分类，为进一步的治疗决策提供支持。进一步将阐述神经影像学诊断中，应用各种影像技术观察到的正常神经解剖变异及其临床相关性。重要的是，影像科医生应该认识那些属于"不用理会"的发现，以避免不必要的随访和可能导致的焦虑。

关键词

意外发现；正常变异；神经解剖学；MRI；CT

一、神经影像学的意外发现

无论是临床还是基于研究的神经影像学，影像科医生和研究人员都可以接触到所谓的影像学意外发现。尽管多年来定义有所不同，但公认的核心描述是，这些影像学检查发现不是检查的预期目的（因此是意外的，与现有的体征或症状无关），而且以前是未知的，无论是对患者自身健康还是生殖能力，可能具有潜在的临床意义。一个意外发现的例子是未破裂动脉瘤，患者可能是因轻微外伤而接受头颅 CT 检查，或者是发现于参加功能磁共振成像研究的低级别胶质瘤患者。

考虑到关于定义中的"意外"部分，过去 10 年，在不同人群中，有关意外发现的普遍性的证据越来越多。在健康成年人参与的研究中，1%～8%的脑影像有意外发现，需要进一步检查。文献也提供了在脑部检查中最常见的意外发现类型（表 3-1，图 3-1）。随着更高分辨率和更先进成像技术的实施，预计这一高达 8%的患病率将进一步上升；但它也将取决于被研究的人群，例如在接受其他医疗问题评估的临床人群中，患病率可能更高。因此，有人建议在这些发现中使用"偶然"而不是"意外"一词；同时强调影像科医生需要意识到这些意外发现，并采取相应的处理方法。

因此，对于临床（神经）影像科医生来说，重要的是要认识到在任何脑影像研究中都会经常遇到这些意外发现，这些意外发现的处理方式因其所处的环境而异。对于科研项目，已经制订了一些指导方针和（伦理）框架，以预测意外发现、发现研究结果并向研究对象披露。尽管如此，处理和管理在不同的研究、国家和环境中仍然是不同的。

在临床环境下，默认的医患关系减轻了研究中遇到的许多障碍。此外，与假定的健康研究对象相比，患者对影像检查的结果会有不同的期望。但是，由影像科医生给出的深思熟虑的建议，是负责任地处理意外发现的最重要部分。然而，尽管对于一些特殊的意外发现（如肺结节、肾囊肿、卵巢囊肿）有临床指南或决策结构，但对于中枢神经系统（如小的脑膜瘤或未破裂的动脉瘤）的影像学检查却不存在。根据预期的临床相关性对意外发现进行分类，可以协助治疗（表3-2）。这种分类法分为三类，最初是为研究背景而设计的。将其应用于临床环境，会有助于紧急情况下与相关医生交流，以及在影像学报告中应得到的强调。

二、类似疾病的正常变异

在神经影像学诊断研究中经常观察到神经解剖学正常的变异。为了避免不必要的随访或焦虑，重要的是影像科医生认识到这些是"不需要处理"的观察结果。我们将回顾正常变异或良性异常的影像学特征，可能与疾病相似，但不应被误认为疾病。

表 3-1 成人脑 MRI 最常见的意外发现患病率
（基于鹿特丹市 5800 名中老年参与者的研究）

意外发现	患病率（%）
脑膜瘤	2.5
动脉瘤	2.3
蛛网膜囊肿	1.6
垂体病变	1.2
海绵状血管瘤	0.6
大血管闭塞	0.5
神经鞘瘤	0.1
动静脉畸形或动静脉瘘	0.1
疑似低级别胶质瘤	0.1

引自 BOS 等，2016

（一）囊性正常变异

1. 透明隔（穹窿）间腔

在胎儿的正常发育过程中，透明隔的小叶在出生后完全融合，主要融合过程由从后向前的方向进行，前半部分在出生后3～6个月时才完全融合。融合之后，小叶之间持续充满脑脊液，空隙被称为透明隔间腔（图3-2）。它是一个盒状腔，前面和上面是胼胝体，后面是穹窿，下面被前连合包围，侧面是透明隔的小叶。虽然在旧文献中，它有时被称为"第五脑室"，但其缺乏室管膜衬里、脉络丛以及未与脑室连接，因此这一观点被否定。文献估计，成人中这一正常变异的发生率可高达40%。有报道称，在拳击手和职业足球运动员中，透明隔间腔的患病率较高，提示脑外伤在这些间隙的发育或生长中起着重要作用。另外，也有人认为与精神分裂症有关，特别是当空腔相对较大时。尽管存在这些松散的关联，但在评估透明隔间腔时它们并没有诊断价值。

如果小叶的后部也未能融合，在后部被胼胝体包围，这种情况被称为透明隔穹窿间腔（患病率可达15%）（图3-2）。

2. 囊性松果体

在高达6%的健康人中可发现无症状松果体囊肿；通常是均匀的薄壁，有一些边缘强化，尺寸＜1cm；在所有序列中，囊肿内容物与脑脊液一致（图3-3）。有趣的是，小儿松果体囊肿发病率很低，在青少年和年轻人中达到高峰，然后在整个成人年龄范围内再次下降。尽管囊肿本身与头痛并没有令人信服的相关性，但其年龄分布被认为是一种解释，说明为什么在头痛或偏头痛筛查的患者中其发现频率更高。由于缺乏明确的治疗指南，松果体囊肿的发现往往导致神经科会诊。然而，越来越多的研究随访信息显示，随着时间的推移，病变保持稳定且无症状，表明对＜1cm的成人松果体囊肿，不必进行影像学随访和临床评估。

3. （部分）空蝶鞍

空蝶鞍或空垂体窝是指垂体窝大部分没有垂体组织，而由脑脊液代替。大多数作者使用这个术语，是在垂体窝本身也轻微增大的情况下（图3-4）。它被认为是由于蛛网膜间隙通过鞍隔膜缺陷疝入垂

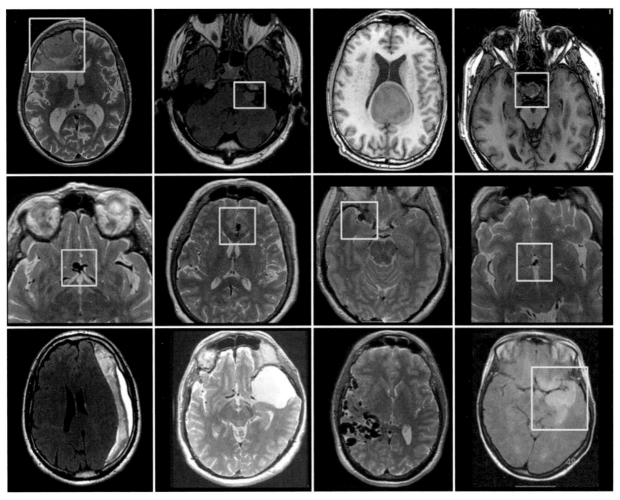

▲ 图 3-1 图示概述科研项目中意外发现的类型

经许可转载，引自 The New England Journal of Medicine，Vernooij et al.，Incidental Findings on Brain MRI in the General Population，357，1821–1828. © 2007 Massachusetts Medical Society 版权所有

表 3-2 脑影像中意外发现的临床相关性分类

类 别	行 动	示 例
1. 无临床相关性的正常发现，包括解剖变异	无须处理	• 透明隔间腔 • 发育性静脉畸形 • 蛛网膜囊肿
2. 需要进一步影像学或医学评估的意外发现，如增加扫描序列	常规转诊或紧急转诊，依据发现的情况而定	• 小脑膜瘤 • 疑似低级别肿瘤 • 垂体大腺瘤 • 前庭神经鞘瘤 • 未破裂动脉瘤
3. 需要立即就医的意外发现	立即转诊	• 占位性病变 •（亚）急性硬膜下血肿

改编自 Teuber 等，2017

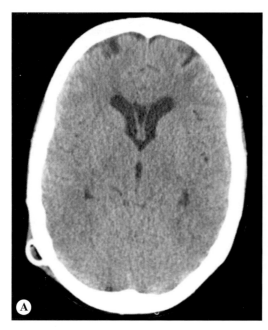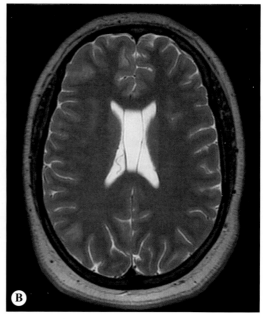

▲ 图 3-2　透明隔间腔（A）和透明隔穹窿间腔（B）
A. 35 岁男性，CT 图像显示透明隔前叶间脑脊液充盈，与透明隔间腔相吻合；B.T₂WI MR 图像显示一个类似的脑脊液填充空间，从后部到前部，为透明隔穹窿间腔

体窝所致，这被认为是大多数人没有明显诱因的患者的病因所在。尽管被称为"特发性"或"原发性空蝶鞍"，越来越多的人认为，这一发现的基础是某种原因所致的（无症状）颅内压升高。这可能解释了女性和肥胖者发病率较高的原因。大多数人完全没有症状，内分泌功能正常。作为一个孤立的发现，这种情况不需要治疗，临床意义不大，虽然仅可能与特发性颅内高压有关，但还需要寻求其他支持性的证据，例如颅后窝变平、视神经鞘扩张、静脉窦狭窄。

鞍隔膜缺损可由先前的手术、肿瘤或放疗引起，导致所谓的"继发性"空蝶鞍，这常见于垂体瘤治疗的患者（图 3-5）。在这些患者中，鞍上结构（如视交叉）可能疝入空蝶鞍。主要的鉴别诊断是垂体区的囊性病变，如囊性大腺瘤或 Rathke 裂囊肿。囊性病变的主要特征是漏斗向一侧移位，而空蝶鞍的漏斗穿过脑脊液间隙（漏斗征）（图 3-6）。

4. 蛛网膜囊肿

蛛网膜囊肿约占所有颅内占位的 1%。巨大蛛网膜囊肿可能会因占位效应而引起症状，但大多数情况下它们都很小，并且无症状，应被认为是正常变异。蛛网膜囊肿位于脑外，是由于先天性蛛网膜层

分裂，导致脑脊液在一个潜在的间隙积聚所致。这个间隙又与蛛网膜下腔相通，如脑池造影显示，囊肿可被对比剂填充。影像学上，蛛网膜囊肿边界清楚，其 CT 密度和 MRI 信号强度与脑脊液一致。它们会使邻近的结构发生位移，增强扫描中不会强化。大的蛛网膜囊肿可使颅骨变形重塑。典型的位置是颅中窝（50%～60%）或颅后窝（枕大池或脑桥小脑三角）（图 3-7）。

主要鉴别诊断为部分空蝶鞍（鞍上间隙）、大枕大池（颅后窝）和表皮样囊肿（脑桥小脑三角）（图 3-8）。

5. 大枕大池（见第 15 章）

大枕大池是指小脑后部脑脊液间隙的局灶性扩大，见于约 1% 的个体（图 3-9）。应与蛛网膜囊肿（无占位效应）、Blake 囊或 Dandy-Walker 畸形（蚓部正常，第四脑室正常，无脑积水）和表皮样囊肿（所有序列与脑脊液一致）鉴别。

6. 血管周围间隙增大（见第 47 章）

穿支脑血管周围的软脑膜间隙可能会扩大并在 MRI 上可见，即所谓的血管周围间隙（或 Virchow-Robin 间隙），常见于下部基底节区（前连合周围）、半卵圆中心、中脑和岛叶周围（见第 47 章，

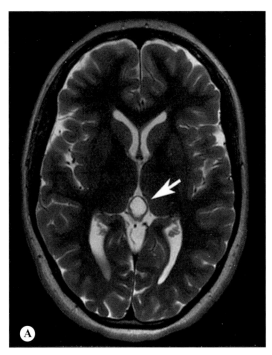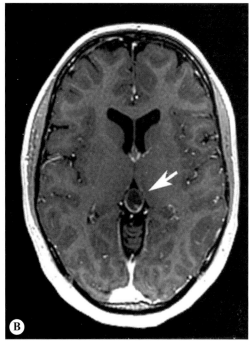

▲ 图 3-3　T_2WI（A）和 T_1 增强图像（B）显示松果体囊肿（箭）

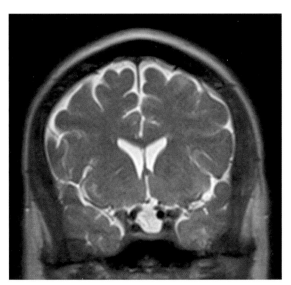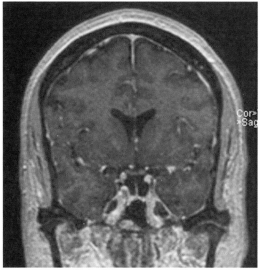

▲ 图 3-4　冠状位 T_1WI 增强和 T_2WI 图像显示脑脊液充盈的垂体窝，鞍底见垂体组织扁平

图 47-8）。与腔隙性脑梗死相比，扩大的血管周围间隙通常没有周围的胶质增生，边界更清晰，可呈气球状，有时有血管穿过。然而，在非典型性表现时诊断可能发生困难，例如广泛的胶质增生或周围水肿，特别是位于前颞叶的巨大血管周围间隙（图 3-10）。

7. 海马囊肿

海马有两种常见的囊性变异：海马沟残余囊肿和海马脉络膜裂囊肿。海马沟残余囊肿是胚胎海马裂不完全退化的残余物，在 10%～40% 的成年人群中可见。在影像上，通常是双侧、多发、小的（1～2mm）病灶，在所有序列上表现为脑脊液信号强度（图 3-11）。

脉络膜裂囊肿是位于脉络膜裂的良性囊肿，可以是蛛网膜囊肿、神经鞘膜囊肿或神经上皮囊肿。其大小通常为 1～2cm（图 3-12），轴位和冠状位扫

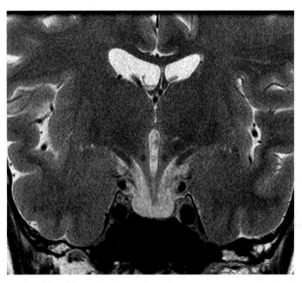

▲ 图 3-5 垂体大腺瘤治疗后的空蝶鞍（继发性空蝶鞍），显示视交叉和第三脑室底部通过缺损的鞍隔膜疝入（扩大的）垂体窝

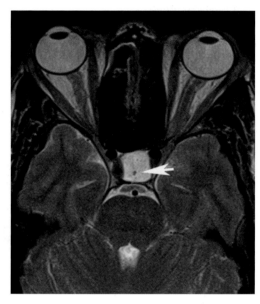

▲ 图 3-6 空蝶鞍。扩大的蝶鞍中，垂体柄（箭）穿过脑脊液间隙（漏斗征）

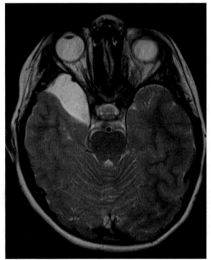
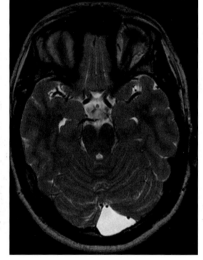
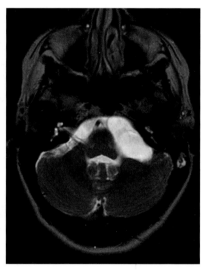

▲ 图 3-7 蛛网膜囊肿，典型部位包括颞窝、小脑后部、脑桥小脑三角

描为圆形，在平行于海马体长轴的矢状位重建图像上呈梭形（图 3-12）。

（二）血管变异

1. 静脉发育和解剖的变异

静脉窦的发育通常是不对称的，最典型的例子是横窦发育不全或未发育。这可能很难与静脉血栓形成相鉴别，鉴别诊断是乙状窦和颈静脉孔的骨沟，当静脉窦发育不全时，乙状窦和颈静脉孔的骨沟会相应地变小（图 3-13）；相反，在静脉窦血栓

形成可见充盈缺损，但骨沟大小正常（图 3-14）。可见矢状窦的其他发育变异。上矢状窦前部的范围常多变（图 3-15），而下矢状窦不一定存在都出现（图 3-16）。

2. 发育性静脉畸形

发育性静脉畸形（developmental venous anomalies，DVA）由多条静脉分支组成（水母头样），血流缓慢。这些支束合并成一条汇集静脉，然后流入浅静脉或深静脉窦。与动脉没有联系，这有别于动静脉畸形的特征。由 DVA 引流的脑组织是完全

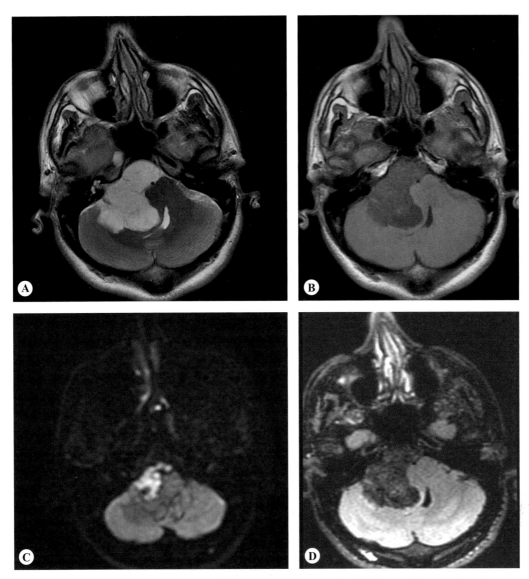

▲ 图 3-8 右侧脑桥小脑三角表皮样囊肿，上排为 T₂WI（A）和 T₁WI（B）图像，下排为 DWI（C）和 FLAIR（D）图像。在 DWI 和 FLAIR 图像中，病灶与脑脊液不同，可以与蛛网膜囊肿区分开

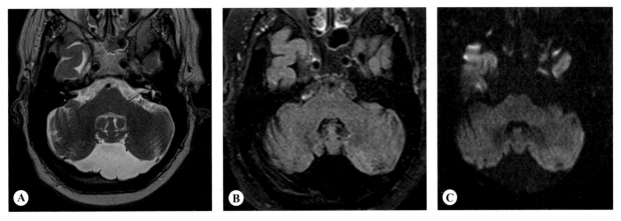

▲ 图 3-9 大枕大池。小脑后脑脊液间隙增大，所有序列中都显示为脑脊液信号
A. T₂WI；B. FLAIR；C. DWI

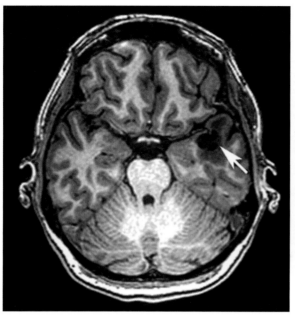
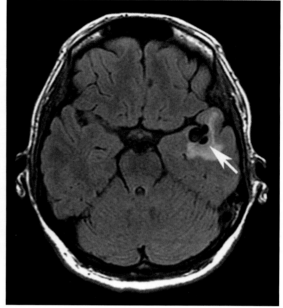

▲ 图 3-10　颞叶前部巨大的血管周围间隙（箭），周围有水肿，膨胀气球样表现

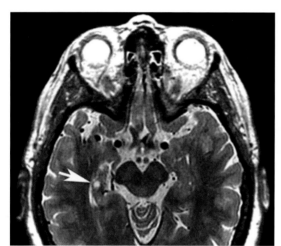
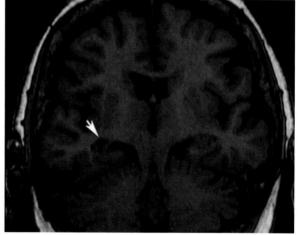

▲ 图 3-11　海马沟残余囊肿（箭）

正常的。DVA 在 CT 血管造影、MRI 和数字减影血管造影检查中具有典型的表现（图 3-17 和图 3-18），不需要进一步影像检查。

虽然 DVA 没有临床相关性，也与出血风险无关，但应排除伴发海绵状血管瘤（使用 T_2^* GRE 成像或 SWI），因为这些病变通常同时发生，而海绵状血管瘤却有出血的风险。DVA 在一般成年人群中的患病率为 10%（从婴儿期的 1% 开始，随年龄增长）。在 DVA 患者中，海绵状血管瘤的发生率高达 5 倍（DVA 患者可高达 11%，而没有 DVA 的患者，

发生率为 2.3%）。

3. 毛细血管扩张症

毛细血管扩张症由正常脑组织内扩张的毛细血管组成。尽管它们可发生于脑的任何部位，但 80% 以上发生在脑桥，其余在基底节。大量的患者资料表明 95% 以上的毛细血管扩张症没有症状。典型的 MRI 表现为 T_2 高信号，无占位效应，T_1WI 中呈稍低信号，可有强化（图 3-19）。在 SWI 或 GRE 图像中，由于血液中脱氧血红蛋白流动缓慢，该区域呈稍低信号。

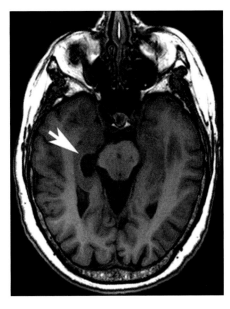
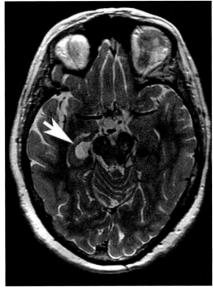
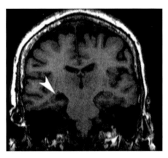
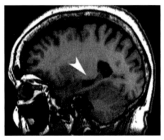

▲ 图 3-12　海马脉络膜裂囊肿

轴位 T_1WI、T_2WI 图像显示右侧脉络膜裂囊性病变（箭）。冠状位 T_1WI 图像显示圆形（箭头），而矢状位 T_1WI 重建图像显示病灶呈梭形（箭头）

（三）颅骨和脑膜的正常变异

1. 额骨增生

良性的额骨内板过度生长不累及中线。组织学上可见板障区增宽。虽然增生明显，给人的印象是脑组织受到压迫，但它通常是无症状的。绝经后女性患病率较高（高达 40%），可能是激素的影响，但其原因仍不清楚。颅骨增厚通常是广基底的（图 3-20），也可能是结节样的（图 3-21），不应被误认为钙化性脑膜瘤。增生虽然主要局限于额骨，但也可延伸到顶骨。骨质增生可能类似于其他颅骨疾病，如佩吉特病、骨纤维发育不良、硬化性转移瘤或骨性脑膜瘤。

2. 气化不对称 / 气化阻滞（不良）

颅底和鼻窦的正常气化从出生后 4 个月开始，一直发育到青年期。在这个过程中，红骨髓在气化前被脂肪骨髓取代。当其中一个步骤停止时，气化即停止或阻滞。在 CT 上，基于位置和不扩张的表现，很容易识别颅底骨气化停滞或不对称（图 3-22），但是在 MR 上可能很难。MRI 的典型特征是 T_1WI 和 T_2WI 图像上的高信号脂肪，低信号的硬化边缘，注射对比剂后无强化。尤其当位于岩尖部时，非气化骨中脂肪骨髓引起的高信号，可能被误认为是胆固醇肉芽肿。检查能否支持这种变异的诊断是存疑的。其他典型的不对称气化部位是蝶骨 / 前床突。

3. 蛛网膜颗粒

蛛网膜颗粒也被称为 Pacchionian 肉芽肿，是从蛛网膜突出到颅骨或硬脑膜静脉窦的突出物。它们的功能是让脑脊液从蛛网膜下腔流入静脉系统。在颅骨，表现为圆形、界限清楚的透亮影（图 3-23）。当体积较大时，脑组织可能会疝入蛛网膜颗粒内（尤其是颅后窝）（图 3-24）。其典型位置可区分新近发现的脑疝与真正的脑膨出。

当位于硬脑膜静脉窦时，在造影检查中会造成充盈缺损，这可能与硬脑膜静脉血栓形成表现相似（图 3-25 和图 3-26）。发生的典型位置是横窦或上矢状窦，在皮质引流静脉旁，圆形、界限清楚的外观有助于正确识别。

4. 大脑镰脂肪

大脑镰是由两个半球的硬脑膜内层折叠而成的。两层之间的空隙可能含有来自硬膜外的脂肪（图 3-27）。这在 7% 的个体中是常见的正常现象，不应被误认为是皮样囊肿破裂（表现为多发脂肪滴分散在脑脊液间隙，图 3-28）或颅内脂肪瘤（伴有胼胝体发育不全）。

在 CT 上与脂肪密度一致，为 -60～-40HU，

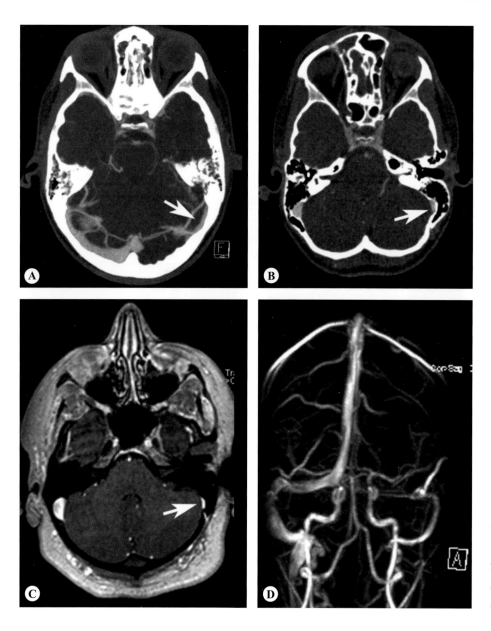

◀ 图 3-13 左横窦发育不全 CT（A 和 B）和 MRI（C 和 D）。左侧较小的骨沟（箭）及 CT 和 MRI 上正常的对比剂充盈，提示发育不对称

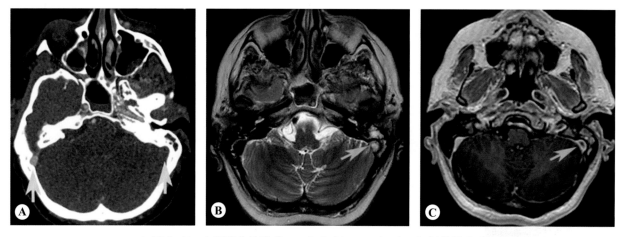

▲ 图 3-14 左横窦血栓形成 CT（A）及 MRI（B 和 C）图像的表现

A. CT 显示对称的骨沟（黄箭），提示发育正常；B. T₂WI 未见流空信号；C. 增强 T₁WI 显示充盈缺损（蓝箭）

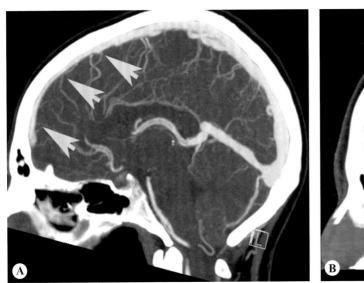
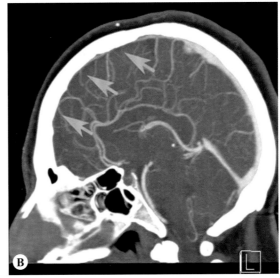

▲ 图 3-15 上矢状窦前伸变异

在 CT 静脉造影矢状面最大密度投影图像上，可沿冠状缝（A，黄箭）向前延伸，也可不延伸（B，蓝箭）

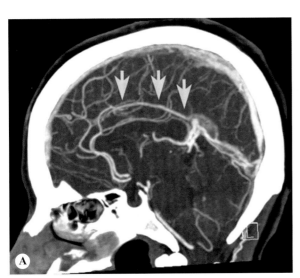
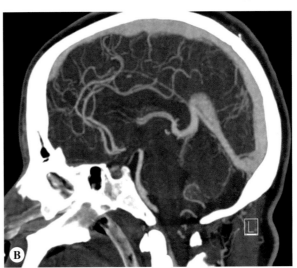

▲ 图 3-16 下矢状窦的变异

A. CT 静脉造影矢状面最大密度投影图像上，可见下矢状窦（箭）；B. 未见下矢状窦显示

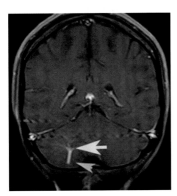
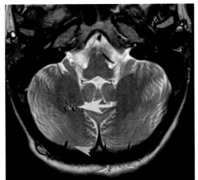
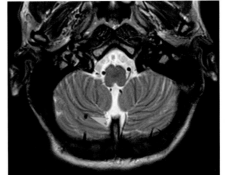

▲ 图 3-17 T_1WI 增强和 T_2WI 图像显示小脑 DVA（箭）。水母头样血管（黄箭）引流入一个粗大的集合静脉（蓝箭头）

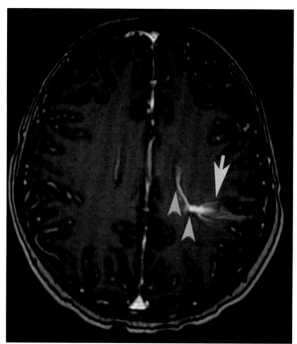
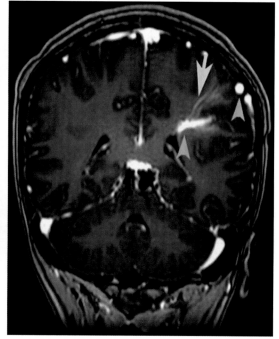

▲ 图 3–18　T_1WI 增强，左额叶发育性静脉畸形。水母头（黄箭）是引流集合静脉（蓝箭头）入深、浅静脉系统

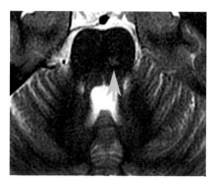
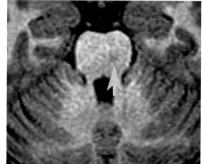
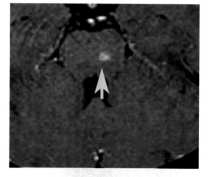

▲ 图 3–19　脑干毛细血管扩张症的 MRI 表现（T_2WI、T_1WI、增强 T_1WI），显示 T_2WI 稍高信号和 T_1WI 稍低信号（黄箭），注射对比剂后病灶可见强化

有助于区分脂肪和空气（在气脑症，CT 值小于 –200HU）。

5. 大脑镰骨化 / 大脑镰骨化生

大脑镰钙化在颅脑 CT 上非常常见，通常在影像学报告中都未必提及。较少见的发现是大脑镰骨化，反映了异位骨组织的形成，据报道在个体中发生率不到 1%。这些骨化在 CT 和 MRI 上可与常规钙化区分，尽管两者形态上与颅骨外观相同；例如，在 CT 上，病灶中心可见一个致密的边缘，并有微小的骨小梁（图 3–29）；而在 MRI 上，可见脂肪骨髓（T_1WI 和 T_2WI 高信号），被边缘细小、低信号的皮质骨包围（图 3–30）。较小的大脑镰骨化被认为没有临床意义，而非常广泛的大脑镰骨化应考虑罕见的疾病，如痣样基底细胞癌综合征、软骨钙质沉着症、弹性假黄瘤、肾衰竭、短脊椎综合征和内分泌系统疾病。

在 MRI 上，区分大脑镰骨化和亚急性期硬膜下血肿是一大诊断挑战。在 CT 可以解决这个问题，因为 CT 可显示组织与骨骼的密度不同。另一种鉴别诊断是钙化性脑膜瘤，其外观特征是结节状，无 T_1WI 和 T_2WI 高信号（图 3–31）。

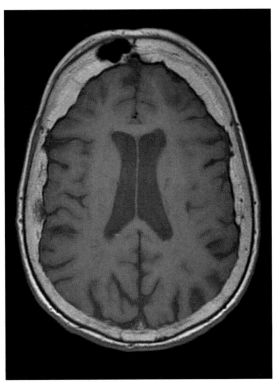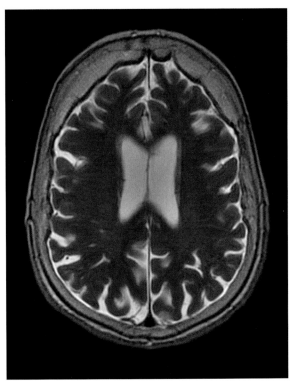

▲ 图 3-20 额骨增生症

T_1WI 和 T_2WI 图像显示额骨内板骨质过度增生。增生主要局限于额骨，在冠状缝之后减少

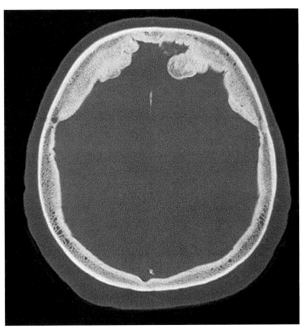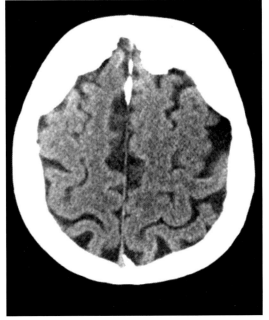

▲ 图 3-21 广基底型额骨增生症的 CT 表现

（四）其他变异

1. 基底节钙化

在 1% 的脑部 CT 扫描中可见基底节钙化，常见于 40 岁以上人群。通常的位置是苍白球，钙化的数量差异很大（图 3-32）。

在 MRI 上，T_2WI、GRE 或 SWI 对苍白球的

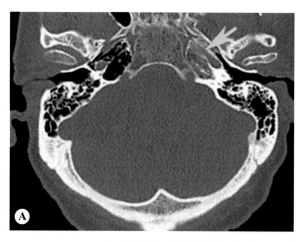
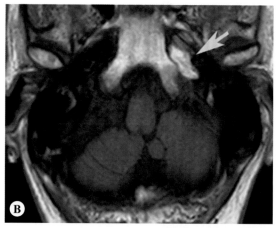

▲ 图 3-22 在 CT（A）和 FLAIR（B）图像上，岩尖和蝶骨不对称气化

在 CT 上，右侧蝶骨翼和岩尖可见充满空气的气房，而在左侧，这些区域没有气化（黄箭）。在 MRI 上，非气化区域在 T₁WI、T₂WI（未显示）和 FLAIR 图像（黄箭）上呈高信号，提示脂肪骨髓

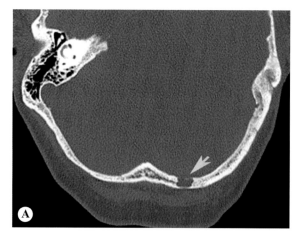
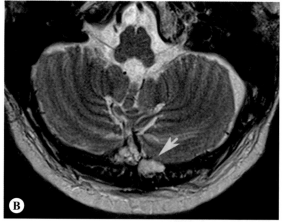

▲ 图 3-23 颅骨内蛛网膜颗粒，表现为颅骨内界限清晰的透亮区（A，箭）；T₂WI 图像显示颅骨内 T₂WI 高信号（B，箭）

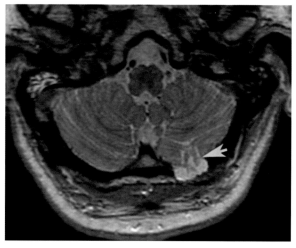

▲ 图 3-24 大蛛网膜颗粒中小脑组织疝（黄箭），"隐匿性脑膨出"

钙化非常敏感，显示为对称、卵形或线样低信号（图 3-33）。

如果钙化发生在年轻人、范围广泛，位于苍白球之外，累及壳核和齿状核，则应考虑遗传性疾病，如 Fahr 综合征、中毒（铅中毒）、既往感染（TORCH）、线粒体疾病（MELAS）或甲状旁腺疾病（图 3-34）。

2. 海马钙化

CT 上的海马内钙化（图 3-35），在 50 岁以上（约 20%）的患者中较为常见，即使在没有神经退行性变症状的患者中也可存在。钙化通常出现在海马的尾部（图 3-35），常被误认为是脉络丛钙化。然而，现在多平面 CT 已经可以很容易地区分海马内钙化

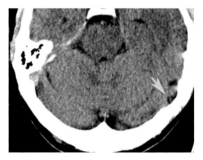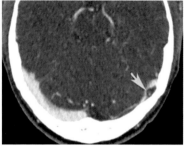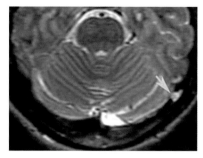

▲ 图 3-25　左横窦蛛网膜颗粒（箭）（平扫 CT、CTV、T₂WI 图像）。平扫 CT 和 T₂WI 图像显示脑脊液样内容物，CTV 显示横窦内充盈缺损

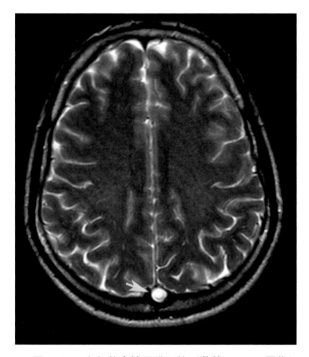

▲ 图 3-26　上矢状窦蛛网膜颗粒（黄箭，T₂WI 图像）

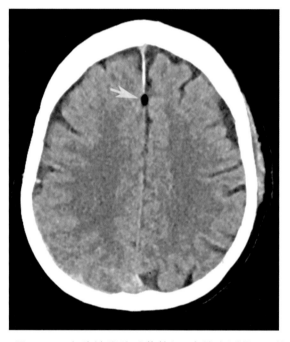

▲ 图 3-27　大脑镰脂肪（黄箭）。病灶内测得 CT 值为 -45HU

和邻近脉络膜钙化。

三、意外发现和正常变异的报告

综上所述，关于如何处理影像学报告中的意外发现和正常变异的指导是有价值的。

欧洲放射学学会指南（2011 年版）中"好的影像报告"对意外发现的问题非常明确，指出影像科医生应在其报告中描述意外发现的存在，并在报告的结论中提供相关的解释。关于告知转诊医生意外发现的问题，该指南指出：虽然可能会遇到非紧急情况，如果影像学上存在重大意外发现，但不及时采取行动，可能会对患者产生不良后果。在这方面，责任不太明确，但应为转诊者采取"警示"的

方法，以便在适当的时间范围内，对此类患者给予进一步的检查或治疗。这些建议及首选的沟通方法在《ESR 关于紧急和意外发现的沟通指南（2012 年版）》中有详细的说明。

关于正常变异的报告，上述 ESR 指南只说明影像科医生应理解类似疾病的正常变异，但没有提供是否报告正常变异的指导，以及如果报告，则该如何报告。考虑到转诊医生通常也会查看影像学检查，建议在报告中提及那些可能被误诊为疾病的正常变异，如果没有明确讨论，可能会引发问题。这些正常变异不需要在影像学报告的结论中进一步提及。

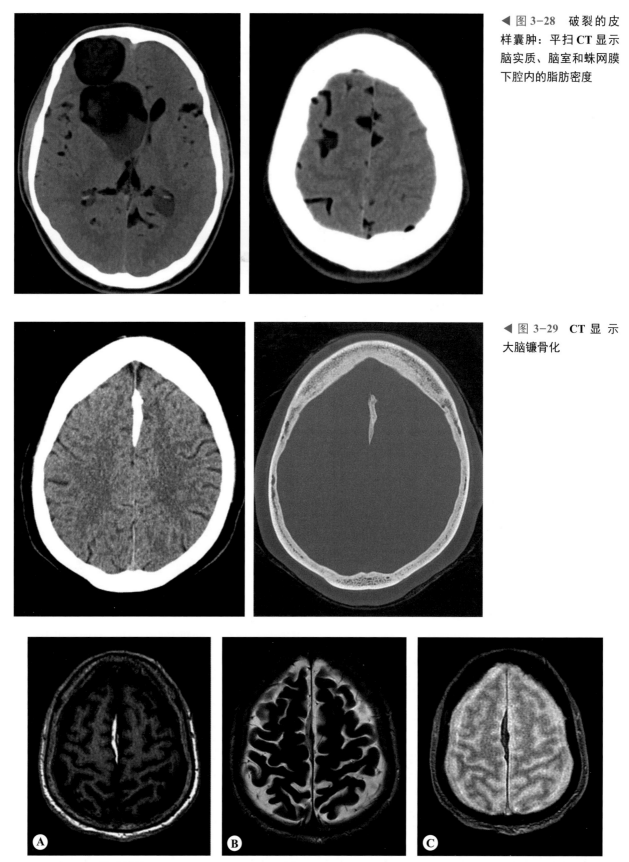

◀ 图 3-28 破裂的皮样囊肿：平扫 CT 显示脑实质、脑室和蛛网膜下腔内的脂肪密度

◀ 图 3-29 CT 显示大脑镰骨化

▲ 图 3-30 大脑镰骨化 MRI（T₁WI、T₂WI、GRE）：T₁WI（A）和 T₂WI（B）中可见大脑镰呈条状高信号，GRE（C）中呈低信号

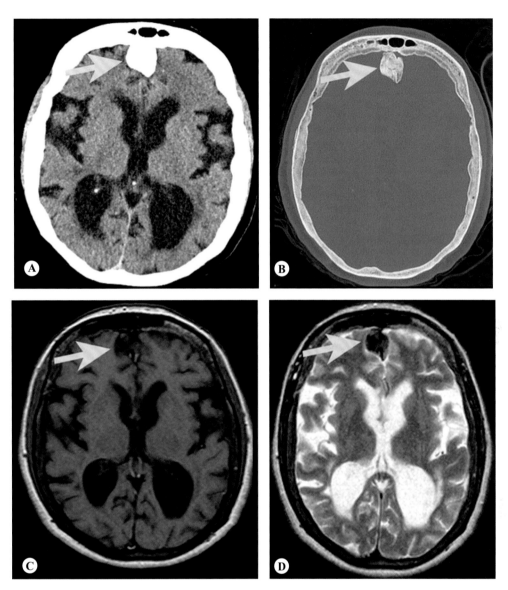

▲ 图 3–31　钙化性脑膜瘤在 CT（A 和 B，箭）和 MRI（C 和 D，T₁WI 和 T₂WI）上与大脑镰骨化相比，表现为结节样外观，而且 T_1WI 和 T_2WI 缺乏高信号

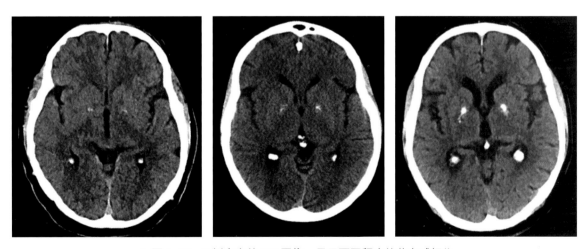

▲ 图 3–32　3 例患者的 CT 图像，显示不同程度的苍白球钙化

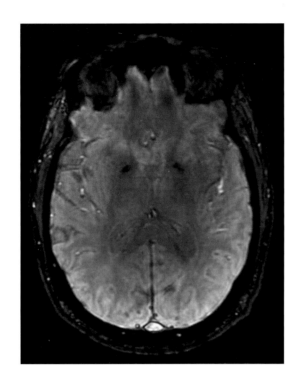

◀ 图 3-33　苍白球钙化的 MR 成像（SWI）

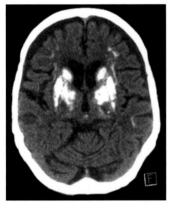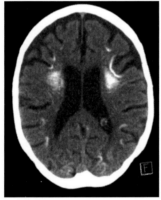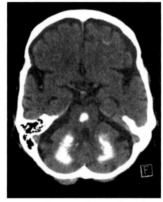

◀ 图 3-34　Fahr 综合征，显示豆状核、齿状核及脑实质广泛病理性钙化

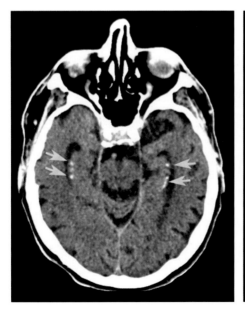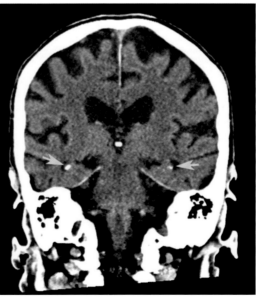

◀ 图 3-35　海马轴位和冠状位平扫 CT 图像

黄箭表示海马点状钙化，在侧脑室内侧。注意，这些海马钙化很容易被误认为是脉络丛钙化（图片由 Professor Frederik Barkhof, UCL, London 提供）

参考文献

[1] Al-Holou WN, Terman SW, Kilburg C, Garton HJ, Muraszko KM, Chandler WF, Ibrahim M, Maher CO. Prevalence and natural history of pineal cysts in adults. J Neurosurg. 2011;115(6):1106–14.

[2] Born CM, Meisenzahl EM, Frodl T, Pfluger T, Reiser M, Moller HJ, Leinsinger GL. The septum pellucidum and its variants. An MRI study. Eur Arch Psychiatry Clin Neurosci. 2004;254(5):295–302.

[3] Bos D, Poels MM, Adams HH, Akoudad S, Cremers LG, Zonneveld HI et al. Prevalence, Clinical Management, and Natural Course of Incidental Findings on Brain MR Images: The Population-based Rotterdam Scan Study. Radiology. 2016;281(2):507–15.

[4] Brinjikji W, El-Rida El-Masri A, Wald JT, Lanzino G. Prevalence of developmental venous anomalies increases with age. Stroke. 2017;48(7):1997–9.

[5] Chen SS, Shao KN, Chiang JH, Chang CY, Lao CB, Lirng JF, Teng MM. Fat in the cerebral falx. Zhonghua Yi Xue Za Zhi (Taipei). 2000;63(11):804–8.

[6] Chew AP, Gupta G, Alatakis S, Schneider-Kolsky M, Stuckey SL. Hippocampal calcification prevalence at Ct: a retrospective review. Radiology. 2012;265(2):504–10.

[7] Malekzadehlashkariani S, Wanke I, Rufenacht DA, San Millan D. Brain herniations into arachnoid granulations: about 68 cases in 38 patients and review of the literature. Neuroradiology. 2016;58(5):443–57.

[8] Sasaki M, Sone M, Ehara S, Tamakawa Y. Hippocampal sulcus remnant: potential cause of change in signal intensity in the hippocampus. Radiology. 1993;188(3):743–6.

[9] Teuber A, Sundermann B, Kugel H, Schwindt W, Heindel W, Minnerup J, Dannlowski U, Berger K, Wersching H. MR imaging of the brain in large cohort studies: feasibility report of the population- and patient-based BiDirect study. Eur Rad 2017;27(1):231–238.

[10] Trzesniak C, Oliveira IR, Kempton MJ, Galvao-de Almeida A, Chagas MH, Ferrari MC, Filho AS, Zuardi AW, Prado DA, Busatto GF, McGuire PK, Hallak JE, Crippa JA. Are cavum septum pellucidum abnormalities more common in schizophrenia spectrum disorders? A systematic review and meta-analysis. Schizophr Res. 2011;125(1):1–12.

[11] Wekbach S, editor. Incidental radiological findings: Springer; 2017.

拓展阅读

[1] Barboriak DP, Lee L, Provenzale JM. Serial MR imaging of pineal cysts: implications for natural history and follow-up. AJR Am J Roentgenol. 2001;176:737–43.

[2] Born CM, Meisenzahl EM, Frodl T, Pfluger T, Reiser M, Moller HJ, et al. The septum pellucidum and its variants. An MRI study. Eur Arch Psychiatry Clin Neurosci. 2004;254:295–302.

[3] de Jong L, Thewissen L, van Loon J, Van Calenbergh F. Choroidal fissure cerebrospinal fluid-containing cysts: case series, anatomical consideration, and review of the literature. World Neurosurg. 2011;75:704–8.

[4] European Society of Radiology (ESR). Good practice for radiological reporting. Guidelines from the European Society of Radiology (ESR). Insights Imaging. 2011;2(2):93–6.

[5] Gross BA, Puri AS, Popp AJ, Du R. Cerebral capillary telangiectasias: a meta-analysis and review of the literature. Neurosurg Rev. 2013;36:187–93; discussion 194

[6] Malekzadehlashkariani S, Wanke I, Rufenacht DA, San Millan D. Brain herniations into arachnoid granulations: about 68 cases in 38 patients and review of the literature. Neuroradiology. 2016;58:443–57.

[7] Osborn AG, Preece MT. Intracranial cysts: radiologicpathologic correlation and imaging approach. Radiology. 2006;239:650–64.

[8] Ramji S, Touska P, Rich P, MacKinnon AD. Normal neuroanatomical variants that may be misinterpreted as disease entities. Clin Radiol. 2017;72:810–25.

[9] Saindane AM, Lim PP, Aiken A, Chen Z, Hudgins PA. Factors determining the clinical significance of an "empty" sella turcica. AJR Am J Roentgenol. 2013;200:1125–31.

[10] Vernooij MW, Ikram MA, Tanghe HL, Vincent AJ, Hofman A, Krestin GP, et al. Incidental findings on brain MRI in the general population. N Engl J Med. 2007;357:1821–8.

[11] Wekbach S, editor. Incidental radiological findings: Springer; 2017. ISBN (print) 9783319425795

[12] Wolf SM, Lawrenz FP, Nelson CA, Kahn JP, Cho MK, Clayton EW, et al. Managing incidental findings in human subjects research: analysis and recommendations. J Law Med Ethics. 2008;36:219–248, 211.

第4章 脑神经的影像解剖学和常见疾病
Cranial Nerves: Imaging Anatomy and Frequent Pathologies

Sven Haller Frederik Barkhof Robin Smithuis Bernhard Schuknecht 著

韦 人 译 段云云 校

摘要

脑神经为头面部和颈部提供传出（运动和自主神经）和传入（感觉和自主神经）神经支配。孤立的脑神经麻痹根据其受累的节段(中枢、脑池、枕大孔、外周等)，一般具有典型鉴别诊断提示作用(如听力损失提示前庭神经鞘瘤)。多发性脑神经麻痹常常反映了特定解剖区域的病理改变（如海绵窦）或者系统性疾病（如结节病）。

本章首先讨论了脑神经成像的推荐影像学技术，重点是所受累的节段；然后回顾了每个脑神经的基本解剖和最适于显示常见病变的临床神经影像学方法，包括肿瘤（神经周围肿瘤蔓延、脑膜瘤、神经鞘瘤）、感染性 / 炎症性疾病、血管疾病（包括神经血管压迫）和创伤。

关键词

影像；CT；MRI；脑神经

缩略语

AICA	anterior inferior cerebellar artery	小脑前下动脉
CISS	constructive interference in steady state	联合稳态构成干扰
CN	cranial nerve	脑神经
CPA	cerebello-pontine angle	脑桥小脑三角
DWI	diffusion-weighted imaging	扩散加权成像
Fat-sat	fat-saturation	脂肪饱和
FIESTA	fast imaging employing steadystate acquisition	稳态进动快速成像
Gad	gadolinium	钆对比剂
ICA	internal carotid artery	颈内动脉
IJV	internal jugular vein	颈内静脉

INO	internuclear ophthalmoplegia	核间性眼肌麻痹
MR	magnetic resonance	磁共振
MRA	magnetic resonance angiography	磁共振血管成像
MS	multiple sclerosis	多发性硬化
NVCS	neurovascular compression syndrome	神经血管压迫综合征
PCA	posterior cerebral artery	大脑后动脉
PICA	posterior inferior cerebellar artery	小脑后下动脉
REZ	root entry zone	神经根入髓区
SCA	superior cerebellar artery	小脑上动脉
SPACE	sampling perfection with application optimized contrast	可变翻转角的三维快速自旋回波序列
THRIVE	T_1-weighted high-resolution isotropic volume examination	T_1加权高分辨各向同性容积激发
TOF	time of flight（angiography）	时间飞越法（血管成像）
TSE	turbo spin echo	快速自旋回波
TZ	transition zone	移行带
VIBE	volumetric interpolated breathhold examination	容积内插屏气检查

一、概述

脑神经（cranial nerve，CN）负责头面部、颈部的传出（运动、自主）和传入（感觉、自主）神经支配，其中嗅神经（CN Ⅰ）和视神经（CN Ⅱ）属于例外，它们是端脑的延伸，因此严格来说不能算作脑神经。相关的分段包括核上传导通路（如二级中转皮质等）、核团及髓内段（脑干内部）、脑池段、颅底孔道走行段、颅外段和颈段等。CN Ⅲ～Ⅻ所属的核团分别位于中脑（Ⅲ、Ⅳ）、脑桥至延髓（Ⅵ～Ⅷ等）及上段颈髓（Ⅹ～Ⅺ）（图4-1）。CN Ⅲ、Ⅳ、Ⅵ、Ⅺ、Ⅻ是纯传出神经，发出运动纤维支配眼眶、颈部和舌；CN Ⅴ、Ⅶ、Ⅸ、Ⅹ则混合了传出神经和传入神经，因此同时具备运动和感觉成分。在脑干中负责传出的神经元核团位于腹内侧，而同组的传入核团则位于背外侧。

自核团至靶器官之间任何一个节段的异常都会导致脑神经功能异常。核上损伤与核团损伤在临床上大多难以区分，但也存在例外。面神经运动神经元背侧核团接受双重（同侧及对侧）神经支配，因此这些核团所支配的上面部肌肉运动不受中枢性面瘫影响，而支配下面部的腹侧核团则仅接受对侧上运动神经元支配，因此下面部肌肉在中枢性面瘫时会受到影响而麻痹。

脑神经自颅底的一系列孔道出颅，包括筛板（CN Ⅰ）、视神经管（CN Ⅱ）、眶上裂（CN Ⅲ、Ⅳ、V_1、Ⅵ）、颅中窝和颅后窝的几个其他孔道（图4-2）。

二、诊断思路

脑神经病变大多为单一脑神经受累。根据受累脑神经的不同、起病模式和其他线索（如系统性疾病），可以列出常规的鉴别诊断（表4-1）。纯核团病变（如继发脑干梗死）比较罕见，一般来说，脑

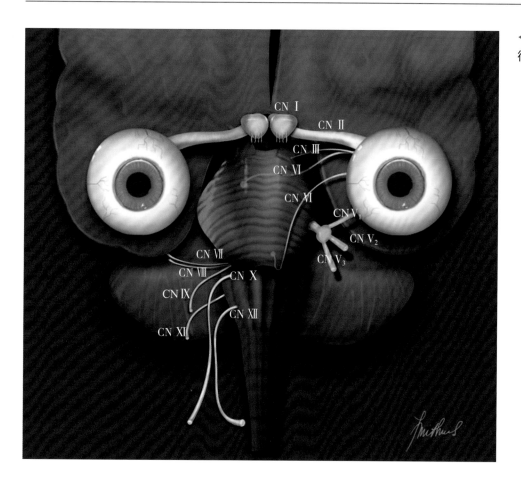

◀ 图 4-1 脑神经走行冠状位示意图

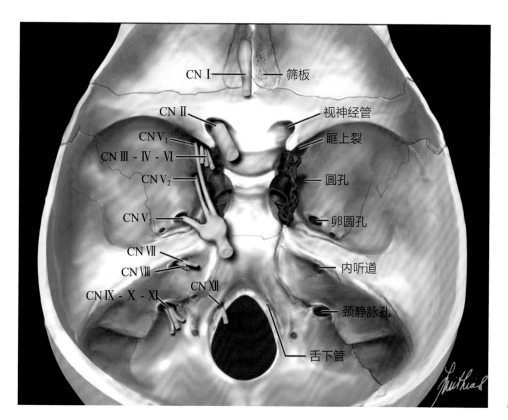

◀ 图 4-2 脑神经及颅底孔道俯视图

神经脑池段常受累。部分疾病可以同时累及多个脑神经，包括较大的脑干病变等。髓外解剖部位与受累脑神经的关系见表4-2。图4-3展示了1例岩尖感染的影像和临床表现。表4-3归纳了伴多发脑神经受累的常见病变。图4-4展示了1例复发多发性神经炎的影像和临床表现。

（一）神经周围肿瘤蔓延

颅外肿瘤可以沿脑神经蔓延至颅内。面神经是恶性肿瘤沿神经周围蔓延、侵袭颅底的重要通道，三叉神经的1～3支同样类似，而沿舌下神经的蔓延较为罕见。沿舌咽神经 – 面神经吻合支［鼓室神经（Jacobson 神经）］及迷走神经 – 面神经吻合支［迷走神经耳支（Arnold 神经）］经鼓室丛蔓延少见。高分辨、压脂的 3D 梯度回波容积扫描序列增强扫描有助于提高肿瘤神经周围蔓延的检出率，并可以更清晰地描绘周围组织受累情况。

海绵窦（图4-5）是颅中窝的重要结构。它位于鞍旁，外缘由硬膜折叠形成，内部由静脉丛形成，其中有颈内动脉走行，自头侧向尾侧分别走行 CN Ⅲ、Ⅳ、V₁、V₂ 各支，而 CN Ⅵ 则处在偏内侧的位置（图4-5）。海绵窦与眼静脉、岩上及岩下静脉、颅下的翼静脉丛（经蝶导静脉）、浅表大脑中静脉有广泛连接，主要引流外侧大脑半球。

（二）海绵窦病变

多种病变可以累及海绵窦并造成多发脑神经麻痹。海绵窦血栓、颈内动脉 – 海绵窦瘘、Tolosa-Hunt 综合征（炎性痛性眼肌麻痹）等疾病一般伴有疼痛、肿胀和头痛等表现，而颈动脉体瘤、肿瘤浸润（图4-6）则常无疼痛。

（三）影像技术建议

1. 一般原则

总的来说，累及脑神经髓内段、脑池段及颅底（颅外）段的病变适合使用 MR 成像，CT 可以显示

表4-1　孤立脑神经受累的常见病因		
疾　病	常见受累	罕见受累
脑膜瘤	Ⅰ、Ⅱ、Ⅶ、Ⅷ	Ⅳ、Ⅸ～Ⅻ
神经鞘瘤	Ⅶ、Ⅷ	Ⅴ、Ⅸ～Ⅻ
神经周围肿瘤蔓延	Ⅴ、Ⅶ	Ⅲ、Ⅳ、Ⅵ、Ⅸ
感染/炎性病变	Ⅰ、Ⅱ、Ⅲ、Ⅴ、Ⅶ，海绵窦	
神经血管压迫	Ⅴ、Ⅶ	Ⅸ
外伤	Ⅰ、Ⅱ、Ⅶ、Ⅷ、Ⅻ	Ⅵ
动脉瘤	Ⅲ（后交通动脉瘤）	Ⅵ
缺血	Ⅱ、Ⅲ、Ⅴ、Ⅵ、Ⅶ	

表4-2　髓外解剖部位与多脑神经受累的关系	
部　位	受累脑神经
海绵窦	Ⅲ、Ⅳ、V₁、V₂、Ⅵ
内听道	Ⅶ、Ⅷ
岩尖综合征（Gradenigo 综合征）	岩尖炎；展神经麻痹（Dorello 管段）；V₁、V₂ 神经痛（由于炎症蔓延至 Meckel 腔）
颅颈交界	Ⅸ～Ⅻ

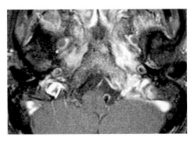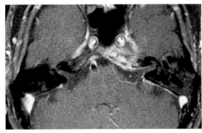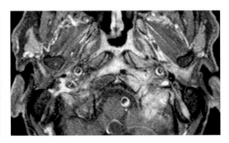

▲ 图 4-3 男，67 岁，主诉为发热伴眶周疼痛，诊断继发于岩尖骨髓炎的岩尖综合征（又称 Gradenigo 综合征）。体格检查发现该患者耳溢液，并伴有 CN V、Ⅵ受累所致复视，提示炎症累及海绵窦、Meckel 腔及斜坡。由于炎症向下蔓延至颈静脉孔，患者同时表现出多发低位脑神经（CN Ⅸ～Ⅺ）受累的症状，也被称为 Vernet 综合征

表 4-3 病变类型与多脑神经受累的关系

疾 病	机 制	常见受累脑神经
脑卒中	脑干核团缺血或者出血	Ⅲ、Ⅵ、Ⅶ
神经纤维瘤病 Ⅰ 型（NF1）	17 号染色体的 NF1 基因	单侧或双侧视神经胶质瘤
神经纤维瘤病 Ⅱ 型（NF2）	22 号染色体的 NF2 基因	各脑神经的多发神经鞘瘤、多发脑膜瘤（和室管膜瘤） 注：双侧听神经鞘瘤（前庭神经鞘瘤）对 NF2 有诊断意义
炎症，如结节病	肉芽肿病变基底池柔脑膜播散	Ⅲ～Ⅷ，更低位脑神经亦可受累
Miller-Fisher 综合征（脑神经的吉兰 - 巴雷综合征）	抗 GQ1b 抗体（感染后）	Ⅲ～Ⅵ及其他
肿瘤	颅底孔道压迫或神经周围肿瘤蔓延	V_2、V_3、Ⅶ、Ⅸ～Ⅻ

颅底孔道受累情况。具体成像策略需要结合解剖和临床线索（表 4-1、表 4-2 和表 4-3），根据脑神经可能受累的节段（核团、脑池段、颅底孔道、颅外段等）综合决策。

2. 核团病变

评估可能导致脑神经麻痹的髓内病变需要包括矢状位和轴位 T_2/FLAIR 序列，急性期需要包括 DWI 序列。核团通常无法在 MR 影像显示，扫描时应该包含推测受累的核团层面（例如脑神经Ⅲ、Ⅳ受累时应包括中脑）。

3. 脑池段病变

重 T_2 加权梯度回波序列如 CISS、FISESTA-C、B-FFE 和 SPACE 可以实现较短的检查时间、较高的信噪比和对比度及各向同性的空间分辨率。适合评估 CN Ⅰ～Ⅷ的最大扫描层厚为 0.5～0.7mm，评

估 CN Ⅸ～Ⅻ则为 0.8～1.0mm。冠状成像平面适合评估 CN Ⅰ～Ⅳ，而轴位成像适合评估 CN Ⅴ～Ⅻ。脑神经走行常有多处转折，因此各向同性多平面重组（MPR）对于准确评估脑神经髓外段至关重要。此外，MPR 可以提供有关神经与邻近硬膜、血管和骨性结构关系的丰富信息。

CN Ⅲ～Ⅻ脑池段和硬膜内走行区与基底动静脉及其分支毗邻，因此相关血管存在动脉瘤或存在神经血管压迫关系时应该加做 MRA。无对比剂 MRA（TOF-MRA）适合评估 CN Ⅲ、Ⅳ、Ⅵ以避免海绵窦强化，而对于 CN Ⅴ～Ⅻ，对比剂增强的 TOF-MRA 则可以显示更小的动脉，并且可以评估神经与静脉接触的可能性。

4. 颅底、颅外段评估

外周段脑神经最适合使用亚毫米级压脂 3D

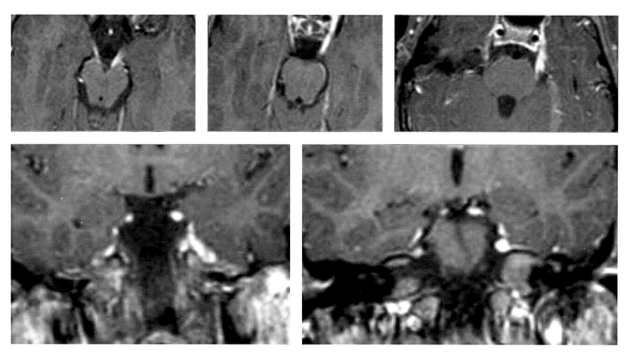

▲ 图 4-4 女，8 岁，诊断为复发多发性神经炎，她在数年的病程中反复发作多发脑神经麻痹，累及动眼神经、三叉神经及面神经，每次发作中短期应用糖皮质激素治疗均有效。MRI 提示动眼神经、三叉神经全程广泛强化

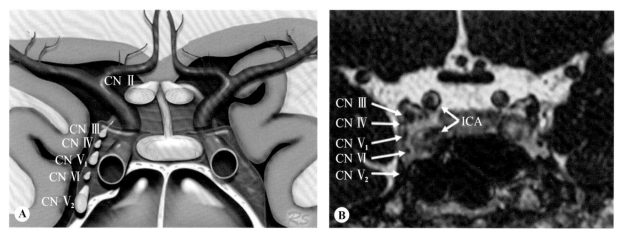

▲ 图 4-5 A. 海绵窦结构示意图；B. 3D T_2WI 增强扫描的冠状重建，显示自头侧向尾侧分布的 CN Ⅲ、Ⅳ、V_1、V_2 各支，CN Ⅵ 和颈内动脉走行于更内侧的位置

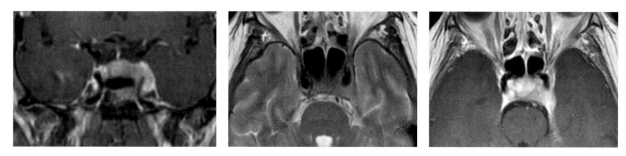

▲ 图 4-6 女，68 岁，主诉为复视 2 周，体格检查提示动眼神经麻痹。最终诊断为非霍奇金淋巴瘤压迫动眼神经。MRI 显示淋巴瘤累及左侧海绵窦上部，相应区域有左侧动眼神经走行

T_1 序列（0.5～0.8mm）评估，并注射对比剂增强。此类序列的优点在于对运动不敏感，而且自颅底至靶器官均可以保持很高的空间分辨力。起源于颅底或者紧邻颅底的病变还需加扫高分辨 CT（0.5～0.8mm）。骨算法重建可以精细评估邻近颅底或走行于颅底骨内部的脑神经节段。此部位的病变可能包括肿瘤性、退行性、发育性和血管性病变。病变内的钙化情况（如脑膜瘤、软骨瘤、软骨肉瘤等）可为诊断提供额外信息。空间分辨力较高的 CT 和 MR 影像可以进行图像融合，从而合并骨窗 CT、3D T_2 加权像及 3D T_1 增强扫描的信息。针对可能手术干预或者立体定向放疗干预的颅底病变，此类导航用数据同样是不可或缺的。

脑神经的一般影像学评估
• 扫描中心定于待评估脑神经所在的颅前窝、颅中窝或颅后窝
• 纳入常规头颅扫描序列（含 DWI）以排除中枢、核团受累
• 3D T_2WI（CISS、THRIVE、CUBE）以评估脑神经脑池段
• 考虑炎症或肿瘤时加扫压脂 3D T_1WI 平扫 +/- 增强，特别是累及海绵窦或颅底时
• 外伤时加做 CT

脑神经的针对性影像学评估	
I	± 冠状位高分辨 T_2WI（512 矩阵 /3mm 层厚）
II	DWI（局部、高分辨）；冠状位压脂 T_2WI，眼眶至蝶鞍 / 视交叉
III、IV、VI	TOF-MRA、3D T_2WI（CISS、THRIVE、CUBE）或压脂 T_1WI 增强以评估海绵窦
V	3D T_2WI（CISS、THRIVE、CUBE）、TOF-MRA
VII、VIII	3D T_2WI（CISS、THRIVE、CUBE）± 非 EPI 扩散加权像（特别是怀疑表皮样囊肿时）
IX～XII	3D T_2WI（CISS、THRIVE、CUBE）±TOF-MRA

三、脑神经病变的针对性影像评估

（一）CN I：嗅神经

临床表现	常见病因	少见重要病因
嗅觉丧失	筛板（嗅沟）脑膜瘤、颅前窝外伤	病毒感染 / 原发、帕金森等神经退行性病变

1. 正常解剖

嗅神经负责将嗅丝产生的嗅觉信号通过感觉传入神经投射进入大脑，嗅丝起自鼻腔内的嗅上皮，每侧鼻腔聚集为 10～20 束。嗅神经通过筛板进入颅前窝，并连接嗅球，嗅球是端脑的延伸。嗅束向后方延伸，并在前穿质前方（头侧）分为内侧和外侧嗅纹，最终到达杏仁核、初级嗅皮质（梨状皮质）、胼胝体下区和前穿质本身。

脑池段常常受累，这一段最适合使用高层内分辨率的 T_2WI 影像评估（图 4-7）。

嗅神经分段	
鼻段	嗅上皮、上鼻甲
脑池段	嗅沟至前穿质
中枢段 – 内侧	终板旁回周围、胼胝体下区
中枢段 – 外侧	脑岛、海马、杏仁核、内嗅皮质

2. 嗅神经常见病变

(1) 嗅沟脑膜瘤：起源于筛板 / 嗅沟的脑膜瘤占颅底脑膜瘤的大约 12%。一般临床表现为嗅觉障碍（图 4-8），主要鉴别诊断为嗅神经母细胞瘤，此类肿瘤比脑膜瘤更常延伸进入鼻腔。

(2) 外伤性嗅觉丧失：外伤后改变可能累及颅前窝底，即嗅球和嗅束所在的区域。创伤性脑损伤（traumatic brain injury，TBI）患者中有高达 20% 可表现为嗅觉异常。但由于嗅觉相对其他脑神经损伤在临床上影响更小，嗅神经外伤后改变和继发的嗅觉丧失常常难以发现。

(3) 嗅神经炎症 / 感染：由于嗅觉丧失并不容易引起患者注意，患者时常表现为无症状。这或许可以解释为何嗅神经炎症或感染相对其他脑神经（特

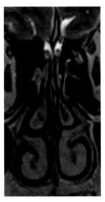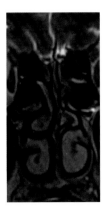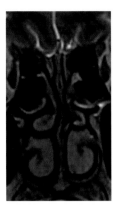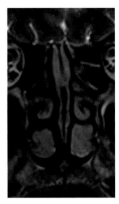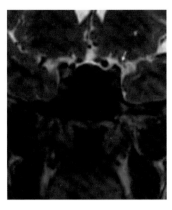

▲ 图 4-7 嗅窝（黄箭）和嗅沟（白箭）可以提示嗅皮质的位置

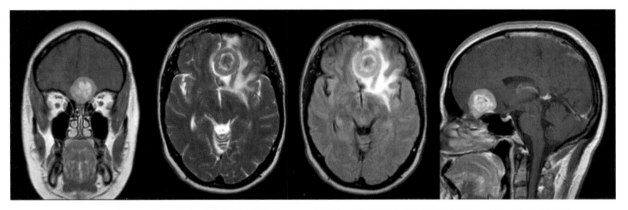

▲ 图 4-8 女，51 岁，诊断为嗅沟脑膜瘤（WHO Ⅱ级），其主要临床表现为头痛，仅有轻度嗅觉障碍

别是面神经、三叉神经）更为罕见。嗅神经感染最常见是病毒感染，特别是水痘病毒感染（图 4-9），但诱发感染的病原常常难以确定。

3. 神经退行性疾病（主要是帕金森病）所致嗅觉丧失

嗅觉丧失是神经退行性疾病（特别是帕金森病）的常见早期表现，甚至有时是先兆性表现。阿尔茨海默病早期也可出现嗅觉丧失。但是，这两种疾病中的嗅觉丧失都不伴有结构像的异常。

4. 鼻腔病变

间接嗅觉减退：鼻腔病变，如感染、息肉或其他阻塞上鼻道的病变是嗅觉减退甚至丧失的最常见原因之一。一般来说，嗅神经表现正常。

（二）CN Ⅱ：视神经

1. 正常解剖

视神经应视为大脑的直接延伸而并非单纯脑神经。视神经周围包裹脑膜，可以分为 4 段

临床表现	常见病因	少见重要病因
单侧视力丧失 / 视野缺损（伴或不伴疼痛）注：视交叉病变将导致双颞侧或鼻侧偏盲	视神经炎、视路胶质瘤、视神经鞘脑膜瘤、缺血	鞍区 / 鞍上病变（如垂体大腺瘤）、特发性颅内压增高症、线粒体病（Leber）

（图 4-10）。视神经于视交叉处与对侧视神经汇合，来自鼻侧视网膜的纤维交叉进入对侧视束，因此视交叉后的视束包含的是同一侧视网膜（对侧视野）的信息。视交叉位于垂体柄前部。视束纤维主要进入外侧膝状体，同时有一小支进入上丘。外侧膝状体处的纤维通过视辐射进入距状沟附近的初级视觉皮质，下部视辐射纤维沿颞叶前外侧走行，称之为 Meyer 环，相应区域的病变或手术将导致双眼上外象限盲（"pie-in-the-sky"）。

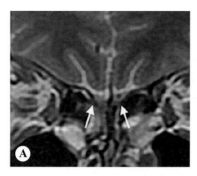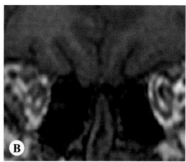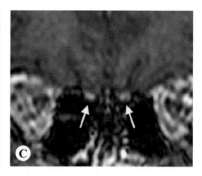

▲ 图 4-9　男，54 岁，主诉为进行性嗅觉丧失。嗅球呈轻度 T_2WI 高信号并可见强化，提示嗅神经炎（可能由于水痘病毒感染）。冠状位 T_2WI（A）、3D T_1WI 冠状位重建平扫（B）及增强（C）

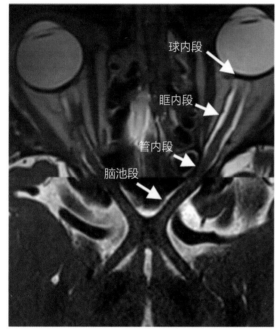

▲ 图 4-10　视神经正常解剖
3D T_2WI 组合图示视神经球内段、眶内段、管内段和脑池段（颅内段）

视神经分段	
眼内段	视网膜神经纤维通过巩膜筛板离开眼球，长度 ±1mm
眶内段	嗅球后方至眶尖，长度 20～30mm，由三层脑膜包裹，其内有脑脊液，与鞍上池相通。视网膜中央动脉（眼动脉第一支）和伴行静脉于球后 10mm 左右进入视神经
管内段	骨性视神经管内，长度 4～9mm，眼动脉走行于视神经下方，包裹视神经的硬膜与眶周骨膜融合
脑池段（颅内段）	视神经管至视交叉，由柔脑膜覆盖，周围包裹脑脊液，长度 ±10mm

2. 视神经常见病变

(1) 视神经炎：视神经炎是视神经的炎症，最常出现于多发性硬化（multiple sclerosis，MS）患者中，临床上一般是相对年轻患者出现的亚急性单眼盲伴眼球运动时疼痛加重（图 4-11）。发生于管内段后部和颅内段的视神经炎也是视神经脊髓炎谱系疾病（neuromyelitis optica spectrum disorder，NMOSD）（图 4-12）的主要表现之一，这类疾病可能由于抗水通道蛋白 4（AQP4）抗体或抗髓鞘少突胶质细胞糖蛋白抗体（MOG）引起。

从影像学角度来看，有几个特征可以鉴别 MS 和 NMOSD 引起的视神经炎。MS 的视神经炎更倾向局灶性、仅累及一个视神经节段，而 NMOSD 的视神经炎在长轴方向上累及的范围比较广泛（类似脊髓内病变的特征），一般至少累及两个视神经节段，而且更容易出现双侧病变或累及视交叉（尤其是 AQP4 抗体阳性的 NMOSD）。对于有心血管疾病风险的老年患者，鉴别诊断需要考虑缺血性视神经病变（见第 28 章）。

(2) 视路胶质瘤：也称视神经胶质瘤，称作视路胶质瘤更为贴切是因为肿瘤可以侵及视交叉和视束。视路胶质瘤最常见于小儿，可与神经纤维瘤病 I 型相关，一般来说双侧同时受累（图 4-13）。NF1 相关的视路胶质瘤更少见，但在成人中侵袭性更强，而且发生位置更靠前；而散发的视路胶质瘤则更常见累及视交叉和交叉后的通路。视觉障碍是最常见的临床表现。肿瘤侵袭下丘脑会导致烦渴、

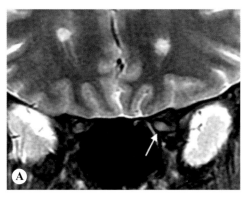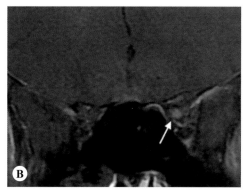

▲ 图 4-11 一名多发性硬化患者（36 岁女性）呈现的急性视神经炎

注意，冠状位压脂 T₂WI（A）所示左侧视神经眶内段的高信号，以及对应的增强扫描 T₁ 压脂像上出现的强化（B）

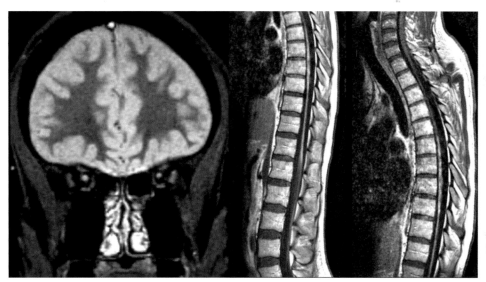

▲ 图 4-12 一名诊断为视神经脊髓炎的 34 岁女性患者

短时间内出现了双侧视神经炎和截瘫（由横贯性脊髓炎引起）。注意到 STIR 像上的双侧视神经高信号（与正常白质比较），右侧肿胀更明显。注意到脊髓髓内广泛的强化

多尿、肥胖、性早熟和内分泌失调。

（3）视神经鞘脑膜瘤：视神经鞘脑膜瘤是一种良性肿瘤，占眼眶肿瘤的 10%～30%。视神经鞘脑膜瘤大多为散发，女性好发，并可以延伸至颅内。神经纤维瘤病 Ⅱ 型患者患病风险较高。95% 病例表现为进行性、无痛性视力下降，疾病晚期可以出现突眼（图 4-14）。

（4）急性视神经缺血：急性视神经缺血较为罕见，好发于具有显著血管病危险因素的患者，视神经最易受累的位置为球后。但是，由于病变小，并且存在运动和磁敏感伪影，大部分病例中标准头扩散加权 MRI 无法显示病变（图 4-15），即使在使用

了小视野技术也同样如此，因此只有少量急性视神经缺血的病例可以观察到扩散受限，其他患者的唯一影像表现是非特异的 T₂WI/FLAIR 高信号。

（三）CN Ⅲ、Ⅳ、Ⅵ：支配眼球运动的脑神经（动眼神经、滑车神经、展神经）

临床表现	常见病因	少见重要病因
复视眼动障碍	动脉瘤（后交通动脉）、糖尿病神经病变、脑干梗死、炎性病变、海绵窦病变（动脉瘤、Tolosa-Hunt、海绵窦浸润、神经周围肿瘤蔓延）	感染/炎症、外伤、IgG₄ 相关疾病、颅底肿瘤

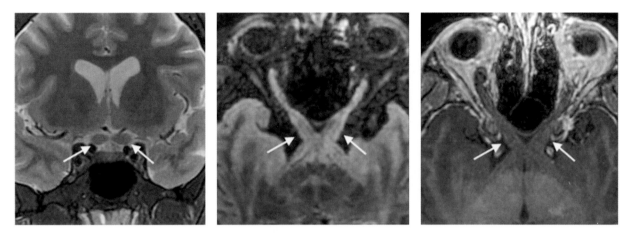

▲ 图 4-13　22 岁神经纤维瘤病 Ⅰ 型患者伴双侧视路胶质瘤。注意增粗的视神经，尤以视神经脑池段显著，并可见突入视束，增强扫描未见明确强化。注意视路胶质瘤大多无强化（右）

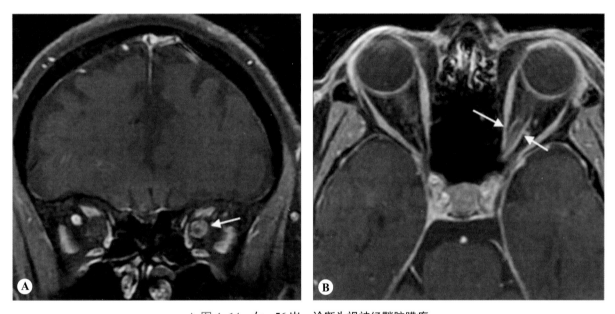

▲ 图 4-14　女，56 岁，诊断为视神经鞘脑膜瘤
A. 冠状位可见沿左侧视神经环形强化；B. 轴位 3D T₁WI 压脂增强扫描可见"轨道征"

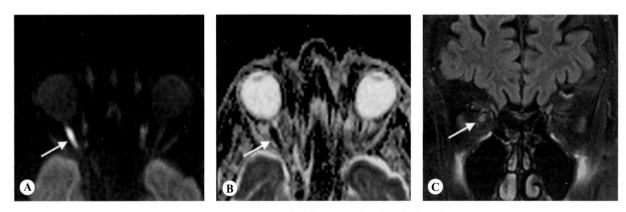

▲ 图 4-15　女，82 岁，突发单眼盲，诊断为急性视神经梗死
A. 注意到扩散受限；B. ADC 值降低；C. 视神经眶内段近段开始出现的 T₂ FLAIR 高信号

1. 正常解剖

动眼神经是混合神经，具有运动成分和副交感成分（图 4-16）。副动眼神经核（Edingwe-Westphal 核）位于脑干头侧，发出支配瞳孔的节前副交感纤维。动眼神经（CN Ⅲ）支配 6 块眼肌中的 4 块（上直肌、内直肌、下直肌、下斜肌）及上睑提肌。滑车神经（CN Ⅳ）是纯运动神经，支配上斜肌（图 4-17）。展神经是纯运动神经，支配外直肌（图 4-18）。内侧纵束连接动眼神经核团与展神经核团。累及这些纤维束的病变（如第四脑室前面的 MS 病变）会导致核间性眼肌麻痹（intranuclear ophthalmoplegia，INO），即注视病变对侧时病变侧眼球内收无力。

动眼神经分段

核团及髓内段	上丘水平的两个中脑核团 • 动眼神经核：上直肌、内直肌、下直肌、下斜肌 • E-W 核：发出支配眼球的副交感纤维，经睫状神经节换元；瞳孔括约肌（瞳孔收缩）、睫状肌（调节） 纤维于脑干中向前走行，经过红核，于脚间池离开脑干
脑池段	于脚间池、桥前池中向前外侧走行，位于大脑后动脉（头侧）和小脑上动脉（尾侧）之间
海绵窦段	海绵窦中最靠头侧的神经
眶内段	经眶上裂进入眼眶 • 上支：更细小，向内跨越视神经，支配上直肌和上睑提肌 • 下支：更粗大，支配内直肌、下直肌和下斜肌，有分支发出至睫状神经节下部

滑车神经分段

核团及髓内段	动眼神经运动核团下后方紧邻的小核团 纤维于脑干中向后走行，于上髓帆内交叉至对侧，并从下丘下方向后发出
脑池段	于环池中先向外，再向前走行，紧邻小脑幕并走行于小脑幕下方（也称幕下段）
海绵窦段	海绵窦内走行于动眼神经下方
眶内段	经眶上裂进入眼眶，支配上斜肌

展神经分段

核团及髓内段	邻近第四脑室底面 髓内段于脑桥中向前走行，并自脑桥-延髓交界处进入桥前池 面神经内膝围绕展神经核走行
脑池段	于桥前池内向前上方斜行，进入 Dorello 管（位于斜坡后下方的硬膜褶皱）
海绵窦段	于岩尖内侧进入海绵窦 海绵窦内走行于三叉神经 V_1、V_2 内侧，颈内动脉下外侧
眶内段	经眶上裂进入眼眶，支配外直肌

2. 重要动眼神经、滑车神经及展神经病变

(1) 脑干核团局灶性病变：脑干核团局灶性病变包括影响动眼神经、滑车神经及展神经的血管性病变（图 4-19）和炎性病变（特别是 MS）。

(2) 肿瘤：神经鞘瘤很少累及动眼神经、滑车神经及展神经。原发肿瘤包括脑干胶质瘤（多见于儿童），继发肿瘤主要包括神经周围肿瘤浸润和淋巴瘤。

(3) 神经血管压迫：神经血管压迫综合征（neurovascular compression syndrome，NVCS）最常累及三叉神经和面神经，但也可累及 CN Ⅲ、Ⅵ（图 4-20）、Ⅷ、Ⅸ 和 Ⅹ。

三叉神经分段

核团	三个感觉核团（从脊髓到中脑）、一个运动核团
髓内段	斜行、于前方出脑桥
脑池段	沿体节排布；V_1 位于上方，V_2 位于中部，V_3 位于下方
Meckel 腔	于半月神经节（Gasser 神经节）处分为三支，V_1、V_2 继续走行进入海绵窦，而 V_3 向下走行不进入海绵窦

（四）CN Ⅴ：三叉神经

1. 正常解剖

三叉神经是最粗大的脑神经，也是最复杂的脑神经之一（图 4-21 和图 4-22）。三叉神经分为三支，

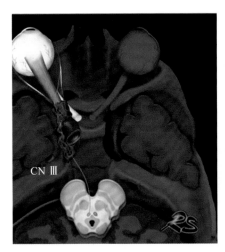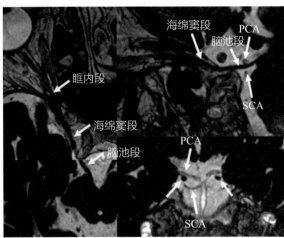

▲ 图 4-16 动眼神经中脑及外周走行区的示意图及对应的 MR 组合图（3D T₂WI 增强扫描的斜轴位、斜冠状位及斜矢状位重建），显示动眼神经包括脑池段、海绵窦段和眶内段。注意动眼神经的典型位置是在大脑后动脉（PCA）和小脑上动脉（SCA）之间

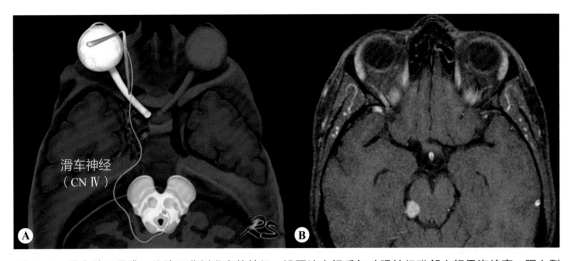

▲ 图 4-17 滑车神经是唯一从脑干背侧发出的神经，沿环池走行后与动眼神经毗邻走行于海绵窦、眶上裂。女，27 岁，神经纤维瘤病Ⅱ型（B）。随访 MR 影像发现中脑背外侧一枚神经鞘瘤，只可能起源于滑车神经

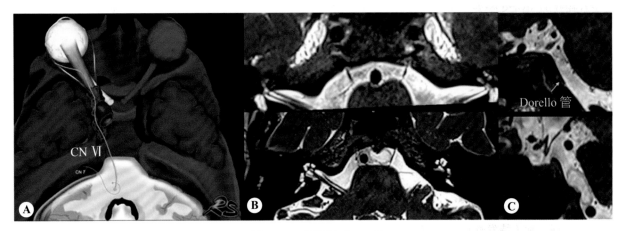

▲ 图 4-18 展神经（CN Ⅵ）

A. 显示位于脑桥被盖的展神经核及环绕核团走行的面神经膝部；B 和 C. MR 影像显示展神经脑池段，包括进入 Dorello 管的位置（B. 轴位；C. 矢状位）

分别称为眼神经（V₁）、上颌神经（V₂）和下颌神经（V₃）。三叉神经包含支配面部皮肤的感觉成分，负责咀嚼功能的运动成分，以及兼具味觉功能的副交感成分。三叉神经在脑干有三个感觉核团和一个运动核团，同时在外周与面神经交通。

三叉神经分支（图4-22）	
V₁（眼神经）	向前走行于海绵窦外侧壁，位于滑车神经下方，包含脑膜支、泪腺支、额支和鼻睫支
V₂（上颌神经）	向前走行于海绵窦外侧壁，位于V₁下方，包含眶下支、下睑支、鼻支和颧支等
V₃（下颌神经）	向下走行，穿卵圆孔进入颞下窝（翼腭窝），包含咬肌支、颊支（感觉）、耳颞支、舌神经和下牙槽神经等

2. 重要三叉神经病变

临床表现	常见病因	少见重要病因
感觉减退三叉神经痛	NVCS/三叉神经痛、感染/炎症、压迫(脑膜瘤)、神经鞘瘤	神经周肿瘤蔓延

(1) 神经血管压迫综合征：神经血管压迫综合征（neurovascular compression syndrome，NVCS）一般来说是由于动脉与脑神经的直接接触导致的。注意影像上常见神经血管接触，并不一定是病理性的。三叉神经中枢髓鞘与外周髓鞘的移行带（transition zone，TZ）是理论上最为脆弱的区域，因此有症状的NVCS常发生于移行带附近，移行带位于三叉神经神经根入髓区（图4-23）。移行带受邻近动脉压迫形变及局部的萎缩是有症状NVCS最为特异的影像表现。

(2) 肿瘤：神经鞘瘤是累及三叉神经的常见原发肿瘤（图4-24）。继发肿瘤主要是神经周肿瘤蔓延。

（五）CN Ⅶ：面神经

临床表现	常见病因	少见重要病因
偏侧面痉挛中枢性/周围性面瘫	肿瘤（神经鞘瘤）、炎症（特发性面神经麻痹）、神经血管压迫	神经周肿瘤蔓延腮腺病变

1. 正常解剖

面神经位于内听道的前上部（图4-25），有三个主要功能：运动功能支配面部表情肌、二腹肌后腹、茎突舌骨肌、镫骨肌，感觉功能负责前2/3舌部的味觉，副交感功能支配下颌下腺、舌下腺和泪腺。面神经是正常影像中唯一可以出现强化的脑神经，而且强化仅限于面神经膝状神经节段。

面神经分段	
核团	三个脑干核团（运动核、感觉核、内脏核）
髓内段	第四脑室底部的面丘（面神经环绕展神经核形成膝部）
脑池段	出根后立刻与中间神经融合
内听道段（管内段）	内听道前上部
迷路段	内听道至膝状神经节
鼓室段（水平段）	膝状神经节至锥隆起
乳突段（垂直段）	锥隆起至茎乳孔

2. 重要面神经病变

(1) 肿瘤：累及面神经的肿瘤中内源性肿瘤主要是面神经鞘瘤，而外源性肿瘤更为常见，如前庭蜗神经鞘瘤（听神经鞘瘤）、脑膜瘤、血管瘤等，这些肿瘤压迫面神经引起症状。腮腺肿瘤可沿面神经周围蔓延至乳突段。基底池内癌性脑膜炎或罕见情况下的淋巴瘤可能累及面神经。

起自面神经感觉纤维的神经鞘瘤可表现为沿面神经走行的孤立（膝状神经节、内听道段或腮腺段）或跳跃性病变。此类肿瘤十分罕见，在内听道的病变需要与更常见的前庭蜗神经鞘瘤鉴别。

海绵状血管瘤是一种神经外的血管肿瘤（畸形），起自膝状神经节、鼓室段和内听道段的毛细血管丛。病变可能很小，导致面瘫或偏侧面痉挛，典型者可见轻度强化，骨化型可呈松质骨密度（图4-26）。

(2) 炎症：特发性面神经麻痹（单侧原发性面瘫）最可能是由于病毒感染引起（如单纯疱疹病毒、带状疱疹病毒、EBV或CMV等）。压脂T₁WI增强

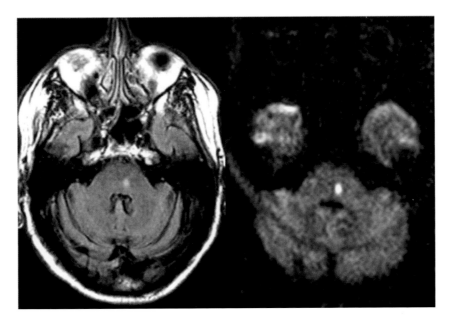

◀ 图 4-19　男，63 岁，高血压病史，展神经核梗死，其症状为突发展神经麻痹，MRI 提示广泛的幕上白质病变、小脑的一处陈旧病变，以及脑桥左侧展神经核附近的新发病变伴扩散受限

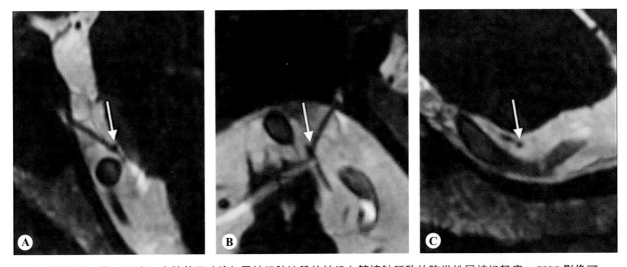

▲ 图 4-20　男，72 岁，小脑前下动脉与展神经脑池段的神经血管接触所致的阵发性展神经轻瘫。CISS 影像可见小脑前下动脉下方紧邻展神经
A. 矢状位；B. 轴位；C. 冠状位

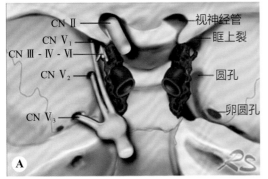

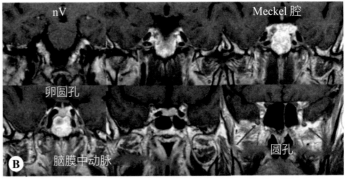

▲ 图 4-21　A. 三叉神经、三个分支及邻近颅孔的示意图；B. 冠状位 T₁WI 增强扫描，自背侧（左上图）至腹侧（右下图），显示 Meckel 腔、海绵窦、经圆孔出颅的 V₂ 分支和经卵圆孔出颅的 V₃ 分支

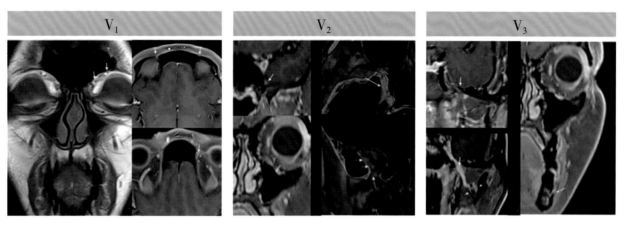

| V₁ | V₂ | V₃ |

▲ 图 4-22　三叉神经分支眼神经（V₁）、上颌神经（V₂）、下颌神经（V₃）及与其相关的颅孔和远端分支

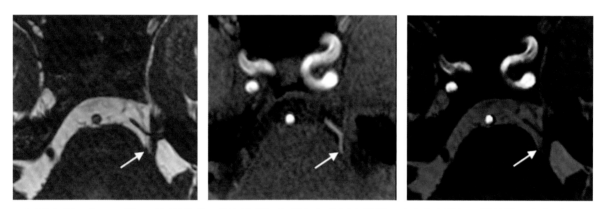

▲ 图 4-23　女，48 岁，三叉神经痛，显示左侧三叉神经与左侧小脑前下动脉存在神经血管接触。注意到三叉神经脑池段近端（神经根入髓区）的神经血管接触。这一病例的小脑前下动脉走行于三叉神经（位于外侧）和脑桥（位于内侧）之间

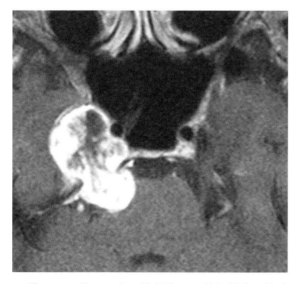

▲ 图 4-24　男，54 岁，诊断为三叉神经鞘瘤，基础病有糖尿病。他的主要症状是与 CN V₁ 和 V₂ 相关的感觉异常，以及角膜反射异常。注意到以半月神经节为中心的哑铃形占位，突入扩大的 Meckel 腔

扫描可见面神经受累（图 4-27）。带状疱疹病毒感染时可出现其他脑神经感染，如三叉神经或前庭蜗神经。常见受累位置包括膝状神经节、鼓室段近端及其他脑神经，如三叉神经（典型出现于带状疱疹病毒感染时）。

(3) 外伤：颞骨骨折分为迷路受累的横行骨折与迷路非受累的纵行骨折。虽然横行骨折只占颞骨骨折的 10%～30%，但 50%～100% 可能伴发感觉神经性耳聋，50% 伴发面瘫。CT 影像可以观察到骨折线穿过耳蜗。只有 MR 可以评价迷路积血，以及骨折线穿过面神经管和迷路时可出现沿面神经鼓室段分布的血肿。

(4) 神经血管压迫综合征：偏侧面痉挛可能由面神经的神经血管压迫导致。神经血管压迫综合征的发生率与神经根入髓区长度相关。神经根入髓区

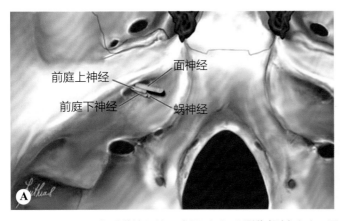

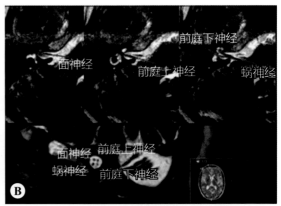

▲ 图 4-25　内听道神经的示意图（A）和影像解剖（B）。面神经、听神经、前庭上下神经之间的关系在斜矢状位显示最佳（B，下部），面神经位于前上部

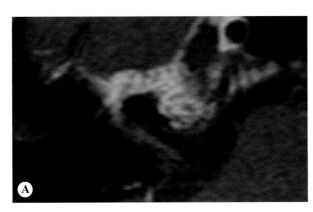

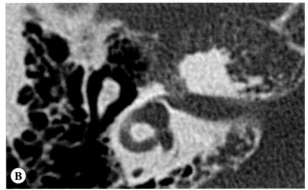

▲ 图 4-26　T₁WI 增强扫描（A）和 CT（B）：骨化的面神经海绵状血管瘤

主要由中枢髓鞘（少突胶质细胞）与外周髓鞘（施万细胞）移行带构成。移行带的局灶绝缘不良与血管压迫必须共同存在才能认为是神经血管冲突。高分辨 3D T₂WI 梯度回波序列，最好同时结合 TOF MRA 以聚焦观察移行带常见区域（出脑干后 5～7mm 范围内）是否存在血管压迫。责任血管为小脑前下动脉占 50%，小脑后下动脉 21%，椎动脉 3%，前述血管共同导致占 25%。T₂WI 与 MRA 的融合影像可以更好观察移行带的血管压迹（图 4-28）。

（六）CN Ⅷ：前庭蜗神经

临床表现	常见病因	少见重要病因
• 听觉丧失（蜗神经） • 耳鸣（蜗神经） • 眩晕（前庭神经）	水肿、梅尼埃、先天、肿瘤（神经鞘瘤、脑膜瘤）、外伤、神经血管压迫	外伤、感染

1. 正常解剖

前庭蜗神经接受来自两组不同的双极神经元的感觉传入纤维：蜗神经和前庭神经（图 4-25）。耳蜗细胞体（落选神经节）沿蜗轴分布，其轴突形成了 CN Ⅷ 的听觉部分。前庭细胞体（Scarpa 神经节 / 前庭神经节）由上部（椭圆囊、上半规管和水平半规管的神经纤维）和下部（球囊和下半规管的神经纤维）构成，其轴突与蜗神经在内听道联合形成前庭蜗神经。中枢髓鞘（少突胶质细胞）和外周髓鞘（施万细胞）的移行部位于内听道内。

2. 重要前庭蜗神经病变

（1）先天性：内耳畸形由一系列谱系疾病组成，包含耳蜗、前庭器、半规管从轻度发育不良到缺如的一系列疾病。内听道狭窄的患者中前庭蜗神经可能缺如。T₂WI 斜矢状位薄层重建最适合观察内听道结构。前庭蜗神经缺如时狭窄的内听道内只有一根神经（面神经）（图 4-29）。更轻的畸形可能存

在部分分支受累，例如蜗神经受累而前庭神经正常
（图 4-29）。

（2）肿瘤：前庭蜗神经鞘瘤是良性、有包膜的
肿瘤，在胶质细胞 – 施万细胞分界远端各处均可发
生，大部分起自内听道内。病变较小时可以通过高

分辨轴位和矢状位 T_2WI 梯度回波序列确定起源神
经。90% 内听道内肿瘤起自前庭神经。病变如果位
于镰状嵴上方且与面神经接触，可以推测起源于前
庭上神经，冠状位可以看到病变总体位于上部；如
果病变位于镰状嵴下方，并且冠状位总体位于下

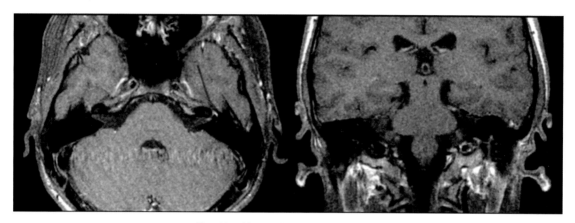

▲ 图 4-27　特发性面神经麻痹患者面神经膝部、鼓室段的强化

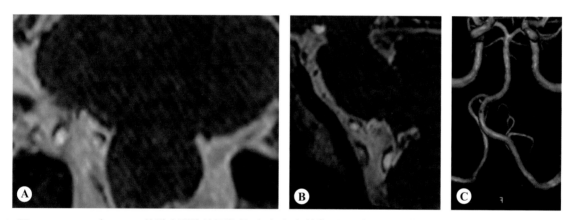

▲ 图 4-28　T_2WI 与 MRA 的融合影像的冠状位（A）与矢状位（B）多平面重建，显示面神经起源处的神经血
管冲突。MRA 容积成像（C）显示右侧椎动脉延长形成指向上方的血管襻，压迫右侧面神经移行部并形成压迹

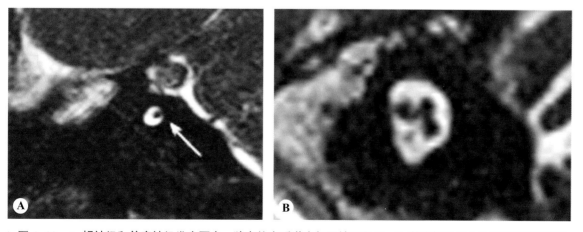

▲ 图 4-29　A. 蜗神经和前庭神经发育不良，狭窄的内听道内仅面神经显示；B. 前庭蜗神经中的蜗神经发育不良

前庭蜗神经分段	
核团	• 接近桥延交界，靠近第四脑室侧隐窝 • 与同侧绒球小结叶连接，经内侧纵束与眼球连接，经前庭脊髓束与脊髓连接
脑池段	• 穿越脑桥小脑三角，于桥延交界（桥延沟）进入脑干，位于面神经和中间神经外侧
内听道段（管内段）	• 蜗神经：前下部 • 前庭上神经：后上部 • 前庭下神经：后下部（图 4-25）

部，则可推测起源于前庭下神经（图 4-30）。

更大的前庭蜗神经鞘瘤（图 4-31）倾向于突入脑桥小脑三角。完全位于脑池内的病变罕见。双侧前庭蜗神经鞘瘤是神经纤维瘤病 II 型的重要标志。

报告前庭神经鞘瘤需要包括以下要点。

• 肿瘤的确切位置和大小。

• 如果肿瘤位于脑池内，需明确与面神经的关系。

• 是否突入内听道底部（内听道尖端"脑脊液帽"消失）。

• 内耳是否受累（T_2WI 信号下降或有强化）。

• 向内是否接触或压迫脑干。

• 第四脑室是否形变，脑室系统是否扩张。

迷路内神经鞘瘤起自膜迷路的神经组分，80% 位于耳蜗内，15% 位于前庭内，而很少经内听道基底部延伸进入迷路的耳蜗或前庭部分。

脑膜瘤是 CPA 区第二常见的肿瘤，占 CPA 肿瘤的 10%～15%。脑膜瘤起源于蛛网膜帽状细胞。CPA 的脑膜瘤可以起源于岩骨后壁、小脑幕或环绕内听道的硬膜。罕见情况下脑膜瘤也可起源于内听道内，甚至直接起源于迷路。CPA 区脑膜瘤的表现包括相对内听道呈偏心状，或者呈蘑菇状覆盖内耳门（图 4-32）。脑膜瘤可以表现为半球状、宽基底与硬膜相接。与颞骨骨面呈钝角是脑膜瘤的表现，而呈锐角则是前庭蜗神经鞘瘤的表现。硬膜附着处可以出现骨质增生硬化。偏心性生长的脑膜瘤将面神经和前庭蜗神经向肿瘤边缘推挤移位。CPA 区脑膜瘤有一种罕见类型起源于内听道硬膜，将内听道填满，类似前庭蜗神经鞘瘤。比较特征的表现是内听道内的脑脊液间隙完全消失，以及病变内耳门外部分与周围骨面呈钝角。

3. 癌性脑膜炎

癌性脑膜炎常同时累及前庭蜗神经和面神经，一般为双侧（图 4-33）。其他脑神经（如三叉神经、动眼神经和尾端脑神经）也可能受累。影像表现可以同时有其他的脑实质转移灶及柔脑膜强化。鉴别诊断主要是感染性病变和肉芽肿性病变。

（七）CN IX：舌咽神经

解剖

舌咽神经包括运动神经（茎突咽肌、咽中缩肌）、内脏运动神经（腮腺）、内脏感觉神经（舌后 1/3 味觉）和躯体感觉神经（咽部、扁桃体、软腭、舌后 1/3、外耳）（图 4-34）。

（八）颈静脉孔神经：CN IX、X、XI

临床表现	常见病因	少见重要病因
通常只有轻度临床症状，如舌咽神经痛（CN IX）	颅底肿瘤（神经鞘瘤、脑膜瘤）、颈静脉孔病变（副神经节瘤、NVCS、神经鞘瘤、脑膜瘤等）	外伤、颅外占位

舌咽神经分支	
鼓室支（Jacobson 神经）	经鼓室神经小管进入中耳鼓室丛，最终发出岩浅小神经
咽支，与迷走神经和交感丛混合	咽中缩肌上的咽丛
茎突咽支	舌支 + 扁桃体支

影像解剖

舌咽神经分段	
核团	下泌涎核（位于延髓腹侧面）、三叉神经脊髓核、孤束核尾侧
脑池段	舌咽神经自延髓橄榄后沟出颅，发出 3～4 根神经根，融合成为舌咽神经，此后走行于小脑延髓池，并进入颈静脉孔血管部
孔内段及孔外段	走行于颈内静脉和颈内动脉之间，沿茎突咽肌，最终止于茎突舌骨韧带深面、舌骨舌肌后缘

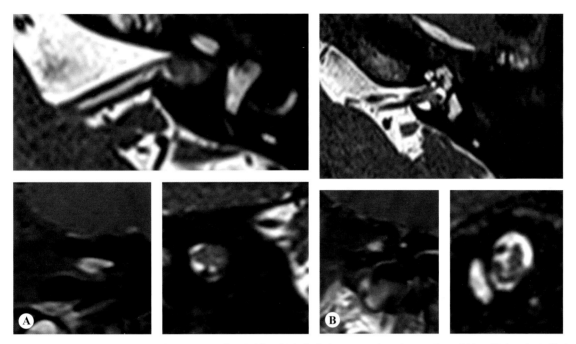

▲ 图 4-30　**A.** 轴位 T_2WI、冠状位 T_1WI 增强扫描和斜矢状位多平面重建组合图：内耳道神经鞘瘤，起自前庭上神经，斜矢状位示病变与面神经接触，而蜗神经与前庭下神经不受累；**B.** 轴位 T_2WI、冠状位 T_1WI 增强扫描和斜矢状位多平面重建组合图：内听道神经鞘瘤，起自前庭下神经，与蜗神经和前庭上神经接触

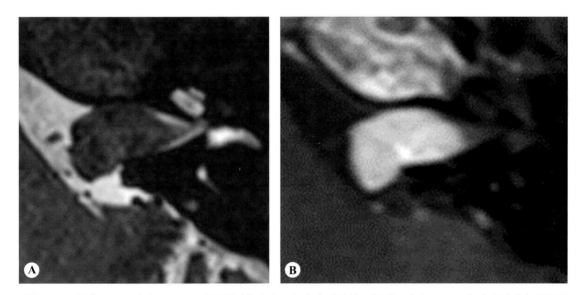

▲ 图 4-31　轴位 T_2WI（A）及 T_1WI 增强扫描（B）：经典内听道神经鞘瘤，突入 CPA，但内听道底部不受累。轴位 T_2WI 示病变沿前庭上神经延伸

（九）CN Ⅹ：迷走神经

迷走神经与舌咽神经在解剖上与功能上都关系密切。它自延髓背外侧橄榄后沟出颅，位于舌咽神经的正下方，大约发出 10 根神经根，并融合形成迷走神经脑池段。迷走神经中包含众多与舌咽神经中枢关系密切的神经轴突。

（十）CN Ⅺ：副神经

副神经起自上段颈髓，自颈髓发出后形成一孤立神经根（脊髓根），并接受数量不同的延髓背外侧面橄榄后沟的神经丝加入（颅根）。脊髓根和颅根（如果有）在进入颈静脉孔前或在颈静脉孔内融合。

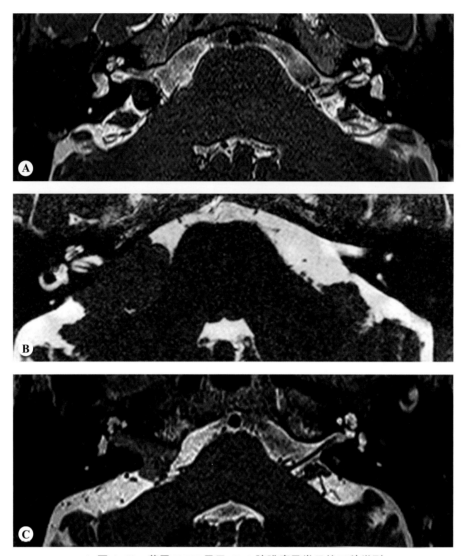

▲ 图 4-32　薄层 T₂WI 显示 CPA 脑膜瘤最常见的三种类型

A. 起自内耳门后部或者背侧岩骨面、相对内听道呈偏心状；B. 病变呈蘑菇状覆盖内耳门；C. 内听道脑膜瘤

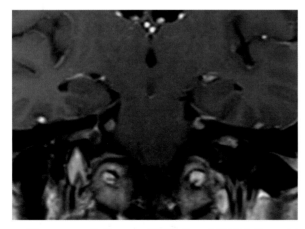

▲ 图 4-33　冠状位 T₁WI 增强扫描：癌性脑膜炎，双侧内听道受累，并可见病变沿三叉神经蔓延。原发肿瘤为乳腺癌

迷走神经分段	
核团	• 疑核，位于延髓（运动功能，支配咽和喉） • 迷走神经背核，位于第四脑室底面（内脏运动，支配胸腹部脏器） • 三叉神经脊髓核（躯体感觉，支配耳部及鼓膜） • 孤束核（内脏感觉，包含压力感受及味觉）
脑池段	8～10 根神经根融合，向外穿过小脑延髓池，跨过颈静脉结节，进入颈静脉孔
颈静脉孔段	迷走神经自颈静脉孔神经部出颅，位于颈静脉前内侧，与舌咽神经共用一硬膜鞘。岩下窦作为解剖标记向外下方走行，分隔位于前方的舌咽神经降段和位于后方的迷走神经、副神经

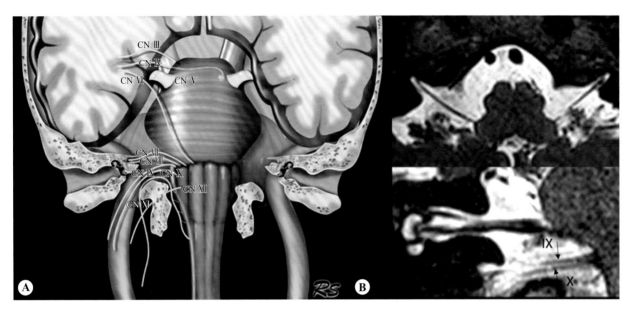

▲ 图 4-34　A. 低位脑神经与颈静脉孔的示意图；B. 轴位 T₂WI 和冠状位重建显示舌咽神经起自延髓，并于内听道下方进入颈静脉孔

副神经分段	
核团	起自 C$_{1\sim5}$ 前角细胞柱的副神经核，紧邻疑核位于尾侧
脑池段	脑池段（脊髓根）首先上行，与迷走神经并行、进入颈静脉孔血管部。由于脑池段向上走行，副神经难以辨认
颈静脉孔段	副神经在颈内动静脉之间、迷走神经后方出颅

（十一）CN IX～XI 的重要病变

1. 迷走神经的神经血管冲突

迷走神经的神经血管冲突表现为舌咽神经痛，定义为局限于舌根、扁桃体、外耳和下颌角的阵发性疼痛。临床诊断比起典型的三叉神经痛、偏侧面痉挛要困难得多，需要进行影像检查除外咽部肿瘤、颅底及 CPA 占位或变异（如茎突过长引起症状的茎突综合征 /Eagle 综合征）等。与三叉神经痛和偏侧面痉挛相似，无症状性舌咽神经 - 血管接触是常见的。因此，神经血管冲突的大部分病例可见舌咽神经移行带（距脑干＜ 2mm）受压形变、移位或扭曲（图 4-35）。责任血管是小脑后下动脉的占 70%，椎动脉和小脑前下动脉共占 20%，可疑与静脉相关的占 5%。

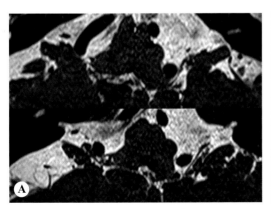
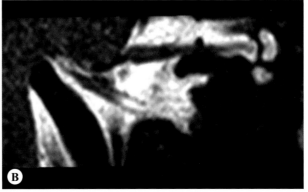

▲ 图 4-35　轴位 T₂WI（A）显示左侧舌咽神经移行部受延长的椎动脉压迫移位，斜冠状位重建（B）是两条舌咽神经的神经根在靠近脑干的部位存在显著形变

临床表现	常见病因	少见重要病因
通常只有轻度临床症状，如舌肌萎缩、瘫痪等	颅底肿瘤（神经鞘瘤、脑膜瘤）、神经周肿瘤播散、颈动脉夹层	外伤/骨折、颅外占位（如滑囊囊肿）

2. 颈静脉鼓室副神经节瘤

这是最常见的颈静脉孔肿瘤（80%），此外还有神经鞘瘤（15%）和脑膜瘤（5%）。副神经节瘤中，位于颈静脉鼓室（48%）占大多数，超过颈动脉体（35%）和迷走神经副神经节瘤（11%）。副神经节瘤起源于神经嵴来源的副神经节细胞，位于颈静脉球部外膜。肿瘤含丰富血管，可呈现流空效应或者作为肿瘤血管显示（图 4-36）。由于病变生长模式隐袭，邻近的鼓室下板常受侵蚀，鼓室腔和迷路下岩骨常见浸润，也多见沿颈动脉孔生长。时间解析 4D MRA 可以评估肿瘤内血管化程度，也可以观察病变同侧的侧支供血情况。

由于副神经节瘤系浸润生长，CN Ⅸ～Ⅺ一般均受累，使得肿瘤切除存在较大挑战。术前低位脑神经的功能受损程度直接与副神经节瘤的大小成比例，其中舌咽神经最常受累。术后 50% 患者存在脑神经功能受损。颅内、硬膜内蔓延是预后不良的征象，同样向前沿颈内动脉岩骨段向破裂孔方向生长也预后不佳。

（十二）CN Ⅻ：舌下神经

1. 解剖

舌下神经核：一般躯体运动纤维支配舌肌（舌外肌与舌内肌）。舌下神经自橄榄旁沟出颅，位于

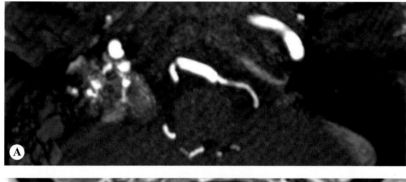

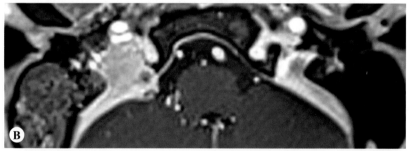

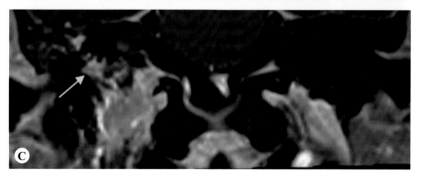

◀ 图 4-36　颈静脉孔副神经节瘤。无对比剂 TOF MRA（A）显示右侧颈静脉孔内强化的肿瘤（B）内的异常血管，并可见鼓室受累（C，箭）

橄榄和锥体间的 10～15 根神经丝合并成为两根神经根进入舌下神经管（图 4-37）。

舌下神经分段

核团	延髓旁正中、第四脑室底面，几乎占据整个延髓背侧（舌下神经隆突），紧邻迷走神经背侧运动核，位于其内侧
脑池段	10～15 根神经丝于延髓前池前外侧合并为两根神经根，走行于椎动脉（位于内侧）和小脑后下动脉（位于外侧）之间，移行为小管段
小管段	神经根聚集于舌下神经管内，并与 C_1 腹侧的纤维汇合
颅外段	颈内动脉深面、迷走神经前方

2. 重要病变

舌下神经麻痹的患者常导致舌肌萎缩（图 4-38），此时必须进行神经影像学检查以排除肿瘤、

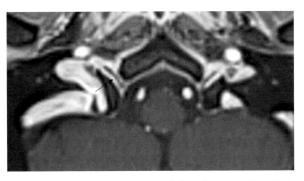

▲ 图 4-37 轴位 T_1WI 增强扫描中，由于舌下神经管内的静脉丛强化，舌下神经得以衬托显示（冠状位图像中称为"靶征"）。舌下神经管位于颈静脉孔内下方

自发或外伤性血管性疾病、舌下神经管水平和颅底下部水平的延髓前池内的神经压迫。

(1) 脑膜瘤：起自枕骨大孔、颈静脉结节和邻近颈静脉孔的脑膜瘤可能会影响舌下神经管，然而低位脑神经麻痹并不常见。"斑块型"脑膜瘤（图 4-39）更有可能浸润舌下神经管或颈静脉孔并导致低位脑神经麻痹，而不存在脑干及小脑半球压迫或

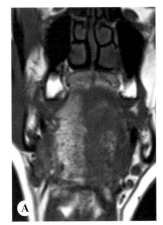
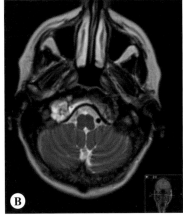
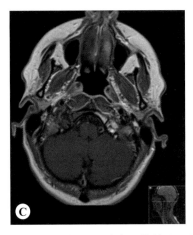

▲ 图 4-38 男，51 岁，呈现继发于舌下神经压迫的偏侧舌肌萎缩（A，舌肌脂肪变）。此患者既往健康，近 2 周出现吞咽困难，MRI 提示右侧颅底肿瘤，累及右侧舌下神经管（B 和 C）。此病变很可能为软骨肉瘤

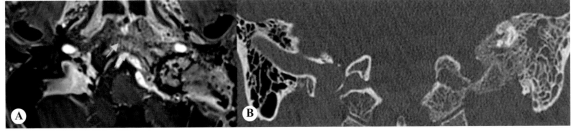

▲ 图 4-39 一名患者呈现舌下神经压迫症状和咽鼓管功能障碍，继发于左侧舌下神经管水平的"斑块型"脑膜瘤，病变于轴位 T_1WI 增强扫描可见硬膜增厚、舌下神经管阻塞（A），冠状位 CT 可见外侧颅底的溶骨性骨改变（B）

只在病程后期出现。

(2) 神经周肿瘤蔓延：神经周肿瘤蔓延需要与神经鞘瘤鉴别。尽管很少累及舌下神经，直接蔓延是鼻咽部肿瘤的常见转移方式，可以经过咽隐窝（Rosenmüller 窝）或 Morgagni 窦进入茎突后咽旁间隙。鳞癌、腺样囊性癌和淋巴瘤是最常见的肿瘤。正常舌下神经小管段增强扫描呈现线状强化，于冠状位呈现"靶征"，而肿瘤蔓延进入舌下神经管将导致舌下神经的正常形态模糊、消失（图 4-40）。

(3) 颈内动脉夹层：舌下神经麻痹是颈内动脉夹层的罕见但确切的并发症（图 4-41）。舌下神经自舌下神经管出颅后走行于颈内静脉和颈内动脉之间，因此容易受高位颈内动脉夹层压迫而引起症状。

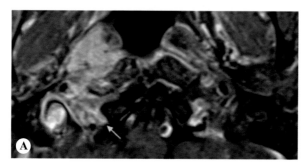
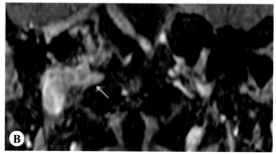

▲ 图 4-40　鼻咽癌沿颈动脉间隙浸润，并进入舌下神经管。舌下神经管水平轴位（**A**）及冠状位（**B**）T$_1$WI 增强扫描可见右侧舌下神经的正常形态消失，并可见团块状强化，左侧舌下神经可见正常"靶征"

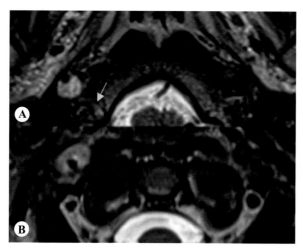
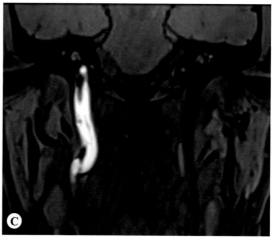

▲ 图 4-41　女，37 岁，呈现继发于颈动脉夹层的舌下神经轻瘫和 **Horner** 综合征。舌下神经管水平（**A**）和 C$_1$ 水平（**B**）轴位 T$_2$WI 显示舌下神经管外侧的颈内动脉管腔受壁内血肿压迫而狭窄。壁内血肿于冠状位压脂 T$_1$WI 显示更清晰（**C**）

参考文献

[1] Casselman J, Mermuys K, Delanote J, Ghekiere J, Coenegrachts K. MRI of the cranial nerves – more than meets the eye: technical considerations and advanced anatomy. Neuroimaging Clin N Am. 2008;18(2):197–231.

[2] Leblanc A. The cranial nerves. Anatomy, imaging, vascularisation.

Vienna: Springer; 1995.

[3] Naidich T. Cranial nerves: intra-axial and cisternal segments. In: Duvernoy's atlas of the human brain stem and cerebellum. Vienna: Springer; 2009.

第二篇　脑血管疾病

Cerebrovascular Diseases

第 5 章　脑血管胚胎学和影像解剖 ··· 076

第 6 章　动脉缺血性脑卒中的影像与管理 ··· 109

第 7 章　脑小血管病：影像与临床 ··· 137

第 8 章　缺血性脑卒中较少见的系统性病因 ······································ 169

第 9 章　自发性脑出血的影像学 ··· 188

第 10 章　颅内血管畸形：影像诊断与治疗 ··· 216

第 11 章　蛛网膜下腔出血的影像学诊断与治疗 ··································· 256

第 12 章　脑静脉与窦血栓的影像学 ··· 278

第5章　脑血管胚胎学和影像解剖

Cranial Vessel Embryology and Imaging Anatomy

Pedro Vilela 著

蒙 茗 译　冯晨璐 刘亚欧 校

摘　要

脑血管的形成过程极其复杂，可能存在许多血管变异，为每个个体提供了一套独特的动脉和静脉系统。

脑动静脉血管发育的概述对于理解某些血管分布至关重要，如胚胎型血管 / 血管模式的持续存在和复杂的血管畸形（如血管发育异常综合征）。

动脉循环基本要素的综述包括对前后循环、动脉变异和供血区域的阐述，为理解在后文中讨论的疾病提供了基础。

颅内静脉系统的概述涉及硬脑膜窦的解剖、幕上和幕下浅静脉和深静脉的解剖及静脉吻合。本章还讨论了发育性静脉畸形和颅骨骨膜窦。

随着高分辨率三维 DSA 和超选择性血管内介入手术的出现，影像学为脑血管解剖知识的最新进展做出了巨大贡献。临床神经影像学在评估脑血管解剖方面起着重要作用，这对于血管疾病的诊断和治疗（外科手术治疗或血管内治疗）至关重要。

关键词

血管生成；血管再生；动脉发生；动脉发育；静脉发育；血管；解剖；颈内动脉；椎动脉；基底动脉；大脑前动脉；大脑后动脉；大脑中动脉；小脑前下动脉；小脑后下动脉；小脑上动脉；小脑静脉；皮质静脉；大脑大静脉；静脉窦

缩略语

AA	aortic arch	弓动脉
ACA	anterior cerebral artery（ies）	大脑前动脉
AChA	anterior chsoroidal artery（ies）	脉络膜前动脉
ACommA	anterior communicating artery	前交通动脉
AICA	anterior-inferior cerebellar artery（ies）	小脑前下动脉

Ang-1	angiopoietin-1	血管生成素 -1
AV	arterio-venous	动静脉
AVM	arterio-venous malformation	动静脉畸形
BA	basilar artery	基底动脉
bFGF	basic fibroblast growth factor	碱性成纤维细胞生长因子
CAMS	cerebrofacial arteriovenous metameric syndromes	节段性脑颜面动静脉畸形综合征
CMS	cerebrofacial metameric syndromes	节段性脑颜面血管瘤综合征
CoW	circle of Willis	大脑动脉环
CT	computed tomography	计算机断层扫描
CTV	computed tomography venogram	计算机断层扫描静脉造影
CVMS	cerebrofacial venous metameric syndromes	节段性脑颜面静脉畸形综合征
DSA	digital subtraction angiogram	数字减影血管造影
DVA	development venous anomalies	发育性静脉畸形
ECA	external carotid artery（ies）	颈外动脉
ICA	internal carotid artery（ies）	颈内动脉
LPChA	lateral posterior choroidal artery（ies）	脉络膜后外动脉
MCA	middle cerebral artery（ies）	大脑中动脉
MIP	maximum intensity projection	最大密度投影
MPChA	medial posterior choroidal artery（ies）	脉络膜后内动脉
MRV	magnetic resonance venogram	磁共振静脉造影
PCA	posterior cerebral artery（ies）	大脑后动脉
PChA	posterior choroidal artery（ies）	脉络膜后动脉
PCommA	posterior communicating artery（ies）	后交通动脉
PDGF	platelet derived growth factor	血小板生长因子
PHACES	posterior cranial fossa malformations, hemangiomas, arterial anomalies, coarctation of the aorta and cardiac defects, and abnormalities of the eye	颅后窝畸形、血管瘤、动脉异常、主动脉缩窄和心脏缺陷、眼睛异常
PICA	posterior-inferior cerebellar artery（ies）	小脑后下动脉
SAMS	spinal arteriovenous metameric syndromes	节段性脊柱动静脉畸形综合征
SCA	superior cerebellar artery（ies）	小脑上动脉

SMC	smooth muscle cell	平滑肌细胞
SP	sinus pericranii	颅骨骨膜窦
SWI	susceptibility weighted image	磁敏感加权成像
TA	trigeminal artery（ies）	三叉动脉
TOF	time of flight	时间飞跃序列
VEGF	vascular endothelial growth factor	血管内皮生长因子

一、血管发育的概念

（一）血管生成、血管形成和动脉生成

血管生成始于原肠腔形成后不久（早期胚胎发育到双壁期）的胚胎发育的早期阶段，是一个复杂而动态的过程，并受到一些生物学过程的干预，如前体细胞迁移到靶器官，原始血管通道的形成（血管生成）和原始新生血管管道的塑形（血管形成）。这是一种复杂的信号通路，主要由血管生长因子引导，如血管内皮生长因子（VEGF）用于血管起源，碱性成纤维细胞生长因子（bFGF）和 VEGF 用于血管生成，血小板生长因子（PDGF）和血管生成素 –1（Ang-1）用于稳定血管。这些因子是对遗传、系统和局部（靶器官）因素产生的应答，并负责调节血管的发育。在这一阶段，局部缺氧是这些血管生成因子释放的重要刺激因素。

血管壁由内皮细胞和壁细胞两种主要细胞类型组成。内皮细胞是血管系统发育和重构的主要细胞类型。多层平滑肌细胞和外层周细胞构成动脉和静脉的血管壁。周细胞有两个主要功能：结构性功能主要是支持血管，以及功能性作用主要是与内皮细胞形成血脑屏障。

这些细胞有不同的胚胎起源。血管内皮细胞来源于中胚层，血管间质成分来源于神经嵴。间充质干细胞（中胚层）分化为血管母细胞和成血管细胞，它们分别是内皮细胞和造血细胞的前体。神经嵴还产生皮肤、结缔组织、颅面部骨骼和脑膜。

内皮细胞可以启动血管发育过程，但不能单独完成这一过程。壁细胞（特别是周细胞）、细胞外血管壁基质和弹性膜对血管稳定具有重要意义。周细胞通过抑制内皮增殖和迁移，刺激细胞外基质的

产生，从而促进血管稳定。

血管发育包括从细胞前体形成新的血管（血管生成）、原始血管网络生长和重塑成为复杂的血管网络（血管形成）。血管母细胞迁移到发育中的靶器官，增殖、分化为内皮细胞，形成初始血管（血管生成）。随后，内皮细胞释放的生长因子吸引聚集其他血管细胞（壁细胞），如周细胞、成纤维细胞、间充质细胞和平滑肌细胞。

血管生成发生在血管发育的初始阶段，负责形成血管系统。这一生物过程由迁移的血管母细胞形成新生血管。血管母细胞增殖分化为内皮细胞，形成细胞索和原始的血管网络。

血管生成产生的是一个不成熟且功能不完善的血管。血管生成后，随着靶器官的发育，多种血管成熟机制启动，如血管分支的生成、削减、重塑持续进行，形成成熟稳定的血管。

血管形成总是伴随着血管生成，是血管生成过程中形成的原始血管网络的生长和重塑的生物学过程。在动脉生成中，侧支动脉通过已有的侧支小动脉的生长而生长，需要内皮细胞和平滑肌细胞的增殖，使其管径以适应血流的变化 / 干扰。它可能发生在出生后的生理过程，如伤口愈合和女性生殖周期，或存在于多种病理过程中，如糖尿病视网膜病变或肿瘤血管的生成。

血管生成过程通常有两种不同的方式：出芽生长（由已存在的分支和生长形成的新血管）和内生或非出芽生长（从一个已存在的血管分裂出其他血管）。与其他外胚层器官一样，新生血管的萌生对脑血管网络至关重要。

在出芽血管生成中，位于原始血管尖端的迁移细胞群随着新血管的形成（"出芽"）而延伸。这

种血管延伸的同时，伴随着新的迁移成血管母细胞的加入。非出芽血管生成机制，如套叠式微血管生长，即间质细胞柱插入到已存在的血管中，产生血管分裂。

剪切力可能是启动动脉生成的主要推动力，与之相反，缺氧是血管生成的主要刺激因素。血流动力驱动动脉生成，即管腔切变应力的增加诱导无分支的毛细血管膨胀，外部刺激诱导血管芽生。

壁细胞（尤其是平滑肌细胞）聚集增长后，随着局部血流动力学的变化，壁细胞沿着原有血管萌发迁移。与静脉相比，动脉被平滑肌细胞覆盖的时间更早，覆盖范围更广。平滑肌细胞的分化也同时发生，这些细胞获得特殊的功能，如收缩力。

此外，随着靶器官血流的变化，血管发生了显著的重构。血管重构过程贯穿于血管发育的全过程，包括新生血管的生长、其他血管的消退和新的血管网络模式的建立。这一过程可能是由局部环境因素触发和介导的，而不是基因决定的。血流动力对于重塑血管网络也很重要，如血管分支的类型和角度。

在胚胎早期，动脉和静脉没有区别，它们在形态上是相似的。分化是在分子水平上决定的；不同的信号通路刺激分化为动脉或静脉，如肾上腺素，即跨膜配体。这个分子理论取代了先前的理论，即血流动力决定动脉/静脉分化。

特别是在脑血管发育方面，目前已经证实了不同的血管发育步骤，其中最重要如下。

- 前2周：神经组织通过羊水的直接扩散来吸收氧气和营养物质。
- 第2~4周：原始脑膜的发育（起源于中胚层的结构，是脑膜的前身）。
- 原始脑膜包括原始的神经周围血管丛。
- 血管生成始于成血管母细胞迁移入颅，形成脑表面的脑外神经周血管丛。一些血管成熟过程，如硬膜外细胞聚集、血管重塑和消退，协助原始脑膜血管/神经丛的发育。
- 这些脑膜丛接收来自背主动脉的血液，并引流至前主静脉。前主静脉是颈内静脉的前身。这是两条短的胚胎静脉，与后主静脉汇合后形成总主静脉，流入静脉窦（心房的前身）。

- 随后，脑内血管出芽血管生成逐步发生于更深层的神经外胚层组织中，向脑室下区延伸。这些新血管最初位于脑室周围。原始脉络丛是由神经管内陷引起的，与脉络膜血管的形成有关。
- 随后，毛细血管发育以由内向外的顺序发生，从脑室表面至发育中的白质和皮质板。深浅层脑实质由原始脑膜血管及脉络膜丛发育形成的毛细血管网供血。

在所有这些成熟步骤中，脑血管的生成（动脉和静脉）依据形成脑区的代谢需求发育而来。

（二）颅内动脉的发育

颈动脉系统起源于主动脉弓的成熟，也称为肱/咽弓。从主动脉囊产生一对腹主动脉，通过6支成对的弓主动脉与同侧背主动脉相通。主动脉同时存在，它们发育过程复杂，包括完整的退化过程。第1对弓动脉（aortic arch，AA）出现在1.3mm阶段，其他弓动脉将从头侧到尾侧依次出现发育（第2对AA出现在3~4mm阶段，第3对和第4对AA在4mm，第6对AA出现在5~7mm阶段）。本章不讨论第5对AA，因为它作为一个单独的结构存在，并且其发展一直存在争议。因此，弓动脉系统存在于非常早期（1.3mm），直至28mm阶段，并伴有第6对AA的消退。弓动脉后期伴随着这些动脉的持续重构，发育成最终的主动脉弓、肺动脉、颈动脉和锁骨下动脉。

其后的动脉发育如下（图5-1A至C）。

- 背主动脉。
  - 成对的两支动脉（背主动脉）在4mm阶段出现，并在10mm阶段融合成为一个通道（主动脉）。
  - Ⅲ和Ⅳ AA之间的背主动脉（颈动脉导管）退化。
- 第6对AA：发育形成肺动脉。
- 第5对AA：完全退化。
- 第4对AA：左侧与腹主动脉联合形成主动脉弓，右侧形成锁骨下动脉近端。
- 第3对AA：近端发育形成颈总动脉，远端与旁边的背主动脉共同形成颈内动脉。

- 第 2 对 AA：退化形成舌骨动脉（背侧残端）、颈动脉鼓室动脉（腹侧残端），腹侧残端的部分节段和腹主动脉共同形成咽腹动脉。
- 第 1 对 AA：退化形成眶上动脉（背侧残端）和下颌动脉（腹侧残端）。

本章不讨论颈外动脉的胚胎发育过程，但颈外动脉的主要分支由以下原始动脉系统发育而来（图 5-1D）。

- 来自第 2 对 AA 的舌骨动脉形成上颌内动脉系统。
- 来源于退化的腹主动脉的咽腹动脉将形成甲状腺-面-舌动脉系统。
- 颈动脉-椎基底动脉吻合支（舌下、寰前 I 和 II）形成咽枕动脉升支系统。

颈内动脉（internal carotid artery，ICA）在胚胎 3mm 阶段出现，由第 3 对 AA 与背主动脉远端融合形成。胚胎 ICA 的远端于后交通动脉水平发生分叉，并在胚胎 4mm 期随着前后分支的发育而明显。

- 前（吻）区：包括大脑前动脉和脉络膜前动脉（后来是大脑中动脉）。
- 后（尾）区：包括后交通动脉、大脑后动脉、小脑上动脉和脉络膜后动脉。

最初，前区主要负责视区和嗅区的动脉供应。主要有两个分支：内侧嗅动脉，即大脑前动脉的前身；提供纹状体动脉（发育形成 Heubner 动脉和 MCA）和端脑后动脉（发育形成脉络膜前动脉）的外侧嗅动脉。

大脑前动脉起源于内侧嗅动脉，是最古老的大脑皮质动脉。大脑中动脉（middle cerebral artery，MCA）是为了适应新物种的需求而生成的，给不断扩大的大脑提供更大面积皮质区域供血。胚胎 11～12mm 阶段，可能见到 MCA 起源于 ICA 前部近端（例如 MCA 对应于一个显性的原始的 ACA 穿孔，与皮质供血区相关）。最初，MCA 为一个丛状结构，在胚胎 18mm 阶段逐渐融合成一个单一的通道。

ICA 后段通过大脑后动脉和小脑上动脉供应枕叶和小脑，并与原始的椎基底系统（起源于平行的纵向神经通道）融合。

在胚胎 6～7 周时，随着前交通动脉的发育和

"基底尖"的成熟，大脑动脉环形成了。

前交通动脉来自大脑前动脉的内侧延伸，在胚胎 21～24mm 阶段，一个丛状动脉结构在中线处融合。

ICA 后段的成熟包括基底动脉各段的颅尾方向融合（起源于纵向神经动脉），以及中线融合形成基底动脉远端（"基底尖"）。

在早期阶段（胚胎 4～5mm），两个平行的纵向神经通道与脊柱和脊髓同名动脉的颅端延伸相对应。从这些平行的神经动脉通道中形成数支（横轴方向）同名动脉节段（如 C_1 或寰前 I 和 C_2 或寰前 II 动脉），伴随周围/脑神经各节段分布。

最初，大脑后部的动脉供血暂时依赖于颈动脉系统。颈动脉系统来自于暂时的颈动脉-椎基底动脉（腹-背）吻合。这些胚胎动脉发生在 5mm 或更早的胚胎期开始发育，在 7～12mm 胚胎期开始吻合。随着颅后窝结构的逐渐扩大，颈动脉系统不足以提供足够的血液供应，因此触发后循环系统的发育。颈动脉-椎基底（腹-背）吻合口的退化与后循环的发育是相反的。如果它们持续存在，后循环近端将相应的发育不全（发育不良）。这些吻合的寿命极短，约 1 周左右，后交通动脉与腹侧纵行神经动脉形成的基底动脉沟通，吻合口完全退化。基底动脉在早期（5～6mm）形成，这是一个复杂的过程，其特征是双重融合：两个平行的神经动脉通道之间的中线融合，尾侧 ICA 的分支与中线融合的平行神经动脉通道之间的颅尾融合。传统上认为，颅尾融合区与三叉神经动脉水平相对应。

椎动脉起源于 7～12mm 阶段颈椎节段动脉之间的节间动脉吻合，从寰前系统向第 6 颈段动脉以颅尾顺序延伸。

小脑动脉起源于 ICA 后/尾端（小脑上动脉 SCA）及两条平行神经动脉通道（小脑前下动脉 AICA 和小脑后下动脉 PICA）的发育。小脑动脉的解剖学与脊髓供血类似，AICA 可视为如小脑皮质区等区域的主要供血动脉（腹侧/根髓），PICA 类似神经根软膜脊髓动脉（外侧/背侧），营养如小脑和脉络丛等区域。

颈动脉-椎基底动脉的吻合有三叉动脉、舌下动脉、寰前 I 动脉、寰前 II 动脉。视动脉可能不存

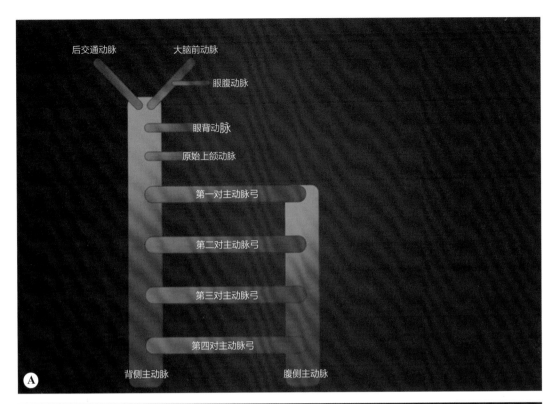

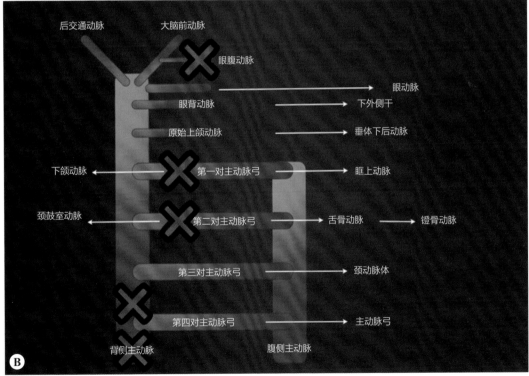

▲ 图 5-1 主动脉弓、头颈部背主动脉和腹主动脉及起源于这些胚胎血管的动脉的演变示意图

A. 在背主动脉的颅端为胚胎颈内动脉的分支：尾端部 PComA（后交通动脉）和前部 ACA（大脑前动脉）。眼背动脉，上颌原始动脉，I-IVAA– 弓动脉。成人眼动脉是三支胚胎动脉成熟的结果：眼腹动脉（起源于 ACA），眼背动脉起源于 ICA 海绵窦段（与 ILT 相对应），最常见的情况是眼动脉起源于 ICA 第 6 段。B. 视丘背动脉起源于下外侧干（ILT）。原始上颌动脉起源于垂体下动脉和垂体后动脉。第一对弓动脉形成下颌动脉和眶上动脉。第二对弓动脉形成颈鼓室动脉和舌骨 / 镫骨动脉。第三对弓动脉与颈动脉球的水平相对应。第四对弓动脉发育成成人主动脉弓

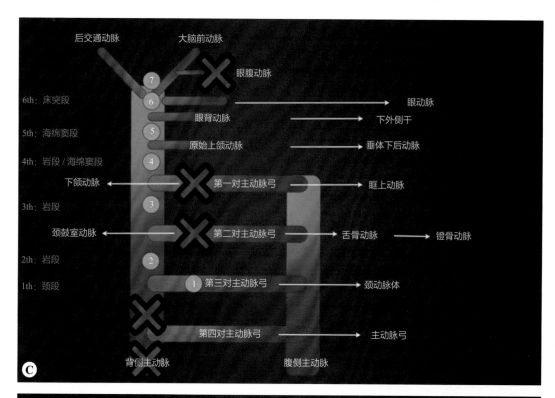

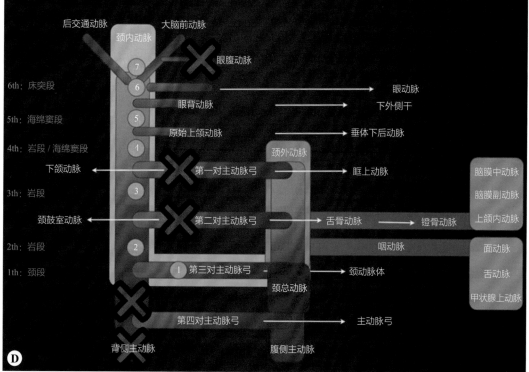

▲ 图 5-1（续）　主动脉弓、头颈部背主动脉和腹主动脉及起源于这些胚胎血管的动脉的演变示意图

C 和 D. 颈内动脉（1～7）胚胎节段（黄色）被胚胎动脉起始部的标志点分开。CCA 颈总动脉（蓝色），ECA 颈外动脉起始部（绿色）。舌骨 / 镫骨系统形成脑膜中动脉、脑膜副动脉和上颌内动脉。甲状腺 – 面 – 舌动脉系统（甲状腺上动脉、舌动脉和面动脉）起源于腹主动脉形成的腹侧咽动脉。注：虽然经典的理论认为 ITL 是原始眼背动脉的前身，起源于 ICA 海绵窦段的眼动脉被称为"眼背动脉"（变异型），但更确切的说法可能是原始的上颌动脉的分支发育形成 ILT。眼动脉是多支胚胎动脉共同形成的结果，即来自 ICA 海绵窦段的原始上颌动脉、起源于 ICA 床突上段的原始眼背动脉和眼腹动脉，以及来自 ACA 的镫骨动脉和原始嗅动脉

在，文献报道视动脉可能为三叉动脉的低（尾端）起源（图 5-2）。

三叉动脉伴随着第 V 对神经的走行，并为其支配区域供血。永存三叉动脉是最常见的颈动脉 – 椎基底动脉吻合，存在率为 0.1%～0.6%。

三叉动脉（trigeminal artery，TA）一般分为以下类型（Saltzman 分类）。

- 1 型：TA 与小脑上动脉（superior cerebellar artery，SCA）和小脑前下动脉（anterior inferior cerebellar artery，AICA）之间的 BA 相连，BA 的尾段可能发育不良。
- 2 型：TA 在 SCA 的起源处与 BA 相连，大部分血流提供给 SCA，通常伴行大部分血流提供 PCA 的正常 PCOMM。
- 3 型：TA 是绕过 BA 的小脑动脉之一（"永存 TA 变异型"），首次报道被描述为 SCA。

Saltzman 分类修订版，将第 3 型细分如下。

- 3a 型：ICA 发出 SCA。
- 3b 型（最常见）：ICA 发出 AICA。
- 3c 型：ICA 发出 PICA。

舌下动脉是咽升动脉的前身，是伴行舌下神经的同名动脉，负责其支配区域的动脉供血。永存原始舌下动脉起源于 ICA 颈段，平行于 ICA 颈段平行上行，经舌下管与基底动脉近段吻合入颅。

寰前动脉分别与 C_1 和 C_2 节段性同名颈动脉相对应，并沿着 C_1 和 C_2 颈神经走行。其退化形成 C_1、C_2 枕动脉和椎动脉分支。因此，对于永存寰前动脉分类，根据其在颅椎交界区的走行分类要优于根据其在 ECA/ICA 的起源点分类。

- I 型寰前动脉是最常见的寰前动脉类型，约占 60%。起源于颈内动脉近端或 ECA，于颈内动脉后外侧上行，经枕大孔汇入同侧椎动脉颅内段。
- II 型寰前动脉起源于 ECA，于 ICA 后外侧上行，穿过 C_1 椎体横突孔，于 C_1 下方与同侧椎动脉颅外段汇合。

在脊柱血管的节段分布中，各节段的动脉都与其伴行的神经同名，为神经嵴发出的周围神经系统（周围神经）；神经管起源的中枢神经系统（髓细胞）和中胚层起源的体节［由真皮（皮肤组织）、肌肉（肌节）和骨（硬结体）组成］供血。在头部、面部和颅椎交界区的组织分布也存在类似节段性分布的特征，这解释了节段性血管综合征的各种表现，这将在后面讨论。

（三）颅内静脉的发育

静脉引流包括深部髓质静脉和背侧核团静脉引流到室管膜下静脉系统，以及皮质髓静脉和腹侧核团静脉引流到软脑膜静脉系统。这两个系统之间还存在经脑 / 经髓质的静脉吻合。

颅内静脉系统最早可在 4mm 胚胎阶段出现最初的雏形，是位于中线唯一的一条静脉，即头内侧静脉（或原头静脉）。之后，这条静脉分裂成两条主静脉，并向外侧迁移形成原始颅窦。

最初，脉络丛（即室管膜下静脉系统的前身）在第 6～8 周（10～26mm 胚胎阶段）时形成。这些血管丛由 ACA、AChA 和 PChA 供血，引流至背侧脉络膜静脉，再汇入一个主要的引流静脉，即 Markowski 静脉（也称为"初级大脑内静脉"和"大脑前正中静脉"）。这是一条单一的静脉，是正中和背侧端脑的静脉，专门引流来自脉络丛的血液。Markowski 静脉出现在第 6 周，并在第 11 周后退化，此时室管膜下静脉系统、大脑内静脉和 Galen 静脉已经发育完成。Markowski 静脉的持续存在与 Galen 动脉瘤样畸形有关。

在 14mm 胚胎期，三个主要的脑膜血管丛（前、中、后）覆盖着发育中的大脑，并收集其血液引流至原始颅窦。这些静脉丛与发育中的前脑 – 端脑 – 大脑（前静脉丛）、中脑 – 中脑（中静脉丛）和后脑 – 菱脑（后静脉丛）密切相关。原始颅窦将其血液引流至枢椎前静脉，即颈内静脉的前身。

14～40mm 胚胎期之间，数支静脉发生发育：部分原始颅窦退化成为幕窦；前、中静脉丛间的静脉吻合发育成为横窦，中、后静脉丛间的静脉吻合（静脉柄）发育成为乙状窦。此外，24～40mm 胚胎期之间，静脉丛在中线融合形成上矢状窦。

从妊娠 3 个月（60～80mm）至出生后，硬膜窦经历了明显的重塑过程。直到妊娠 6 个月，横窦直径增加成球囊状。然后，从妊娠 7 个月后（胎儿）到出生 2 年后（出生后），它们直径减小。此外，

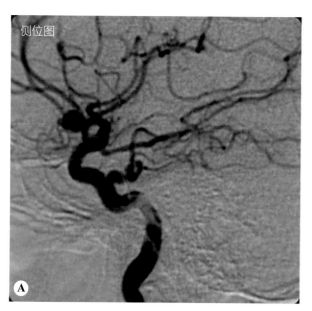

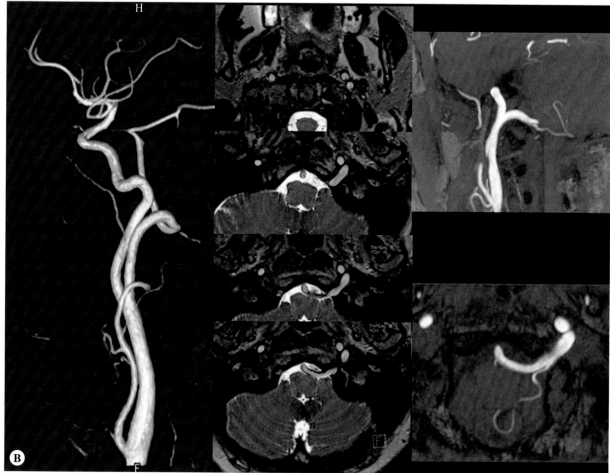

▲ 图 5-2 颈动脉 - 椎基底动脉吻合

A. 右颈内动脉注射对比剂后的 DSA 侧位显示三叉动脉由颈内动脉的海绵窦段（后交通动脉开口处的近端）发出，在血管造影图像上同时可见脉络膜前动脉；B. 3D TOF VR、MIP 图像及高分辨轴位 T_2 和 3D TOF MRA 的融合图像，显示永存舌下动脉及其在舌下神经管内的走行

乙状窦直径增加至2岁（出生后）。

岩上窦在静脉形成晚期发育，发生在80mm胚胎期，起源于与海绵窦相连的后脑静脉。海绵"窦"的成熟是一个重要的生物学过程，因为它与颅内静脉引流有关。出生后即刻，所有颅内静脉引流完全依赖于乙状窦引流。海绵窦用于脑静脉引流（"海绵窦捕获"）发生在出生后直到2岁，海绵窦通过蝶顶窦与外侧裂的浅静脉相连。

分娩后静脉系统未充分发育是颅内静脉生理的重要特征。出生后血管成熟是静脉发育的典型特征之一，包括海绵窦成熟（"海绵窦的捕获"）、枕缘窦的减小/消失和横窦缩小。

（四）节段性血管综合征

组织胚胎起源和前体细胞（头神经嵴和中胚层细胞）迁移分化的概念解释了一些复杂血管综合征及节段性综合征的表现。在细胞迁移之前，神经嵴或邻近的头中胚层发生突变，则可能发生节段性畸形，具有节段性分布和不同类型的组织受累的特点。

这些节段性疾病被称为脊柱和颅面节段性综合征。在脊柱上，这种分布是横向的，但在头颈部这种分布则不太明显。这些综合征可能影响一个或多个节段，也可能是双侧的。节段性脑颜面部动静脉畸形综合征（cerebrofacial arteriovenous metameric syndromes，CAMS）和节段性脊髓动静脉畸形综合征（spinal arteriovenous metameric syndromes，SAMS）中血管病变的表现主要发生在毛细血管-静脉上，节段性脑颜面静脉畸形综合征（cerebrofacial venous metameric syndromes，CVMS）主要表现在静脉血管上，PHACES主要表现在动脉-毛细血管上（颅后窝畸形、血管瘤、动脉异常、主动脉缩窄和心脏缺陷、眼部异常等）。

脊柱体节按照髓节分为1~31节。Lasjaunias等建议将颅面部节段性综合征分为：CMS1型，沿着中线分布，中脑（嗅觉）群，累及下丘脑、胼胝体、垂体和鼻；CMS2型，沿着外侧分布，前脑（视觉）群，累及视神经、视网膜、丘脑、顶叶、颞叶、枕叶和上颌骨；CMS3型，沿尾端分布，中脑脑干（耳）群，累及小脑、脑桥、岩骨和下颌骨。

Cobb综合征（SAMS）的特点是多发血管畸形，累及同一髓节的不同组织，即脊髓、神经根、骨、椎旁间隙、皮下和皮肤。

Bonnet-Dechaume-Blanc或Wyburn Mason综合征（CAMS）表现为多发的高流量AVM，累及同一体节的大脑、眼眶（视网膜或球后病变）和颌面部。

Sturge-Weber综合征是CVMS的典型代表。它通常影响前两个体节（CVMS1~2），其特征表现为皮质/软脑膜静脉阻塞，通过毛细血管静脉增殖及并行的髓质静脉扩张形成静脉侧支循环代偿，伴或不伴脉络丛增大。其他常见特征包括面部"葡萄酒色痣"、淋巴管瘤畸形和面部/颅底骨肥大。继发性脑异常（如脑回钙化和萎缩）通常被认为是慢性软脑膜静脉阻塞的结果。

PHACES的典型表现是存在巨大面部血管瘤。颅内血管瘤也可见。综合征疾病谱中还可见颅内动脉狭窄。这种疾病的表现更为复杂，累及动脉-毛细血管血管树和多个体节。这导致不同类型的病变表现和不同靶器官的病变，如血管瘤、动脉异常、颅内及胸部病变。这可能是由于更大纵向范围的头神经嵴功能障碍所致。

二、颅内动脉解剖：前后动脉循环

颅内动脉循环一般分为两大区域：前循环，包括颈内动脉循环［颈内动脉（ICA）、脉络膜前动脉（AChA）和大脑中动脉（MCA）］；后循环包括椎基底动脉系统［椎动脉、基底动脉、小脑后下动脉（PICA）、小脑前上动脉（AICA）、小脑上动脉（SCA）和大脑后动脉（PCA）］。

胚胎发育中，原始ICA胚胎前（颅）部对应于前循环；原始ICA胚胎后（尾）部和椎基底系统对应于后循环。

大脑动脉包括负责大脑表面血液供应的浅层/皮质分支和供应脑干、灰质核团和深部白质的深/穿支。

浅表/皮质动脉负责脑表面的血液供应，包括皮质和邻近的皮质下白质。它们在脑表面有大量柔脑膜吻合。此外，幕上皮质动脉于颅底通过大脑动脉环相互沟通。

ACA、MCA和PCA负责大脑的动脉血供。

- ACA 为额叶和顶叶的内侧面、额叶下部表面、扣带回和胼胝体供血。
- MCA 为额叶、顶叶和颞叶的外侧面供血。
- PCA 为颞叶、枕叶和顶叶供血。

SCA、AICA 和 PICA（小脑动脉）负责小脑的动脉血液供应。

- SCA 提供小脑上极（小脑幕）表面的血供。
- AICA 供应小脑前部（岩骨）表面的血供。
- PICA 供应小脑下极（枕骨）表面的血供。

穿支动脉（深动脉）负责大脑深部结构的动脉供应，即丘脑、基底神经节和深部白质、小脑核团和脑干。

来自前循环（ICA、AChA、ACA、ACM）和大脑后动脉（PCA）的穿支可分组如下。

- 脉络膜前组，包括 ICA 和 AChA 的穿支。
- 纹状体组，包括起源于 ACA 和 MCA 的内侧和外侧豆纹动脉。
- 丘脑组，包括起源于后交通动脉、PCA 和基底尖的脉络膜后动脉、丘脑穿支、丘脑膝状体、丘脑结节动脉。

来自基底动脉、椎动脉和小脑动脉（SCA、AICA、PICA）的后循环穿支负责脑干（延髓和脑桥）的动脉血供。

（一）前循环

前循环由颈内动脉系统组成，包括大脑前、中动脉和脉络膜前动脉。后交通动脉分支将与大脑后动脉解剖一起讨论。ICA 近端分支，即岩段、海绵段分支和眼动脉超出本章讨论范围。

颈内动脉节段：硬膜内段

不同的分类方法将颈内动脉分为数个胚胎和（或）走行节段。

因此，Lasjaunias 等根据胚胎发育理论，将 ICA 分为成 7 个节段。

- 第 1 段（颈段）：从颈动脉分叉到颅底的 ICA 入口。
- 第 2 段（上升岩段）：起始于颈动脉孔，延伸至岩骨上的颈 – 鼓室动脉的开口。
- 第 3 段（水平岩段）：介于颈鼓室动脉和 Vidian/ 下颌动脉的开口之间，经颈动脉管至破

裂孔。
- 第 4 段（海绵窦上行段）：在海绵窦内从 Vidian/ 下颌动脉的开口至脑膜 – 垂体干的开口处。
- 第 5 段（海绵窦水平段）：在海绵窦内从脑膜 – 垂体干的开口延伸至下外侧干动脉的开口处。
- 第 6 段（床突段）：下外侧干动脉和眼动脉的开口之间。
- 第 7 段（末端 / 床突上段）：在眼动脉和大脑前动脉之间，走行于硬膜内。

外科解剖分类包括四个 ICA 节段。

- C_1 段（颈段）：从颈动脉分叉处延伸至颅底。
- C_2 段（岩段）：走行于颈动脉管内，至海绵窦入口。
- C_3 段（海绵窦段）：在海绵窦内走行。
- C_4 段（床突上段）：与硬膜内动脉段相对应，止于大脑前、中动脉分叉处。

ICA 硬膜内段发出眼动脉、后交通动脉和脉络膜前动脉，并发出数支穿支动脉分支（图 5-3）。近端的一组穿支起源于眼动脉附近，包括垂体上动脉（供应垂体柄和腺垂体）和通往视交叉、视神经和第三脑室底的小分支。在后交通动脉起始处附近发出一小群穿支，供应视交叉 / 束、第三脑室底和漏斗。在脉络膜前动脉起点附近的 ICA 发出最多的穿支，供应视束、漏斗和前、后穿质。

（二）脉络膜前动脉

脉络膜前动脉是最古老的（系统发育）动脉之一，在胚胎脉络膜阶段对大脑供应非常重要。在胚胎发育过程中，AChA 供应重要的皮质（端脑）区域，之后将被大脑后动脉取代。因此，AChA 和 PCA 的大小之间存在反比关系。在一些罕见的先天性变异中，较大的皮质区域可能仍然在 AChA 的供应下，并伴有相应的大脑后动脉发育不全。

在成人中，AChA 起源于颈动脉池中的 ICA 床突上（硬膜内）段远端后交通动脉起始处，穿过中脑周围池（池段），进入脉络膜裂，在颞角脉络丛（丛段）水平分出分支。

AchA 的池段供应视束、大脑脚、内囊后肢、苍白球、外侧膝状体和内侧颞叶（海马体、齿状回

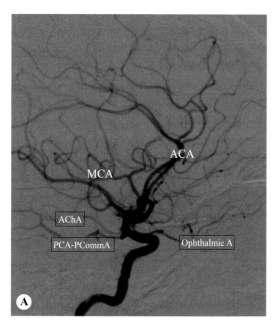

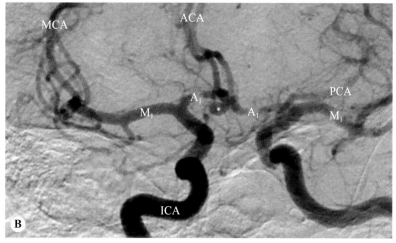

▲ 图 5-3 颈内动脉

A. 右侧颈内动脉（ICA）注射对比剂后，DSA 侧位显示 ICA 床突上段的主要分支：后交通动脉（PCommA）、脉络膜前动脉（AChA）、大脑中动脉（MCA）、大脑前动脉（ACA）；B. 双侧颈内动脉注射对比剂后，DSA 前后位 / 正面视图显示前交通动脉瘤（星号）患者的 ICA 床突上段的近端分支、ACA 近端段和 MCA。PCA. 大脑后动脉；Ophthalmic A. 眼动脉

和穹窿），这些深部区域的供血在 AChA 和 ICA、PCA、PCommA、MCA 的分支之间存在平衡。神经丛段为末端分支，供应颞角的脉络丛、穹窿和侧脑室体部。

（三）大脑前动脉

大脑前动脉起源于 ICA 床突上段远端，向内侧走行，一般位于视交叉和视神经上方，进入纵裂（图 5-4）。

解剖上大脑前动脉分为 5 段。

- A_1 段（交通前段）：ICA 和前交通动脉之间的节段。

- A_2 段（胼胝体下段）：胼胝体喙部与胼胝体膝部之间的节段。

- A_3 段（胼胝体前段）：沿胼胝体膝部前缘弯曲一致的节段。

- A_4 段（胼胝体上段）：胼胝体上部与冠状缝水平之间的节段。

- A_5 段（胼胝体后段）：冠状缝水平以远的节段。

ACA 存在多种解剖变异，特别是 A_2 段、胼周动脉和胼缘动脉，但深支和皮质支的分布基本上通

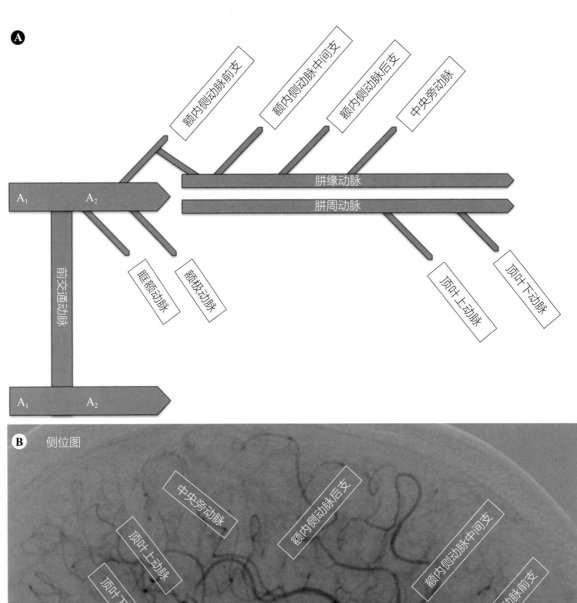

▲ 图 5-4 大脑前动脉

A. ACA 的分支模式示意图；B. 大脑前动脉。右侧 ICA 注射对比剂后，DSA 侧位图像显示 ACA 的皮质支

常是恒定的。通常情况下，A_2 段发出产生额眶动脉和额极动脉，在 A_2 段远端，ACA 分为胼周动脉和胼缘动脉。胼周动脉和胼缘动脉大小是平衡的，呈反比变化。

胼周动脉走行于胼胝体沟，发出分支至胼胝体，在胼胝体压部水平，胼周动脉远端发出楔前动脉和小分支。然后，与大脑后动脉（胼周后动脉）相应分支吻合。

胼缘动脉走行于扣带回，发出额内侧动脉（前支、中间支、后支）和中央旁动脉。

额内侧动脉起自胼缘动脉或 A_2 段（额内侧动脉前支）和胼周动脉（额内侧动脉中间支）。中央旁动脉起自胼缘动脉。

ACA 系统远端可能存在解剖变异，与 PCA 血管形成平衡。ACA 胼缘 A_4/A_5 段可发出顶叶上（前）、下动脉和胼下动脉。

ACA 的主要皮质支如下。
- 眶额 / 额底内侧动脉。
- 额极动脉。
- 额前内侧动脉。
- 额中间内侧动脉。
- 额后内侧动脉。
- 中央旁动脉。
- 顶动脉：上（楔前）动脉、顶叶下动脉。

ACA 的深（穿支）分支通常由前交通动脉和 ACA A_1 段发出。

前交通动脉：它发出下丘脑分支、视神经 / 乳头分支和胼胝体下动脉，供应透明隔、终板旁回、胼胝体下区，前连合，穹窿、终板。

ACA A_1 段：发出豆状中间动脉。A_1 段的外半段（近端）比内半段（远端）有更多的穿支。Heubner 返动脉是 ACA 最大的穿支，起源于 A_1 段，前交通动脉 –A_1 段交界处，供应尾状核头部和内囊前肢的前外侧部分（其他供应包括壳核的前 1/3 部分、苍白球外前部、钩束）。

（四）大脑中动脉

MCA 发生于胚胎发育的晚期，是大脑半球最大的皮质动脉。它负责大部分大脑皮质和深部脑区的动脉供应（图 5-5）。大脑中动脉分为 4 个解剖段。

- M_1 段（蝶骨段）：起于颈内动脉远端，在外侧裂内向外侧延伸至大脑中动脉分叉，该段可发出小的皮质支（如颞前动脉）。
- M_2 段（岛叶段）：该段包括位于岛叶前方的大脑中动脉分叉主干，并向岛叶发出短的皮质支。
- M_3 段（被盖段）：起始于岛叶环状沟，止于外侧裂表面，为供应被盖的皮质支。
- M_4 段（皮质段）：对应于 MCA 的皮质分支。

MCA 在分叉和主干的供应区域上有很大的差异，但皮质支的分布相当恒定。MCA 可分为两大主干（"分叉"），即大小相似的上干和下干（共同优势）；也可能为上干优势或下干优势，即由其中一支分支干营养更大的供血区域。MCA 还可能存在三支主干（"三分叉"）或多支主干。

M_4 段（皮质）主要分支如下。
- 额底 / 眶额外侧动脉。
- 前额动脉。
- 中央前动脉。
- 中央沟动脉。
- 顶前（中央后沟）动脉。
- 顶后动脉。
- 角回动脉。
- 颞枕动脉。
- 颞后动脉。
- 颞中动脉。
- 颞前动脉和颞极动脉。

额底 / 眶额外侧动脉、前额动脉、中央前动脉（中央沟前）、孔中央（中央沟）沟动脉一般起自大脑中动脉上干。

颞枕动脉、颞后动脉、颞中动脉一般起源于大脑中动脉下干。

颞前动脉和颞极动脉可起源于 M_1 段或下干。

顶前（中央后沟）动脉、顶后动脉和角回动脉的起源则更为多变：上下干的平衡起源（共同优势），起源于其中一个主干（下 / 上干优势），起源于单个主干（"三分叉"）。

MCA 系统的深支（穿支）主要来自 M_1 段 / 前分叉前段（高达分支总数的 80%）。

MCA 的穿支是豆纹动脉，可细分如下。

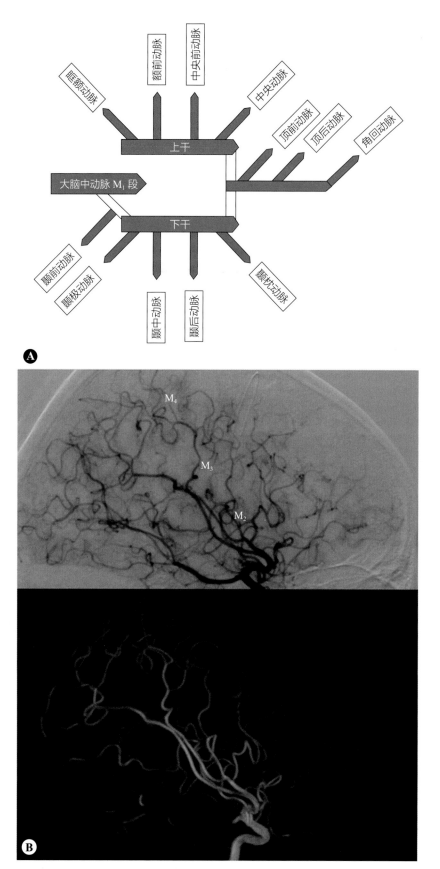

▲ 图 5-5　大脑中动脉

A. MCA 分支的模式示意图；B. 右侧 ICA 注射对比剂后的 DSA 侧位图（上图为 2D 图像，下图为 3D MIP 图像）

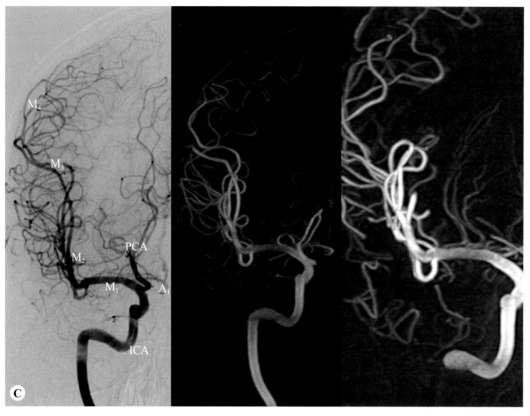

▲ 图 5-5（续）　大脑中动脉

C. 右侧 ICA 注射对比剂后的前后位图像（右图为 2D 图像，中图和左图为 3D MIP 图像），显示 MCA 的各段、M_1 段穿支动脉（豆状动脉）的起源及皮质分支的分布

- 内侧豆状纹状体动脉的分支变异较多，可无分支或由 1～5 条动脉组成，起源于 M_1（分叉前）段的近端。
- 起源于 M_1（分叉前）段的中间豆纹动脉。
- 外侧豆纹动脉是最恒定的一组，由 M_1 或 M_2 段发出。

（五）后循环

椎基底动脉系统构成后循环。后循环有两个胚胎起源：来自颈内动脉系统，包括大脑后动脉和小脑上动脉（起源于"胚胎" ICA 的尾端）；以及包括椎动脉、PICA 和 AICA 在内的节段性分布动脉系统（图 5-6）。

（六）椎动脉和基底动脉

椎动脉起源于锁骨下动脉水平，在椎间孔内上行，通过枕骨大孔进入颅腔。它们一般分为 4 个节段。

- V_1 段：硬膜外 / 颅外段从锁骨下动脉延伸到第

6 横突孔入口。
- V_2 段：硬膜外 / 颅外段从第 6 横突孔延伸到第 2 横突孔。
- V_3 段：硬脑膜外段，从第 2 横突孔至枕大孔，穿过寰椎横孔、寰椎后弓的上表面并向上延伸至枕大孔。
- V_4 段：硬膜外 / 颅内段在延髓前外侧表面上行，与对侧动脉汇合成为基底动脉。

椎动脉颈段发出几支肌肉和神经根 / 脊髓小分支。椎动脉颅内分支包括脑膜分支、脊髓分支，如脊髓后动脉和（或）脊髓前动脉，一些脑干穿支和小脑后下动脉。

基底动脉起于桥髓交界水平的椎动脉汇合处，严格走行于基底沟（脑桥中央沟）中线，从脑桥腹侧的桥前池，上行至脑桥中脑交界水平的脚间池。在脚间池内，基底动脉尖分为两对动脉，即小脑上动脉和大脑后动脉。基底动脉为幕下区和幕上区供血。走行过程中，基底动脉发出数条穿支供应脑干，以及小脑前下动脉。

（七）后交通动脉

ICA 后 / 背侧是后交通动脉的前身。后交通动脉起源于颈内动脉床突上段的后外侧表面，在颈动脉池和脚间池内向后（斜轨迹：后 / 升和内侧），加入大脑后动脉。后交通动脉存在多个穿支，即乳头体前动脉（丘脑前穿支动脉）、丘脑结节和丘脑穿支动脉，供应下丘脑、丘脑前部、内囊后肢、灰结节、乳头体、丘脑底核和后穿质。

（八）大脑后动脉

大脑后动脉起于基底动脉尖，并通过后交通动脉与颈动脉系统沟通（图 5-7）。解剖上，大脑后动

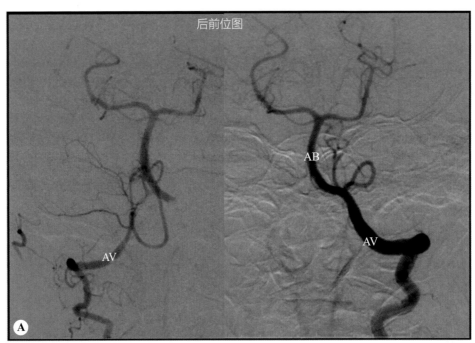

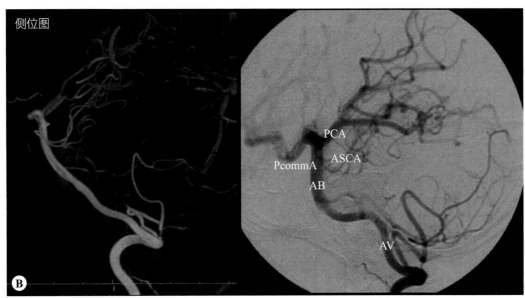

▲ 图 5-6　椎基底动脉

A. 右 VA（右图）和左 VA（左图）注射对比剂后的 DSA 后前位图，显示 VA 和 BA 的走行和分支，以及常见的 V₄ 段发育不全的情况；B. VA 注射对比剂后的 DSA 侧位图（右图为 3D MIP 图像，左图为 2D 图像），左图显示 VA 和 BA 的走行、分支及后交通动脉（PCommA）的充盈情况

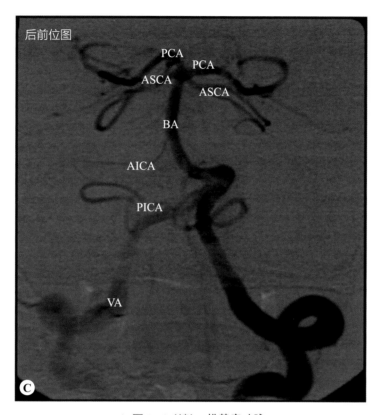

▲ 图 5-6（续） 椎基底动脉

C. 左侧 VA 注射对比剂后的 DSA 后前位图，显示小脑动脉和大脑后动脉的起源和走行

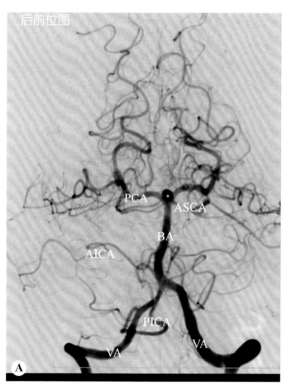

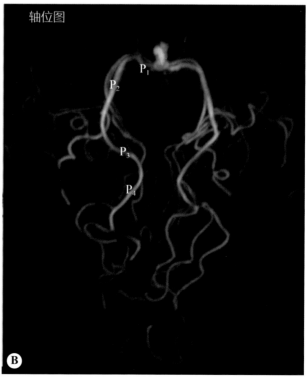

▲ 图 5-7 大脑后动脉

VA 注射对比剂后的 DSA 后前位图（A）和 3D DSA 获得的 3D MIP 轴位图像（B），显示 PCA 的走行和远端皮质支

脉一般分为 4 段。

- P₁（交通前）段：基底动脉尖与后交通动脉之间的起始段。
- P₂（脚间池和环池）段：在脚间池和环池中走行，止于中脑的后外缘，可以

细分为 P₂ A 段（前段：脚间池段）和 P₂ P 段（后段：环池段）。

- P₃（四叠体）段：走行于四叠体池内，止于距状裂前缘。在 P₃ 段远端，PCA 分叉延续为顶枕动脉和距裂动脉。
- P₄（皮质）段：远端皮质段分支，起于距状沟末端。

PCA 的主要皮质支如下。

- 颞前动脉。
- 颞后动脉。
- 胼后（周围）动脉。
- 枕外侧动脉。
- 颞前 / 下动脉。
- 颞中 / 下动脉。
- 颞后 / 下动脉。
- 枕内侧动脉。
- 顶枕动脉。
- 距裂动脉。

PCA 的深 / 穿支来源于 P₁ 和 P₂ 段，主要供应中脑和间脑。P₁ 段发出直（短）和环（短和长）穿支动脉和丘脑穿支动脉。P₂ 段发出直（短）和环（短和长）穿支动脉、丘脑膝状动脉，P₂ A 段发出脉络膜后内动脉（MPChA），P₂ P 段发出脉络膜后外动脉（LPChA），后者也可来自 P₃ 段。

直（短）穿支动脉供应大脑脚和膝状体。环（短和长）穿支动脉供应四叠板、枕叶及大脑脚。

丘脑穿支动脉供应间脑 - 中脑连接部、大脑脚和中脑被盖、丘脑腹内侧、下丘脑和内囊后肢。

丘脑膝状动脉供应丘脑后外侧、内囊后肢、视束。

MPChA 和 LPChA 供应侧脑室的脉络丛，并分别发出丘脑上动脉和丘脑后动脉。

MPChA 还供应大脑脚、被盖、膝状体（内侧和外侧，但主要是前者）、下丘、松果体、丘脑和内侧丘脑。

LPChA 还供应大脑脚、后连合、部分穹窿脚和穹窿体、外侧膝状体、枕叶、丘脑背内侧核和尾状核体部。

（九）小脑动脉：SCA、AICA、PICA

小脑动脉（小脑上动脉、小脑前下动脉、小脑后下动脉）供应小脑和脑干。

这三条动脉可分为 4 个解剖段。

- 前内侧（脑池）段：与脑干前表面关系密切，即脑桥中脑前段（SCA）、脑桥前段（AICA）、延髓前段（PICA）。
- 前外侧（脑池）段：与脑干外侧表面关系密切，即中脑脑桥外侧段（SCA）、脑桥外侧段（AICA）、延髓外侧段（PICA）。
- 外侧（裂）段：该段在解剖上与小脑脑干裂关系密切，即中脑小脑裂段（SCA）、小脑脑桥裂段（AICA）和小脑延髓裂段（PICA）。
- 后（皮质）段：该段供应上 / 幕上段（SCA）、前 / 岩段（AICA）、下 / 枕（PICA）小脑皮质。

（十）小脑上动脉

小脑上动脉（SCA）是起源于基底动脉尖的最稳定的小脑动脉。它的起源可以是单主干（约 86%）、双主干（约 14%）或三主干（< 1%）。

SCA 脑干穿支起源于前内侧段和前外侧段。起源于外侧段的小脑前动脉，供应齿状核、小脑上脚和下丘的动脉。

SCA 通常在池段分为吻端内侧支（蚓支）和尾端外侧支（半球）支。边缘动脉起源于前外侧段的吻支，与 AICA 吻合。

在后（皮质）段，吻分支在远端细分为内侧和旁正中支，供应小脑蚓部。尾支细分为外侧、中间和半球内侧分支，供应小脑半球上半部分（图 5-8）。

（十一）小脑前下动脉

小脑前下动脉（AICA）起源于基底动脉（更常见于基底动脉的后半部分），可能存在单主干（约 2%）、双主干（约 26%），甚至三主干（约 2% 的病例）。鉴于 AICA 可能存在双 / 三主干供应小脑皮质，否则它们应该是大型穿支动脉。

脑干的穿支起源于脑池段。内耳的膜迷路动脉

和弓下动脉负责岩骨硬膜的供血，与 AICA 主干或吻侧主干在池段发出的咽升动脉和茎突动脉吻合。

AICA 主干分为横贯小脑岩面的皮质支，即供

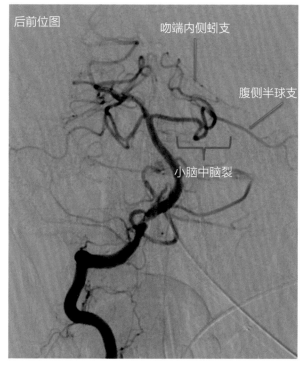

▲ 图 5-8 小脑上动脉

右 VA 注射对比剂后的 DSA 前后位图显示 SCA 走行和皮质分支，并标出了小脑中脑裂段，该段在小脑中脑裂内发出供应齿状核的分支

应小脑岩面上部的吻支和供应小脑岩面下部、绒球小结叶和第四脑室脉络丛的尾支（图 5-9）。

（十二）小脑后下动脉

就其起源、供血区域和大小而言，小脑后下动脉（PICA）是最不稳定的小脑动脉。最常见的是起源于硬膜内（V_4）椎动脉（高达 83%）的单一动脉。PICA 重复起源（约 3%）或起源于椎动脉硬膜外段（枕骨大孔以下）罕见。

脑干的穿支起自脑池段。小脑延髓段呈双环状：尾端环（小脑扁桃体延髓段）和颅环（延髓末段）。脉络膜动脉起源于脑池段和外侧段，供应第四脑室脉络丛和脉络组织。

一般来说，PICA 的外侧段分为两支皮质支：一支较大的外侧半球支供应小脑扁桃体和小脑半球外下面，另一支较小的内侧蚓支供应蚓部（图 5-10）。

（十三）大脑动脉环和其他颅内血管的解剖变异

大脑动脉环形成于非常早期的阶段（20～40mm 胚胎阶段）。CoW 由 A_1（ACA）段、前交通动脉、ICA 床突上段、P_1（PCA）段、后交通动脉和基底动脉尖组成。

在 CoW 的胚胎发育过程中，成熟有两个主要步骤。

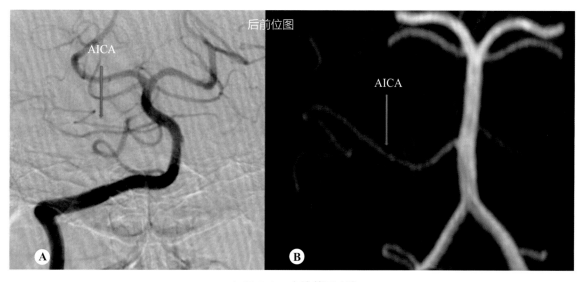

▲ 图 5-9 小脑前下动脉

右侧 VA 注射对比剂后的 DSA 后前位图（B）和 3D TOF MRA MIP 图像（A），显示了 AICA 的走行和分支，确定内耳道（M 形结构）的走行，展示了 AICA 的双重复变异

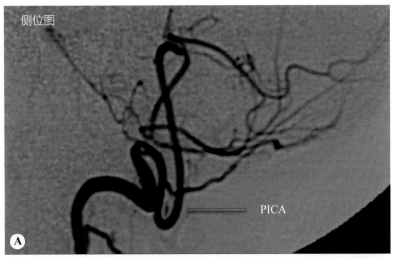

侧位图

PICA

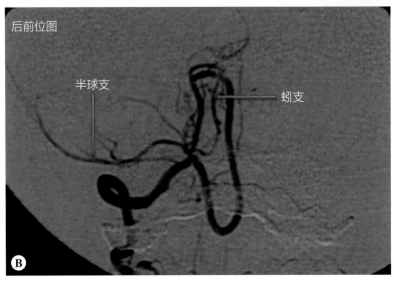

后前位图

半球支

蚓支

◀ 图 5-10　小脑后下动脉
右侧 VA 注射对比剂后的 DSA 侧位图（A）
和后前位图（B）显示 PICA 走行和皮质分
支。该 PICA 起源于 C_1 水平的硬膜外段

- ACA 内侧向中线延伸并丛状融合，发出前交通动脉。
- 颈内动脉后 / 尾段在中线处融合形成基底动脉尖。

CoW 的先天性解剖变异非常常见，有不同类型的大小不对称和发育不全。最常见的变异为节段性（A_1 段、P_1 段、PCommA）的发育不全。P_1 段发育不全可能与同侧 PCommA 增粗有关，这种变异通常称为"胚胎"循环型，ACommA 开窗的存在代表了这些具有原始丛状结构的血管一直保持着胚胎样外观。

发育不全或动脉节段性缺失等 CoW 的变异可能解释了同一动脉急性缺血性脑卒中存在不同结果，以及动脉性脑卒中中的区域分布异常的现象。开窗等动脉形态异常可能增加了颅内动脉瘤等血管畸形发生的风险。

其他常见的动脉变异如下。
- 颈 – 椎基底动脉吻合的持续存在。
- 三叉动脉。
- 舌下动脉。
- 寰前动脉 I 型。
- 寰前动脉 II 型。
- 大脑前动脉。
  - Azigos 动脉：ACA 起始段融合成单一的主干，向双侧大脑半球发出分支。
  - 双半球 ACA：一个 ACA 供应两个半球（与一侧 A_1 段发育不良有关）。
  - 多支（三重）ACA：ACA 的近端节段发出数支独立的分支。
  - 腹侧眼动脉：眼动脉起源于 ACA。

– 视路下走行 ACA：A$_1$ 段走行于视神经和视交叉下方。

• 大脑中动脉。

  – MCA 开窗：原始丛状结构持续存在。

  – 重复 MCA：MCA 由起源于 ICA 床突上段的两支动脉干组成，并从主干远端发出穿支分支。

  – 副 MCA：MCA 起源于 A$_1$ 段或 ACommA（穿支分支起源于颅干）。

• 小脑前下动脉。

  – AICA-PICA：优势 AICA 侵占同侧 PICA 供血区。

• 小脑后下动脉。

  – PICA-AICA：优势 PICA 侵占同侧 AICA 供血区。

  – 双半球 PICA：PICA 供应双侧小脑半球，并与蚓支融合。

（十四）颅内静脉解剖及变异

1. 颅内静脉解剖

解剖学上颅内静脉分为深、浅静脉系统。深静脉系统引流至 Galen 静脉，浅静脉系统通过皮质静脉引流至硬脑膜窦和海绵窦丛。两个系统通过髓质静脉沟通，在血流动力学上保持平衡。

硬脑膜窦为硬脑膜内的静脉结构，由两层硬脑膜覆盖而成，与硬脑膜突起关系密切，如小脑幕和大脑镰。它们是脑膜起源，类似于颅顶凸面的硬脑膜。硬脑膜窦包括上矢状窦、下矢状窦、直窦、横窦和乙状窦（图 5-11A）。

静脉丛位于硬膜外，在骨膜和硬脑膜之间。它们起源于软骨，类似于颅底的硬脑膜。这些静脉结构包括海绵窦、斜坡后静脉丛、枕大孔静脉丛和脊椎硬膜外静脉丛（图 5-12）。

幕上浅静脉系统由皮质静脉组成，引流至四个主要的静脉收集系统（图 5-11B 和 C）。

• 上矢状窦组，引流至上矢状窦。

• 蝶骨组汇入蝶顶窦或海绵窦静脉丛。

• 小脑幕组，引流至小脑幕静脉窦，位于小脑幕上表面，注入横窦。

• 大脑镰组汇入下矢状窦或直窦，或其分支。

上矢状窦（superior sagittal sinus，SSS）的前段不恒定，以致于上矢状窦的长度不一。上矢状窦的前 1/3 可缺失。上矢状窦的前极全程可与鼻静脉和导静脉沟通。上矢状窦止于窦汇。窦汇还接受来自直窦的血液，然后注入横窦。SSS 接受数支引流额叶、顶叶和枕叶内、外侧面上部及额叶眶面前部的皮质静脉的血液。横窦和乙状窦在窦汇和颈内静脉之间建立了沟通。横窦走行于小脑幕附着处内，至岩上窦的起始处，乙状窦位于岩上窦和岩下窦的起始处之间。

横窦引流幕上和幕下的皮质静脉。它们间接地接受来自位于小脑幕内的小脑幕窦的血液，幕内侧窦引流小脑，外侧幕窦引流颞叶和枕叶，其中包括来自 Labbe 静脉的血液。

乙状窦与岩下窦相通，一般不接受皮质静脉的血液，但它与枕下静脉丛、髁静脉、边缘窦、枕窦、海绵窦（通过岩下窦）间存在相应的静脉吻合。

下矢状窦（inferior sagittal sinus，ISS）走行于大脑镰下缘，止于 Galen 静脉 – 直窦交界处。其走行途中存在静脉通道与上矢状窦相通。它通过中内侧降静脉接受来自顶叶内侧、额叶和扣带回的血液。

海绵窦是位于骨膜和硬脑膜之间的硬膜外静脉丛，引流面眶部和大脑的血液，是脊柱和基底（斜坡）硬膜外静脉丛在颅内的延续。如前所述，海绵窦丛是颅内静脉引流系统重要的补充，但它们在出生后的第 2 年左右才完全成熟。

海绵窦静脉丛是颅底的静脉枢纽。

• 通过前、后海绵间窦与对侧沟通。

• 向后延续连接岩下窦、岩上窦及基底静脉丛。

• 通过导静脉与颅外的翼静脉丛交通。

• 前方与眼上、下静脉（或总静脉汇合）交通。

• 外侧与蝶顶窦和大脑中静脉交通。

岩上窦从横窦、乙状窦和海绵窦的交界处走行于岩骨上方。它接收来自颅后窝前（岩）静脉群的血液，通常由岩静脉收集。岩下窦位于岩斜裂，不接受皮质静脉血，是海绵状静脉丛与颈内静脉之间的静脉吻合通道。

直窦从下矢状窦和 Galen 静脉的结合处起始，止于大脑镰和小脑幕的硬脑膜突出内的窦汇。

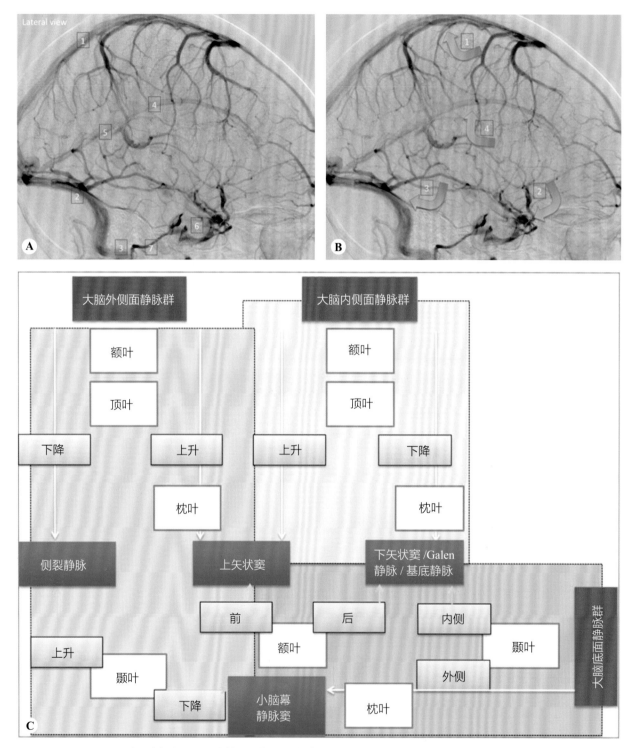

▲ 图 5–11　**A.** 硬脑膜窦解剖，**ICA** 注射对比剂后，静脉期 DSA 侧位像显示了主要的硬脑膜窦；**B.** 硬脑膜窦解剖，**ICA** 注射对比剂后，静脉期 DSA 侧位图显示浅静脉引流的 4 条主要途径（**1** 为上矢状窦组，**2** 为蝶骨组，**3** 为小脑幕组，**4** 为大脑镰组）；**C.** 幕上皮质静脉分布及引流方式的示意图

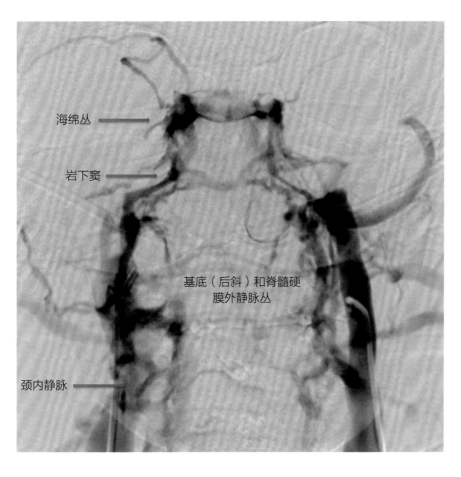

海绵丛 ⟶

岩下窦 ⟶

基底（后斜）和脊髓硬膜外静脉丛

颈内静脉 ⟶

◀ 图 5-12　海绵窦静脉丛
双侧颈内静脉注射对比剂后 DSA 后前位图显示海绵窦静脉丛，以及岩下窦、基底静脉丛、大脑中静脉之间的静脉连接

　　幕下浅静脉系统由皮质浅静脉、深静脉和脑干静脉组成（图 5-13）。

　　幕下皮质静脉引流至三个主要的静脉回流系统。

- 前（岩）组：引流至岩静脉和（或）岩上窦。
- 上（Galen 静脉）组：引流至 Rosenthal 基底静脉和（或）Galen 静脉。
- 下（小脑幕）组：引流至位于小脑幕下表面的小脑幕静脉窦，引流至横窦。

　　前（岩）组，引流小脑前表面，包括小脑半球前（上、中、下）静脉，收集大水平裂处的血液。

　　上蚓部（前升）和半球上（前升）组引流小脑半球上表面，构成蚓上组。

　　下（小脑幕）组通过蚓下静脉、半球下静脉、扁桃体后静脉、扁桃体内、外静脉引流小脑半球下表面。蚓上静脉（后降支）和半球上静脉（后降支）也参与了这一组的构成。

　　幕下脑干和深静脉系统是由一个广泛纵横交错的静脉网组成，分别引流至 Galen 静脉、Rosenthal 基底静脉和岩静脉。它们与脊髓静脉和边缘窦之间存在尾端静脉吻合。

　　幕上深静脉系统由大脑内静脉、Rosenthal 基底静脉及其静脉汇合组成，负责中脑、边缘叶、胼胝体、松果体、脉络丛、基底神经节丘脑和大脑深部白质的静脉引流。

　　大脑内静脉由内侧膈静脉和丘脑 - 纹状体静脉在 Monor 孔水平汇合而成。这条静脉在四叠体池水平走行于中间髓帆内，与对侧大脑内静脉汇合形成 Galen 静脉（图 5-14）。

　　大脑内静脉在其走行过程中接受数支室管膜下静脉，可分为 2 组。

- 外侧组：包括前、后膈静脉和房中静脉。
- 内侧组：包括尾状核前、后静脉、丘脑 - 纹状体静脉、上纹状体和房外侧静脉。

　　膈静脉接受来自额叶（前膈静脉）和顶叶 / 枕叶（后膈静脉）的髓质静脉的静脉血。房静脉引流顶 / 枕叶髓质静脉（房内侧静脉）或颞 / 枕叶髓质静脉（房外侧静脉）。另一内侧组主要引流基底节

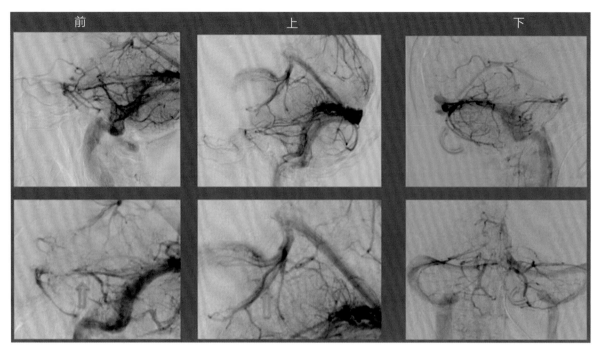

▲ 图 5-13 颅后窝静脉

ICA 注射对比剂后，静脉期 DSA 侧位图显示了三个主要的静脉通路：向前至岩静脉，向上至 Galen 静脉，向下汇入直窦和横窦

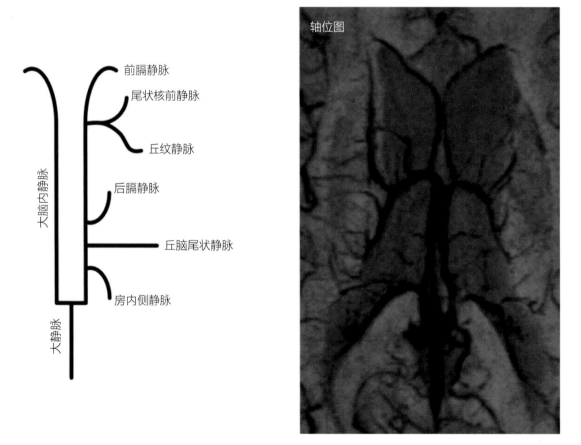

▲ 图 5-14 深静脉系统示意图和相应的 SWIMRI 轴位图像，显示流入大脑内静脉的静脉

（图片由 Dr.ᵃ Teresa Nunes – Portugal 提供）

和丘脑、内囊和深部白质。

Rosenthal 基底静脉接受浅静脉和深静脉的血液。它负责大脑内侧面和下表面的皮质静脉引流，即内侧颞叶、额叶眶面和岛叶皮质。它还引流下丘脑、中脑、纹状体、内囊和丘脑的血液。

Rosenthal 基底静脉一般为 3 段。

- 前段：从起始部到大脑脚腹侧面的部分。它在起源处接受大脑前静脉和大脑中深静脉，沿着走行，接受下纹状体静脉和嗅静脉、岛静脉、眶额静脉和钩回静脉的引流。
- 内侧段：脚间池和环池内的节段。它接受来自大脑脚静脉、海马静脉、脑室下静脉和脉络膜静脉的血液。
- 后段：汇入 Galen 静脉或大脑内静脉的最后一段。该段是最不稳定的节段，在某些情况下该段可缺如。

在这种情况下，Rosenthal 基底静脉会将血液通过直窦或中脑外侧静脉引流至侧窦或窦汇。

Galen 静脉是一条位于中线的单一静脉，在四叠体池水平接受来自大脑内静脉的血液，并直接接受来自 Rosenthal 基底静脉的血液。在走行过程中，它还收集来自下胼周静脉、枕内侧静脉、前中央静脉和蚓上静脉的血液。

2. 颅内静脉变异与异常

颅内静脉系统具有解剖变异大、吻合网络丰富、血液双向流动、适应血流变化的特点。因此，静脉窦血栓形成的后果难以预测。

前文已经讨论过静脉系统在出生后才能发育成熟，这一点对于儿童血管系统的评估极其重要。

静脉解剖变异十分常见。颅内静脉的大小、数量和分布在个体之间差异明显，不可预测，这也是颅内静脉栓塞或动静脉瘘 / 畸形的临床预后各异的原因。

硬脑膜窦发育不全或部分发育不全很常见。横窦 / 乙状窦的不对称性就是一个常见的例子，依据相应颈静脉孔的大小就很容易将其与后天获得性病变区分开来（图 5-15A）。

上矢状窦的前 1/3 也经常发生变异，其发育不全可能与引流该区域的额叶皮质静脉肥大有关（图 5-15B）。

皮质静脉分布是颅内静脉解剖变异大的另一个例证。大脑凸面可表现为皮质静脉均衡优势型，或 Trolard 优势型、Sylvian 优势型、Labbé 优势型（表现为其中一支静脉明显增粗，经血液引流至上矢状窦、海绵窦或横窦）（图 5-15C）。

其他静脉变异包括胚胎静脉窦的持续存在（图 5-16A）。

- 枕窦：起始于窦汇，汇入边缘窦或乙状窦，与颈内静脉、斜坡静脉丛和椎枕下静脉丛相沟通。
- 边缘"窦"：枕骨大孔周围的静脉丛，与基底丛、乙状窦和枕窦相连。
- 镰状"窦"：位于大脑镰内的静脉丛，沟通 Galen 静脉和上矢状窦。
- 小脑幕窦：位于小脑幕内的临时结构，将颞叶和间脑引流至窦汇 / 横窦，在 Rosenthal 基底静脉发育后退化。

胚胎静脉 / 硬脑膜窦的持续存在可能是独立发生，也可能与血管畸形有关，如 Galen 动脉瘤样静脉畸形伴 Markowski 静脉持续存在，或伴 AV 分流的静脉窦畸形，静脉窦的"球囊状"外观为畸形发育时的"冰冻"样解剖结构。

其他更复杂的静脉异常包括发育性静脉畸形（development venous anomalies，DVA）和颅骨骨膜窦（见第 10 章）。

DVA 是髓质静脉发育的极端变异。在尸检中 DVA 十分常见，发生率为 2.5%～3%。目前病因不清，一般认为是由子宫内正常静脉发育障碍和（或）静脉血栓所导致（图 5-17）。

它们可分为以下类型。

- 浅表 DVA，约占所有 DVA 病例的 70%，并将深部髓质的血液引流至皮质静脉。
- 深部 DVA，约占所有 DVA 病例的 20%，并将皮质下髓质区的血液引流至深静脉系统。
- 混合性（深部和浅表）DVA，占 10%。它们由水母头样静脉组成，实际上是一组放射状排列的扩张髓质静脉汇入一个（或多个）跨髓静脉收集系统。

DVA 的特点是周围没有正常的静脉系统，位于正常的脑组织中，并参与正常脑组织的静脉引

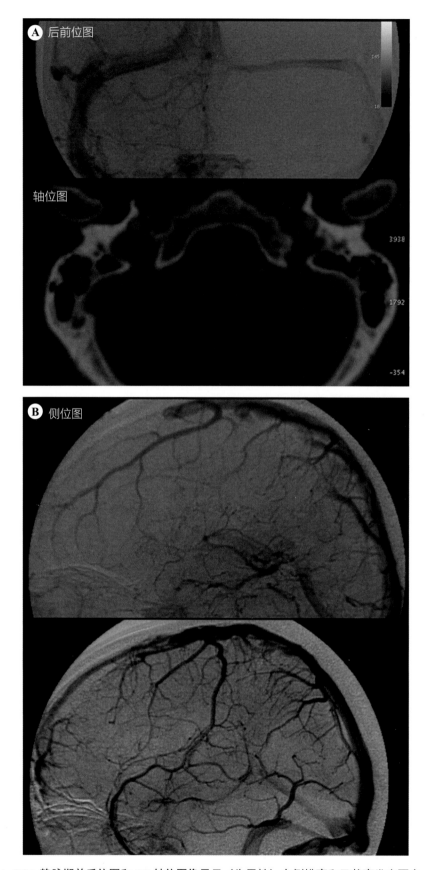

▲ 图 5-15　**A. DSA** 静脉期前后位图和 **CT** 轴位图像显示（先天性）左侧横窦和乙状窦发育不全；**B.** 静脉变异，**DSA** 静脉期侧位图显示上矢状窦部分发育不全（上图）和完整的上矢状窦（下图）

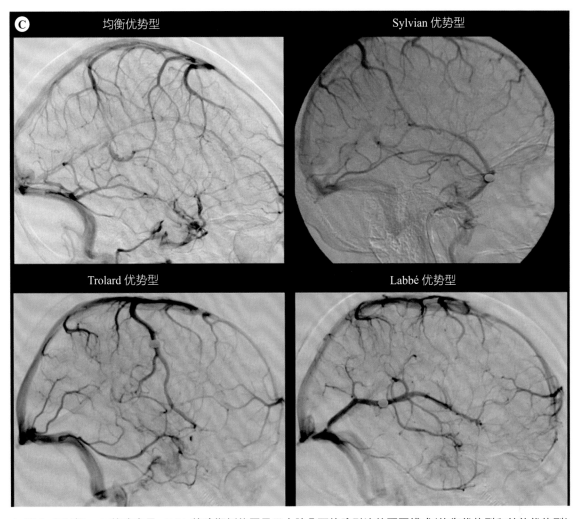

均衡优势型　　　　　　　　　Sylvian 优势型

Trolard 优势型　　　　　　　　Labbé 优势型

▲ 图 5-15（续） C. 静脉变异。DSA 静脉期侧位图显示大脑凸面静脉引流的不同模式（均衡优势型和其他优势型）

流。它们可能与海绵状血管畸形有关，也可能与脑AVM、皮质畸形及 Sturge-Weber 综合征和蓝色橡胶大疱样痣综合征等综合征有关。

在新生儿期，随着血流变化，DVA 会发生一些动态变化，包括血流增加或消失导致邻近脑实质的改变，以及出现新的变化或先前的异常消失。成人的 DVA 通常是稳定且无症状的。然而，和其他颅内静脉结构一样，当神经结构的机械压迫导致脑积水或脑神经麻痹，或由于静脉狭窄 / 血栓形成导致相关的流量减少（这可能导致静脉血栓形成章节中所述的各种静脉血栓并发症），或因动静脉分流导致的血流量增加等，都会使 DVA 产生症状。

颅骨骨膜窦（sinus pericranii，SP）是指沟通颅内外静脉引流的大型静脉连接，由薄壁静脉网在颅骨外表面形成的静脉曲张，其中血液可双向流动

（图 5-18）。颅骨骨膜窦通常为单发，可无症状，位于额部中线。多发颅骨骨膜窦非常罕见。

它们可分为两大类。

• 副 SP：少量静脉血流通过。
• 优势 SP：颅内静脉血运的主流，在脑静脉引流中起主要作用。

颅骨骨膜窦的诊断依赖于临床。多普勒超声检查有助于评价血流情况，计算机断层扫描（computed tomography，CT）可显示骨缺损情况，CT 静脉造影（computed tomography venogram，CTV）或 MR 静脉造影（magnetic resonance venogram，MRV）可评估完整的静脉形式，以及 MR 检查排除其他静脉和大脑异常。除非考虑治疗，并需要精确评估骨膜窦在脑引流中的作用，否则不需要 DSA。

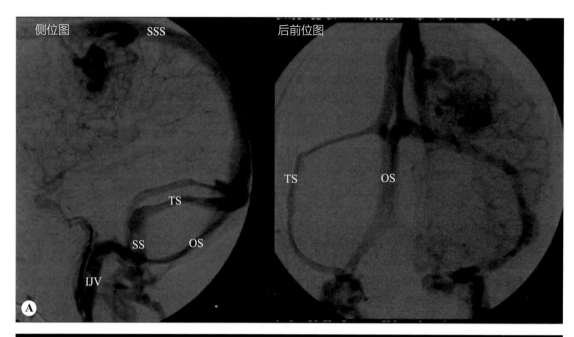

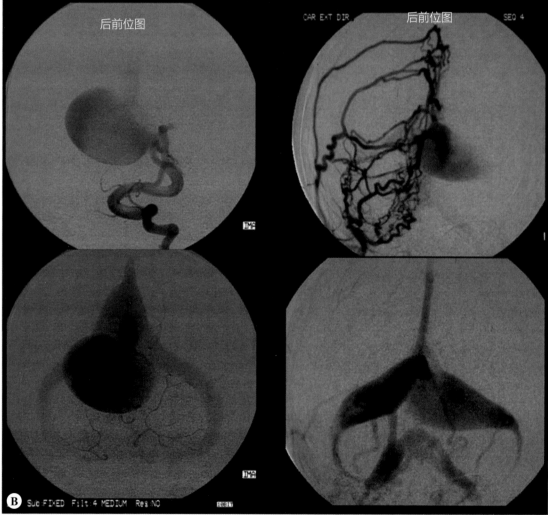

▲ 图 5-16 **A. DSA** 静脉期侧位和后前位图显示大枕窦的持续存在；**B. DSA** 静脉期后前位图显示 **Markowski** 静脉与 **VGAM** 的存在（左图），以及"球囊状"横窦和窦汇合并有 **AV** 分流的硬脑膜窦畸形（右图）

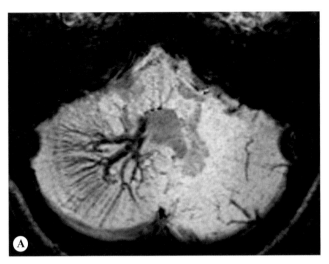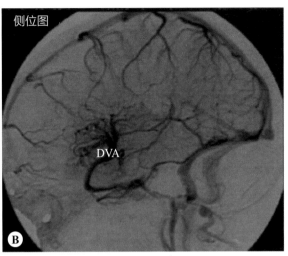

▲ 图 5-17　发育性静脉畸形

A. 轴位 SWI MR 图像显示小脑 DVA；B. DSA 静脉期侧位图显示浅表 DVA 引流至侧裂群（侧裂静脉 – 海绵窦静脉丛）

三、侧支循环

侧支循环由来自先前存在的动脉和静脉血管的血管冗余组成，具有双向流动（取决于压力梯度）的特性，是能克服血管狭窄 / 闭塞、维持血流的储备性血管通路。每个个体都有一套独特的动脉和静脉侧支循环。

动脉侧支的发育（侧支生成）发生在非常早期的阶段，在妊娠的 13～14 周。这一过程是遗传介导的，7 号染色体和 DCE1 位点是侧支动脉的重要调节因子。一些后天获得性因素，如衰老、慢性高血压、代谢综合征和糖尿病，通过减少侧支数量和（或）直径来改变个体的侧支状态。最常见的动脉吻合途径包括颈外动脉 – 颈内动脉（或眼动脉）吻合、颈外动脉 – 椎动脉吻合术、胚胎性颈内动脉 – 椎基底动脉吻合（三叉动脉、舌下动脉、寰前 I 型

和 II 型动脉）、大脑动脉环，经皮质 / 软脑膜或深动脉的软脑膜动脉吻合（图 5-18）。

静脉的侧支循环比动脉更不可预测。静脉解剖结构在个体之间存在很大的差异，尤其是浅静脉系统。为了根据局部血流需要进行多向流动，静脉系统极易发生吻合。主要的静脉吻合通路为通过海绵窦静脉丛、脑膜、板障和颅骨导静脉沟通的颅外 – 颅内静脉吻合，通过经髓静脉沟通的浅 – 深静脉系统，通过大型吻合静脉（如外侧中脑和 Rosenthal 基底静脉）沟通的幕下 – 幕上静脉系统，通过髓静脉和脊髓静脉沟通的幕下 – 脊柱静脉系统。每个静脉系统内部也存在吻合，如深静脉系统的静脉之间，大脑动脉静脉环，或脑干周围的外周静脉网，以及皮质静脉之间（通过软脑膜吻合）（图 5-19 和图 5-20）。

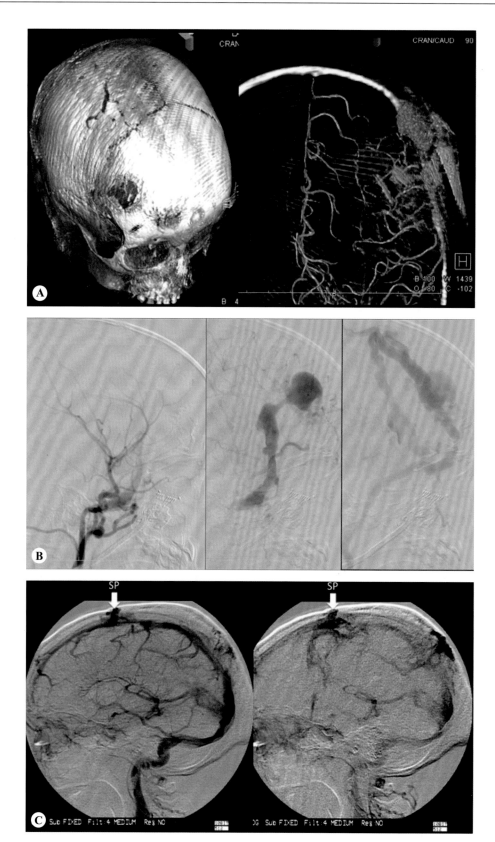

▲ 图 5-18 颅骨骨膜窦（SP），左额叶 SP 合并颅中窝先天性 AVF 的 DSA 图像

A. 骨 3D 重建显示骨缺损，轴位图像显示静脉囊穿过骨缺损；B. 颈总动脉造影的侧位图显示颅中窝存在一个高流量 AVF，由 ECA 分支供血，由一支增粗的凸面静脉引流至颅外头皮静脉，引流静脉朝向骨缺损；C. 颈内动脉造影的 DSA 侧位图显示颅顶的一个小 SP，它将上矢状窦与颅外静脉系统连通，上矢状窦后 1/3 处有多条增粗的经骨静脉与颅外静脉系统相通

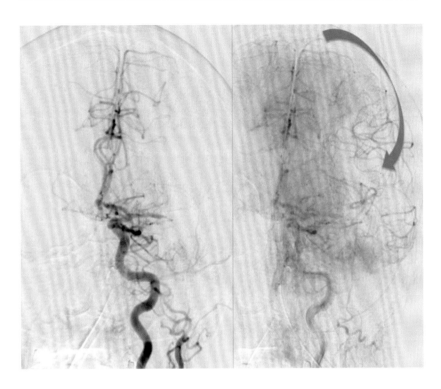

◀ 图 5-19 动脉侧支循环

左侧 ICA 造影的 DSA 后前位图显示急性缺血性脑卒中时，M₁ 段远端闭塞，MCA 远端分支被软脑膜与 ACA 吻合提供的逆向血流填充

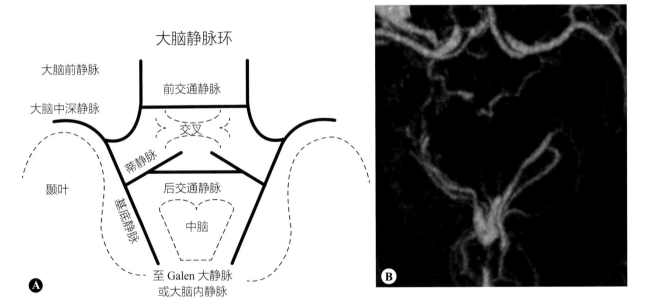

▲ 图 5-20 静脉侧支循环

A. "大脑静脉环" 示意图；B. 3D DSA MIP 轴位图像的相应发现（图片由 Dr. Teresa Nunes-Portugal 提供）

参考文献

[1] Duvernoy HM. Human brain stem vessels. 2nd edition. Berlin: Springer 2010.

[2] Duvernoy HM. The superficial veins of the human brain: veins of the brain stem and of the base of the brain. Berlin: Springer; 1975.

[3] Lasjaunias P, Berenstein A, ter Brugge KG. Surgical neuroangiography. 1. Clinical vascular anatomy and variations. 2nd ed. Berlin: Springer; 2001.

[4] Lasjaunias P, Berenstein A, ter Brugge KG. Surgical neuroangiography.

3. Clinical and interventional aspects in children. 2nd ed. Berlin: Springer; 2006.

[5] Milner R, editor. Cerebral angiogenesis: methods and protocols, methods in molecular biology, vol. 1135. New York: Springer Science+Business Media; 2014.

[6] Raybaud C. Normal and abnormal embryology and development of the intracranial vascular system. Neurosurg Clin N Am. 2010;21(3):399–426.

[7] Rhoton AL Jr. The cerebellar arteries. Neurosurgery. 2000a;47(3 Suppl):S29–68.

[8] Rhoton AL Jr. The posterior fossa veins. Neurosurgery. 2000b;47(3 Suppl):S69–92.

[9] Rhoton AL Jr. The supratentorial arteries. Neurosurgery. 2002a;51(4 Suppl):S53–120. Review

[10] Rhoton AL Jr. The cerebral veins. Neurosurgery. 2002b;51 (4 Suppl):S159–205. Review

[11] Rhoton AL Jr. The cavernous sinus, the cavernous venous plexus, and the carotid collar. Neurosurgery. 2002c;51 (4 Suppl):S375–410

[12] Ribatti D, editor. Vascular morphogenesis: methods and protocols, methods in molecular biology, vol. 1214. New York: Springer Science+Business Media; 2015.

第6章 动脉缺血性脑卒中的影像与管理
Major Artery Ischemic Stroke: Imaging and Management

Rüdiger von Kummer　Aad van der Lugt　著

罗环宇　译　　薛　静　校

摘　要

在所有缺血性脑卒中，由大脑动脉闭塞引起的缺血性脑卒中预后最差，但如果及时诊断可以成功治疗。本章通过应用现代影像学技术提供的影像和介入方法，阐述临床神经影像学对缺血性脑卒中诊断、治疗和患者临床结果的影响。计算机断层扫描和磁共振成像可以早期识别导致脑缺血的大动脉狭窄和闭塞，并可以评估其病因和随后的水肿和梗死，从而实现个体化的有效治疗和二级预防。通过训练有素的神经放射科医生进行血管内治疗可以恢复脑血流，使患者从严重的神经功能损伤中完全恢复。

关键词

缺血性脑卒中；脑缺血；脑水肿；脑灌注；脑血管造影

缩略语

ACA	anterior cerebral artery	大脑前动脉
ADC	apparent diffusion coefficient	表观扩散系数
ASL	arterial spin labeling	动脉自选标记
ASPECTS	Alberta Stroke Program Early CT Score	Alberta 脑卒中项目早期 CT 评分
ATP	adenosine triphosphate	三磷酸腺苷
BA	basilar artery	基底动脉
BBB	blood-brain barrier	血脑屏障
CBF	cerebral blood flow	脑血流量
CBV	cerebral blood volume	脑血容量
CMRO$_2$	cerebral metabolism rate of oxygen	脑氧代谢率
CNS	central nervous system	中枢神经系统

CT	computed tomography	计算机断层扫描
CTA	CT angiography	CT 血管成像
CTP	CT perfusion imaging	CT 灌注成像
DCI	delayed cerebral ischemia	迟发性脑缺血
DSA	digital subtraction angiography	数字减影血管造影
DWI	diffusion-weighted imaging	扩散加权成像
EDS	Ehlers-Danlos syndrome	Ehler-Danlos 综合征（先天性结缔组织发育不全综合征）
EEG	electroencephalogram	脑电图
EP	evoked potentials	诱发电位
EVT	endovascular therapy	血管内治疗
FLAIR	fluid attenuated inversion recovery	液体衰减反转恢复
FWD	fibromuscular dysplasia	肌纤维发育不良
ICA	internal carotid artery	颈内动脉
IPH	intraplaque hemorrhage	斑块内出血
MCA	middle cerebral artery	大脑中动脉
MFS	marfan syndrome	马方综合征
MIP	maximum intensity projection	最大密度投影
mmHg	millimeter mercury	毫米汞柱
MRA	MR angiography	MR 血管成像
MRI	magnetic resonance imaging	磁共振成像
MRP	MR perfusion imaging	MR 灌注成像
MTT	mean transit time	平均通过时间
NCT	non-enhanced CT	平扫 CT
OEF	oxygen extraction fraction	氧摄取分数
PCA	posterior cerebral artery	大脑后动脉
PET	positron emission tomography	正电子发射计算机断层显像
rtPA	recombinant tissue plasminogen activator	重组组织型纤溶酶原激活剂
SAH	subarachnoid hemorrhage	蛛网膜下腔出血
SNR	signal-to-noise ratio	信噪比
SWI	susceptibility-weighted MRI	磁敏感加权成像

TOF	time-of-flight	时间飞跃
TTP	time-to-peak	达峰时间
VA	vertebral artery	椎动脉

一、定义和临床要点

脑卒中是由脑缺血、脑出血或类脑卒中引起的，表现为大脑功能突然丧失的急性临床事件。动脉缺血性脑卒中是由栓塞或颈内动脉、大脑前动脉、大脑中动脉、大脑后动脉、椎动脉或基底动脉的狭窄或闭塞引起的一大类血管疾病（见第5章）。典型的脑卒中症状是偏瘫、失语、偏盲、感觉丧失、头晕和意识受损。大动脉缺血性脑卒中的症状通常比小血管疾病引起的脑卒中更严重，但如果侧支血液供应充足，症状可能较轻，甚至是短暂的。因此，每一次脑卒中事件都需要立即进行诊断检查。护理人员和专科医生可以在几秒钟内识别脑卒中，如通过应用面臂言语测试（Face Arm Speech Test，FAST）（表6-1）。这种对脑卒中的院前诊断有助于在可以快速进行取栓和溶栓治疗的综合性脑卒中中心，应用颅内外血管和脑组织的成像技术来迅速评估脑卒中的病因和病理机制。

表6-1 FAS测试对脑卒中的临床前识别

面瘫	是	否
肢体无力	是	否
言语受损	是	否

二、流行病学和人口学特征

在世界范围内，脑卒中的年发病率为100/10万～350/10万，是老年人致残的主要原因。根据人口统计的发展，预计发病率将进一步上升。根据主要的取栓试验，未经治疗的大动脉脑卒中患者的死亡率为19%，永久严重致残的风险为55%。

三、病因学、病理学和病理生理学

据统计，脑缺血的发生率是脑出血的4倍，因此由脑血流量损害引起的脑卒中概率约为80%。然而，仅凭临床症状不可能准确地区分缺血性脑卒中和脑出血（出血性脑卒中）。虽然脑卒中症状表明大脑的哪些区域受到影响，但它们并没有揭示脑卒中的病因或发病时的脑梗死程度。只要脑卒中的原因没有被识别和治疗，即使是短暂的或轻微的脑卒中症状都表明第二次脑卒中的风险很高。相比之下，如果及早成功地进行取栓或溶栓治疗，有严重神经功能缺损的患者可能有机会完全恢复。

缺血性脑卒中是血管系统紊乱影响静脉、心脏、动脉或凝血系统导致CBF受损的结果。如图6-1所示，依据规范化流程对脑卒中的病因学和病理学评估，保障了脑卒中的特异性治疗和二级预防。

四、脑血流量与其自身调节

在一个体重70kg的人体中，大脑的平均重量为1.4kg（占体重的2%），但需要0.75L/min的血流量，即占全身总循环的15%（5L/min）。灰质比白质消耗更多的氧气和葡萄糖。灰质CBF大约是白质的4倍。表6-2所示为平均值。

脑灌注压是动脉压和颅内压之间的差值。在生理条件下，大脑通过自动调节动脉管径使人的脑灌注压稳定在60～160mmHg来维持脑血流量。正常的小动脉可以弥补脑灌注压的下降，例如在大动脉阻塞的情况下，通过血管扩张的方式升高脑血容量，但保持脑血流量的稳定。平扫CT可以检测到脑缺血第一阶段的表现，即脑组织因血管扩张而肿胀，但此时在影像上密度不降低（图6-2）。

如果脑灌注压降到60mmHg以下，或小动脉病变及小动脉无法扩张，自我调节能力就会耗尽。然后，受影响的大脑区域的脑血流量就会降低。这种脑血流量的下降可以通过增加氧摄取分数来补偿，氧摄取分数即脑组织从红细胞中提取的氧气量。缺血脑区的氧摄取分数可以加倍，从而保持脑氧代谢

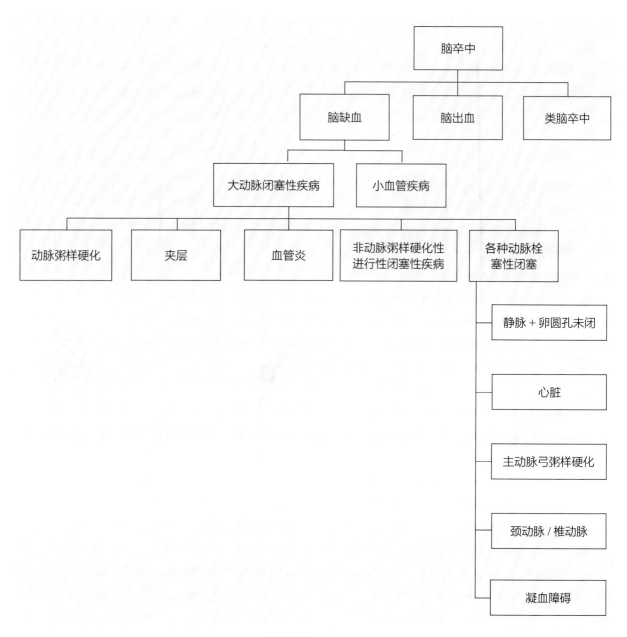

▲ 图 6-1　脑卒中病因学和病理学评估步骤

表 6-2　人脑代谢		
	全　脑	每 100g 脑组织
脑血流量	750ml/min	55ml/min
氧气消耗	52ml/min	3.7ml/min
葡萄糖消耗	80mg/min	5.3mg/min
脑血容量	100～130ml	2～4ml

率稳定（第二阶段）。在第三阶段，脑血流量、脑血容量、氧摄取分数和脑氧代谢率降至零并预示着脑组织的死亡。根据病变动脉狭窄－闭塞的部位、侧支循环和脑灌注压的不同，所有阶段的脑缺血都可以共存。大脑中动脉近端闭塞后的第三阶段的缺血程度可能在大脑中动脉区域的 7%～70%。因此，尸检时，大脑中动脉近端闭塞与覆盖整个大脑中动脉区域的小的或扩大的梗死相关。

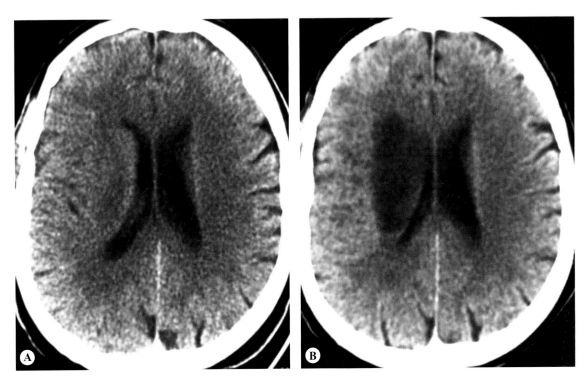

▲ 图 6-2 缺血第一阶段脑组织肿胀但密度不降低

A. 1 例因右侧颈内动脉闭塞导致左侧偏瘫的患者，CT 平扫显示右侧额叶和顶叶肿胀伴脑沟变浅消失；B. 同一患者没有特殊治疗 6 天后复查。右侧大脑中动脉中心性梗死，仍有皮质组织肿胀伴低密度。脑缺血数日内第一阶段代偿期失代偿表现

五、颅内外大动脉的病理特点

狭窄 - 闭塞性疾病可能会影响到颅外和颅内的大动脉。颅内动脉闭塞可由各种来源的栓子（近端动脉粥样硬化性疾病、心源性疾病）或动脉管壁病变引起（图 6-1）。脑内栓子由红细胞、白细胞、血小板和纤维蛋白组成，伴或不伴钙化。它们通常存在于动脉分叉处，但根据其大小不同，可存在于任何部位。如果是同时存在的多发病变，诊断为栓塞性闭塞相对容易。随着部分溶栓，它们可能向远端迁移（图 6-3）。与进展性狭窄 - 闭塞疾病不同，突然栓塞的大脑动脉闭塞会出其不意地影响还未建立好侧支循环的血管系统，因此可能会导致梗死恶性进展，以及常常是致命性梗死的发生（图 6-4）。

（一）脑动脉粥样硬化

动脉粥样硬化发生的主要危险因素是年龄、动脉高血压、吸烟、高脂血症和糖尿病。动脉粥样硬化性疾病主要累及大动脉，尤其是血管发出分支的

部位，如主动脉弓上起源的大动脉（头臂干、颈动脉、锁骨下动脉、椎动脉）的起始部位或颈动脉分叉部及中等大小的颅内动脉。它起自动脉内膜硬化，止于狭窄性斑块的形成。进展性动脉粥样硬化性疾病的斑块成分混杂，包含钙化、脂质坏死核和（或）斑块内出血。

有特殊成分（斑块内出血）的进展期斑块容易破裂。斑块破裂导致斑块成分暴露在血液中，从而导致血栓形成。这可能引起血管完全性闭塞或斑块成分和栓子进入远端血管所致的栓塞（图 6-5）。在血管成像中可以看到斑块破裂导致的斑块溃疡。因此，动脉粥样硬化可导致血管狭窄、闭塞或远端栓塞。动脉粥样硬化约占所有脑灌注异常疾病病因的70%。大多数疾病不是由严重狭窄导致血压下降和血流量减少引起的，而是继发于近端粥样硬化斑块所致的动脉到动脉的血栓栓塞。

（二）夹层

内膜分离伴血液进入动脉管壁所致的夹层可

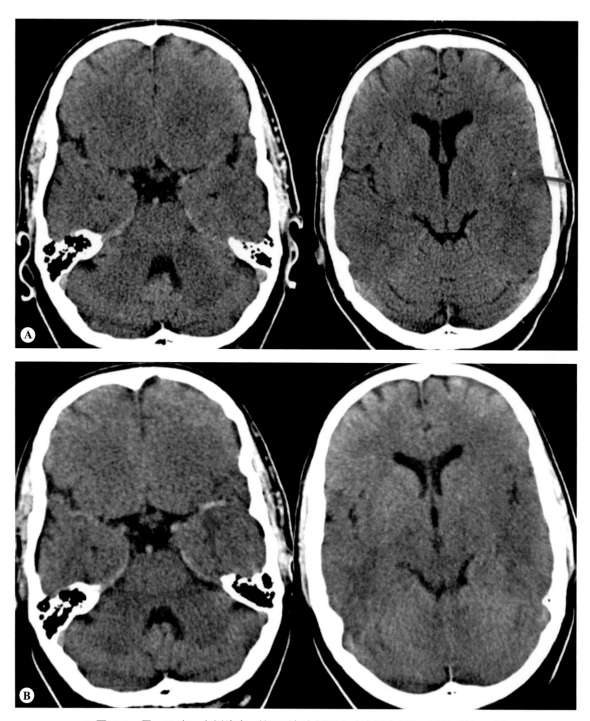

▲ 图 6-3 男，51 岁，右侧偏瘫，栓子引起左侧颈内动脉闭塞所致。溶栓后栓子迁移

A. 出现症状后 2h 的 NCT 显示远端小栓子（箭）；B. 静脉 rtPA 治疗后和左侧颈内动脉再通，栓子迁移到左侧大脑中动脉近端（箭），并伴有梗死扩大及临床症状恶化

以是自发的或创伤性的，如颈部的钝器伤或脊椎按摩。自发性脑动脉夹层可能与偏头痛、肌纤维发育不良或结缔组织疾病有关。典型的夹层部位是颈内动脉的上颈段及椎动脉的 V_3 段。颅内夹层可累及

基底动脉和大脑中动脉。双侧夹层可同时发生。夹层可以伴发血栓形成导致的远端栓塞、动脉壁间血肿扩大所致的动脉管腔狭窄或假性动脉瘤。动脉夹层是年轻人缺血性脑卒中或蛛网膜下腔出血的主要

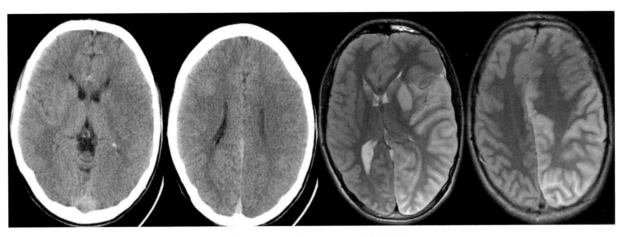

▲ 图 6-4 **CT 和 T₂W MRI 平扫图像**

男，17 岁，因右侧腹股沟血栓性静脉瘤及卵圆孔未闭所致，在乘坐公交车时突发意识丧失，诊断为恶性栓塞性梗死。CT 显示左侧大脑中动脉和大脑后动脉供血区域广泛灰质密度减低。6h 后，MRI 证实左侧大脑半球广泛梗死并伴有占位效应

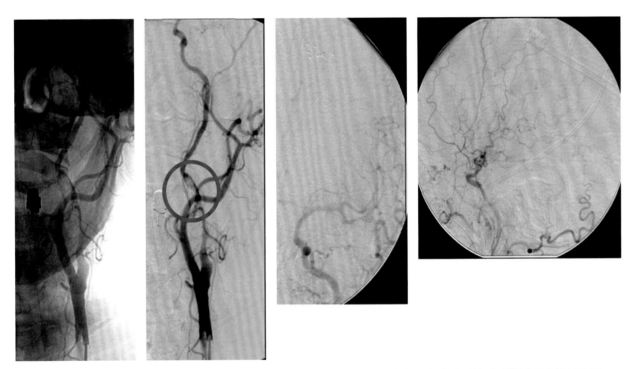

▲ 图 6-5 男，74 岁，有醒后脑卒中（失语，右侧偏瘫）。**DSA 显示左侧颈内动脉近端动脉粥样硬化伴管腔严重狭窄及血栓形成（蓝圈），残余血流进入左半球。支架置入后血流恢复**

病因。颈内动脉夹层可能与Ⅻ脑神经受压及功能障碍、颈部疼痛和同侧瞳孔缩小相关。在 MR 检查中，如果能在最佳观察序列 TOF MRI 上识别到管壁血肿，那么动脉夹层也是很明显的（图 6-6）。

请注意，急性血肿（＜ 4 天）在 T₁W 自旋回波图像和 TOF MRA 原始图像上与软组织或脑组织信号相同。在 CT 血管成像上，急性夹层常可在强化的管腔周围发现新月状软组织密度影，导致血管的外径较对侧扩张。疑似夹层（如年轻患者或狭窄部位可疑的）可以通过几天后复查的 TOF MRA 和脂肪饱和平扫 T₁W MRI 来确认。

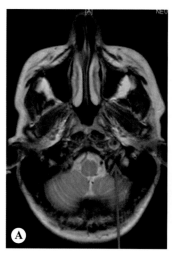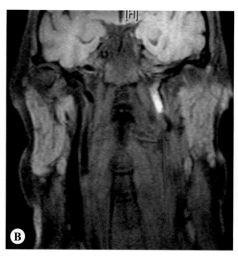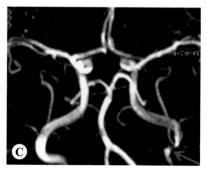

▲ 图 6-6 女，38 岁，因颈内动脉夹层导致左侧大脑半球短暂性脑缺血发作

A. MRI 显示 T_2W 显示左侧颈内动脉壁间血肿；B. 壁间血肿在脂肪饱和的 T_1W MRI 上清晰可见；C. MRA 显示左侧颈内动脉远端不规则伴下游动脉内低信号

（三）肌纤维发育不良

肌纤维发育不良是一种动脉壁中间肌层的异常增生所致的非炎症性疾病，主要累及中青年患者的颈动脉和肾动脉，以女性居多。长节段的变薄的动脉壁狭窄和扩张交替出现，偶尔还会出现动脉瘤和管腔重复（图 6-7）。这个表现在 DSA 上被描述为串珠样。肌纤维发育不良常累及双侧颈内动脉，但不影响动脉分叉处。伴颅内动脉瘤的概率增加。

（四）烟雾病（moyamoya disease）

"Moyamoya"的意思是"一股烟"，它描述了为代偿颈内动脉末端的狭窄或闭塞形成的扩张、纤细的侧支血管网（图 6-8）。烟雾病是一种伴发于罕见的、缓慢进行性颅内动脉狭窄 - 闭塞性疾病，病因不明，在东亚高发，有 5 岁和 40 岁两个高峰期。儿科患者主要是缺血性发作。成人患者可能会有缺血性脑卒中、颅内出血，或两种情况同时出现。

（五）Ehlers-Danlos 综合征（先天性结缔组织发育不全综合征）

Ehlers-Danlos 综合征（EDS）是一组以关节过度活动、皮肤过度伸展和组织脆性为特征的遗传性结缔组织疾病。已报道了 13 个亚型，这些亚型中的大部分都发现了胶原编码基因或胶原修饰酶基因的突变。除高活动型（Ⅲ型，关节过度变形），所有 EDS 亚型的明确诊断依赖于一个或多个致病基因变异型的分子确认。

血管并发症主要与血管型 EDS（以前称为Ⅳ型）有关，但在其他亚型中也有报道。EDS 中可能导致脑卒中的血管并发症有胸主动脉夹层、颈动脉和椎动脉夹层（图 6-9）、颅外段颈动脉动脉瘤（图 6-10）、颅内动脉瘤（图 6-11）、颅内血管炎和颈动脉 - 海绵窦瘘（carotid-cavernous sinus fistula，CCSF）形成。血管型 EDS 的标准主要包括两种血管疾病：年轻时动脉破裂和非外伤性颈动脉 - 海绵窦瘘的形成。

（六）马方综合征

马方综合征（Marfan syndrome，MFS）的特征是骨骼、眼和心血管症状。在心脏和弹性动脉的细胞外基质中表达的编码纤维蛋白 1 的基因纤维蛋白 1，该基因的突变会导致弹性蛋白的丢失和弹性纤维的紊乱，并导致主动脉壁完整性的丧失。马方综合征可能导致脑卒中的主要原因是主动脉夹层延伸到颈总动脉或椎动脉（图 6-12 和图 6-13）。然而，也可以发生局限于颈总动脉或颈内动脉或椎动脉的自发性夹层。动脉的迂曲在马方综合征中也有描述。其他血管并发症有颈动脉和椎基底动脉迂曲延长（图 6-13 和图 6-14），以及可能出现蛛网膜下腔出血的颅内动脉瘤。在接受治疗的患者中，神经血管症状主要是由心源性栓塞，特别是由人工心脏

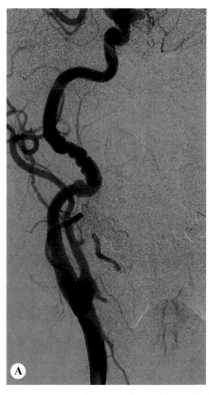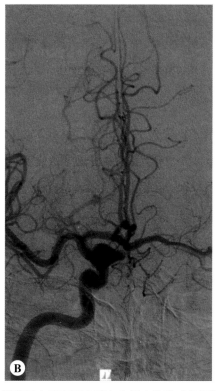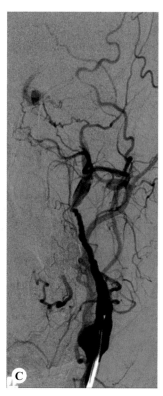

▲ 图 6-7　女，54 岁，患有纤维肌肉发育不良伴有右侧大脑半球的短暂性脑缺血发作症状

A. DSA 显示右侧颈内动脉呈"串珠样"改变；B. 右侧颈动脉虹吸状动脉瘤并向分流进入左侧 MCA；C. 左侧 ICA 的 FMD 伴狭窄。左侧颈内动脉支架置入及几周后分流治疗动脉瘤

瓣膜或房颤引起，或者由抗凝药或抗血小板药物引起的颅内出血导致。虽然马方综合征很少见，但缺血性脑卒中患者的检查必须包括主动脉弓的 CTA 或 MRA 评估，以排除主动脉夹层。

（七）血管炎

血管炎是以动脉和静脉炎症为特征的一系列疾病，导致与中枢和周围神经系统缺血性损伤相关的各种神经表现。表 6-3 阐述了中枢神经系统血管炎的分类。

请参阅国际教堂山共识会议血管炎命名法 2012 年版修订和第 30 章。

诊断基于临床症状、实验室检查、血管壁强化、动脉狭窄的类型、缺血的脑组织改变及组织学（图 6-15）。

（八）其他病因引起的血管痉挛、血管收缩和狭窄

"血管痉挛"和"血管收缩"是可逆性动脉狭窄的互换术语，可逆性动脉狭窄动脉活检缺乏组织

学异常，表现为头痛和一过性或永久性的神经功能缺损。可逆性脑血管收缩综合征表现为严重头痛，无蛛网膜下腔出血证据，DSA 或 CTA/MRA 间接显示多灶性节段性脑动脉收缩，多见于 20—50 岁的患者。大约 20% 的蛛网膜下腔出血患者出现迟发性脑缺血，其中 30%～70% 的患者有脑内大动脉的血管痉挛（见第 11 章）。颈部放射治疗可损伤颈动脉壁，表现为动脉硬化、狭窄和管壁坏死。

六、缺血脑组织的急性病理学改变

试验研究已经明确了导致特定事件的 CT 或 MRI 上可以显示的 CBF 阈值（表 6-4）。表 6-5 列出了描述脑缺血病理相关术语的定义。

如表 6-4 所示，根据病理结果，缺血脑影像有两个关键的 CBF 阈值。在脑血流量 < 30ml/(100g·min) 的区域，水分从细胞外进入细胞内，导致"细胞毒性"水肿和细胞外间隙缩小。细胞外间隙缩小会影响质子扩散，但不会影响组织在影像上的密度。因此，磁共振扩散加权成像对发现缺血

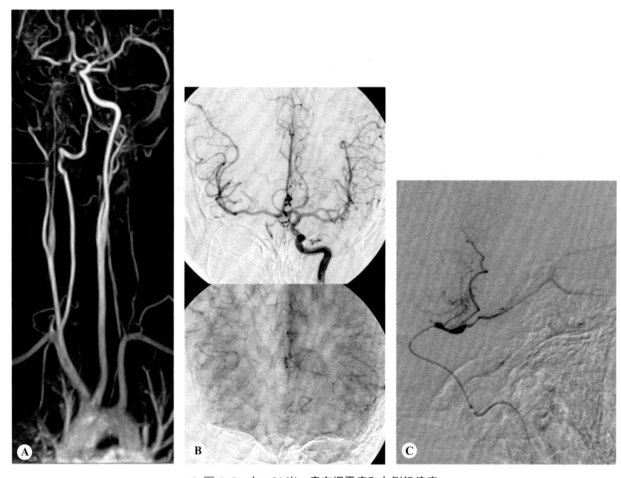

▲ 图 6-8　女，31 岁，患有烟雾病和左侧轻偏瘫

A. 增强 T_1W MRA 显示由于远端闭塞导致的右侧颈内动脉塌陷（箭）；B. 对比剂注入左侧颈内动脉后的 DSA 显示侧支血流形成；C. 对比剂注入左侧颈内动脉远端后的 DSA 显示烟雾样侧支血管网形成

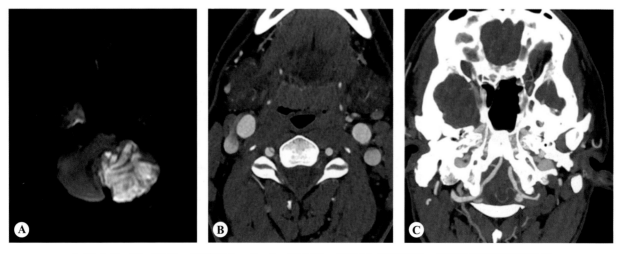

▲ 图 6-9　男，38 岁，典型 Ehlers-Danlos 综合征，*COL5A₁* 基因突变，表现为颈部疼痛和眩晕

A. DWI MRI 显示左侧 PICA 区域梗死；B. CTA 显示右侧椎动脉 V_2 段夹层；C. 左侧椎动脉 V_3 段夹层动脉瘤（箭）

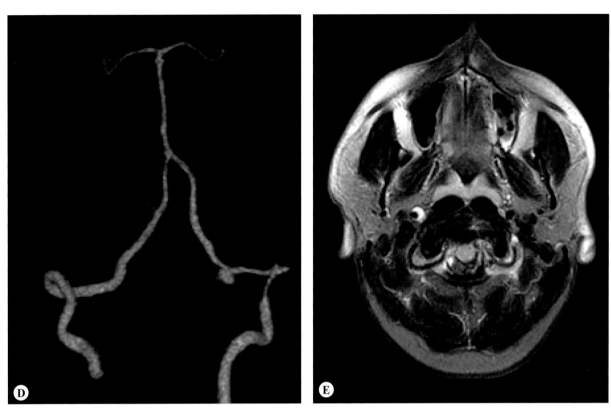

▲ 图 6-9（续） 男，38 岁，典型 Ehlers-Danlos 综合征，*COL5A₁* 基因突变，表现为颈部疼痛和眩晕

D. 显示左侧椎动脉 V₃ 段夹层动脉瘤；E. 右侧颈内动脉夹层

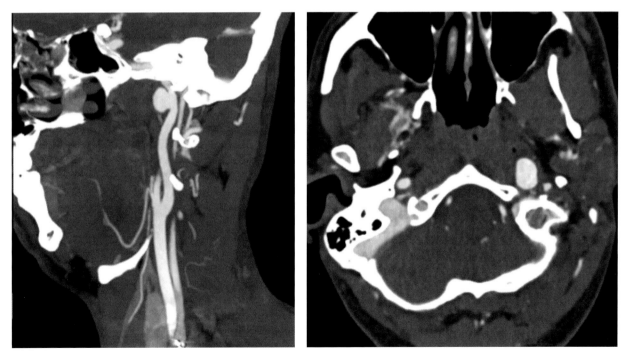

▲ 图 6-10 男，26 岁，血管型 Ehlers-Danlos 综合征，编码 Ⅲ 型胶原的 *COL3A₁* 基因突变。在主髂动脉区出现动脉瘤，以及左锁骨下动脉动脉瘤破裂。CTA 检查显示左侧颈内动脉颅外段动脉瘤

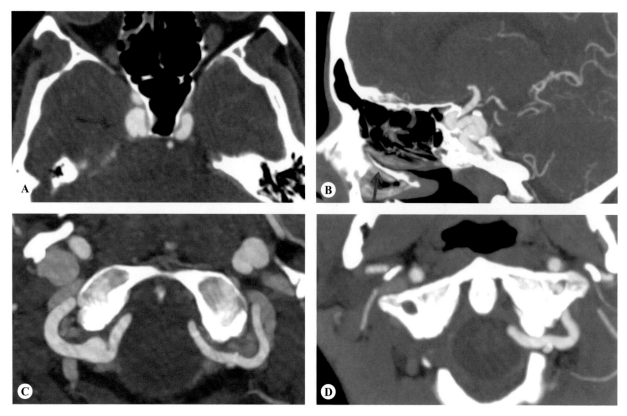

▲ 图 6-11　男，33 岁，Ehlers-Danlos 综合征

A 和 B. CTA 检查显示右侧颈内动脉海绵窦段动脉瘤；C. 左侧颈内动脉及右侧椎动脉 V₃ 段动脉瘤；D. 随访影像显示右侧椎动脉夹层合并闭塞

性细胞水肿和脑血流量 < 30ml/(100g·min) 且有可能受到不可逆损害的区域非常敏感。然而，缺血性细胞水肿可以随着 CBF 的迅速恢复而缓解。

神经元不能耐受 CBF < 15ml/(100g·min) 超过 30min 以上。在脑血流量如此低的区域，水从毛细血管转移到细胞外间隙，以补偿细胞水肿造成的离子耗竭。这种水分转移意味着缺血脑组织的静吸水量与细胞水肿呈反比，被称为"离子性水肿"。脑组织吸水率与组织放射性密度间接相关。CT 平扫不仅可以检测离子性水肿，还可以很好地对其进行量化。离子性水肿标记缺血性脑组织的不可逆损伤。大动脉闭塞后，早期变化主要发生在灰质。灰质在影像学上表现的密度降低（低密度、低衰减）会导致灰白质界限模糊，被普遍认为是脑梗死的早期征象。

血脑屏障（blood-brain barrier，BBB）的缺血性破坏允许大分子和水从脑毛细血管进入缺血的脑组织（"血管源性水肿"），这可能会引起明显的占位效应，导致中线结构移位，甚至中脑脑疝形成。血管源性水肿在症状出现后 6～12h 内变得明显（图 6-16）。

七、成像技术和推荐方案

临床诊断脑卒中后第一个诊断步骤是需要排除原发性脑出血，确认脑缺血为直接原因，并评估动脉闭塞、脑灌注受损及缺血脑组织改变的情况。NCT 或磁共振成像很容易排除脑出血（见第 9 章）。

在脑卒中发病的第 1 个小时内排除脑出血后，应该使用 NCT 来寻找大的脑动脉的血栓和灰质离子性水肿。如果应用 0.625mm 层厚的 NCT 图像重建层厚为 5mm 的最大密度投影图像，NCT 对检出 MCA 近端血栓的敏感性几乎是 100%。早期灰质离子性水肿的 NCT 检测需要 4～6mm 的层厚以保证可接受的信噪比和允许清晰区分灰质和白质的 NCT 窗宽和窗位的设置。图 6-17 显示了 1 例大脑前动

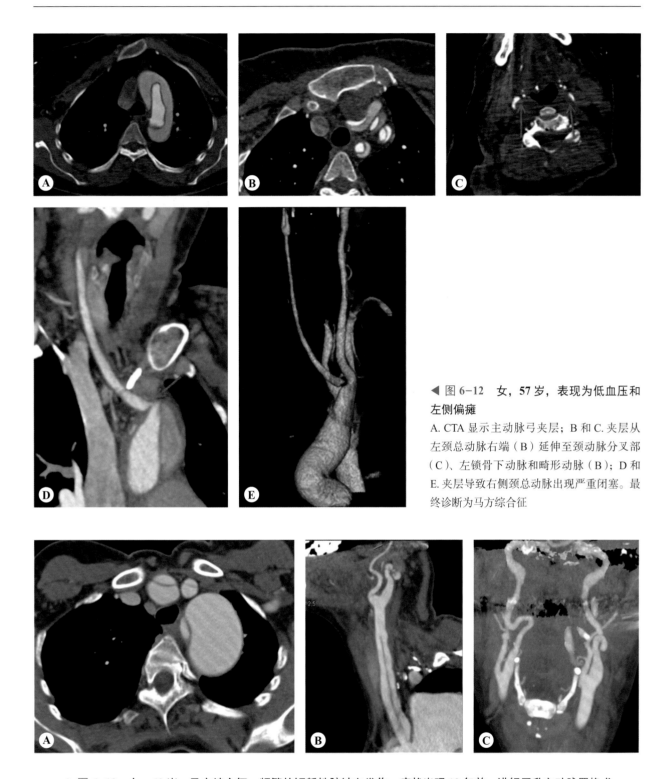

◀ 图 6-12 女，57 岁，表现为低血压和左侧偏瘫

A. CTA 显示主动脉弓夹层；B 和 C. 夹层从左颈总动脉右端（B）延伸至颈动脉分叉部（C）、左锁骨下动脉和畸形动脉（B）；D 和 E. 夹层导致右侧颈总动脉出现严重闭塞。最终诊断为马方综合征

▲ 图 6-13 女，43 岁，马方综合征，频繁的短暂性脑缺血发作。症状出现 10 年前，进行了升主动脉置换术

A 和 B.CTA 显示主动脉弓、头臂干（A）和左颈总动脉（B）夹层；C. 还可见双侧颈内动脉延长和扩张

脉和大脑中动脉栓塞性闭塞的年轻女性患者发病 37min 后的 NCT。灰质含水量增加与影像学表现上密度减低相关，导致灰白质的分界不清，这可以解释所有的 "CT 早期征象"，如"豆状核模糊"或"岛带征消失"。这样的组织变化可能是细微的，必须仔细观察寻找。CT 扫描的后处理技术（如"频率

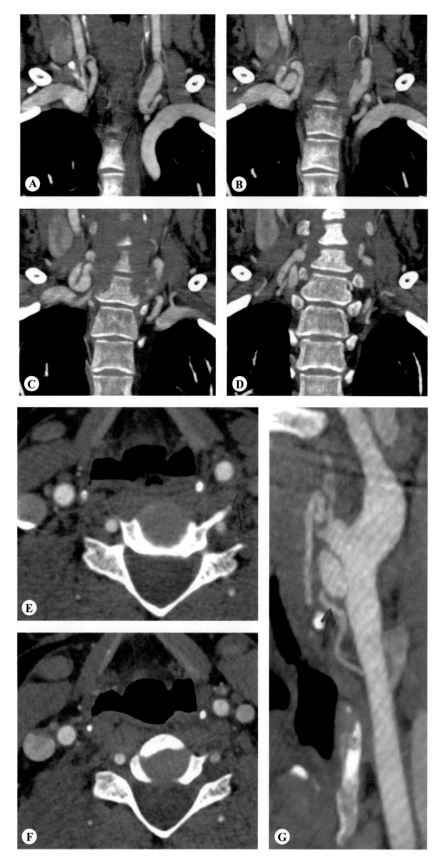

▲ 图 6-14　男，39 岁，患有马方综合征，伴有椎动脉近端延长和动脉瘤样扩张（**A** 至 **D**）。4 年后患者颈部剧烈疼痛，CTA 显示左侧颈总动脉夹层伴血管壁增厚（**E**）。随访 CTA 显示血管壁正常（**F**），但左侧颈动脉分叉处发现囊状动脉瘤（**G**）

表 6-3　中枢神经系统血管炎分类	
血管炎	举例
系统性坏死性动脉炎	变应性肉芽肿
过敏性血管炎	冷球蛋白血症
系统性肉芽肿性血管炎	韦格纳肉芽肿
巨细胞性血管炎	颞动脉炎或大动脉炎
中枢神经系统肉芽肿性血管炎	
与血管炎相关的结缔组织病	系统性红斑狼疮
炎症性糖尿病血管病	
感染相关血管炎	水痘、螺旋体、结核分枝杆菌
滥用苯丙胺所致中枢神经系统血管炎	
副肿瘤血管炎	

引自 Younger，2004

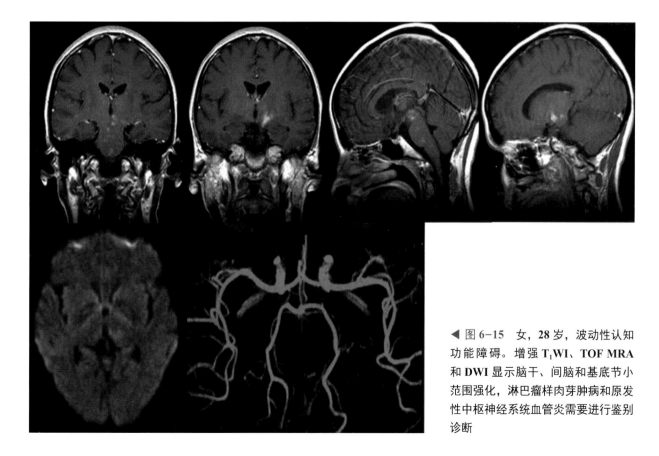

◀ 图 6-15　女，28 岁，波动性认知功能障碍。增强 T₁WI、TOF MRA 和 DWI 显示脑干、间脑和基底节小范围强化，淋巴瘤样肉芽肿病和原发性中枢神经系统血管炎需要进行鉴别诊断

表 6–4　动物实验和影像学中皮质电生理、临床和代谢事件的缺血阈值		
CBF[ml/(100g·min)]	事　件	影　像
< 80	• 蛋白质合成受损 • 选择性基因表达 • 选择性神经元丢失	无
< 40	• 酸中毒 • 葡萄糖利用率增加	PET
< 30	• 神经递质释放 • 细胞外间隙减小 • 细胞毒性水肿	• ADC 值减小 • DWI 高信号
< 20	• 葡萄糖利用率降低 • ATP 减少 • EEG 和 EP 振幅降低 • 可逆性神经功能障碍 • 伴永久性缺血的不可逆缺损	PET
< 10～15	• 30min 后不可逆的神经元功能障碍 • 细胞外 K^+ 和 Ca^{2+} 增多 • 离子性水肿	NCT 上灰质密度减低

PET. 正电子发射计算机断层显像；ADC. 表观扩散系数；DWI. 扩散加权成像；CT. 计算机断层扫描；ATP. 三磷酸腺苷；
EEG. 脑电图；EP. 诱发电位；NCT. 平扫 CT

表 6–5　缺血性脑卒中患者脑部病理及影像学表现术语		
术　语	定　义	影像模式
脑卒中	伴有脑功能障碍的临床事件（综合征）	影像无法识别
脑缺血	脑部血流受损区域	CTP、MPR、CTA、MRA
缺血核心	血流量非常低的脑区域，功能不能恢复［< 15ml/（100g·min）］	CTP、MRP、NCT
半暗带	中度缺血的脑区域［15～25ml/（100g·min）］可以随血流量的升高而恢复正常	CTP、MRP、DWI
细胞毒性水肿	离子泵障碍后水从细胞外向细胞内转移	DWI
离子性水肿	在 CBF < 15ml/（100g·min）的脑区，脑组织从毛细血管摄取水分补偿细胞外间隙离子耗竭	NCT
血管源性水肿	缺血性血脑屏障破坏引起的脑组织水分增加	NCT、MRI（T_2W、FLAIR）
缺血早期 CT 表现	缺血灰质水分增加引起的影像学上局灶性灰质密度降低（低密度）	NCT
脑梗死	不可逆性损伤的缺血脑组织（缺血性损伤）	NCT、FLAIR

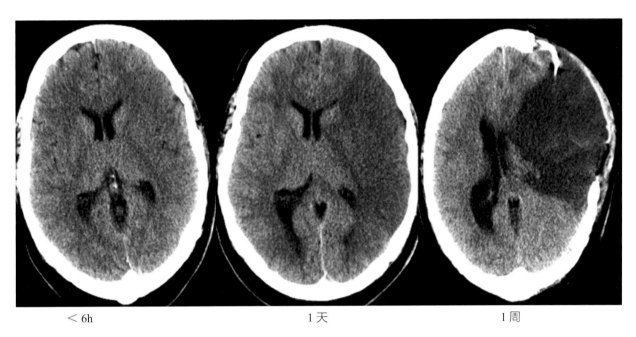

< 6h　　　　　　　1 天　　　　　　　1 周

▲ 图 6-16　男，73 岁，严重的右侧偏瘫和失语。图片分别为发病后 6h、1 天和 1 周开颅去骨瓣减压术后的 CT 表现。6h 内的离子性水肿表明左侧大脑中动脉完全梗死。血管源性水肿导致占位效应，在第 1 天和 1 周时出现脑脊液间隙受压及中线结构移位

选择性非线性混合"）提高了 CT 检测早期离子性水肿的敏感性。然而，如果症状是由较轻微的缺血引发的，脑卒中患者可能不会出现离子性水肿。

幕上伴有离子性水肿（不可逆损伤）的缺血性脑组织范围可以用 Alberta 脑卒中项目早期 CT 评分（ASPECTS）进行半定量评价。ASPECTS 在基底节水平和基底节上方水平将大脑中动脉区域划分为 10 个亚区（图 6-18）。如果没有离子性水肿，则每个分区的值为 1，如果存在离子性水肿，则每个分区的值为 0。因此，10 分意味着大脑中动脉供血区域内没有离子性水肿（缺血核心），而 0 分意味着大脑中动脉完全梗死。因此，大脑中动脉近端闭塞但 ASPECTS 评分高的患者比评分低的患者预后及溶栓治疗效果更好。然而，即使是 ASPECTS 评分较低的患者也有机会从血栓切除术中受益。

磁共振扩散加权成像在检测细胞毒性水肿方面敏感性高，比 CT 更具有优势，因此可以在症状出现后立即出现重度脑缺血的表现，从而可以进行脑卒中病因诊断，但并不是所有脑卒中患者都能耐受 MR 检查。细胞毒性水肿与功能损害有关，但不一定意味着不可逆转的损伤。此外，它是动态演变的，可以在一定条件下消失和重新出现，其具体机

制目前尚不清楚。在自旋回波序列上，缺血性改变在脑卒中发病的最初几个小时内没有或有轻微信号异常，这可能与血管源性水肿触发 T_2W 序列信号增加有关。此外，特殊的 MRI 成像技术可以评估灌注储备和氧摄取分数。由于 MRI 在诊断类脑卒中方面更加准确，如果 NCT 和 CTA 不能提供可信的诊断，则应该进行 MR 检查。在检测由小血管疾病引起的缺血性脑卒中方面，MRI 也比 CT 敏感得多，这将在单独的一章中讨论。

CT 或 MRI 灌注成像（CTP、MRP）可直接显示和判定脑缺血分期。两种方法均提供定量参数图，包括脑血流量（CBF）、脑血容量（CBV）、平均通过时间（MTT）、达峰时间（TTP），以及通过测量和分析对比剂在脑组织中的动态流动获得的其他参数。然而，定量灌注评估的可靠性很低，特别是在低流量、低对比剂浓度的缺血脑组织中。尽管如此，一些脑卒中中心仍然使用 CTP 和 MRP 来评估脑缺血的分期，特别是无法恢复的脑组织体积（缺血核心）。脑缺血的核心可以定义为相对 CBF 的降低处于临界值，例如低于对侧的 30%，或者 CBV 的下降。有专门的软件可以测量缺血核心的体积，并将其与整个脑缺血体积进行比较，从而预测脑功

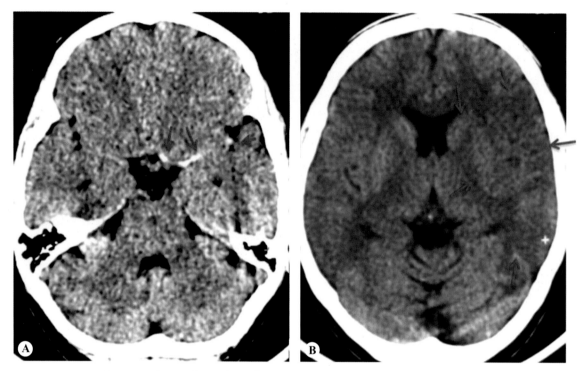

▲ 图 6-17　女，37 岁，上午 7 时 30 分脑卒中发作。CT 检查时间为上午 8 时 7 分

A. 大脑动脉环水平的薄层 NCT 显示右侧大脑前动脉和大脑中动脉（箭）的血栓（栓子）；B. 6mm 层厚的 NCT 显示左额岛盖、尾状核头、豆状核、岛叶皮质和颞叶的密度降低（箭）。注意左侧侧脑室前角轻度受压

能随着脑血流升高而恢复的机会。

最近，在 DAWN 和 DEFUSE-3 试验中，CTP 和 MRP 用来确定可以在症状出现后 6～24h 内接受延迟血栓切除术中获益的患者。然而，这些试验并不能排除不符合这些试验的影像学入组标准的患者在血栓切除后恢复的可能性。

动脉自旋标记测量脑血流量不需要注射对比剂，已被证明与急性脑卒中的 DSC 灌注成像有很好的相关性。ASL 图像存在肉眼可见的动脉传输伪影，这表明存在侧支供血。急性脑卒中患者中 ATA 的存在已被证明与较好的预后相关。

CT 或 MRI 血管成像（CTA、MRA）显示颅内和颅外动脉狭窄 - 闭塞性疾病，动脉闭塞的部位、脑血流障碍和侧支循环，也是治疗和二级预防的靶点。用时间分辨 CT 或 MR 技术评估血流动力学是可能的。缺血组织改变和动脉闭塞的模式可以区分原位闭塞性疾病、栓塞性脑动脉闭塞和脑小血管疾病（见第 7 章）。CTA 或 MRA 均可准确评估颈动脉分叉部狭窄的严重程度，为颈动脉内膜剥脱术的临床决策提供依据。动脉粥样硬化性疾病可以通过钙化和斑块溃疡来识别（图 6-19）。易损斑块可以用 CTA 显示，它表现为一个大的非钙化斑块（图 6-20）或 MRI 显示斑块内出血或富含脂质的坏死核心（图 6-21）。

八、治疗

颈内动脉、大脑中、大脑前动脉近端和基底动脉的闭塞需要立即再通恢复血流。治疗技术的选择取决于动脉管壁的病理改变（见前文）。动脉栓塞的来源应尽早明确，以便通过二级预防来防止栓塞复发。CTA 和 MRA 通过描述潜在的入路问题和允许选择性 DSA 介入，在进行动脉治疗的准备时非常有用。急性颅内大血管闭塞目前采用血管内取栓术治疗。几个大型临床随机试验已经证明，与静脉注射 rtPA 相比，血管内治疗是一种有益的治疗方法。采用血管内取栓治疗以使一名患者的 mRS 评分残疾程度至少降低一个水平的数目很低（2.6）。所有患者的治疗时间窗口已延长至 6.5h，对于影像特征良好（缺血核心小、缺血半暗带大）的患者，治疗时间窗口已延长至 24h。因为治疗效果高度依

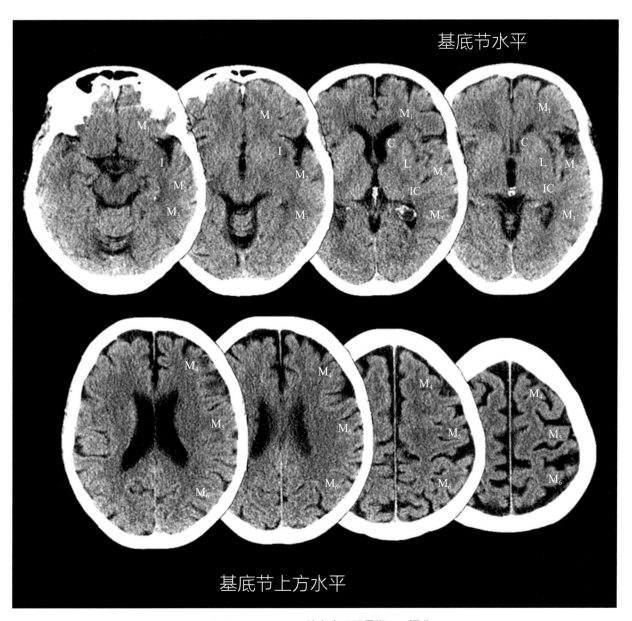

▲ 图 6-18　**Alberta 脑卒中项目早期 CT 评分**

$M_{1\sim6}$. 基底节和基底节上方水平的 MCA 皮质供血区；I. 岛叶皮质；C. 尾状核头；L. 豆状核；IC. 内囊

赖于治疗的时间，所以应采取包括诊断成像在内的快速工作流程。美国心脏协会 2018 年版指南推荐在入院后 45min 内开始使用阿替普酶静脉治疗。指南进一步指出："机械性血栓切除术要求患者在经验丰富的脑卒中中心进行快速的脑血管造影，配有专业的神经科医生和全面的围术期护理团队。应设计、执行和监测整个诊疗体系，以强调快速评估和治疗。应随访所有患者的治疗结果。鼓励医疗机构制订个人认证的标准，用于安全及时地进行动脉内血运重建。所有在脑卒中护理系统中护理脑卒中患者的医院都应制订并遵守反映国家、国际专业组织及州和联邦机构和法律所制订的现行护理指南的护理方案。"

九、治疗监测

1995—2015 年，如果在发病后 3～4.5h 内没进行具体的脑缺血原因评估，静脉输注 rtPA 是唯一被批准的缺血性脑卒中的治疗方法。不到 10% 的缺血性脑卒中患者受益于该治疗方法。此外，使用 rtPA 治疗缺血性脑卒中增加了颅内出血的风险。在 rtPA

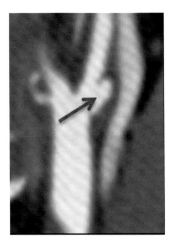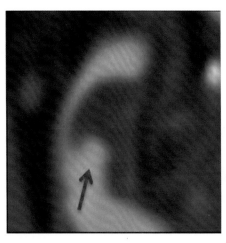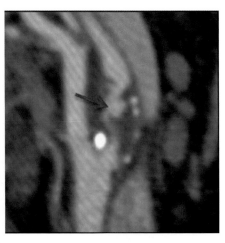

▲ 图 6-19　3 例脑缺血（短暂性脑缺血或轻度脑卒中）患者颈动脉分叉部的 CTA 检查。动脉粥样硬化性疾病表现为由斑块破裂形成溃疡而引起的斑块表面不规则

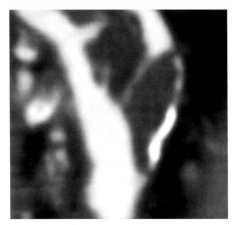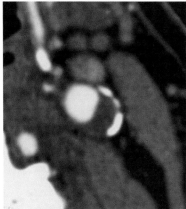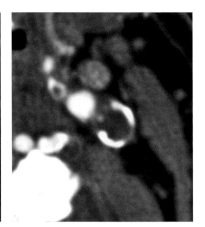

▲ 图 6-20　1 例缺血性脑卒中患者颈动脉分叉部的 CTA 检查。动脉粥样硬化性疾病表现为血管外缘钙化环和含脂质和纤维组织为主的低密度非钙化成分

静脉治疗过程中或治疗后如果出现神经功能恶化，需要行 NCT 或 MRI 脑成像监测是否发生了梗死扩大或脑出血。相比之下，DSA 可以监测取栓术后的直接效果，显示再通和再灌注的程度、血栓碎片的栓塞、无回流的远端区域、血管痉挛、动脉夹层和破裂。DWI 和磁敏感加权磁共振成像对检出残留栓塞比较敏感。脑卒中后 2 周以上血管源性水肿消退后，最好用 NCT 或 MRI（FLAIR）评估最终梗死体积。

十、注释清单和结构化报告

在症状出现的前 6h 内，即脑卒中急性期，影像学应评估脑缺血的直接原因、潜在的血管疾病和脑缺血的直接后果，主要是离子性和细胞毒性水肿，代表不可逆的脑组织损伤和可能随着 CBF 迅速增加而恢复的组织。表 6-6 列出了典型的影像表现及其解释。几乎所有缺血性脑卒中患者都存在处于危险中的脑组织，可以通过动脉再通和血供恢复来挽救。如果动脉闭塞不进行治疗，所有患有短暂性脑缺血发作、轻型或严重脑卒中及主要大脑动脉闭塞的患者都存在几天内再次发生致残性脑卒中的风险。

（一）病例报告 1

病史： 42 岁女性，夜晚感到虚弱且左腿不适，于是上床睡觉休息。第二天早上，她出现了左侧肢体偏瘫。多普勒超声显示右侧颈内动脉颅外段闭塞。没有应用特殊的治疗方法。临床观察显示在接

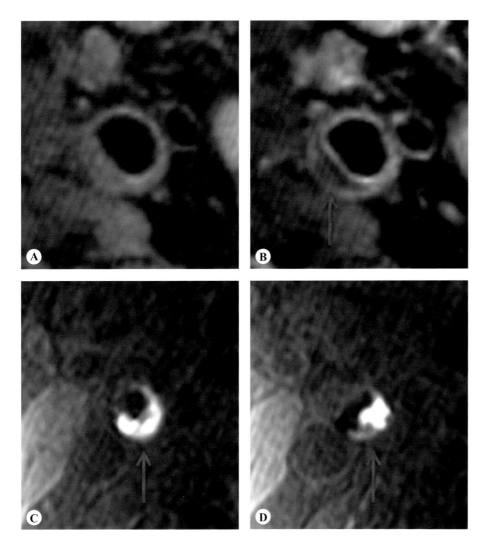

◀ 图 6-21 动脉粥样硬化斑块内颈动脉分叉的 MRI

A 和 B. 增强 T_1W SE 前（A）和后（B）图像显示动脉增厚，纤维帽增强，脂质核不增强；C 和 D. 连续颈动脉分叉的轴向 T_1W 3D GRE 图像显示右侧颈动脉血管增厚。高信号提示存在斑块内出血

下来的几天里症状起伏不定。多普勒超声复查诊断右侧颈内动脉再通或假性闭塞。颈内动脉再通的适应证是脑卒中发病后 6 天。鉴于持续的严重左侧偏瘫，但相对较小的梗死，建议在患者同意的情况下进行干预治疗。局部麻醉下放置一份长节段的颈动脉壁支架，无任何并发症。患者治疗后康复，3 周后仅存在左手轻微功能受损。

临床诊断：进展性脑卒中超过 12h。

多普勒超声检查目的：评估脑供血动脉阻塞。

CT 检查目的：排除出血。评估脑卒中的原因和缺血性损害的范围。

DWI 检查目的：评估细胞毒性水肿的范围。

影像学表现：整个右上大脑半球的脑沟消失。在右侧大脑中动脉和大脑前动脉额叶分水岭区域出现小的楔形低密度区（图 6-22A）。

解释：排除脑出血。右侧大脑中动脉和大脑中动脉供血区域内脑组织广泛肿胀。由于血流动力学障碍导致右侧额叶中央前回有相对较小的离子性水肿。右侧颈内动脉闭塞所致的脑缺血第二时期延长，右侧额叶中央前回梗死较小。

影像学表现：右侧额叶中央前回高信号区（图 6-22B）。

解释：右侧额叶中央前回细胞毒性水肿。DWI 没有其他病灶。明确 NCT 检查结果，右颈内动脉闭塞导致血流动力学障碍所致梗死。

MRI 随访目的：评价 DWI 病变。在过去 6 天内梗死体积是否增长。评价脑灌注障碍。

影像学表现：DWI 和 ADC 图显示与最初检查几乎相同的病变（图 6-22C）。

解释：右额叶无细胞毒性水肿进展。

影像学表现：达峰时间图显示对比剂延迟流入右侧大脑中动脉和大脑中动脉供血区域（图6-22D）。

表 6-6　脑卒中患者的影像学表现及解释

影像学表现	解　释
NCT/CTA：正常	排除出血；类脑卒中？需进行 MR 检查
NCT：正常 CTA：大动脉闭塞	排除出血；存在不可逆的组织损伤和永久性残疾的高风险；紧急进行血管再通
NCT：大动脉血栓	寻找有无离子性水肿；紧急进行血管再通
NCT：局部组织肿胀，无低密度	组织处于不可逆缺血损伤的高风险状态；疑似大动脉闭塞；紧急进行血管再通
NCT：局部低密度	存在缺血性离子性水肿和不可逆的缺血性组织损伤；预后与水肿体积相关；如果 ASPECTS ＜ 8 分，rtPA 治疗后脑出血的风险增加；血栓切除术可能会改善预后
NCT：局部低密度＞1/3 MCA 供血区	血管再通可能会改善预后；恶性梗死风险很高；考虑去骨瓣减压术；溶栓治疗后脑出血的风险
DWI：正常	不太可能存在局灶性脑缺血；静脉性"梗死"？高血压性水肿？脑炎？是否为癫痫发作
DWI：高信号	可能为脑缺血；栓塞型？排除类脑卒中
MRI（T$_2$W、FLAIR）：血管流空信号消失	大动脉闭塞；血栓在梯度回波序列可中是否见？
FLAIR: 正常，尽管在 DWI 有病变	近几小时内的脑缺血
FLAIR：脑组织高信号	血管源性水肿，胶质增生
FLAIR：脑组织高信号但 DWI 正常	细胞外水肿，如静脉充血或动脉高压
FLAIR：脑组织低信号	缺血性坏死
T$_2$W、SWI：低信号	缺血性脑组织的出血转化
TOF：信号丢失	血流紊乱，动脉阻塞

解释： 右侧颈内动脉供血区域持续灌注障碍。

影像学表现： 右侧颈内动脉管壁不规则，管腔变细，颈动脉管下方颅底处管腔严重狭窄，残余血流流入右侧大脑中动脉。侧支血流经前交通动脉供应右侧大脑前和大脑中动脉（图 6-22E）。

解释： 右侧颈内动脉颅外段长段夹层，进入颈动脉管时狭窄达 99%。右侧大脑中动脉血流减少，右侧大脑前动脉无血流，经前交通动脉代偿。

影像学表现： 右侧颈内动脉颈段支架术后，狭窄消失。支架近端仍可见短节段的管壁不规则。对比剂正常通过右侧大脑前和大脑中动脉（图 6-22F）。

解释： 成功治疗右侧颈内动脉狭窄，远端血流正常化。支架不能完全覆盖夹层。

影像学表现： 达峰时间图显示对比剂加速流入右侧大脑中动脉和大脑前动脉区域（图 6-22G）。

解释： 右侧颈内动脉狭窄治疗后组织过度灌注。

（二）病例报告 2

病史： 54 岁男性，醒来时伴有右侧偏瘫和失语症。早上 7 时 20 分入院后行 NCT 和 CTA 检查，证实为左侧颈内动脉和大脑中动脉同时闭塞，左侧大脑中动脉 M$_1$ 段血栓较长，离子性水肿体积相对较

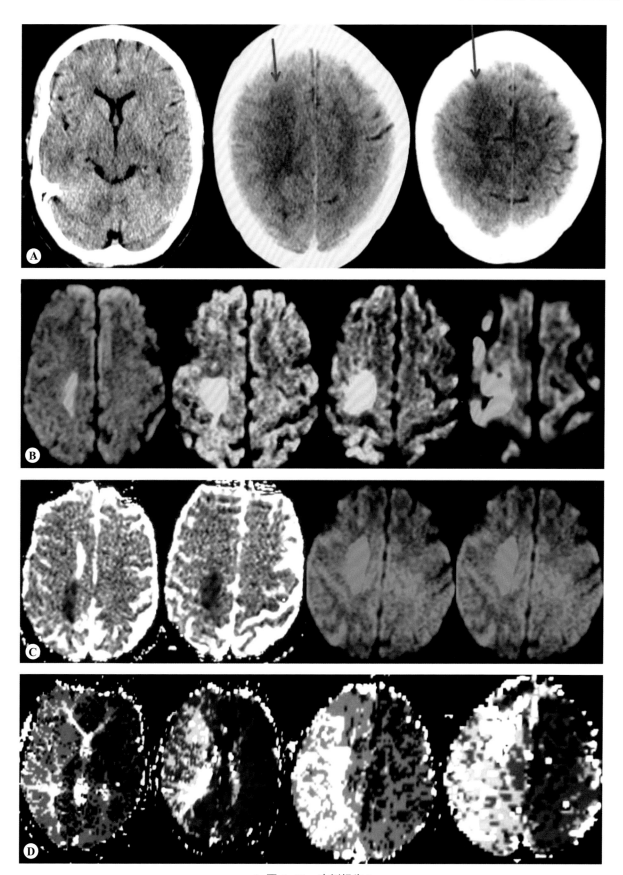

▲ 图 6-22 病例报告 1

A. 首次 NCT；B. 首次 DWI；C. 脑卒中发作后 6 天随访 DWI；D. 脑卒中发作后 6 天行 MR 灌注成像

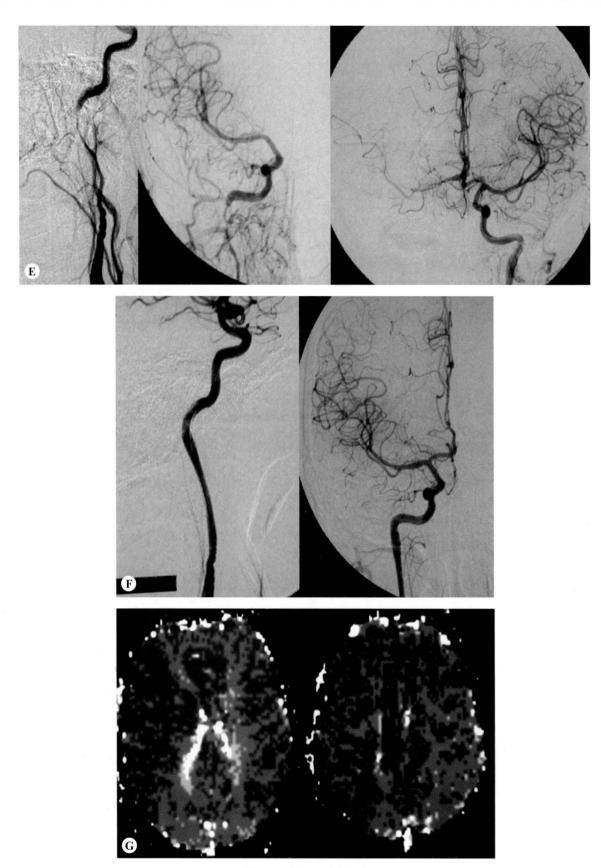

▲ 图 6-22（续）　病例报告 1

E. 右颈总动脉和左侧颈内动脉的 DSA 检查；F. 右颈内动脉支架置入后 DSA；G. 右颈内动脉夹层支架置入术后的 MR 灌注成像

小。患者被直升机送往综合脑卒中中心。对重度狭窄的左侧颈内动脉进行支架置入术和血栓切除术。1天后随访MRI显示，左侧基底节和ASPECTS M5段区域有小的缺血性病变，与基线NCT预测的一致。患者治疗后完全康复，3天后出院。

临床诊断：动脉粥样硬化，左侧颈内动脉颅外段假性闭塞，左侧大脑中动脉栓塞。

影像学表现：左侧大脑中动脉近端至分叉处密度增加。左侧尾状核头、豆状核和ASPECTS M_5段密度稍降低。无脑组织肿胀（图6-23A）。

解释：左侧大脑中动脉 M_1 段血栓栓塞性闭塞。左侧基底节区和小范围大脑中动脉皮质供血区离子

性水肿。ASPECTS 7分。

影像学表现：左侧颈内动脉起始处狭窄达99%。狭窄处对比剂通过非常缓慢。支架从颈总动脉进入颈内动脉，无残余狭窄，血流正常（图6-23B）。

解释：11min内，在左侧颈内动脉狭窄处成功置入支架。

影像学表现：左侧大脑中动脉近端完全闭塞。没有侧支形成（图6-23C）。

解释：颈内动脉颅内段，大脑中动脉和大脑前动脉的早期时相DSA（前后位和侧位）证实左侧大脑中动脉近端闭塞。

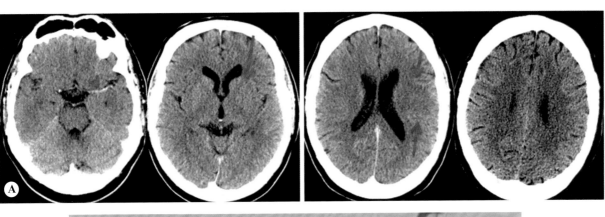

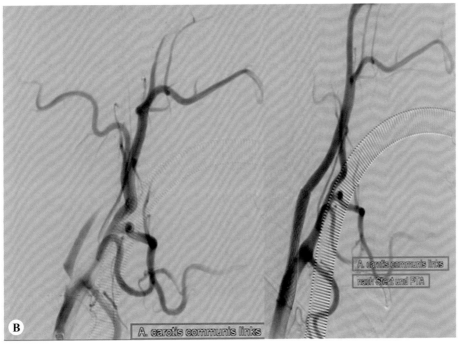

▲ 图 6-23　病例报告 2
A. 醒后脑卒中伴右侧偏瘫、失语，7时20分行NCT；B. 左颈总动脉在颈内动脉近端狭窄处支架置入前后的DSA图像

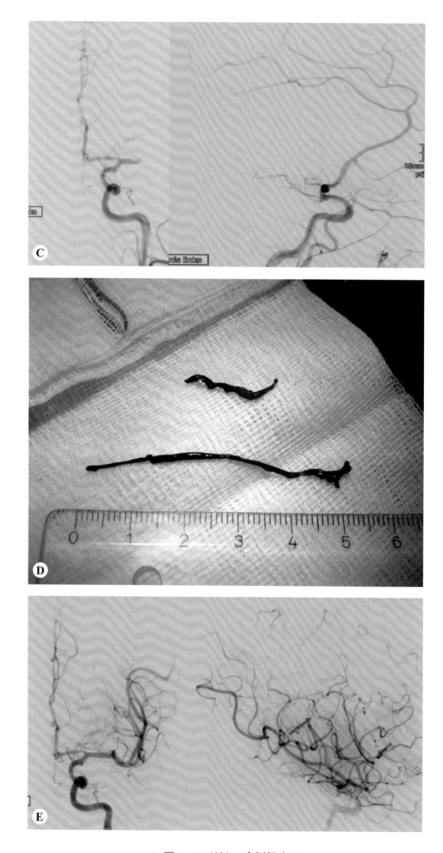

▲ 图 6-23（续） **病例报告 2**

C. 10 时 15 分，行颅内 ICA、MCA 和 ACA 的 DSA（前后位和侧位）；D. 使用支架回收器和抽吸器从左侧 MCA 取出的两个血栓，术中左侧颈内动脉无球囊闭塞；E. 10 时 36 分，行取栓术后 ICA 颅内段、ACA 和 MCA 的 DSA（前后位和侧位）

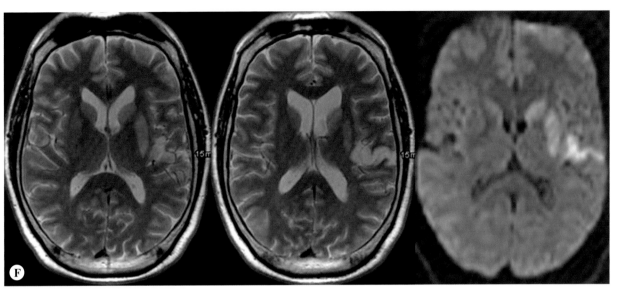

▲ 图 6-23（续）　**病例报告 2**
F. 醒后脑卒中和血栓切除后 1 天的 MR 检查

　　影像学表现：左侧大脑中动脉近端完全再通。对比剂延迟进入大脑中动脉分支。存在小栓子（图 6-23D 和 E，箭）。

　　解释：经腹股沟穿刺，36min 内完成颈内动脉支架置入和大脑中动脉血栓切除术，之后血管评分 mTICI 2b。

　　影像学表现：在 T_2W 和 DWI 上，左侧尾状核头部、豆状核和左侧颞叶小区段呈高信号（图 6-23F）。

　　解释：缺血性病变与首次的 NCT 表现一致。没有其他病症，没有出血。

参考文献

[1] Albers GW, Marks MP, Kemp S, Christensen S, Tsai JP, Ortega-Gutierrez S, McTaggart RA, Torbey MT, Kim-Tenser M, Leslie-Mazwi T, Sarraj A, Kasner SE, Ansari SA, Yeatts SD, Hamilton S, Mlynash M, Heit JJ, Zaharchuk G, Kim S, Carrozzella J, Palesch YY, Demchuk AM, Bammer R, Lavori PW, Broderick JP, Lansberg MG, DEFUSE 3 Investigators. Thrombectomy for stroke at 6 to 16 hours with selection by perfusion imaging. N Engl J Med. 2018;378(8):708–18. Epub 2018 Jan 24.

[2] Al-Shahi Salman R, Counsell CE, White PM. Conservative management vs intervention for unruptured brain arteriovenous malformations – reply. JAMA. 2014;312(10):1058–9.

[3] Barber P, Demchuk A, Zhang J, Buchan A. Validity and reliability of a quantitative computed tomography score in predicting outcome of hyperacute stroke before thrombolytic therapy. Lancet. 2000;355:1670–4.

[4] Berkhemer OA, Fransen PS, Beumer D, van den Berg LA, Lingsma HF, Yoo AJ, Schonewille WJ, Vos JA, Nederkoorn PJ, Wermer MJ, van Walderveen MA, Staals J, Hofmeijer J, van Oostayen JA, Lycklama à Nijeholt GJ, Boiten J, Brouwer PA, Emmer BJ, de Bruijn SF, van Dijk LC, Kappelle LJ, Lo RH, van Dijk EJ, de Vries J, de Kort PL, van Rooij WJ, van den Berg JS, van Hasselt BA, Aerden LA, Dallinga RJ, Visser MC, Bot JC, Vroomen PC, Eshghi O, Schreuder TH, Heijboer RJ, Keizer K, Tielbeek AV, den Hertog HM, Gerrits DG, van den Berg-Vos RM, Karas GB, Steyerberg EW, Flach HZ, Marquering HA, Sprengers ME, Jenniskens SF, Beenen LF, van den Berg R, Koudstaal PJ, van Zwam WH, Roos YB, van der Lugt A, van Oostenbrugge RJ, Majoie CB, Dippel DW; MR CLEAN Investigators. A randomized trial of intraarterial treatment for acute ischemic stroke. N Engl J Med. 2015;372(1):11–20. Epub 2014 Dec 17. Erratum in: N Engl J Med. 2015 Jan 22;372(4):394.

[5] Emberson J, Lees KR, Lyden P, Blackwell L, Albers G, Bluhmki E, Brott T, Cohen G, Davis S, Donnan G, Grotta J, Howard G, Kaste M, Koga M, von Kummer R, Lansberg M, Lindley RI, Murray G, Olivot JM, Parsons M, Tilley B, Toni D, Toyoda K, Wahlgren N, Wardlaw J, Whiteley W, del Zoppo GJ, Baigent C, Sandercock P, Hacke W, Stroke Thrombolysis Trialists' Collaborative Group. Effect of treatment delay, age, and stroke

severity on the effects of intravenous thrombolysis with alteplase for acute ischaemic stroke: a meta-analysis of individual patient data from randomised trials. Lancet. 2014;384(9958):1929–35.

[6] Goyal M, Menon BK, van Zwam WH, Dippel DW, Mitchell PJ, Demchuk AM, Davalos A, Majoie CB, van der Lugt A, de Miquel MA, Donnan GA, Roos YB, Bonafe A, Jahan R, Diener HC, van den Berg LA, Levy EI, Berkhemer OA, Pereira VM, Rempel J, Millan M, Davis SM, Roy D, Thornton J, Roman LS, Ribo M, Beumer D, Stouch B, Brown S, Campbell BC, van Oostenbrugge RJ, Saver JL, Hill MD, Jovin TG, HERMES Collaborators. Endovascular thrombectomy after large-vessel ischaemic stroke: a meta-analysis of individual patient data from five randomised trials. Lancet. 2016;387(10029):1723–31.

[7] Gupta A, Baradaran H, Schweitzer AD, Kamel H, Pandya A, Delgado D, Dunning A, Mushlin AI, Sanelli PC. Carotid plaque MRI and stroke risk: a systematic review and meta-analysis. Stroke. 2013;44(11):3071–7. Epub 2013 Aug 29. Review.

[8] Jennette JC, Falk RJ, Bacon PA, Basu N, Cid MC, Ferrario F, Flores-Suarez LF, Gross WL, Guillevin L, Hagen EC, Hoffman GS, Jayne DR, Kallenberg CG, Lamprecht P, Langford CA, Luqmani RA, Mahr AD, Matteson EL, Merkel PA, Ozen S, Pusey CD, Rasmussen N, Rees AJ, Scott DG, Specks U, Stone JH, Takahashi K, Watts RA. 2012 revised International Chapel Hill Consensus Conference Nomenclature of Vasculitides. Arthritis Rheum. 2013;65(1):1–11.

[9] Jovin T, Yonas H, Gebel J, Kanal E, Chang Y, Grahovac S, Goldstein S, Wechsler L. The cortical ischemic core and not the consistently present penumbra is a determinant of clinical outcome in acute middle cerebral artery occlusion. Stroke. 2003;34:2426–35.

[10] Kim ST, Brinjikji W, Kallmes DF. Prevalence of intracranial aneurysms in patients with connective tissue diseases: a retrospective study. AJNR Am J Neuroradiol. 2016;37(8):1422–6.

[11] Nogueira RG, Jadhav AP, Haussen DC, Bonafe A, Budzik RF, Bhuva P, Yavagal DR, Ribo M, Cognard C, Hanel RA, Sila CA, Hassan AE, Millan M, Levy EI, Mitchell P, Chen M, English JD, Shah QA, Silver FL, Pereira VM, Mehta BP, Baxter BW, Abraham MG, Cardona P, Veznedaroglu E, Hellinger FR, Feng L, Kirmani JF, Lopes DK, Jankowitz BT, Frankel MR, Costalat V, Vora NA, Yoo AJ, Malik AM, Furlan AJ, Rubiera M, Aghaebrahim A, Olivot JM, Tekle WG, Shields R, Graves T, Lewis RJ, Smith WS, Liebeskind DS, Saver JL, Jovin TG, Trial Investigators DAWN. Thrombectomy 6 to 24 hours after stroke with a mismatch between deficit and infarct. N Engl J Med. 2018;378(1):11–21.

[12] Powers WJ, Rabinstein AA, Ackerson T, Adeoye OM, Bambakidis NC, Becker K, Biller J, Brown M, Damaerschalk BM, Hoh B, Jauch EC, Kidwell CS, Leslie-Mazwie TM, Ovbiagele B, Scott PA, Sheth KN, Southerland AM, Summers DV, Tirschwell DL, on behalf of the American Heart Association Stroke Council. 2018 Guidelines for the early management of patients with acute ischemic stroke. Stroke. 2018;49: e46–99.

[13] Riedel CH, Zoubie J, Ulmer S, Gierthmuehlen J, Jansen O. Thin-slice reconstructions of nonenhanced CT images allow for detection of thrombus in acute stroke. Stroke. 2012;43(9): 2319–23.

[14] Saam T, Hetterich H, Hoffmann V, Yuan C, Dichgans M, Poppert H, Koeppel T, Hoffmann U, Reiser MF, Bamberg F. Meta-analysis and systematic review of the predictive value of carotid plaque hemorrhage on cerebrovascular events by magnetic resonance imaging. J Am Coll Cardiol. 2013;62(12):1081–91. Epub 2013 Jul 10. Review.

[15] Saba L, Yuan C, Hatsukami TS, Balu N, Qiao Y, DeMarco JK, Saam T, Moody AR, Li D, Matouk CC, Johnson MH, Jäger HR, Mossa-Basha M, Kooi ME, Fan Z, Saloner D, Wintermark M, Mikulis DJ, Wasserman BA, Vessel Wall Imaging Study Group of the American Society of Neuroradiology. Carotid artery wall imaging: perspective and guidelines from the ASNR Vessel Wall Imaging Study Group and Expert Consensus Recommendations of the American Society of Neuroradiology. AJNR Am J Neuroradiol. 2018;39(2):E9–31. Epub 2018 Jan 11.

[16] Simard J, Tarasov K, Gerzanich V. Non-selective cation channels, transient receptor potential channels and ischemic stroke. Biochim Biophys Acta. 2007;1772:947–57.

[17] von Kummer R, Dzialowski I. Imaging of cerebral ischemic edema and neuronal death. Neuroradiology. 2017;59(6): 545–53.

[18] Wityk RJ, Zanferrari C, Oppenheimer S. Neurovascular complications of marfan syndrome: a retrospective, hospital-based study. Stroke. 2002;33(3):680–4.

[19] Younger DS. Vasculitis of the nervous system. Curr Opin Neurol. 2004;17(3):317–36.

[20] Zilocchi M, Macedo TA, Oderich GS, Vrtiska TJ, Biondetti PR, Stanson AW. Vascular Ehlers-Danlos syndrome: imaging findings. AJR Am J Roentgenol. 2007;189(3): 712–9.

[21] Zülch K-J. The cerebral infarct. Heidelberg: Springer; 1985.

第7章 脑小血管病：影像与临床
Small Vessel Disease: Imaging and Clinical Aspects

Hans Rolf Jäger　Beatriz Gomez-Anson　著

袁 菁 译　孙胜军 校

摘 要

很多病理过程和病理生理过程可以导致脑小血管病，其中有些至今还没有被充分认识。本章将采用 Pantoni（2010 年）所提出的脑小血管病的分类方式。脑小血管病最常见的临床表现是缺血性或出血性脑卒中及认知功能下降。临床神经影像学在脑小血管病的鉴别诊断中发挥着重要作用。在本章，我们将讨论临床特点、相关影像技术、典型影像学表现和脑小血管病的不同亚分类。

关键词

小血管病；脑淀粉样血管病；小血管血管炎

缩略语

ADC	apparent diffusion coefficient	表观扩散系数
AIREN	Association Internationale pour la Recherche et l'Enseignement en Neurosciences	国际神经科学研究与教学协会
ANCA	antineutrophil cytoplasmic antibodies	抗中性粒细胞胞质抗体
APOE	apolipoprotein E	载脂蛋白 E
ASL	arterial spin labeling	动脉自旋标记
BBB	blood-brain barrier	血脑屏障
BOMBS	Brain Observer MicroBleed Scale	脑观察者微出血量表
CAA	cerebral amyloid angiopathy	脑淀粉样血管病
CAAri	cerebral amyloid angiopathy-related inflammation	脑淀粉样血管病相关炎症
CADASIL	cerebral autosomal dominant arteriopathy with subcortical infarcts and leukoencephalopathy	伴有皮质下梗死和白质脑病的常染色体显性遗传性脑动脉病

CARASAL	cathepsin A-related arteriopathy with strokes and leukoencephalopathy	伴卒中和白质脑病的组织蛋白酶 A 相关脑动脉病
CARASIL	cerebral autosomal recessive arteriopathy with subcortical infarcts and leukoencephalopathy	伴有皮质下梗死和白质脑病的常染色体隐性遗传性脑动脉病
CD	Cushing disease	库欣病
CMB	cerebral microbleed	脑微出血灶
CNS	central nervous system	中枢神经系统
cSS	cortical superficial siderosis	皮质浅表铁质沉着症
CT	computed tomography	计算机断层扫描
DCE	dynamic contrast enhanced	动态对比增强
DPA	deep perforating artery	深部穿支动脉
DSC	dynamic susceptibility contrast	动态磁敏感对比增强
DTI	diffusion tensor imaging	扩散张量成像
DWI	diffusion-weighted imaging	扩散加权成像
FLAIR	fluid-attenuated inversion recovery	液体反转恢复
Gad	gadolinium	钆剂
GOM	granular osmiophilic material	嗜铬颗粒物质
GPA	granulomatosis with polyangiitis	肉芽肿性多血管炎
GRE	gradient-recalled echo	梯度回波
HANAC	hereditary angiopathy with nephropathy, aneurysms, and muscle cramps	伴肾病、动脉瘤和肌肉痉挛的遗传性血管病
HERNS	hereditary endotheliopathy, retinopathy, nephropathy, and stroke	遗传性内皮病、视网膜病、肾病和脑卒中
HIV	human immunodeficiency virus	人类免疫缺陷病毒
HZV	herpes zoster virus	单纯疱疹病毒
IgA	immunoglobulin A	免疫球蛋白 A
IPH	intraparenchymal hemorrhage	脑实质内出血
MARS	microbleed anatomical rating scale	微出血解剖评分量表
MCA	middle cerebral artery	大脑中动脉
MELAS	mitochondrial encephalomyopathy, lactic acidosis, and stroke-like episodes	线粒体脑肌病伴乳酸酸中毒和卒中样发作
MRA	magnetic resonance angiography	磁共振血管成像

MRI	magnetic resonance imaging	磁共振成像
MTT	mean transit time	平均通过时间
NECT	non-enhanced CT	平扫 CT
NINDS	National Institute of Neurological Disorders and Stroke	国家神经疾病和脑卒中研究所
NOACS	novel oral anticoagulants	新型口服抗凝血药
PET	positron emission tomography	正电子发射断层扫描
PiB	Pittsburgh compound B	匹兹堡化合物 B
rCBF	regional cerebral blood flow	局部脑血流量
rCBV	regional cerebral blood volume	局部脑血容量
SLE	systemic lupus erythematosus	系统性红斑狼疮
STRIVE	STandards for Reporting Vascular changes on nEuroimaging	神经影像学血管性改变报告
SVD	small vessel disease	脑小血管病
SWI	susceptibility-weighted imaging	磁敏感加权成像
TFNE	transient focal neurological episodes	短暂性局灶性神经系统发作
TIA	transient ischemic attack	短暂性脑缺血发作
TOF	time of flight	时间飞跃
WMD	white matter disease	脑白质病变
WMH	white matter hyperintensity	脑白质高信号
WML	white matter lesion	脑白质损伤

一、概述

脑小血管病是累及脑的小型动脉、小动脉、毛细血管、小静脉、微小静脉的一系列病理过程的统称。

二、定义和临床要点

目前，将"小血管"定义为脑实质内或蛛网膜下腔内（柔脑膜血管）直径范围 5μm～2mm 的血管结构。Pantoni（2010 年）提出了一个简化的脑小血管病疾病分类系统，如下所述。许多小血管病是系统性疾病，同时累及身体的其他系统，但在某些小血管病（如脑淀粉样血管病）中，脑组织是主要受累部位。

第 1 类：动脉粥样硬化（年龄和血管危险因素相关的小血管病）。

第 2 类：散发或遗传性脑淀粉样血管病（cerebral amyloid angiopathy，CAA）。

第 3 类：除 CAA 之外，其他获得性或基因性的脑小血管病，如 CADASIL、CARASIL、MELAS、Fabry 病、HERNS 和 COL4A1 基因变异。

第 4 类：炎症和免疫介导的小血管病。

- ANCA 相关性血管炎：肉芽肿性多血管炎（GPA，以前称为韦格纳肉芽肿）、嗜酸性肉芽肿伴多血管炎。

- 免疫复合体小血管炎：IgA 血管炎、冷球蛋白血管炎。
- 原发性中枢神经系统血管炎。
- 结缔组织疾病引起的血管炎：系统性红斑狼疮、硬皮病、皮肌炎、干燥综合征、类风湿性血管炎。
- 感染相关的血管炎：HZV、HIV、梅毒螺旋体、伯氏疏螺旋体。

第 5 类：静脉胶原病。

第 6 类：其他小血管疾病。

各种小血管病的临床特点与潜在病因有关。缺血和出血性脑卒中及认知功能障碍，是最常见的临床表现。动脉粥样硬化容易引起缺血性并发症，CAA 容易引起出血性并发症，认知功能障碍则在两种情况下都会出现。特殊的临床表现将在每个疾病中单独讨论。

三、基础流行病学 / 人口学 / 病理生理学

动脉粥样硬化（Pantoni 分类第 1 类）和散发性脑淀粉样血管病（Pantoni 分类第 2 类）是目前最常见的两种小血管病，约占全部小血管病的 90%。随着年龄增长，CAA 的发病率显著上升，在 85 岁以上的患者中，CAA 的发病率可达 70%。

其他少见的类型（Pantoni 分类第 3～6 类）约占全部小血管病的 10%。在基因相关的小血管病中，CADASIL 是最常见的，发病率大于 2/10 万。

小血管是没有任何侧支循环的末梢动脉，因此，它们的狭窄 / 闭塞会导致供血组织迅速出现严重低灌注。脑小血管病发病机制的传统假说包括血管壁增厚（即微粥瘤或脂透明膜病）、脑微栓子、脑微出血和自身调节机制受损，还包括皮质穿支动脉和深穿支动脉分水岭区的低灌注。

近期的观点认为，早期内皮细胞损伤是散发性脑小血管病的发病机制之一。毛细血管功能障碍和血脑屏障改变被认为是重要的发病机制。毛细血管通透性和功能的改变会影响大脑活动时的脑血流模式和氧摄取。血管周细胞变性或丢失已经在高血压、糖尿病、CAA 和 CADASIL 等疾病中被证实。血管周细胞位于中枢神经系统毛细血管内皮周围的

膜结构内，可以调节血脑屏障功能和免疫应答。引起毛细血管功能障碍的因素还包括内皮细胞的改变。内皮细胞是通过紧密连接进行机械耦合的，它确保血脑屏障的完整性并防止毒性分子物质进入大脑。最后，糖尿病中存在的高黏血症也已被确定为脑小血管病的一种致病因素，它与糖尿病微血管并发症的程度有关。

四、病理特征

小动脉硬化症的主要病理特征是中膜血管平滑肌细胞丢失和纤维 – 透明物质沉积，导致血管壁增厚和管腔狭窄，其他特征是微粥瘤和微动脉瘤。

散发性 CAA 的病理特征是 β 淀粉样蛋白在小型动脉、小动脉的内膜和外膜上沉积，主要累及大脑皮质及其被覆的软脑膜中的上述血管，有时也累及毛细血管。

表 7-1 概述了最常见的脑小血管病类型及其主要组织病理学改变。在后续各疾病章节还将进行详细介绍。

静脉胶原病目前主要是一种组织病理学诊断，表现为侧脑室附近的静脉和小静脉出现管壁增厚、狭窄和闭塞，被认为是室周梗死和白质高信号的可能机制。由于该病目前不是临床诊断或影像学诊断，因此后续没有进一步介绍。

五、临床情况和影像学检查适应证

累及脑小血管的疾病越来越被认为是一个重要的医疗保健问题。脑小血管病可占脑卒中病因的 25%，占痴呆病因的 45%。脑小血管病也能造成患者无法意识到的轻微症状，或无临床症状。随着脑 MR 检查的应用越来越普及，脑小血管病经常在检查中被偶然发现，因此这一诊断经常是被神经影像科医生 / 影像科医生首先提出的。需要注意的是，神经影像科医生 / 影像科医生需要熟悉各年龄段的正常影像表现（见第 47 章），以避免过度诊断脑小血管病。

（一）影像技术和推荐使用的 MR 序列

CT 和 MRI 均可以检出与小血管病相关的脑白质改变，在 CT 上表现为白质低密度，在 MRI 上表

表 7-1 脑小血管病的类型及其主要组织病理学特征

脑小血管病类型	组织学
小动脉硬化症（"高血压性"小血管病）	小动脉硬化，脂透明膜病 纤维素样坏死 微粥瘤，微动脉瘤
脑淀粉样血管病	β- 淀粉样蛋白沉积 血管壁扩张和破坏，脑微出血灶，动脉壁双管征
CADASIL	嗜锇性颗粒状致密沉积物（GOM）沉积在中型和小型小动脉的平滑肌细胞和血管周细胞周围
Fabry 病	鞘糖脂（神经酰胺三己糖）在血管壁平滑肌细胞和血管外膜细胞内积聚
炎症和免疫介导的脑小血管病	血管壁炎性细胞浸润和纤维素样坏死。根据是否存在肉芽肿、抗中性粒细胞胞质抗体、血管壁免疫复合物沉积对血管炎进行分类
静脉胶原病	侧脑室旁静脉和小静脉管壁增厚、狭窄和闭塞

现为白质高信号（WMH）。两种检查方法对于广泛、融合性白质病变的检出能力相当，而 MRI 对于斑点状白质病变的检出能力明显优于 CT。CT 和 MRI 也均可检出腔隙，但 MRI 可以更可靠地区分腔隙和扩大的血管周围间隙。

脑微出血灶只能在对出血敏感的 MRI 序列上显示，如 T_2^*W GRE 或 SWI 序列，后者检出微出血灶的敏感性大约是前者的 2 倍。

小面积的急性穿支动脉分布区梗死可以很容易地在 MRI 扩散加权成像上显示，在 CT 上则很难或不可能检出，特别是在有慢性脑白质病变的病例中。

基于上述原因，推荐使用 MRI 对脑小血管病进行影像学评估。

高场强（7T）MRI 成像可以更好地显示穿支动脉，并提高了脑微梗死的检出率，从而打开了脑小血管病成像的新途径。

使用"黑血"序列的平扫加增强 MRI 血管壁成像可以显示血管炎性过程中的血管壁强化情况。随着 MRI 场强的提高（3T 或 7T），图像分辨率获得提高，可以实现三维 0.5mm 的各向同性成像，从而改善血管壁成像的图像质量，可以更好地显示出更细血管的异常强化。

扩散张量成像用于科研环境中，可以发现常规影像表现"正常"的白质中各向异性值和其他扩散参数的改变，因此有可能更敏感地检出小血管病患者早期白质受累的变化，具有良好的应用前景。

动脉自旋标记灌注是一种无创的测量脑血流的方法。目前，ASL 已经可以成功测量脑小血管病相关的脑皮质和深部灰质的灌注，但是由于信噪比的原因，对于脑白质灌注的测量仍是挑战。

PET 可检测出脑淀粉样血管病中的皮质淀粉样蛋白沉积。然而，这一点目前仍主要用于研究领域，没有用于常规临床实践。

（二）小血管病推荐使用的 MR 序列

1. 临床使用的核心 MR 序列

- 轴位 T_2WI。
- FLAIR 成像（采用 3D 序列最佳，也可以使用 2D 的轴位或冠状位图像）。
- 轴位 DWI 序列。
- SWI 序列或 T_2^*WI（GRE）序列。
- T_1WI（采用 3D 序列最佳，也可以使用 2D 图像）。

2. 部分临床病例可选用的其他序列

- 颅内血管 MRA（3D TOF 序列）。
- 高分辨 MR 血管壁成像。

3. 目前主要用于科研目的的序列

- DTI 序列（32 方向或以上）。
- ASL*。
- 需注射钆对比剂的灌注序列（DSC/DCE）。

六、脑小血管病的影像特点

神经影像学血管性改变报告（STRIVE）对脑小血管病的 MR 影像特点进行了综述。这份报告是由名为"神经退行性疾病卓越中心"的国际工作组发布的，总结见图 7-1。

新发的小皮质下梗死（"腔隙性梗死"）在 DWI 图像上表现为高信号，直径小于 2cm。这种病变必须与更大的纹状体内囊梗死相鉴别，后者是由于大

脑中动脉 M_1 段闭塞，累及很多支豆纹动脉所致。新发的小皮质下梗死临床上可以有症状，也可以没有症状，通常进展为腔隙。

可能为血管起源的白质高信号在 T_2WI 和 FLAIR 序列表现为高信号，T_1WI 表现为低信号或等信号。这个名词还有许多同义词：脑白质病变、脑白质病、脑白质损伤、白质疏松和缺血性脑白质疾病。通常为双侧对称性，形状、大小、范围各异。病变范围可以描述如下。

- 室旁：邻近脑室表面，有时候被人为定义为距离脑室不超过 10mm 距离的范围。
- 近皮质：邻近大脑皮质，有时候被人为定义为距离皮髓质交接区一定范围内，如 4mm。

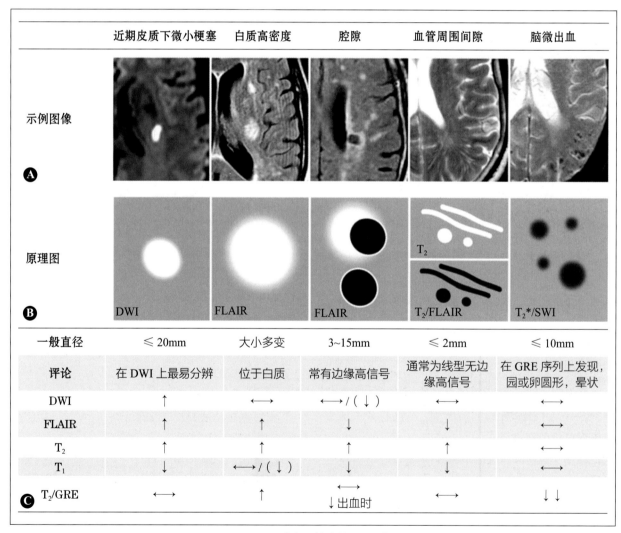

	近期皮质下微小梗塞	白质高密度	腔隙	血管周围间隙	脑微出血
A 示例图像					
B 原理图	DWI	FLAIR	FLAIR	T_2 / T_2/FLAIR	T_2*/SWI
一般直径	≤ 20mm	大小多变	3~15mm	≤ 2mm	≤ 10mm
评论	在 DWI 上最易分辨	位于白质	常有边缘高信号	通常为线型无边缘高信号	在 GRE 序列上发现，园或卵圆形，晕状
DWI	↑	←→	←→ / (↓)	←→	←→
FLAIR	↑	↑	↓	↓	←→
T_2	↑	↑	↑	↑	←→
T_1	↓	←→ / (↓)	↓	↓	←→
C T_2/GRE	←→	↑	←→ ↓出血时	←→	↓↓

▲ 图 7-1　脑小血管病的 MRI 表现

A. 小血管病相关病变 MRI 特点示例；B. 小血管病相关病变 MRI 特点示意图；C 每种病变的影像学特征总结［经许可转载，引自 STandards for Reporting Vascular changes on nEuroimaging（STRIVE），Wardlaw et al.（2013b）］

- 深部：与脑室和皮髓质交接区均不相邻的病变，如超过上述人为规定距离的病变。

本章作者不建议使用"皮质下白质高信号"这一术语，因为原则上所有上述病变均位于皮质下。

大范围、融合性的 WMH 通常会同时累及室旁和深部白质，然而，通常而言，小血管病一般不累及近皮质的白质。

目前已经开发出很多视觉评分量表、自动和半自动方法对 WMH 的范围进行定量分析，此处不加以深入讨论。在临床影像报告中，简化的 Fazekas 分级最为常用（图 7-2）。

- Fazekas 1 级：多发斑点状病变（3 个或更多）。
- Fazekas 2 级：病变开始融合（桥接）。
- Fazekas 3 级：较大的融合性病变，累及一个脑

叶的大多数白质。

一般而言，Fazekas 1 级通常是无症状的偶然发现，当受试者年龄超过 30 岁之后，可以被视为正常发现。Fazekas 2 级和 3 级代表小血管病，在任何年龄，3 级都是异常的。

腔隙呈圆形或卵圆形，直径 3～15mm，在核磁上信号类似脑脊液，FLAIR 序列上病灶边缘有代表胶质增生的高信号环（图 7-3）。大多数腔隙是小的皮质下梗死的后遗改变，在少数情况下，腔隙是位于深部穿支动脉供血区的小出血灶的后遗改变。腔隙需要与扩大的血管周围间隙相鉴别。

血管周围间隙，历史上也被称为 Virchow-Robin 间隙，是包绕在小的穿支动脉或小静脉周围的充满液体的间隙。血管周围间隙一般小于 3mm，根据扫

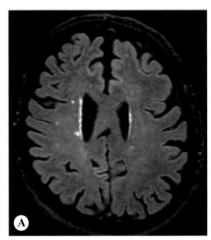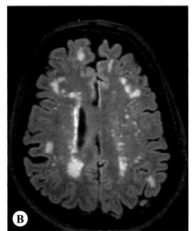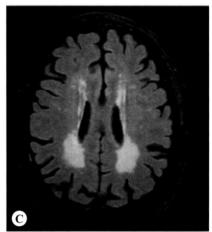

▲ 图 7-2 轴位 FLAIR 图像举例说明脑白质高信号的 Fazekas 分级
A. 1 级：多发斑点状病变；B. 2 级：部分融合性病变；C. 3 级：大片融合性病变，几乎累及整个顶叶白质

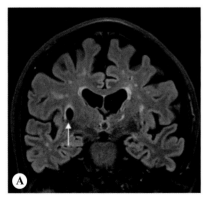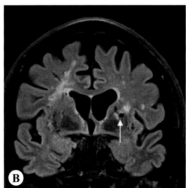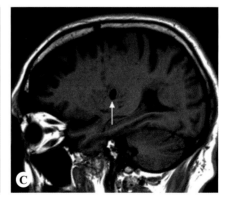

▲ 图 7-3 冠状位 FLAIR 图像（A 和 B）和矢状位 T₁W 图像（C）显示双侧基底节区的腔隙（箭）。腔隙的大小为 3～15mm，在所有序列上的信号强度都接近脑脊液，但 FLAIR 图像（A 和 B）上通常可见腔隙边缘高信号，代表存在胶质增生，这是腔隙与血管周围间隙的鉴别特点

描层面不同，可表现为线性或者圆形（图 7-4）。与腔隙不同，血管周围间隙边缘通常不存在 FLAIR 高信号环。在大的血管周围间隙中，有时可以看到充满液体的间隙中存在一根中心血管。扩大的血管周围间隙通常位于基底节区、脑岛皮质下、中脑、颞叶白质、半卵圆中心，它们的解剖学分布也有助于脑小血管病的鉴别诊断。最近对于血管周围间隙在脑废物清除系统中的作用研究逐渐深入。

当区分腔隙和扩大的血管周围间隙时，除了上述的一般规则，还需要注意某些特例：有时血管周围间隙直径可以超过 3mm，尤其是在基底节区下部；当血管周围间隙走行于广泛的白质高信号区域时，也可以表现为病灶周围 FLAIR 高信号。此外，腔隙和血管周围间隙中的液体信号有时不能在 FLAIR 序列上被完全抑制，从而表现为比脑脊液更高的信号。

脑微出血可以在对出血敏感的 MR 序列上观察到，如 T_2^*W 梯度回波序列或磁敏感加权序列。它们表现为局灶性信号缺失区域，直径 2～10mm（图 7-5）。与 T_2^*GRE 序列相比，SWI 序列提高了检出 CMB 的敏感性。使用更高场强的核磁也可以提高检出 CMB 的敏感性。CMB 的分级量表包括 BOMBS 和 MARS（见第 46 章），它们主要用于科研目的。描述 CMB 的解剖分布和数量在临床实践中也很重要，因为它有助于 SVD 亚型的鉴别诊断，对于抗血小板和抗凝治疗也具有潜在意义。

除了 STRIVE 文献中所描述的 SVD 影像标记物之外，有学者认为皮质浅表性铁质沉着症（cortical superficial siderosis，cSS）是脑淀粉样血管病（cerebral amyloid angiopathy，CAA）的关键影像学特征之一。在 T_2^* 和 SWI 序列上，cSS 表现为大脑半球凸面脑沟内的"轨道状"低信号（图 7-5C），这是由此前发生的局部大脑半球凸面蛛网膜下腔出血的血液分解产物的磁敏感伪影所造成的。

七、小动脉硬化症（年龄和血管危险因素相关的 SVD）

（一）定义、临床要点和病理生理学

此病在传统上也被称为"高血压性小血管病"，随着对小动脉硬化症病因的深入了解，现已明确高血压不是此病的唯一危险因素，而且此病也可以发生在无高血压的患者中。因此，目前正在寻找替代术语来描述此病，包括"深穿支动脉病"和"散发性非淀粉样变的微血管病"。

小动脉硬化症与衰老和心血管的危险因素强烈相关，特别是糖尿病、吸烟和高血压。在视网膜血管和肾血管中，常常同时出现类似的变化。

（二）病理特征

小动脉硬化症的病理特征是血管壁胶原增生、管腔狭窄和平滑肌丧失（透明小动脉硬化症）、微粥瘤、血管周围微出血并伴有含铁血黄素沉积的巨噬细胞（图 7-6）。

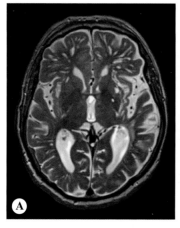
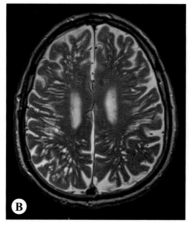
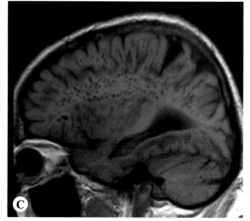

▲ 图 7-4　额叶和顶叶白质内显著的血管周围间隙，在 T_2W 图像（A 和 B）表现为线样高信号，在矢状位 T_1W 图像（C）表现为线样低信号。注意血管周围间隙可以延伸至皮质，但不会穿过皮质

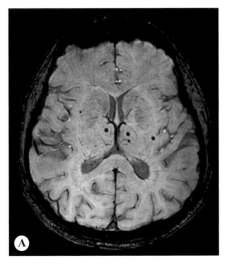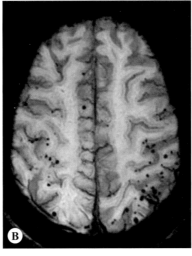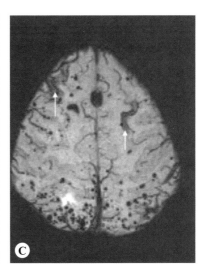

▲ 图 7-5 **SWI 图像显示脑微出血灶**

A. 小动脉粥样硬化微出血灶的典型部位是位于深部的基底节、丘脑等；B 和 C. CAA 微出血灶的典型部位在外周（脑叶），而且主要位于后部。皮质浅表铁质沉着症也是 CAA 的一个额外特点，表现为沿着皮质脑沟边缘分布的"轨道状"低信号

（三）临床情况和影像学检查适应证

小动脉硬化症可表现为腔隙性脑卒中综合征，症状由深穿支动脉供血区发生的小梗死灶或小出血灶所引起。

典型的腔隙性脑卒中综合征表现如下。

- 单纯运动性脑卒中 / 偏瘫。
- 共济失调性偏瘫。
- 构音障碍——笨拙手综合征。
- 单纯感觉性脑卒中。
- 混合感觉运动性脑卒中。

小动脉硬化症的另一个表现是临床上有显性（有症状）或隐性（无症状）的认知症状和步态障碍。

（四）影像特点

出现急性临床症状的患者可以表现为在 DWI 序列上出现深穿支动脉分布区的小片（＜ 2cm）高信号病灶，如基底节（图 7-7）、丘脑（图 7-8）和脑干（图 7-9），或者在上述区域出现近期出血（图 7-10 和图 7-11）。

无急性临床症状的患者经常表现为不同程度的白质高信号、腔隙和血管周围间隙扩张。在小动脉硬化症中，血管周围间隙扩张在基底节比半卵圆中心更明显，而在脑淀粉样血管病中，血管周围间隙扩张在半卵圆中心比基底节更明显。

脑桥也可以看到 T₂W 和 FLAIR 图像的高信号，

在一些病例中，可能比幕上的白质高信号更明显。与小动脉硬化相关的脑桥高信号常常累及外侧丘系（图 7-10）。

小动脉硬化症中的脑微出血灶与扩大的血管周围间隙出现在深部结构（基底节、丘脑和脑干）（图 7-12），而脑淀粉样血管病的脑微出血灶则出现在脑叶。

脑小血管病引起的血管性痴呆患者常表现为幕上出现广泛的小动脉硬化症的影像特征（图 7-13）。NINDS-AIREN 制订的可能由脑小血管病引起的血管性痴呆的标准如下。

- 基底节和额叶白质的多发腔隙。
  - 基底节区腔隙≤ 2。
  - 额叶白质腔隙≤ 2。
- 广泛的白质高信号：同时累及额叶和顶叶的脑白质高信号互相融合，Fazekas 3 级。
- 双侧丘脑病变，每侧丘脑至少有 1 个腔隙。

八、脑淀粉样血管病

（一）定义和临床要点

脑淀粉样血管病可以是自发性或遗传性的，前者更为常见。

与小动脉硬化症累及深穿支血管不同，脑淀粉样血管病是一种累及大脑皮质穿支血管和软脑膜

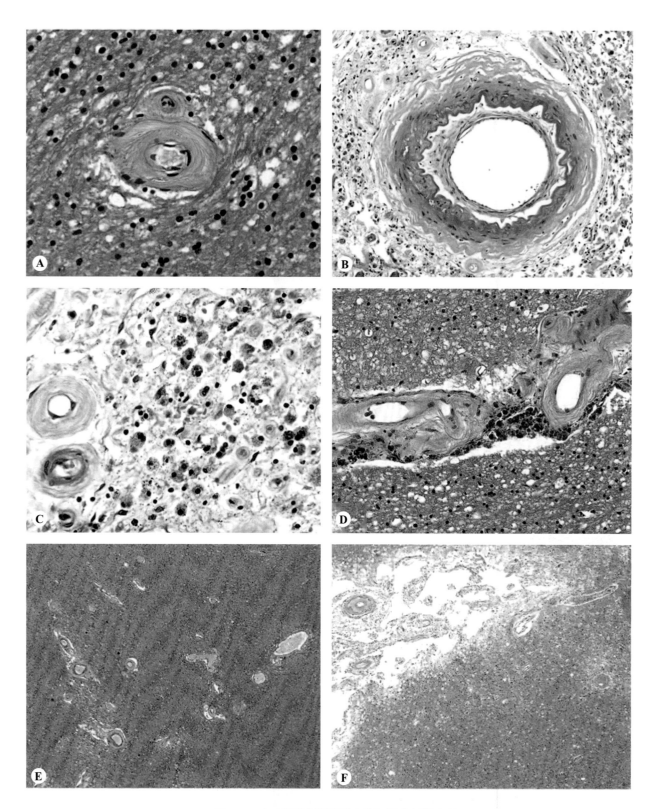

▲ 图 7-6 小动脉硬化透明样变的组织病理学表现

A. 脑白质内小动脉可见管壁向心性增厚并透明化（小动脉硬化透明样变）；B. 尾状核小型肌性动脉可见向心性内皮下纤维化（微粥瘤）；C. 机化性出血；D. 血管周围微出血和大量含有含铁血黄素的巨噬细胞。血管周围白质由于广泛存在的小动脉硬化透明样变而分布稀疏。小血管病所致的脑白质可见慢性空洞状的梗死灶。比例尺：A 至 D 为 50μm，E 和 F 为 200μm。A 至 F 为 HE 染色（图片由 Zane Jaunmuktane and Sebastian Brandner，UCL Institute of Neurology，London 提供）

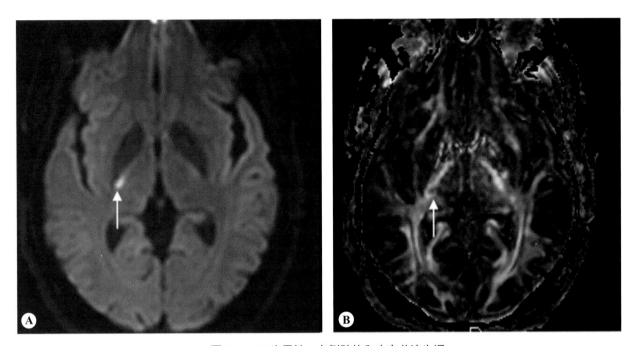

▲ 图 7-7 **64 岁男性，左侧肢体和步态共济失调**

A. DWI 图像显示右侧内囊后肢高信号；B. FA 图显示 FA 值降低。本例表现为共济失调性轻偏瘫，是第二位常见的腔隙综合征

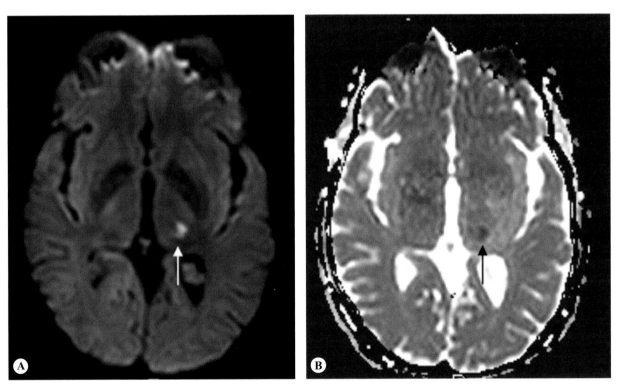

▲ 图 7-8 **71 岁女性，右侧面部和腿部麻木**

A. DWI 图像显示左侧丘脑高信号；B. ADC 图显示 ADC 值降低，本例表现为单纯的感觉性脑卒中

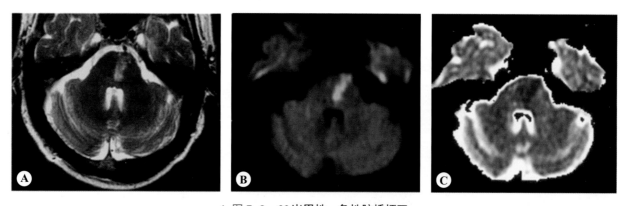

▲ 图 7-9　66 岁男性，急性脑桥梗死

T₂W 图像（A）、DWI（B）和 ADC 图（C）显示脑桥左侧旁正中梗死，属于内侧基底穿支动脉供血区

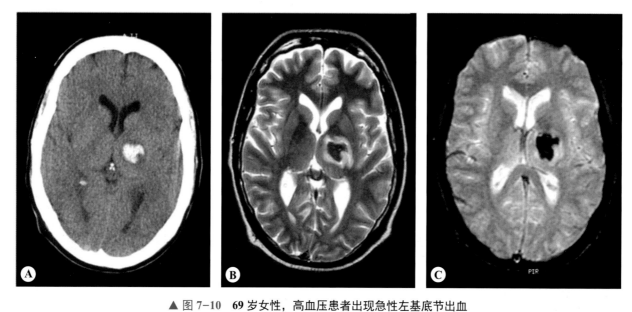

▲ 图 7-10　69 岁女性，高血压患者出现急性左基底节出血

CT（A）、T₂W 图像（B）和 T₂*W GRE 图像（C）显示左侧基底节出现血肿，这是小动脉硬化症的典型出血部位。注意，T₂*W GRE 图像（C）上急性出血导致信号明显丢失，使得病变显示更清楚

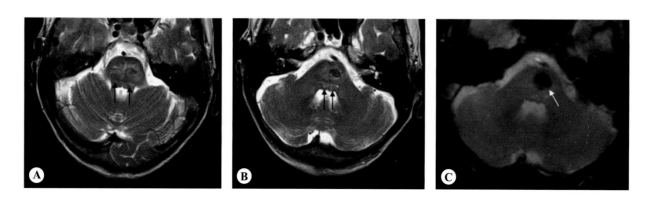

▲ 图 7-11　75 岁男性，表现为急性发作的脑干症状

T₂W 图像显示脑桥出现界限不清的 T₂ 高信号（A 和 B），包括内侧丘系（黑箭），这是小动脉硬化症的典型表现。急性症状是由脑桥左侧小出血灶引起的，在 T₂*W GRE 图像更明显（C，白箭）

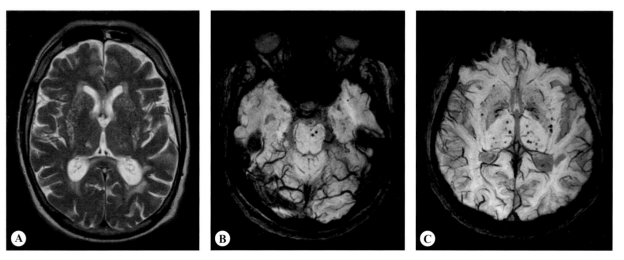

▲ 图 7-12　小动脉硬化症中扩大的血管周围间隙（A）和脑微出血灶（B 和 C）典型分布于基底节和脑桥。基底节区存在大量的血管周围间隙（A），也被称为筛网状，需要与多发腔隙进行鉴别

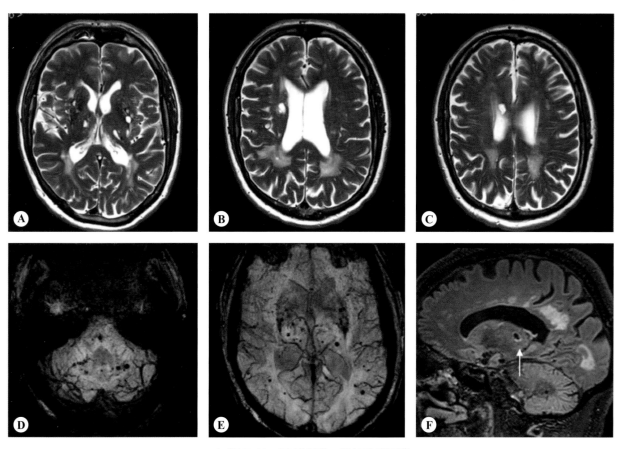

▲ 图 7-13　82 岁男性，认知功能下降

T₂W（A 至 C）、SWI（D 和 E）和矢状位 FLAIR（F）图像显示基底节、丘脑和右放射冠的多发腔隙、融合的白质高信号和扩大的血管周围间隙（A 至 C）。SWI 图像（D 和 E）显示脑桥、小脑和基底节区的脑微出血灶，符合小动脉硬化症（深穿支动脉病）的表现，但外周也有一些微出血灶。FLAIR 图像（F）显示广泛的白质高信号（Fazekas 3 级），丘脑可见一处腔隙，外周为高信号环，中心为脑脊液信号

血管的小血管病（图 7-14）。散发的 CAA 与某种 *APOE4* 和 *APOE2* 基因表型有关。

CAA 由 Boston 标准所定义，该标准首次发表于 1995 年，并在 2010 年进行了修订。修订后的标准增加了皮质浅表铁质沉着症作为 CAA 相关出现的附加标记物。Boston 标准详见表 7-2。

需要注意的是，确诊为 CAA 只有死后进行尸检才能够实现。仅根据影像学检查只能做出很可能为 CAA 或可能为 CAA 的诊断。CAA 的特点是不累及深穿支动脉分布区，如果在基底节区、丘脑或脑桥出现出血灶或微出血灶，则可以排除 CAA。然而，小脑出血并不是 CAA 的排除标准，因为 CAA 和小动脉硬化症都可以造成小脑出血。

CAA 的临床表现如下。

- 自发性脑叶出血（经常复发）可能是最为人所熟知的临床表现。
- 认知功能障碍和痴呆，包括脑出血后发生的痴呆和无脑出血时存在的轻度认知功能障碍或痴呆。
- 短暂性局灶性神经系统发作，也被称为"淀粉样发作"，是一种短暂的、刻板的发作，可以主要表现为阳性的症状，也可以主要表现为阴性的症状（TIA 样）。

（二）病理特征

CAA 的特征是淀粉样蛋白 βA_4 在小 – 中型动脉血管壁上的沉积，主要累及位于软脑膜或大脑皮质的小 – 中型动脉（图 7-15）。这将导致血管壁脆弱和破碎，引起血液外渗，在磁共振成像上表现为

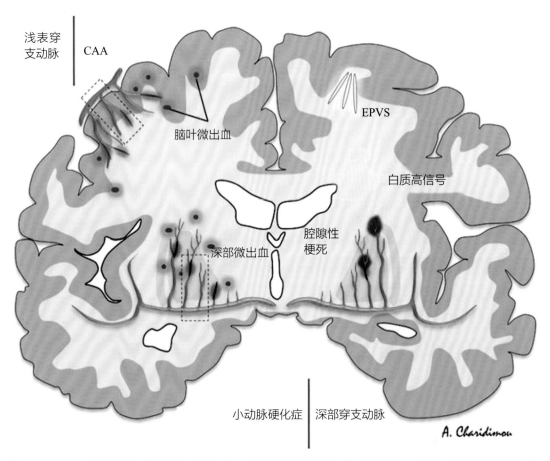

▲ 图 7-14　CAA 累及血管（浅表穿支动脉）和小动脉硬化症累及血管（深部穿支动脉）差异的示意图。该差异导致两种疾病中脑微出血灶（脑叶和深部）和其他相关影像学标记，如扩大的血管周围间隙（EPVS）、脑白质高信号和腔隙性梗死等表现也存在差异

图片由 Andreas Charidimou, Massachusetts General Hospital Stroke Research Center, Harvard Medical School, Boston, MA, USA 提供

脑微出血灶。根据 Boston 标准，出现淀粉样蛋白替换和血管壁分离等晚期血管病变的特点是确诊 CAA 的必要条件。

CAA 相关炎症是 CAA 的并发症，特点是在血管周围出现淋巴细胞性的炎症和包括多核巨细胞在内的组织细胞浸润（图 7-16）。

（三）临床情况和影像学检查适应证

CAA 是老年人脑叶出血的常见原因。

CAA 也可表现为短暂性局灶性神经系统发作，临床表现类似于短暂性脑缺血发作，是皮质浅表铁质沉着症或大脑半球凸面局灶性蛛网膜下腔出血所引起的。

另一种临床情况是患者认知能力逐渐下降。有证据表明，CAA 患者轻度认知功能障碍或痴呆的患病率很高。另外，CAA 患者并发阿尔茨海默病并不少见，如果两者并存则容易引起混淆。其实，CAA 和阿尔茨海默病患者的认知功能障碍是有区别的。CAA 患者的认知功能障碍主要表现为执行功能受损和处理速度下降，而情节记忆相对保留（与小动脉硬化所引起的血管性痴呆不同）。而阿尔茨海默病患者的认知功能障碍主要表现为记忆方面。

如果患者认知功能迅速下降，则诊断时必须考虑到 CAA 相关炎症。这种情况是对血管壁上淀粉样蛋白的自身免疫反应所致，激素和其他免疫抑制药治疗通常有较好疗效。

（四）影像特点

典型的影像学特征包括脑叶出血，通常表现为不同脑叶反复发生出血（图 7-17）。在对出血敏感的磁共振序列出现之前，脑叶出血是影像上提示可能为 CAA 最可靠的指标。在 CT 上，脑叶出血通常表现为边缘不规则，伴有指状突起（图 7-17）。这一特征最近被列入"爱丁堡 CAA 相关脑叶出血的 CT 与基因诊断标准"中。

CAA 的 MR 特点还包括在 T_2^* GRE 序列或 SWI 序列出现周边（脑叶）微出血灶和皮质浅表铁质沉着症。在首次发生脑叶出血的患者中，如果患者没有血管畸形和恶性病变的证据，则上述征象有助于诊断为"很可能的 CAA"。

表 7-2 CAA 的改良 Boston 诊断标准	
确诊 CAA	全面尸检证实： • 脑叶、皮质或皮质下出血 • 严重的 CAA 伴血管病 • 无其他诊断
病理可能的 CAA	临床资料和病理组织（清除的血肿或皮质活检）证实： • 脑叶、皮质或皮质 – 皮质下出血 • 病理标本中存在一定程度的 CAA 病变 • 无其他诊断
很可能的 CAA	临床资料和 MRI 或 CT 证实： • 多发出血，局限于脑叶、皮质或皮质 – 皮质下区域(小脑出血也可)，或单一出血，位于脑叶、皮质或皮质 – 皮质下区域和局灶性 / 播散性浅表铁沉积 • 年龄≥ 55 岁 • 无其他引起脑出血和浅表铁沉积的病因
可能的 CAA	临床资料和 MRI 或 CT 证实： • 单一出血，位于脑叶、皮质或皮质 – 皮质下区域或局灶性 / 播散性浅表铁沉积 • 年龄≥ 55 岁 • 无其他引起脑出血和浅表铁沉积的病因

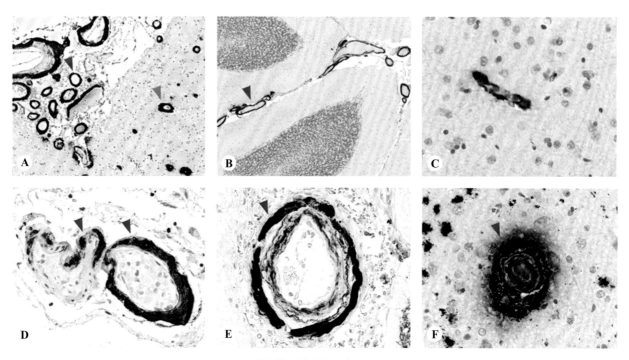

▲ 图 7-15 淀粉样血管病的分布和 Vonsattel 分级

肌性动脉、软脑膜内的小动脉（A，红箭头）和大脑皮质的小动脉（A，橙箭头）中间隔存在的淀粉样血管病。小脑软脑膜（B，红箭头）中广泛分布的淀粉样血管病。β- 淀粉样蛋白累及毛细血管（C）。软脑膜血管（D，蓝箭头）中 β- 淀粉样蛋白的部分沉积（Vonsattel 1 级）和环周沉积（Vonsattel 2 级）。Vonsattel 3 级为 β- 淀粉样蛋白在血管壁环周沉积伴血管壁分离（双管征）（E，蓝箭头）。Vonsattel 4 级为淀粉样蛋白在血管壁环周沉积并使管腔完全闭塞（F，蓝箭头）。比例尺：A 和 B 为 200μm，C 至 F 为 50μm。A 至 F 为 β- 淀粉样蛋白的免疫组化染色，使用 6F3D 抗体（DAKO，1∶50）（图片由 Zane Jaunmuktane and Sebastian Brandner，UCL Institute of Neurology，London 提供）

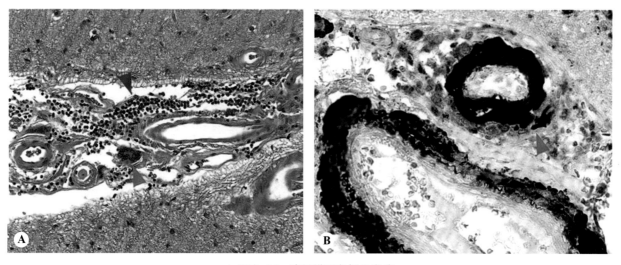

▲ 图 7-16 淀粉样蛋白相关炎症

血管周围脑淀粉样血管病相关的淋巴细胞炎症（A，蓝箭头）和组织细胞（包括多核巨细胞）浸润（A，绿箭头）。一个多核巨细胞（B，绿箭头）的细胞质内可见脑淀粉样血管病相关的富含巨噬细胞的炎症和 β- 淀粉样蛋白沉积。比例尺：A 为 100μm，B 为 50μm。A 为 HE 染色，B 为 β- 淀粉样蛋白的双重免疫组化染色，使用 6F3D 抗体（DAKO，1∶50）和 CD68 抗体（DAKO PG-M₁，1∶100）（图片由 Zane Jaunmuktane and Sebastian Brandner，UCL Institute of Neurology，London 提供）

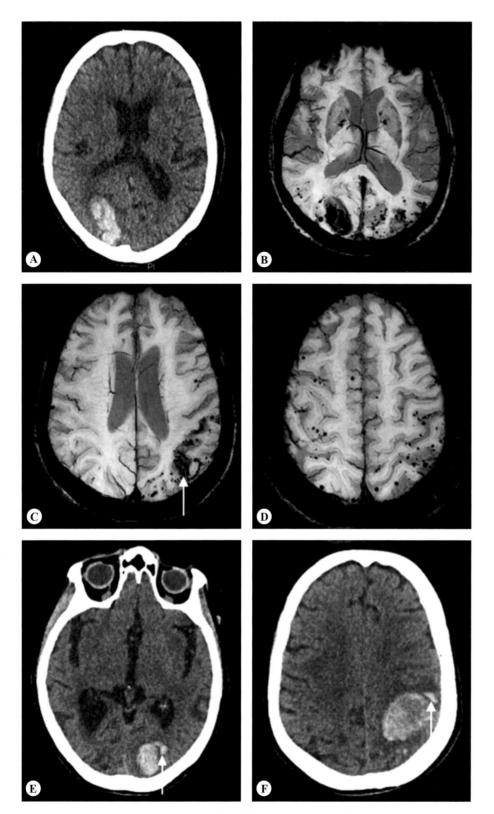

▲ 图 7-17　77 岁女性，很可能的 CAA，最初表现为左侧偏盲

A. CT 显示右枕叶急性脑出血；B. 在发病 24h 内的 MRI SWI 图像上显示为低信号；B 至 D. MRI 还显示双侧大脑半球多个脑叶出现微出血灶，左顶叶脑沟内可见皮质浅表铁质沉着（D，箭），从而满足 Boston 标准中"很可能的 CAA"的诊断；E 和 F. 患者在 3 个月后发生左枕叶脑出血（E），在 5 个月后发生左顶叶脑出血（F）。反复出血在 CT 上表现为手指状突起（E 和 F，箭），这一征象是爱丁堡 CAA 相关脑出血的 CT 和基因诊断标准的一部分

如果存在弥漫性 cSS（累及三个脑沟以上），则脑叶出血的复发风险很高（图 7-17）。

在临床表现为 TFNE 的患者中，有时可以检测到在大脑半球凸面的脑沟内出现急性 / 亚急性早期的蛛网膜下腔出血，在 CT 图像上表现为高密度、在 FLAIR 和 T_1W 图像上表现为高信号（图 7-18）。对于因为 TIA 发作而就诊于脑卒中门诊的老年患者，需特别注意是否存在少量的皮质蛛网膜下腔出血，这些患者经常可以在其他脑沟内发现 cSS 的证据，提示之前曾经发生过皮质蛛网膜下腔出血（也许是无临床症状的）。急性 / 亚急性 SAH 在 SWI 序列的幅值图上表现为高信号，但在 MIP（最小强度投影）图像上无法识别（图 7-18D 和 E）。

在出现认知功能下降的患者中，局灶性海马体积减少（图 7-19）可能是同时存在阿尔茨海默病的证据。

临床表现为认知功能快速恶化的患者可能出现广泛的血管源性水肿，延伸到近皮质的弓形纤维，并伴有周边脑微出血灶（也可能是 cSS）。血管源性水肿经常伴发在微出血灶数目较多的部位（图 7-20）。这些是 CAA 相关炎症的典型影像学表现。做出这一诊断非常重要，因为 CAA 相关炎症对于激素和免疫抑制药治疗有效，患者的临床症状和影像学表现能得到快速和显著改善（图 7-20E 和 F）。

除了脑叶的微出血灶和 cSS（它们已经纳入了 CAA 的 Boston 标准），半卵圆中心出现扩大的血管周围间隙、脑白质高信号主要分布于后部、无临床症状的 DWI 阳性小梗死灶及皮质微梗死也是 CAA 逐渐为人所知的影像学表现。图 7-21 总结了 CAA 的 MRI 影像学表现。表 7-3 显示了 CAA 和小动脉硬化的区别。

值得一提的是，小动脉硬化和 CAA 并不仅以

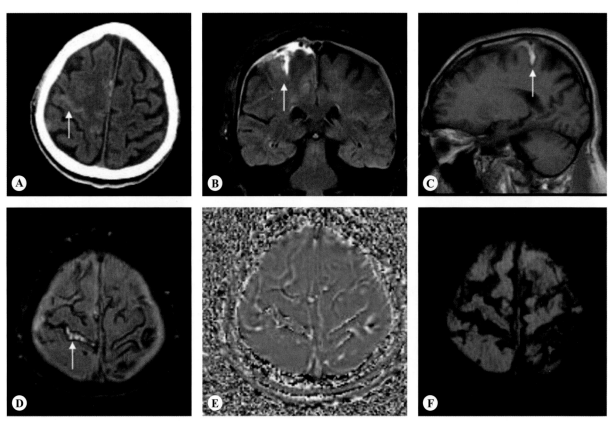

▲ 图 7-18　77 岁男性，出现短暂性局灶性神经系统发作（TFNE）

A. CT 显示右侧中央沟和镰旁（箭）可见急性蛛网膜下腔出血；B 和 C. 在 MR 的 FLAIR（B）和 T_1W（C）图像上表现为高信号；D 至 F. SWI 序列的幅值图（D）、相位图（E）和最小强度投影（F）图像可见皮质浅表铁质沉着症。注意急性蛛网膜下腔出血仅在幅值图上呈高信号（D，箭）

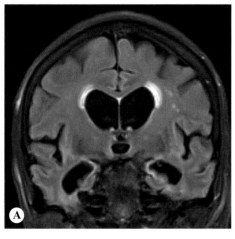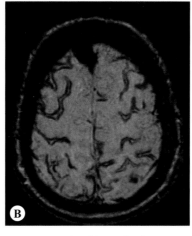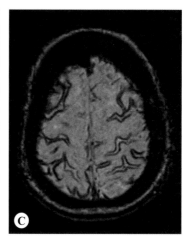

▲ 图 7-19　**74 岁男性，记忆障碍**

A. FLAIR 图像显示侧脑室扩大，双侧海马体积明显缩小，符合阿尔茨海默病；B 和 D. SWI 图像显示播散性皮质浅表铁质沉着症

"单独形式"存在，而且可以在同一个患者中共存。图 7-22 显示了一个小动脉硬化和 CAA 共存的例子。

淀粉样蛋白 PET 目前仅用于研究，其临床应用价值尚不明确。在淀粉样蛋白 PET 上，CAA 既可以表现为 AD 样的模式，即额叶摄取最高，也可表现为 CAA 样的模式，即脑皮质摄取无异常（图 7-23）。

九、遗传性脑小血管病

（一）定义和临床要点

某些罕见的脑小血管病与特定的基因缺陷相关。常见的遗传性 SVD 包括 CADASIL、CARASIL、CARASAL、MELAS、Fabry 病、*COL4A1* 基因突变和 HERNS。

（二）病理生理学与病理学特征

CADASIL 是由位于染色体 19p13 上的 *NOTCH3* 基因的表皮生长因子样重复域发生突变所致，目前为止已经发现了超过 150 个突变。*NOTCH3* 基因是负责哺乳动物脑动脉正常成熟的。在病理学上可见小的穿支动脉受累，表现为细胞外基质肥大和扩张、血管平滑肌细胞膜损伤。动脉渐进性退变、纤维化和狭窄，血管失去自我调节能力，从而引起白质、深部灰质和脑桥梗死。

COL4A1 基因编码Ⅳ型胶原 α1 链，这是构成基底膜的必需蛋白。

Fabry 病是一种 X 连锁的溶酶体储存障碍，造成鞘糖脂积聚在血管和其他器官中，增加了脑卒中的风险。

表 7-4 总结了潜在的基因缺陷。

（三）临床情况和影像学检查适应证

CADASIL 有多种神经系统表现，如头痛、脑卒中和认知功能下降。典型病例具有青年发作的脑卒中和认知功能下降的家族史。

CARASIL 早期（20—30 岁）就出现临床症状，包括肌肉僵硬、脱发、脑卒中样发作、痴呆和脊柱关节疾病。

MELAS 的症状与乳酸在神经系统和肌肉组织中堆积有关，包括肌肉无力和疼痛、反复头痛、食欲不振、呕吐、癫痫发作、脑卒中样发作、认知功能障碍及行为改变。

Fabry 病的临床表现累及多个器官系统，包括皮肤血管角化瘤、角膜营养不良、多汗症、胃肠紊乱、肾功能不全、心脏病、小纤维神经病变、脑微血管和大血管病变，脑卒中风险增加。

COL4A1 突变在成人中有一系列广泛的表型，包括缺血性和出血性脑卒中、偏头痛、脑白质软化、肾病、血尿、慢性肌肉痉挛和眼前节疾病（先天性白内障、青光眼和 Axenfeld-Rieger 异常）。

HERNS 症状通常出现在 30—50 岁，包括抑郁、焦虑、视力下降、脑卒中、头痛和癫痫发作。

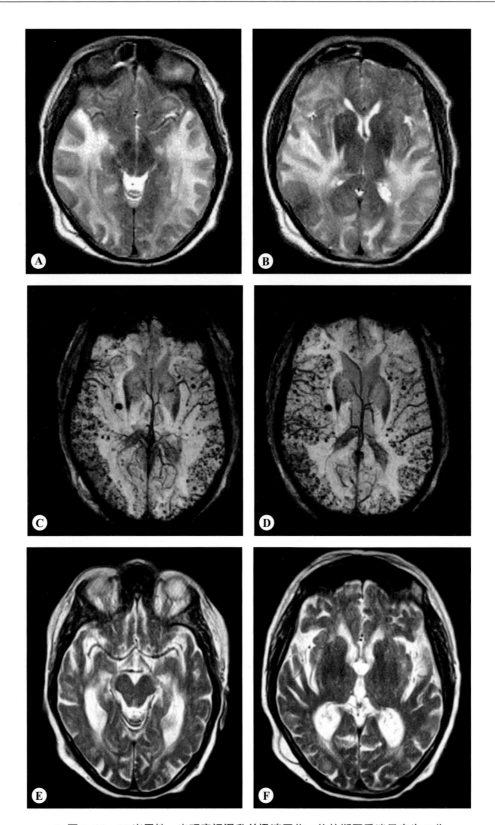

▲ 图 7-20　80 岁男性，出现意识混乱并迅速恶化，格拉斯哥昏迷量表为 5 分

A 和 B. FLAIR 图像显示高信号分布广泛，累及弓形纤维，这一表现符合血管源性水肿（注意：与 SMV 相关的白质高信号不累及弓形纤维）。C 和 D. SWI 图像显示大量的脑叶微出血灶。临床病史和影像学表现符合 CAA 相关炎症。经过为期 3 天的静脉注射肾上腺皮质激素后，患者病情明显好转，随后口服泼尼松龙和加量环磷酰胺进行治疗。E 和 F. 5 个月后随访 MR 显示血管源性水肿消退，侧脑室三角区周围可见一些脑白质高信号

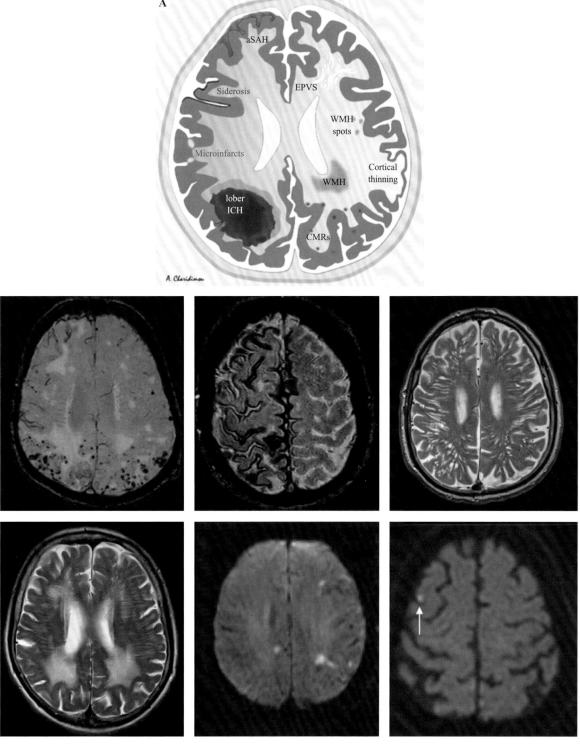

▲ 图 7-21　CAA 影像学特征总结

示意图（A）显示散发性 CAA 的脑出血性表现和缺血性频谱表现（经许可引自 Brain），其中包括脑叶微出血灶（B，SWI 图像），皮质浅表铁质沉着症（C，SWI 图像），半卵圆中心血管周围间隙增大（D，T$_2$W 图像），脑白质高信号，倾向于发生在后部白质（E，T$_2$W 图像），急性的小片状皮质旁白质梗死，临床上可能无症状（F，DWI 图像）和皮质微梗死（G，DWI 图像）。aSAH. 动脉瘤性蛛网膜下腔出血；Siderosis. 铁质沉着病；Microinfarcts. 微梗死；lober ICH. 颅内脑叶出血；CMRs. 脑代谢率；WMH. 白质 T$_2$ 高信号；Cortical thinning. 皮质变薄；WMH spots. 点状白质 T$_2$ 高信号；EPVS. 血管周围间隙（图片由 Lukas Haider，medical University of Vienna，Austria 提供）

	小动脉硬化症 （非淀粉样"高血压性"小血管病）	脑淀粉样血管病
受累血管	深部穿支血管	浅表穿支血管和柔脑膜血管
脑微出血	基底节、幕下	脑叶（周边）
皮质浅表铁沉积	无此特征	局灶性（不多于三个脑沟） 弥漫性（多于三个脑沟）
扩大的血管周围间隙	基底节	半卵圆中心
静止性梗死	可能有	有此特征，包括皮质微梗死
基因学特点	尚未知	与 APOE4、APOE2 有关

表 7-3　小动脉硬化症和 CAA 的区别

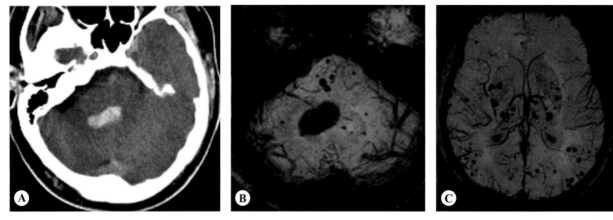

▲ 图 7-22　65 岁男性，CT 表现为急性小脑血肿（A）。SWI 图像（B 和 C）显示在脑桥、小脑、基底节区、脑叶均可见脑微出血灶，并且脑叶微出血灶以后部为著。这是 1 例混合性脑小血管病，小动脉硬化症与 CAA 共存

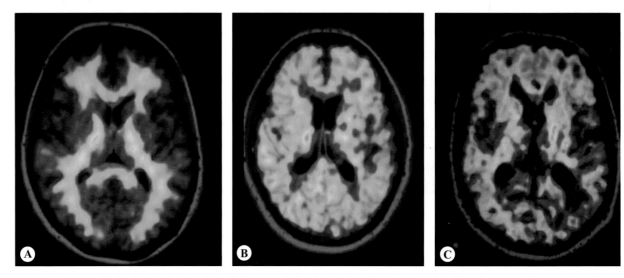

▲ 图 7-23　健康对照者（A）和很可能的 CAA 患者（B 和 C）。使用 PiB 的淀粉样蛋白 PET 图像显示出两种不同的 PiB 摄取模式：一种为"阿尔茨海默病样模式"，额叶皮质摄取最高（B）；另一种为"CAA 样模式"，额叶和枕叶皮质摄取相同（C）（经 NeuroImage Clinical 许可转载）

表 7-4 遗传性脑小血管病和相关基因突变	
脑小血管病	**基因突变**
遗传性 CAA	APP（淀粉样蛋白前体蛋白）突变
CADASIL	染色体 19p13 *NOTCH3* 基因，常染色体显性遗传
CARASIL	*HTRA1* 基因突变，常染色体隐性遗传
MELAS	线粒体 DNA 突变，经母系遗传疾病传递
Fabry 病	*GLA* 基因，X 连锁遗传
COL4A1 基因突变	*COL4A1* 基因
HERNS	*TREX1* 基因，常染色体显性遗传

（四）影像特点

CADASIL 的诊断通常是由 MR 提示，然后经活检（腓肠神经、肌肉和皮肤）和基因检测证实。

MRI 显示脑白质高信号、腔隙性梗死和脑微出血。脑白质高信号多为双侧性和对称性。额叶和颞叶前部白质的受累发生在疾病早期，随后是外囊和顶叶白质。几乎所有患者均在 30 多岁出现颞叶前部白质高信号，在 40 多岁出现外囊白质高信号（图 7-24A）。疾病早期胼胝体和枕叶通常不受累。腔隙性梗死通常位于半卵圆中心、丘脑、基底节和脑桥，似乎可以预测 CADASIL 患者的认知功能下降。高达 70% 的患者有脑微出血灶，通常位于丘脑和脑干（图 7-24B）。脑实质出血非常罕见。

CARASIL 的特征是弥漫性脑白质病变和位于基底节区和丘脑的腔隙。

MELAS 的影像学表现包括发生于多个动脉供血区的急性或慢性脑梗死，以枕叶、顶叶和颞叶后部为主，还表现为脑白质病变（图 7-25）。

COL4A1 基因突变患者的 MRI 表现包括脑小血管病的表现，特别是颅内出血，被认为是小动脉脆弱所致。*COL4A1* 基因突变的典型表现是中年患者，MRI 表现为广泛的脑白质病变，伴或不伴脑微出血灶（图 7-26），不伴有心血管疾病危险因素，具有先天性白内障和青光眼病史。其他少见表现为孤立性壳核出血、血管周围间隙强化和急性缺血性病变。携带 *COL4A1* 基因突变的胎儿表现为皮质发育异常和（或）视神经发育不全。

Fabry 病的影像学特征包括脑白质病变和脑微出血灶，脑微出血灶的发生率为 15%～30%。T_1W 图像在丘脑和基底节的高信号是一个重要的鉴别诊断特点，但仅表现在少数病例中。

HERNS 的 MRI 表现是脑白质病变、脑容量减少和出现腔隙。

十、炎症和免疫介导的脑小血管病

炎症和免疫介导的血管炎已经在本书的其他章节进行了全面的讨论。这里我们简要介绍能够累及脑小血管的上述病理情况。

（一）疾病定义

2012 年在国际 Chapel Hill 共识会议上修订的血管炎命名法对大血管炎、中型血管炎和小血管炎进行了区分。小血管炎又可以细分为免疫复合物小血管炎（如 IgA 血管炎 / 过敏性紫癜和冷球蛋白血管炎）和 ANCA 相关的小血管炎（如显微镜下多血管炎、肉芽肿伴多血管炎和嗜酸性肉芽肿伴多血管炎）。此外，还有可累及多种管径大小的血管炎，如白塞病。原发性中枢神经系统血管炎和结缔组织疾病（如 SLE）相关的血管炎也可累及脑小血管。

（二）病理生理学与病理学特征

血管炎的病理生理机制是由细胞毒性 $CD8^+T$ 细胞、免疫复合物和抗中性粒细胞胞质抗体介导的炎性反应。

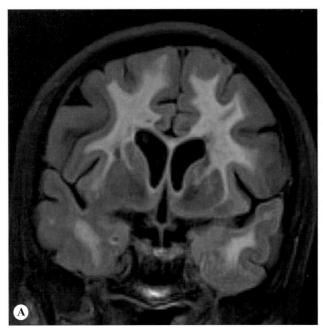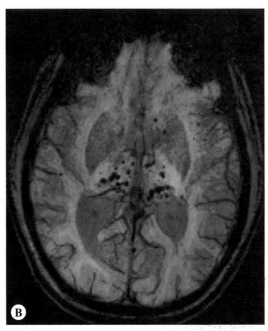

▲ 图 7-24　49 岁女性，CADASIL

A. FLAIR 图像显示广泛和融合的白质高信号，外囊和颞极部白质受累，这一征象对于小动脉硬化是不常见的，对于 CADASIL 是典型的；B. SWI 图像显示丘脑的微出血灶

血管炎的病理特征是血管壁炎性浸润，可以是节段性的和透壁的。浸润可以主要是肉芽肿性的或淋巴细胞性的（图 7-27），或含有嗜酸性粒细胞或中性粒细胞。并发症为纤维素样坏死、血管壁闭塞和继发性缺血改变（图 7-27）。

（三）临床情况和影像学检查适应证

累及脑小血管的血管炎的临床表现多种多样，通常是非特定的。患者可能出现头痛、局灶性神经功能缺损，包括脑卒中、短暂性脑缺血发作、脑神经麻痹、癫痫发作、认知功能下降、认知功能障碍、神经精神症状和全身性症状。症状的出现可能是急性的、亚急性的、隐匿性的和缓慢进行的。

神经系统症状既可以是疾病最初的临床表现，也可以发生在已知的系统性血管炎或炎症/风湿性疾病的基础上。有些疾病具有特殊的非神经系统症状，如白塞病的口腔生殖系统溃疡、眼部炎症和韦格纳肉芽肿的鼻窦炎和肺部疾病。

急性/亚急性局灶性神经功能缺损及明显的神经精神症状或认知障碍都是神经影像学检查的明确适应证。对于已有全身系统性疾病的患者，即使症状轻微或者不明确，也倾向于进行神经影像学检查

以便于排除神经系统受累。

（四）影像特点

炎症及免疫介导的小血管病的影像学表现是多种多样的，包括白质高信号（图 7-28）、炎症性肿块样病变（图 7-29）、病理性的脑膜强化（图 7-30）、脑实质或血管周围间隙强化（图 7-31）、脑出血或微出血（图 7-31）和皮质浅表铁质沉着症。

十一、其他脑小血管病

（一）放疗后血管病

放疗所引起的血管病变可影响大动脉、小动脉和毛细血管。静脉受影响程度较轻。此病在本书的另一章中有详细讨论（见第 52 章）。

小血管内皮细胞变性和微血管肾小球样增生：肾小球样微血管增生（GMP）是类似肾小球的内皮细胞（EC）局灶性增生出芽。GMP 可能提示侵袭性血管生成表型。会导致血管壁增厚和玻璃样变，上述病理改变常发生在放疗后数月到数年。放疗所致小血管损伤的影像学特征包括腔隙性梗死、脑微出血灶、毛细血管扩张症和海绵状血管瘤。如

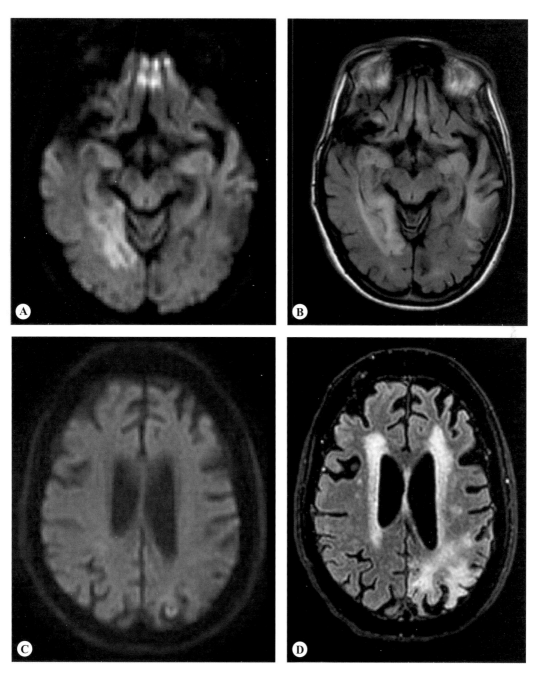

▲ 图 7-25　**45 岁女性，MELAS**
A 和 B. 首诊 DWI（A）和 FLAIR 图像（B）显示右颞叶内侧的急性皮质梗死和左颞叶外侧的慢性梗死；C 和 D. 3 年后随访的 DWI（C）和 FLAIR 图像（D）显示左顶叶新发梗死和室旁融合性的白质高信号（图片由 Gloria Andrea Lozano, Hospital SantaCreu i Sant Pau, Barcelona 提供）

果患者原本患有脑小血管病，则放疗所致损伤往往更加广泛，这可能反映脑小血管病患者的血管更为脆弱。

矿化性微血管病是一种罕见的并发症，多见于放疗后的儿童患者，表现为基底节和近皮质的白质钙化。

（二）与垂体源性神经内分泌疾病相关的小血管病

垂体源性内分泌失调已被证实与 MR 图像中的脑组织受损相关，进而与患者的认知和（或）行为功能相关。这种现象在库欣病和肢端肥大症尤为明显，但也存在于更常见的一些疾病中，如分泌泌乳

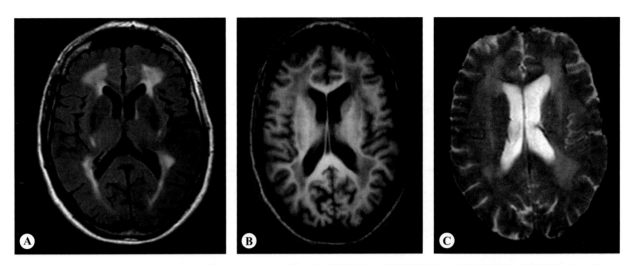

▲ 图 7-26　75 岁男性，*COL4A1* 突变、HANAC 综合征（遗传性血管病伴肾病、动脉瘤和肌肉痉挛综合征）并伴有自身免疫性甲状腺功能减退。FLAIR（A）、T₁W（B）和 T₂*GRE（C）图像显示广泛的脑白质病变，本例不伴有脑微出血灶

图片由 Alejandro Martinez-Domeño，Hospital Santa Creu I Sant Pau，Barcelona 提供

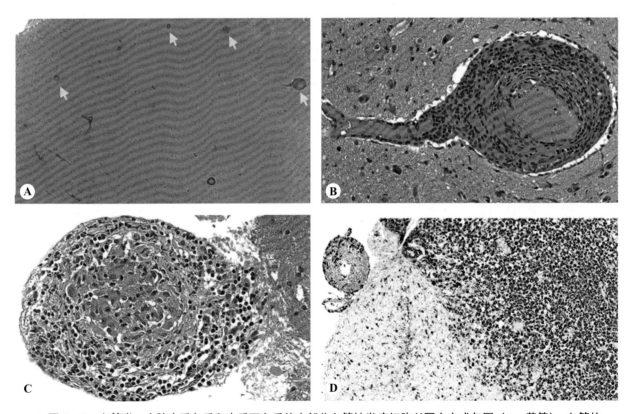

▲ 图 7-27　血管炎。大脑皮质灰质和皮质下白质的大部分血管被炎症细胞以同心方式包围（A，黄箭）。血管的透壁炎症通常是斑片状病变，仅累及一段血管（B，蓝箭突出显示血管炎症的节段性）。浸润炎症细胞的种类不同，主要为淋巴细胞性（B）、肉芽肿性（C）或含有粒细胞，如嗜酸性粒细胞和中性粒细胞（未显示）。血管炎的并发症包括组织梗死伴急性期巨噬细胞浸润（D）。比例尺：A 为 1mm，B 和 C 为 30μm，D 为 200μm。A 至 C 为 HE 染色，D 为 CD68 免疫组化染色（DAKO PG-M₁，1∶100）

图片由 Zane Jaunmuktane and Sebastian Brandner，UCL Institute of Neurology，London 提供

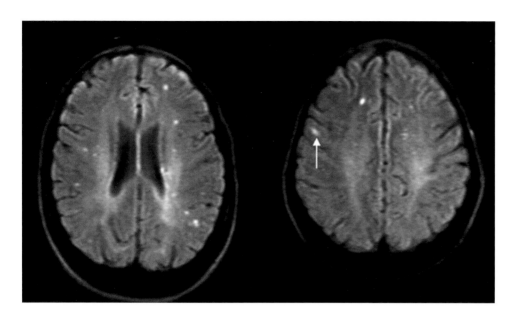

◀ 图7-28　52岁男性，白塞病。FLAIR 图像显示多发局灶性白质高信号，有些病灶位于"近皮质"区域（箭）

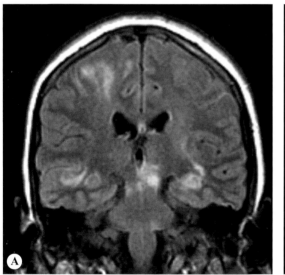
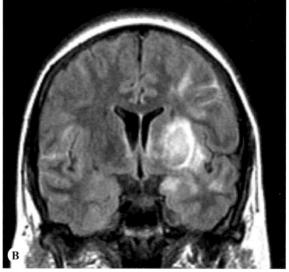

▲ 图7-29　48 岁女性，系统性红斑狼疮。FLAIR 图像显示多发炎性病灶，有些病灶具有占位效应

素的垂体腺瘤所引起的高泌乳素血症。内源性库欣病（Cushing's disease，CD）是一种罕见的疾病，通常是由分泌促肾上腺皮质激素的垂体腺瘤所引起。CD 患者死亡率增加，还存在下列并发症，包括中心性肥胖、糖尿病、血压升高和颈动脉粥样硬化，这些疾病可能是亚临床的，并在皮质醇增多症治愈后持续存在。尸检和活体影像学研究均有证据表明 CD 患者存在脑组织受累，包括灰质和白质。与对照组相比，CD 患者 FLAIR 图像显示的脑白质高信号范围更加广泛。这一现象可能部分与血管病变的危险因素相关（尤其是高血压），但 CD 也是一种存在着低度系统性炎症的疾病状态，可能存在血脑屏障功能的破坏，而这也是脑白质高信号的潜在机制。

十二、治疗相关问题

脑小血管病（尤其是小动脉硬化症）治疗的基础是对可以改变的危险因素进行管理和药物治疗，如高血压、糖尿病、高脂血症和吸烟。

在临床上，常对小血管病和缺血性脑卒中患者进行抗血小板治疗（阿司匹林或潘生丁）。研究表明，这些药物预防缺血性脑卒中的效果优于安慰剂。

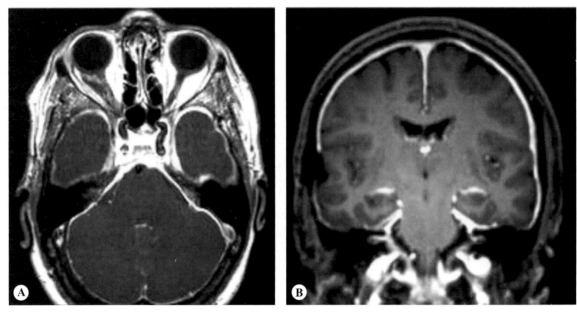

▲ 图 7-30　60 岁女性，肉芽肿伴多血管炎。增强后 T₁W 图像显示硬脑膜和脑神经的弥漫广泛强化

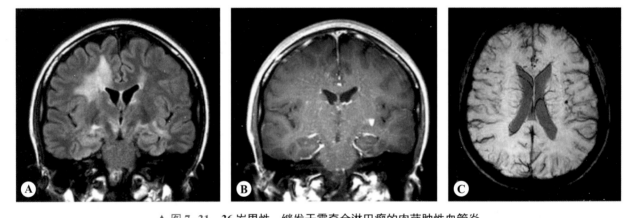

▲ 图 7-31　36 岁男性，继发于霍奇金淋巴瘤的肉芽肿性血管炎
A. FLAIR 图像显示一些脑实质内的炎症病变；B. 增强后 T₁W 图像显示广泛的血管周围间隙的粟粒样强化；C. SWI 图像显示一些脑微出血灶

对存在脑微出血灶的患者进行抗血小板治疗是否会增加脑出血的风险还存在争议，现有研究的结果并不一致。

当前，对存在脑微出血灶的患者进行抗凝治疗所获收益及风险的关系正得到广泛争论。

近期 Meta 分析和随机临床试验的结果清楚地表明，脑微出血灶多于 1 个的患者接受抗凝治疗会增加未来发生颅内出血的风险。如果脑微出血灶多于 10 个，未来颅内出血的风险会进一步增加。如果存在 ApoEε2 等位基因，未来颅内出血的风险也会增加。因此，临床医生对存在脑微出血灶的患者

进行抗凝治疗时需要权衡利弊，仔细衡量抗凝治疗对于预防未来缺血性脑卒中的收益（如对于心房颤动的患者）和发生出血性并发症的风险。如果存在 cSS，进行抗凝治疗也要特别注意，因为 cSS 本身就具有很高的复发性脑出血的风险，如前所述。关于抗凝治疗目前尚无明确的指南，但观察性证据表明，如果可能的话，CAA 患者应避免使用抗凝药物华法林，而应该考虑使用口服非维生素 K 抗凝血药，这种药物与华法林相比，大约能降低 50% 治疗相关出血的风险。对于心房颤动患者，还可以考虑使用左心耳封堵等治疗方法。希望在此方面正在进

行的临床试验能够阐明此问题，以帮助未来的临床决策。

CAA 的疾病改良治疗目前正在进行临床试验研究，特别是使用单克隆抗体泊尼单抗（Ponezumab）进行治疗。该药最初用于治疗 AD，据报道能够减少脑血管的淀粉样沉积。

十三、影像学判读清单

1. 白质高信号

- 白质高信号的分布范围有多广泛（Fazekas 分级系统）？
- 白质高信号的分布部位（如 CAA 中主要可见白质高信号分布于后部）。
- 是否有特殊部位白质受累（如 CADASIL 中外囊和颞叶白质受累）？
- 弓形纤维是否不受累（弓形纤维受累在脑小血管病中罕见，如果存在弓形纤维受累，则需要考虑其他诊断）？

2. 脑微出血

- 脑微出血的位置（深部或脑叶或均有）。
- 脑微出血灶是否超过 10 个（使用抗凝治疗需谨慎）。

3. 皮质浅表性铁质沉着症

- 是否有 cSS？
- 排除其他病因（既往外伤或手术史）。
- 3 个以上的脑沟受累 = 播散性 cSS。

4. 血管周围间隙

- 血管周围间隙主要位于半卵形中心（CAA）。
- 血管周围间隙主要位于基底节（小动脉硬化）。

5. 腔隙

- 数量和位置（根据血管性痴呆的 NINDS-AREN 标准）。

6. 急性梗死

- 有症状 / 无症状。
- 皮质下。
- 皮质微梗死。

7. 对比增强

- 血管壁。
- 脑实质。
- 脑膜。

- 血管周围间隙。

十四、报告样本

（一）病例报告和报告样本 1

病史： 45 岁女性患者，偏头痛和短暂性脑缺血发作。她的父亲在 60 岁时死于脑卒中。

临床诊断： CADASIL（伴皮质下梗死和白质脑病的常染色体显性遗传性脑动脉病）。

MRI 检查目的： 研究偏头痛和短暂性脑缺血发作的病因。由于患者有家族史，判断是否存在遗传性脑血管病。

成像技术： 头部冠状位 FLAIR（图 7-32A 和 B）、轴位 T_2W（图 7-32C）和 T_2^*W GRE（图 7-32D 和 E）。

影像学表现： 冠状位 FLAIR 图像（图 7-32A 和 B）表现为广泛融合的白质高信号，累及双侧外囊和颞极。另外，双侧放射冠可见腔隙。轴位 T_2W 图像（图 7-32C）证实在颞叶前部可见融合的白质高信号，脑桥可见较多的局灶性高信号。T_2^*W GRE 图像显示延髓和脑桥可见微出血灶。

解释： 白质高信号的分布累及外囊和颞叶前部白质是 CADASIL 的典型表现，而在小动脉硬化症中不常见。位于幕下的微出血灶和发生在脑桥、基底节区和丘脑（图 7-32 未显示）的局灶性高信号在 CADASIL 中很常见。发病年龄在 30—50 岁，存在脑血管病家族史也是 CADASIL 的典型表现。

（二）病例报告和报告样本 2

病史： 70 岁男性患者，高血压，临床表现为记忆力快速下降和言语障碍。

临床诊断： CAA 相关炎症。

MRI 检查目的： 研究认知能力迅速下降的原因。

成像技术： 起病时基线检查包括 FLAIR（图 7-33A）、MPRAGE T_1W 增强扫描（图 7-33B）和 T_2^*W GRE（图 7-33C）；起病后 8 个月行淀粉样蛋白 PET 检查；激素治疗 10 个月后包括 FLAIR（图 7-33E）、MPRAGE T_1W（图 7-33F）、GRE T_2^*W（图 7-33G）和 DWI（图 7-33H）。

影像学表现： 基线 FLAIR 图像显示额叶和顶叶均可见广泛融合的白质高信号，累及左侧额叶的弓

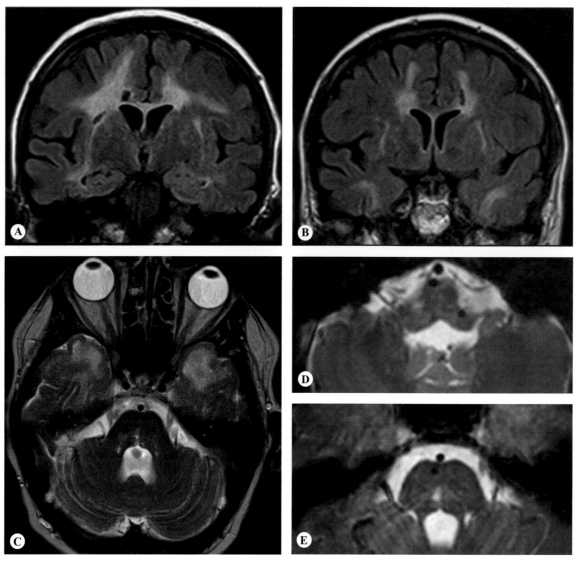

▲ 图 7–32　45 岁女性，CADASIL
完整的影像结果详见病例报告和报告样本 1

形纤维（图 7–33A）。钆增强 T_1W 图像显示左额叶肿胀伴弥漫性硬脑膜强化，无脑实质强化或软脑膜强化（图 7–33B）。T_2^*GRE 可见大量位于脑叶的微出血灶，其中左额叶可见微出血灶聚集（图 7–33C）、淀粉样蛋白 –PET 显示额顶叶皮质均可见淀粉样蛋白沉积，其中额叶皮质更为明显（图 7–33D）。

激素治疗后 10 个月随访，与基线 MR 比较，脑白质高信号有所减轻（图 7–33E），左额叶肿胀有所减轻，脑容量减少更加明显（图 7–33E 和 F）。T_2^*GRE（图 7–33G）显示持续存在的脑微出血灶，DWI（图 7–33H）未见急性脑梗死。

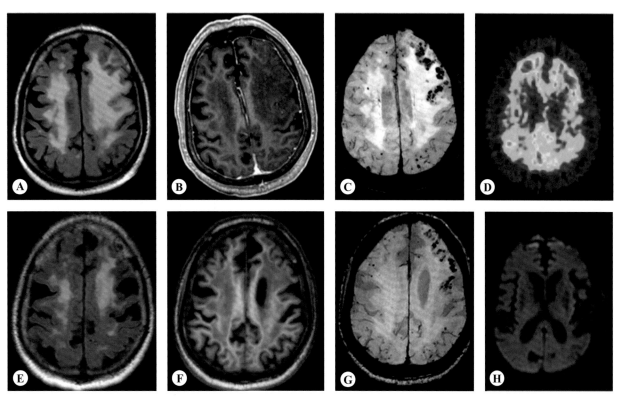

▲ 图 7-33　70 岁男性，CAA 相关炎症
完整的影像结果详见病例报告和报告样本 2（经 IOS Press 许可转载，引自 Carmona-Iragui 等，2016）

参考文献

[1] Carmona-Iragui M, Fernández-Arcos A, Alcolea D, Piazza F, Morenas-Rodriguez E, Antón-Aguirre S, Sala I, Clarimon J, Dols-Icardo O, Camacho V, Sampedro F, Munuera J, Nuñez-Marin F, Lleó A, Fortea J, GómezAnsón B, Blesa R. Cerebrospinal Fluid Anti-Amyloid-β Autoantibodies and Amyloid PET in Cerebral Amyloid Angiopathy-Related Inflammation. J Alzheimers Dis 2016;50(1):1–7.

[2] Charidimou A, Linn J, Vernooij MW, Opherk C, Akoudad S, Baron JC, et al. Cortical superficial siderosis: detection and clinical significance in cerebral amyloid angiopathy and related conditions. Brain. 2015;138(Pt 8):2126–39.

[3] Charidimou A, Boulouis G, Gurol ME, Ayata C, Bacskai BJ, Frosch MP, et al. Emerging concepts in sporadic cerebral amyloid angiopathy. Brain. 2017;140(7):1829–50.

[4] Greenberg SM, Charidimou A. Diagnosis of cerebral amyloid angiopathy: evolution of the Boston criteria. Stroke. 2018;49(2):491–7.

[5] Farid K, Charidimou A, Baron JC. Amyloid positron emission tomography in sporadic cerebral amyloid angiopathy: A systematic critical update NeuroImage: Clinical 2017;15: 247–263.

[6] Pantoni L. Cerebral small vessel disease: from pathogenesis and clinical characteristics to therapeutic challenges. Lancet Neurol. 2010;9(7):689–701.

[7] Rodrigues MA, Samarasekera N, Lerpiniere C Humphreys C, McCarron MO, White PM, Nicoll JAR, et al. The Edinburgh CT and genetic diagnostic criteria for lobar intracerebral haemorrhage associated with cerebral amyloid angiopathy: model development and diagnostic test accuracy study. Lancet Neurol. 2018;17(3):232–40.

[8] Santos A, Resmini E, Gómez-Ansón B, Crespo I, Granell E, Valassi E, et al. Cardiovascular risk and white matter lesions after endocrine control of Cushing's syndrome. Eur J Endocrinol. 2015;173(6):765–75.

[9] Van den Boom R, Lesnik Oberstein SA, Ferrari MD, et al. Cerebral autosomal dominant arteriopathy with subcortical infarcts and leukoencephalopathy: MR imaging findings at different ages: 3rd–6th decades. Radiology. 2003;229:683–90.

[10] Wardlaw JM, Smith C, Dichgans M. Mechanisms of sporadic cerebral small vessel disease: insights from neuroimaging. Lancet Neurol. 2013a;12(5):483–97.

[11] Wardlaw JM, Smith EE, Biessels GJ, Cordonnier C, Fazekas F, Frayne R, et al., STandards for ReportIng Vascular changes on nEuroimaging (STRIVE v1) Neuroimaging standards for research into small vessel disease and its contribution to ageing and neurodegeneration. Lancet Neurol. 2013b;12(8):822–38.

[12] Wilson D, Ambler G, Shakeshaft C, Brown MM, Charidimou A, Al-Shahi Salman R, et al. CROMIS-2 collaborators. Cerebral

microbleeds and intracranial haemorrhage risk in patients anticoagulated for atrial fibrillation after acute ischaemic stroke or transient ischaemic attack (CROMIS-2): a multicentre observational cohort study. Lancet Neurol. 2018;17(6):539–47. (Erratum in: Lancet Neurol. 2018;17(7):578).

拓展阅读

[1] Armulik A, Genove G, Mäe M, Nisancioglu MH, Wallgard E, Niaudet C, et al. Pericytes regulate the blood–brain barrier. Nature. 2010;468(7323):557–61.

[2] Barnes AJ, Locke P, Scudder PR, Dormandy TL, Dormandy JA, Slack J. Is hyperviscosity a treatable component of diabetic microcirculatory disease? Lancet. 1977;2(8042):789–91.

[3] Charidimou A, Peeters PA, Jäger R, Fox Z, Vandermeeren Y, Laloux P, et al. Cortical superficial siderosis and intracerebral hemorrhage risk in cerebral amyloid angiopathy. Neurology. 2013;81(19):1666–73.

[4] Charidimou A, Pantoni L, Love S. The concept of sporadic cerebral small vessel disease: a road map on key definitions and current concepts. Int J Stroke. 2016;11(1):6–18.

[5] Charidimou A, Boulouis G, Pasi M, Auriel E, van Etten ES, Haley K, et al. MRI-visible perivascular spaces in cerebral amyloid angiopathy and hypertensive arteriopathy. Neurology. 2017;88(12):1157–64.

[6] Charidimou A, Shoamanesh A, Al-Shahi Salman R, Cordonnier C, Perry LA, Sheth KN, et al. Cerebral amyloid angiopathy, cerebral microbleeds and implications for anticoagulation decisions: the need for a balanced approach. Int J Stroke. 2018;13(2):117–20.

[7] Choi Choi J. Cerebral autosomal dominant arteriopathy with subcortical infarcts and leucoencephalopathy: a genetic cause of cerebral small vessels disease. J Clin Neurol. 2010;6(1):1–9.

[8] De Guio F, Reyes S, Vignaud A, Duering M, Ropele S, Duchesnay E, et al. In vivo high-resolution 7 Tesla MRI shows early and diffuse cortical alterations in CADASIL. PLoS One. 2014;9(8):e106311.

[9] Greenberg SM. Small vessels, big problems. N Engl J Med. 2006;354(14):1451–3.

[10] Haffner C, Vinters HV. CADASIL, CARASIL, CARASAL: the linguistic subtleties of cerebral small vessel disease. Neurology. 2016;87(17):1752–3.

[11] Haller S, Vernooij MW, Kuijer JPA, Larsson EM, Jäger HR, Barkhof F. Cerebral microbleeds: imaging and clinical significance. Radiology. 2018;287(1):11–28.

[12] Ihara M, Yamamoto Y. Emerging evidence for pathogenesis of sporadic cerebral small vessel disease. Stroke. 2016;47(2):554–60.

[13] Joutel A, Corpechot C, Ducros A, Vahedi K, Chabriat H, Mouton P, et al. Notch3 mutation in CADASIL, a hereditary adult-onset condition causing stroke and dementia. Nature. 1996;383(6602):707–10.

[14] Lanfranconi S, Markus HS. COL4A1 mutations as a monogenic cause of cerebral small vessel disease: a systematic review. Stroke. 2010;41(8):e513–8.

[15] Lee JS, Choi JC, Kang SY, Kang JH, Na HR, Park JK. Effects of lacunar infarctions on cognitive impairment in patients with cerebral autosomal-dominant arteriopathy with subcortical infarcts and leucoencephalopathy. J Clin Neurol. 2011;7(4):210–4.

[16] Lindenholz A, van der Kolk AG, Zwanenburg JM, Hendrikse J. The use and pitfalls of intracranial vessel wall imaging: how we do it. Radiology. 2018;286(1):12–28.

[17] Østergaard L, Engedal TS, Moreton F, Hansen MB, Wardlaw JM, Dalkara T, et al. Cerebral small vessel disease: capillary pathways to stroke and cognitive decline. J Cereb Blood Flow Metab. 2016;36(2):302–25.

[18] Plancher JMON, Hufnagel RB, Vagal A, Peariso K, Saal HM, Brodericka JP. Case of small vessel disease associated with COL4A1 mutations following trauma. Case Rep Neurol. 2015;7(2):142–7.

[19] Rinnoci V, Nannucci S, Valenti R, Donnini I, Bianchi S, Pescini F, et al. Cerebral hemorrhages in CADASIL: report of four cases and a brief review. J Neurol Sci. 2013;330(1–2):45–51.

[20] Sato Y, Shibasaki J, Aida N, Hiiragi K, Kimura Y, AkahiraAzuma M, et al. Novel COL4A1 mutation in a fetus with early prenatal onset of schizencephaly. Hum Genome Var. 2018;5:4.

[21] Shi Y, Wardlaw JM. Update on cerebral small vessel disease: a dynamic whole-brain disease. Stroke Vasc Neurol. 2016;1(3):83–92.

[22] Skehan SJ, Hutchinson M, MacErlaine DP. Cerebral autosomal dominant arteriopathy with subcortical infarcts and leucoencephalopathy: MR findings. AJNR Am J Neuroradiol. 1995;16(10):2115–9.

[23] Thomas WE. Brain macrophages: on the role of pericytes and perivascular cells. Brain Res Brain Res Rev. 1999;31(1):42–57.

[24] Ter Telgte A, van Leijsen EMC, Wiegertjes K, Klijn CJM, Tuladhar AM, de Leeuw FE. Cerebral small vessel disease: from a focal to a global perspective. Nat Rev Neurol. 2018;14(7):387–98.

[25] Wardlaw JM, Doubal FN, Valdes-Hernandez M, Wang X, Chappell FM, Shuler K, et al. Blood–brain barrier permeability and long-term clinical and imaging outcomes in cerebral small vessel disease. Stroke. 2013;44:525–7.

[26] Weng YC, Sonni A, Labelle-Dumais C, de Leau M, Kauffman WB, Jeanne M, et al. COL4A1 mutations in patients with sporadic late-onset intracerebral hemorrhage. Ann Neurol. 2012;71(4):470–7.

[27] Wilson D, Charidimou A, Werring DJ. Advances in understanding spontaneous intracerebral hemorrhage: insights from neuroimaging. Expert Rev Neurother. 2014;14(6):661–78.

[28] Yamamoto Y, Ihara M, Tham C, Low RW, Slade JY, Moss T, et al. Neuropathological correlates of temporal white matter hyperintensities in CADASIL. Stroke. 2009;40(6):2004–11.

[29] Zwanenburg JJM, van Osch MJP. Targeting cerebral small vessel disease with MRI. Stroke. 2017;48(11):3175–82.

第 8 章　缺血性脑卒中较少见的系统性病因

Rarer Systemic Causes of Ischemic Stroke

Patricia Svrckova　Aad van der Lugt　著

沈　宓　译　　孙胜军　校

摘　要

大动脉疾病和小血管疾病是缺血性脑卒中的主要病因。然而，缺血性脑卒中也可作为全身性疾病的并发症发生，其中一些疾病（如系统性血管炎）已在本书其他章讨论过。本章描述了缺血性脑卒中的几种较罕见的系统性病因，以及临床神经影像学在鉴别诊断和监测中的作用。血液状态的影响，如抗磷脂综合征、血栓性血小板减少性紫癜和镰状细胞病，以及大脑状态的影响将在下文进行描述。MELAS 是一种遗传综合征，是导致缺血样神经功能缺陷最常见的病因之一。Sneddon 综合征以皮肤病和脑损害为特征。在这些罕见疾病中，MRI 是鉴别微小病灶及缩小鉴别诊断的首选影像技术。

关键词

小儿脑卒中；骨髓增殖性疾病；镰状细胞病；抗磷脂综合征；Sneddon 综合征；MELAS

缩略语

ACA	anterior cerebral artery	大脑前动脉
ADAMTS-13	a disintegrin and metalloproteinase with thrombospondin type 1 motif，13	一种具有血栓反应蛋白 1 型基序的去整合素和金属蛋白酶 13
APS	antiphospholipid syndrome	抗磷脂综合征
ASL	arterial spin labelling	动脉自旋标记
CSF	cerebral spinal fluid	脑脊液
CT	computed tomography	计算机断层扫描
DNA	deoxyribonucleic acid	脱氧核糖核酸
DWI	diffusion weighted imaging	扩散加权成像

FLAIR	fluid attenuated inversion recovery	液体衰减反转恢复
HbSS	homozygous hemoglobin S	纯合血红蛋白 S
HIV	human immunodeficiency virus	人类免疫缺陷病毒
MCA	middle cerebral artery	大脑中动脉
MELAS	mitochondrial encephalomyopathy，lactic acidosis，stroke-like episode	线粒体脑肌病伴乳酸酸中毒和脑卒中样发作
MM	multiple myeloma	多发性骨髓瘤
MRA	magnetic resonance angiography	磁共振血管成像
MRI	magnetic resonance imaging	磁共振成像
PCA	posterior cerebral artery	大脑后动脉
PRES	posterior reversible encephalopathy syndrome	可逆性后部脑病综合征
SCD	sickle cell disease	镰状细胞病
SLE	systemic lupus erythematosus	系统性红斑狼疮
SS	Sneddon's syndrome	Sneddon 综合征
SWI	susceptibility weighted imaging	磁敏感加权成像
T_1W	T_1 weighted	T_1 加权
T_2W	T_2 weighted	T_2 加权
TIA	transient ischemic attack	短暂性脑缺血发作
TCD	transcranial Doppler	经颅多普勒
TOF MRA	time of flight magnetic resonance angiography	时间飞跃法磁共振血管成像
TTP	thrombotic thrombocytopenic purpura	血栓性血小板减少性紫癜
VZV	Varizella Zoster virus	Varizella-Zoster 病毒
WM	Waldenström's macroglobulinemia	巨球蛋白血症
WML	white matter lesions	白质病变

一、概述

有许多系统性疾病可导致缺血性脑卒中。这些疾病包括感染、肿瘤血液病、累及中枢神经系统的系统性自身免疫性疾病，以及代谢和遗传性疾病。

其中许多疾病在本书的其他地方已经讨论过了。在感染性疾病中，结核性脑膜炎、血管侵袭性曲霉病和病毒感染（如 VZV 和 HIV）是引起缺血性脑卒中最常见的病因，特别是在免疫功能低下的人群中（见第 25 章和第 61 章）。

许多血管炎和自身免疫性疾病往往累及多个器官并导致缺血性脑卒中，这些都在第 30 章中进行了全面的讨论。此外，累及大血管的血管炎在第 6

章做了讨论，小血管炎在第 7 章中做了讨论。白塞病和 Cogann 综合征可累及不同级别血管。另外，第 7 章也回顾了一些遗传性和代谢性小血管疾病。

根据人口因素的不同，物质滥用（尤其是可卡因）可能是年轻人脑卒中的一个重要原因，第 50 章中已经讨论了这一点。

因此，本章主要集中在血液系统疾病，它是一个不可忽视的缺血性脑卒中的原因，特别是在年轻患者中。其次也将更详细的讨论一些遗传性疾病，如 MELAS 和 Sneddon 综合征。

二、血液状态

（一）抗磷脂综合征

1. 定义及临床要点

抗磷脂综合征是一种自身免疫疾病，可导致患者高凝状态。其特征是血液中存在抗磷脂抗体、静脉和动脉多系统血栓形成及反复流产。最常见的神经系统并发症包括缺血性脑卒中、短暂性脑缺血发作和静脉窦血栓形成。

2. 基础流行病学 / 人口学 / 病理生理学

抗磷脂综合征主要影响年轻人到中年人，女性发病率是男性的 3.5 倍。据估计，高达 20% 的青年脑卒中（45 岁以下）都是由它引起的。抗磷脂综合征引发脑卒中的主要机制是血栓形成，主要发生于小血管和静脉，而不是动脉。大血管狭窄和闭塞少见。虽然据文献报道，动脉梗死比静脉窦血栓形成更常见，但实际上后者的发生率可能更高。出血性脑卒中不常见，并且颅内出血更容易发生于需要进行抗凝治疗的患者中。

3. 影像特征

APS 最常见的疾病是白质病变（图 8-1 和图 8-2）。多位于皮质下白质，并沿深髓静脉呈放射状走行，提示可能的病因是小静脉梗死。除此之外，APS 中脑白质病变的病因可能是多因素的，可能与脱髓鞘和自身免疫导致的梗死有关。

皮质梗死是第二常见的病变，是血栓源性梗死，往往发生在多个不同的血管区域（图 8-3）。此外，大血管血栓形成引起的大面积梗死、静脉窦血栓形成引起的静脉梗死也可见。微出血或出血性梗

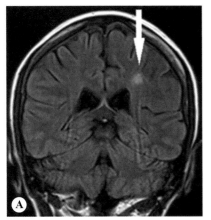
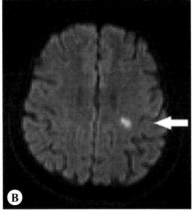
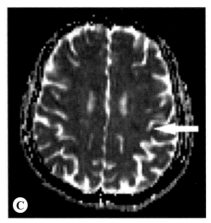
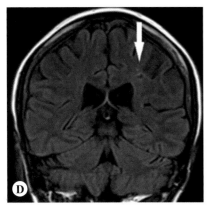

▲ 图 8-1 **APS 患者，女，42 岁，突发构音障碍及右侧肢体无力**
A. 冠状位 FLAIR 显示左侧半卵圆中心圆形白质病变；B. DWI 呈扩散受限；C. ADC 相应层面呈低信号，符合急性梗死灶；D. 2 年后随访 MRI（冠状位 FLAIR）显示白质病变进展为腔隙

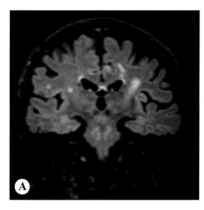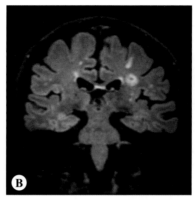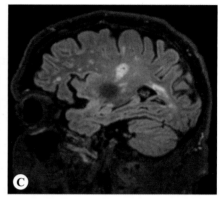

▲ 图 8-2 APS 患者，男，68 岁，腔隙性梗死病史

冠状位 FLAIR（A 和 B）显示多发线样、楔形白质病变，沿髓静脉呈放射状分布，符合小静脉梗死。左侧脑室周围白质可见腔隙灶

死罕见，如果存在，则可能是抗凝治疗的并发症，而不是 APS 导致。

4. 临床表现

典型的患者为育龄期女性，表现为脑卒中、头痛或局灶性神经症状。许多白质病变甚至小的皮质梗死都是无症状的，并且高达 50% 的 APS 患者在治疗过程中会出现数个病灶。脑卒中是 APS 最常见的神经系统并发症。

5. 影像技术及推荐序列

对皮质小梗死和白质梗死的检测，MRI 优于 CT。影像序列包括 T$_2$WI、FLAIR、DWI 和磁敏感加权像。如果有任何影像或临床特征提示静脉窦血栓形成，应进行 CT 或 MR 静脉造影排除此病。

6. 注释清单

- 仔细查阅 FLAIR 序列是否存在皮质小梗死，这些病灶可能没有临床症状。
- 当有无法解释的症状持续存在时，或者发现了异常分布的梗死灶时，应进行 CT 或 MR 静脉造影检查。
- 寻找线状白质病变，提示小静脉梗死。
- 查阅是否有治疗的并发症，即出血。
- 头部 MR 正常不能排除抗磷脂综合征。

7. 治疗监测

在多达 50% 的抗磷脂综合征患者中，即使最大限度抗凝治疗，也存在病变的进展。因此，如果有新的症状出现，应进行影像复查。

出血是治疗的并发症，因此需要警惕。

（二）血栓性血小板减少性紫癜

1. 定义及临床要点

TTP 是一种微血管闭塞性疾病，以微血管病性溶血性贫血、血小板减少、神经系统症状、发热和肾脏受累为特征。这是由于处理 von Willebrand 因子的 ADAMTS13 酶活性不足造成的。临床表现包括出血和微血管闭塞，这是由于血小板功能障碍和溶血的联合作用所致。神经症状持续短暂，包括头痛、局灶性神经症状、癫痫和昏迷等。

2. 基础流行病学／人口学／病理生理学

TTP 是一种罕见但危及生命的自身免疫性疾病。18 岁以下患者罕见，发病高峰为 30—50 岁。女性患病的可能性约为男性的 3 倍。大约一半的患者为特发性，而另一半则与另一种自身免疫性疾病或免疫缺陷（化疗、人类免疫缺陷病毒等）有关。

如果不进行治疗，无论是血浆置换还是免疫抑制，TTP 几乎都是致命的。

3. 影像特征

临床表现包括血小板功能障碍和溶血导致的出血和微血管闭塞。最常见的是可逆性后部脑病综合征，皮质微出血（图 8-4）和不同区域的皮质梗死常见，而大面积的流域性梗死不常见。

4. 临床表现

患者常表现为血小板减少、凝血紊乱、淤点和多器官功能障碍。癫痫、头痛和局灶性神经功能障碍提示应进行影像学检查。广泛的脑缺血病变并不一定意味着预后差。

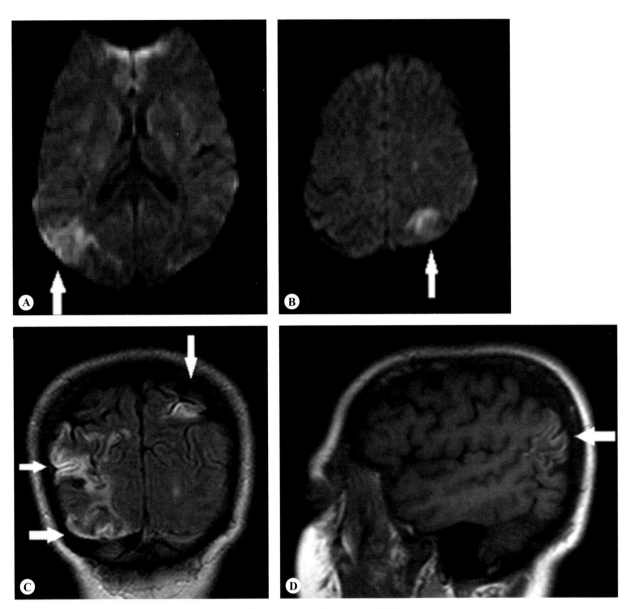

▲ 图 8-3 APS 患者，女，42 岁

A 至 C. DWI（A 和 B）和冠状位 FLAIR（C）显示多发急性皮质梗死灶，累及多个血管供血区；D. 矢状位 T₁WI 显示皮质层状坏死

5. 影像技术

MRI 对微出血、小皮质梗死及 PRES 的检测均优于 CT。检查序列应包括 T_2WI、FLAIR、DWI 和 SWI。

6. 注释清单

- 双侧皮质及皮质下多区域扩散受限病灶。
- 皮质微出血。
- 寻找支持 PRES 的影像特征。

7. 治疗监测

- 随访 MRI 提示可逆性缺血性病变。

- 脑内广泛的缺血性病变并不一定意味着预后差。

（三）镰状细胞病

1. 定义及临床要点

镰状细胞病是一种常染色体隐性遗传病。在红细胞生成过程中存在结构缺陷，使红细胞呈现镰刀状外观。这导致红细胞有效携氧能力降低，通过毛细血管能力降低而被"卡住"。在病情加重期间，这会导致溶血性贫血和镰状细胞危象，进而由于微血

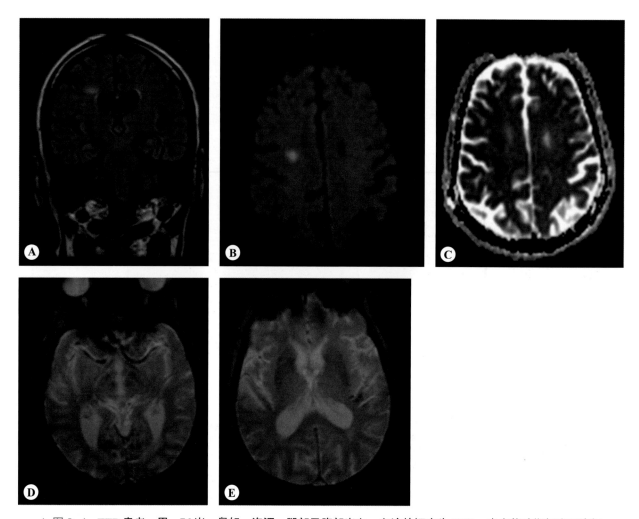

▲ 图 8-4　**TTP 患者，男，76 岁，鼻衄、盗汗、腿部及腹部出血。血涂片证实为 TTP。患者住院期间出现意识障碍，格拉斯哥昏迷评分降低，气管插管并进入重症监护室**
A 至 C. 冠状位 FLAIR（A）、轴位 DWI（B）及相应层面 ADC（C）显示右侧半卵圆中心扩散受限，符合脑梗死；D 和 E. T_2^*WI 显示双侧枕叶（D）和左侧颞叶（E）多发微出血。颅内 TOF MRA（未展示）显示正常

管闭塞导致多系统梗死，包括骨（缺血性坏死）、肺（急性胸部综合征）、脾（自体脾切除）、肾（微梗死导致肾衰竭）和阴茎（阴茎异常勃起）。最常见的神经系统并发症是脑梗死，包括小血管和大血管。

2. 基础流行病学 / 人口学 / 病理生理学

SCD 在非洲裔人群中最普遍，其次是东地中海和中东血统的人。这与疟疾的分布密切相关，而 SCD 被认作是由一种保护机制进化而来的，因为红细胞更新的增加阻止了疟原虫的复制。

SCD 是儿童脑卒中最常见的原因之一，本质上是缺血性的。儿童 SCD 患者比成人患者更容易发生脑梗死（成人患者有不同的危险因素，更容易发生出血性梗死），而 HbSS 纯合子基因的个体比具有

镰状细胞的个体更容易发生脑卒中。高达 25% 的儿童在 6 岁前会发生脑梗死，而在 18 岁前的患病率则增加到 39%。

3. 影像特征

大脑反复的缺血会损伤内皮细胞，导致缓慢进展的慢性大血管狭窄，主要累及 ICA 远端和 MCA，造成烟雾病样特征血管表现，以及基底节形成豆纹动脉侧支循环（图 8-5）。

无症状梗死出现在额叶和顶叶白质的分水岭区，呈对称性。无症状梗死最易出现在镰状细胞病患者中动脉自旋标记显示脑血流最低的区域。

需要注意，SCD 是一种多系统疾病，虽然颅内血管局限性狭窄肯定与梗死的发生有关，但其他

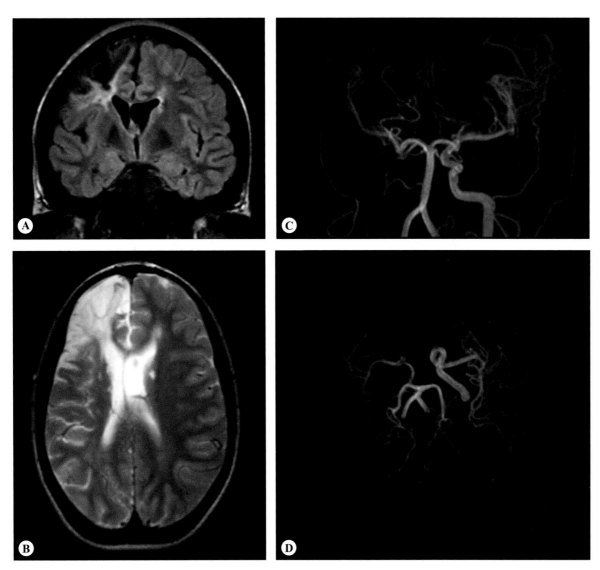

▲ 图 8-5　SCD 患者，男，15 岁。既往有左侧偏瘫病史

A 和 B. 冠状位 FLAIR（A）和轴位 T₂WI（B）显示右侧 MCA 及 ACA 供血区陈旧性梗死；C 和 D. 3D TOF MRA 显示右侧 ICA 及双侧 ACA 无血流信号，右侧 MCA 狭窄，并由右侧胚胎性 PCA 供血，左侧 MCA 形成广泛的侧支循环，符合烟雾病综合征

因素也会影响脑卒中的发生。这包括镰状细胞危象（特别是急性胸部综合征）、慢性贫血、血红蛋白快速下降时血流动力学波动，以及 SCD 患者心血管危险因素总体发生率增加等情况下，氧需求量增加。

4. 临床表现

经典的临床表现是一个非洲裔儿童出现脑卒中，但在无症状的 SCD 儿童中，高达 20% 的患者在颅脑成像上存在无症状梗死（图 8-6）。无症状梗死是 SCD 中最常见的神经损伤表现，其与较高的认知障碍发生率相关。

对于儿童 SCD 患者，推荐使用 TCD 进行筛查和定期监测；当 MCA 血流速度大于 200cm/s 时，预防性输血可以有效预防脑卒中（降低 92% 的风险）。同样，无症状儿童 SCD 患者进行颅脑 MR 检查，有助于发现无症状梗死，也可能有助于选择需要更积极预防治疗的患者。

5. 影像特征

MRI 在检测较小的、无症状梗死方面优于 CT。成像方案应包括 T₂WI、FLAIR、DWI、SWI 和血管造影（包括颅内动脉和颈动脉）。

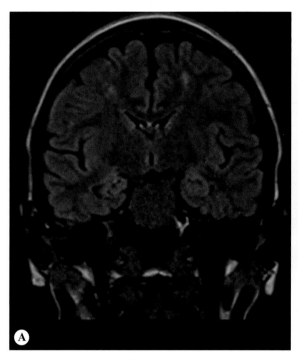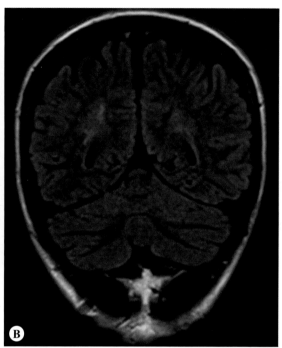

▲ 图 8-6　重度 HbSS 基因型镰状细胞病患者，男，9 岁，无局灶性神经症状。冠状位 FLAIR 显示双侧额顶叶（A）和顶枕叶楔形白质高信号，符合无症状性梗死

经颅多普勒是一种有价值的筛查工具，可用于检出脑卒中风险较高的患者。

6. 注释清单
- 流域性梗死主要发生在 MCA 供血区，也可发生于其他部位。
- 分水岭梗死。
- 大血管狭窄，支持烟雾病。
- "无症状梗死"——无症状儿童患者的缺血性白质病变。
- 非洲裔儿童脑卒中患者均应考虑镰状细胞病。
- 查看颅骨，如有红骨髓增生、板障增厚、毛发竖立，则考虑本病。
- SCD 患者存在进行性脑体积减小，这与多因素的因素有关。

7. 治疗监测
定期输血治疗可显著降低镰状细胞患者贫血和无症状梗死的复发率。推荐使用 TCD 进行筛查和定期监测。

最近，在镰状细胞病患者中发现了定期输血导致的颅脑铁沉积（图 8-7）。铁的积聚主要集中在壳核、黑质和红核。过量的铁沉积与神经退行性疾病有关，如帕金森病、肌萎缩侧索硬化症和阿尔茨海默病。但它在 SCD 中的意义还不清楚，迄今为止，大多数证据表明输血有助于防止，而不是加速脑损伤。

（四）与血液（骨髓增生性）疾病相关的高黏血症

1. 定义及临床要点
骨髓增生性疾病是指骨髓异常而导致红细胞（红细胞增多症）、血小板或异常副蛋白 [Waldenström 巨球蛋白血症（WM）、多发性骨髓瘤（MM）] 等异常增殖，导致血液黏度增加。脑卒中是一种罕见但重要的并发症。

2. 基础流行病学 / 人口学 / 病理生理学
大多数骨髓增生性高黏度疾病的发病年龄高峰为 60 岁左右，无特殊的性别倾向。据报道，在后期确诊为骨髓增生性疾病的患者中，高达 4% 的患者首次发病表现为脑卒中。

3. 病理特征
骨髓功能紊乱会导致某些细胞系的过度繁殖，从而导致 WM 和 MM 副蛋白增加，红细胞增多症红细胞数目增加。

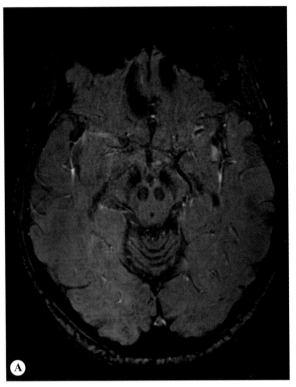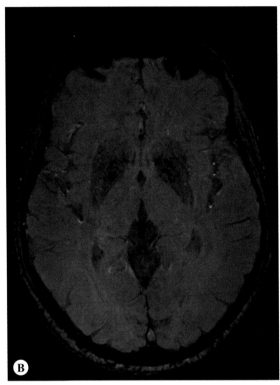

▲ 图 8-7　重度 HbSS 基因型 SCD 复发患者，男，52 岁，既往有头痛病史。他定期接受输血治疗，导致铁超载。3T MR SWI 显示双侧壳核、黑质和红核信号减低，与铁沉积相一致

小血管疾病也是病理生理学的相关因素。

4. 临床表现

患者在 60 岁左右表现局灶性神经症状。对最初表现为脑卒中所有患均应进行全血计数。

5. 影像技术

影像学序列包括 T_2WI、FLAIR、T_2^*/SWI、DWI 和 TOF MRA，排除大血管血栓形成。如果临床怀疑有静脉窦血栓形成，也可以考虑 MR/CT 静脉成像（图 8-8）。

6. 注释清单

- 动脉流域性梗死。
- 分水岭梗死。
- 微出血。
- 静脉窦血栓形成。

7. 治疗监测

出血是一种罕见的治疗并发症。当出现新的局灶性神经症状时应及时进行影像学检查。如果常规成像未发现异常，可以考虑 CTV/MRV 排除静脉窦血栓形成。

三、遗传性疾病

（一）Sneddon 综合征

别称如下。

- 弥漫性脑膜血管瘤病和脑白质病。
- 皮质脑膜血管瘤病。
- 静脉毛细血管血管瘤病。
- Divry-van Bogeart 综合征。

1. 定义及临床要点

Sneddon 综合征是一种同时累及皮肤和脑部的疾病。皮肤病变通常早于神经系统疾病。皮肤病变表现为网状青斑。神经系统症状主要表现为在同一血管供血区或不同区域反复发作的 TIA 和脑卒中。其他神经系统症状包括轻度至重度认知障碍、局灶性或全身性癫痫。这些症状出现在疾病的后期，可能与反复脑卒中有关。SS 分型如下。

- 特发型，不伴 APS 或系统性红斑狼疮。
- 原发性 APS 相关性。
- SLE 相关性，伴或不伴有 APS。

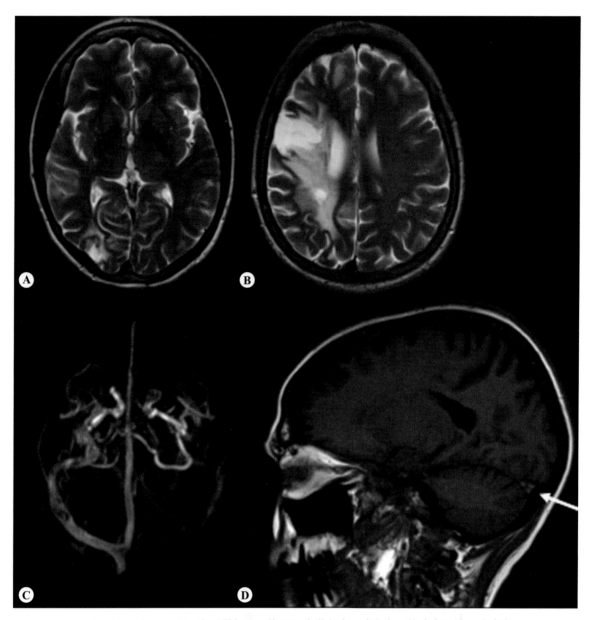

▲ 图 8-8　女，62 岁，右手震颤，既往红细胞增多症、脑卒中、静脉窦血栓形成病史

A 和 B. 轴位 T_2WI 显示右 MCA 供血区陈旧性梗死灶；C 和 D. 3D MRV（C）显示左侧横窦血流信号缺如，相应部位于矢状位 T_1WI（D）显示为高信号，与慢性静脉窦血栓形成相一致。TOF MRA（未展示）显示颅内未见异常

2. 基础流行病学 / 人口学 / 病理生理学

据报道，SS 每年的发病率仅为 4/100 万，院内统计脑卒中发生频率为 0.25%～0.5%。SS 主要影响中年女性。神经系统症状的发病年龄为 40 岁（15—60 岁）。发生率的种族差异尚未见报道。这种疾病主要为散发，但也有一些家族性病例的报道。在家族性病例中，最常见的遗传模式是常染色体显性遗传，但致病基因尚不清楚。SS 是不同疾病共有的临床表现。目前提出了两种假设。

- 高凝状态。抗磷脂抗体或狼疮抗凝物经常存在于 SS 中，将 SS 与 APS 联系起来。抗核抗体较少出现，它将 SS 与 SLE 联系起来。
- 内源性小血管病变。许多患者没有凝血功能障碍。皮肤活检显示中、小型血管病变，但未发现血管炎迹象。

3. 病理特征

颅脑尸检的报道极少。最近一个尸检病例显示多发小皮质梗死合并中动脉闭塞和小动脉局灶性血管平滑肌增生。

4. 临床表现

典型表现为中年女性，皮肤可见网状青斑，临床表现为 TIA，或卒中发作。神经系统症状提示应进行影像学检查。疾病后期，患者还会出现轻度认知障碍或癫痫发作。应行血管造影以排除其他类型的脑血管疾病。

5. 影像技术及推荐序列

MRI 对小皮质梗死和小白质梗死的检测优于 CT。成像序列应包括 T_2WI、FLAIR、DWI 和 SWI。

6. 注释清单

- 皮质及皮质下均受累，但皮质下病变更常见（图 8-9）。
- 可有流域性梗死、远端小的皮质 - 皮质下梗死，小的腔隙性梗死，但皮质病变更常见（图

8-10）。

- 梗死灶可位于前循环和（或）后循环。
- 常出现小的白质病变（图 8-9）。
- 轻度至中度脑组织萎缩伴脑室增大。
- 家族性 SS 以微出血最为常见
- 蛛网膜下腔出血、脑室出血、脑实质出血少见。
- 脑血管造影大多正常，但有一小部分可见远端动脉闭塞和狭窄。

（二）线粒体脑肌病伴乳酸中毒和脑卒中样发作

1. 定义及临床要点

MELAS 是一种由线粒体 DNA 突变导致的多系统综合征。虽然 MELAS 常见于突变患者，但身材

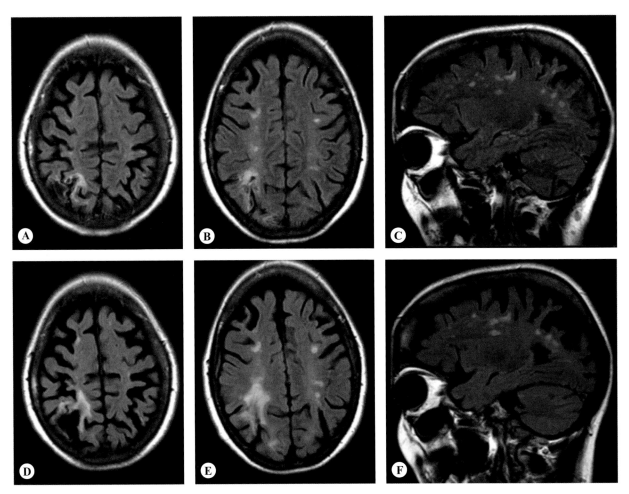

▲ 图 8-9 **女，44 岁，网状青斑 8 年，数次突然复视和眩晕病史，轻度认知障碍**
A 至 C. 轴位 FLAIR 显示右顶叶和小脑半球陈旧梗死灶，弥漫性白质病变；D 至 F. 7 年后复查 MRI，显示在右额叶出现新的小皮质梗死和脑萎缩。颅内 TOF MRA（未展示）未见异常

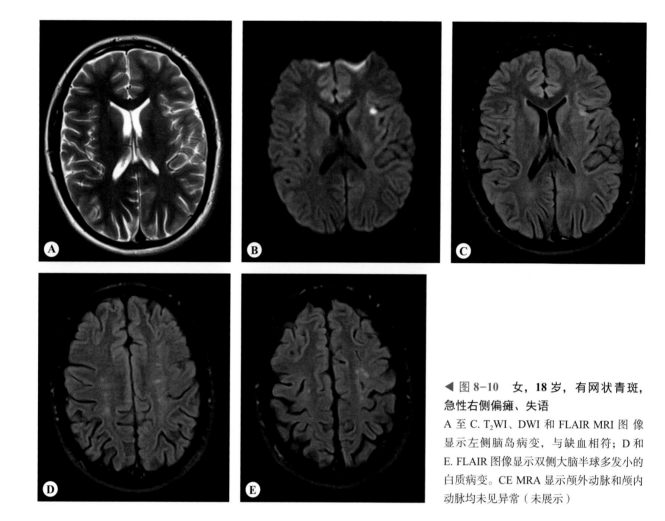

◀ 图 8-10　女，18 岁，有网状青斑，急性右侧偏瘫、失语

A 至 C. T$_2$WI、DWI 和 FLAIR MRI 图像显示左侧脑岛病变，与缺血相符；D 和 E. FLAIR 图像显示双侧大脑半球多发小的白质病变。CE MRA 显示颅外动脉和颅内动脉均未见异常（未展示）

矮小、糖尿病和耳聋是突变最常见的表现。

2. 基础流行病学 / 人口学 / 病理生理学

在英格兰东北部，最常见的 MELAS 突变型发生率约为 7.59/10 万，芬兰北部为 16.3/10 万，澳大利亚为 236/10 万。它对男性和女性的影响是一样的。90% 的 MELAS 患者在 30 岁前发病。发病年龄为双峰模式，表现为青少年发病（高峰为 10 岁）和成人发病（高峰为 30 岁）。

线粒体 DNA 编码多种参与呼吸链的蛋白质。野生型和突变型线粒体 DNA 共存于一个细胞中。不同组织中突变的分布是不同的。当突变 DNA 的比例超过某一阈值时，细胞的功能就会受到影响。随着年龄的增长，自发突变的累积会导致突变型的出现。最常见的线粒体 DNA 点突变（75%～80% 的患者）位于 tRNALeu（UUR）基因的 3243 位点。该突变具有多种临床特征，MELAS 只是其中之一。

3. 病理特征

颅脑尸检的报道极少。报道过的病理改变包括：①弥漫性皮质萎缩伴坏死灶，脑内病变的分布与动脉供血区不一致；②脑白质坏死灶大小不同，时期不同；③无坏死灶的深部白质，存在弥漫性纤维胶质增生，伴轴突和少突胶质细胞消失；④线粒体异常局限于多个区域，大小形状各不相同，在大脑皮质最为突出。基于这些发现，我们得出结论，大脑病变的发病机制可能不仅仅继发于循环障碍，部分由于代谢异常导致。

4. 临床表现

典型表现为年轻患者，急性发热、呕吐和脑卒中样发作，如偏盲、失明、失语症或偏瘫。症状可能是暂时的也可能是持续的。其他神经系统症状包括头痛和癫痫突然发作。首先评估血液和脑脊液中乳酸升高是合理的诊断步骤。MRI 在疑似 MELAS 病例的诊断评估中帮助很大。最终诊断通过肌肉活检和分子诊断完成。

5. 影像技术及推荐序列

CT 可以检测基底节钙化，MRI（SWI）具有与 CT 相同的准确性。MRI 对局灶性病变的检测具有优势。扫描序列包括 T_2WI、FLAIR、DWI、SWI 及增强前后 T_1WI。

6. 注释清单

- 基底节对称性钙化是最常见的点突变特征之一（图 8-11）。基底节钙化并不一定代表 MELAS。
- 基底节钙化常常累及苍白球（图 8-12 和图 8-13），也可在尾状核、壳核和丘脑（图 8-11）看到。与 CT 上的高密度相比，SWI 可以检测到更大的双侧苍白球低信号强度。
- 无钙化不能排除 MELAS（图 8-14）。
- 脑卒中样发作的患者可能有局灶性皮质病变，跨越相邻的动脉供血区。病变主要发生在枕叶和顶叶区域，双侧不对称（图 8-12）。
- 疾病长期持续可导致小脑和大脑萎缩，此时可无局灶性病变（图 8-14）。
- 血管成像不显示动脉或静脉闭塞或狭窄。
- MRI 显示（亚）急性期脑组织肿胀，病灶呈 DWI、T_2WI、FLAIR 高信号，慢性期呈脑萎缩改变（图 8-11）。在（亚）急性期，皮质比白质受累更严重。增强扫描显示皮质强化。脑组织肿胀可能是可逆的，也可能演化为萎缩，此时提示不可逆转的损伤。

- 病变的急性期（特别是在皮质）ADC 低，表明细胞毒性水肿。相比较而言，急性缺血性梗死灶的大小几乎没有增加，而 MELAS 急性病变往往在发病后的前几天至几周进展扩大。
- 急性期的高灌注，在病变可逆时可转变为正常灌注，在脑萎缩时可转变为低灌注。高灌注与缺血性脑脑卒中中的低灌注形成对比。
- MRI 可显示陈旧性萎缩病灶和新的急性水肿病灶。
- MRS 显示病灶未累及的脑组织乳酸增加。
- 罕见表现。
  - 横断面脊髓炎。
  - 广泛的脑白质病变。
  - 大血管病变。
  - 可逆性血管收缩。

7. 治疗监测

无症状患者，已知有与 MELAS 相关的线粒体突变，可能表现为 CBF 增加，这可先于临床症状，以及 T_2WI 和 DWI 上看到的影像学改变。预测未来发作的风险对早期治疗是有帮助的。

四、病例报告和报告样本（图 8-15）

病史：SCD 患者，26 岁，男性。3 年前脑卒中继发左臂无力。考虑血运重建。

临床诊断：右侧大脑半球脑卒中。

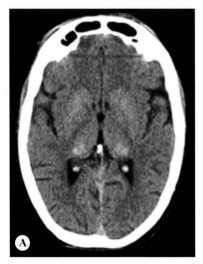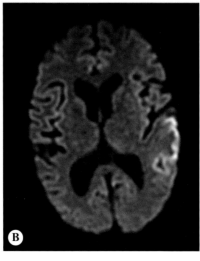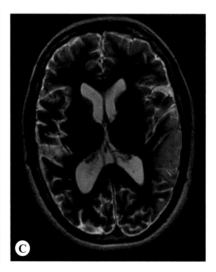

▲ 图 8-11 男，19 岁，呕吐

A. CT 显示双侧丘脑钙化，基因分析证实为 MELAS；B. 2 年后，突发右侧肢体偏瘫，MRI 显示左顶叶皮质 DWI 扩散受限；
C. T_2WI 显示灰质和白质肿胀

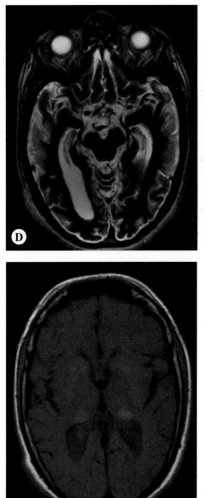

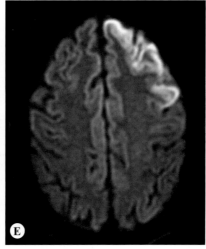

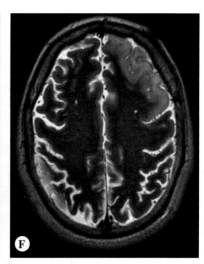

▲ 图 8-11（续） 男，19 岁，呕吐

D. 随访检查时发现脑萎缩；E 和 F. 5 个月后，神经功能恶化，并伴有左额叶相似的影像学异常；G. 双侧丘脑 T_1WI 呈高信号，符合钙化

MRI 检查目的： 评估已形成的颅脑损伤程度，脑灌注受损区域，以及右侧大脑半球由左侧大脑半球供血的范围。

成像技术： 颅脑磁共振检查，包括 T_2（图 8-15A）、FLAIR（图 8-15B）、颅内 TOF MRA（图 8-15C）、动态磁敏感对比灌注成像（图 8-15F 和 G），以及经右颈总动脉和左颈内动脉（图 8-15E）的诊断性导管造影。

注意： 右侧颈内动脉闭塞，侧支循环经左侧颈内动脉供血。右侧 MCA 分水岭区灌注延迟。

交叉参考

详见第 6 章和第 7 章。

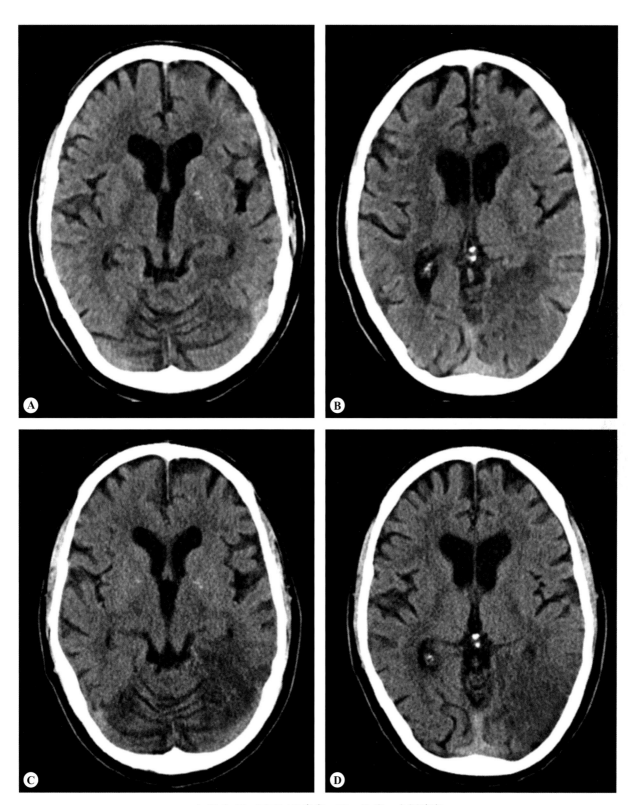

▲ 图 8-12　**MELAS** 患者，男，62 岁，右侧偏盲

A 和 B. CT 显示苍白球内小的高密度结构，符合钙化，左侧枕叶局限性肿胀；C 和 D. 8 天后，双侧枕叶和部分顶叶肿胀，密度减低。病变不局限于一个血管区域，不会进展为梗死

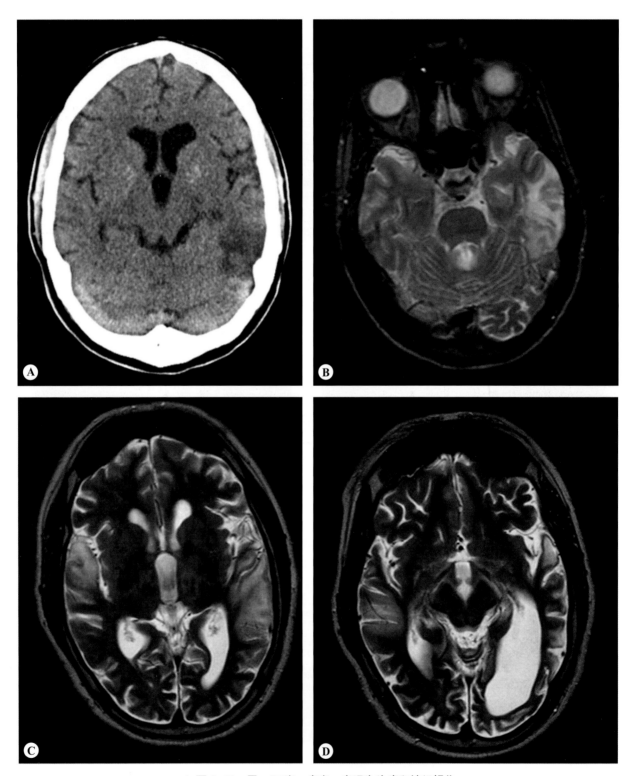

▲ 图 8-13　男，27 岁，患者，表现为头痛和神经损伤

CT 显示双侧壳核内小的高密度结构，符合钙化，还可见左侧颞叶低密度区。MRI 证实灰质和白质均有肿胀受累（B）。
基因分析证实为 MELAS。2 年（C）和 4 年（D）后随访，由于症状增加，MRI 显示病变进展为脑萎缩

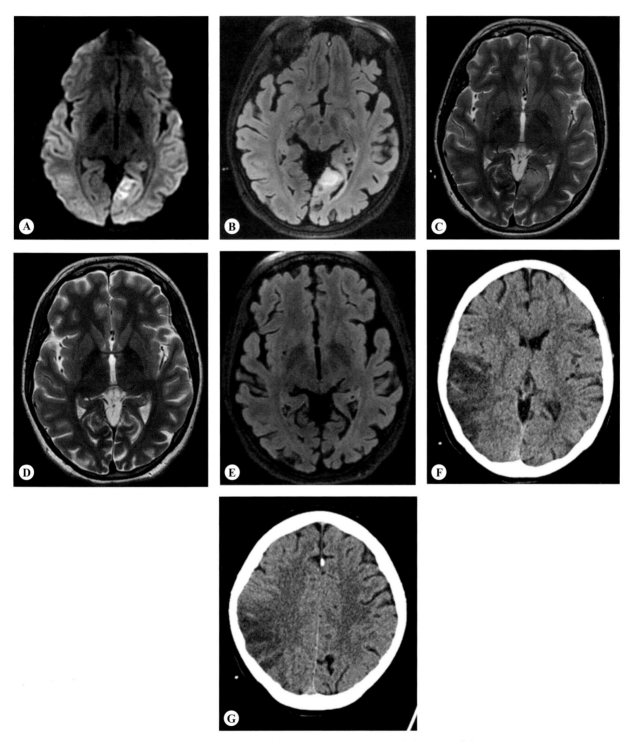

▲ 图 8-14 **MELAS 患者，女，20 岁，表现为头痛和左侧偏盲**

A. MRI 显示左枕叶病变伴 DWI 扩散受限，主要位于皮质；B 和 C. FLAIR 和 T_2WI 显示脑肿胀；D 和 E. 2 年后随访发现左枕叶无永久性病变；F 和 G. 近 1 年后，患者出现左侧偏瘫，CT 显示顶叶脑梗死（译者注：原著疑有误，已修改）

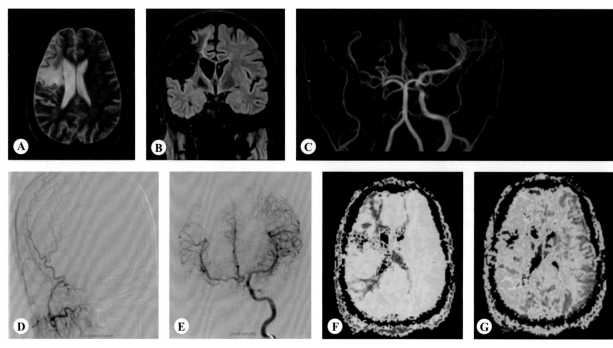

▲ 图 8-15　26 岁男性，3 年前右脑卒中史

轴位 T$_2$（A）和冠状位 FLAIR（B）显示右侧 MCA 供血区缺血损伤。颅内 TOF MRA（C）中右侧颈内动脉未显示。右侧颈总动脉导管造影（D）显示右侧颈外动脉见对比剂，右侧颈内动脉在分叉处闭塞（未展示）。左侧颈动脉导管造影（E）显示侧支循环从左侧 ICA 经大脑动脉环向右侧 MCA 供血。MR 灌注（F 和 G）显示右侧 MCA/PCA 分水岭处，以及右侧 MCA/ACA 分水岭处 TTP（F）和 MTT（G）延迟，此表现早于梗死灶出现

参考文献

[1] Burrus TM, Wijdicks EFM, Rabinstein AA. Brain lesions are most often reversible in acute thrombotic thrombocytopenic purpura. Neurology. 2009;73(1):66–70.

[2] DeBaun MR, Kirkham FJ. Central nervous system complications and management in sickle cell disease. Blood. 2016;127(7):829–38.

[3] Ford AL, Ragan DK, Fellah S, Binkley MM, Fields ME, Guilliams KP, An H, Jordan LC, McKinstry RC, Lee J-M, DeBaun MR. Silent infarcts in sickle cell disease occur in the border zone region and are associated with low cerebral blood flow. Blood. 2018;132(16):1714–23.

[4] Miao X, Choi S, Tamrazi B, Chai Y, Vu C, Coates TD, Wood JC. Increased brain iron deposition in patients with sickle cell disease: an MRI quantitative susceptibility mapping study. Blood. 2018;132(15):1618–21.

[5] Ong E, Barraco F, Nighoghossian N, Praire A, Desestret V, Derex L, Vighetto A, Biotti D. Cerebrovascular events as presenting manifestations of Myeloproliferative Neoplasm. Rev Neurol. 2016;172(11):703–8.

[6] Schatz J, Brown RT, Pascual JM, Hsu L, DeBaun MR. Poor school and cognitive functioning with silent cerebral infarcts and sickle cell disease. Neurology. 2001;56(8):1109–11.

Sneddon 综合征拓展阅读

[1] Boesch SM, Plörer AL, Auer AJ, Poewe W, Aichner FT, Felber SR, et al. The natural course of Sneddon syndrome: clinical and magnetic resonance imaging findings in a prospective six year observation study. J Neurol Neurosurg Psychiatry. 2003;74(4):542–4.

[2] Bottin L, Francès C, de Zuttere D, Boëlle PY, Muresan IP, Alamowitch S. Strokes in Sneddon syndrome without antiphospholipid antibodies. Ann Neurol. 2015;77(5):817–29.

[3] Francès C, Papo T, Wechsler B, Laporte JL, Biousse V, Piette JC. Sneddon syndrome with or without antiphospholipid antibodies. A comparative study in 46 patients. Medicine (Baltimore). 1999;78(4):209–19.

[4] Hilton DA, Footitt D. Neuropathological findings in Sneddon's

syndrome. Neurology. 2003;60(7):1181–2.

[5] Stockhammer G, Felber SR, Zelger B, Sepp N, Birbamer GG, Fritsch PO, et al. Sneddon's syndrome: diagnosis by skin biopsy and MRI in 17 patients. Stroke. 1993;24(5):685–90.

MELAS 拓展阅读

[1] Haas R, Dietrich R. Neuroimaging of mitochondrial disorders. Mitochondrion. 2004;4(5–6):471–90.

[2] Ito H, Mori K, Kagami S. Neuroimaging of stroke-like episodes in MELAS. Brain Dev. 2011;33(4):283–8.

[3] Kim JH, Lim MK, Jeon TY, Rha JH, Eo H, Yoo SY, Shu CH. Diffusion and perfusion characteristics of MELAS (mitochondrial myopathy, encephalopathy, lactic acidosis, and stroke-like episode) in thirteen patients. Korean J Radiol. 2011;12(1):15–24.

[4] Sue CM, Crimmins DS, Soo YS, Pamphlett R, Presgrave CM, Kotsimbos N, Jean-Francois MJ, Byrne E, Morris JG. Neuroradiological features of six kindreds with MELAS tRNA(Leu) A2343G point mutation: implications for pathogenesis. J Neurol Neurosurg Psychiatry. 1998;65(2):233–40.

[5] Tzoulis C, Bindoff LA. Serial diffusion imaging in a case of mitochondrial encephalomyopathy, lactic acidosis, and stroke-like episodes. Stroke. 2009;40(2):e15–7.

第9章 自发性脑出血的影像学
Imaging of Spontaneous Intracerebral Hemorrhage

Sven Dekeyzer　Massimo Muto　Carlo Augusto Mallio　Paul M. Parizel　著

冯晨璐　译　　孙胜军　校

摘 要

自发性非外伤性脑出血是世界范围内重要的发病和死亡原因。自发性脑出血的病因很多，包括高血压、脑淀粉样血管病、脑静脉血栓形成、缺血性脑梗死的出血转化、动脉瘤及血管畸形（如海绵状血管瘤、硬脑膜动静脉瘘和动静脉畸形）。临床神经影像在 ICH 的诊断、明确出血原因及指导常规急诊患者治疗中起着至关重要的作用。ICH 重要的影像检查手段包括 CT、MRI 及 DSA。在这一章中，我们主要讨论各种检查方法的影像表现，并对自发性脑出血最常见的原因进行了概括性阐述。

关键词

脑出血；高血压脑出血；脑淀粉样血管病；血管畸形；出血转化；脑静脉血栓形成；血管炎

缩略语

AVM	arteriovenous malformation	动静脉畸形
BBB	blood-brain barrier	血脑屏障
CAA	cerebral amyloid angiopathy	脑淀粉样血管病
CNS	central nervous system	中枢神经系统
CSF	cerebrospinal fluid	脑脊液
cSS	cortical superficial siderosis	皮质表面铁沉积
CT	cerebral venous thrombosis	脑静脉血栓形成
CVD	cortical venous drainage	皮质静脉引流
dAVF	dural arteriovenous fistula	硬脑膜动静脉瘘
deoxy-Hb	deoxyhemoglobin	脱氧血红蛋白
DSA	digital substraction angiography	数字减影血管造影术

DVA	developmental venous anomaly	发育不良性静脉畸形
DWI	diffusion-weighted imaging	扩散加权成像
GRE	gradient-recalled echo	梯度回波序列
Hb	hemoglobin	血红蛋白
HI	hemorrhagic infarction	出血性梗死
HT	hemorrhagic transformation	出血转化
ICH	intracerebral hemorrhage	脑出血
Met-Hb	methemoglobin	正铁血红蛋白
Oxy-Hb	oxyhemoglobin	氧合血红蛋白
PANCS	primary angiitis of the central nervous system	中枢神经系统原发性血管炎
PEDD	proton-electron dipole-dipole interaction	质子电子偶极 – 偶极作用
PH	parenchymal hematoma	脑实质出血
RCVS	reversible cerebral vasoconstriction syndrome	可逆性脑血管收缩综合征
SAH	subarachnoid hemorrhage	蛛网膜下腔出血
SWI	susceptibility-weighted imaging	磁敏感加权成像

一、概述

脑卒中的定义是"快速进展的局部（或半球性）脑功能障碍，持续 24h 或更长，或导致除血管源性以外无明显诱因的死亡"。可以分为以下两类。

- 缺血性脑卒中（87%）：由于脑动脉的阻塞而导致。
- 出血性脑卒中（13%）：由于蛛网膜下腔间隙内（蛛网膜下腔出血，3%）或脑实质内的（脑出血，10%）脑动脉破裂而导致。

然而，并非所有的脑出血均表现为急性神经功能障碍。这就是为什么在这一章中，我们使用"自发性脑出血"这一术语，而不使用"出血性脑卒中"的原因，因为自发性脑出血的定义是"非外伤引起的血液在脑实质或脑室系统内局限性集聚。"

自发性脑出血是全球范围内发病和死亡的重要原因。脑出血的发病率在男性中略高，随着年龄的增长，脑出血的发病率升高，并在 70—80 岁时达到顶峰。高血压是自发性脑出血的最常见的病因，约占半数以上。

影像学检查在脑出血的诊断中至关重要，对于及时指导临床治疗起着不可或缺的作用。而准确解读影像资料，需要对脑出血表现的生物学因素和影像技术原理有着深刻的理解。此外，影像表现提供了出血病因的重要线索，以及指导我们正确地治疗患者。

二、脑出血的影像、特点及演变

（一）影像表现的要素：何人，何因，何时，何事

脑出血可以通过 CT 或 MRI 进行评估。对于 CT 和 MRI 的选择应基于患者的临床情况。美国放射学会（American College of Radiology，ACR）脑血管病适应性标准® 将其分为以下两种临床类型。

1. 临床怀疑的 ICH，但未证实。

2. 确诊的 ICH。

对于临床怀疑的 ICH，头颅 CT 平扫与 MRI 相

比具有显著优势，是首选的影像学检查（表 9-1）。

对于确诊的 ICH，如果病史及最初的 CT 表现提示可能高血压脑出血（见下文），不推荐 MR 检查，而应行 CT 复查除外出血的扩大及可能需要手术干预的并发症。

然而，当初次 CT 检查后，ICH 的原因仍不明确时，应进一步在急性期行 CT 脑血管造影检查，以及脑 MRI 平扫和增强扫描，再次试图寻找潜在的病因，如强化的肿块或血管畸形。美国放射学会的适应性标准 ® 推荐 MRI 应包括在自发性脑出血的后续诊断检查中（表 9-2）。

表 9-1　脑 CT 平扫的优势

- 对于急性出血极其敏感
- 广泛适用于发病 24h 以内的患者
- 无绝对禁忌证
- 成像速度
- 易于监测患者

表 9-2　ICH 检查 MRI 推荐标准序列

- T_1 加权成像
- T_2 加权成像
- FLAIR 序列
- 扩散加权成像
- GRE T_2^* 或 SWI
- MR 血管成像

如怀疑存在潜在的血管畸形，应行脑 MR 动脉造影及静脉造影或仅行 MRA。如无法进行 MR 检查或存在禁忌证不能进行 MR 检查，CT 动脉血管造影（加或不加静脉造影）是合适的替代选择。对于在初步检查中考虑脑静脉及静脉窦血栓形成的患者，应行 CT 或 MR 静脉造影。

对于疑似动脉瘤或（高流量）脑血管畸形患者，应行数字减影血管造影术确诊及血管内治疗。但是始终需要记住 DSA 是一项有创操作及其可能发生的并发症。所以，DSA 通常不作为一线影像检查手段。

（二）CT

CT 成像是基于通过衰减系数的计算来测量组织的放射密度的物理原理。衰减系数是表述组织被

X 线穿透的难易程度的指标，它与组织的原子序数和物理密度有关。CT 图像中观察到颅内血液凝结的高密度影主要是由血肿内血红蛋白分子的聚集形成的。按照凝血块的形成、收缩及吸收的机制，脑实质内血肿的 CT 密度随着时间的推移发生变化。

在 CT 上，ICH 的密度演变可以理解如下（图 9-1）。

- 即刻，血液从破裂的血管中涌出后，形成一个由红细胞、白细胞和簇集的血小板小块组成的不均质团块状血肿，完全包裹在富含蛋白质的血清中。在这一时期，血肿密度（40～60HU）略高于邻近脑实质。

- 第 1 个小时内，血液涌出后，纤维蛋白原纤维和血红蛋白分子形成网状结构。凝血块就这样形成了，凝血块形成后开始收缩，引起红细胞比容的增加。CT 值在 60～80HU。在某些情况下，特别是在血肿较大、凝血功能障碍或服用抗凝血药的患者中，可以观察到"红细胞比容效应"：下部为细胞成分沉淀，上部为血清的液 – 液水平分层。

- 第 1 天内，血液涌出后，凝血块继续收缩，导致血肿中心密度增高（80～100HU）。高密度血肿周围可见低密度晕影，勾勒出清晰的边缘，提示血清的渗出和血管源性水肿。

- 几周后，血红蛋白分子发生化学崩解，始于血肿外围，向血肿中心蔓延。这一过程导致 CT 值得降低，平均每天 0.7～1.5HU。

- 1 个月后，巨噬细胞活化吞噬血液分解产物。最终血块吸收，残留一个组织缺损的低密度区域。脑体积的损失导致局部脑萎缩和脑室扩大，并可以观察到营养不良性钙化的形成。

（三）MR 成像

1. ICH 磁共振成像的影响因素

在 ICH 的检查手段中，CT 被认为是一种"单参数"技术，即出血的表现仅由 X 线的线性衰减系数决定，该系数与血液降解产物的放射密度成正比。MRI 则是一种"多参数"技术，即除发病时间外，ICH 的信号强度还受许多其他参数的影响（表 9-3）。

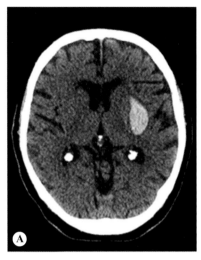 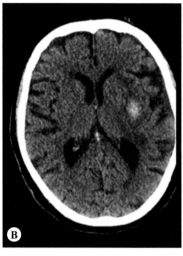 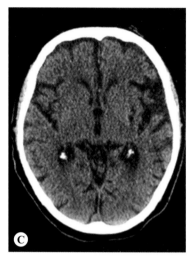

▲ 图 9-1 **87 岁女性，急性发作的构音障碍和右上肢瘫痪，CT 显示了壳核高血压脑出血的演变过程**
A. 入院时的 CT 平扫显示左侧基底节一边界清晰的脑出血灶；B. 1 个月后复查 CT 显示出血灶缩小，密度减低；C. 2 年后的 CT 扫描显示左侧岛叶皮质下区域仍可见一低密度小病灶残留

表 9–3　MR 信号强度的影响因素
客观因素
• 血肿的时期
• 病变大小
• 轴内或轴外血肿部位
• 出血反复发作
• 脑脊液的稀疏程度（SAH 和脑室内出血）
技术因素
• 磁场强度
• 序列类型
• 特定序列参数
• 接收带宽
生物学因素
• 氧合作用（pO_2）
• 动脉或静脉起源
• 血细胞比容
• 组织 pH
• 血脑屏障的完整性

2. 血红蛋白与铁

由于 MRI 的多参数特性，血肿的 MRI 特征比 CT 要复杂得多。MRI 表现的主要决定因素是血肿的分期。为了理解 MRI 上脑出血的表现，首先应了解血液降解过程中的分子变化和血肿信号强度变化的生理机制。在接下来的段落中，我们将讲述血红蛋白的生化结构、磁敏感效应及质子 – 电子偶 – 偶作用的相关知识。

血红蛋白是一种氧合金属蛋白，几乎存在于所有脊椎动物的红细胞中。它是血液的主要氧载体。在成人中，血红蛋白分子（血红蛋白 A）由 4 条多肽链组成：其中两条链每条由 141 个氨基酸残基组成，另外两条链每条由 146 个氨基酸残基组成。每条多肽链含有一个亚铁血红素基团，这是一个中心有铁离子（Fe^{2+}）的卟啉环，氧结合的位点就在此处。在完整的血红蛋白分子中，四个亚基紧密交织在一起形成一个四聚体。

离开肺循环后，血红蛋白"饱和"，意思是含有氧分子（氧合血红蛋白）。当氧合血红蛋白通过毛细管床时，它失去其所携带的氧分子，成为"去饱和"（脱氧血红蛋白）。在氧合血红蛋白和脱氧血红蛋白中，铁原子始终处于亚铁状态（Fe^{2+}）。两者之间的主要区别在于氧合血红蛋白中铁离子不含未成对电子（即为反磁性），而脱氧血红蛋白中铁离子在外轨道上有四个未配对的电子（即为顺磁性）。随着血肿进入下一分期，脱氧血红蛋白被氧化成正铁血红蛋白（Met-Hb）。正铁血红蛋白中的铁离子处于正铁态（Fe^{3+}），并含有 5 个未成对电子，所以正铁血红蛋白也为顺磁性。最后随着氧化变性作用的持续进行，正铁血红蛋白转化为高分子复合物，即铁蛋白和含铁血黄素这两种铁晶体存储形式。这两种晶体形式中铁原子均处于正铁态。含铁血黄素是铁蛋白的降解产物，不溶于水，它包含大量的未成对电子，导致含铁血黄素为超顺磁性。

由于电子磁矩较大，所以未配对电子可造成磁场不均匀性。这种磁场不均匀性是由于外层轨道未配对电子的电子偶极与相邻质子的核偶极之间的相互作用所造成的。这种机制被称为"质子 – 电子偶极子 – 偶极子相互作用"（proton-electron dipole-dipole interaction，PEDD）或简称为"偶 – 偶作用"。PEDD 效应与偶极间距的六次方成反比，并随距离增大而迅速下降。因此只有当水分子接近顺磁中心时，这一机制才起作用，如在正铁血红蛋白中。在脱氧血红蛋白中，铁原子轻微偏离血红素环平面，从而阻止了水分子的接近，则未发生 PEDD。PEDD 既能增强 T_1 质子弛豫，也能增强 T_2 质子弛豫，但这种效应在 T_1WI 上表现得最为明显，这也就解释了正铁血红蛋白 T_1 高信号的原因。

另外，磁化率指的是某种材料的磁化能力，即当某种材料或组织被置于外部磁场中，其被磁化的程度。根据未配对电子的数量，所述的血红蛋白降解产物具有不同的磁化率特性。

反磁性	氧合血红蛋白（无未成对电子的铁原子）
顺磁性	脱氧血红蛋白（含有 4 个未成对电子的铁原子）
	高铁血红蛋白（含有 5 个未成对电子的铁原子）
超顺磁性	含铁血黄素（大量的未成对电子）

使主磁场分散的材料称为抗磁材料。能集中磁场的材料，依据其集中效应的大小，分别被称为顺磁材料、超顺磁材料或铁磁材料。血肿的 MRI 表现不仅受血液降解产物的磁性状态的影响，还受这些血液降解产物包裹物完整性的影响。ICH 的早期，顺磁性的脱氧血红蛋白或正铁血红蛋白包含在完整的红细胞内。红细胞内顺磁性物质包裹在细胞内是产生局部磁场不均匀性的关键因素。局部磁场的不均匀性导致质子的相位差逐渐增加，从而选择性地缩短 T_2 弛豫时间（而不影响 T_1 弛豫时间）。这叫作磁敏感效应。这就是急性和亚急性早期血肿在 T_2WI

上信号明显减低的原因。红细胞裂解后，顺磁性物质失去包裹，细胞外正铁血红蛋白在整个细胞外空间分布相对均匀，则磁敏感效应引起的局部磁场不均匀性消失，从而造成 T_2WI 上的信号增高。

3. ICH 在 T_1WI 及 T_2WI 上的信号强度变化

基于上述章节中所述的生物学变化和生理规律，我们理解了血肿演变的时间信号强度变化（表 9-4）。根据发病时间，ICH 可分以下情况。

- 超急性期 ICH（发病后几个小时）。
- 急性期 ICH（1~3 天）。
- 亚急性早期 ICH（3~7 天）。
- 亚急性晚期 ICH（4~7 天至 1 个月）。
- 慢性期（1 个月至数年）。

在 ICH 的亚急性早期和晚期，由于正铁血红蛋白缩短了 T_1 弛豫时间产生的 PEDD 作用，造成血肿的 T_1 信号增高。在急性期和亚急性期早期，由于红细胞中的脱氧血红蛋白和正铁血红蛋白存在区别，磁敏感效应缩短了 T_2 弛豫时间，导致 T_2 信号的减低。亚急性期晚期由于红细胞溶解而导致脱氧血红蛋白和正铁血红蛋白的区别消失，T_2 信号增高。

在解释 ICH 的 T_1 和 T_2 信号强度时，应该记住出血演变不仅取决于时间，还取决于其他几个因素，各阶段的持续时间可以是可变的，不同阶段是可以共存的。

4. $T2^*$ GRE 梯度回波成像和磁敏感加权成像 SWI

T_2^* 梯度回波成像和磁敏感加权成像序列的低信号等同于血液或钙的存在这一概念已经根深蒂固地存在于放射科医师的头脑中。然而，正如前所述，并不是所有的血液都具有磁敏感特性，因此并不是所有的血液都能被 T_2^* 加权序列检测出来。在本节中，我们将讨论 T_2^*GRE 和 SWI 序列的基础原理及其在出血检测中的作用。

T_2^* 弛豫指的是各种原因引起的横向磁化矢量的衰减，如 自旋 – 自旋弛豫的结合，主磁场的不均匀性，不同组织和材料的磁化率差异和化学位移效应（表 9-5），因为在 SE 序列上，磁场不均匀性造成的横向弛豫被 180° 聚合脉冲大大衰减了。因此，T_2^* 弛豫是"真正"的 T_2 弛豫（由自旋 – 自旋相互作用引起）和由磁场不均匀性、磁敏感效应和化学

表 9-4　颅内出血 MRI 信号的连续变化

	超急性期出血	急性期出血	亚急性早期出血	亚急性晚期出血	慢性期出血
病理变化	血液离开血管系统（涌出）	脱氧，形成脱氧血红蛋白	血凝块收缩，脱氧血红蛋白氧化成正铁血红蛋白	细胞裂解（细胞膜破裂）	巨噬细胞存噬血凝块
时间窗	$< 12h$	数小时至数天（血肿中心可长达几周）	数天	$4\sim 7$ 天至 1 个月	数周至数年
红细胞	完整红细胞	红细胞完整但缺氧	红细胞仍完整但极度缺氧	红细胞裂解（裂解细胞的溶解）	病灶消失，残留含蛋白液体的软化灶
血红蛋白形式	细胞内血红蛋白（HbO_2）	细胞内脱氧血红蛋白（Hb）	细胞内正铁血红蛋白（HbOH）（最先出现在血凝块边缘）	细胞外正铁血红蛋白（HbOH）	含铁血黄素（不可溶）和铁蛋白（可溶于水）
氧化态	亚铁离子（Fe^{2+}）无未配对电子	亚铁离子（Fe^{2+}）4 个未配对电子	正铁离子（Fe^{3+}）5 个未配对电子	正铁离子（Fe^{3+}）5 个未配对电子	正铁离子（Fe^{3+}）2000×5 个未配对电子
磁学特性	反磁性（$c < 0$）	顺磁性（$c > 0$）	顺磁性（$c > 0$）	顺磁性（$c > 0$）	FeOOH 是超顺磁性
T_1WI 信号强度	≈ 或 ↓（无 PEDD 作用）	≈（或 ↓）（无 PEDD 作用）	↑↑（PEDD 作用）	↑↑（PEDD 作用）	≈（或 ↓）（无 PEDD 作用）
T_2WI 信号强度	↑（含水量高）	↓（磁敏感效应）	↓（磁敏感效应）	↑↑（PEDD 作用）	↓↓（磁敏感效应）

Hb. 血红蛋白；FeOOH. 氢氧化正铁；↑. 相对于正常脑灰质信号强度增高；↓. 相对于正常脑灰质信号强度减低（改编自 Parizel 等，2001）

位移效应引起的弛豫的结合。

表 9-5 造成 T_2 和 T_2^* 失相位的效应

导致 T_2^* 失相位的原因	导致 T_2 失相位的原因
• 自旋－自旋相互作用	• 自旋－自旋相互作用
• 磁场不均匀性	
• 磁敏感效应	
• 化学位移效应	

在血肿中，顺磁性的血液降解产物的磁敏感性导致了磁场微环境的局部畸变。于是快速自旋失相位，T_2^* 信号损失。然而，磁场微环境的畸变仅发生在顺磁性物质存在于完整的红细胞和（或）巨噬细胞中这一情况下。

磁敏感加权成像是流动补偿、高空间分辨率的 T_2^* 加权序列。GRE T_2^* 和 SWI 序列的主要区别在于 SWI 序列图像上既包含了幅值信息，又包含了相位信息。SWI 图像上的相位位移表示体素中质子的平均磁场，这取决于局部组织的磁敏感性。（超）顺磁性物质，如脱氧血红蛋白、含铁血黄素和铁蛋白，会增强局部磁场，导致局部组织相对于周围脑实质呈正相位。对于左手（或右手）系统，当自旋顺时针进动时，相位位移是正的（或负的）。反磁性物质，如钙化，可引起负相位位移。在获取 SWI 图像数据后，还需要进行进一步的后处理，其中包括应用相位图来增强磁敏感效应引起的直接信号损失。

出血演变过程中不同阶段的 GRE T_2^* 和 SWI 图像表现如下。

超急性期出血：由于氧合血红蛋白是一种反磁性物质，它造成的磁敏感效应很轻微，因此在 GRE/SWI 图像上检测不到。超急性期实质内血肿的周围有时可观察到低信号环，这个低信号环代表在血肿周围的氧合血红蛋白在相对低氧张力环境中向脱氧血红蛋白的早期转变。

急性和亚急性早期出血：由于顺磁性物质局限于红细胞内，细胞内脱氧血红蛋白和正铁血红蛋白造成磁场微环境的不均匀性，导致快速自旋失相位，以及在 GRE T_2^* 和 SWI 图像上信号显著损失。

亚急性晚期出血：随着红细胞溶解，磁敏感效应消失，血肿 T_2^* 信号强度增高。由于顺磁性的正铁血红蛋白分子均匀分布在胞外，局部磁场的均匀性可以解释这种磁敏感性的损失。

慢性出血：在慢性阶段，正铁血红蛋白被组织内的巨噬细胞吞噬，转化为含铁血黄素和铁蛋白。高铁血红蛋白的摄取和转化只发生在血肿的周围，造成 T_2^* 上形成典型的含铁血黄素环。

5. 扩散加权成像

DWI 上的信号受多种因素的影响。在其中最具临床意义的应用（如在急性缺血性脑卒中患者）中，DW 信号主要是对限制自由扩散的水分子信号的抵消。在不受扩散限制的组织中，DW 信号不同程度的受到 T_2 弛豫、T_1 弛豫（不如 T_2 效应显著）和 T_2^* 效应的影响。在出血时，DW 上的信号强度主要受 T_2^* 效应的影响。因此，DWI 上的影像变化通常与 T_2^* 的影像一致。

超急性期出血：超急性期血肿的 DW 图像中显示的中央高信号代表反磁性脱氧血红蛋白，边缘低信号环代表早期转变的顺磁性的脱氧血红蛋白。虽然 T_2 的透过效应可导致 DWI 高信号，相应的 ADC 低信号，提示存在真性扩散受限，这可能是血肿黏度增加所致。

急性和亚急性早期出血：类似 T_2 和 T_2^* 图像，DW 和 ADC 图像上可见明显的低信号，被称为"T_2 暗化效应"。目前尚不明确低 ADC 值是否代表真正的扩散受限。

亚急性晚期出血：DWI 信号增高，伴 T_2、T_2^* 图像信号增高。一些作者认为低 ADC 值表明 DWI 上信号强度的增加不仅仅是 T_2 的透过效应所引起的，而且也反映了扩散的受限。然而，也有其他作者报道，DWI 信号增高伴随 ADC 值增加可能是因为红细胞裂解后水分子的扩散增加所致。

慢性期出血：由于含铁血黄素的磁敏感性较强，慢性期出血可以在 b_0 DWI 图像上被检测到。然而，b_0 DWI 图像在敏感性及空间分辨率方面都不如 GRE 和 SWI 序列。

6. 综述

表 9-6 概述了不同的 MRI 序列上颅内血肿演变的信号强度变化。更深入的讨论，请参阅前面的章节。从急性到亚急性早期 ICH 的演变如图 9-2 所示。亚急性早期 ICH 向亚急性晚期 ICH 的演变如图 9-3 所示。

表 9-6	MRI 上颅内出血信号强度的连续变化				
	超急性期出血	急性期出血	亚急性早期出血	亚急性晚期出血	慢性期出血
T_1WI 信号强度	≈ 或 ↓	≈（或 ↓）	↑↑	↑↑	≈（或 ↓）
T_2WI 信号强度	↑	↓	↓	↑↑	↓
T_2^* 信号强度	↑	↓	↓	↑	↓
DWI 的表现	↑	↓	↓	↑	不同
ADC 的表现	↓	↓	↓	↑↓	不同

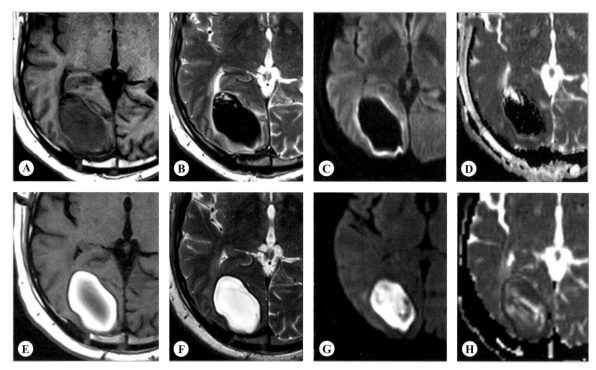

▲ 图 9-2　右枕叶脑实质内出血的 MRI（3T）影像演变。62 岁老年男性突然出现头痛及左侧同侧偏盲

A 至 D. 症状出现 20h 后（急性期）的图像。E 至 H. 3 周后（亚急性晚期）的图像。轴位 TSE T_1 加权像（A 和 E），轴位 TSE T_2 加权像（B 和 F），轴位扩散加权成像，b 值为 1000s/mm² （C 和 G），轴位 ADC 图（D 和 H）。急性期图像：在 T_1 加权像（A）上，血肿中相对于白质呈低信号，相对于灰质呈等或略低信号。在 T_2 加权像（B）上，由于磁敏感效应，血肿呈显著低信号，周围被血管源性水肿造成的 T_2 高信号晕圈包绕。在扩散加权像（C）上，由于顺磁性的脱氧血红蛋白显著的 T_2^* 效应，血肿呈低信号。3 周后（亚急性晚期）的 MR 图像：T_1 加权像（E）和 T_2 加权像（F）显示血肿为高信号，血肿周边为更明显的高信号。这是细胞外高铁血红蛋白的典型表现。在扩散加权像（G）上呈高信号，ADC 图（H）上呈混杂信号

三、自发性脑出血的病因

（一）定义及分类

美国心脏协会 / 美国脑卒中协会（AHA/ASA）专家共识将自发性、非创伤性脑出血定义为"非外伤引起的、脑实质或脑室系统内血液的局限性

聚集"。

根据潜在的病因，自发性 ICH 可分为原发性或继发性（表 9-7）。

- 原发性脑出血占大多数（78%～88%），由慢性高血压（hypertension，HTN）或脑淀粉样血管

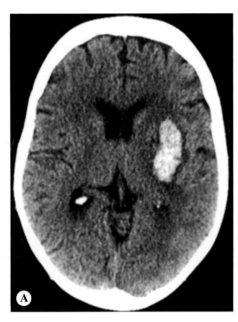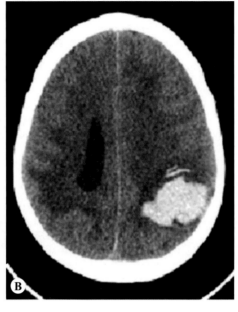

◀ 图 9-3 深部（非脑叶）（A）和脑叶 ICH（B）的比较

A. 82 岁女性，动脉性高血压、突发头晕、轻微的右侧肢体运动障碍，脑 CT 平扫显示左侧豆状核急性 ICH，最有可能的病因为原发性高血压；B. 65 岁女性，CAA 和急性右侧偏瘫，脑 CT 平扫显示左顶叶脑叶出血

表 9-7 自发性脑出血的分类

	原　因	部　位
原发性 ICH	高血压	非脑叶出血 • 基底节 • 丘脑 • 脑桥 • 小脑
继发性 ICH	淀粉样脑血管病	脑叶出血
	血管畸形	任何部位
	脑静脉及静脉窦血栓形成	皮质下白质，梗阻的静脉窦及静脉周围
	肿瘤	任何部位
	医源性（抗凝治疗和溶栓治疗、药物等）	任何部位

病（cerebral amyloid angiopathy, CAA）损伤小血管自发破裂所致。

• 继发性 ICH 与许多先天性或后天获得性疾病有关，如血管畸形、肿瘤、凝血障碍、抗凝或溶栓治疗、脑血管炎、药物滥用和脑静脉血栓形成。

ICH 也可以根据发病部位进行分类（表 9-7 和图 9-3）。

• 非脑叶 ICH 发生于大脑深部结构，如基底节、丘脑、脑桥和小脑。在老年人中，非脑叶出血主要是由长期的高血压引起小穿支动脉的脂质蛋白变性及其他退行性改变造成的。

• 脑叶 ICH 发生于大脑半球的浅层，原因多样。在老年人中，最常见的原因为淀粉样蛋白沉积在小至中等大小的皮质动脉或软脑膜动脉上，其破裂可引起无症状性微出血或较大的症状性脑叶出血。

原发性脑出血常见于老年人。在较年轻的患者中，可能需要考虑存在潜在的继发病因。表 9-8 总结了各年龄组最常见的原因。

表 9-8 按发病年龄的分类

年 龄	频 率		
	常 见	一 般	罕 见
新生儿和婴儿	• 生发基质出血（孕周＜34周） • 脑静脉及硬膜静脉窦血栓形成（孕周≥34周）		• 先天性凝血障碍 • 血小板减少 • 血友病 • 维生素 K 缺乏性出血 • 肿瘤
儿童	• 血管畸形	• 血液疾病 • 血管病 • 硬膜静脉窦或皮质静脉血栓形成	• 肿瘤（原发性） • 药物滥用
青年	• 血管畸形 • 药物滥用	• 脑静脉及硬膜静脉窦血栓形成 • PRES	• 血管炎 • RCVS • 肿瘤
中年	• 高血压 • 肿瘤（原发性或转移性）	• 硬膜静脉窦或皮质静脉血栓形成 • 药物滥用	• 血管畸形 • 血管炎 • RCVS • 急性出血性脑白质病
老年	• 高血压（40%～50%） • 淀粉样脑血管病 • 肿瘤（原发性或转移性）	• 硬膜静脉窦或皮质静脉血栓形成 • 凝血障碍	• 血管畸形（dAVF 常见）

PRES. 可逆性后部脑病综合征；RCVS. 可逆性脑血管收缩综合征；dAVF. 硬脑膜动静脉瘘（改编自 Osborn 等，2017）

（二）原发性脑出血

1. 高血压脑出血

长期不受控制的高血压是成人脑出血的主要原因，高达 ICH 的 55%。高血压脑出血可能是长期系统性高血压的急性表现。另一方面，慢性高血压脑病是指长期高血压对大脑的慢性影响，在影像学上表现为弥漫性白质改变和（或）深部多灶性微出血。

长期高血压可导致中、小型动脉的各种变化。在疾病晚期，内皮下的纤维样坏死造成小动脉局限性扩张（即 Charcot-Bouchard 微动脉瘤），使血管更容易破裂出血。这些病理变化主要发生于深部穿支动脉，因此高血压性 ICH 更常见于深部结构（非脑叶脑出血）。皮质下白质内的脑叶出血是可能的但并不常见。高血压性 ICH 根据位置分为多个亚型，包括（按发病率排序）壳核、丘脑、脑干和小脑，以及皮质下白质（表 9-9 和图 9-4）。

非脑叶 ICH 最常见于长期高血压的老年患者（＞45 岁）的高血压性出血。慢性高血压相关的影像学表现，如白质内的脑小血管病改变和陈旧性腔隙性梗死等，有助于决定是否需要进一步影像学检查，以判断有无高血压以外的其他病因。如果存在，这些发现将增加了高血压是出血病因的可能性。在 MR 检查中应包括 T_2^* 序列，这对检测脑干和基底节的高血压性微出血灶十分重要。

在发病早期接受影像学检查的患者中，高血压脑出血的体积可能相对较小，并且占位效应有限。然而，血肿扩大仍比较常见，高达 1/3 的患者症状出现的 6h 内发生血肿扩大。点状征是在 CT 血管造影上脑实质内血肿中发现的对比剂渗漏，是动脉活动性出血的标志及 ICH 进展和临床预后差的独立预测因子。因此，对疑似原发性高血压脑出血的患者进行 CT 血管造影是合理及必要的。此外，CT 血管

表 9–9 高血压脑出血的发病部位

部 位	发生率	累及穿支动脉
基底节	60%～65%	豆纹动脉
丘脑	15%～25%	丘脑穿支动脉
脑干 / 小脑	10%	基底动脉（脑干）的脑桥穿支动脉
脑叶内	5%～10%	

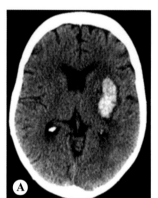 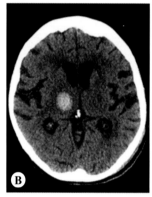 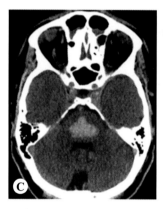 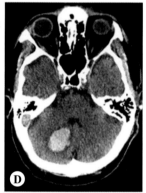

▲ 图 9–4 高血压脑出血典型部位。4 例不同的高血压出血患者的 CT 平扫图像，病灶分别位于左侧壳核（A）、右侧丘脑（B）、脑干（C）和右侧小脑半球（D）

造影术还有助于避免将血管畸形引起的脑出血误诊为原发性高血压脑出血。

脑出血破入脑室与高死亡率相关，应在报告中明确指出。造成死亡率增加的原因可能是梗阻性脑积水的发生或脑室内积血的占位效应对室周结构的直接影响，这与周围皮质的低灌注有关。

2. 脑淀粉样血管病

脑淀粉样血管病是老年人脑叶出血最常见的病因，在无外伤史的脑叶出血的老年患者中占 38%～74%。

CAA 是由 β- 淀粉样蛋白（一种嗜酸性、不溶性细胞外蛋白）沉积于大脑皮质和柔脑膜的毛细血管、小动脉和中小型动脉的中膜和外膜上引起的。组织学上，血管壁上的 β- 淀粉样蛋白沉积与血管壁退行性改变有关，导致病变血管的脆弱性增加。

CAA 是特征为淀粉样蛋白沉积于大脑不同部位的一组疾病，包括阿尔茨海默病、脑淀粉样血管病相关性炎症和脑淀粉样瘤。这些疾病和系统性淀粉样变性之间没有联系。AD 和 CAA 之间存在很大的

重叠。AD 患者神经炎斑块中的肽与 CAA 患者血管壁上的肽是相同的。因此，这两种疾病可以共存，近 1/4 的阿尔茨海默病患者中都能发现 CAA 的晚期病变。

与 β- 淀粉样蛋白的异常代谢相关的基因突变可以是散发性的，也可以是遗传性的（表 9–10）。散发型常见。遗传型往往见于较年轻的患者。

由于 β- 淀粉样蛋白沉积通常见于皮质和软脑膜动脉，由 CAA 引起的脑实质出血通常位于皮质和皮质下白质(脑叶 ICH)。出血通常见于后部皮质，罕见发生于基底神经节和脑干等部位。根据出血的大小可分为以下情况。

• 出血：大小约 ≥ 5mm，通常为急性症状性的。急性期影像学检查应选择 CT。

• 微出血：大小约 < 5mm，通常无症状。这些小病变仅可见于 MRI 的 GRE T_2^* 或 SWI 图像上。

与 CAA 相关的其他影像学表现如下（表 9–11 和图 9–5 ）。

• 蛛网膜下腔出血：柔脑膜动脉的破裂可导致

表 9-10 基因突变

散发型（β- 淀粉样蛋白型）

最常见

- *APOE*E4* 基因
- *APOE*E2* 基因（增加 CAA 的出血风险，在 AD 患者上有保护作用）
- 老年患者，± 阿尔茨海默病

遗传型（脑出血伴淀粉样变性）

- 常染色体显性遗传
- 21 号染色体上的 APP 基因编码的淀粉样前体蛋白突变
- 包括荷兰型、英国型、弗拉芒型、意大利型、冰岛型等
- 比散发型更严重，更早发病

SAH，出血通常范围局限，分布于大脑凸面，常见于旁正中区。与动脉瘤性 SAH 相反，通常不累及基底池。当无外伤史的老年患者出现凸面 SAH 时，应考虑 CAA。

- 皮质表面铁沉积：反复发生的 SAH 导致含铁血黄素在幕上皮质表面的软膜下沉积。T_2^* 和 SWI 图像上可见沿大脑皮质分布的低信号环。

- 微梗死：CAA 患者缺血性小病变增多，主要位于皮质或皮质下白质，可能是因 Aβ- 沉积引起管腔狭窄导致的慢性灌注不足或穿支动脉闭塞而引起的。

- 白质病变：这是一个描述性的影像学术语，指可能起源于微血管的深部白质广泛损害。CAA 导致的白质病变可能是由于 Aβ- 沉积引起小血管损害导致的慢性低灌注所致。皮质下的 U 型纤维通常不受累。

老年患者的影像学检查中发现脑叶（微）出血或凸面 SAH，应考虑诊断为 CAA。确诊 CAA 只能通过神经病理学检查。在 20 世纪 90 年代中期，为了使无创性诊断更为便利，一群脑卒中神经病学家针对 CAA 改进了 Boston 标准，改善和规范了 CAA 的诊断，后来又进一步修改增加了凸面 SAH 是 CAA 的特征这一内容。表 9-12 中的所有类别都需要排除其他疾病，如创伤或凝血障碍，引起脑叶 ICH 的可能。

（三）继发性脑出血

1. 脑静脉血栓形成

脑静脉血栓形成（cerebral venous thrombosis，CVT）是指硬脑膜窦和（或）引流皮质静脉完全性或部分性血栓性闭塞。CVT 占所有脑卒中的 0.5%，可发生于包括新生儿在内的各个人群中，但最常见于年轻人和中年人（20—50 岁）。不到 10% 的成年患者年龄超过 65 岁。由于性别特异性危险因素，如怀孕、产褥期和口服避孕药的使用，女性发生 CVT 的概率是男性的 3 倍。CVT 的病因或危险因素通常和静脉血栓形成的病因或危险因素相同，与典型的 Virchow 三联征（高凝状态、血流动力学改变和血管内皮损伤）有关。表 9-13 概述了一些最常见的危险因素。

解剖学上，脑静脉系统可分为两个基本组成部分。

- 浅静脉系统：浅静脉系统引流双侧大脑半球的表层，包括上矢状窦、下矢状窦和皮质静脉（包括上、下吻合静脉，分别为 Trolard 和 Labbé 静脉，以及大脑中深静脉）。

- 深静脉系统：深静脉系统引流大脑的深部结构，包括横窦、乙状窦、直窦及深层引流静脉（包括 Rosenthal 基底静脉、大脑内静脉和 Galen 静脉）。

CVT 的临床表现取决于闭塞部位（表 9-14）。

一个或多个大的硬脑膜窦梗阻导致静脉引流受损，静脉压力增加，以及颅内高压。此外，硬脑膜窦在脑脊液吸收中发挥重要作用，这是一个由蛛网膜颗粒（也称 Pacchionian 颗粒）介导的过程。这些颗粒的功能障碍导致脑脊液的吸收降低和发生脑积水，从而导致颅内高压的发生。

一条或多条脑静脉闭塞导致静脉流出梗阻及血液淤积，毛细血管静水压增高，液体渗漏到细胞外间隙，导致血管源性水肿。如果静脉压的上升速度过快，脆弱的、无瓣膜的静脉管道就无法承受这种压力，导致血管破裂、蛛网膜下腔和（或）脑出血。静脉压持续升高超过动脉流入压时，可能出现细胞毒性水肿，导致脑动脉血流减少，最终以类似动脉缺血性梗死的方式造成神经元损伤。

大多数情况下，深部皮质静脉在硬脑膜窦梗阻后受累，所以这两种情况经常重叠，患者的临床

表 9–11　CAA 相关性影像表现

特　征	影像表现	推荐的影像学检查
出血	• 脑叶出血；≥ 5mm • 分布于皮质及皮质下 • 基底节及脑干以外区域	CT 和 MRI
微出血	• 微出血；< 5mm • 分布于皮质及皮质下	MRI GRE T_2^* 或 SWI 图像
蛛网膜下腔出血	• 凸面 SAH • 基底池不受累 • 常见于中央沟周围	CT 和 MRI
皮质表面铁沉积	• T_2^*/SWI 上沿幕上大脑皮质分布的低信号环 • 局限性 cSS：≤ 3 个受累脑沟 • 播散性 cSS：> 4 个受累脑沟	MRI GRE T_2^* 或 SWI 序列
白质病变	幕上广泛深部白质改变，皮质下 U 形纤维不受累	CT 和 MRI
微梗死	小的椭圆形低密度（CT）或 T_2 高信号（MRI）病灶，位于皮质和皮质下白质	• MRI > CT • DWI 适用于急性脑梗死

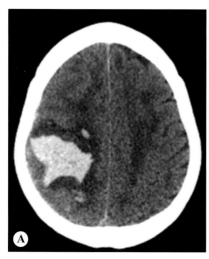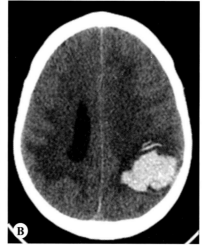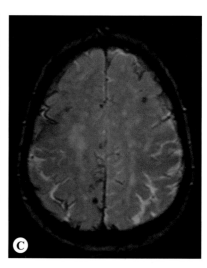

▲ 图 9–5　CAA 中的脑叶 ICH

A. 65 岁女性，急性左侧肢体瘫痪，脑 CT 平扫显示右顶叶巨大脑叶 ICH；B. 2 个月后，患者右侧肢体瘫痪，左顶叶可见脑叶 ICH，两处 CT 平扫均显示广泛脑白质病变；C. 脑 MRI（3T）的 GRE T_2^* 序列，这个检查是在患者脑出血前数月进行的，显示多发皮质和皮质下微出血及弥漫性皮质表面含铁血黄素沉积。这些影像学表现符合"可能的 CAA"这一诊断

表现难以区分。国际脑静脉及硬脑膜窦血栓形成（International Study on Cerebral Vein and Dural Sinus Thrombosis，ISCVT）研究发现 CVT 发生部位的频率为：横窦 86%，上矢状窦 62%，直窦 18%，皮质静脉 17%，颈静脉 12%，Galen 静脉，颈内静脉 11%。孤立的皮质静脉血栓形成同时没有相应的硬

脑膜血栓形成和颅内压升高这种情况是罕见的。

当 CT 和（或）MR 静脉造影时，在相应静脉引流区域中发现水肿和（或）出血时应排除 CVT，如旁矢状面的额叶和顶叶（上矢状窦）（图 9–6）、后颞叶（横窦及下吻合静脉 Labbé 静脉）和双侧丘脑（深静脉系统，双侧大脑内静脉、Galen 静脉、

表 9-12 改进的 CAA 相关性出血的 Boston 标准

确诊 CAA	病理可能的 CAA	很可能的 CAA	可能的 CAA
完整的尸检	临床资料和病理组织	临床资料和 MRI 或 CT	临床资料和 MRI 或 CT
脑叶、皮质或皮质下出血	脑叶、皮质或皮质下出血	多发脑叶、皮质或皮质下出血（可出现小脑出血）	单独的脑叶、皮质或皮质下出血
严重的 CAA 伴血管炎	在样本中一定程度的 CAA	单独的脑叶、皮质或皮质下出血和局限性或弥漫性表面铁沉积	局限性或弥漫性表面铁沉积
排除其他诊断病变	排除其他诊断病变	排除出血的其他病因	排除出血的其他病因
		年龄＞55 岁	年龄＞55 岁

表 9-13 脑静脉血栓形成的危险因素

常见获得性危险因素	遗传性危险因素
• 外伤 • 妊娠和产褥期 • 外科手术 • 肿瘤 • 系统性病变 • 口服避孕药的使用	• 抗凝血酶Ⅲ缺乏 • 蛋白 C 缺乏 • 蛋白 S 缺乏 • 抗磷脂和抗心磷脂抗体 • 抵抗活化的蛋白 C 和 V 因子 Leiden • Ⅱ因子的 *G20210A* 基因突变 • 高同型半胱氨酸血症

表 9-14 闭塞部位和临床表现

闭塞部位	病理过程	结 果
硬膜窦	• 静脉引流受损 • 静脉压力增加	颅内高压
	• 蛛网膜颗粒功能障碍 • 脑脊液吸收的减少	脑积水
	• 静脉流出梗阻 • 毛细血管压力增高 • 液体漏出细胞外间隙	血管源性水肿
皮质静脉	• 静脉压力＞动脉压力 • 脑血流减少 • 神经元损伤	细胞毒性水肿
	• 压力增高过快 • 静脉破裂	SAH 和（或）ICB

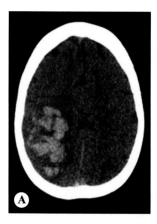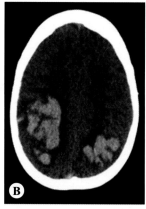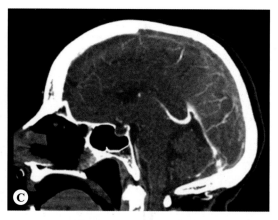

▲ 图 9-6　硬脑膜窦血栓形成。66 岁女性，左侧肢体瘫痪、偏盲

A. 入院时 CT 平扫显示右侧顶叶和枕叶可见一个大的脑叶 ICH，由于上矢状窦密度增高，建议进行 CT 静脉造影；B. 1 天后，增强 CT 显示左侧顶枕叶可见一个新的 ICH；C. CT 静脉造影中上矢状窦未见对比剂填充（与大脑内静脉和直窦相反），意味着一个大的硬脑膜窦血栓

直窦）。静脉引流区域通常难以识别，因此，对于不明病因的局灶性皮质及皮质下水肿、脑叶出血和（或）凸面蛛网膜下腔出血，应仔细寻找硬脑膜窦血栓形成（或孤立的皮质静脉血栓形成）的证据，尤其是高危患者。

　　2. 急性缺血性脑卒中的出血性转化

　　出血性转化（hemorrhagic transformation，HT）是已存在的动脉缺血性梗死区域内进一步发展而来的脑出血。尸检研究中，HT 的发生率为 38%～71%，CT 研究中为 13%～43%。虽然出血转化可以自发发生，但在接受抗凝治疗或溶栓治疗的患者中更为常见。症状性 HT 被定义为与神经功能下降暂时相关的 HT，在接受静脉或动脉溶栓治疗的脑卒中患者中有 6%～12% 发生。

　　欧洲急性脑卒中合作研究合作者开发了海德堡出血分类，将 HT 分为出血性梗死（hemorrhagic infarctions，HI）和脑实质血肿（parenchymal hematomas，PH）（表 9-15 和图 9-7）。缺血性脑卒中后 HT 以 HI 为主（约 90%），少数为 PH（约 10%）。只有 PH 2 型与长期临床预后恶化相关。

　　出血转化的病理生理复杂且尚不清楚。目前认为大脑内皮细胞的缺血损伤产生一系列化学改变和细胞损伤，逐步累积导致血脑屏障的破坏。缺血引起的强烈炎症反应进一步损害了血管的正常生理。由此造成的血脑屏障的破坏容易导致血液外溢（因此出血），血液来自侧支血管或来自再灌注损伤的

血管（在溶栓或取栓后）。

　　HT 的影像特征是急性缺血性梗死合并出血的特征总和。在绝大多数情况下，临床和影像诊断是简单直接的。在 HI 面积较小的病例中，有时在梗死的脑组织背景上可以看到小点状出血灶。在 PH 的情况下，可以在梗死灶内看到一个大的占位样血肿。当面积较小的梗死灶出现较大的 PH，掩盖其下的缺血性梗死灶时，这时诊断的困难就增加了。

　　由于对比剂会渗漏到梗死的脑实质内，当脑卒中血管内治疗后立即进行影像学检查时，对比剂染色和 HT 难以鉴别。如无法进行 MRI 或双能量 CT

表 9-15　急性缺血性脑卒中出血转化的分类	
HT 分类	**影像表现**
出血性梗死（HI）	• 梗死灶内斑点状出血 • 无占位效应
HI 1 型	• 斑点状出血
HI 2 型	• 融合性点状出血
脑实质血肿（PH）	• 梗死灶内出血 • 占位效应
PH 1 型	• 梗死灶内受累面积＜ 30% • 中等占位效应
PH 2 型	• 梗死灶内受累面积＞ 30% • 显著的占位效应

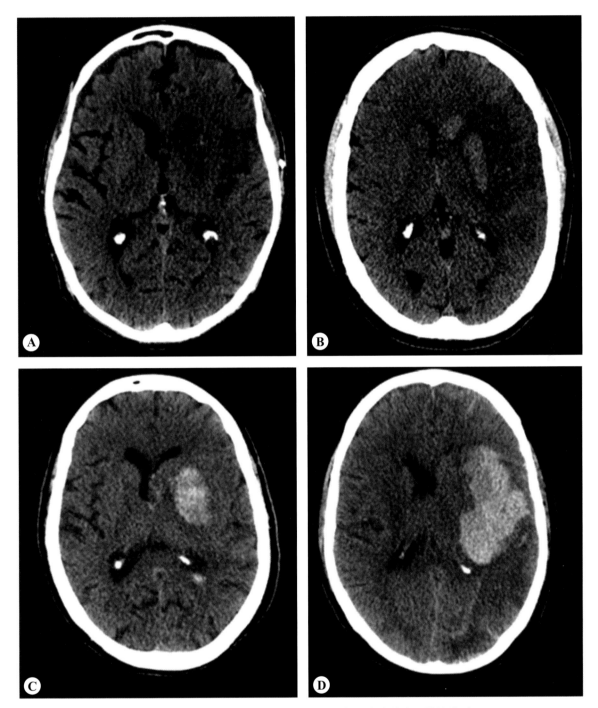

▲ 图 9-7 **4 例大脑中动脉供血区缺血性梗死患者的出血转化类型**

A. 出血性梗死 1 型：左侧小点状高密度灶位于左侧豆状核梗死灶的一侧。B. 出血性梗死 2 型：左侧壳核、尾状核高密度影融合性改变。出血性梗死 2 型的轮廓代表了基底节的解剖边界，无占位效应。C. 脑实质血肿 1 型：左侧豆状核中血凝块，并不代表豆状核的解剖边界，伴轻度占位效应，小于 MCA 供血区面积的 30%。左侧脑室枕角内可见血性小液平。
D. 脑实质血肿 2 型：左侧大脑中动脉供血区内更大的占位性血肿，占位效应明显

检查时，19～24h 后复查 CT 是区分两者的最有效的方法，因为 HT 通常持续存在，而对比剂染色随着时间的推移密度会减低。

3. 脑动脉瘤

动脉瘤是动脉管腔的局限性扩张。中枢神经系统中，最常见的动脉瘤类型是囊状（浆果样）动脉

瘤。囊状动脉瘤是血管管腔的突起，多发生于血管分叉处。囊状脑动脉瘤是获得性病变，通常在 40 岁以后发病，在一般人群中的发生率为 3%～5%。它们的形成是血管内皮受损、中膜变薄及内弹力层断裂的结果，最主要的原因是直血管迂曲时或发出分支时产生的剪切力。

颅内动脉瘤的破裂通常会引起蛛网膜下腔出血。动脉瘤性蛛网膜下腔出血通常是扩散的，大部分血液位于基底池和（或）外侧裂。在较少见的情况下，从破裂的动脉瘤中喷射出的高压血液可能导致脑内甚至硬膜下血肿。高达 12% 的破裂动脉瘤中，可以看到 ICH，通常位于动脉瘤瘤腔附近。因此，当在侧裂周围或额叶的基底面（分别由大脑中动脉动脉瘤和前交通动脉瘤破裂引起）发现 ICH 时，需要排除动脉瘤。

动脉瘤破裂区的脑实质血肿和较厚的蛛网膜下腔血块之间的鉴别并不容易，尤其是在侧裂周围，而 CT 血管造影可以鉴别诊断。在蛛网膜下腔血栓中，侧裂周围的蛛网膜下腔内的动脉会穿过厚厚的蛛网膜下腔血栓。而在脑实质血肿中，CT 造影上看不到蛛网膜下腔内血管穿行（图 9-8）。

因为大多数破裂动脉瘤引起的是 SAH 而不是 ICH，因此我们未在本章完整讨论脑动脉瘤。

4. 潜在的血管畸形造成的出血

血管畸形包括一大类先天性或获得性血管异常，可见于身体各个部位。CNS 血管畸形约占自发性 ICH 的 20%，是年轻人自发性 ICH 的首要原因。与脑出血相关的主要血管畸形有动静脉畸形、硬脑膜动静脉瘘和脑海绵状血管畸形。发育性静脉畸形和毛细血管扩张症是先天性低流量血管畸形，通常不合并出血，本章不作进一步讨论。

（1）动静脉畸形：脑动静脉畸形是一种先天性血管异常，由一团发育不良的血管（所谓的瘤巢）组成，由动脉供血，静脉引流，没有毛细血管介入，在动脉和静脉系统之间形成一个高流量、低阻力的分流。

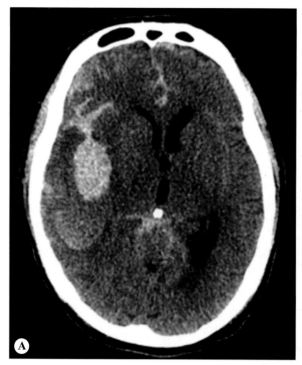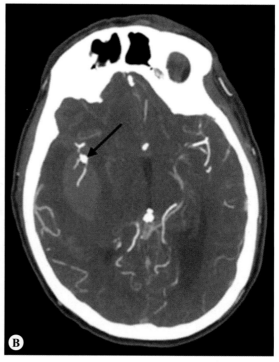

▲ 图 9-8　65 岁男性，右侧大脑中动脉动脉瘤破裂，蛛网膜下腔出血和右侧颞叶脑出血

A. 脑 CT 平扫显示弥漫性 SAH，右侧外侧裂周围的蛛网膜下腔间隙内可见显著高密度血凝块，右侧颞叶后方可见密度相对更低的脑实质内血肿；B.CT 血管造影动脉期显示右侧大脑中动脉分叉处一个小动脉瘤。横穿蛛网膜下腔血凝块的小动脉提示这就是位于蛛网膜下腔里的出血，而不是实质内血肿。在蛛网膜下腔内血凝块后方，密度相对更低的血肿中看不到血管，这一事实证实了血肿的位置就位于在实质内

在西方，AVM 的患病率约 < 0.01%。AVM 通常发生于 20—40 岁的年轻人。38%～71% 的患者出现颅内出血，其余患者可出现全面性或部分性癫痫、头痛、局灶性神经功能障碍或无症状。AVM 的出血风险约为每年 3%，但根据畸形的临床和解剖特征，这种风险可能低至 1%，也可能高达 33%。表 9-16 总结了 Spetzler 和 Martin 的 AVM 分级系统，该评分系统试图通过对 AVM 的数个病变特征进行评分来预测手术发病率和死亡率。分值为 1～5 分，分值越高，治疗风险越高。

在平扫 CT 上，当在 ICH 附近见到迂曲增粗略

高密度动脉和（或）静脉时，应怀疑 AVM。还可见到瘤巢或引流静脉内线样或斑点状钙化及周围脑实质内的软化灶。在 CTA 上，可以直接看到供血动脉、瘤巢和（或）引流静脉。MRI 的影像表现类似（图 9-9）。DSA 能够精确地显示供血血管的位置、数量及静脉引流的方式，所以 DSA 仍是诊断的金标准，而且对于治疗计划是必不可少的。

即使在 DSA 上，巨大的 ICH 有时也会压迫和掩盖潜在的 AVM。所以对首次影像检查结果阴性却高度怀疑的患者，在发现 ICH 后 4～6 周复查影像是合理的。

(2) 硬脑膜动静脉瘘：颅内硬膜动静脉瘘是脑膜动脉与硬膜静脉窦或皮质静脉之间的病理性吻合。它们占颅内所有血管畸形的 10%～15%。dAVF 与动静脉畸形的区别就在于它们的动脉供血来自滋养硬脑膜的血管，以及它们缺乏实质性瘤巢。大多数的 dAVF 发生于中老年（50—60 岁），常以散发方式发生。其中少部分是由创伤性头部损伤、感染、肿瘤或硬脑膜窦血栓形成引起的。成人 dAVF 多见于横窦、乙状窦和海绵窦。

临床症状各有不同，取决于病变的位置和静脉引流方式。搏动性耳鸣是颅后窝 dAVF 常见的症状。海绵窦 dAVF 可表现为眼肌麻痹、眼球突出、球结膜水肿和视力下降等眼部症状。dAVF 还可导致非出血性神经功能障碍和不同形式的颅内出血，包括

表 9-16　Spetzler-Martin 的动静脉畸形评分表	
特　征	分　值
瘤巢的大小	
小（< 3cm）	1
中等（3～6cm）	2
大（> 6cm）	3
邻近脑组织是否为重要功能区	
否	0
是	1
静脉引流	
仅浅静脉引流	0
深静脉引流	1

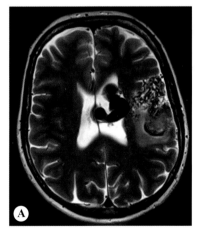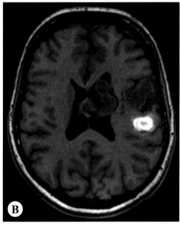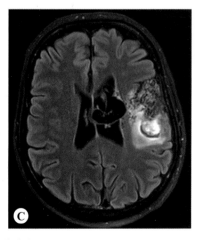

▲ 图 9-9　58 岁女性，动静脉畸形合并小的脑叶出血

MRI（3T）轴位 T_2 加权像（A）、T_1 加权像（B）和 FLAIR 序列（C）。左侧顶叶岛盖可见 T_2WI 等信号和 T_1WI 高信号结节，符合亚急性早期脑叶血肿的表现。T_2WI 图像上，病变前部左侧额叶岛盖可见血管流空信号缠结，即 AVM 瘤巢。左侧脑室内可见增粗的引流静脉

脑实质出血、蛛网膜下腔出血、硬膜下出血和脑室内出血。脑实质出血是最常见的类型，见于高达71% 颅内出血的 dAVF 患者。

颅内 dAVF 的出血风险与皮质静脉引流(cortical venous drainage，CVD）的存在显著相关。当正常的顺行静脉血流模式被逆转，导致皮质静脉出现逆向血流时，CVD 就发生了。存在 CVD 的 dAVF（即高级别 dAVF）中，每年发生出血的概率为 8.1%，年死亡率为 10.4%（相比之下，低级别 dAVF 分别为 0.0%～0.6% 和 0.0%)。

CT 平扫的作用限于检测出血和（或）水肿，提示 dAVF 的增强 CT 和（或）CTA 的影像表现如下（图 9–10)。

- 一簇松散的、迂曲扩张的血管，这就是动静脉瘘的位置，包括供血动脉、引流血管，其内没有瘤巢。
- 异常的早期静脉引流引起硬脑膜窦的异常强化。
- 皮质静脉引流的出现造成不规则软脑膜和（或）深部髓质血管数目的增加。

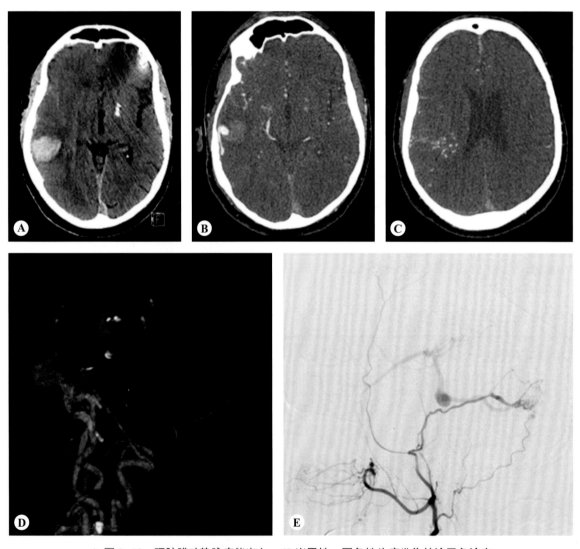

▲ 图 9–10　硬脑膜动静脉瘘伴出血。**68 岁男性，因急性头痛发作就诊于急诊室**

A. 脑 CT 平扫显示右颞叶脑出血；B 至 D. CT 血管造影动脉期显示紧邻 ICH 的外侧是扩张的皮质静脉伴静脉瘤（B）和右顶叶深部白质内一簇薄壁血管（C），静脉瘤的密度、右颞与脑内动脉伴行的增粗的皮质静脉的密度均高于上矢状窦的密度，提示存在动静脉短路（B），动脉期 3D MIP 重建上清晰可见（D）；E. 超选右侧颈外动脉的导管造影术证实硬脑膜动静脉瘘由右边脑膜中动脉和右枕动脉供血，引流静脉上可见静脉瘤

MRI/MRA/MRV 影像表现类似，而动态 MRA 在瘘管的识别和确诊方面具有独到之处。然而，导管血管造影术仍然是 dAVF 识别和确诊的最敏感方法。

(3) 脑海绵状血管畸形：脑海绵状血管畸形也被称为海绵状血管瘤（cavernous hemangiomas 或 cavernomas），是一种低流量的血管畸形，主要发生在脑内，少数发生在脊髓。组织学上，CCM 由一簇分叶状、桑葚状扩张的窦道组成，窦道内衬内皮细胞。受累的血管缺乏肌肉层和弹力层，血栓内可见不同阶段的血液，其内通常充满薄壁的血管腔。

CCM 占颅内所有血管畸形的 10%~15%，患病率为 0.4%~0.8%。它们是继发育性静脉畸形之后脑内第二常见的血管畸形类型，常与 CCM 相关（约33% 的病例）。散发性和家族性 CCM 都曾被报道，后者至少占所有病例的 6%。家族性 CCM 患者大多数存在一个以上的病变，而只有 12%~20% 的散发性 CCM 患者存在多发病变。患者通常在 20—30 岁发病，然而，多达 1/4 的 CCM 见于婴儿和儿童时期。CCM 可能与急性 ICH 相关，但许多患者是因头痛或癫痫就诊或偶然发现（某些情况下高达 40%的患者）。

各个解剖部位的 CCM 每年出血的风险为 2.5%。再发出血的最大危险因素是既往有过出血，出血性 CCM 的年出血率为 23%，非出血性 CCM 为 3%。值得注意的是，仅可见于 T_2^* 图像上的微 CCM，年出血率达到 0.7%。

如果没有出血，CCM 有时会因为太微小而无法在 CT 上发现，尤其是当病灶很小（＜1cm）时。肉眼可见时，它们呈圆形或卵圆形，由于钙化和血液的代谢产物使密度轻度增高。在 MRI 上，CCM 的特征表现是 T_1 和 T_2 加权图像上均明亮的区域中可见混杂信号核心（所谓的爆玉米粒外观），边缘环绕低信号环。含铁血黄素环通常在 T_2^* 或 SWI 序列上识别最佳。小 CCM，即所谓的点状海绵状血管瘤，通常见于家族性海绵状血管畸形的病例中，仅在这些序列中可见。海绵状血管畸形一般不强化；然而，钆可以用来寻找一个相关的 DVA。识别 DVA 在急性出血的病例中非常有帮助。急性出血可掩盖或压迫潜在的 CCM；然而，如果在出血附近

发现 DVA，那么 CCM 最有可能是隐藏的原因（图9-11）。由于缓慢淤滞的血流，CCM 在导管造影中通常是隐匿的。

5. 原发性和继发性出血性脑肿瘤

任何类型的颅内肿瘤，无论是原发的还是继发的，都可能与瘤内或瘤周出血有关（表 9-17）。各个病理类型的脑肿瘤中约 5% 可发现肉眼可见的瘤内出血，并且转移性脑肿瘤比原发脑肿瘤更常见（分别为 9.3% 和 2.4%）。许多因素可导致瘤内出血的发生，包括肿瘤生长率、肿瘤血管分布、血管侵犯、组织梗死和坏死及纤维蛋白溶解。血肿可局限于肿瘤内，仅局限于瘤内，也可累及脑实质和（或）轴外的脑室内。

最容易出血的原发肿瘤为垂体腺瘤，其次为胶质母细胞瘤。许多肿瘤，包括少突胶质细胞瘤、低级别星形细胞瘤（包括毛细胞型星形细胞瘤）、室管膜瘤、脉络膜乳头状瘤、神经鞘瘤和罕见的脑膜瘤都可能出现出血。最易出血的转移瘤包括原发黑色素瘤（约 50% 的黑色素瘤可发生转移），其次是肾细胞癌、绒毛膜癌和甲状腺癌（特别是甲状腺乳头状癌）。然而，几乎任何类型的转移瘤都可能出现出血。因此，由于这些肿瘤的高发病率，原发肺癌或乳腺癌的出血性转移瘤十分常见（图 9-12）。

垂体腺瘤出血是一种特殊类型的瘤内出血，据报道可见于 1/4 的腺瘤（图 9-13）。已知的一个诱发因素是溴隐亭或卡麦角林的药物治疗。垂体腺瘤出血的患者可表现为垂体卒中，临床特征为突然发作的头痛、呕吐、视力障碍、复视、意识障碍、自主神经或激素功能障碍。

颅内出血这一特征提示潜在肿瘤具有复杂且不均质的外观，在血肿内或血肿周围存在非出血性肿块，多样性（提示出血性转移瘤）和结节状强化区域。肿瘤和出血都可能与周围水肿有关。然而，当水肿与血肿的大小不成比例时，就应怀疑出血性肿瘤。此外，虽然出血周围的水肿通常在 1 周内开始吸收，如存在潜在肿瘤，水肿将持续存在。在 MRI上，血液产物信号的特征性演变往往延迟和不典型。在非瘤内出血的亚急性期，T_1 信号强度的增加通常开始于外周并向内发展。相反，瘤内出血的 T_1 高信号倾向于位于中心。信号不均一、瘤内出血的延迟

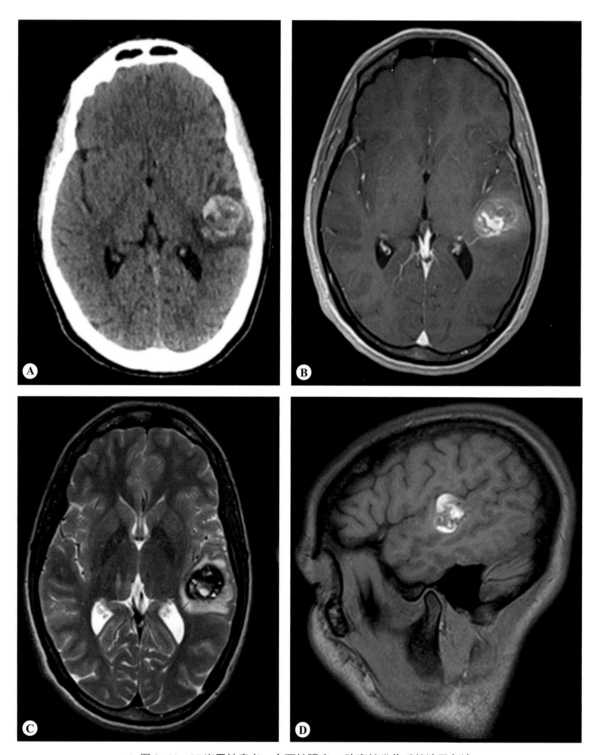

▲ 图 9-11 25 岁男性患者，全面性强直 - 阵挛性发作后就诊于急诊

A. 入院时 CT 平扫显示左颞叶可见混杂高信号病变，周围可见水肿。B 至 D. 脑 MR 检查包括轴位 T_1 增强（B）、轴位 T_2（C）和矢状位 T_1 加权（D）序列。T_2 加权像（C）显示 T_2 低信号环、T_2 低和高信号成分的异质病变，形成典型海绵状血管畸形，即所谓的"爆米花样外观"。矢状位 T_1 加权像（D）上，病变内含 T_1 高信号成分，提示亚急性出血或病变内血栓形成。理论上，MRI 无法区分亚急性血液降解产物和海绵状血管畸形内血栓形成。由于急性的临床症状，以及位于病变外的 CT 高密度影和 MRI 上 T_1 高信号成分的存在，我们认为这是海绵状血管畸形内的急性出血。在增强 T_1 加权像上，可见小的发育性静脉畸形从左侧脑室向海绵状血管畸形（B）走行

表 9-17	最常见的颅内出血性肿瘤
继发性脑肿瘤	原发性脑肿瘤
黑色素瘤	胶质母细胞瘤
肾癌	少突胶质细胞瘤
甲状腺癌	室管膜瘤
绒毛膜癌	脉络丛乳头状瘤
肺癌	神经鞘瘤
乳腺癌	

和非典型的时间演变是由于肿瘤内反复出血，新鲜血液从肿瘤中持续渗出和（或）血红蛋白崩解产物的快速吸收。

6. 脑血管炎和可逆性脑血管收缩综合征

(1) 脑血管炎：脑血管炎不是一种疾病，而是一组不同的中枢神经系统疾病，其特征是脑、脊髓和脑膜血管壁的非粥样硬化性炎症（伴或不伴坏死）。中枢神经系统血管炎分类如下。

- 原发性中枢神经系统血管炎：局限于中枢神经系统而不累及其他系统的特发性血管炎，称为原发性中枢神经系统血管炎。
- 继发性中枢神经系统血管炎：系统性炎症或感染性血管炎的一部分，也可能与系统性结缔组织疾病有关，或继发于感染、恶性肿瘤、药物或放疗。

血管炎可以根据其原因、位置或受影响血管的口径进一步分类。表 9-18 概述了用于区分各种不同类型血管炎的常用术语。

脑血管炎的临床和影像学特征宽泛且无特异性，而且不同的血管炎亚型之间可能存在差异。依据累及的实质，血管炎可导致两种类型病变：血管腔狭窄或闭塞导致的缺血性梗死和血管壁破裂后出血。

累及小穿支动脉时，缺血性梗死发生在深部灰质结构或皮质下白质。当更大口径的动脉闭塞时，梗死位于相应动脉供血区域内的灰质和白质中。扩散加权成像可以区分急性和慢性梗死。在亚急性期，血脑屏障被破坏，缺血性梗死灶可见强化。

出血可发生在脑实质内或蛛网膜下腔。ICH 的大小可以从具有明显占位效应的脑内大血肿到仅在 MRI GRE T_2^* 或 SWI 序列上可检测到的小微出血。与动脉瘤破裂引起的弥漫性蛛网膜下腔出血相反，血管炎所致的蛛网膜下腔出血通常是局灶性的，分布于大脑凸面，而前者主要累及基底池。

由于脑实质的影像学表现没有特异性，怀疑 CNS 血管炎时需要进行血管影像学检查。CT 和 MR 血管造影可显示血管的不规则，特别是大血管受累时，但对小血管受累不敏感，需要全面评估血管时常需要进行导管造影术。尽管有时难以与动脉粥样硬化相鉴别，但在导管造影上血管炎的标志是中、小血管管腔多灶性狭窄和扩张。在活动性血管

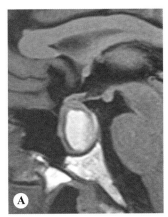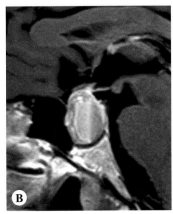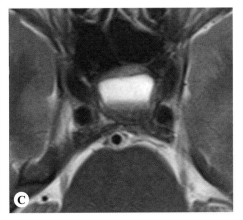

▲ 图 9-12 垂体大腺瘤内血性液平。49 岁男性，非分泌性囊性垂体大腺瘤，服用卡麦角林治疗

A 和 B. 1 年后 MRI 随访显示瘤内出血，垂体大腺瘤内有血性液平（增强前后的矢状位 T_1 加权图像）；C. 轴位 T_2 权图像显示上清液（即血清）为高信号，下沉的细胞为低信号

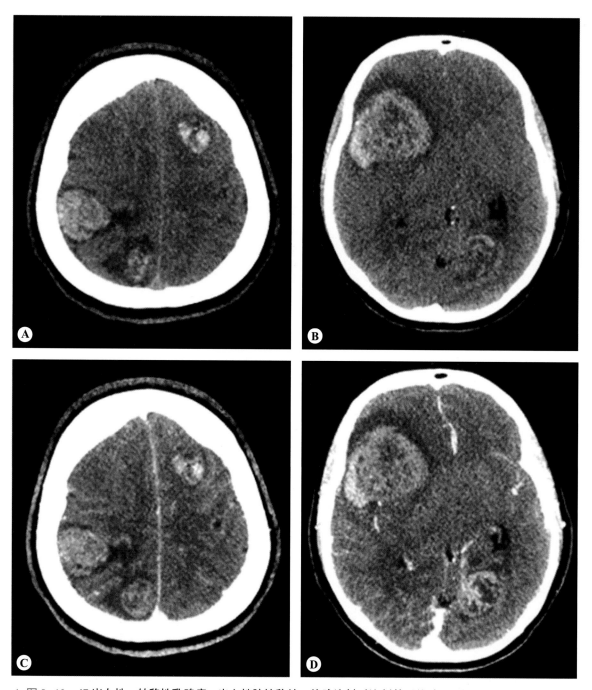

▲ 图 9-13　**47 岁女性，转移性乳腺癌、出血性脑转移灶。**静脉注射对比剂前后的脑 CT 检查（A 至 D）位于半卵圆中心水平（A 和 C）及基底节（B 和 D）水平。双侧大脑半球可见多发高密度出血灶，最大的病灶位于右额叶。部分病灶其内可见强化，最明显的为左侧枕叶。占位效应明显，中线左移

炎累及脑内大动脉的患者中，MRI 图像上经常可发现动脉管壁的强化，而增强扫描有助于识别这一征象。

其他一些影像学表现可提示某些特定类型的血管炎。软脑膜强化，基底池表现最为明显，见于结核性脑膜炎，而风湿性关节炎相关性血管炎中可见

硬脑膜强化。鼻窦和眼眶的肉芽肿提示肉芽肿性多血管炎。真菌感染（毛霉菌病或侵袭性曲霉病）的患者鼻窦感染可累及海绵窦。泪腺和唾液腺的肿大则提示 Sjögren 病。

最后，血管炎的影像学表现没有特异性，其主要作用就是缩小鉴别诊断的范围。要做出具体的诊

表 9-18 2012 年修订的国际教堂山会议系统性血管炎命名法共识会议血管炎分类

血管炎的类型	疾 病
大血管血管炎	• 大动脉炎 • 巨细胞动脉炎
中等血管血管炎	• 结节性多动脉炎 • 川崎病
小血管血管炎	• IgA 血管炎 • 微小多血管炎 • 肉芽肿性多血管炎 • 嗜酸性肉芽肿性多血管炎
变异性血管炎	• 白塞综合征 • Cogan 综合征
单器官血管炎	• PANCS
系统性疾病相关性血管炎	• SLE • Sjögren 综合征 • 类风湿性关节炎 • APLA 综合征 • 硬皮病
可能与血管炎相关的疾病	• 感染诱导的血管炎 • 急性细菌性脑膜炎 • 结核 • 神经梅毒 • 病毒性（HIV 相关血管炎，水痘 – 带状疱疹） • 真菌（毛霉菌病、曲霉病） • 寄生虫病（囊虫病） • 恶性肿瘤诱导的血管炎 • 药物性血管炎 • 辐射性血管炎

断，必须考虑其他因素，如临床特征、疾病进展情况、发病年龄、血液检查结果、脑脊液检查，有时还要考虑活检。

(2) 可逆脑血管收缩综合征：可逆性脑血管收缩综合征（reversible cerebral vasoconstriction syndrome，RCVS）是出血和缺血性脑病变越来越多的认识到的原因。RCVS 的特征性表现是脑动脉长期可逆收缩，患者典型表现为雷击性头痛，伴或不伴局灶性神经症状或体征。患者通常在 20—50 岁发病，女性的发病率是男性的 2 倍。相关疾病包括子痫、使用安非他明和其他交感神经药物、使用血清素能药物和偏头痛病史。

半数以上患者出现症状时 CT 和 MR 表现正常；然而，在疾病过程中，高达 80% 的患者最终会出现脑损伤。当出现症状时，包括分水岭区域的缺血性梗死、血管源性水肿、凸面蛛网膜下腔出血和脑实质内出血。凸面蛛网膜下腔出血通常局限于大脑凸面的部分脑沟裂间隙内。可以是单侧的，也可以是双侧的。弥漫性蛛网膜下腔出血很少累及基底池。脑实质内出血体积不等，单发多于多发，发生于脑叶多于发生于深部。

CT 和 MR 血管造影术显示弥漫性血管不规则，尽管有时难以与人工造成的血管不规则区分，如运动伪影或对比剂团注不足。导管造影术显示弥漫性脑血管不规则。主要是与脑血管炎相别，RCVS 患者具有良性病程，常常在数周内自行好转。8~12 周内血管造影表现转为正常。

四、病例报告和报告样本

（一）病例报告 1

1. 病史

74 岁男性，首次全面性强直 - 阵挛癫痫发作后左侧持续轻偏瘫。

2. 临床诊断

发作后轻瘫与缺血性或出血性脑卒中。

3. CT 检查目的

脑 CT 平扫以发现或排除出血（图 9-14A）。复查 MRI 明确 ICH（图 9-14B 至 F）的潜在病因。

4. 成像技术

脑 CT 平扫（图 9-14A）。3T 脑 MRI：轴位 T_2 加权（图 9-14B）、T_1 加权（图 9-14C）、GRE T_2^* 加权（图 9-14D）；脑叶 ICH 水平的左侧大脑半球上部的放大视图（图 9-14E），枕叶水平轴位 T_2 加权图像（图 9-14F）。

5. 影像学表现

脑 CT 平扫显示右侧额叶可见脑叶 ICH。占位效应导致右侧脑室轻微受压，但中线移位不明显。双侧脑室周围白质可见由于慢性微血管白质损害（脑白质病变）导致的斑片状低密度改变。复查 MRI 证实存在右额叶 ICH。血肿呈 T_1 和 T_2 高信号。T_1 高信号在血肿周围最为明显。在 GRE T_2 加权图像上皮质内可见多个小的磁敏感伪影，而在 TSE T_2 或 T_1 加权图像上则看不到这一点。右侧枕叶可见有 T_2 低信号环的空洞。

6. 解释

CT 显示右侧额叶急性自发性脑实质内血肿。一段时间后进行 MR 检查，血肿呈亚急性晚期血肿的特征性表现。除亚急性脑叶血肿外，右侧枕叶还可见皮质微出血的后遗改变和陈旧性脑叶出血后遗

改变。考虑到患者的年龄（＞ 55 岁），根据波士顿修订标准，由于存在多发不同时期的脑叶出血，诊断为"很可能的脑淀粉样血管病"。

7. 结论

脑淀粉样血管病是老年人自发性脑叶出血首要病因。仅基于这一认识，任何自发性脑叶出血的老年患者都可诊断为"可能的脑淀粉样血管病"。MRI 显示多发皮质微出血及右枕叶陈旧的、未知的、脑叶出血后遗症，因此有必要将诊断"升级"为"很可能的脑淀粉样血管病"。本病例还表明，在进行 MR 检查时，GRE T_2^* 或 SWI 序列对检测微出血或浅表皮质铁沉积是至关重要的，而这些在 T_2 或 T_1 加权序列中可能检测不到。

（二）病例报告 2

1. 病史

73 岁女性患者，急性非创伤性头痛发作。

2. 临床诊断

出血性脑卒中。

3. CT 检查目的

发现或排除出血。

4. 对比剂及剂量

以 3.0ml/s 的速度注射 85ml 非离子型单聚碘基对比剂（Iomeron 350）。

5. 影像学表现

CT 平扫显示右侧顶枕叶交界区一个小的脑叶 ICH，以及右侧大脑半球硬膜下小血肿，向枕部大脑镰周围蔓延（图 9-15A）。紧贴脑叶出血后方可见一皮质及皮质下等密度小病变，其内可见点状钙化（图 9-15B）（放大视图为图 9-15C）；CT 血管造影术动脉期显示脑叶 ICH 水平未见明显异常（图 9-15D），但在 ICH（图 9-15E）（放大视图为图 9-15F）水平下方可见一血管缠结。

6. 解释

由隐匿的动静脉畸形引起的小的脑叶出血和右侧大脑半球及镰旁硬脑膜下小血肿。

7. 结论

在老年患者中，CAA 是引起脑叶出血的最常见原因。然而，这并不排除可能存在其他原因。即使在老年患者中也可能存在隐匿的血管畸形，需寻

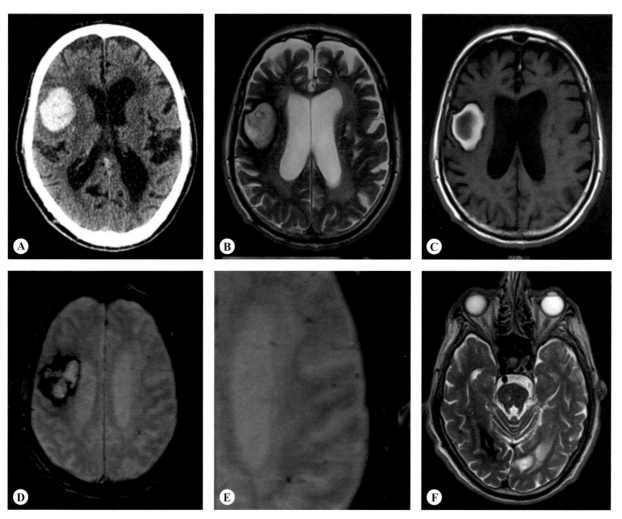

▲ 图 9-14 74 岁左侧偏瘫患者的脑 CT（A）和 MRI（B 至 F）

找隐匿血管畸形的蛛丝马迹。在这个病例中，由于在脑叶 ICH 的下方存在一个内含斑点状钙化的小病变，因此我们怀疑可能存在一个隐匿的血管畸形。根据病变在 CT 平扫上的表现，这可能是海绵状血管瘤或 AVM。CT 血管造影显示了一个强化的血管缠结，即一个小的 AVM 瘤巢。

交叉参考

第 11 章和第 12 章。

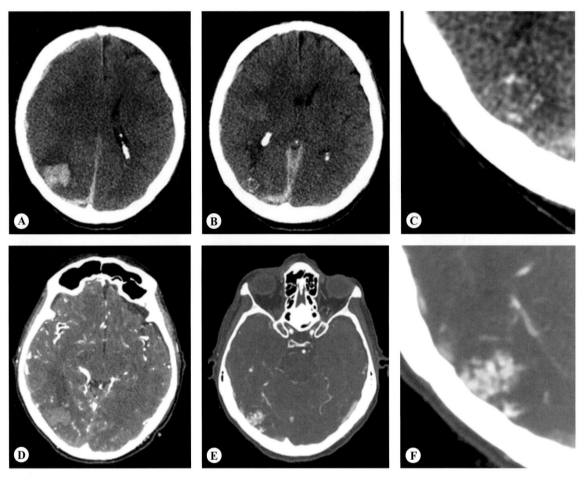

▲ 图 9-15　73 岁女性，急性发作性头痛
CT 平扫（A 至 C）和 CT 血管成像（D 至 F）

参考文献

[1] Da Costa L, et al. The natural history and predictive features of hemorrhage from brain arteriovenous malformations. Stroke. 2009;40(1):100–5.

[2] Dekeyzer S, et al. Distinction between contrast staining and hemorrhage after endovascular stroke treatment: one CT is not enough. J Neurointerv Surg. 2017;9(4):394–8.

[3] Ferro JM, Canhão P, Stam J, Bousser MG, Barinagarrementeria F; ISCVT Investigators. Prognosis of cerebral vein and dural sinus thrombosis: results of the international study on cerebral vein and dural sinus thrombosis (ISCVT). Stroke. 2004;35(3):664–70.

[4] Jennette JC, et al. 2012 Revised international Chapel Hill consensus conference nomenclature of vasculitides. Arthritis Rheum. 2013;65(1):1–11.

[5] Knudsen KA, et al. Clinical diagnosis of cerebral amyloid angiopathy: validation of the Boston criteria. Neurology. 2001;56(4):537–9.

[6] Lieu AS, et al. Brain tumors with hemorrhage. J Formos Med Assoc May. 1999;98(5):365–7.

[7] Linn J, et al. Bruckmann H, Greenberg SM. Prevalence of superficial siderosis in patients with cerebral amyloid angiopathy. Neurology. 2010;74(17):1346–50.

[8] Miller TR, et al. Reversible cerebral vasoconstriction syndrome, part 1: epidemiology, pathogenesis, and clinical course. AJNR Am J Neuroradiol. 2015;36(8):1392–9.

[9] Nikoubashman O, et al. Prospective hemorrhage rates of cerebral cavernous malformations in children and adolescents based on MRI appearance. AJNR Am J Neuroradiol. 2015;36(11):2177–83.

[10] Osborn AG, Hedlund GL, Salzman KL. Osborn's Brain, 2nd Edition. 2017, Elsevier. Parizel PM, Makkat S, Van Miert E, Van Goethem JW, van den Hauwe L, De Schepper AM. Intracranial hemorrhage: principles of CT and MRI interpretation (review). Eur Radiol. 2001;11(9):1770–83.

[11] Reynolds MR, Lanzino G, Zipfel GJ. Intracranial dural arteriovenous fistulae. Stroke. 2017;48 (5):1424–31.

[12] Salmela MB, Mortazavi S, Jagadeesan BD, Broderick DF, Burns J, Deshmukh TK, et al. ACR Appropriateness Criteria[®]

Cerebrovascular Disease. J Am Coll Radiol. 2017;14(5S):S34–S61.

[13] Stapleton CJ, Barker FG 2nd. Cranial cavernous malformations: natural history and treatment. Stroke. 2018;49(4):1029–35.

[14] von Kummer R, et al. The Heidelberg bleeding classification.

Classification of bleeding events after ischemic stroke and reperfusion therapy. Stroke. 2015;46:2981–6.

[15] Zhang J, et al. Hemorrhagic transformation after cerebral infarction: current concepts and challenges. Ann Translat Med. 2014;2(8):81.

拓展阅读

[1] Abdel Razek AA, et al. Imaging spectrum of CNS vasculitis. Radiographics. 2014;34(4):873–94.

[2] Fischbein NJ, Wijman CA. Nontraumatic intracranial hemorrhage. Neuroimaging Clin N Am. 2010;20(4):469–92.

[3] Miller TR, et al. Reversible cerebral vasoconstriction syndrome, part 1: epidemiology, pathogenesis, and clinical course. AJNR Am J Neuroradiol. 2015;36(8):1392–9.

[4] Parizel PM, Makkat S, Van Miert E, Van Goethem JW, van den Hauwe L, De Schepper AM. Intracranial hemorrhage: principles of CT and MRI interpretation. Eur Radiol. 2001;11(9):1770–83.

[5] Smith SD, Eskey CJ. Hemorrhagic stroke. Radiol Clin North Am. 2011;49(1):27–45.

[6] Whang JS, Kolber M, Powell DK, Libfeld E. Diffusionweighted signal patterns of intracranial haemorrhage. Clin Radiol. 2015;70(8):909–16.

第 10 章　颅内血管畸形：影像诊断与治疗

Intracranial Vascular Malformations: Imaging and Management

Luisa Biscoito　著

黄旭方　译　　袁　菁　刘亚欧　校

摘　要

颅内血管畸形是一组复杂的血管病变，具有不同的病因、生理病理和临床表现，可导致颅内出血和脑卒中，在与颅内肿瘤、炎症和发育性疾病的鉴别诊断中需要加以考虑。临床神经影像学在区分个体血管病变和提供血管内治疗方面起着重要作用。血管造影术可以根据形态对颅内血管畸形进行分类，并区分畸形有无动静脉分流。无动静脉分流的颅内血管畸形包括脑毛细血管扩张症、发育性静脉异常和脑海绵状血管畸形。合并动静脉分流的颅内血管畸形有脑动静脉畸形和硬脑膜动静脉畸形。CT/CTA 和 MR/MRA 等非侵入性影像学技术可以在大多数情况下准确诊断这些畸形，并评估既往颅内出血和并存的脑水肿。数字减影血管造影是评估血流动力学、检测细小的动静脉分流、决定血管内治疗的适应证和技术的必要手段。

关键词

脑毛细血管扩张症；发育性静脉异常；脑海绵状血管畸形；脑动静脉畸形；硬脑膜动静脉畸形

缩略语

BAVM	brain arteriovenous malformation	脑动静脉畸形
BCT	brain capillary telangiectasia	脑毛细血管扩张症
bFGF	basic fibroblast growth factor	碱性成纤维细胞生长因子
CCM	cerebral cavernous malformation	脑海绵状血管畸形
CECT	contrast-enhanced computerized tomography	对比增强 CT
CPA	cerebral proliferative angiopathy	脑增生性血管病
CT（A）	computerized tomography（angiography）	CT 血管造影
DAVF	dural arteriovenous fistula	硬脑膜动静脉瘘
DSA	digital subtraction angiography	数字减影血管造影术

DVA	development venous anomaly	发育性静脉异常
FLAIR	fluid-attenuated inversion recovery	液体衰减反转恢复序列
GAD	gadolinium	钆剂
GRE	gradient echo	梯度回波
HR	hazard ratio	风险比
ICVM	intracranial vascular malformation	颅内血管畸形
MRTOF	magnetic resonance time of flight	磁共振时间飞跃技术
MR（A）	magnetic resonance（angiography）	磁共振（血管造影）
MRI	magnetic resonance imaging	磁共振成像
NCCT	no contrast computerized tomography	CT 平扫
PICA	posterior inferior cerebellar artery	小脑后下动脉
SAH	subarachnoid haemorrhage	蛛网膜下腔出血
SWI	susceptibility-weighted imaging	磁敏感加权成像
T_1WI	T_1-weighted image	T_1 加权成像
T_2WI	T_2-weighted image	T_2 加权成像
TIA	transitory ischemic attack	短暂性脑缺血发作
VFGF	vascular endothelial growth factor	血管内皮生长因子

一、脑毛细血管扩张症

（一）定义与流行病学

脑毛细血管扩张症（brain capillary telangiectasia，BCT）是一种血管畸形，常偶然发现或尸检发现，患病率为 0.4%。据尸检资料显示，它在所有类型颅内血管畸形中占 4%～20%，是仅次于发育性静脉异常的第二常见血管畸形，常见于脑桥和中脑，大脑其他部位也可发生，通常是孤立的小病变。不需要治疗。

（二）组织病理学特征

在大体标本中，BCT 由正常脑实质内的一组微小血管组成。病灶通常为小病灶和孤立性病灶，但也可大于 1cm 和多发。

显微镜下，BCT 由一簇毛细血管型的单层内皮细胞构成，无血管平滑肌或弹力板，位于正常脑实质内（无水肿、胶质增生或出血）。有时可能存在

相关的引流静脉。

（三）临床特征和影像适应证

通常情况下，BCT 没有症状，多在 MR 检查中被偶然发现。在极少数情况下，如病灶较大或合并其他病变，BCT 也可能会出现症状，如局灶性癫痫发作。随着 MR 检查技术的普及及更高场强 MRI 的应用，活体诊断的病例会越来越多。BCT 病灶不会进一步发展。

（四）影像表现与鉴别诊断

脑毛细血管扩张症多见于脑桥和中脑，在脑和脊髓的其他部位少见。通常直径小于 1cm，在 CT 上看不到，在血管造影检查中也是典型的"隐匿性"病变。随着 MRI 的应用，这些病变可以在活体中被诊断出来，有时会被误诊为肿瘤或梗死（表 10-1）。

MRI 平扫序列 T_1WI 和 T_2WI 图像（图 10-1A 和 B）未见异常，结合增强扫描图像的强化方式（图

10-1C）可以明确诊断。不需要结合其他成像技术进行鉴别诊断。

在病灶表现不典型的情况下，也需要与以下疾病进行鉴别，包括肿瘤、活动性脱髓鞘、亚急性梗死、脑炎或其他血管畸形。增强扫描后延时15～20min 再次进行 T_1WI 扫描，如果强化消失，则有助于 BCT 的诊断。

表 10-1　BCT 的 MRI 表现	
MRI 序列	**影像表现**
T_1WI	正常或轻度低信号
$T_2WI/FLAIR$	正常或轻度高信号
GRE/SWI	低信号
T_1WI+GAD	均匀或网状的"刷状"强化，注射对比剂后持续长达 20min

病灶在 GRE 序列和 SWI 序列上表现为低信号，但在 T_2WI 序列上信号不低，则支持 BCT 的诊断，而通常不是海绵状血管畸形（图 10-1D 和 E）。

病变位于正常脑实质内，无占位效应，在随访中病灶稳定是 BCT 重要特点和标志，以此可以与其他疾病进行鉴别。

（五）治疗方案

典型的 BCT 不需要治疗，因为该病没有出血风险。神经影像学在安全排除其他脑部疾病方面的作用非常重要，其结果通过与患者协商，可以避免不必要的脑活检治疗。

二、发育性静脉异常

（一）定义

DVA 是最常见的先天性颅内血管畸形，通常是

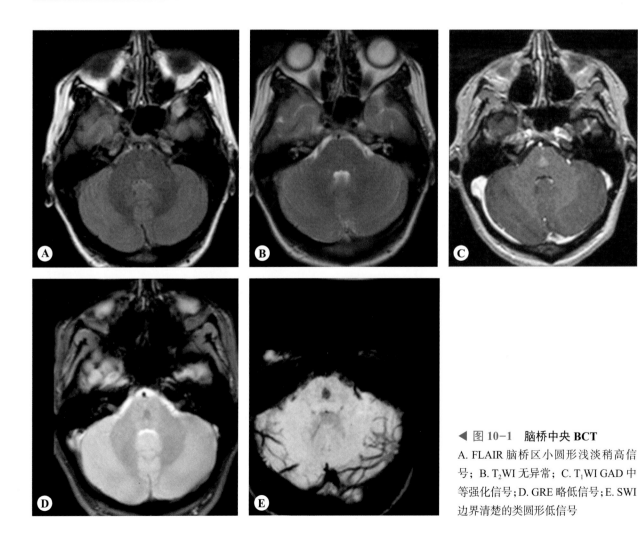

◀ 图 10-1　脑桥中央 BCT
A. FLAIR 脑桥区小圆形浅淡稍高信号；B. T_2WI 无异常；C. T_1WI GAD 中等强化信号；D. GRE 略低信号；E. SWI 边界清楚的类圆形低信号

良性的，不具有侵袭性，没有性别差异，任何年龄均可见，多为偶然发现。DVA 的典型形状为"水母头"或"伞状"，位于大脑或小脑的白质中，在缺乏常规静脉引流的情况下起到正常脑实质的引流作用。由于通常不需要治疗，它们可被称为"别理我"（leave me alone）型的病变。在极少数情况下，当它们与 CCM 并存时或引流静脉血栓形成时，DVA 可以表现为出血。在这些情况下，可能需要治疗。

（二）流行病学和人口学

DVA 约占所有颅内血管畸形的 60%，在 CT-MR 检查中估算其患病率为 2.5%～9%。孤立的 DVA 没有年龄、性别差异，没有遗传倾向。DVA 与散发性 CCM 之间存在关联。

（三）病理特征

DVA 是由一组呈放射状排列的薄壁穿髓静脉通道组成，并汇聚到一支增粗的收集静脉，其引流通道管壁较厚并伴有透明样变性，没有平滑肌层和弹力层，这些细小的血管是由不表达生长因子的成熟静脉成分组成的。

引流途径可以向内进入室管膜下深静脉或 Galen 系统（15%～30%），也可以向外进入皮质静脉和硬脑膜窦（70%）。10% 的病例同时出现以上深、浅两种引流途径。

DVA 多位于额叶白质内（36%～56%），其次是顶叶、枕叶、颞叶和颅后窝（15%～30%），较少见于基底节区和脑干。

病灶大小不一，有非常小的，也有大的，甚至是巨大的，大病灶可能伴有局部萎缩或胶质增生。

（四）发病机制

DVA 确切的发病机制尚不清楚，其被认为是由于 Padget 第 4～7 阶段正常胚胎发育失败，正常发育的静脉缺失或闭塞，导致浅静脉和深静脉引流途径缺失，以及随后形成的代偿性引流变异（见第 5 章）。DVA 作为正常脑实质静脉引流的代偿机制，如果闭塞可能导致无法治愈的充血性水肿。DVA 通常为单发，有 1% 的患者可以多发。

（五）临床特征

大部分 DVA 是在增强 CT 或 MR 检查中被偶然发现的。在个别病例中，DVA 可能由于机械性的、血流相关性的或特发性的原因而出现症状。例如，收集静脉可能会压迫脑组织，并导致脑积水或脑神经功能障碍等并发症。引流静脉血栓形成可导致静脉性梗死并伴有充血性脑水肿或出血（见第 12 章）。根据病变的部位和范围，DVA 可引起头痛、癫痫、神经功能障碍、昏迷甚至死亡。

与 DVA 密切相关的出血风险为每年 0.22%～0.34%，其出血原因可能是 DVA 本身，也可能是并发的 CCM。但当 DVA 与 CCM 并发时，一般认为 CCM 是出血的原因。13%～40% 的 DVA 与 CCM 相关。

（六）影像特征

在 CT 平扫中，DVA 难以显示，个别情况下可见管状高密度影。在增强 CT 上，其显示为穿过脑白质呈放射状分布的线状血管影，并汇入一条较大的浅层或深层血管。

MRI 对 DVA 的诊断具有更高的敏感性，因此随着 MRI 技术的普及近年来偶然发现的 DVA 越来越多。

MRI 表现与增强 CT 相似，但静脉在 T_1WI 和 T_2WI 上呈低信号，增强后明显强化。当扩张的收集静脉中血流速度缓慢时，MRI 可以表现为混杂信号（图 10-2）。

DVA 在 SWI 序列中显示良好，该序列的优点是无须注射对比剂即可清晰显示 DVA 及可能并发的脑海绵状畸形（图 10-3）。

与 CT 相比，MRI 在有症状的 DVA 中应用效果更好，对相应脑实质的异常，如胶质增生、水肿，甚至出血可以清晰显示。当 DVA 形成血栓并合并出血时，MRI 也很容易发现静脉血栓（图 10-4）。

数字血管造影术仅在需要排除 BAVM 时才适用（图 10-5）。

（七）治疗和随访

DVA 多为"良性"病变，并且引流正常脑实质，因此不需要治疗。当有占位效应或出血时可能需要减压术或分流术，但也不应触及 DVA 本身。DVA 闭塞可能导致严重的充血性脑水肿，因此当收集静脉血栓形成并引起症状时，治疗同脑静脉血栓形成。

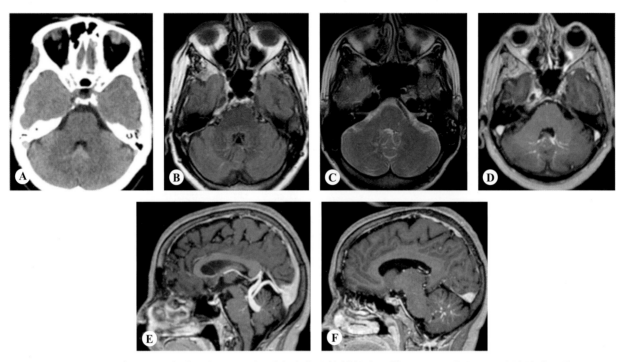

▲ 图 10-2　颅后窝 DVA。小脑深部可见双侧对称分布的放射状小血管影，汇入中线区的收集静脉，并通过 Galen 系统的中央前静脉引流

A. CT 平扫显示第四脑室顶部高密度灶和小脑深部点状高密度灶；B 和 C. FLAIR、T_2WI 显示小脑略高放射状信号影；D 至 F. T_1WI GAD 增强扫描显示双侧小脑半球放射状血管汇入中线区增粗的收集静脉并引流至中央前静脉

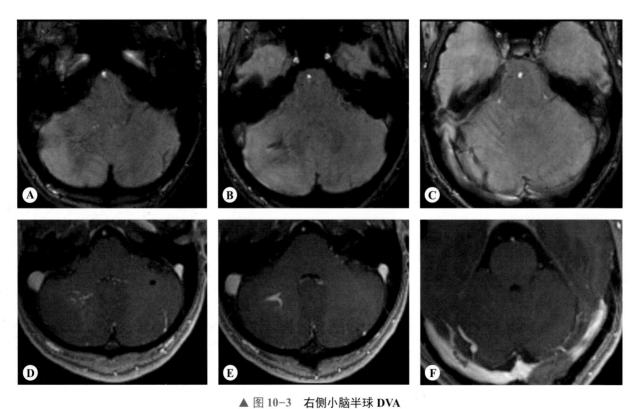

▲ 图 10-3　右侧小脑半球 DVA

小脑深部呈放射状分布的扩张血管影，通过收集静脉汇入横窦，在 SWI 序列上（A 至 C）为低信号，T_1WI 增强序列上（D 至 F）为高信号

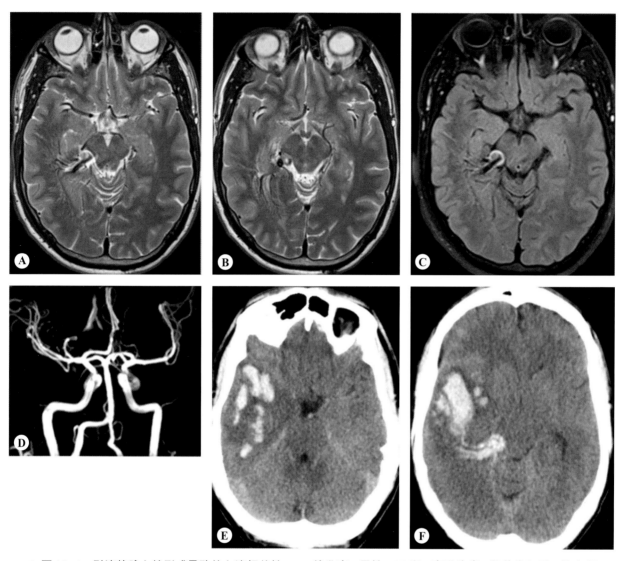

▲ 图 10-4　引流静脉血栓形成导致的血流相关性 DVA 并发症。男性，38 岁，突发头痛，比往常加重，伴有呕吐。1 年前被诊断为右颞叶 DVA

A 至 C. T₂WI、FLAIR 可见增粗的收集静脉引流至基底静脉，因血流缓慢而呈高信号；D. MR TOF 可见脑动脉未见异常；E 和 F. CT 可见颞叶血肿和 DVA 血栓形成

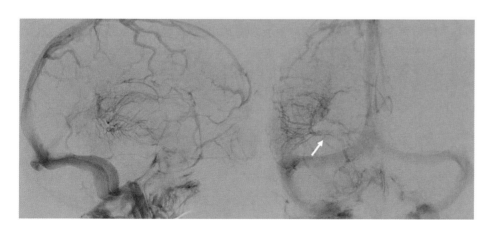

◀ 图 10-5　与图 10-4 为同一患者。颈内动脉数字减影血管造影术静脉期可见放射状小静脉中对比剂停滞，收集静脉闭塞（箭），未见脑动静脉畸形或动脉瘤

三、脑海绵状血管畸形

（一）定义

CCM 是慢血流的血管畸形，由紧密排列的扩张的血窦状管道构成，管壁为内皮细胞，没有肌层或弹力层。这些血管通道内充满血液，处于血栓形成的不同阶段，有些发生了阻塞和钙化，病变内没有夹杂脑组织。CCM 是分叶状的圆形病灶，大小从数毫米到几厘米。

CCM 最常见的临床表现是癫痫，其次是出血引起的神经损伤或无出血的局灶性神经功能障碍。部分 CCM 在 MR 检查中被偶然发现，而且随着 MR 检查的普及，CCM 的诊断有增多的趋势。CCM 的治疗取决于临床表现和病变的位置。

（二）流行病学和人口学

CCM 占所有颅内血管畸形的 10%～15%，被认为是仅次于 DVA 和毛细血管扩张症的第三大常见畸形，患病率为 0.4%～0.8%，具体取决于采取何种诊断方法。CCM 多发生在 30—40 岁，无性别差异。

单发 CCM 通常是散发的、无遗传性的；多发性病灶则多为家族性常染色体显性遗传病，占病例总数的 30%～50%。CCM 具有进展性，病灶内可出现多发出血，也可能会出现新发病灶。与 DVA 相关的 CCM 不具有家族遗传性，占 13%～40%（图 10-6）。目前已有三个与 CCM 相关的基因被确定。文献报道新发 CCM 可发生在接受放射治疗的患者中。伴血栓形成的 DVA 也可发生新发 CCM。

（三）病理特征

CCM 是慢血流的血管畸形，由结缔组织基质内紧密排列的扩张的血窦状管道构成，管壁为内皮细胞，没有肌层或弹力层。这些血管通道内充满淤血，处于血栓形成的不同阶段，有些甚至被血栓阻塞。病变内没有夹杂正常脑组织。病变周围可见含铁血黄素沉积和胶质增生。基质内可发生营养不良性钙化。

CCM 的超微结构分析发现，内皮细胞的紧密连接和基底膜的异常可能与 CCM 的病理生理有关，这些异常导致血管受损，引起血液产物慢性渗漏到病变的间隙和周围的脑实质内。管腔内血流缓慢及

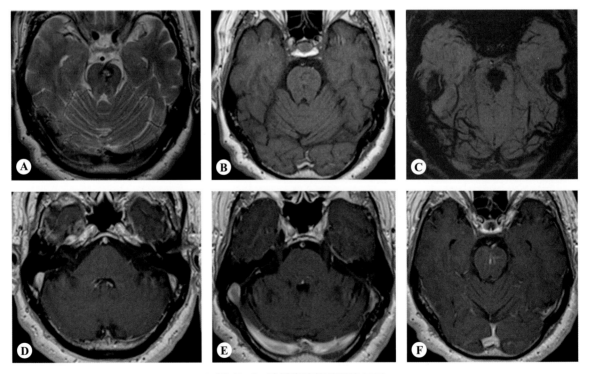

▲ 图 10-6 脑桥海绵状畸形伴 DVA

A 和 B. T_2WI、FLAIR 可见圆形不均匀病灶伴周围低信号边缘；C. SWI 可见明显低信号和代表 DVA 的线状低信号；D 至 F. T_1WI 增强可见 DVA 呈线性强化，海绵状血管畸形无强化

基底膜与管腔的直接接触可能是导致病变内血栓形成的原因。

CCM 的大体外观就像一颗"桑葚"，暗红色是由于病灶血窦内不同阶段的血栓形成所致，这一特点形成了 MRI 上具有特征性的影像表现，而数字减影血管造影术则不可见。

CCM 的大小从数毫米到数厘米。多项研究表明，幕上更常见，占 72%～90%，其中额叶约 22%，颞叶约 26%，顶叶约 9%，枕叶约 9%，岛叶约 4%，丘脑、基底节和脑干的发生率为 8%～37%。幕下占 10%～22%，其中桥脑、中脑和延髓的分别约为 57%、25% 和 18%。

其他罕见的部位包括脑外病变，约占 5%，如海绵窦、视神经（图 10-7）和椎管，其中脊柱海绵状血管畸形多见于家族性病变。

（四）发病机制

CCM 是一种未成熟的血管病变，伴有内皮细胞增殖和新生血管生成，病灶是动态性改变的，可能出现新发病灶、病灶扩大或消退等情况。

CCM 是不断演变的病变，它们的生长似乎与病灶内反复出血有关，这些出血可能会引发细胞增殖和纤维化，并伴有新生血管形成。

当家族中至少有两个成员有一个或几个病变时，则考虑为家族性 CCM。

散发 CCM 中，孤立性病变更常见，仅 12%～20% 为多发性病变。CCM 可以由单个个体的种系突变或单个细胞的体细胞突变触发，机制很可能与放射治疗诱导的 CCM 相似。

家族性 CCM 中，多发病变更常见，并且有随着年龄增长而增加的趋势，它是一种常染色体显性遗传病，由 7 号染色体上的 CCM1 基因（KRIT1）、CCM2 基因（MGC4607）和 3 号染色体上的 CCM3 基因（PDCD10）的其中一个发生突变导致功能丧失所致，这些基因突变的外显率不同。这些突变基因表达的蛋白形成复合体，该复合体与其他蛋白相互作用，对微血管的完整性至关重要。上述 CCM 基因的任何一个发生突变都可能形成 CCM。

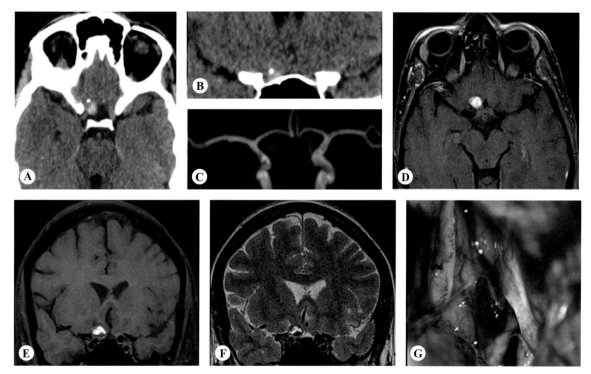

▲ 图 10-7 右侧视神经海绵状血管畸形。女，40 岁，单侧暗点，进行性视力障碍，突然加重

A 和 B. CT 平扫显示右侧视交叉池内类圆形高密度病变，没有蛛网膜下腔出血，没有占位效应；C. MR TOF 显示含铁血黄素沉积所致伪影；D 和 E. T₁WI 显示视交叉前视神经走行区的局灶性高信号病灶，边界清楚；F. T₂WI 显示病灶信号不均匀伴周围低信号环；G. 手术视野可见病灶呈暗红色"桑葚"状外观

与放射治疗相关的 CCM 从放射治疗到诊断 CCM 的中位潜伏期约为 12 年，而且往往是多发性的，出血风险也更高，发生位置与放疗野有关，但具体机制尚不清楚。

（五）临床特征

CCM 没有性别差异，诊断多发生在 30—40 岁。25% 的 CCM 发生在 18 岁以下的患者中，高峰年龄在 3 岁和 11 岁。临床表现取决于病变的位置及是否发生出血。最常见的临床表现是癫痫，约占 25%。伴有颅内出血的病例约占 12%，没有近期出血证据的局灶性神经功能障碍病例约占 15%。偶然发现的无症状 CCM 占 20%～50%，随着 MRI 的普及，该比例有增加趋势。

颅内出血是 CCM 最危险的并发症，通常表现为急性或亚急性发作的头痛、癫痫、意识改变及新增的或恶化的局灶性神经功能障碍。有症状性的出血风险取决于病灶以前是否出血。不考虑病灶部位，无出血史的年风险约为 1.6%，而有出血史的年风险约为 4.2%。

伴有颅内出血或局灶性神经功能障碍的脑干 CCM 患者再发颅内出血的风险最高（HR=15%，95%CI 11.52%～18.67%）。相反，脑干以外和其他伴发症状的 CCM 发生颅内出血的风险最小（HR=0.5%，95%CI 0%～1.17%）。

不考虑发病部位，则伴有脑出血或局灶性神经功能障碍的患者在 5 年内发生颅内出血或局灶性神经功能障碍的风险从第 1 年的 HR 为 6.2%（95%CI 4.9%～7.4%）降至第 5 年的 HR 为 2%（95%CI 0.9%～3%）。不伴有以上症状的患者，每年的发生风险为 0.5%～1.5%。

CCM 的出血风险与年龄、性别或病变大小无关。发生致命出血的可能性很低。许多患者在初次出血后预后较好，但随后发生的再出血会使预后恶化。

CCM 的临床症状和出血风险与妊娠与否没有相关性，而且患者的自然分娩通常也被认为是合适的。

CCM 患者癫痫的发作可能与反复微出血导致病灶外周含铁血黄素环（Fe^{3+} 沉积）、胶质增生和炎症等有关。癫痫发作见于幕上 CCM，常见发病部位是颞叶、额叶和边缘系统的大脑皮质附近。在有症状的 CCM 中，有 35%～70% 的患者会出现癫痫症状，而且在这部分患者中，约 40% 的患者使用抗癫痫药物并不能减少癫痫发作频率。

（六）影像特征

影像学检查对于 CCM 的诊断与鉴别诊断，描述病灶的部位、大小及既往出血情况至关重要，对病灶预后的评估及治疗计划的制订也很重要。CCM 包括有症状性和无症状性两种。对于有症状的患者，急诊 CT 平扫可以明确有无出血、占位效应和脑积水，这对判断是否需要急诊手术非常必要。然而，CT 平扫发现 CCM 的敏感性较低。在 CT 平扫上，CCM 可表现为类圆形的略高密度病变，可见小钙化，无占位效应，部分病灶可见低密度的血栓或陈旧性血肿区域与高密度的钙化或新鲜血肿区域。在大多数情况下，CT 增强扫描病灶不强化，除非伴有 DVA。通常 CCM 的瘤周水肿和占位效应都很轻，但当急性出血超过病灶本来的范围时，会出现明显的瘤周水肿和占位效应。

当 CT 平扫怀疑 CCM 时，应进一步进行 MR 检查明确，MRI 是诊断和描述 CCM 最敏感的诊断技术，其敏感性取决于设备的场强（场强越高，敏感性越高）和所选择的扫描序列。

在 MRI 上 CCM 的特征表现为边界清楚的分叶状不均匀信号影，T_1、T_2 和 FLAIR 序列均呈高、低混杂信号影（"爆米花样"），这反映的是不同阶段的出血信号改变。T_2 和梯度回波序列中由于病灶周围的含铁血黄素沉积表现为周围低信号环。在梯度回波加权序列中，病灶范围增大是因为病灶内血液成分的磁敏感性所造成的"开花效应"（图 10-8）。病灶周边由于陈旧性出血可能会出现退变性的囊肿。

磁敏感加权成像在检测含铁血黄素方面更敏感（图 10-9）。SWI 可以提高极小 CCM 病灶的检出率，其在 SWI 上表现为小"黑点"。此外，SWI 还可以检测出共存的 DVA，并在不注射钆对比剂的情况下显示 CCM 周围的静脉。

T_1 上 CCM 病灶周围的高信号提示有近期出血，

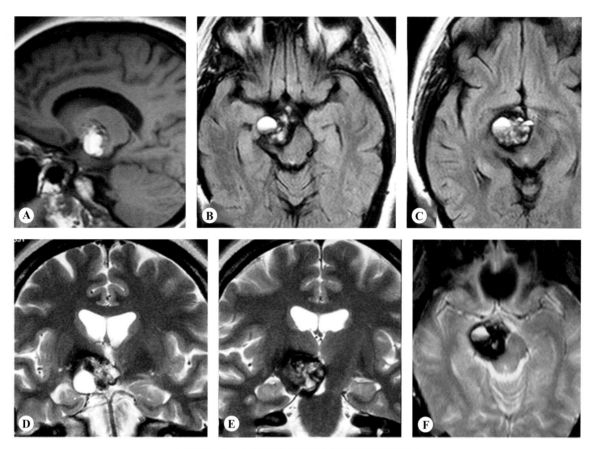

▲ 图 10-8　右侧间脑海绵状血管畸形伴瘤内出血

A. T_1WI 显示病灶呈分叶状，其内信号不均匀，可见自发性高信号；B 至 E. FLAIR（B 和 C）和 T_2WI（D 和 E）显示病灶呈分叶状高低混杂信号影，局部可见边界清楚的圆形高信号区，病灶周围可见低信号环，周围未见水肿；F. GRE 显示明显的低信号，伴"开花"效应

有助于与出血性肿瘤等其他病变的鉴别诊断。

注射钆对比剂进行增强扫描时，CCM 有时可表现为轻度和不均匀强化。在需要与肿瘤和转移瘤等其他病变进行鉴别时，对比增强扫描是非常重要的。

CCM 合并急性出血时需要与转移瘤、原发性肿瘤、伴有血栓形成的 BAVM 或部分血栓形成的动脉瘤等鉴别，比较少见的感染性、炎性或肉芽肿性病变也需要进行鉴别，复查对于鉴别诊断也许是必须的。

MRI 上"黑点"样病变的鉴别诊断包括慢性高血压性脑病和脑淀粉样血管病所致的微出血灶，以及金属栓子等。多发性 CM 一般不会全部表现为"黑点"样病变，多伴有一些较大的病变（图 10-10）。

数字血管造影术仅在需要鉴别动静脉畸形时才需要。

MR 序列应包括 T_1WI、T_2WI、GRE 或 SWI 序列，有时对比增强也是需要的。其他一些先进的 MRI 技术，如纤维束成像技术，可通过识别纤维束用于手术入路的选择，功能磁共振技术可用于绘制脑功能区。

（七）治疗注意事项

介入治疗在这些单纯静脉性畸形的治疗中是不可行的。保守治疗还是手术治疗现在仍存在争议，目前公认的是，在大多数情况下，偶然发现的 CCM 应该保守治疗。手术后死亡或非致命性脑卒中的总体风险为 6%，而在 5 年内疾病自然病程的上述总体风险为 2.4%。

手术治疗一般用于症状性 CCM（先前有出血），并且病灶位置容易手术。手术风险因病灶位置不同而不同，这可能也会影响外科医生的决策。

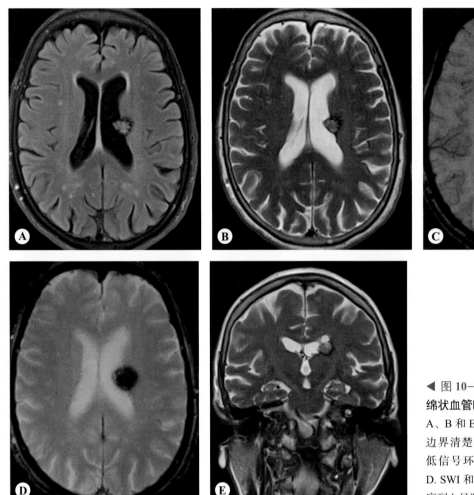

◀ 图 10-9　左侧脑室室管膜下的海绵状血管畸形突入脑室
A、B 和 E. FLAIR 和 T_2WI 显示病灶为边界清楚的圆形高信号影，周围可见低信号环，不伴有脑室内出血；C 和 D. SWI 和 GRE 显示病灶在磁敏感效应序列上呈明显低信号，伴"开花"效应

对于那些先前有出血的 CCM 和位于大脑深部或脑干的 CCM，应该权衡手术治疗和自然病程。位于岛叶、基底节区、丘脑甚至脑干的 CCM 需要有经验的神经外科团队，在综合考虑既往症状、生活质量和预期寿命等后做出决定。

如果伴有 DVA，则手术应该尽量保留这一静脉引流通道，因为该途径引流的是正常脑实质，如果损伤则有很高的发生充血性脑水肿的风险。

立体定向放射治疗用于 CCM 的治疗仍存在争议，因为辐射可能导致新的 CCM 发生。对于先前有出血的单发 CM，如果病灶位置手术风险极大，则可以考虑使用这种治疗方法。

药物难治性癫痫可以通过手术切除来控制，因此这是 CCM 手术治疗的适应证。正如许多研究所指出的，癫痫症状持续时间长的患者通过手术控制癫痫的可能性较小。因此，当单一药物治疗控制癫痫发作无效时，如果病灶位置利于手术，即使癫痫发作不符合难治性癫痫的标准，也是手术治疗的适应证。

如果患者在出血后出现癫痫发作，可以考虑及早手术以减少将来的出血。50%～60% 的患者在首次诊断为 CCM 相关癫痫后，药物治疗会使癫痫完全消失。

四、脑动静脉畸形

（一）定义

脑动静脉畸形（brain arteriovenous malformations，BAVM）是指正常的毛细血管床被发育异常的血管通道（畸形巢）取代的复杂血管畸形，血管通道连接传入动脉和引流静脉，形成动静脉直接交通（短路）。BAVM 位于幕上占 85%～90%，幕下占

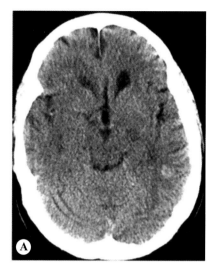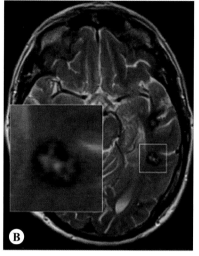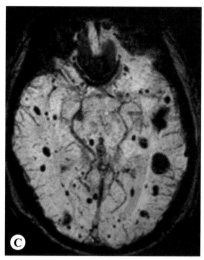

▲ 图 10-10 多发性海绵状血管畸形

A. CT 平扫显示左侧颞叶高密度病变；B. T₂WI 局部放大图显示多发病灶，呈圆形，其内信号不均匀伴有低信号环；C. SWI 序列可见更多病灶

10%~15%，病灶大小不一，可以小于 1cm，也可以超过 6cm。在出生后的几个月内 BAVM 被认为是先天性病变或者获得性病变，其没有性别差异和遗传倾向。BAVM 是一种罕见的病变，发病率比动脉瘤低约 1/10，但却是年轻人脑出血的最常见原因，并与相当高的发病率和死亡率有关。

（二）流行病学 / 人口学

BAVM 的患病率不确定，因为 BAVM 很罕见，而且存在无症状性的患者，因此患病率难以计算。随着更准确的诊断技术的普遍应用，其发病率也会随之增加。

在纽约岛 BAVM 研究（New York Islands BAVM Study）中，其检出率为每年 1.21/10 万（95%CI 1.02~1.42）。确诊的平均年龄为 36 岁，没有性别差异。BAVM 相关出血的估计发病率为每年 0.42/10 万（95%CI 0.32~0.55）。检出病例中 BAVM 相关出血的患病率为每年 0.63/10 万（95%CI 0.48~0.77）。

据认为，症状性 BAVM 的发病率约为每年 0.94/10 万，比颅内动脉瘤低约 1/10，占所有脑卒中病例的 1%~2%，占年轻人脑卒中的 3%，占蛛网膜下腔出血的 9%。

BAVM 多为单发，多发仅占 0.3%~3.2%，并常合并其他血管畸形（如 Rendu-Osler-Weber 和 Wyburn-Mason 综合征）。

（三）病理特征

BAVM 是一种先天性、非遗传性病变，例外的情况是 BAVM 合并遗传性出血性毛细血管扩张症（Rendu-Osler-Weber）和节段性颅面动静脉综合征。在罕见的家族性病例中，对亲属进行筛查研究是必要的。

BAVM 的发病机制尚未最终阐明：可能是原始动静脉连接的持续存在，也可能是这种连接在最初闭合又发生进展。据推测，BAVM 可能是内皮细胞基因组异常表观遗传修饰的结果。

BAVM 由包含畸形血管巢、供血动脉和引流静脉在内的一组异常血管通道（动静脉短路）组成，其内不包含毛细血管床。血流动力学改变在这些高流量血管异常中起着重要作用。由于管腔压力过高，动静脉短路表现为过度增殖和内皮功能障碍。

BAVM 是解剖和血流动力学均改变的动态病变，它们很少增大、缩小或消退，但在童年时期可以看到病灶增大。当动静脉短路相关的引流和正常脑实质引流的平衡被破坏时，BAVM 会出现症状。

（四）BAVM 的血管构造

BAVM 的形态特征可以通过不同的成像技术来观察，包括标准的数字减影血管造影、CTA 和 MRA。

BAVM 是由供血动脉、畸形血管巢和引流静脉组成，其中一些 BAVM 的模式是由于血管对慢性分流（角度、狭窄、扩张、动脉瘤、血栓）和解剖变异（静脉引流）的反应所形成的。

供血动脉是指血管造影显示对 BAVM 有供血贡献的动脉。供血动脉可以是单支或多支，可以是皮质动脉或穿支动脉（取决于病变的位置），可以是直接供血（动静脉短路区域为动脉"末端"分支供应）或间接供血（动脉供应正常区域，中途有分支发出供应短路区域）（图 10-11）。

供血动脉的大小取决于分流量，当动静脉短路关闭后，供血动脉也可能恢复正常大小。

BAVM 的硬脑膜供血动脉可能是畸形血管巢周围新生血管所募集的跨硬膜动脉，在这些病例中出血发生率并没有增加。

根据文献报道，动脉瘤和 BAVM 之间的关联度为 2.7%～23%。此类动脉瘤包括两种类型：一种是血流相关性动脉瘤，位于 BAVM 供血动脉或畸形巢内；另一种是与血流不相关的发育不良性动脉瘤，位于与 BAVM 无关的动脉分支上，后一种动脉瘤倾向于随着年龄的增长而发生。

血流相关性动脉瘤可以分为近端动脉瘤（位于大脑动脉环或其近端的血管或分支上）、远端动脉瘤（位于大脑动脉环远端的血管上）（图 10-12）及巢内动脉瘤。

巢内动脉瘤有时很难辨认，而在破裂的 BAVM 中，真正的巢内动脉瘤和假性动脉瘤更难鉴别。假性动脉瘤在破裂点处有一个假囊。巢内动脉瘤可能代表血管结构中的薄弱之处（图 10-13），其发生率在 10%～40%，具体发生率取决于诊断方法的准确性。

畸形血管巢内的血管具有不同的组织学特点，有的血管弹力膜增生，内肌层减少，类似动脉结构；有的血管类似肥大和变性的静脉，内部缺乏弹性纤维；还有一些血管是介入前两种之间的非常小的血管通道，其弹性纤维显著增加。畸形血管巢内不含具有功能的脑实质，只有胶质增生组织。如果先前有出血，则可能出现各种血液成分，还可以有钙化。

畸形血管巢大小不一，根据直径可以分为极小病灶（＜1cm）、小病灶（1～2cm）、中等病灶（2～4cm）、大病灶（4～6cm）和巨大病灶（＞6cm），BAVM 典型的形态为金字塔形，但在大多数情况下，呈不规则的圆形或卵圆形。

畸形血管巢内血管呈丛状排列，含有或多或少的动静脉瘘成分。邻近的皮质可以是正常的，也可以由于畸形血管巢周围血管的改变而出现脑萎缩、胶质增生或囊肿等。

85%～90% 的病例位于幕上，如皮质区、脑深

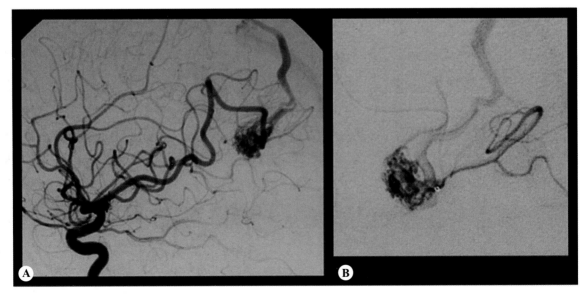

▲ 图 10-11　A. 动脉期 DSA 侧位检查显示顶叶 BAVM，可见小而致密的畸形血管巢，单一的静脉引流伴狭窄；B. 巢内注射对比剂后，可见供血动脉中途发出的供血分支

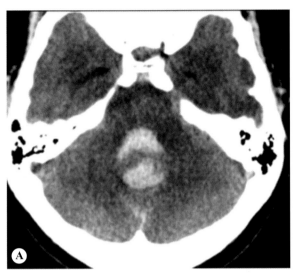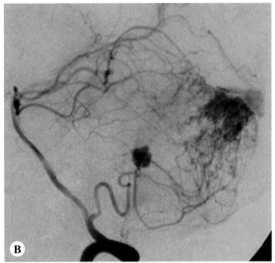

▲ 图 10-12　女，45 岁，脑室出血

A. CT 平扫示第四脑室急性出血；B. 小脑蚓部 BAVM 合并小脑后下动脉分支动脉瘤

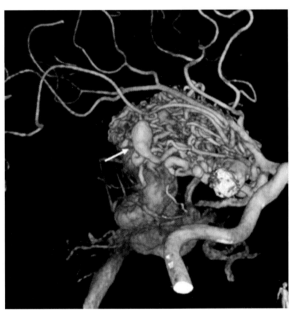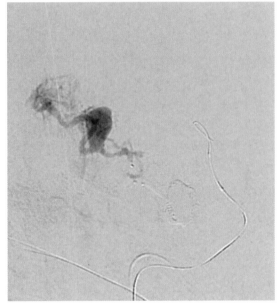

▲ 图 10-13　颈内动脉 DSA 侧位片显示大脑深部 BAVM，血管巢较大，可见多支供血动脉及血管巢内动脉瘤（箭）

部或脑室周围；10%～15% 的病例位于幕下，如小脑和脑干。病灶位置与供血动脉和引流静脉的关系见表 10-2。

BAVM 的引流静脉通常可根据畸形血管巢的位置进行预测。然而，当发生血栓或解剖变异时，引流静脉通路可能发生改变。BAVM 畸形血管巢的高血流可能引起形态学 / 血流动力学的改变，以维持动静脉短路相关的引流与正常脑实质引流之间的平衡。当平衡被破坏时，就会发生出血、进展性神经功能障碍或癫痫发作等。一些学者推测，BAVM 大多数的破裂出血发生在静脉或静脉与畸形血管巢交界处。

BAVM 的引流分析应考虑以下因素：首先是病灶属于浅表引流、深部引流或两者兼而有之，其次是引流静脉的数量，最后是引流静脉形态的变化，如流出道狭窄、扩张、迂曲及血栓形成等（图 10-14 和图 10-15）。静脉扩张或狭窄是对慢性高压性分流的适应性改变，这种慢性高压力能够引起静

表 10-2　BAVM 部位与供血动脉及引流静脉类型的关系

	皮质动脉	穿支动脉	脉络膜动脉	深静脉	浅静脉
皮质区	+	-	-	-	+
皮质 – 皮质下	+	-	-	+/-（深髓静脉）	+
皮质 – 脑室	+	+	+/-（室管膜下动脉吻合）	+	+
皮质 – 胼胝体	+	-	+	+	+
深部脑组织（核团、间脑、脑干、小脑）	+（如果在脑岛和小脑）	+	-	+	+（如果在脑岛和小脑）
脉络丛	-	+	+	+	+/-（如果由深髓静脉募集）

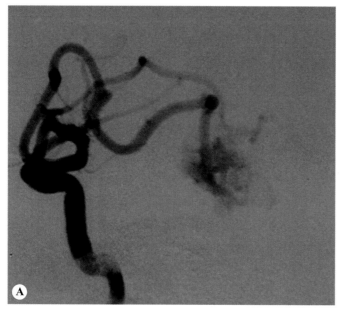
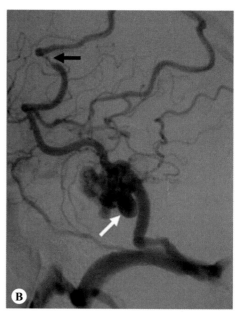

▲ 图 10-14　左侧颞叶 BAVM
A. 颈内动脉 DSA 动脉期显示小而致密的血管巢；B. 血管巢附近的静脉扩张（白箭）及多支皮质静脉引流伴狭窄（黑箭）

脉壁的营养不良性改变。静脉扩张发生在静脉引流受阻时，这在深静脉和基底系统引流中比皮质引流更常见。

（五）临床情况和影像学检查适应证

1. BAVM 自然病程

BAVM 最危险的结局是病灶的破裂出血，它可以是有症状的，表现为癫痫发作、局灶性神经功能障碍和头痛等，也可以是终身无症状的。

出血：30%～82% BAVM 因出血发生症状，其中脑内血肿占 63%，血肿伴蛛网膜下腔出血占 32%，脑室内出血约占 6%。血管痉挛不常见。蛛网膜下腔出血通常发生在大脑凸面脑沟内。一般认为，每年总的出血风险为 2%～4%。

BAVM 首次出血的风险约为每年 1.8%（假定 5 年的出血风险为 5%，10 年为 16%，20 年为 29%）。在前 8 年 BAVM 破裂出血的预计风险为 4.7%，此后为 1.8%（假定 5 年的破裂出血风险为 21%，10 年为 35%，20 年为 45%）。既往出血史会增加出血

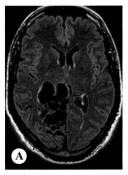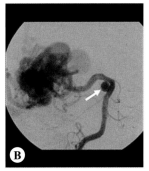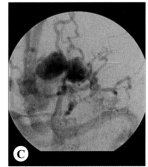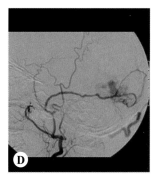

▲ 图 10-15 男，58 岁，头痛，无出血，右枕部较大的 BAVM

A. T₂WI 显示右侧枕部 - 胼胝体压部脑实质内较大的"流空"信号影，突入侧脑室，无胶质增生；B 和 C. 右侧椎动脉 DSA 动脉期（B）和静脉期（C），显示近端动脉瘤（箭）；中等大小的血管巢伴有较大的静脉扩张，多支皮质和深部引流静脉；D. 硬脑膜血供来源于脑膜中动脉和枕动脉

风险，并且是预测出血风险的唯一、可靠指标。

血流相关性动脉瘤的出血风险尚未量化。深静脉引流、静脉缩窄和扩张可能对出血风险有一定影响，应予以考虑。年龄、妊娠情况、是否为女性与出血风险无关。BAVM 病灶大小不会增加出血风险。

BAVM 的致残率和死亡率与出血之后神经功能障碍的严重程度相关。出血患者发生永久性神经功能障碍的风险为 40%（95%CI 32%～48%），死亡风险为 15%（95%CI 12%～19%）。再出血后，这两个比率分别增加到 70%（95%CI 63%～76%）和 42%（95%CI 36%～49%）。

BAVM 首次出血后存活的患者中，25% 没有神经功能障碍，30% 有轻到中度功能障碍，45% 有严重功能障碍。第 1 年再出血的风险为 6%～15.8%，此后降低到每年 1.7%～6.2%。

癫痫是 BAVM 第二常见症状，发生率为 16%～53%。大脑凸面皮质区的 BAVM 和大型 BAVM 是发生癫痫风险最高的。58% 的抽搐发作患者将在未来 5 年内发生癫痫。在存在出血或局灶性神经功能障碍的患者中，有 8% 至少会有一次抽搐发作。

有 7%～48% 的 BAVM 患者以头痛为首发症状。

局灶性神经功能障碍比较罕见，在 1%～40% 的患者中为首发症状，并且症状是进展性的，可能与病灶出血、占位效应、血管病变和静脉充血等有关。

2. 影像技术和推荐使用的序列

影像在诊断、治疗和治疗后复查中起着至关重要的作用，选择何种影像检查取决于疾病的症状。

对于急性发作的症状，最重要的是排除出血或其他潜在的需要神经外科紧急处理的情况，如脑积水或占位效应。CT 平扫成像速度快，临床易于实施，通常可以排除出血、占位效应或脑积水（图 10-16）。在 CT 平扫检查时，如怀疑存在血管畸形，而又没有条件进行 MR 检查，则需要进行 CTA 检查。

青年人脑内的所有血肿都应首先排除 BAVM，需要与所有能引起脑出血的疾病进行鉴别，如原发性脑出血、静脉窦栓塞、肿瘤出血或出血性脑炎等。

CT 平扫诊断 BAVM 比较困难，CT 平扫可以表现正常或仅见一些非特异性征象，如局部聚集的增粗血管影，密度略高于脑实质（图 10-17）、局部脑萎缩和钙化等。明确诊断有赖于 CT 增强扫描或 MRI 扫描。

CT 增强扫描可以表现为蛛网膜下腔多发迂曲血管影，畸形血管巢明显强化。当存在血肿时，由于血肿的占位效应，一部分病例难以检出畸形血管巢。这些病例需要 MRI 和 DSA 进一步检查，如果仍为阴性，则应在 4 周后血肿消失时复查 MRI 或 DSA。

具有较高空间分辨率的 CTA 可以显示 BAVM 的异常动脉、静脉和畸形血管巢。BAVM 相关钙化（发生率为 20%～25%）及 BAVM 与骨质结构的关系也可清晰显示。多层螺旋 CT 的原始图像可以显

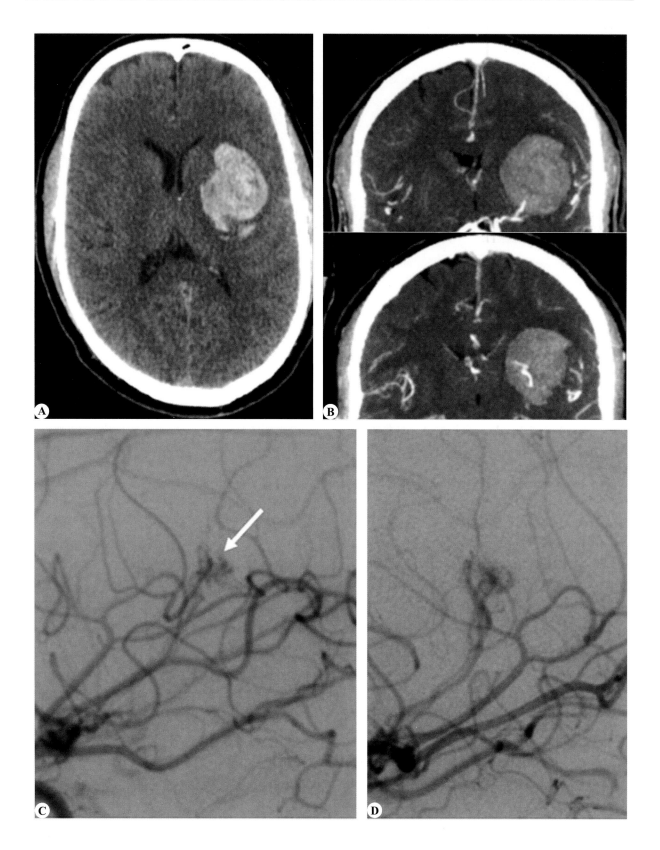

▲ 图 10-16　男，43 岁，突发头痛，右侧偏瘫失语

A. CT 平扫左侧脑深部血肿；B. CT 增强显示血肿内迂曲血管影；C 和 D. 颈内动脉 DSA 显示非常小的 BAVM（箭），可见单一供血动脉来自豆纹动脉，以及与供血动脉平行的单一引流静脉

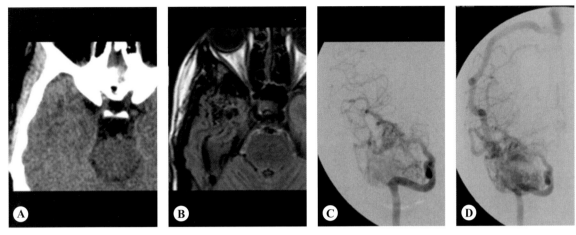

▲ 图 10-17 女，21 岁，因轻微创伤行 CT 平扫，意外发现右前颞叶 BAVM

A. CT 平扫显示右颞叶稍高密度影，无占位效应；B. T₂WI 显示右颞极可见簇状流空血管影，不伴胶质增生；C 和 D. DSA 显示中等大小的畸形血管巢，丛状，有多条发育不良的供血动脉和多条皮质静脉引流

示 BAVM 血管结构的更多细节，从而明确有无动脉瘤或深静脉引流等可以增加出血的危险因素。最近应用的 4D CTA 是可以实现脑血管系统动态成像的技术，可以显示动脉、畸形血管巢和静脉的血流模式。然而该技术对于颅内血管的显示是非选择性的，对于容易被误诊的细微血管病变，其效果不如 DSA。

MRI 拥有更好的对比分辨率，对于 BAVM 的显示优于 CT，对分型和治疗方案的制订至关重要。MRI 可以更好地显示周围脑实质和畸形血管巢本身的细节，还能对血管进行评估。通过 SWI、灌注成像、白质纤维束成像和功能 MR 等先进技术，可以显示无症状性的脑出血、脑灌注异常，以及与功能相关的脑结构的关系。

在 T₁WI 和 T₂WI 上畸形血管巢呈类圆形，呈混杂信号影，内见流空效应导致的低信号，T₂WI 上由于胶质增生、血流缓慢或血栓形成等可见高信号。在 T₁WI 增强扫描中，强化程度取决于畸形血管巢的血流量。MRI 可以显示畸形血管巢的大小和形态，但周围发育不良的血管可能使其大小被高估。

梯度回波序列可以评估陈旧出血灶内含有的不同时期血液成分，最近还可以使用更为敏感的 SWI 序列，也可以排除陈旧性亚临床出血。陈旧出血在影像上表现出"开花"效应。软脑膜上的铁质沉着也表现为低信号。

MRI 可以评估脑实质的改变，如血肿或血管扩张引起的占位效应、不同时期的血肿、脑水肿、胶质增生、脑萎缩及脑积水等。FLAIR 序列对胶质增生和脑水肿具有很高的敏感性（表 10-3）。

3D TOF MRA 结合最大密度投影及原始图像可以准确评估 BAVM 的畸形血管巢、扩张的供血动脉和引流静脉等解剖结构。由于畸形血管巢附近和内部的血管朝向不同，流速不同，因此平扫 3D TOF MRA 的空间分辨率不足以清楚地评估血流缓慢的病变，而且血肿也会产生伪影（图 10-18）。对比增强 MRA 拥有更高的血管信号强度，能更好地对脂肪、高铁血红蛋白和伪影等进行背景抑制，从而更清楚地显示 BAVM 的结构细节。

其他技术，如动态 MR 血管成像，可以依次显示供血动脉、畸形血管巢和引流静脉，从而评估 BAVM 的血流动力学。

最近，MR 的动脉自旋标记技术被证明可用于 AVM。ASL 灌注成像通过显示脑静脉中的异常信号（正常情况下不存在），可以敏感地检测出动静脉分流。另一项新技术——4D MR 血管成像能够显示出 AVM 的供血动脉和畸形血管巢等血管结构的细节。

CT/CTA 和 MR/MRA 的鉴别诊断：软脑膜动静脉分流是高流量的直接动静脉瘘，中间无畸形血管巢，多位于脑表面，比经典的 BAVM 少见，但多见于儿童，需要 DSA 检查明确。

增殖型脑血管病是一种罕见的 BAVM，发生率约为 3%。病因尚不明确。CPA 可能由缺血诱导的

表 10–3 AVM MR 检查的推荐方案	
序 列	描 述
T₁WI	与 3D T₁ 相比，能更好地显示"流空"血管影和出血（高铁血红蛋白）
FLAIR	有助于显示水肿和胶质增生
DWI	显示新鲜出血及梗死
T₂FSE	更好地显示畸形血管巢内的"流空"信号影
T₂*/SWI	有助于显示陈旧性出血，含铁血黄素可见"开花"效应
3D T₁ 增强	增强扫描能更好地显示供血动脉、畸形血管巢和引流静脉
增强 MRA、ASL	有助于显示输入动脉、畸形血管巢和引流静脉

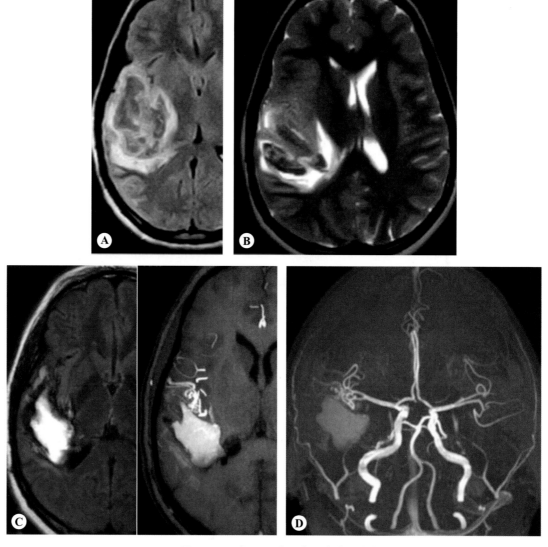

▲ 图 10–18 女，16 岁，突发头痛和癫痫

A 和 B. 急性期 FLAIR 和 T₂WI，显示右侧颞叶 – 脑岛较大血肿伴血管源性水肿和占位效应；C 和 D. 2 个月后行 MRI/MRA 检查，可见含铁血黄素沉积所致伪影，血肿前缘可见细小的异常血管影。后续见图 10–21

血管生成所触发。女性多见，平均发现年龄在20岁以下。进行性神经功能障碍是常见症状，短暂性脑缺血发作和癫痫发作也可以发生，但出血并不常见。病变有进行性增大的趋势，无畸形血管巢，存在动静脉分流，但不明显。在增大的异常血管之间可以看到正常的脑组织（图10-19和图10-20）。切除或栓塞这种血管病变会导致临床状况恶化。

DSA可以完整地描述BAVM的供血动脉形态、畸形血管巢、引流静脉及分流相关的血流动力学特征，这对于出血风险的评估及治疗方案的制订至关重要。

BAVM的DSA检查方案应包括双侧颈内动脉、颈外动脉和椎动脉，3D采集也是必要的。通过血管选择性注射对比剂和采集不同投照角度的图像，可以明确有无血流相关性动脉瘤及静脉引流类型，这些因素都会影响治疗方案的制订。如果决定进行栓塞治疗，DSA检查也可用于验证超选择性导管是否可经输入动脉达到畸形血管巢。

颈外动脉供血在浅表性BAVM中很常见，但通常不是很明显。

（六）治疗适应证

急性出血时，可能需要急诊开颅手术清除血肿或采取脑室分流术以消除脑积水。同时切除BAVM与否是由神经外科医生决定的。

目前还没有明确的治疗指南。治疗的目标是通过彻底消除畸形来消除出血的风险。治疗后患者的癫痫或头痛症状能得到改善，但这些并不是治疗的首要目标。

在出血危险因素的评估中，既往出血史是再发出血最强的预测因素，因此大多数破裂的BAVM患者和某些经过筛选的未破裂BAVM患者可能会从手术、血管内治疗或放射治疗中受益。

在2014年对未破裂BAVM进行随机分组的ARUBA试验中，观察组的年破裂率为2.3%。另外，与保守治疗相比，接受手术、栓塞或放射治疗的患者其预后也较差一些，这些结果都倾向于对未破裂BAVM的治疗态度应更为保守。但是，这项试验作为第一个随机试验，结果并未被普遍接受，有人认为这些结果可能并不适用于所有未破裂的BAVM和

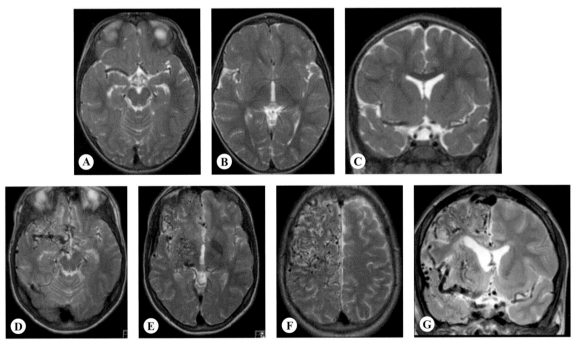

▲ 图10-19 女，10岁，患有头痛和进行性左侧偏瘫，出生时患有缺血缺氧性脑病，癫痫发作

A至C. 3岁时无神经功能障碍，进行MRI评估，T₂WI显示右侧额叶白质内可见一些高信号灶；D至G. 7年后MRI评估，T₂WI显示右侧大脑半球浅表和深层广泛的血管流空信号影，中间夹杂脑实质信号影，未见单独的畸形血管巢，大脑中动脉扩张，未见出血，提示右侧大脑半球增生性血管病

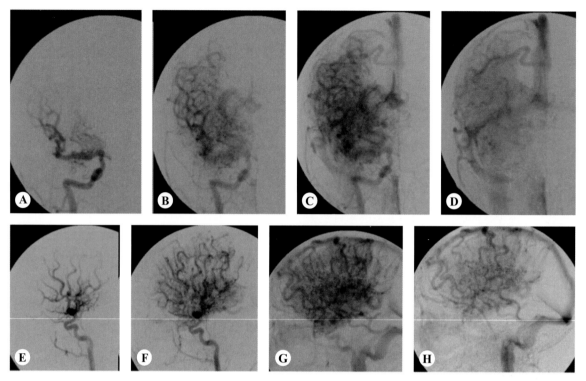

▲ 图 10-20　与图 10-19 为同一患者

颈内动脉的 DSA 前后位片（A 至 D）和侧位片（E 至 H），大脑中动脉扩张，远端管径细，未发现优势供血动脉。扩张的右侧大脑内静脉早期显影（无高流量分流）。DSA 是评价 BAVM 的金标准，有些小的 BAVM 在 CT/CTA 和 MR/MRA 上易漏诊，只有 DSA 检查可以发现

所有的治疗类型。

对于未破裂性 BAVM，应该进行多学科会诊，综合比较手术治疗的风险和不治疗的风险。未破裂 BAVM 的欧洲共识会议（2017 年）提出，在平衡出血风险、生命时限和治疗风险这些因素后，支持对 1 级和 2 级未破裂的 BAVM 进行治疗。治疗策略应该由多学科团队来制订，保证能完全消除 BAVM。

对于未破裂的高级别 BAVM，需要对每一个病例进行分析和决策，但预期寿命超过 20 年被认为是治疗的适应证。

还有人提出，如果病变部位易于手术、不额外增加手术风险，则未破裂的位于非功能区的小型 BAVM 应该接受手术治疗，但这种情况下也可以选择栓塞术或放射外科治疗。

如果未破裂的小型 BAVM 位于功能区，则放射外科治疗可能是最佳方案，尽管治疗后完全闭塞可能需要 2～3 年的时间。同时栓塞术也是一种可以接受的选择。

对于未破裂的大型 BAVM，保守治疗可能是最好的选择。也可以根据患者的年龄和个人状况，分阶段地进行放射外科治疗，如果病灶不能完全闭塞，也可以尝试手术或栓塞。

（七）治疗技术和影像随访

BAVM 治疗策略的制订需要多学科联合，而且需要对每个病例进行个体化分析。策略的最终应由一个包括神经外科医生、神经介入医生和放射外科医生等在内的血管团队制订，要结合不同专科的经验和意见。有时，多种治疗方法的组合可能是患者的最佳选择。

神经外科治疗是通过显微手术依次烧灼供血动脉、畸形血管巢及引流静脉，从而完全消除 BAVM（图 10-21）。这种治疗方法对毗邻的脑实质有一定的风险，因此临床预后取决于 BAVM 周围脑实质的功能。Spetzler-Martin 分级 1 级和 2 级 BAVM 手术后出现新发永久性功能缺陷的风险为 2%，3 级为 17%，4 级或 5 级是 45%。未破裂 BAVM 的结果要好于有既往出血史的病变。

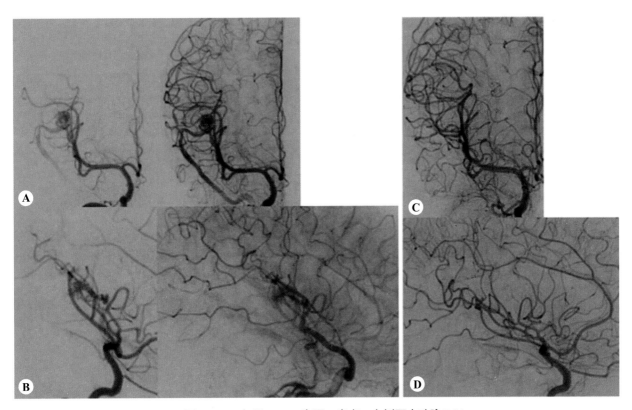

▲ 图 10-21　与图 10-18 为同一患者，右侧颈内动脉 DSA
A 和 B. 右侧外侧裂区 BAVM，畸形血管巢很小，伴单一皮质静脉引流；C 和 D. 术后图像

在破裂 BAVM 的 Spetzler-Ponce 分级 A 级和 B 级中，未经治疗病变的发病率和死亡率高于手术风险。对于 C 级，手术也能获得收益，即使存在发生重大功能缺陷或死亡的风险。

对于未破裂的 BAVM，Spetzler-Ponce 分级 A 级在诊断后 5 年之内都能从外科手术中显著获益；对于 B 级，在诊断后 8 年之内都能从外科手术中显著获益；但对于 C 级，则不会有显著获益。

放射外科治疗的成功率与 AVM 的体积和放射剂量有关。这种治疗方法对 1 级和 2 级病变最为有利，闭塞率可高达 70%。对于更大的病变，3 级的闭塞率可达 56%，4 级的闭塞率则低于 35%。在高级别 BAVM 中，在大约 3% 的患者中，病灶相邻的脑实质会发生放射性坏死。放射外科治疗后每年的出血风险约为 1%。

在 4 级和 5 级病变中，对血管畸形进行分期治疗可能是一种较好的选择，如"渐进式体积分期放射治疗"。

BAVM 的放射效应平均延迟为 2～4 年，这期间持续存在出血的风险，这也是该技术的局限性。在治疗 3 年后应复查 DSA。如果病变未完全闭塞，可在 3 年后重复治疗。

栓塞：血管内技术的原则是通过超选择性导管插入术，进入最适合的供血动脉，以尽可能地接近畸形血管巢并消除病灶，最后用栓塞剂将畸形血管巢与引流静脉的过渡区封闭。所使用的液体材料为氰基丙烯酸酯（胶水）和更为新兴的非黏合剂乙烯 – 乙烯醇共聚物（EVOH）。

新型微导管带有可拆卸尖端和非黏合液体制剂，可延长栓塞剂的注射时间，单次注射可具有更好的渗透性和闭塞速度，因此能减少治疗次数及超选择性导管插入术的次数。为了不显著改变畸形血管巢周围的血流动力学，减少出血并发症，对大型畸形血管巢的治疗可以安排多个疗程，疗程间隔 1～2 个月。然而，只要 BAVM 未完全消除，则破裂风险一直存在。

在一部分病例中，通过静脉途径到达畸形血管巢可能是最佳方法。

使用的材料和技术类型取决于神经介入医生的经验及 BAVM 的血流动力学类型。在动静脉瘘成分更多的地方，高浓度胶水可能是更好的选择，因为闭合动静脉瘘时注射更好控制。

在 Spetzler-Martin 分级 1 级和 2 级病灶中，应完全闭塞畸形血管巢（图 10-22）。

在 Spetzler-Martin 更高等级中，也应以完全闭塞畸形血管巢为目标。如果存在重大风险，不能完全消除，那么也应使其尽量缩小，以便于后续的外科手术治疗或放射外科治疗。

关于放射外科治疗前的栓塞，栓塞材料可能会使畸形血管巢的轮廓显示不清。栓塞材料是否会像屏障一样减弱放射治疗的作用，关于这一点还存在争议。

使用液体栓塞剂进行血管内治疗的相关死亡率为 4.3%，并发症发病率为 5.1%。液体栓塞剂可以完全栓塞约 23.5% 的患者，主要是病灶小于 3cm 的 AVM 患者。82.3% 的患者只能达到部分栓塞，需要进一步进行外科手术或放射外科治疗。

CT 是术后评估最佳的方法，可以排除出血、水肿伴占位效应和脑积水。如果 CT 影像表现与临床症状不相符，则需要 MRI（含 DWI 序列）进一步

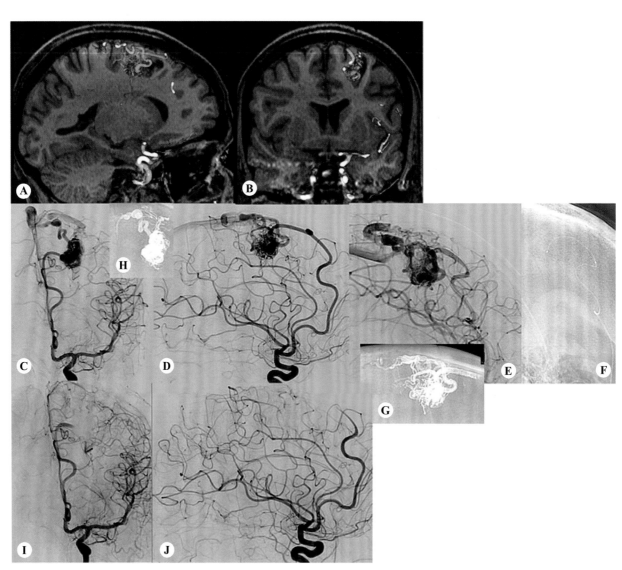

▲ 图 10-22 左额部 BAVM 的栓塞术，大脑前动脉供血，畸形血管巢为小而致密的结节灶，皮质静脉引流
A 和 B. MR 与 3D DSA 融合图像；C 和 D. 颈内动脉前后位及侧位 DSA 检查；F. 微导管尖端进入畸形血管巢；G. 注射液体栓塞剂（1 次）；H. 液体栓塞剂的铸型；I 和 J. 畸形血管巢完全闭塞

检查，其中 DWI 序列对检测术后脑梗死更为敏感。

DSA 仍然是识别治疗后残留畸形血管巢的标准技术。建议在术后早期复查或术后 6～8 周内复查，此时术后改变已经缓解。

（八）影像学判读清单：BAVM

CT 或 MR 诊断 BAVM 时，报告中应包含以下影像特征：畸形血管巢的部位和大小、是否伴有动脉瘤、供血动脉情况、引流静脉类型，出血情况（急性或陈旧性）及周围脑实质改变情况。进行 CT 检查还是 MR 检查取决于患者的状况。

1. 急性患者

- 行 CT 平扫以排除出血。AVM 的血肿可伴发脑室内出血或蛛网膜下腔出血，偶尔也伴发硬膜下出血。
- 如果发现出血，应进行全脑 CTA 检查来寻找扩张的血管和畸形血管巢。
  - 如果畸形血管巢很小，则看不到扩张的血管。
  - 如果没有发现畸形血管巢，只有扩张的血管，请考虑存在硬脑膜动静脉瘘并伴有皮质静脉引流。
- 分析供血动脉（单支或多支、是否伴有动脉瘤）、畸形血管巢（形态、大小，排列紧密或弥漫）及引流静脉（单支或多支、浅表或深部、扩张或狭窄）。如果没有发现扩张的血管或畸形血管巢，则需要考虑其他疾病，如静脉窦血栓、肿瘤、海绵状血管畸形、高血压脑出血或老年患者的淀粉样血管病等。
- 明确有无血肿引起的脑积水或占位效应，这将决定是否进行急诊手术。

在出血患者中，由于 MR 检查需要一定时间，因此 MRI 通常不是常规的首选检查，但在需要与其他出血性病变进行鉴别时则 MRI 是必要的。

2. 未出血患者

- CT 平扫上 AVM 可以表现为正常。
- 可表现为无症状的稍高密度管状结构或不规则卵圆形病变，无占位效应。
- 可能有钙化（与海绵状血管畸形进行鉴别诊断）。
- 查看是否伴有局灶性脑萎缩（可能与陈旧性出

血 / 血流动力学变化有关）。

- 在 CT 平扫中寻找明显的局灶性多发管状病灶，增强后明显强化，无占位效应。

BAVM 的科研检查方案应包括 MR 检查和数字血管造影检查。

- 在 MRI 中，畸形血管巢在 T_2WI 上表现为紧密排列的多发"流空"信号，呈卵圆形或圆锥形，无占位效应，内部不包含正常脑组织。
- 通常病灶周围无水肿，除非发生如出血、血栓形成或缺血等血管的血流动力学改变，栓塞或放射外科治疗后，这些改变更为常见。
- 扩张的血管很常见。
- 可出现胶质增生，但不常见。
- 寻找新鲜出血灶（高铁血红蛋白）或陈旧出血灶（含铁血黄素，在 T_2^* 上表现为"开花"效应）。应考虑进行增强的 MR 血管成像或 ASL。

Spetzler 和 Martin 分级是一种外科手术量表，根据病灶的位置、大小及静脉引流的类型来计算手术风险（发病率和死亡率）（表 10-4）。

表 10-4　Spetzler 和 Martin 分级

大小（cm）	小型（＜ 3cm）	1
	中型（3～6cm）	2
	大型（＞ 6cm）	3
部位	非功能区	0
	功能区 *	1
静脉引流类型	仅为浅表引流	0
	深部引流	1

*. 功能区包括感觉运动区、语言区、视觉皮质区、下丘脑、丘脑、内囊、脑干、小脑脚、小脑深部核团

BAVM 分级是将上述三个类别的分数相加计算总分，总共分为五个等级，总分越少，等级越低，手术的风险也越低。

Spetzler-Ponce 分类是改良的 Spetzler-Martin 分级量表，可以更好地匹配当前的治疗模式。此分类将 1 级和 2 级归为 A 类，3 级归为 B 级，4 级和 5 级归为 C 级。

（九）病例报告 1（图 10-23 至图 10-26）

病史：男，19 岁，突然意识下降，与体育活动无关，昏迷，急诊进行 CT 平扫和 CTA 检查，随后行 DSA 检查，之后立即手术。

影像学表现：左额叶急性血肿，直径 6cm，从皮质延伸至深部白质，并破入左侧脑室额角。随后进行的 CTA 显示，血肿前部上方有一个直径 1.5cm 的畸形血管巢，血管排列紧密（图 10-23）。

DSA 表现：左测颈内动脉造影显示，前额动脉从前部进入，为畸形血管巢供血，而引流静脉则向前方、外侧和上方引流汇入上矢状窦。畸形血管巢小而排列紧密，未见动脉瘤显示（SM 分级 I 级）。在前后位图中，大脑前动脉的弧形移位是由血肿的占位效应引起（图 10-24）。

术后 2 天复查 DSA 显示，AVM 病灶完全切除，仍有部分占位效应存在，无局灶性血管痉挛（图 10-25）。

术后 7 天复查 CT 平扫显示，左额叶脑白质术后改变，局部可见高密度血管夹影，无占位效应和脑积水（图 10-26）。

（十）病例报告 2（图 10-27 至图 10-30）

病史：男，59 岁，急性头痛，恶心伴呕吐，无神经功能障碍。13 年前因脑出血查出左侧颞叶 AVM，未进行治疗。

成像技术：CT 平扫和 CTA。

影像学表现：左侧颞叶内侧的环池 / 脉络膜池中可见呈管状的稍高密度影。左侧脑室颞角可见少量出血（脑室内出血）小。在 CTA 上，可见小而排列紧密的畸形血管巢位于左侧海马的头部和体部，扩张的引流静脉是 Rosenthal 基底静脉，引流至大脑大静脉（Galen 静脉）。供血动脉未见明确显示。

成像技术：平扫及增强 T$_1$WI、FLAIR、T$_2$WI 和 GRE。

影像学表现：在左侧海马头部和体部可见小而排列紧密的畸形血管巢，在 T$_2$ 和 T$_1$ 上可见多个"流空"信号影，增强后可见异常强化，病灶凸向左侧脑室颞角。在 GRE 上，病灶周围可见小的含铁血黄素沉积病灶。

DSA 选择性左椎动脉造影和左颈内动脉造影可见小而致密的畸形血管巢，大小不到 1.5cm，一部分由大脑后动脉颞支发出的小海马动脉供血，另一部分由颈内动脉发出的脉络膜前动脉供血，脉络膜前动脉的分支是间接供血，完全通过 Rosenthal 基底静脉引流（SM II 级）。在颈内动脉、大脑前动脉和大脑中动脉分支中可见血管痉挛现象。

五、硬脑膜动静脉瘘

（一）定义

硬脑膜动静脉瘘（dural arteriovenous fistula，DAVF）是指硬脑膜内发生的动脉和静脉之间的异

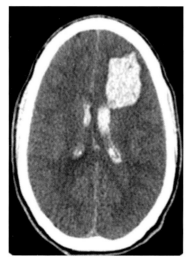
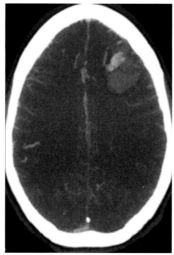
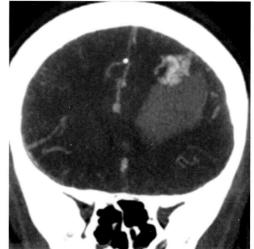

▲ 图 10-23　病例报告 1 的 CTA 图像

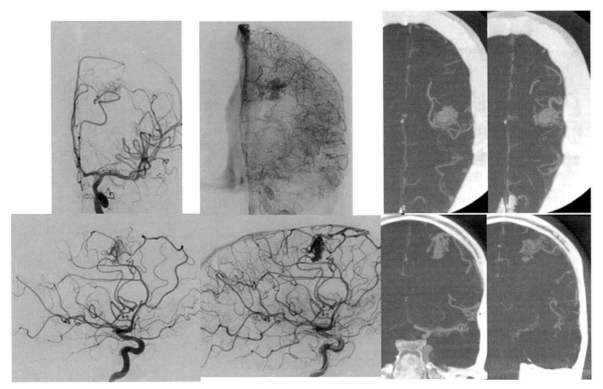

▲ 图 10-24 病例报告 1 的 DSA 图像

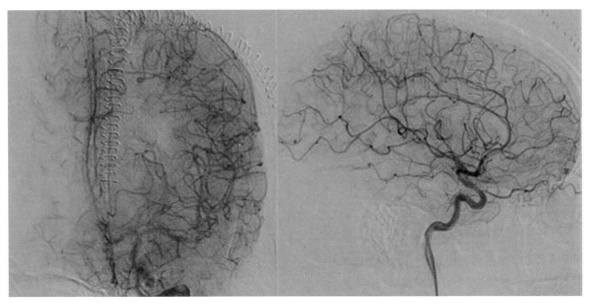

▲ 图 10-25 病例报告 1 术后 2 天的图像

常血管分流。供血动脉通常为硬脑膜动脉，静脉通常引流至静脉窦及骨硬膜静脉或皮质静脉。

一项大型尸检研究结果显示，DAVF 占颅内动静脉畸形的 10%～15%，占颅内全部血管畸形的 1%。本病多见于 50 岁以上的中老年人，女性多见，多见于海绵窦和横窦。

病因尚不清楚，大多数人认为是由内在和外在因素诱发的获得性病变，这些因素导致硬脑膜内原有分流增大或新发生分流。DAVF 也可以发生在儿童，通常表现为多发的复杂性高流量瘘。

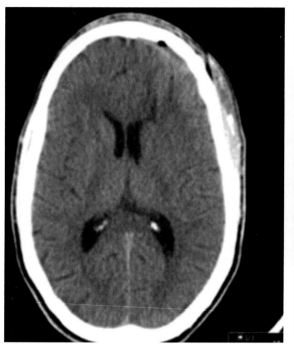
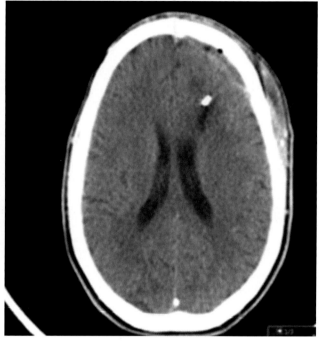

▲ 图 10-26　病例报告 1 术后 7 天的 CT 图像

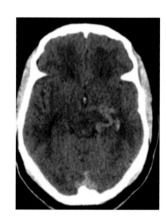
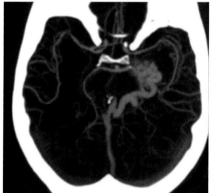
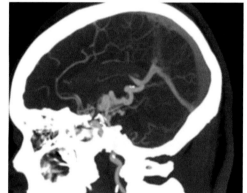

▲ 图 10-27　病例报告 2 的影像图（一）

DAVF 是一种动态的和进行性的疾病。症状取决于动静脉分流的位置、病变的血管构造和静脉引流的类型。在临床上，症状差异较大，从无症状到伴有出血和充血性水肿的严重表现，不一而足。

无论是通过血管内技术还是外科手术，治疗的关键都是在"瘘口"封堵分流，"瘘口"是动静脉瘘静脉侧的起始部分。

（二）病理特征

DAVF 是由硬脑膜内增厚和增殖的血管形成的异常分流构成的。这一过程可能会逐渐导致相应静脉的狭窄、扩张和静脉血栓形成。急性症状可以通过静脉流出压力梯度的变化来解释。

DAVF 的静脉引流取决于分流的解剖位置和瘘口周围静脉结构的血栓形成或闭塞情况。分流在硬脑膜中的位置可能影响静脉引流的类型，如果分流与硬脑膜内层有关，则一般引流至蛛网膜下腔的静脉；如果分流与硬脑膜外层（骨膜 – 硬膜层）有关，则一般引流至静脉窦或脑膜静脉。

DAVF 的病理是动态变化的，其血管构造可以随着时间的推移而改变，这是由于静脉血栓的形成和再通及供血动脉都是动态改变的。

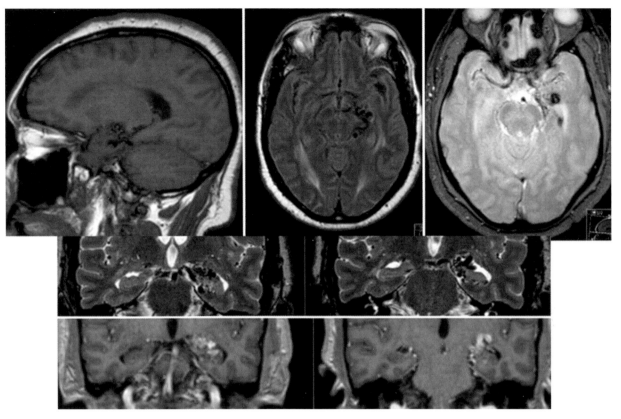

▲ 图 10-28　病例报告 2 的影像图（二）

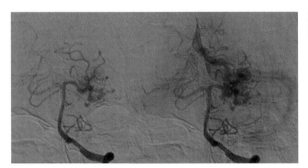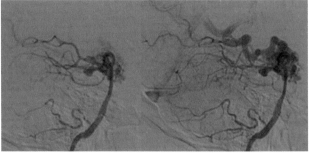

▲ 图 10-29　病例报告 2 的影像图（三）

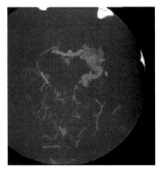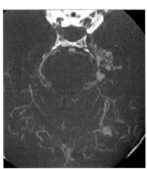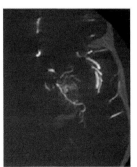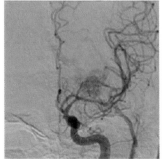

▲ 图 10-30　病例报告 2 的影像图（四）

DAVF 可发生在硬脑膜的任何部位，但多见于静脉窦附近。最常见的部位是横窦 / 乙状窦和海绵窦，其次是小脑幕、大脑凸面 - 上矢状窦、颅前窝和颅中窝。还有其他罕见的部位，如枕大孔、岩上窦、髁状突管或舌下管。有 7%～8% 的病例为多发。

供血动脉主要来自脑膜动脉，其取决于瘘口的位置和分流对供血动脉的募集。

DAVF 的静脉引流按 Borden 和 Cognard 分类进行描述和分类。静脉引流的方式和方向决定了硬脑膜瘘的症状是否严重，如水肿形成、出血风险和其他临床表现等方面。

（三）Cognard 分型（图 10-31 和图 10-32）

Cognard 分型首先由 Djindjan 提出，后来由 Merland 和 Cognard 改进，这种分类是基于静脉引流模式，以及和临床上良性或严重症状的关系（表 10-5）。

（四）Borden 分型

Borden 分型是基于解剖学特征（静脉引流的类型、分流的复杂性），以及和临床上良性或严重症状的关系（表 10-6）。

可进一步分为 a 亚型和 b 亚型，a 亚型为单纯瘘，b 亚型为多发瘘。

（五）海绵窦硬脑膜瘘的 Barrow 分型

该分型基于解剖 - 血管造影模式，根据供血动脉的不同分为四型（表 10-7）。

B 型、C 型和 D 型是真正的硬脑膜动静脉瘘，供血动脉可以是单侧或双侧的。静脉引流一般汇入单侧或双侧眼上静脉。静脉引流的类型将决定临床症状。

（六）发病机制

DAVF 的病因目前尚不清楚，但被认为是获得性病变，而且与多种内外因素相关，内在易感因素包括遗传性的危险因素（抗凝血酶、蛋白 C 和蛋白 S 缺乏）、激素、血管生成、静脉狭窄或发育不良等，外部触发因素包括创伤、感染、既往开颅手术史、医源性血栓性静脉炎等，以上因素可能在分流的发展中起重要作用。

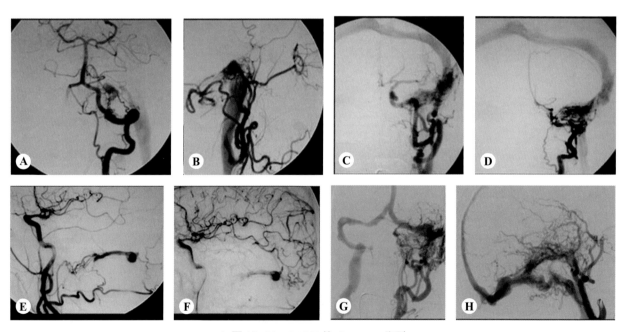

▲ 图 10-31　DAVF 的 Cognard 分型

A 和 B. 左侧椎动脉前后位和侧位血管造影，Ⅰ 型为髁状突管的硬脑膜瘘，顺向引流至颈内静脉；C 和 D. 左侧颈总动脉和左侧椎动脉前后位血管造影，Ⅱa 型为左侧乙状窦硬脑膜瘘，引流至静脉窦伴有反流；E 和 F. 左侧颈总动脉侧位血管造影，Ⅱb 型为侧窦硬脑膜瘘，伴有静脉窦远端和近端血栓形成，反流至皮质静脉；G 和 H. 左侧颈总动脉前后位和侧位血管造影，Ⅱab 型为左侧横窦硬脑膜瘘，反流至静脉窦和皮质静脉

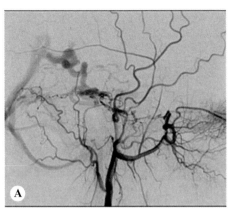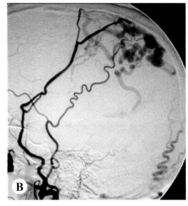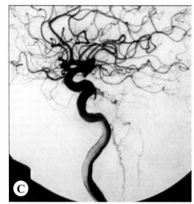

▲ 图 10-32　DAVF 的 Cognard 分型

A. 左侧颈外动脉侧位血管造影，Ⅲ型为小脑幕硬脑膜瘘并引流至基底静脉；B. 左侧颈外动脉血管造影，Ⅳ型为额顶部大脑凸面的硬脑膜瘘，引流至皮质静脉并伴静脉扩张；C. 左侧颈内动脉侧位血管造影，Ⅴ型为小脑幕硬脑膜瘘并髓周静脉引流

表 10-5　Cognard 分型

类　型	表　现
Ⅰ	经顺行血流直接引流至静脉窦
Ⅱa	引流至静脉窦，伴静脉窦内反流
Ⅱb	引流至静脉窦，伴皮质静脉反流
Ⅱa+b	引流至静脉窦，伴静脉窦和皮质静脉反流
Ⅲ	直接引流至皮质静脉，不伴静脉扩张
Ⅳ	直接引流至皮质静脉，伴静脉扩张，扩张静脉直径大于 5mm 和（或）大于引流静脉直径的 3 倍
Ⅴ	颅内 DAVF 静脉引流至脊髓髓周静脉

表 10-6　Borden 分型

类　型	表　现
Ⅰ	直接引流至静脉窦
Ⅱ	引流至静脉窦，伴静脉窦和蛛网膜下腔静脉反流
Ⅲ	直接引流至蛛网膜下腔静脉

　　分流形成的机制尚不清楚，但目前有两种假说比较普遍：硬脑膜内现有分流的异常发展或硬脑膜内新形成的微分流。无论哪种，血栓形成似乎都起着重要作用，要么是通过触发血管生成因子（内皮和血管周围结缔组织中的 bFGF 和 VFGE），要么是通过阻塞静脉改变动静脉分流中的压力梯度。静脉高压可以降低颅内血流灌注，可能导致组织缺氧和管腔内剪切应力，从而刺激血管生成因子（bFGF和 VFGE）的表达，进而刺激血管生成和新生血管，促进动静脉分流的进展。

表 10-7　Barrow 分型

类　型	表　现
A	瘘口位于颈内动脉和海绵窦之间的直接分流
B	硬脑膜分流位于从颈内动脉发出的脑膜动脉分支与海绵窦之间
C	硬脑膜分流位于从颈外动脉发出的脑膜动脉分支与海绵窦之间
D	硬脑膜分流位于从颈内动脉和颈外动脉发出的脑膜动脉分支与海绵窦之间

（七）临床特征

DAVF 患者的症状不仅取决于瘘的位置、动静脉分流量，更重要的是取决于静脉引流类型。而且要考虑到，它是一种动态的和不断演变的疾病，其症状可能会消退，也可能会加重。

DAVF 在女性中略多见，但具有严重症状和出血的病变似乎男性中更常见。原因可能是海绵窦和侧窦位置的皮质静脉引流较少，这种现象在女性中更常见。

临床神经影像学对 DAVF 的诊断具有重要意义。临床症状多样且变化较大，从无症状到头痛、恶心等非特异性症状，再到癫痫、脑卒中、短暂性脑缺血发作、局灶性神经功能障碍、进展性认知功能障碍或颅内出血等严重症状，其中出血是最具威胁性的并发症，可以是脑实质内出血、脑室内出血及比较少见的蛛网膜下腔出血和硬膜下血肿。

根据临床症状可分为非出血型和出血型。

对于非出血型，可以出现与分流部位相关的症状，如血管杂音、耳鸣和眼球突出，以及与颅内高压和静脉高压相关的认知障碍、局灶性神经功能障碍和痴呆等症状。

对于出血型，症状取决于出血的严重性，可以表现为局灶性神经功能障碍、脑积水和颅内高压等。

某些部位的 DAVF 具有特定的症状。

1. 海绵窦

中年女性中更为常见。症状与静脉引流的类型有关，多经眼眶通过增粗的眼上静脉引流，使得眼眶正常静脉引流受损，皮质静脉引流较少见。症状有"红眼"（结膜充血）、结膜水肿、眼球突出、脑神经麻痹、复视、眼压增高、视力减退、搏动性血管杂音和眼痛等（图 10-33 ）。

2. 横窦和乙状窦

引流至横窦或乙状窦的 DAVF 在中年女性中更为常见。症状与分流部位邻近颞骨有关，与横窦及乙状窦内血流量增加也有关。搏动性耳鸣是最常见的症状之一，其他常见症状还包括乳突后搏动性耳鸣、头晕、眩晕、头痛和主观性听力下降等，其中耳鸣的症状可以在临床检查中用听诊器发现（图 10-31C 至 F ）。

3. 小脑幕

小脑幕 DAVF 多见于男性，病变具有复杂的血管构造，并伴有皮质静脉引流，出血风险高（38%～74%），80%～90% 的病例伴有出血（脑实质血肿、硬膜下血肿、脑室内出血）。其他症状包括搏动性耳鸣、短暂性脑缺血发作、三叉神经痛（图10-34 ）、面肌痉挛和头痛等。在极少数情况下，可引流至脊髓髓周静脉，并表现为脊髓病（图 10-32C和图 10-35 ）。

4. 颅前窝

颅前窝 DAVF 男性较多见，多为皮质静脉引流，并且多伴静脉扩张。出血风险很高，临床上多表现为出血（约 62% ），其他症状也可能出现，如颅内高压伴有认知功能障碍和痴呆（图 10-36 ）。

5. 在其他部位

症状很不特异，主要取决于引流静脉的类型和分流的流量（图 10-31A 和 B ）。

DAVF 严重症状的发生率在侧窦病变约为 27%，在窦汇病变为 100%，在上矢状窦病变为 65%，在小脑幕病变为 92%，在颅前窝病变为 88%。这些严重症状与病变存在皮质静脉引流相关。

DAVF 合并静脉高压和出血症状的主要原因与

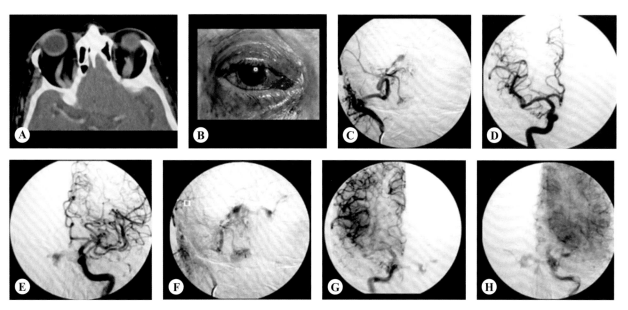

▲ 图 10-33 双侧海绵窦硬脑膜瘘 D 型，双侧均引流至眼静脉

A. 增强 CT 显示扩张的眼上静脉；B. "红眼"（结膜充血）；C 和 F. 右侧颈外动脉血管造影；D、E、G 和 H. 右侧和左侧颈内动脉血管造影

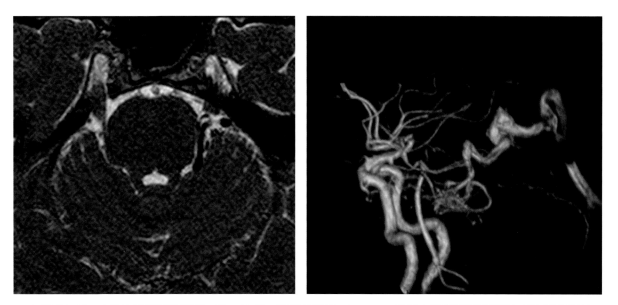

▲ 图 10-34 左侧小脑幕硬脑膜瘘。男，40 岁，三叉神经痛。3D T_2WI 显示中脑旁扩张的静脉与三叉神经脑池段接触，MR TOF 显示Ⅲ型硬脑膜瘘并深静脉引流

静脉引流途径相关。当 DAVF 的静脉引流与正常脑组织的静脉引流发生竞争，产生压力梯度时，就有出现神经系统症状的风险。出血风险也取决于这种竞争的影响。

如果静脉引流至静脉窦时不引起血液反流至另一静脉窦或皮质静脉，则发生严重症状或出血的风险没有或极小。

如果静脉引流至静脉窦时会引起血液反流至另一静脉窦和皮质静脉，或者直接引流至皮质静脉，则可能出现严重症状或出血。在这种情况下，ⅡB 型的出血风险为 10%～20%，Ⅲ 型的出血风险为 40%，Ⅳ 型的出血风险为 65%，Ⅴ 型的出血风险为 41%。

在文献中，关于出血率的报道存在差异，但都

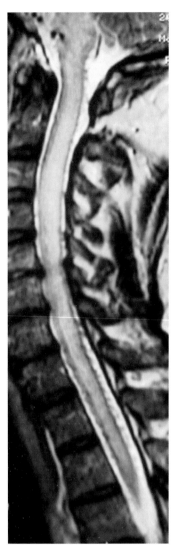

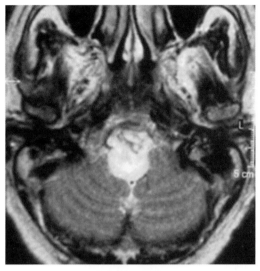

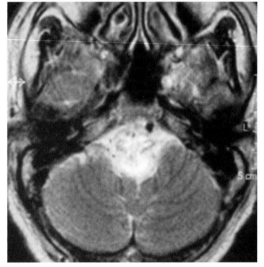

◀ 图 10-35　与图 10-24C 为同一患者，小脑幕硬脑膜瘘并引流至髓周静脉

T₂WI 显示脊髓、延髓和脑桥由于充血性水肿引起的广泛高信号，脊髓周围可见多发细小的"流空"血管影

一致认为，皮质静脉引流会增加出血风险。在这类患者中，每年发生出血事件的风险约为 8.1%，发生非出血事件（严重症状）的风险约为 6.9%，总体风险为 15%。

（八）影像特征

当临床怀疑 DAVF 时，必须进行影像学检查。

影像学检查中，CT 与 CTA、MR 与 MRA、DSA 是 DAVF 的主要影像检查技术，DSA 仍然是诊断 DAVF 的金标准，可以完整描述病变的供血动脉、血流动力学、分流的容量及静脉引流模式等信息。

实际工作中，两种临床情况所进行的工作流程不同，分别如下。

- 如果患者有严重的急性神经系统症状，CT 扫描是首选检查，可以排查有无伴有占位效应的出血（脑实质内或脑实质外出血）或脑积水等需要神经外科急诊处理的情况。其他间接征象包括静脉窦密度增高或"空三角征"等提示可能存在静脉窦血栓，此时也需进一步检查有无合并 DAVF。

CT 是一种临床应用广泛的无创检查方法，拥有耐受性好、检查迅速等优点，也便于排除脑肿瘤等病变。多排螺旋 CT 等技术的应用有助于发现更多病变。当怀疑有血管病变时，也可以进行 CTA 检查。

- 如果患者没有急性症状，则可以根据条件选择 CT 或 MR 作为首选检查。

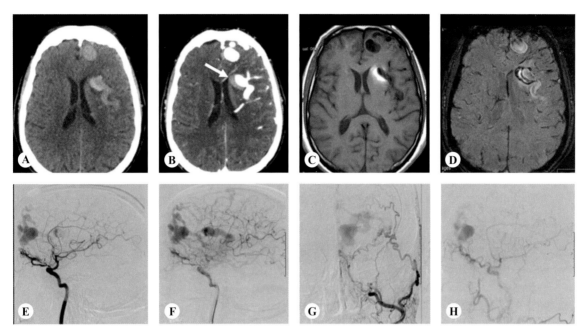

▲ 图 10-36 **颅前窝硬脑膜瘘Ⅳ型**

A. CT 平扫显示左侧额叶迁曲扩张高密度影；B. CT 增强显示上述血管明显强化，扩张静脉内部分血栓形成未见强化（箭）；C 和 D. T₁WI 高信号提示血栓形成，SWI 表现为高信号伴周围环状低信号影；E 至 H. 左侧颈内动脉和颈外动脉血管造影，显示皮质静脉引流，伴有动脉瘤样扩张

最为重要的是，即使 CT/CTA 与 MR/MRA 都未见异常，也不能完全除外硬脑膜瘘，此时必须进行 DSA 检查。

CT 和 CTA 提示 DAVF 诊断的阳性表现包括：血管非对称性扩张、跨颅骨的非对称性通道、双侧颈静脉密度不一致、静脉窦或小脑幕表面"毛糙"等。

多排 CTA 和 4D CTA 提高了 DAVF 的诊断准确率，并有可能对 DAVF 进行分类和制订治疗方案。影像学表现随着 DAVF 的类型和位置的不同而不同（图 10-37）。

脑 MR/MRA 扫描的标准基础序列包括 T₁WI、T₂WI、FLAIR、T₂*WI 和 DWI，DAVF 的间接征象包括水肿、出血、皮质萎缩和脑积水。静脉性高压引起的脑水肿与动脉分布区不同，注射钆对比剂后，其在 T₁WI 上可强化，这是由静脉高压导致的血脑屏障破坏所致。当静脉反流伴有皮质或深静脉引流时，脑脊液间隙、脑沟或室管膜下可见迁曲流空影，但不伴有畸形血管巢，这与 AVM 不同（图 10-38）。

TOF 和 PC MRA 均有助于 DAVF 的诊断。TOF 技术中的 MRA 原始图像也应仔细分析，以发现窦壁附近或窦腔内的迂曲小血管影。3D T₁ 钆剂增强结合脂肪抑制序列有助于发现颅底或颅顶的小血管影。

静脉窦血栓形成在 MR 中容易诊断，通过不同序列的信号分析可以判断血栓的形成时间。在血栓形成的静脉窦中出现"流空"征象提示 DAVF 的诊断。

眶内引流伴眼静脉扩张临床也可见，提示眶内静脉引流，多见于海绵窦硬脑膜瘘。T₂WI 上海绵窦动脉化，表现为流空征象，提示静脉性海绵窦高压。

（九）数字减影血管造影术检查适应证

数字减影血管造影术是一种有创技术，神经系统并发症的风险约为 1.3%，永久性并发症的风险为 0.5%，在老年患者中更为常见。尽管如此，DSA 仍然是唯一能够完整描述 DAVF 血管构造和血流动力学模式的检查技术。

DSA 的临床应用应该从治疗的角度进行考虑，可以用于确认 CT 或 MR 的诊断，或者用于临床怀

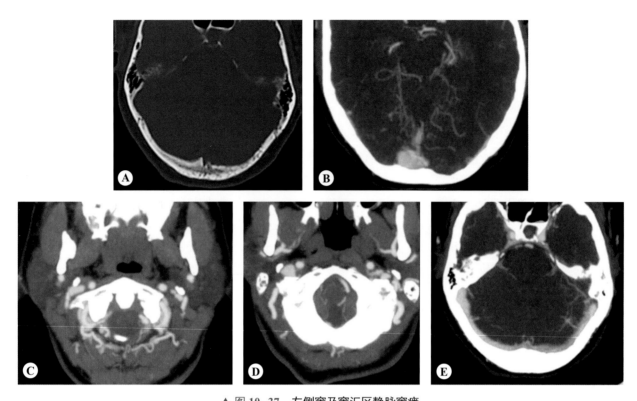

▲ 图 10-37　左侧窦及窦汇区静脉窦瘘

A. CT 平扫显示枕骨区跨颅骨的不对称通道；B 至 E. CTA MIP 像显示颅后窝及颅底部（颅外）多发扩张血管影

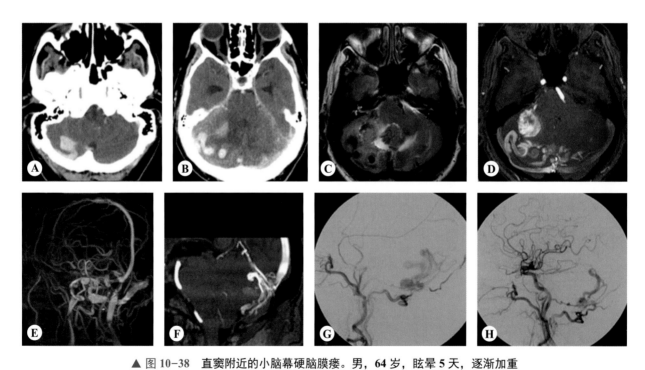

▲ 图 10-38　直窦附近的小脑幕硬脑膜瘘。男，64 岁，眩晕 5 天，逐渐加重

A 和 B. CT 增强显示右侧颅后窝迂曲扩张血管影，小脑半球外侧略高密度，周围可见水肿，伴有占位效应；C. T₁WI 显示小脑半球外侧可见扩张血管（"流空"信号）及血肿；D 至 F. MR TOF 显示右侧颅后窝扩张的静脉及血肿产生的伪影；G 和 H. DSA DAVF，由枕动脉、咽升动脉、脑膜中动脉和小脑幕动脉供血，经皮质静脉引流至小脑扩张的静脉

疑但 CT、MR 检查阴性的患者。对没有外伤或凝血障碍的年轻患者出现的硬膜下血肿，也应该考虑到 DAVF 的可能。临床证实的搏动性耳鸣患者，即使 CTA 或 MRA 检查正常，也应进行 DSA 检查以排除 DAVF。

DSA 方案：只要有可能，应对双侧颈内动脉、双侧颈外动脉和双侧椎动脉进行超选检查，也可能需要向颈深动脉和颈升动脉注射对比剂。

- 供血动脉取决于 DAVF 的部位。
- 颅前窝：眼动脉、上颌内动脉和脑膜中动脉。
- 海绵窦：颈内动脉的硬脑膜分支、上颌内动脉、脑膜中动脉和咽升动脉。
- 上矢状窦和大脑凸面：脑膜中动脉、脑膜后动脉、脑膜前动脉和枕动脉、颞浅动脉。
- 小脑幕：颈内动脉的小脑幕分支、脑膜中动脉、咽升动脉、枕动脉、脑膜后动脉、小脑上动脉和大脑后动脉。
- 窦汇和侧窦：脑膜中动脉、颈内动脉的小脑幕分支、咽升动脉、枕动脉、耳后动脉、脑膜后动脉、颈部动脉。
- 枕骨大孔：颈内动脉、脑膜中动脉、咽动脉、枕动脉、椎动脉。颈部动脉。

在 DSA 检查时，分析动静脉瘘的静脉引流类型是至关重要的，它可以根据出血风险进行分类，从而确定治疗的指征。同样重要的是研究脑实质的正常静脉引流，以及在血流动力学上哪些静脉系统的结构仅用于引流动静脉瘘而不引流正常脑实质。

（十）治疗注意事项

DAVF 的治疗中需要考虑两种情况，不伴皮质静脉引流的 DAVF 和伴有皮质静脉引流的 DAVF，前者将以治疗症状为主，如耳鸣等，后者的治疗以降低出血或发生严重症状的风险为主。

治疗的目的是阻断分流管和封堵瘘口。常用的有手术和血管内治疗两种方法。血管内治疗效果好而且创伤较小，目前应用较多。

血管内治疗可以通过动脉或静脉途径，这取决于瘘管的类型、血管构造、用于封闭瘘管的材料及神经介入科医生的经验。治疗的目标是重建静脉系统的正常压力梯度。

用于封闭瘘管的材料多种多样，包括颗粒、胶水、弹簧圈或沉淀的非黏合剂等。随着新型非黏合液体栓塞剂的应用，大多数病例都开始选择从动脉侧进行治疗，因为这些材料的高渗透率及沉淀时间允许长时间的注射，从而能更好地封闭动静脉瘘，减少治疗次数。

为了安全地选择动脉入路，避免并发症，最重要的是要了解颈外动脉的解剖结构及该动脉与颈内动脉、椎动脉分支之间的生理吻合支情况（图 10-39）。了解脑神经的血管分布也很重要，因为颈外动脉主要负责脑神经的血供（见第 5 章）。

如果选择静脉侧进行治疗，并且不可能保留静脉窦或需要对静脉进行封闭处理，那么需要在血流动力学上分析哪些静脉引流途径只用于引流瘘管，而不用于引流正常脑实质。只有确认这一点之后才能安全地闭塞静脉（图 10-40）。

有时需要同时经动脉和静脉途径处理瘘管。某些病例采用血管内治疗难以接近瘘管位置，应考虑结合外科手术进行处理。当上述治疗方案不可行时，也可以考虑放射外科治疗。

（十一）影像学判读清单

与硬脑膜瘘相关的症状可能是不明确的，如轻度头痛、头晕和眩晕等，也可能与瘘管的部位相关，如血管杂音、结膜充血等，也可能是由于颅内高压引起的认知障碍、出血或癫痫等症状。

CT 平扫和 MR 检查可能是阴性的，因此 CTA 和 MRA 都是必选检查。

- CT 平扫：排除出血（脑实质内出血或硬膜下出血）、脑水肿或脑积水。
- 在脑沟或脑池中寻找略高密度的管状结构影。
- 血管扩张的间接征象：在骨窗中，颅骨内有无增多的血管性通道。
- CTA：检查颅外和颅内动脉的分布区域及分支。
  - 在静脉窦管壁附近可见丰富的小血管网（来自颈外动脉）或在小脑幕可见多发颈内动脉的硬膜分支血管，但没有像 AVM 的畸形血管巢。
- 分析有无皮质静脉扩张和静脉血栓形成。

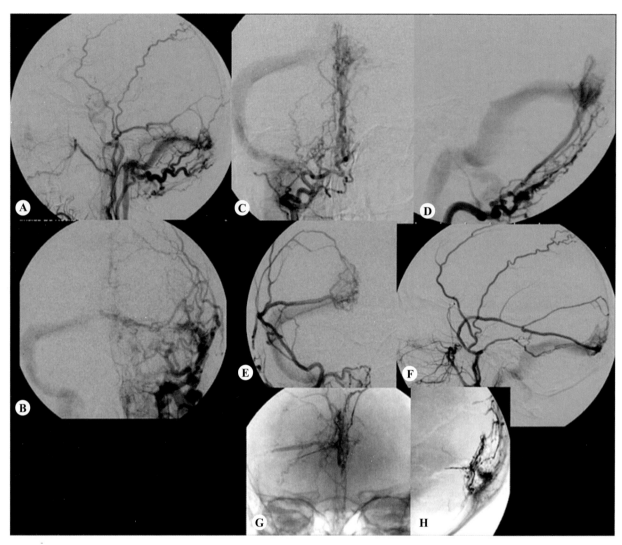

▲ 图 10-39　与图 10-29 为同一患者，左侧窦和窦汇处硬脑膜瘘（Cognard 分型 Ⅱ a 型），用非黏合液体栓塞剂对双侧脑膜中动脉进行栓塞

A 和 B. 左侧颈外动脉血管造影；C 和 D. 右侧椎动脉血管造影；E 和 F. 右侧颈外动脉血管造影；G 和 H. 栓塞剂铸型

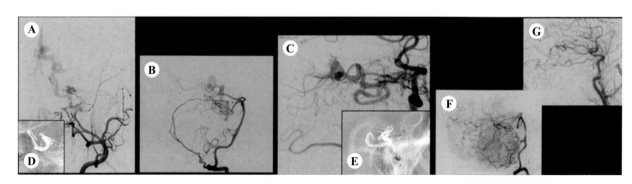

▲ 图 10-40　与图 10-14 为同一患者，左侧小脑幕硬脑膜瘘

A. 颈外动脉血管造影；B. 左侧椎动脉血管造影；C. 颈内动脉血管造影，静脉通路进行微导管插管，经直窦至瘘口处；D 和 E. 微通道和近端静脉内的非黏合栓塞剂铸型；F 和 G. 瘘口被封闭

MRI 对陈旧性出血或脑水肿等脑实质的改变非常敏感，对静脉窦血栓的新旧也很敏感。增强 MRA 有助于硬脑膜瘘的诊断，也应该是搏动性耳鸣患者检查方案的一部分。该 MR 检查方案也可以用于 AVM。怀疑海绵窦硬脑膜瘘时，应增加鞍区冠状位的薄层 T_2 和 T_1 序列，并进行脂肪抑制，以排除动脉化的海绵窦。

在大多数情况下，需要进行 DSA 检查，以明确硬脑膜瘘的血管构造，最重要的是明确静脉引流类型，这与治疗方案的制订密切相关。

（十二）病例报告（图 10-41 和图 10-42）

病史：男，79 岁，轻度认知障碍，首发症状为左半球局灶性癫痫发作。

成像技术：MR 检查序列包括 T_1W1 平扫和增强、T_2WI、FLAIR 及 SWI，然后行 DSA 检查，包括双侧颈内动脉、颈外动脉及左侧椎动脉。

影像学表现：左侧中央沟皮质及皮质下可见小结节状病灶，T_1WI 上呈高信号，T_2/FLAIR 上也呈高信号；FLAIR 上病灶周围可见大片状高信号，即血肿伴周围的水肿。血肿前方可见小的"流空"信号影，增强后可见强化，但未见畸形血管巢。SWI 上可见"开花"效应，并可见围绕着血肿的细小血管延伸到深部白质。

结论：局灶性血肿合并脑水肿并血管扩张，但无畸形血管巢，因此硬脑膜型血管畸形合并皮质静脉引流应该考虑。

DSA 显示额顶部大脑凸面近中线的 III 型硬脑膜瘘，供血动脉来自右侧和左侧脑膜中动脉（图例中未展示），直接经额顶部皮质静脉引流。

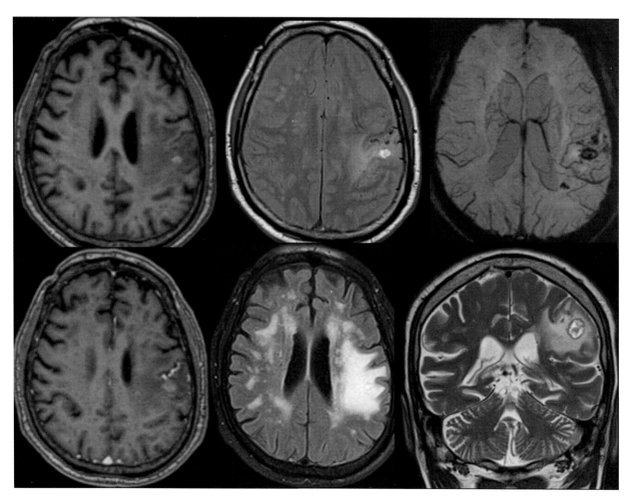

▲ 图 10-41 病例报告的 MR 图像

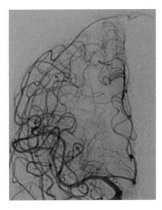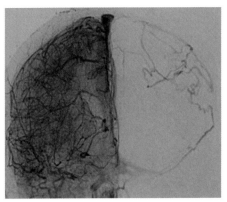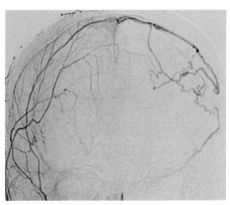

▲ 图 10-42　病例报告的 DSA 图像

参考文献

[1] Barrow DL, Spector RH, Braun IF, Landman JA, Tindall SC, Tindall GT. Classification and treatment of spontaneous carotid-cavernous sinus fistulas. J Neurosurg. 1985;62:248–56.

[2] Berman M, Sciacca R, Spellman J, Stapf C, Connolly E, Mohr J, Young W. The epidemiology of Brain Arteriovenous Malformations. Neurosurgery. 2000;47:389–397.

[3] Bervini D, Morgan MK, Stoodley MA, Heller GH. Transdural arterial recruitment to brain arteriovenous malformation: clinical and management implications in a prospective cohort series. J Neurosurg. 2016.

[4] Borden JA, Wu JK, Shucart WA. A proposed classification for spinal and cranial dural arteriovenous malformations and implications for treatment. J Neurosurg. 1995;82:166–79.

[5] Cenzato M, Boccardi E, Beghi E, Vajkoczy P, Szikora I, Motti E, Regli, Raabe A, Eliava S, Gruber A, Torstein RM, Niemela M, Pasqualin A, Golanov A, Karlsson B, Kemeny A, Liscak R, Bodo L, Radatz, La Camera A, Chapot R, Islak C, Spelle L, Debernardi A, Agostoni E, Revay M, Morgan M. European consensus conference on unruptured brain AVMs treatment. Acta Neurochir. 2017;159:1059–64.

[6] Cognard C, Gobin YP, Pierot L, Bailly AL, Houdart E, Casasco A, Chiras J, Merland JJ. Cerebral dural arteriovenous fistulas: clinical and angiographic correlation with a revised classification of venous drainage. Radiology. 1995;194(3):671–80.

[7] Labauge P, Denier C, Bergametti F, Tournier-Lasserve E. Genetics of cavernous angiomas. Lancet Neurol. 2007;6:237–44.

[8] Lasjaunias P, Berenstein A. Surgical Neuro-Angiography 1992, vol IV, Chapter I.

[9] Pereira VM, Geibprasert S, Krings T, Aurboonyawat T, Ozanne A, Toulgoat F, Pongpech S, Lasjaunias PL. Pathomechanisms of symptomatic developmental venous anomalies. Stroke. 2008;39:3201–15.

[10] Pierot L, Cognard C, Herbreteau D, Fransen H, van Rooij W, Boccardi E, Beltramello A, Sourour N, Kupcs K, Biondi A, Bonafé A, Reith W, Casasco A. Endovascular treatment of brain arteriovenous malformations using a liquid embolic agent: results of a prospective, multicentre study (BRAVO). Eur Radiol. 2013;23:2838.

[11] Poorthuis M, Samarasekera N, Kontoh K, Stuart I, Cope B, Kitchen N, Al-Shahi RS. Comparative studies of the diagnosis and treatment of cerebral cavernous malformations in adults: systematic review. Acta Neurochir. 2013;155:643–9.

[12] Saatci I, Geyik S, Yavuz K, Cekirge S. Endovascular treatment of brain arteriovenous malformations with prolonged intranidal Onyx injection technique: long-term results in 350 consecutive patients with completed endovascular treatment course. J Neurosurg. 2011;115:78–88.

[13] Sayama CM, Osborn AG, Chin SS, Couldwell WT. Capillary telangiectasias: clinical, radiographic, and histopathological features. J Neurosurg. 2010;113:709–14.

[14] Soderman M, Pavic L, Edner G, Holmin S, Andersson T. Natural history of dural arteriovenous shunts. Stroke. 2008;39:1735.

[15] Spetzler RF, Martin NA. A proposed grading system for arteriovenous malformations. J Neurosurgery 1986;65(4):476–83.

[16] Stapf C, Mohr JP, Pile-Spellman J, Solomon RA, Sacco RI, Connolly ES Jr. Epidemiology and natural history of arteriovenous malformations. Neurosurg Focus. 2001;11(5):1.

[17] Thomas JM, Surendran S, Abraham M, Rajavelu A, Kartha CC. Genetic and epigenetic mechanisms in the development of arteriovenous malformations in the brain. Clin Epigenetics. 2016;8:78.

[18] Uranishi R, Nakase H, Sakaki T. Expression of angiogenic growth factors in dural arteriovenous fistula. J Neurosurg. 1999;91:781–6.

[19] Van Dijk JMC, terBrugge KG, Willinsky RA, Wallace MC. Clinical course of cranial dural arteriovenous fistulas with long-term persistent cortical venous reflux. Stroke. 2002;33(5):1233.

[20] Yasargil MG. Microneurosurgery 1987; vol IIIA. Chapter 3.

拓展阅读

[1] Mohr JP, Parides MK, Stapf C, Moquete E, Moy CS, Overbey JR, et al. International ARUBA investigators. Medical management with or without interventional therapy for unruptured brain arteriovenous malformations (ARUBA): a multicentre, non-blinded, randomised trial. Lancet. 2014;383:614–21.

[2] Reynolds MR, Lanzino G, Zipfel GJ. Intracranial dural arteriovenous fistulae. Stroke. 2017;48:1424–31.

第 11 章　蛛网膜下腔出血的影像学诊断与治疗

Imaging and Management in Subarachnoid Hemorrhage

René van den Berg　著

顾卫彬　译　　段云云　校

摘　要

由于蛛网膜下腔出血的转归个体差异很大，病死率和致残率较高，对患者自身和社会经济产生重大影响，并且动脉瘤引起的蛛网膜下腔出血的延误和误诊会对预后产生不利影响，因此快速、准确的诊断至关重要。临床神经影像学在蛛网膜下腔出血的诊断和治疗中起着关键性作用。

对于所有分级良和差的蛛网膜下腔出血患者来说，最初的检查都是基于无创的神经影像技术定位动脉瘤，之后迅速治疗以固定动脉瘤并防止再出血。在无法明确诊断的情况下，需要增加数字减影（导管内）血管成像来明确动脉瘤，排除蛛网膜下腔出血的其他原因。出血在蛛网膜下腔的分布位置对于确定是否需要进一步做 DSA 检查起重要作用，对于明确的中脑周围分布的蛛网膜下腔出血患者，CTA 正常的情况下，不需要进一步 DSA 或重复成像。

破裂性动脉瘤的血管内治疗和外科治疗是相互补充的，优先考虑血管内治疗，局部脑血管解剖变异应予以考虑。脑积水和迟发性脑缺血是蛛网膜下腔出血后 2 周内最常见的并发症。采用最新的 CT 和 MR 灌注成像技术对 DCI 进行成像，可以辅助临床诊断、提高治疗水平。动脉瘤治疗后的影像学随访不仅对确定动脉瘤闭塞的稳定性（特别是栓塞治疗后），而且对于确定其他动脉瘤的存在和进展至关重要，即使在最初的蛛网膜下腔出血发生之后多年仍需要影像学随访。

关键词

蛛网膜下腔出血；颅内动脉瘤；成像；治疗；结局

缩略语

ACA	anterior cerebral artery	大脑前动脉
ACOM	anterior communicating artery	前交通动脉
AVM	arteriovenous malformation	动静脉畸形
CSF	cerebrospinal fluid	脑脊液
CT	computed tomography	计算机断层扫描

CTA	CT angiography	CT 血管造影
DCI	delayed cerebral ischemia	迟发性脑缺血
DSA	digital subtraction angiography	数字减影血管造影
GCS	Glasgow Coma Scale	格拉斯哥昏迷量表
ICA	internal carotid artery	颈内动脉
ISAT	International Subarachnoid Aneurysm Trial	国际蛛网膜下腔动脉瘤试验
MCA	middle cerebral artery	大脑中动脉
MPR	multi-planar reconstructions	多平面重建
MRA	magnetic resonance angiography	磁共振血管造影
PCOM	posterior communicating artery	后交通动脉
PICA	posterior inferior cerebellar artery	小脑后下动脉
PMH	perimesencephalic hemorrhage	中脑周围出血
RCVS	reversible cerebral vasoconstriction syndrome	可逆性脑血管收缩综合征
SAH	subarachnoid hemorrhage	蛛网膜下腔出血
SCA	superior cerebral artery	小脑上动脉
VRT	volume rendering techniques	容积再现技术
WFNS	World Federation of Neurological Surgeons	世界神经外科医生联合会

一、蛛网膜下腔出血的定义

蛛网膜下腔是指蛛网膜和覆盖脑实质的软脑膜之间的间隙。内层和外层通过蛛网膜小梁相连，内外层之间为脑脊液。由于血管破裂导致蛛网膜下腔出血，血液可以从动脉或静脉侧进入蛛网膜下腔。非创伤性蛛网膜下腔出血（SAH）最重要和最常见的原因是颅内动脉瘤破裂。

颅内动脉瘤是常见的病变，患病率为 3%，发生于血管的分支点，主要位于大脑动脉环附近。颅内动脉瘤的发病机制目前尚未阐明，可能与潜在的遗传因素有关。到目前为止，已经鉴定出 6 个与颅内动脉瘤相关的基因位点。颅内动脉瘤在常染色体显性多囊肾病患者中发病率较高。吸烟和高血压增加了患颅内动脉瘤的风险，也增加了出血的风险。

二、临床特点

动脉瘤性蛛网膜下腔出血发生于年轻人，由于其急性期和亚急性期都有严重的神经后遗症，因而致残率和死亡率都很高。目前，仍有 1/4 的患者死亡，绝大多数存活下来的患者都会有某种神经或认知缺陷。在过去的几十年里，病死率正在下降，1973—2002 年下降了 17%，表现出潜在的地区差异。累积数据表明，尽管患者的平均年龄有所增加，但积极的治疗包括早期动脉瘤修复和治疗继发性并发症，如脑积水、迟发性脑缺血、癫痫发作和更普遍的医疗并发症，都能改善患者的功能预后。

SAH 患者的典型临床表现是严重的急性发作性头痛。根据出血的确切位置，患者还可能出现急性颈部疼痛，这种疼痛可以持续几天，表现为颈部僵硬。常伴有意识丧失，几乎一半的患者出现 1h 以上的无反应期。1/3 的患者出现局灶性神经症状，以上临床表现单独出现或合并头痛时需要进一步的检查。当头痛是唯一症状时，典型表现为数秒内的快速头痛发作，出现该症状应强烈怀疑此病。癫痫发作也可与蛛网膜下腔出血有关。患者入院时的状态可以用格拉斯哥昏迷量表（GCS）来评估，该量表是根据患者在入院期间所能产生的最佳的眼、运动和言语反应得出的（表 11-1）。根据世界神经外科医师联合会（World Federation of Neurological Surgeons，WFNS）量表（表 11-2），GCS 评分可分为五个等级。另一种分类方法是 Hunt 和 Hess 分级系统。SAH 患者临床分级系统的目标是预测结果。对于脑干反射缺失的患者，动脉瘤治疗可能不再有利。其他对预后有负面影响但不太重要的变量是更大的年龄、CT 扫描更多的出血量，可以用改良的 Fisher 评分进行分级（表 11-3）。

动脉瘤性 SAH 患者可能伴有动眼神经麻痹，尤其是在后交通动脉或小脑上动脉瘤破裂的情况下。动眼神经从脑干到海绵窦，位于 SCA 和 PCOM 之间。无出血的进行性动眼神经缺损应被视为不稳定动脉瘤生长的警告信号，并提示动脉瘤正在增大。在这种情况下，在动脉瘤破裂前必须进行紧急治疗。

大动脉瘤（10～25mm）和巨大动脉瘤（＞25mm）因占位效应影响周围结构（视神经和脑神经受压）也可能出现临床症状，因此应进行相应的治疗。

三、影像表现

当 SAH 临床表现明显或可疑时，可通过 CT 平扫确诊。CT 扫描对于检测蛛网膜下腔出血具有很高的敏感性（＞95%），应始终在腰椎穿刺前进行，因为伴随的血肿可导致中线移位，可能伴有钩回、小脑扁桃体移位或疝出。早期影像有助于快速可靠的诊断，也有助于增加在 CT 扫描中"捕捉"出血的机会。在极少数情况下，动脉瘤破裂可导致脑内血肿而不伴有蛛网膜下腔出血，甚至硬膜下血肿也

表 11-1 格拉斯哥昏迷量表

最佳眼反应（4）	最佳运动反应（6）	最佳言语反应（5）
自发（4）	服从命令（6）	定向（5）
由于口头命令（3）	定位疼痛（5）	困惑（4）
由于疼痛（2）	逃避疼痛（4）	不恰当的言语（3）
不睁眼（1）	疼痛弯曲（3）	听不懂的声音（2）
	疼痛伸直（2）	无言语反应（1）
	无运动反应（1）	

表 11-2 世界神经外科医生联合会（WFNS）等级和格拉斯哥昏迷量表（GCS）

WFNS 等级	GCS
Ⅰ	15
Ⅱ	13～14，不伴神经功能缺损
Ⅲ	13～14，伴神经功能缺损
Ⅳ	7～12
Ⅴ	3～6

表 11-3 改良 Fisher 分级

改良 Fisher 分级	蛛网膜下腔出血	脑室内出血
0	无	无
1	薄层（＜1mm）	无
2	薄层（＜1mm）	有
3	厚层（＞1mm）	无
4	厚层（＞1mm）	有

是可能的表现之一。

用于可疑 SAH 患者的不同成像方案如下所示（图 11-1）。

- 基底池中存在蛛网膜下腔出血，有或无扩张至岛状区或半球间延伸，并扩散至凸面，呈"动脉瘤性 SAH"。当血管造影显示大脑动脉环内或沿着其分支动脉存在一个或多个动脉瘤时，需要尽快进行治疗（图 11-2A 至 G）。
- 动脉瘤性 SAH 中显示蛛网膜下腔出血，但数字减影血管造影未发现动脉瘤。如果没有发现血管异常，在初次成像后 2～3 周需要重复 DSA。
- 蛛网膜下腔出血呈中脑周围型，分布于脑桥和中脑的腹侧（详见其他引起蛛网膜下腔出血的原因）。当高质量的 CT 血管造影没有发现动脉

瘤时，就不需要额外的（有创性）血管造影。需要注意的是，做出此判断的前提条件是在症状出现后 72h 内进行 CT 扫描。

- CT 扫描没有发现出血。如果在症状出现后 6h 内进行 CT 扫描，并由有经验的（神经）影像科医生阅读，则漏诊 SAH 的概率极低，无须进一步检查。当间隔时间超过 6h 时，应进行腰椎穿刺脑脊液检查，以排除蛛网膜下腔出血（残留物）的存在。腰椎穿刺与发病间隔 12h，便于与外伤性穿刺导致出血进行鉴别。如果脑脊液检查呈阳性，在血管造影上发现潜在血管病变的可能性超过 40%。磁共振成像在 CT 扫描阴性和急性腰椎穿刺阳性的情况下检测蛛网膜下腔出血的价值有限。

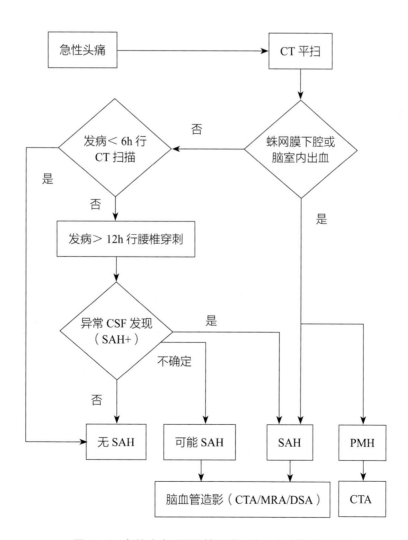

▲ 图 11-1 急性头痛及疑似蛛网膜下腔出血的诊断流程图

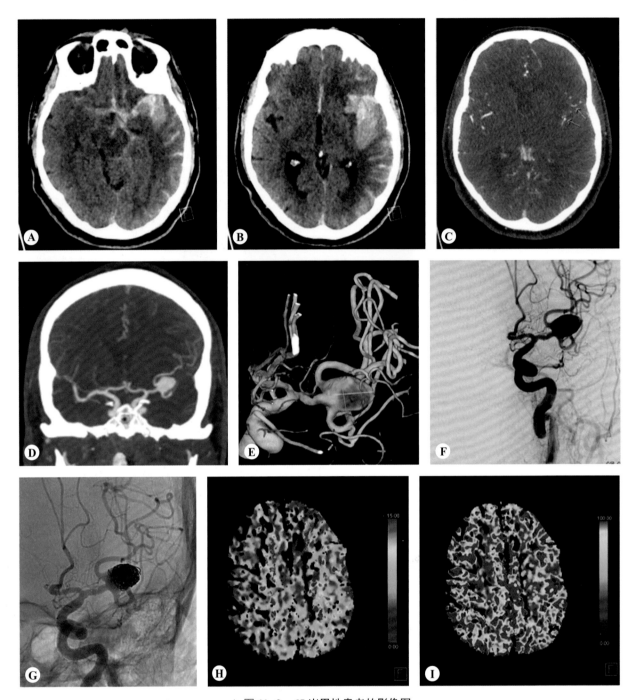

▲ 图 11-2　65 岁男性患者的影像图

因左侧大脑中动脉瘤破裂（C）而导致蛛网膜下腔出血（A 和 B）。3D（E）和 2D DSA（F）证实 CTA 上发现的动脉瘤，大脑中动脉分支被血肿包绕（D）。动脉瘤可以在不使用其他装置的情况下栓塞（G）。术后因迟发性脑缺血，该患者出现了短暂性失语。CT 灌注成像显示，在脑血容量正常（I）的情况下，左侧半球的平均通过时间延迟（H）

此外，应检查并报告以下发现。

- 存在实质性或硬膜下血肿。
- 脑积水，包括出血延伸到脑室。
- 改良 Fisher 评分评估（表 11-3）。
- 幕上或小脑（扁桃体）疝的迹象。
- 缺血迹象，包括占位相关梗死或迟发性脑缺血或水肿。

出血在蛛网膜下腔的分布模式对判断动脉瘤位置有重要意义。当遇到多个动脉瘤时，SAH 的分布提示破裂的动脉瘤位置。例如，纵裂 SAH 提示前交通动脉瘤，而外侧裂的出血提示大脑中动脉瘤破裂（图 11-2A 至 D）。

SAH 发生在中脑周围合并动脉瘤时，由于动脉瘤位置与出血的分布模式不一致，判断动脉瘤位置更具挑战性。在这种情况下，动脉瘤可能只是偶然发现，与 SAH 无关。应用 FLAIR 序列、T_2^* 梯度序列或磁敏感加权成像来显示动脉瘤及其周围的出血，可以支持是否治疗的决定。此外，血管壁成像可以帮助定位破裂的动脉瘤。

四、成像技术和推荐方案

动脉瘤可以使用各种无创性成像技术来显示，但 DSA 仍是确定或排除是否存在动脉瘤所必须的，是颅内动脉瘤检测的参照标准。DSA 检查的有创性和可能出现的血栓栓塞并发症，使得无创性检查如 CT 血管造影和 MR 血管造影广泛应用于颅内动脉瘤的筛查或检测。

（一）CT 血管造影

CTA 能够提供快速诊断和治疗指导，在患者出现紧急情况下尤为重要。许多研究证实了 CTA 的诊断性能，多年来在硬件和软件方面的改进已经提高了颅内动脉瘤的检出率。此外，三维容积再现技术有助于提高诊断（额外）动脉瘤的性能。1997—2009 年的 Meta 分析显示，CTA 诊断动脉瘤的总体敏感性为 98%（95%CI 97%～99%），总体特异性为 100%（95%CI 97%～100%）。假阴性的 CTA 结果是最令人担忧的错误类型，说明没有足够的检测敏感性。漏诊动脉瘤多位于颈内动脉床突上段，尤其是后交通动脉起始处。海绵窦骨性边缘附近典型的 ICA 水平走向阻碍了 PCOM 动脉瘤的充分检出（图 11-3），骨减影技术可以提高这种动脉瘤的诊断准确性。矢状面和冠状面多平面重建，尤其是 VRT 图像，可以进一步提高诊断的准确性。动脉瘤大小是误诊的主要原因，Meta 分析中漏诊的动脉瘤有 50% 小于 3mm。重要的还有影像科医生的经验和敏锐度，因为 50% 的漏诊动脉瘤可以在回顾时被发现。以上这些数据代表每个患者的数据，并没有考虑到动脉瘤的多样性。在紧急情况下，只需要正确识别破裂的动脉瘤，寻找额外的动脉瘤本身并不重要，

但对二次治疗和随访可能很重要。15%～35% 的患者会出现多发性动脉瘤，因此要重视额外的动脉瘤检出。在多发性动脉瘤的检测中，三维旋转血管造影已被证实优于 CTA 和 MRA。

CTA 除了在检测动脉瘤中有重要价值，还可以评估动脉瘤的形态，包括高度、宽度和颈部大小，以及识别囊泡和分支动脉的起源。体素大小、对比剂用量和时间及重建技术都决定了 CTA 图像的最终质量。如果所有参数都得到优化，动脉瘤的形态特征可以在 VRT 图像上进行评估，而在 MPR 多平面重建的图像调整角度可以更好地显示动脉瘤和周围血管关系（图 11-2D），得到更好的评估效果。CTA 可以用来决定动脉瘤是否进行血管内治疗或手术治疗，但需要特别注意的是，部分容积效应可能会使动脉瘤颈部显示过宽而做出不能进行血管内栓塞的误判。当 CTA 判断治疗方式模棱两可时，需要进一步的 DSA 提供更确切的信息。CTA 的主要作用是检测到引起 SAH 的动脉瘤相关信息，并指导后续治疗方案。

（二）MR 血管造影

MRA 对颅内动脉瘤的诊断性能与 CTA 相似，但 MR 在 SAH 患者检查中的局限性在于扫描时间较长，而且由于扫描时间较长，对运动伪影的敏感性较高。因此，它很少用于急性破裂动脉瘤患者的初始检查。对于对比剂使用有禁忌证的患者，MRA 是一种有效的替代方法，首选技术是（多重叠薄层）三维时间飞跃磁共振血管造影采集。

（三）数字减影血管造影

DSA 是脑动脉瘤检测和定性的参考标准。在血管造影方案中，需要对两条颈内动脉和一条或两条椎动脉进行二维及三维旋转采集。整个颅内循环应在后前位和侧位投影中成像，以检测动脉瘤以外的原因引起的蛛网膜下腔出血。此外，颈外动脉应选择性插入导管造影。与二维血管造影（图 11-4）相比，带有 VRT 的三维旋转脑血管造影更敏感地检测到额外的小动脉瘤，并被视为参考标准。根据成像和重建技术，将原始图像或减影图像转换为三维数据集。在获得显示动脉瘤与临近血管分离的最佳角度后（图 11-2E 和 F，图 11-3B），二维图像显示

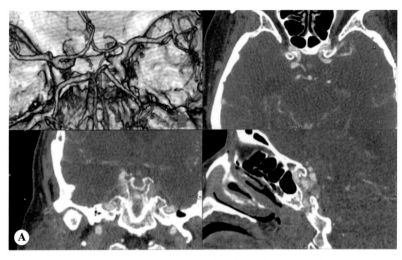
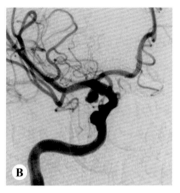

▲ 图 11-3　64 岁女性患者，表现为蛛网膜下腔出血（未显示）

A. 后交通动脉瘤在轴位图像上难以显示，矢状位和容积再现图像改善；B. 最佳工作投影 2D DSA 图像显示后交通动脉起点与动脉瘤颈分离

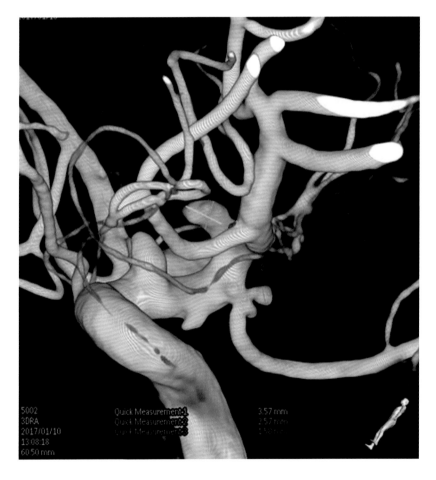

◀ 图 11-4　62 岁女性患者，常染色体显性遗传性多囊肾病，既往有动脉瘤性蛛网膜下腔出血病史。左颈内动脉床突上段可见 6 个小的额外动脉瘤，大小为 1 ～ 3.6mm

真实的颈部大小和动脉瘤底部分支动脉的起源。

五、检查表解读和结构化报告

在 CT 平扫时，应报告蛛网膜下腔出血及其延伸，包括脑室出血和实质血肿。在众多的 SAH 分级系统中，改良 Fisher 分级与延迟性脑缺血进展的相关性较好（表 11-3）。应检出所有可能的（硬膜内）动脉瘤，最佳检测方法参照 DSA 显示的方法：

分别检查每个解剖定位区域（椎基底动脉和颈内动脉区域）。除了标准的轴位图像外，还要为每个解剖定位区域重建 MPR 和 VRT 图像。这种定位方法也适用于结构化报告（表 11-4）。

多发动脉瘤必须确定此次破裂的责任动脉瘤。一些经验和指标可以帮助判断，如动脉瘤的大小和动脉瘤的形状，包括囊泡。动脉瘤的位置也很重要，因为后循环动脉瘤破裂的风险更高。更重要的是血液在蛛网膜下腔的分布，血液较多的区域指向破裂动脉瘤的位置。同时存在的脑岛或额叶血肿使其更明显，更容易判断哪个动脉瘤破裂（图 11-2A 至 D）。开始出血到 CT 扫描时间越短，血液分布与动脉瘤破裂的关系越可靠。如果 CT 扫描不能确定，可以额外行含血管壁成像的 MR 成像，以区分破裂和未破裂的动脉瘤（图 11-5）。由于在破裂的动脉瘤中存在炎症过程，动脉瘤壁或动脉瘤周围环境将显示对比增强。如果仍不能确定，所有可疑动脉瘤都应接受治疗。

鉴别诊断

中脑周围出血是在 10% 的自发性蛛网膜下腔出血患者中可以看到的一种明显出血模式，血液局限于脑桥前池和中脑池，并延伸到脚间池、环池、四叠体池、桥前池或鞍上池。此外，可向侧裂和纵裂的基底部分扩展。在第四脑室或侧脑室的枕角可能只有少量的血。大脑中动脉 M_1 段以外 SAH 的外周扩张不再与中脑出血一致。由于血液可能重新分布，根据最初的描述，CT 扫描应在症状出现后 72h 内进行，但最好尽早进行。确定诊断的重要因素是排除合并动脉瘤。因此，使用 CTA 或 DSA 进行额外的血管成像仍然有助于明确诊断中脑周围出血。假定的原因是静脉破裂，有人认为与异常静脉引流有关，但似乎与罕见的再出血机会相矛盾。中脑周围出血后的临床过程多数为良性，继发性并发症（如脑积水和迟发性脑缺血）可能发生，但发病率低。

1. 颅内动脉夹层 / 夹层动脉瘤

颅内或颅颈交界处的动脉夹层可表现为缺血或蛛网膜下腔出血。50%～60% 的病例可见蛛网膜下腔出血，发生于硬膜内动脉壁各层破裂时。缺血和出血并存少见。由于跨壁破裂，缺乏真正的动脉瘤壁，故又称为夹层动脉瘤或假性动脉瘤。其发病第 1 天 40% 的再次出血的概率明显高于动脉瘤性蛛网膜下腔出血，这也反映了潜在的不同的病理基础。

血管影像常表现为梭形扩张合并近端狭窄（图 11-6），但动脉瘤扩张也可能表现为更常见的浆果型动脉瘤。伴发的血管狭窄由壁内血肿引起，尤其位于夹层动脉的传入部分，大部分接近完全血管壁破裂点。夹层动脉瘤最常见于椎动脉远端的硬脑膜交叉处，即剪切力增加的部位。小脑后下动脉的硬膜外起源必须穿过同一硬脑膜交叉处，可能引起夹层伴 SAH。一旦明确了正确的诊断，就需要进行紧急治疗（如闭塞）以防再出血。

2. 脑沟分布的蛛网膜下腔出血（非创伤性）

在这种特殊的出血模式中，出血的起源与沟动脉、小动脉、毛细血管或皮质静脉有关。

可逆性脑血管收缩综合征临床上与动脉瘤性蛛网膜下腔出血相似，患者通常表现为（反复）雷击样头痛。SAH 主要表现在凸面脑沟的分布（图 11-7A）。在没有动脉瘤的情况下，需要仔细检查远端皮质动脉。血管狭窄和扩张可以在 CTA 观察到，但 DSA 能更好地显示（图 11-7B 和 C）。影像学检查的时机很重要，因为血管异常在最初的 2 周内可能观察不到。RCVS 的临床病程大多为良性，血管异常应在 3 个月内自行恢复。然而局部缺血可导致神经功能缺损。RCVS 现在被认为是一个独立的实体，不同于中枢神经系统的原发性血管炎，后者很少引起蛛网膜下腔出血并且临床上发病更隐匿。

在脑淀粉样血管病中，淀粉样蛋白沉积发生在皮质动脉和软脑膜动脉。出血不仅可以作为皮质含铁血黄素沉着在皮质表浅，同样可以在蛛网膜下腔看到蛛网膜下腔含铁血黄素沉着。这使得与蛛网膜下腔出血的鉴别变得困难。CAA 相关出血中含铁血黄素的成分使其在 T_2^* 和 SWI 加权 MR 图像上易于检测。皮质表浅的定位使其与 SAH 的鉴别成为可能。

后部可逆性脑病综合征与妊娠高血压综合征和环孢素的使用有关，是导致孤立性脑出血的另一个罕见原因。脑静脉血栓形成是脑实质出血的已知原因。凸面脑沟蛛网膜下腔出血是罕见的，可能是由

表 11-4　检查动脉瘤每个位置检查表				
尺寸单位：mm，可能出现多发动脉瘤的位置				
动脉瘤部位（右侧）				
颈内动脉（大小）	眼动脉[a]	后交通动脉[a]	脉络膜前动脉[a]	小脑下动脉尖[b]　其他
大脑前动脉（大小）	A$_1$ 段	前交通动脉		A$_2$ 段 / 胼周动脉 a
大脑中动脉（大小）	M$_1$ 段		M$_2$ 段	
椎基底循环（大小）	小脑后下动脉　小脑前下动脉	小脑上动脉　基底动脉尖[b]		大脑后动脉
动脉瘤部位（左侧）				
颈内动脉（大小）	眼动脉 a	后交通动脉[a]	脉络膜前动脉[a]	小脑下动脉尖[b]　其他
大脑前动脉（大小）	A$_1$ 段	前交通动脉		A$_2$ 段 / 胼周动脉[a]
大脑中动脉（大小）	M$_1$ 段	M$_2$ 段		
椎基底循环（大小）	小脑后下动脉　小脑前下动脉	小脑上动脉	基底动脉尖[b]	大脑后动脉

蛛网膜下腔出血的其他原因

血管炎 – 可逆性脑血管收
缩综合征 – 血管痉挛

动静脉畸形

硬脑膜动静脉瘘

静脉系统（血栓）

*. 动脉瘤尺寸单位为 mm，表中所列为可能出现多发动脉瘤的位置
a 和 b. 除了轴位图像外，使用矢状位（a）和冠状位（b）多平面重建和容积再现图像

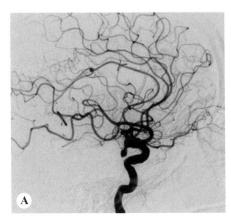 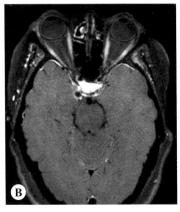 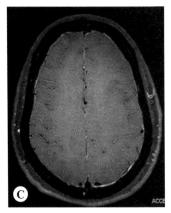

▲ 图 11-5 58 岁女性患者，表现为急性头痛

A. CT 检查正常，脑脊液检查 SAH 阳性。侧位 DSA 显示后交通动脉瘤和脉络膜丛周动脉瘤，无法确定动脉瘤破裂位置。B 和 C.MRI T₁ 造影后血管壁成像显示后交通动脉瘤（B）强化，与脉络膜丛周动脉瘤（C）相反。仅治疗后交通动脉瘤，临床随访良好

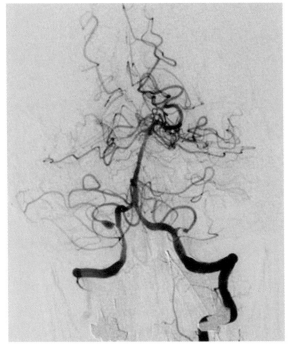

▲ 图 11-6　55 岁女性患者，症状出现 8 天后出现脑脊液蛛网膜下腔出血阳性。左椎动脉注射对比剂显示双侧 PICA 夹层动脉瘤。因为与治疗相关的并发症发生率高，所以采取保守治疗和影像随访的方案，两个动脉瘤自发愈合

于流出道阻塞引起的皮质静脉压力增加导致皮质静脉破裂所致。CT 平扫上 SAH 附近的高密度的皮质静脉，应警惕脑静脉血栓形成。

　　3. 外伤性蛛网膜下腔出血

　　外伤是 SAH 最常见的原因，出血模式与动脉瘤性 SAH 相似，尤其是伴有颅底骨折时。当急诊外伤患者同时存在弥漫性出血和颅内动脉瘤时，会带来诊断上的难题。在这种情况下，很可能创伤是继发于蛛网膜下腔出血。出血模式可以帮助做出正确的诊断，但临床病史更重要：创伤是继发于晕倒、严重头痛还是其他原因。诊断存在疑问时，应积极治疗动脉瘤。

　　4. 颅内动静脉畸形与血管肿瘤

　　软脑膜动静脉畸形很少引起孤立性蛛网膜下腔出血。与动静脉畸形相关的蛛网膜下腔出血的主要原因是血流相关动脉瘤破裂。这些与血流相关的动脉瘤在颅后窝比幕上更容易出血。与 AVM 和脑实质动脉血供相关动脉瘤的精确定位和结构决定了治疗方法。其目的是闭塞动静脉畸形以阻断动脉瘤载瘤动脉的血流，或在无论是否保留流向动静脉畸形的血流的情况下对动脉瘤的近端血管进行阻断。

　　硬脑膜动静脉瘘伴皮质静脉反流有很高的致残率和死亡率，因为它们可以引起实质出血或蛛网膜下腔出血。扩张静脉（静脉袋）破裂是出血的原因（图 11-8）。位于表面的血管母细胞瘤和海绵状畸形也可能是 SAH 的来源。

　　5. 脊髓血管异常

　　当 SAH 更多位于颅后窝并向足侧延伸时，应考虑可能病变在脊髓。与相应颅内疾病一样，脊髓 AVM、血管母细胞瘤或海绵状畸形都会引起 SAH。脊髓硬脑膜动静脉瘘引起的蛛网膜下腔出血是非常罕见的。

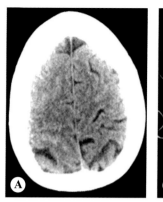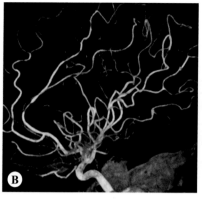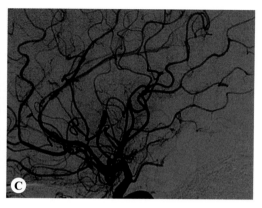

▲ 图 11-7　50 岁女性患者，表现为雷击样头痛

A. CT 显示双侧额叶区脑沟 SAH；B 和 C. 在 3D 和 2D DSA 上可见胼周动脉血管狭窄

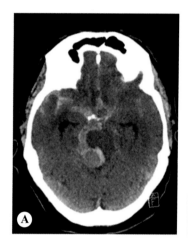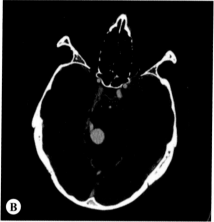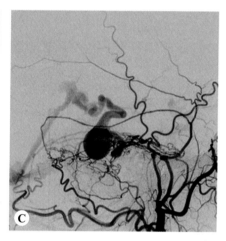

▲ 图 11-8　58 岁男性患者

A. SAH 主要位于右侧环池和鞍上池；B. CT 血管造影显示环池一不典型位置的大动脉瘤；C. DSA 显示岩部一引流至大静脉袋的硬脑膜动静脉瘘

六、治疗和治疗监测

（一）治疗时机

在初次就诊并确定诊断后，应立即将患者转移到治疗中心。应早期治疗以防止动脉瘤再出血。在过去的 10 年里，人们越来越倾向于在最初的 24h 内治疗，甚至有人建议在 6h 内进行更快速的治疗。然而，24h 内治疗策略可以获得好的疗效缺乏科学证据。与缺乏证据形成对比的是，大约 80% 的患者在最初的 24h 内发生再出血，而几乎一半的再出血发生在前 6h 内。这支持了早期动脉瘤闭塞的必要性。即使是入院时神经系统状况不佳（WFNS Ⅴ级）的患者也能受益，尽管这些患者的临床结果往往很差、死亡率很高，但仍应考虑紧急治疗。由于这些患者入院时的临床状况已经很差，他们传统上是以保守治疗的方式进行处置，没有动脉瘤治疗或脑室外引流。只有在神经系统状态改善后才建议治疗，这种延迟可能会导致由于颅内压升高或复发性出血而导致不良临床结果。

（二）治疗方案

血管内栓塞和手术夹闭是治疗破裂动脉瘤的有效方法。对于每一个发现的动脉瘤，应该考虑到每种治疗的风险做出一个平衡的决定。不要把栓塞和夹闭两种技术视为竞争关系，它们应该互为补充。在一个神经血管治疗中心，治疗应该由一个经验丰富的神经介入医生和神经外科医生组成的团队进行，提供全天候的服务。不同的治疗策略适用于不同的部位，但确切的动脉瘤形态和解剖结构是决定如何治疗动脉瘤的最重要因素。

比较夹闭和栓塞的最重要的研究是在 21 世纪初进行的 ISAT 试验。在这项试验中，比较了手术和血管内治疗破裂动脉瘤的方法；主要的结果指标是患者日常活动中的依赖性比例（改良的 Rankin 评分 3～6）。纳入 ISAT 的先决条件是治疗均衡，这意味着神经外科医生和神经介入医师都同意动脉瘤适合夹闭和栓塞。ISAT 数据显示，在 1 年的随访中，栓塞术后不良结局的相对风险降低率为 23.9%，与夹闭比较栓塞的绝对风险降低率为 7.4%，考虑到不同的动脉瘤位置，前循环动脉瘤的相对风险降低 22%，绝对风险降低 7%；后循环动脉瘤的相对风险降低 59%，绝对风险降低 27%。结论是，对于既适合栓塞又适合夹闭的动脉瘤，更倾向于血管内治疗。对于后循环动脉瘤，在绝大多数患者中，预后的显著差异强烈支持血管内入路。

同时出现脑内血肿并不会自动对结果产生负面影响，术前的神经状况比颅内血肿的存在和大小更重要。破裂的 MCA 动脉瘤应与单纯的脑岛血肿区分，其血液仍在蛛网膜下腔内，导致岛盖边缘移位（图 11-2B）和实质内（脑岛）血肿，因为脑岛血肿更容易进行手术清除。因为 MCA 分支位于脑岛血肿内可通过 CTA 区分两者（图 11-2C）。血肿的存在并不一定意味着患者必须接受手术治疗，动脉瘤栓塞并随后进行去骨瓣减压术（有或没有血肿清除）的联合方式与完全外科手术方式一样有效。治疗决策例外的情况是，患者在入院时表现出神经功能迅速下降或神经系统状态不佳（WFNS Ⅴ级）伴因血肿占位效应引起脑干压迫的迹象，这些临床指标决定了立即手术减压。在减压手术后，动脉瘤可以被固定，随后可以通过夹闭或栓塞来处理。在减压前将动脉瘤栓塞以防止再出血是轻率的，因为这将导致严重的延迟，并且可能导致不可逆的脑损伤或因脑干长期压迫和脑疝而死亡。

（三）动脉瘤的定位和解剖学考虑

1. 后循环动脉瘤

后循环动脉瘤是最早采用栓塞治疗的动脉瘤，在某些研究中手术治疗的致残率和死亡率高达 25%。位于更近端的小脑后下动脉瘤也优先栓塞。如果宽颈动脉瘤需要球囊或支架辅助的栓塞，至少

应考虑外科手术。PICA 动脉瘤夹闭的主要限制是颈髓和延髓周围存在脑神经阻碍手术入路。

椎基底动脉交界处的近端动脉瘤较少见，并且与椎基底动脉交界处的非融合节段密切相关（图 11-9A 至 D）。基底动脉中段动脉瘤是罕见的，应考虑潜在的夹层或动脉粥样硬化。

小脑上动脉瘤位于小脑上动脉自基底动脉上发出。SCA 可起源于基底动脉或大脑后动脉，这取决于基底尖区域的头侧或足侧融合。值得注意的是，基底动脉远端是由两个胚胎型 PCA 的胚胎融合过程形成的。因此，基底动脉远端可无 PCA，或发出一个或两个 PCA。来自 ICA 的胚胎型 PCOM 将平衡这种解剖变异。基底尖小穿支的起源可能是不对称的，与基底动脉远端的不对称融合过程有关。了解该区域的解剖结构有助于提高治疗的安全性。由于动脉穿支大多不在动脉瘤壁内，基础的栓塞术发生穿支闭塞相关并发症的风险很低，手术夹闭有较高的穿支闭塞风险，这解释了 ISAT 中后循环动脉瘤亚组的高预后不良率。

位于大脑后动脉更远端的动脉瘤可以在 $P_{1\sim2}$ 交界处，即"PCOM 入口"处看到，尤其是当 ICA 闭塞，PCOM 改变血流从后循环到前循环出现血流逆转的情况下。更远端的 P_2 动脉瘤位置靠近幕缘，剪切损伤导致的夹层是动脉瘤形成的一个不常见的原因。

2. 颈内动脉

动脉瘤通常发生在颈内动脉分支，从近端到远端，包括眼动脉、PCOM 和脉络膜前动脉。此外，动脉瘤可发生在颈内动脉的上、下壁，与动脉分支无关。动脉瘤在硬脑膜交界处（颈动脉腔）的确切位置于硬膜内或硬膜外有时很难确定，但在蛛网膜下腔出血的病例中，除非另有证明，否则应将动脉瘤视为出血原因。由于其在颈内动脉虹吸段的位置，治疗这些动脉瘤具有挑战性。

眼动脉远端稍远的动脉瘤较容易进入，眼动脉起源于动脉瘤底部主要是理论上的局限性。由于筛窦前动脉或脑膜中动脉有侧支存在，眼动脉起始处闭塞通常不会引起视力问题（由于视网膜缺血），与视网膜动脉远端可能闭塞的血栓栓塞事件相反。

当 PCOM 起源于动脉瘤基底部，并且仅供应大

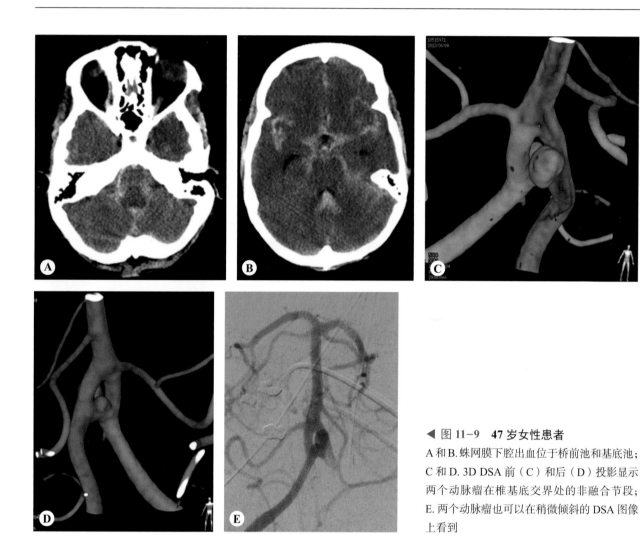

◀ 图 11-9 47 岁女性患者

A 和 B. 蛛网膜下腔出血位于桥前池和基底池；C 和 D. 3D DSA 前（C）和后（D）投影显示两个动脉瘤在椎基底交界处的非融合节段；E. 两个动脉瘤也可以在稍微倾斜的 DSA 图像上看到

脑后动脉（胚胎型 PCOM 构型）时，PCOM 动脉瘤的治疗可能受到限制。生长或破裂的 PCOM 动脉瘤可导致动眼神经麻痹。神经功能的恢复是在夹闭和栓塞之后，即使在栓塞术后其对神经的肿块效应仍在继续。栓塞后动脉瘤搏动减少被认为是动眼神经功能改善的原因。

脉络膜前动脉起源的闭塞可导致严重的神经功能缺损。累及的区域是可变的，内囊缺血是最具临床相关性的后果。

3. 大脑前动脉

前交通动脉复合体的解剖结构可以从两个大脑前动脉的均衡供血到仅一个大脑前动脉的主要供血，以及两者之间的所有其他血流动力学变化。此外，在 ACOM 复合体中可以出现重复或开窗，并且在 3D VRT 图像上显示最佳。在 ACOM 之外，解剖结构还可以从正常的双侧单个 ACA 变异为双侧 A_2 段在中线融合（奇形），随后分为两支相双侧大脑半球供血（图 11-10）。另一个极端是胼周动脉和胼缘动脉独立起源于 ACOM。当使用球囊或支架辅助的栓塞时，这些变化对于血管内入路非常重要，而且在外科手术中，为了阐明局部解剖结构以提高夹闭的安全性，这些变化也是很重要的。

更远的胼胝体周围动脉瘤占颅内动脉瘤的 4%～5%。由于在治疗过程中破裂的风险增加，治疗这些动脉瘤的血管内和外科手术的致残率要比位于近端的动脉瘤高。

4. 大脑中动脉

大脑中动脉的双分叉或三分叉可以发生在大脑中动脉的近端 M_1 段到外侧裂入口处的 $M_{1\sim2}$ 交界处，在那里它会发生后弯。在极端的解剖变异中，可以从其位于 ICA 的起源处看到这种分裂，从而产生一个"副" MCA。动脉瘤可以发生在这些早期分

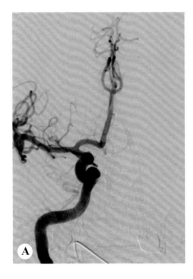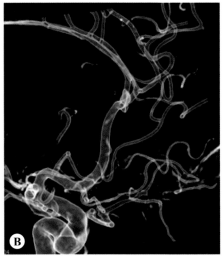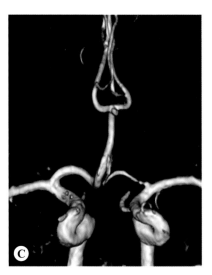

▲ 图 11-10　**59 岁女性患者的影像图**

A. 因大脑前动脉远端的双叶形动脉瘤破裂而出现蛛网膜下腔出血（奇形）；B. 透明三维视图更详细地显示了动脉瘤；C. 术后 6 个月随访 MR 血管造影显示颅内动脉瘤闭塞，但足侧有持续血流

叉处，类似于更远端的"正常"MCA 分叉动脉瘤。在 ISAT 研究中，MCA 动脉瘤的代表性略低；治疗结果含糊不清，两种治疗方式对治疗致残率均无益处。对于其他动脉瘤，其瘤颈大小及分叉部动脉起始位置与动脉瘤底的关系，可以指导哪种治疗方法最适合动脉瘤闭塞。除了动脉瘤的形态，脑岛或实质内血肿的同时存在决定了哪种治疗是首选。

（四）治疗技术

长期以来，外科治疗一直是治疗的主流。手术方式和开颅手术的范围取决于动脉瘤的定位和神经外科医生的专业知识。在动脉瘤夹闭前，对载瘤动脉进行近端控制，以确保动脉瘤夹安全放置。在手术中动脉瘤破裂时可暂时夹闭供血动脉以恢复视觉控制，随后再进行更严格的动脉瘤夹闭。可根据术中局部形态差异使用不同形状的动脉瘤夹。夹闭 MCA 动脉瘤的一个优点是需要打开侧裂，这样可以（部分）排出蛛网膜下腔出血。夹闭并发症与夹闭本所致的动脉瘤附近分支动脉闭塞有关，或与手术方式有关，特别是在 SAH 后脑肿胀导致实质损害的情况下。

20 世纪 70 年代首次血管内动脉瘤治疗是在动脉瘤内放置可拆卸的小气球。直到 Guglielmi 开发了电解可拆卸铂弹簧圈，动脉瘤的血管内治疗才在 1995 年获得 FDA 的批准。最早的弹簧线圈是螺旋形的，而现在可以使用更复杂的金属弹簧圈。血管内栓塞术是通过动脉入路，通常是股动脉。在颈内动脉或椎动脉放置一个更稳定的尿管，可以将微型导管与微型导丝结合使用。这些工具使得动脉瘤精确置管和栓塞成为可能。弹簧圈的尺寸根据动脉瘤的大小和形状而定。在正确放置第一个弹簧圈后，应引入其他较小的弹簧圈，直到动脉瘤被充分填充。在弹簧圈环之间血栓形成时会形成一个更稳定的血栓。通常情况下，不到 25% 的动脉瘤腔可被弹簧圈填充。栓塞术的并发症是动脉瘤颈部或循环系统中其他部位的血栓形成，或与插管或微导管、微导丝或线圈引起的动脉瘤穿孔有关。当动脉瘤是宽颈的或动脉瘤底部有分支时，血管内治疗是有挑战性的。当无法进行手术治疗或被判定为高危手术时，可以引入额外的血管内工具，如球囊或支架来辅助栓塞术。在球囊辅助的手术中，动脉瘤的颈部在弹簧圈展开过程中通过充气来暂时封闭动脉瘤的颈部，从而防止弹簧圈在周围载瘤动脉中的迁移。应警惕延长球囊充气时间导致的正常血流受阻引发血栓栓塞事件或低灌注造成缺血。另一种稳定动脉瘤弹簧圈的方法是在动脉瘤开口处放置一个支架。微导管可以在支架置入前（"监禁技术"）或支架置入后进入动脉瘤。在后一种情况下，微导管必须穿过动脉瘤内的支架支柱。在支架辅助栓塞术中，可确保通过载瘤动脉的血流持续正常，但支架血栓形成和血栓栓塞事件的风险仍然增加。在蛛网膜下腔出血中，由于紧急情况，在支架置入术前 3 天推荐的双重抗血小板治疗不能实施，这增加了手术风险。宽基底动脉瘤治疗的最新进展是囊内血流阻断装置，这些球形装置由大量的镍钛合金丝构成，形成网状结构，防止血液进入动脉瘤，导致动脉瘤内血栓形成。这些装置的安全性仍在研究中，但据报道血栓栓塞事件发生率增加到 15%。已建议对这些设备的抗血小板方案进行标准化。

血管内和外科治疗方法都可以用来治疗夹层动脉瘤。最明确的治疗是通过截断载瘤动脉的方法来阻断包括动脉瘤在内的夹层血管的血流，该方法可以通过弹簧圈夹闭或（小心地）注入液体栓塞材料来实现。在血管远端，尤其是在 PICA，载瘤血管栓塞通常效果很好。脑干前颅颈交界区治疗的主要风险是局部穿支闭塞，可能导致严重的神经并发症。由于没有真正的动脉瘤壁，每次手术破裂的风险增加，使得治疗更危险。

七、SAH 继发并发症

（一）迟发性脑缺血

动脉瘤破裂后，最严重并发症之一是迟发性脑缺血的发生，最多可在 20% 的动脉瘤性蛛网膜下腔出血后患者中发生。DCI 是指出现局灶性神经功能缺损、意识逐渐下降，需排除其他可能导致神经功能下降的原因，如脑积水、再出血或代谢障碍、感染或低钠血症。DCI 引起的症状可以在 SAH 后 3~5 天开始，并且在第 5~14 天达到最重。DCI 的风险在 2~4 周后降低。临床症状可以可逆，但有时明显的损伤会进展为持续性神经损伤，或者甚至因严重脑肿胀死亡。由于 20%SAH 继发 DCI 的患者 3 个月随访的临床预后较差。脑血管痉挛一词也经常与 DCI 同时被使用。原因是，在 30%~70% 的 DCI 患者中，血管痉挛可以在血管成像上看到。然而，这些术语是不可相互替代的，因为并非所有血管造影有血管痉挛征象的患者都会出现 DCI 的临床症状，相反，1/3 的 DCI 患者可以有正常的血管造影表现。这种区分的重要性在于，DCI 的临床症状治

疗不应侧重于血管痉挛的治疗。不同的关于球囊成形术治疗血管痉挛疗效研究并未带来更好的预后，而唯一有效治疗方法（钙拮抗药尼莫地平或尼卡地平）对血管痉挛的血管造影表现没有任何影响。

尽管 DCI 是一种临床诊断，但影像学常被用来支持诊断及排除其他神经功能减低的原因。最重要的原因是脑积水、再出血、代谢紊乱或感染的进展。当 CT 平扫可排除脑积水时，可采用进一步的 CT 影像学方法来寻找诊断 DCI 的支持。CTA 与血管成像相关以识别颅内近端动脉的血管痉挛，但 CTA 的局限性是由于 DCI 和血管痉挛不能如上文所述互相替代的事实所固有。CT 灌注更具应用前景，因为它可以测量多种血流动力学参数。其中，脑血流和平均通过时间是最相关的。25ml/(100g·min) 或以下的脑血流与不可逆神经功能缺损的发生相关，但仍缺乏定量评估的坚实数据。MTT 阈值范围从 5.0s 到最大 6.5s。CTP 的一个重要限制是使用不同供应商的不同 CT 扫描仪和软件包的发现的可变性及缺乏已验证的阈值。正常 CBF 和 MTT 延迟的不匹配似乎表明神经功能缺损更可逆（图 11-2H 和 I）。然而，应当指出的是，CTP 只能用于确认或确立 DCI 的诊断，并区分发生梗死的患者和未发生脑梗死的患者。目前这种技术还不能预测哪些患者在入院时会出现 DCI。早期 CT 扫描时蛛网膜下腔出血量是血管痉挛发生的重要预测因素。定性（改良）Fisher 分级和最近更精确的颅内定量测量表明，SAH 的增加与 DCI 的发展有关。

扩散加权成像和磁共振灌注成像也可用于诊断 DCI。DWI 可以区分细胞毒性和血管源性水肿，并提供早期脑梗死的信息。对表观扩散系数值的评估进一步提高了 DWI 的诊断准确性。磁共振灌注成像可用于评估 CBF，类似于 CT 灌注成像。

（二）脑积水

需要注意的是，目前临床上 SAH 相关脑积水发生的概率逐渐下降，而由颅内压升高引起的头痛、恶心和呕吐症状在增加。CT 扫描（随访）可显示脑室系统大小的变化。急性脑积水在临床状况差、蛛网膜下腔出血量增加的患者中更为常见。根据颅后窝尤其是枕大孔的空间，可以放置室外引

流，或（重复）腰椎穿刺。

八、治疗后随访

（一）临床随访

ISAT 试验的长期随访数据显示，在治疗后 5 年栓塞仍优于夹闭，11% 的栓塞患者死亡，而手术组为 14%。两种治疗方法在存活患者中日常生活活动可自理的比例相似。最近，对 ISAT 队列中的一部分进行了长期（长达 18 年的随访）栓塞和夹闭的耐久性评估。虽然两组患者的依赖性增加率相似，但血管内治疗组 10 年后存活和自理的概率仍显著高于神经外科组。与夹闭动脉瘤相比，血管内治疗的长期局限性是动脉瘤复发后再出血的风险增加。此外，复发性蛛网膜下腔出血可由破裂的新发动脉瘤引起。为防止复发性出血，应在治疗后 3~6 个月至少进行一次随访，以确定早期复发的患者并防止再次发生 SAH。随后的随访计划应根据个体情况进行调整，其中额外的动脉瘤、积极的家族史和潜在的遗传疾病应作为参考。

（二）影像随访

在绝大多数情况下，手术和血管内治疗都能防止动脉瘤破裂后再出血。建议栓塞后至少进行一次随访成像。评估治疗动脉瘤长期随访的最重要的研究是 ISAT 研究。在 1 年的随访中，8 例栓塞患者和 3 例夹闭患者出现复发性出血，但无统计学意义。在长期的随访中，栓塞术（每年 10/8447 患者）较夹闭术（每年 3/8177 患者）术后出现更多的复发性出血。除这些动脉瘤治疗后的复发性出血外，11 例患者在随访期间因额外动脉瘤破裂发生再次蛛网膜下腔出血。因此，应考虑在栓塞后进行长期随访，尤其是对动脉瘤性蛛网膜下腔出血家族史阳性的患者、成人多囊肾病患者及出现多个动脉瘤的患者。对栓塞动脉瘤的长期随访进行评估并与初始闭塞程度相关的系统回顾显示，栓塞后初始闭塞程度为 91%，20.8% 的患者发生动脉瘤再开放，10.3% 的患者进行了再治疗。再开放的危险因素是动脉瘤位于后循环（22.5%）、前循环（15.5%），以及动脉瘤直径大于 10mm 的动脉瘤。大约 20% 的动脉瘤在栓塞治疗后显示重新开放，其中一半的动脉瘤需要再

治疗。更重要的是，当动脉瘤在 6 个月的随访中完全闭塞时，5 年随访时重新开放的概率非常低，需要额外治疗的患者更少。

（三）随访成像技术

MRA 已被证明至少在评估栓塞动脉瘤重新开放方面与 DSA 同样有效。铂金线圈在磁共振成像上造成最小的伪影，即使在弹簧圈之间，也不会妨碍动脉瘤内复发性血流的显示。对 MRA 与 DSA 的诊断准确性进行了评估，结果表明 MRA 具有非常高的阴性预测值，这意味着当 MRA 上看不到残余血流时，动脉瘤在 DSA 上完全闭塞的可能性非常高。因为 MRA 与 DSA 相比能更准确地描述栓塞动脉瘤内的血流，所以其阳性预测值低得多（69%）会导致假阳性结果。因此，鉴于此 DSA 的价值是有争议的，因为铂金线圈确实阻碍了对动脉瘤内对比剂显示。对于磁共振血管造影，可以使用不同的技术，其中 3D TOF MRA（最好是 3T）因为其血管成像不需要对比剂对患者的影响最小。使用 MRA 进行后续成像的另一个优点是能够检测到额外的动脉瘤。在 5 年的随访中，大约 20% 的颅内动脉瘤患者出现了一个额外的动脉瘤，或者已经发展成"新生动脉瘤"。随着时间的推移，这些动脉瘤大多保持稳定，很少有动脉瘤会增大，在随访期间有进展的甚至更少。

对于夹闭动脉瘤的随访，DSA 是参考标准，但由于采用金属伪影去除技术的新重建算法，CTA 无创成像技术取得了进展。动脉瘤夹的金属含量决定了伪影的大小，钛夹可获得最佳成像效果。CTA 对夹闭动脉瘤随访的阳性预测值约为 85%。因此，CTA 可用于夹闭动脉瘤的长期随访，也可用于其他动脉瘤的检测。重要的是要认识到，对于相当数量的患者来说，动脉瘤性 SAH 不是一次性事件，额外动脉瘤的出现或进展对于尤其是家族性动脉瘤患者，意味着他们将面临终身随访。

九、病例报告 1

ACOM 动脉瘤破裂引起蛛网膜下腔出血，伴大脑中动脉额外动脉瘤。

一位 67 岁女性，表现为急性头痛，但无神经

系统症状（格拉斯哥昏迷评分最高）。由于疑似（动脉瘤性）蛛网膜下腔出血，进行了 CT 和 CTA 成像（图 11-11 和图 11-12）。

（一）CT 平扫

蛛网膜下腔出血主要分布于中线，在胼胝体和扣带回之间延伸。其他脑池内无积血。无脑疝征象。无缺征象。

脑室系统宽度正常，侧脑室后角有少量血。

（二）CT 血管造影（VRT 和厚层轴位 MPR 重建）（图 11-13）

前交通动脉瘤头侧朝右，直径 4.6mm×7.5mm。左侧可见大脑中动脉瘤直径 8.1mm×4.8mm。无其他血管异常（VRT 和 MPR 显示左右相反的位置）。

结合 CT 平扫和 CT 血管造影结果，ACOM 动脉瘤破裂是肯定的，患者随后接受了治疗。由于颈穿比良好，患者主要安排在全麻下进行血管内治疗。

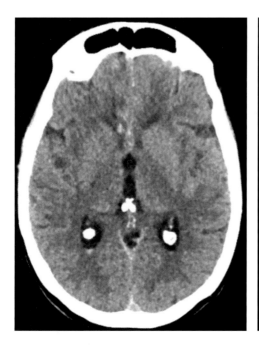
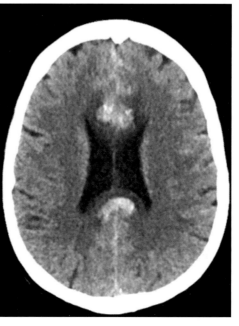

◀ 图 11-11　CT 图像

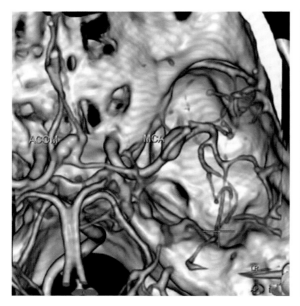
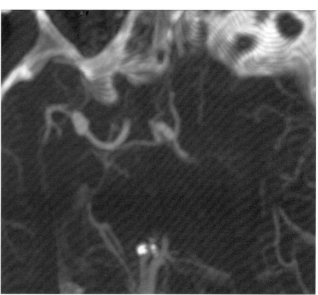

▲ 图 11-12　CTA 成像

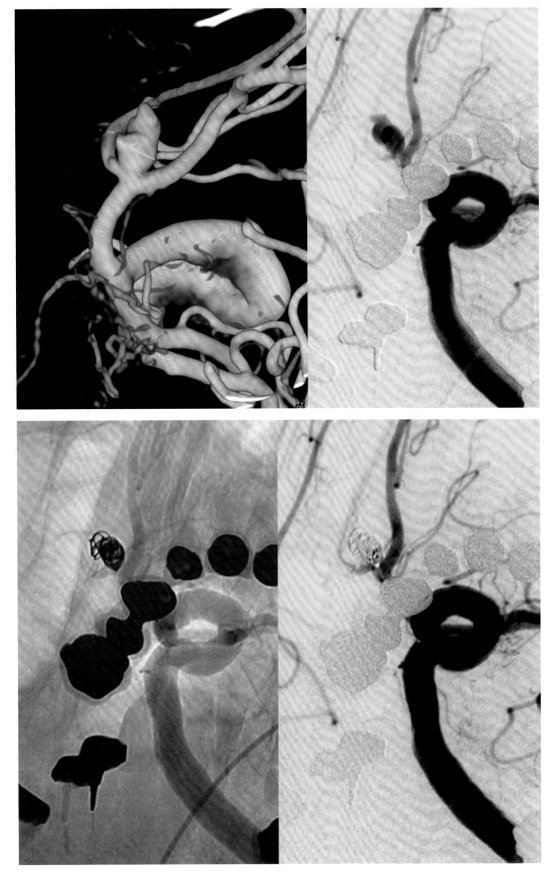

▲ 图 11-13　CT 血管造影

（三）血管造影和血管内治疗（急性期）（图 11-14）

在右股动脉放置 6F 鞘后，选择性左颈内动脉置管。基于三维旋转 DSA，确定了使动脉瘤与 ACOM 复合体分离的工作位投影。在动脉瘤内放置双标记物微导管，在放置三个线圈后，以接近完全闭塞的动脉瘤进行了顺利的栓塞。术中无血栓栓塞并发症发生。

经过良好的临床恢复，没有持续的神经功能缺损，患者被安排治疗额外的大脑中动脉瘤。

（四）血管造影和血管内治疗（随访）（图 11-15）

在右股动脉放置 6F 鞘后，选择性左颈内动脉置管以评估栓塞动脉瘤的闭塞情况。动脉瘤稳定且接近完全闭塞。

选择性右颈内动脉置管，3D 旋转血管造影评估 MCA 动脉瘤的最佳工作投影。在动脉瘤中引入微型导管，之后放置 5 个线圈，完全闭塞动脉瘤。无血栓栓塞并发症。

十、病例报告 2

患者表现为蛛网膜下腔出血，发病时有血管造影影像。

一名 54 岁男性，表现为急性头痛、颈部疼痛、恶心和呕吐，有僵硬的迹象。入院时，他的格拉斯哥昏迷得分为 2 分（E4M6V3）。因为怀疑是蛛网膜下腔出血，所以进行了 CT 平扫和血管造影。

（一）CT 平扫（图 11-16）

桥前池、基底池、环池有蛛网膜下腔出血，左侧外侧裂内有出血延伸。侧脑室后角可见少量血。双侧颞角增大的脑积水。无脑疝征象。

CT 血管造影（未显示）未发现前后循环有任何异常，未发现 SAH 病因。由于动脉瘤出血模式（脑岛区和脑室内有血），因此采用数字减影血管造影进行进一步的血管成像，包括 3D 旋转血管造影。

（二）三维数字减影血管造影（图 11-17）

选择颈内动脉、颈外动脉和左椎动脉置管。未发现血管异常，未发现 SAH 病因。由于动脉瘤样

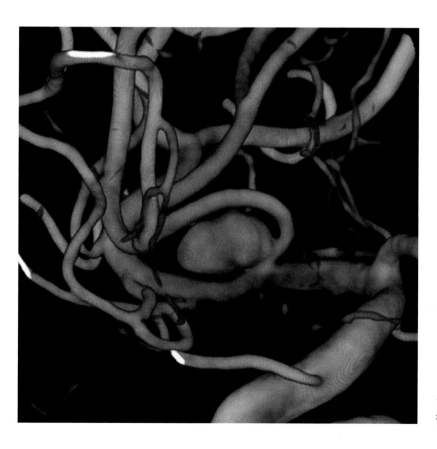

◀ 图 11-14 血管造影和血管内治疗（急性期）

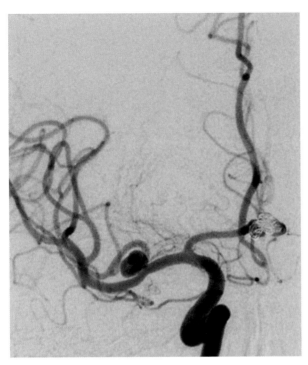
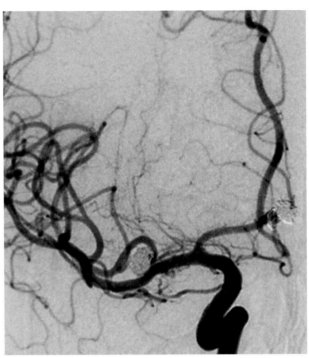

▲ 图 11-15 血管造影和血管内治疗（随访）

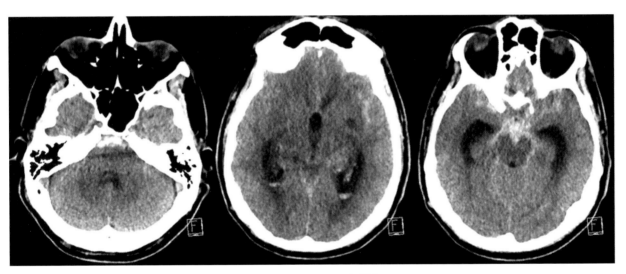

▲ 图 11-16 CT 平扫图像

SAH 模式且最初影像检查表现为阴性，2 周后再次进行 DSA 检查。

（三）三维数字减影血管造影（图 11-18）

选择颈内动脉和左椎动脉置管。在左前斜位 3D DSA 上可以发现一个非常小的对比剂外渗。

这很可能是脑干穿支的一个小型夹层动脉瘤。因为这个微小的穿孔太小不适合超选择性置管，故采取保守治疗加影像随访的方案，并且后续病程中未伴发复发性出血。

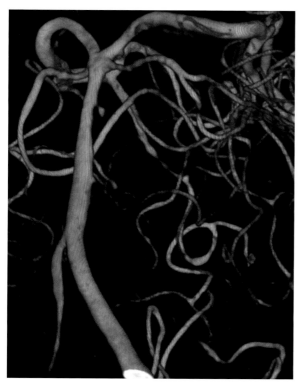

▲ 图 11-17　三维数字减影血管造影

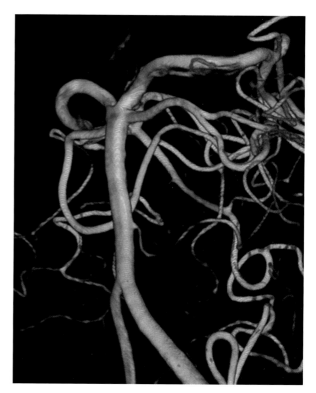

▲ 图 11-18　左前斜位三维数字减影血管造影

参考文献

[1] Agid R, Andersson T, Almqvist H, Willinsky RA, Lee SK, terBrugge KG, et al. Negative CT angiography findings in patients with spontaneous subarachnoid hemorrhage: when is digital subtraction angiography still needed? AJNR Am J Neuroradiol. 2010;31(4):696–705.

[2] Aulbach P, Mucha D, Engellandt K, Hadrich K, Kuhn M, von Kummer R. Diagnostic impact of bone-subtraction CT angiography for patients with acute subarachnoid hemorrhage. AJNR Am J Neuroradiol. 2016;37(2):236–43.

[3] Bakker NA, Groen RJ, Foumani M, Uyttenboogaart M, Eshghi OS, Metzemaekers JD, et al. Appreciation of CT-negative, lumbar puncture-positive subarachnoid haemorrhage: risk factors for presence of aneurysms and diagnostic yield of imaging. J Neurol Neurosurg Psychiatry. 2014;85(8):885–8.

[4] Cremers CH, van der Schaaf IC, Wensink E, Greving JP, Rinkel GJ, Velthuis BK, et al. CT perfusion and delayed cerebral ischemia in aneurysmal subarachnoid hemorrhage: a systematic review and meta-analysis. J Cereb Blood Flow Metab. 2014;34(2):200–7.

[5] Debette S, Compter A, Labeyrie MA, Uyttenboogaart M, Metso TM, Majersik JJ, et al. Epidemiology, pathophysiology, diagnosis, and management of intracranial artery dissection. Lancet Neurol. 2015;14(6):640–54.

[6] Ducros A. Reversible cerebral vasoconstriction syndrome. Lancet Neurol. 2012;11(10):906–17.

[7] Ferns SP, Sprengers ME, van Rooij WJ, Rinkel GJ, van Rijn JC, Bipat S, et al. Coiling of intracranial aneurysms: a systematic review on initial occlusion and reopening and retreatment rates. Stroke. 2009;40(8):e523–9.

[8] Molyneux A, Kerr R, Stratton I, Sandercock P, Clarke M, Shrimpton J, et al. International Subarachnoid Aneurysm Trial (ISAT) of neurosurgical clipping versus endovascular coiling in 2143 patients with ruptured intracranial aneurysms: a randomised trial. Lancet. 2002;360(9342):1267–74.

[9] Molyneux AJ, Kerr RS, Birks J, Ramzi N, Yarnold J, Sneade M, et al. Risk of recurrent subarachnoid haemorrhage, death, or dependence and standardised mortality ratios after clipping or coiling of an intracranial aneurysm in the International Subarachnoid Aneurysm Trial (ISAT): long-term follow-up. Lancet Neurol. 2009;8(5):427–33.

[10] Nagahata S, Nagahata M, Obara M, Kondo R, Minagawa N, Sato S, et al. Wall enhancement of the intracranial aneurysms revealed by magnetic resonance vessel wall imaging using three-dimensional turbo spin-echo sequence with motion-sensitized drivenequilibrium: a sign of ruptured aneurysm? Clin Neuroradiol. 2016;26(3):277–83.

[11] Nieuwkamp DJ, Setz LE, Algra A, Linn FH, de Rooij NK, Rinkel GJ. Changes in case fatality of aneurysmal subarachnoid haemorrhage over time, according to age, sex, and region: a

meta-analysis. Lancet Neurol. 2009;8(7):635–42.

[12] Rinkel GJ, Wijdicks EF, Hasan D, Kienstra GE, Franke CL, Hageman LM, et al. Outcome in patients with subarachnoid haemorrhage and negative angiography according to pattern of haemorrhage on computed tomography. Lancet. 1991;338(8773):964–8.

[13] Rosen DS, Macdonald RL. Subarachnoid hemorrhage grading scales: a systematic review. Neurocrit Care. 2005;2(2):110–8.

[14] Schaafsma JD, Velthuis BK, Majoie CB, van den Berg R, Brouwer PA, Barkhof F, et al. Intracranial aneurysms treated with coil placement: test characteristics of follow-up MR angiography–multicenter study. Radiology. 2010;256(1):209–18.

[15] Vlak MH, Algra A, Brandenburg R, Rinkel GJ. Prevalence of unruptured intracranial aneurysms, with emphasis on sex, age, comorbidity, country, and time period: a systematic review and meta-analysis. Lancet Neurol. 2011;10(7):626–36.

[16] Westerlaan HE, van Dijk JM, Jansen-van der Weide MC, de Groot JC, Groen RJ, Mooij JJ, et al. Intracranial aneurysms in patients with subarachnoid hemorrhage:CT angiography as a primary examination tool for diagnosis – systematic review and meta-analysis. Radiology. 2011;258(1):134–45.

[17] Yoon DY, Lim KJ, Choi CS, Cho BM, Oh SM, Chang SK. Detection and characterization of intracranial aneurysms with 16-channel multidetector row CT angiography: a prospective comparison of volumerendered images and digital subtraction angiography. AJNR Am J Neuroradiol. 2007;28(1):60–7.

拓展阅读

[1] Connolly ES Jr, Rabinstein AA, et al. Guidelines for the management of aneurysmal subarachnoid hemorrhage: a guideline for healthcare professionals from the American Heart Association/American Stroke Association. Stroke. 2012;43(6):1711–37.

[2] Lasjaunias P, Berenstein A, Brugge KG. Clinical vascular anatomy and variations. Berlin/Heidelberg: Springer; 2013.

[3] Marder CP, Narla V, Fink JR, Tozer Fink KR. Subarachnoid hemorrhage: beyond aneurysms. AJR Am J Roentgenol. 2014;202(1):25–37.

[4] Mensing LA, Vergouwen MDI, et al. Perimesencephalic hemorrhage. A review of epidemiology, risk factors, presumed cause, clinical course, and outcome. Stroke. 2018;49:1363–70.

[5] Rabinstein AA, Lanzino G, Wijdicks EF. Multidisciplinary management and emerging therapeutic strategies in aneurysmal subarachnoid haemorrhage. Lancet Neurol. 2010;9(5):504–19.

[6] Rinkel GJ, Klijn CJ. Prevention and treatment of medical and neurological complications in patients with aneurysmal subarachnoid haemorrhage. Pract Neurol. 2009;9(4):195–209.

[7] van Gijn J, Rinkel GJ. Subarachnoid haemorrhage: diagnosis, causes and management. Brain. 2001; 124(Pt 2):249–78.

第12章 脑静脉与窦血栓的影像学
Imaging of Cerebral Venous and Sinus Thrombosis

Pedro Vilela 著

程 丹 译　　陈红燕 刘亚欧 校

摘 要

脑静脉和静脉窦血栓形成是脑卒中的一个重要原因，特别是在年轻患者和儿童中，由于血凝块的形成和播散导致颅内静脉系统成分（包括硬脑膜窦、皮质静脉和颈静脉近段）的闭塞。

影像学技术对于确定诊断和预后及监测治疗效果至关重要。血管内介入神经影像学手术也可能有助于难治性患者的静脉再通治疗。

脑静脉血栓形成可能是孤立的或与众多其他血管疾病相关，直接影响患者的自然病程，其特征是临床和影像学表现的变异性。头痛是最常见的症状。局灶性神经综合征（功能缺损和癫痫发作）、颅高压综合征和脑病也是常见的临床表现。CVST 的影像学诊断包括血栓 / 静脉闭塞（直接征象）和颅内病变（间接征象）的表现，如脑肿胀、脑水肿、静脉梗死、颅内出血和脑脊液吸收减少。影像可帮助理解静脉血栓形成引起的主要病理生理血流动力学变化，并预测结果。

临床神经影像学在 CVST 的诊断和监测中起着核心作用，血管内手术治疗，在治疗严重和难治性病例方面具有潜在的作用。

关键词

脑静脉血栓；静脉血栓；硬膜窦血栓；皮质静脉血栓；脑水肿；CT 静脉造影；MR 静脉造影

缩略词		
ADC	apparent diffusion coefficient	表观扩散系数
BBB	blood-brain barrier	血脑屏障
CBF	cerebral blood flow	脑血流量
CE	contrast enhancement	对比增强
CPP	capillary perfusion pressure	毛细血管灌注压力
CSF	cerebrospinal fluid	脑脊液
CT	computed tomography	计算机断层扫描

CTV	computed tomography venography	电脑断层静脉造影
CVST	cerebral venous and sinus thrombosis	脑静脉和静脉窦血栓形成
dAVF	dural arteriovenous fistula	硬脑膜动静脉瘘
DSA	digital subtraction angiography	数字减影血管造影
DWI	diffusion-weighted imaging	扩散加权成像
FLAIR	fluid-attenuated inversion recovery	液体衰减反转恢复
GRE	gradient-recalled echo	梯度回波
HU	Hounsfield unit	亨氏单位
ICA	internal carotid artery（ies）	颈内动脉
MPR	multiplanar reconstructions	多平面重建
MPRAGE	magnetization-prepared rapid acquisition gradient-echo	磁化-准备快速采集梯度回波
MR	magnetic resonance	磁共振
MRI	magnetic resonance imaging	磁共振成像
MRV	magnetic resonance venography	磁共振静脉造影
PC	phase-contrast	相位对比
SS PC	single-slice phase-contrast	单层相位对比
TOF	time-of-flight	时间飞跃
VA	vertebral artery（ies）	椎动脉
WI	weighted imaging	加权成像

一、定义和临床特点

脑静脉和窦血栓（cerebral venous and sinus thrombosis，CVST）是一种由血凝块形成和播散导致颅内静脉系统闭塞的疾病，受累区域包括硬脑膜窦、皮质静脉和颈静脉近段。

1825年，法国医生Ribes首次描述了一例有严重头痛和癫痫的患者硬脑膜窦血栓形成。自那以来，已在诊断和治疗这种疾病方面取得了一些进展。

迄今为止，评估CVST的主要多中心研究有包括624名患者的脑静脉和硬脑膜窦血栓的国际研究（International Study on Cerebral Vein and Dural Sinus Thrombosis，ISCVT），包括大约706名患者的

脑静脉血栓形成国际研究（Cerebral Vein Thrombosis International Study，CEVTIS），包括约160名儿童的加拿大儿科缺血脑卒中登记（Canadian Pediatric Ischemic Stroke Registry，CPIS），以及最近的TO-ACT试验，该试验评估了不同血管内血管重建技术治疗最差预后病例的疗效。

CVST是脑卒中的一个重要但不常见的原因，仅占1%～2%，女性为主，发病高峰年龄远低于动脉脑卒中，为30—40岁。脑静脉和窦血栓形成可能涉及单一或多个［颅内和（或）颅外］静脉结构，如硬脑膜膜窦、深静脉或浅静脉。

与动脉脑卒中相反，CVST的临床表现和影像学表现是可变的，这使得诊断CVST成为临床医生

和神经影像学家的挑战。

此外，预后的不确定性和最优治疗方法的缺乏使这种疾病具有挑战性。CVST 还直接影响其他静脉疾病的自然史，如硬脑膜动静脉瘘和脑动静脉畸形（在其他章讨论）。

二、基本流行病学 / 人口学 / 病理生理学

（一）流行病学和人口学

成人总发病率为每 10 万人中 0.3～1.5 人，占所有脑卒中的 1%～2%。女性发病率较高，在围产期及产后期发病率高，并与口服避孕药有关。在儿童中，发病率也较高，特别是在 1 岁时（约为40/100 000），在前 3 个月发病率最高，其他 CVST 的高危患者包括血液病患者，如高凝状态和恶性肿瘤患者。

CVST 的发病率有增加趋势，非侵入性成像方式的广泛应用致使对该病的治疗认识有所提高、影像诊断有所改善，这些增加了对较轻病例的诊断。另一方面，CVST 死亡率正在下降，主要是由于较轻病例的诊断增加，更好的支持性临床护理，以及随着感染病例数量下降产生的潜在病因转变。

（二）病理生理学

CVST 有众多病因，可归纳为三大病理生理学机制。

- 管壁疾病，与感染性 / 炎症性静脉炎、恶性浸润、静脉病变和创伤有关。
- 伴有静脉阻塞、淤滞和（或）静脉血液黏度增加的血流限制。
- 先天性或后天性高凝状态。

在超过 85% 的病例中，潜在病因可以被识别，在超过 1/3 的病例中，多种原因导致 CVST 的发展。

CSVT 的病理生理机制仍有待完全了解，但静脉高压被认为是最重要的机制（图 12-1）。

容纳 70%～80% 颅内血液的颅内静脉系统有与动脉系统不同的特点，这对于理解 CVST 病理生理学改变很重要。

静脉解剖，就静脉和窦的数量、位置和大小而言，变异性非常大。浅表静脉系统比深静脉系统（除了 Rosenthal 基底静脉）的变异性更大，这可能可以解释深静脉血栓的临床表现变异性较小。颅内和颅外、浅表和深部、幕上和幕下静脉系统之间静脉吻合的潜力极大。

颅内静脉具有双向流动能力，因为它们没有阻止静脉血液回流的瓣膜。这允许在静脉阻塞的情况下发展新的静脉引流途径，为静脉侧支循环的发展提供了巨大的可能性。

急性静脉阻塞导致静脉压力增加。CVST 相关的颅内病变严重程度既取决于被阻塞静脉引流域的范围，也取决于大脑的静脉引流代偿（吻合）的能力。这些因素取决于静脉解剖分布和静脉吻合，且个体间差异大。

由于静脉解剖结构变异较多，在有类似静脉血栓（位置和范围）的患者中 CVST 的预后可能有很大的不同。静脉侧支吻合状态和其他静脉代偿机制在不同患者之间也是高度变异的，因此可以解释 CVST 患者的不同预后。

静脉代偿机制［如静脉和毛细血管扩张和（或）储备血管开放，可以容纳过量血液］、静脉侧支循环调节（远端静脉逆流，邻近静脉区的储备血管开放）和静脉引流途径可能足以克服静脉阻塞而不引起脑损害。

如果不发生这种补偿，静脉高压就会向后传导，增加静脉和毛细血管压力，降低毛细血管灌注压力。这导致静脉血流减慢和静脉血栓的延伸，促进静脉血栓播散的正反馈机制。

随着静脉高压的程度加重，启动了病理生理级联反应，如脑血容量增加、颅内压升高、细胞外液再摄取减少、脑胞外水肿、毛细血管灌注压和脑血流降低、血脑屏障破坏、静脉梗死和出血。毛细血管静水压的增加和（或）与静脉血栓相关的 BBB破坏导致液体泄漏到细胞外基质，从而引起细胞外水肿；如果潜在的病因被消除，细胞外水肿是可逆的，毛细血管血液足以维持脑组织代谢。

脑水肿可能压迫毛细血管和静脉，使静脉流出道狭窄，促进静脉血栓的发展。脑血流的减少，这似乎主要是由于毛细血管灌注压的降低和静脉压的增加，可能导致缺血和细胞毒性水肿。静脉和毛细血管压力的增加及毛细血管灌注压力和脑血流的相应降低是静脉梗死的主要原因。静脉室（小静脉

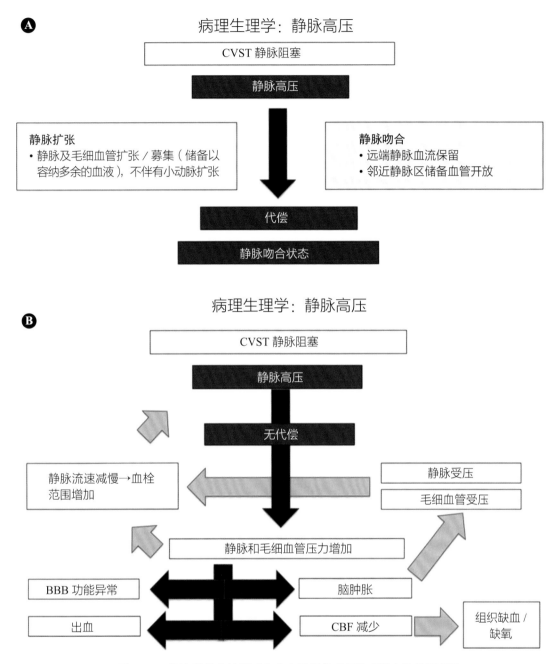

▲ 图 12-1　颅内静脉血栓形成和高血压相关病理生理学变化的示意图
CVST. 脑静脉和窦血栓形成；CBF. 脑血流；BBB. 血脑屏障

和静脉）是 BBB 破坏最常见的部位。这种破坏更有可能是静脉压力增加的结果，而不是动脉压力。静脉血栓 BBB 破坏与静脉压力增加和内皮功能障碍有关，并与 BBB 破坏的血浆生物标志物的存在有关。

出血是由于静脉高压引起的小静脉破裂的结果，可能被伴随的缺血性毛细血管坏死所加重。颅内出血可以发生在脑内任何部位。出血也是由小的

淤血合并成较大的脑实质血肿。与皮质静脉血栓形成相关的蛛网膜下腔出血也是由于这些静脉的静脉压力增加所致。

硬脑膜窦血栓还可能导致颅内压升高，并因静脉高压或上矢状窦血栓形成导致蛛网膜绒毛阻塞而降低脑脊液的吸收。

在同一患者中常发现由上述几种病理生理机制引起的不同类型的病变并存。

（三）临床情景及影像学适应证

1. 临床情景

CVST 临床表现十分多样。

亚急性表现（从 7 天到 1 个月）是最常见的起病模式，占病例的 1/2 以上，其次是 1/3 的病例表现为急性，慢性起病不太常见。静脉血栓形成发展和临床症状出现之间为潜伏期，这个阶段一般是未知的，这使得影像学表现的解释更加困难，这将在后面解释。

临床表现取决于静脉或静脉窦血栓的形成、血栓进展的速度、患者个体静脉侧支的丰富情况、再通的速度。临床表现也因患者的年龄和潜在疾病的存在而有所不同。

CVST 三个主要的临床表现是局灶性神经综合征、颅内高压综合征和脑病。

头痛是最常见的单一症状，在 85% 以上的病例中存在，其次是局灶性神经体征和癫痫发作。头痛（没有任何其他临床症状或体征）可能是唯一的临床表现。头痛和局灶性神经体征的存在应引起对 CVST 的怀疑。

局灶性神经综合征包括癫痫发作，这种疾病经常发生在儿科患者中，不同的功能缺损取决于静脉血栓形成部位。静脉窦血栓形成通常会引起双侧大脑半球的症状。

脑病表现为多灶性体征和精神状态改变，可从轻微的警觉性下降到昏迷，在老年人群和深静脉血栓形成中更常见。

颅内高压可表现为头痛、恶心和呕吐、视盘水肿及视觉障碍，如第 VI 脑神经麻痹引起的复视等。

其他临床表现的存在取决于 CVST 的位置，如海绵窦综合征。

在儿科患者中，癫痫是新生儿最常见的临床表现（约 70% 的病例），而且在 50% 的较大婴儿和儿童中存在。颅内压升高是大婴儿和儿童临床表现的主要形式，表现为头痛和（或）视盘水肿。在新生儿中，囟门紧张、颅缝张开和头皮静脉扩张是颅内高压的报警信号。

应该强调的是，临床症状的严重程度不一定与血栓的范围有关，血管再通不一定与临床恢复平行。临床症状的改善可能早于受累静脉或硬膜窦再通的影像学征象。

2. 影像学适应证

影像对于 CVST 的诊断是必不可少的，因为仅凭实验室检测无法作出诊断。

对于初评，影像学应能帮助进行以下判断。

- 通过显示静脉闭塞（直接征象）来诊断 CVST。
- 描绘脑实质和其他颅内病变的存在（间接影像学征象）。
- 确定静脉血栓形成的原因，如是否存在感染或恶性肿瘤，是否需要特殊的治疗；确定预后；确认是否存在预后不良的危险因素。

对于随访，影像用于评估静脉血栓的再通，指导治疗策略，并描述慢性并发症和（或）复发。

（四）影像技术的发现和陷阱，以及推荐的序列

1. 影像技术

血管和脑实质成像对 CVST 的诊断和评估颅内病变的存在具有决定性意义。结合 CT/CT 静脉造影或 MRI/MR 静脉造影对 CVST 的评价具有较高的准确性。

MRI 和 MRV 的优点是更好地评估实质病变，不会使患者暴露于辐射中，大多数情况下不需要使用对比剂，但由于成像采集时间长，需要患者配合。

2. 影像学检查结果

CVST 影像学表现可分为直接征象（血栓形成）和间接征象（颅内并发症）。

CVST 的直接征象依赖于 CT 或 MR 静脉图像和数字减影血管造影静脉期看到血栓和（或）静脉血流的缺失。

一般情况下，CT 是紧急情况下的首选检查方法，但平扫 CT 敏感性低，仅有 1/3 的病例呈阳性。

在平扫 CT 上，硬脑膜窦（致密三角征）或皮质静脉（细绳征）内可能有高密度血栓，与皮质静脉和（或）窦的增大有关，后者呈圆形，后壁凸起。静脉结构内的血栓与实质出血具有相似的密度演变，在前 7～30 天内高密度进行性下降（图 12-2）。

多平面重建提高了 CVST 的 CT 诊断准确性，

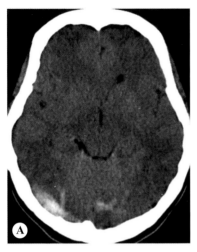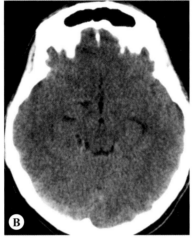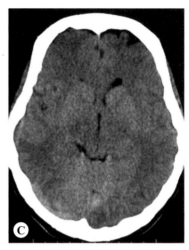

▲ 图 12-2　平扫 CT 轴位图

A. 观察右侧横窦自发的高密度（致密三角征）和皮质静脉引流到横窦（细绳征）；B 和 C. 同一名患者第 6 天和第 30 天的 CT 图像显示静脉血栓随时间的变化及初始发现病变的正常化

特别是那些侵犯皮质静脉的血栓形成。CT 假阴性病例包括亚急性和慢性血栓或部分再通血栓。

有几种情况可能模拟静脉血栓形成的高密度外观，如血液病（如红细胞增多症）或脱水状态下的血细胞比容较高，以及通常具有较高血细胞比容的正常儿科受试者，这与正常的低密度脑白质有关，可能会给人静脉血栓形成的错误（定性）印象。

定量（HU）评价静脉结构可提高 CT 诊断的准确性，如与动脉衰减的密度比较，或静脉衰减的定量评价，或静脉衰减与血细胞比容值之间的比率。

静脉密度等于或高于 62～70HU，血细胞比容 / 硬膜窦 CT 值（H∶H）高于 1.4，对描述 CVST 具有较高的敏感性（80% 以上）。然而，有一些因素可能限制这一评价，如血管衰减随性别和年龄的变化、灌注 / 血栓血管、生理变量（血细胞比容）、血管类型、动脉 / 静脉、血管衰减异质性、感兴趣区域大小和位置等技术问题。

注射对比剂后，由于硬膜静脉窦扩张，强化的静脉中央可能存在充盈缺损区，相对于周围明显强化的硬膜而言呈低密度（空三角征）。由于血栓可能是自发的高密度，因此获得平扫 CT 与增强 CT 图像进行比较是非常重要的（图 12-3A 至 C）。

在 MRI 上，血栓信号强度与时间有关，根据血红蛋白降解产物产生相应变化。在同一患者中，多见不同演变阶段的血栓。最初的血栓形成可以从MRI 中推导出来。四种主要的血栓状态如下。

- 超急性期血栓（图 12-4）。很少见，因为大多数病例为亚急性起病。在这一阶段，由于氧合血红蛋白的存在，血栓在 T_1WI 上通常是等信号的，而在 T_2WI 上则是低信号。

- 急性期血栓（图 12-5A 至 D）。这一阶段对应第 1 周（第 1 天至第 5～7 天），静脉窦一般增大，血栓在 T_1WI 上呈等信号，T_2WI 上呈低信号，这是由于脱氧血红蛋白的存在。

- 亚急性期血栓。这一阶段对应于第 1～第 3 周 / 4 周。急性期后，立即有一个中间期，对应于急性晚期 / 亚急性早期，其中血栓首先在 T_1WI 上变成高信号（T_1WI 上高信号和 T_2WI 上低信号），对应于细胞内高铁血红蛋白。在大血管中，由于脱氧血红蛋白转化为高铁血红蛋白，变化以向心的方式进行，从血管的外围到中心（图 12-5E 和 F）。在亚急性阶段，对应于血栓形成的第 2 周，血栓在 T_1 和 T_2WI 上变得完全高信号，由于细胞外高铁血红蛋白的存在（图 12-5G 和 H）。钆给药后，也有一个类似空 δ 征象，表现为明显的周围硬脑膜强化和没有中央填充。

- 慢性期血栓。在这一阶段，发生在 3 周后，受累静脉窦缩小，静脉窦血栓的 MRI 信号变异性大。一般情况下，血栓在 T_1WI 上变成等信

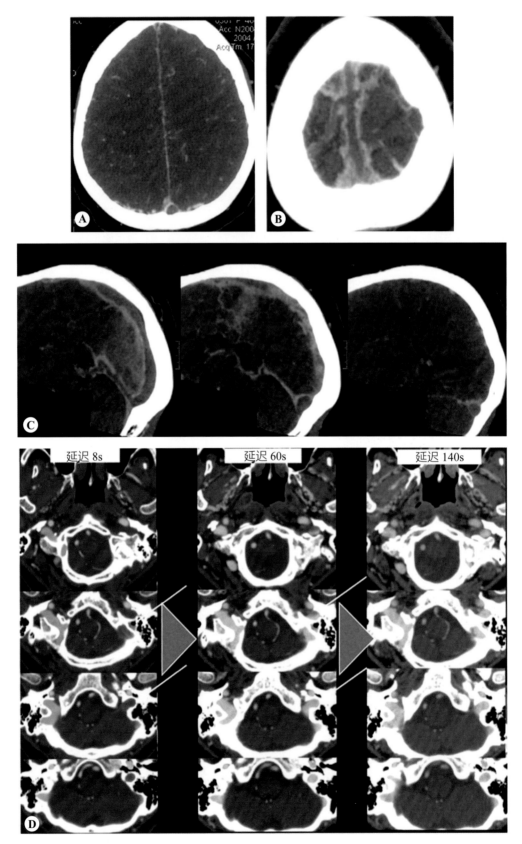

▲ 图 12-3　增强 CT/CTV 轴位图

A 至 C. 显示空三角征，即静脉中心不强化的充盈缺损，代表上矢状窦和直窦内血栓；D. CTV 显示双侧乙状窦的充盈在同一时间上不对称，左侧乙状窦生理性充盈延迟，没有静脉血栓形成

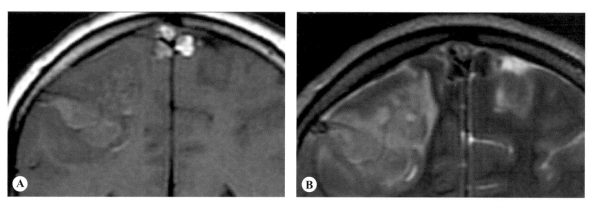

▲ 图 12-4　冠状位 T_1（A）和 T_2WI（B）MRI 显示不同阶段的静脉血栓：上矢状窦在亚急性早期和晚期均有血栓。右侧大脑凸面皮质静脉见超急性期血栓

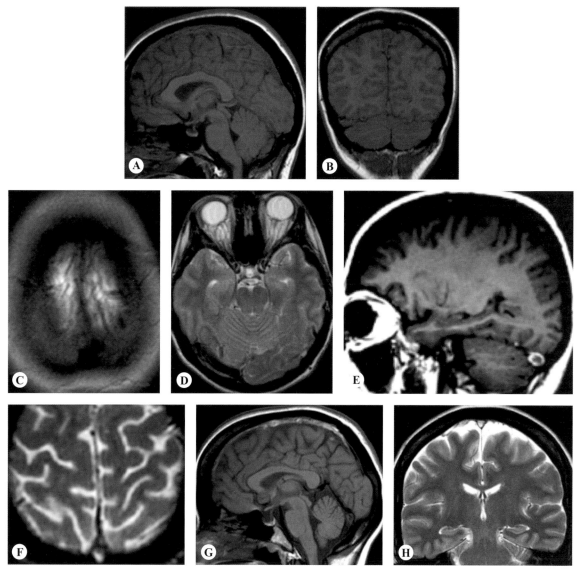

▲ 图 12-5　不同演化阶段的 MRI

A 和 B. 急性期血栓，T_1WI 等信号；C 和 D. T_2WI 低信号；E 和 F. 亚急性早期血栓，从外围显示高信号向心进展到血管中心，由于脱氧血红蛋白转化为高铁血红蛋白；G 和 H. 亚急性期血栓，T_1WI 和 T_2WI 高信号

号，在 T_2WI 上变成高信号，并且由于组织化和血管化血栓而明显的强化，但也可能出现轻度强化或不强化。此外，血栓内的流空可以看到，特别是在 T_2WI 上，代表再通的通道。

在急性血栓形成中，由于脱氧血红蛋白的 T_2 "暗化"效应，血栓在 DWI 和 ADC 上都是低信号（图 12-6A）。DWI 在血栓内可表现出扩散受限，DWI 图上信号很高，相应 ADC 上的低信号（图 12-6B）。扩散受限的存在与较低的短期再通率有关。

在梯度回波序列（T_2^*）上，血栓可能表现出磁化率效应，具有扩展的低信号（开花效应）（图12-7）。在以红色血栓为主静脉血栓中，开花效应更为明显。T_2^*WI 和 T_2 FLAIR 在正常的静脉窦中通常具有相反的信号强度，但在血栓形成的情况下可能表现出类似的信号强度变化。T_2^*WI 序列对于检测皮质静脉血栓形成特别重要，冠状位图像可能更有帮助，灵敏度在 90% 以上。在磁敏感加权成像上，由于脱氧血红蛋白含量较高，血栓可能出现明显的低信号。SWI 还显示淤滞的静脉和缓慢流动的侧支（图 12-7）。

其他 MRI 序列也建议用于 CVST 的诊断，如增强的 3D T_1WI 和黑血序列。三维 MPRAGE 增强 T_1WI 可允许直接识别静脉充盈缺损。为了避免血栓强化引起的假阴性表现，图像采集应在对比剂注射后立即开始，并与平扫 T_1 图像进行比较，以避免排除了高信号（亚急性）血栓。黑血 MR 序列提高了血液信号强度的抑制，减少了流动伪影（T_1WI 上的高信号，由于流动缓慢），提高了 MRI 描绘静脉血栓的准确性。

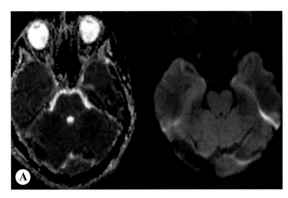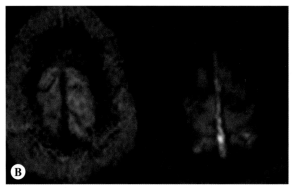

▲ 图 12-6　**DWI MRI**

A. 轴位 ADC 图和 DWI 显示右侧横窦血栓的低信号；B. 轴位 ADC 图和 DWI 显示，上矢状窦的 ADC 低信号和 DWI 高信号（扩散受限）

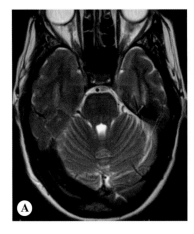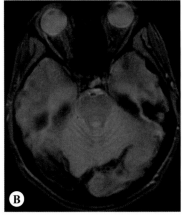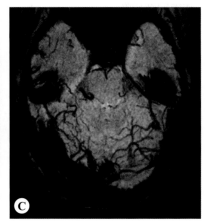

▲ 图 12-7　**右侧横窦血栓形成**

轴位 T_2WI（A）、T_2^*WI（B）和 SWI（C），由于开花效应，在 T_2^* 和 SWI 上显示明显的低信号

静脉血管造影，无论是通过 CT、MR，还是通过较少使用的 DSA，都补充了对静脉血栓的评估。

CT 静脉造影是一种快速、可靠的显示颅内静脉血栓的成像方法。特别是硬脑膜窦血栓，具有广泛和立即可用的额外优点（表 12-1）。

CTV 对流动伪影或流动方向不敏感，可直接解释为基于静脉内是否存在强化（如空三角征）。其具有较高的敏感性和特异性，均在 90% 以上。图像采集应在对比剂注入后延迟 45～60s 或手动启动采集。手动采集开始于与颈外静脉交汇的颈总静脉远端较细管充盈后，为颅内静脉对比剂充盈提供足够的时间（图 12-3D）。

建议对比增强前后图像以确定是否存在静脉充盈缺损，特别是当静脉或静脉窦血栓为高密度时。通过颅骨印迹 / 孔洞（与原始大小的比例可评估静脉窦血管结构，识别静脉窦发育不全）。

新的 CT 技术允许获取动态 4D CTA/V，描绘不同的血管期像：动脉、毛细血管和静脉。这是技术的一大进步，减少了误差的可能，如对于那些静脉窦为非血栓性慢血流的病例；允许评估静脉侧支循环和（或）再通 / 部分血栓形成；可描述继发性硬脑膜动静脉瘘的发展。

用于 CVST 诊断的 MRV 技术主要有三种，即相位对比、时间飞跃和三维增强，后者可以动态成像（4D CE)（表 12-1 和图 12-8）。

单层相位对比度 MRV 是一种快速序列，采集时间小于 1min。它可以在矢状位、冠状位和轴位成像，以分别提高检测上矢状窦和直窦、窦汇和横窦及乙状窦的准确性。

静脉窦不显影并不一定意味着血栓形成，因为在这个序列中，湍流或体素内失相位会产生信号丢失（大于 TOF MRV 序列），并且需要 MRV 作为补充。硬脑膜窦的显示排除了完全的硬脑膜窦血栓形成。然而，人们应该意识到，这个序列的空间分辨率极低，因此可能会错过部分血栓形成和部分再通。它可用于在获得 3D PC MRV 之前选择正确的速度（VENC）进行个体静脉评估。

3D PC MRV 提供了优良的背景抑制，不受血栓 T_1 高信号的影响，对静脉系统中的慢血流具有较高的空间分辨率和敏感性，代价是扫描时间更长。

TOF MRV 具有良好的空间分辨率。主要的缺点是对慢血流不太敏感，如发育不全的窦内的血流；当切面平行于血管产生流动饱和时（对于平面内流动）不敏感，以及对可能导致信号损失的湍流流动模式不敏感。当与静脉窦发育不良相关时，多达 1/3 的病例可能遇到流动间隙。这些伪影在 3D 采集中比在推荐的 2D 采集中更明显。对慢血流的敏感性随着更长的 TR 采集和更薄的切面而增加，可以据此优化参数。由于采集平面与静脉血流平行时，存在血管信号丢失，建议采用双斜位（矢状位和冠状位）采集。在 TOF 序列上，亚急性血栓的 T_1 信号缩短可能导致类似血流信号的假阴性结果。使用对比剂后的 TOF 静脉图增加小静脉结构的可见性，但正常或病理结构的强化也可能模拟窦内的血流。双斜位（矢状位和冠状位）采集的 2D TOF MRV 推荐用于静脉评估。

与其他类型 MRV 相比，增强 MRV 可更好地显示静脉结构，是 MRV 诊断 CVST 的标准参考。

对比增强 MRV 在诊断所有阶段的静脉血栓都是准确的，包括慢性阶段，可以描述部分再通的通道。这一序列不受缓慢的湍流、获取平面方向或发育不良的硬膜窦的存在的影响。矢状位的使用减少截面的大小和获取时间。它与 TOF MRV 结合可得到更确切的诊断。慢性血栓的增强被错误地认为是静脉流动，这对于 CE MRV 来说不是当前的问题，因为成像采集持续时间非常快，并且是在静脉期的峰值获得的。需要考虑的其他一些识图陷阱是有限的空间分辨率、颅内结构和病变的强化，如脑膜或颅内肿瘤，这些病变可能与硬膜窦 / 皮质静脉有着密切的关系。

动态 4D MRA 的动脉期和静脉期诊断静脉血栓可能是非常有效的。它提供不同时像的图像，能够区分慢血流和血栓，评估再通程度和排除硬脑膜动静脉瘘。由于采集了多个时间阶段，因此也不需要为主要描绘静脉阶段而选择采集时机。主要缺点是选择较高的时间分辨率，获得较低的空间分辨率（反之亦然）。

目前，数字减影血管造影仍用于需要血管内治疗的患者。上述影像学征象对 DSA 也适用。由于 DSA 通常是通过选择性动脉注射进行的，因此在所

表 12-1　静脉血管成像技术

成像技术			优　势	缺　点	陷　阱
CT			• 广泛可用 • 快速获取 • 适用于不稳定 / 不合作的患者 • 图像与流动伪影无关 • 评估颅底（孔的大小），以区分发育不良的窦和部分血栓形成 • 降低成本	• 有创性（对比剂给药） • 暴露于电离辐射 • 不能立即重复（如果需要的话）	• 需要与 NC CT 图像进行比较（高衰减血栓可能模拟对比剂填充）
CTV			• 广泛可用（任何类型的 CT 扫描仪都可以获得诊断性 CTV）	• 需要正确的定时采集以获得静脉相（慢血流可能模仿血栓形成）	• 监测对比剂到达可疑血栓侧的颈总静脉和（或）较小的颈总静脉
4D CTV			• 在对比剂到达之前获得造影前的时相，以显示高衰减静脉血栓 • 不需要适当的获取时间，即可识别血管内慢血流	• 仅适用于最新的 CT 扫描仪 • 更高剂量的电离辐射暴露	• 可能需要查看不同的获取阶段来描述局部血栓形成
MRV			• 结合 MRI 可以更好地描述脑内病变（间接征象）和皮质静脉血栓形成 • 无辐射暴露 • NCE MRV 无创（不需要对比剂给药） • 如果需要，立即可重复使用 NCE MRV	• 更长时间的扫描，更容易发生运动伪影 • 不适合不合作的患者 • 更高的成本	• 陷阱主要与所使用的 MR 序列有关
NCE MRV	TOF	2D	• 血管与背景（静止）的高对比度 • 较短的扫描时间 • 最小的饱和效应 • 对慢血流敏感 • 无须选择足够的静脉流速	• 低 SNR（信噪比） • 低空间分辨率（厚层） • 层内流动灵敏度差（层内饱和效应） • 容易产生可能导致流动间隙的假象（假阳性案例） • 背景抑制不良 • 短 T_1（高 T_1 信号；给予对比剂后）病变可能被误认为血管	• 双斜位（矢状位和冠状位）采集减少采集平面与静脉血流平行时发生的血管信号丢失 • 亚急性血栓（高 T_1 信号）可能会给出假阴性结果（需要与 T_1 信号强度进行比较）
		3D	• 高 SNR（信噪比） • 高空间分辨率（薄层 < 0.4mm）	• 血液信号容易被慢血流（远端血管，狭窄）饱和 • 背景抑制差	• 较长的 TR 采集时间增加对慢血流的敏感性 • 双斜位（矢状位和冠状位）采集减少采集平面与静脉血流平行时发生的血管信号丢失

（续表）

成像技术		优　势	缺　点	陷　阱
			• 短 T_1（高 T_1 信号；给予对比剂后）病变可能被误认为血管	• 亚急性血栓（高 T_1 信号）可能会导致假阴性结果（需要与 T_1 信号强度进行比较）
NCE MRV	2D/ SS	• 快速成像序列（采集时间小于 1min） • 可多平面成像：矢状位、冠状位和轴位，以提高显示上矢状窦和直窦、窦汇和横窦及乙状窦的准确性 • 在获得 3D PC MRV 之前，帮助选择正确的速度编码进行个体静脉评估 • 良好的背景抑制（不受血栓高 T_1 信号影响）	• 低空间分辨率（单层厚） • 血管重叠伪影（可能遗漏部分血栓形成） • 对可能引起流动间隙的湍流敏感性较低（假阳性案例）	• 静脉窦不显示并不一定意味着血栓形成，可能是湍流或体素内体内失相位伪影 • 由于空间分辨率低，可产生部分血栓形成和部分再通的假阴性病例
	PC　3D	• 优秀的背景抑制（不受血栓高 T_1 信号影响）高信噪比 • 高空间分辨率 • 对慢速血流灵敏度较高 • 允许定性和定量流动速度和方向分析	• 较长的采集时间 • 需要选择正确的 VENC	• 对比给药后获得的 PC MRV 对于显示小 / 慢血流血管具有较高的准确性
CE MRV	3D	• 较短的采集时间（与 3D PC 或 2D TOF 相比） • 信号来源于血管内对比剂（钆）引起的 T_1 缩短	• 较高的矩阵分辨率 • 对小血管和（或）慢血流敏感	• 需要对比剂 • 不需要特殊的正确给药时间和同步采集 • 没有时间分辨率（血流动力学信息）	
	4D/ 动态	• 信号不受缓慢的湍流、采集平面方向或发育不良静脉窦的影响 • 更好地区分慢血流、湍流和血栓	• 血流动力学信息：更好地评估再通程度，排除硬脑膜动静脉瘘	• 需要对比剂 • 不需要特殊的正确给药时间和获取同步 • 低空间分辨率	

CTV. 计算机断层静脉造影；NCE. 非对比增强；CE. 对比增强；TOF. 时间飞跃；PC. 相位对比

有颅内血管注射（ICA 和 VA）中都必须没有静脉血以确认颅内静脉血栓形成。

孤立性皮质静脉血栓是 CVST 诊断的主要挑战。在 CT 上，通过细绳征进行诊断。通常，需要在 MPR 图像上沿脑表面寻找静脉。MRI 是最佳无创诊断方法。皮质静脉血栓最好用 T_1WI、T_2WI、MRV 的源图像和 T_2^*WI 的组合信息来描述（图 12-9），后者是诊断该疾病最准确的序列。最好采用冠状

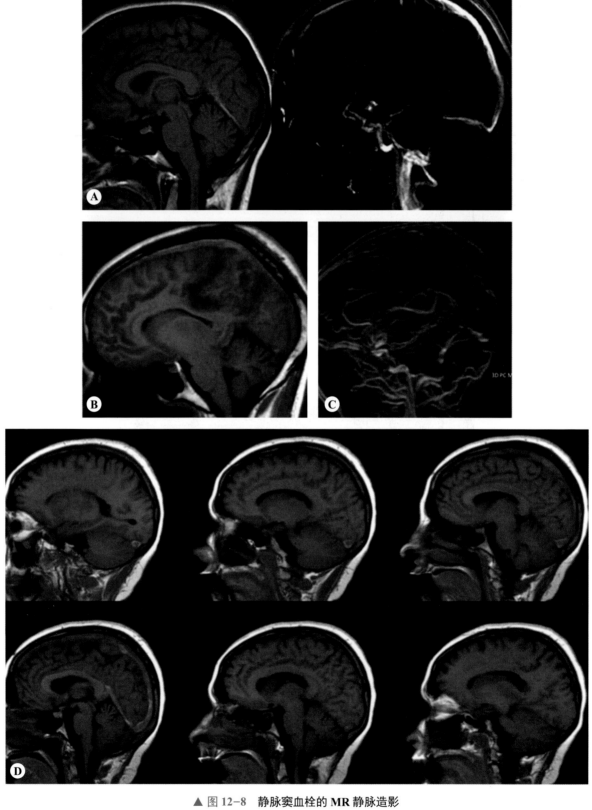

▲ 图 12-8　静脉窦血栓的 MR 静脉造影

A. 矢状位 T₁ SE 和 2D PC（VENC 10）显示直窦血流信号的丢失；B 和 C. 矢状位 T₁ SE 和 3D PC（VENC 10）显示广泛的上矢状窦、直窦和双侧不对称横窦血栓形成；D. 矢状位 T₁ SE 显示广泛的上矢状窦、直窦和双侧不对称横窦血栓形成

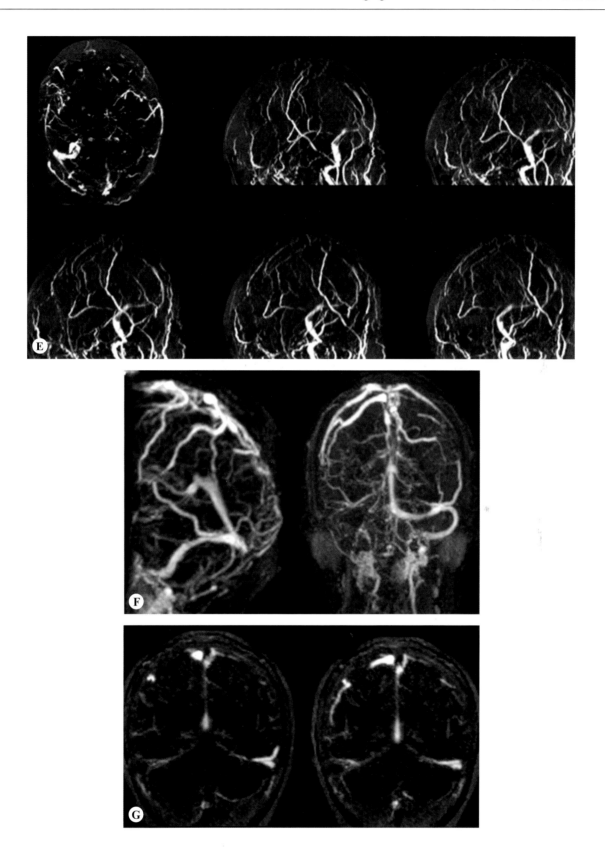

▲ 图 12-8（续）　**静脉窦血栓的 MR 静脉造影**

E. 3D TOF 显示广泛的上矢状窦、直窦和双侧不对称横窦血栓形成；F 和 G. 3D CE MRV 和冠状位图像显示上矢状窦（部分）血栓和右（完全）横窦血栓形成

位采集来描绘上矢状或横窦附近的皮质静脉血栓形成。

静脉血栓最常见的颅内并发症是脑水肿伴肿胀、脑脊液吸收减少伴脑积水、脑出血和蛛网膜下腔出血、静脉性梗死（图 12-1）。

影像学研究，特别是 MRI，表现出广泛的脑部异常及不同类型的颅内并发症，它们可能在同一患者中同时并存。由于静脉病变的生理病理学不同于

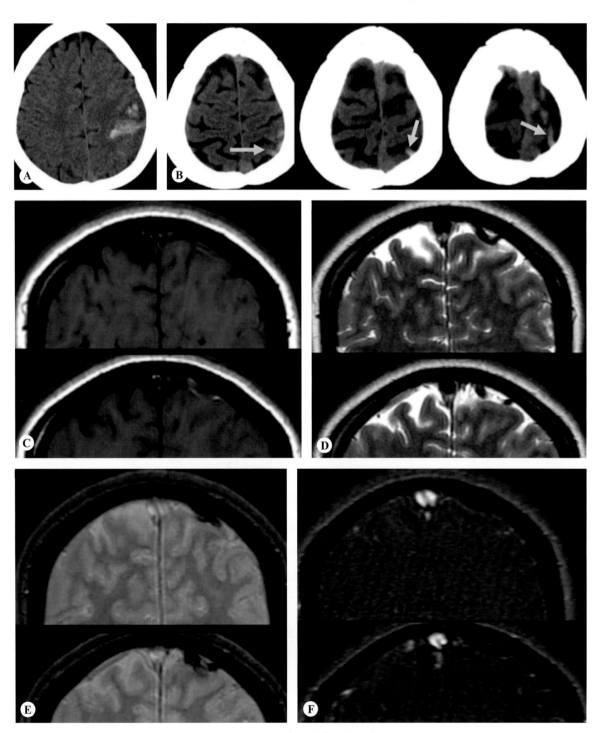

▲ 图 12-9　皮质静脉血栓形成

A 和 B. 轴位平扫 CT 显示小的脑出血灶，伴局灶性蛛网膜下腔出血，高密度皮质静脉（箭）；C 至 E. 冠状位 T_1WI（C）、T_2WI（D）、T_2^*WI（E）；F. TOF SI MRI 显示急性血栓信号强度在不同序列上的一致性

动脉脑卒中，因此相似异常化像在动脉性卒中的预后价值不适用于静脉性病变，如 DWI 和灌注变化，因为静脉病变具有高度可逆性。从这个角度来看，"静脉性梗死"一词应该谨慎使用。动脉梗死是指不可逆的脑组织损伤。"静脉性梗死"已与静脉或充血性水肿互换使用，可随着静脉引流的恢复而完全消失（图 12-10）。

静脉血栓形成可能存在不同类型的水肿：细胞毒性（ADC 值降低）和充血性（细胞外水肿，ADC 值增加）。细胞外水肿（由于 BBB 功能障碍）比细胞毒性水肿更为重要。两种类型的水肿可能同时并存于同一患者，细胞外水肿可能从一开始就存在。水肿时间与动脉脑卒中不同（由于细胞毒性和细胞外水肿都存在于静脉血栓形成开始时），预后价值亦与动脉性脑卒中不同（ADC 值降低的区域通常是可逆的）（图 12-10）。

血脑屏障破坏也是导致静脉血栓相关的不同类型脑损伤病灶强化的原因，也可以在最初的影像学研究中发现。

灌注 MRI 可表现出不同的血流动力学异常模式，最常见的是循环时间的增加（MTT 和 TTP）和脑血流量的减少或正常。脑血容量可降低、正常或增高。这些灌注异常不具有与动脉脑卒中相同的预后价值，因为它们大多是可逆的（图 12-11）。

静脉性梗死是静脉和毛细血管压力增加，脑灌注压和 CBF 降低所致。与动脉供血区不同，它们有静脉引流分布的特点，主要位于皮质下，出血常见（在多达 2/3 的病例中）；经常合并细胞外和细胞毒性水肿；由于 BBB 的破坏，可能表现出强化；如果侧支引流由侧支循环恢复血供，则可以是可逆的（图 12-10 和图 12-12）。

与静脉血栓形成相关的脑出血是由皮质或深静脉系统静脉内静脉压力升高引起的，导致薄壁静脉扩张和破裂，从而导致脑或蛛网膜下腔出血。血脑屏障破坏（伴有渗出）和静脉梗死区再灌注是导致出血的其他机制。与 CVST 相关的实质出血可能有不同的表现，但在存在某些类型的出血时，应怀疑 CVST。

由于相邻的脑沟的形状典型的近皮质出血位于灰白质交界处，呈凹形（"腰果征"）。其他类型的出血包括上矢状窦血栓形成时的双侧脑出血病灶，横窦出血的情况下出现幕上幕下出血，深静脉血栓形成的脑室内和丘脑出血（图 12-13）。

约 10% 的 CVST 中存在皮质蛛网膜下腔出血，是 6% 的病例中唯一的发现，通常是由皮质静脉血栓形成引起的（图 12-14）。

（五）识图陷阱

在评估 CVST 患者时，有一些识图陷阱需要考虑，即解剖变异、MRI 上血栓的不同信号强度及一些静脉造影的局限性。

正常的窦内带或隔膜和蛛网膜颗粒的存在可能会产生充盈缺损，类似血栓形成。

硬膜窦大小的个体不对称很常见。在这些情况下，应评估不对称的颈静脉孔的大小。

静脉期和静脉充盈的时间可能因个体而异，特别是在横 - 乙状窦中，这也可能类似血栓形成。

此外，应当注意，新鲜的血栓可能在 T_2WI 上是低信号的，类似血管流空；而陈旧机化血栓可能会强化，类似正常的静脉血流。

在 CE CT 和 CTV 上，如果血栓是高密度的，则没有符合定义的"空三角征"。

将这些图像与增强前 CT 图像进行比较是至关重要的。另一方面，CE CT 和（或）CTV 假阳性病例可能发生在非病理性慢血流患者中，在这种情况下，对比剂通过之前应采集图像。

MRV 图像有几个缺点。部分血栓形成（或部分再通）仅能用 MRV 源图像识别，不能用低空间分辨率（即厚层）的 MRV 识别。TOF MRV 不能抑制 T_1WI 上血栓的高信号，并且可以模仿正常静脉血流的存在。

（六）建议的成像方案

不同的无创成像方式的组合一般足以诊断 CVST，方式的选择取决于当地的适用性和操作者的经验。成像方案应包括血管（静脉）和脑实质成像。

CT/CTV 和 MRI/MRV 的结合对 CVST 的评价具有较高的准确性。MRI 具有更准确的脑实质评估的优点，但如前所述，非增强 MRV 比 CTV 具有更多的解释缺陷。

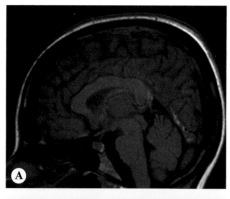

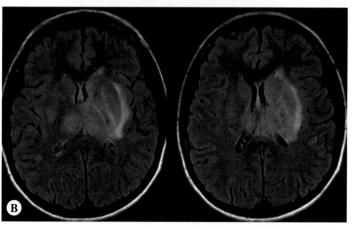

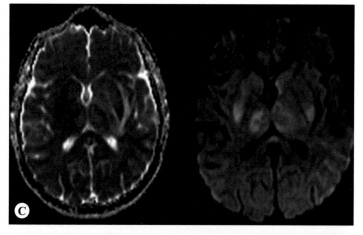

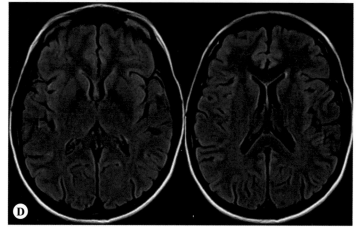

◀ 图 12-10　直窦血栓形成患者的脑 MRI
A. 矢状位 T_1WI 显示高信号血栓；B. 轴位 T_2 FLAIR 显示深静脉引流区域的双侧不对称水肿性脑损伤；C. 轴位 ADC/DWI 显示同时存在血管源性 / 细胞外（高 ADC）和细胞毒性（低 ADC）水肿；D. 随访轴位 T_2 FLAIR 显示病变的完全可逆性

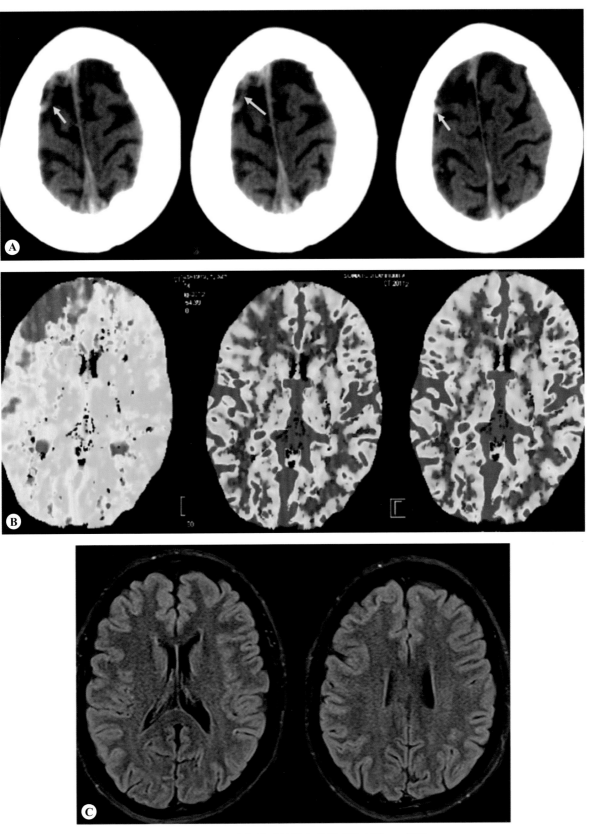

▲ 图 12-11　右额皮质静脉血栓形成患者的 CT 灌注

A. 轴位平扫 CT 显示额部皮质静脉内的高密度血栓（箭）；B. CT 灌注参数图展示皮质静脉引流区，MTT 延长（左图），CBF 减低（中图），CBV 无明显变化（右图）；C. 轴位 T₂ FLAIR 显示随访图像显示无异常

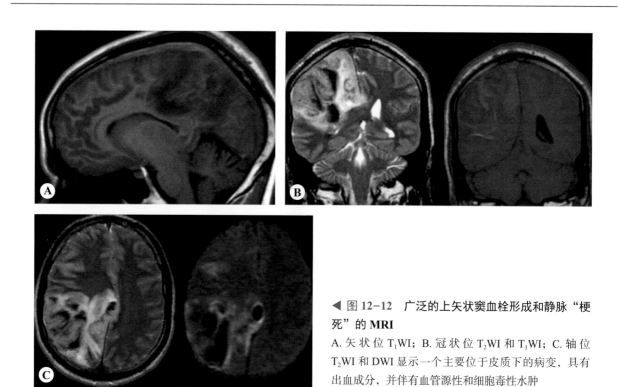

◀ 图 12-12 广泛的上矢状窦血栓形成和静脉"梗死"的 MRI

A. 矢 状 位 T₁WI; B. 冠 状 位 T₂WI 和 T₁WI; C. 轴 位 T₂WI 和 DWI 显示一个主要位于皮质下的病变，具有出血成分，并伴有血管源性和细胞毒性水肿

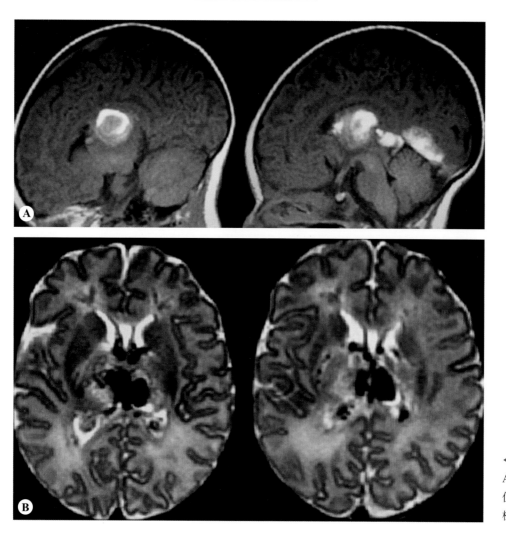

◀ 图 12-13 脑 MRI

A. 矢 状 位 T₁WI; B. 轴 位 T₂WI 显示存在直窦血栓形成和双侧丘脑血肿

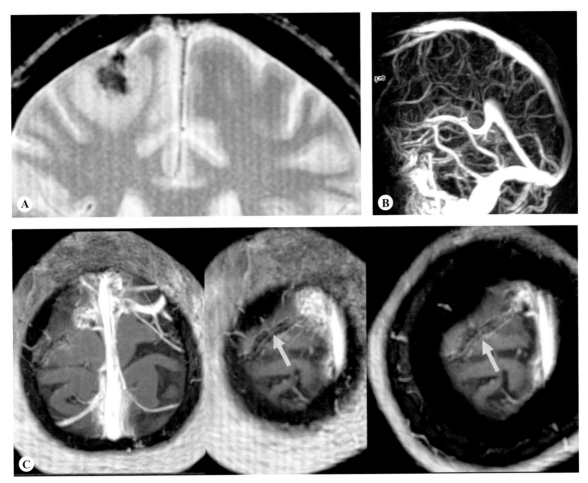

▲ 图 12-14 皮质静脉血栓形成和局灶性脑出血患者的脑 MRI

A. 冠状位 T_2^*WI 显示小血肿伴局灶性蛛网膜下腔出血；B. 3D CE MRV 显示矢状位的通透性；C. 轴位增强 T_1WI 显示右额孤立性皮质静脉血栓形成（箭）

静脉血栓的建议成像方案如下。

- MRI（T_2^*WI 是必需的，强烈建议在轴位和冠状位两个正交平面上进行 T_1WI 扫描，以评估血流 / 血栓）和 MRV（最好是 3D CEMRV 或 4D/ 动态 CEMRA/V）。
- 如果 MR 不能立即获得或对于非合作患者：CT/CTV（手动触发或 45～60s 延迟采集，强烈建议与平扫 CT 图像进行比较）。

三、解释清单和结构化报告

1. 急性期

- 诊断 CVST。
  - CVST 的形状和范围。
  - 深静脉系统受累。
- 评估脑实质及其他颅内病变。

- 脑肿胀。
- 血管源性水肿。
- 静脉 "梗死"。
- 脑出血。
- 蛛网膜下腔出血。
- 其他。
- 定义 CVST 的原因（排除潜在病理，特别是感染）。
- 确定预后。
  - 占位效应 / 脑疝。
  - 脑积水。
  - 深静脉血栓形成。
  - 皮质静脉血栓形成。
  - 颅内出血。
  - 颅后窝病变。

2. 随访（亚急性／慢性期）

- 评估再通（完全／部分）。
- 描述慢性并发症［硬脑膜动静脉瘘和（或）CVST 复发］。

四、治疗监测：随访方案和发现／陷阱

在大多数情况下，CVST 具有良好的预后，高达 78% 的成年人和 54% 的儿童完全康复。虽然近年来死亡率有所下降，但目前仍然很高，这主要是由于对较不严重病例的诊断率有所增加（由于临床认识的提高和更好的影像检查手段）及病因学变化和较少的感染病例。死亡率估计在 5%～10% 之间。

一些临床和影像学指标预示着预后较差，即存在潜在的恶性肿瘤或感染及影像学预后因素，如颅后窝病变、深静脉血栓和颅内出血。

目前没有针对 CVST 的最优治疗方法。最初的方法是稳定患者，治疗根本原因（尤其是在感染和脱水的情况下），并防止死亡的主要原因：脑疝。对于后者，可能需要进行手术减压（颅骨切除术）和（或）血肿清除术。

静脉注射肝素（或皮下低分子肝素）是 CVST 的一线治疗方法，旨在预防血栓进展。出血并不是这种治疗的禁忌证。这是基于现有的有限证据，这些证据来自几年前进行的三次小型试验，表明抗凝治疗是安全的，并与潜在的减少死亡或依赖的风险有关。

血管内治疗适用于肝素难治性 CVST 患者。已有几种 CVST 血管内治疗技术被报道，包括选择性化学溶栓和血栓切除与凝块破坏、抽吸和（或）取栓。

最近的一项试验（溶栓或抗凝治疗脑静脉血栓试验）包括一个重型 CVT 且有不完全康复可能的患者的亚组，比亚组定义为存在一个或多个危险因素，如脑出血、精神状态障碍、昏迷（格拉斯哥昏迷评分＜9 分）和（或）深部脑静脉系统血栓，试验证明与常规治疗相比，溶栓或抗凝治疗没有明显的临床受益。

影像学在 CVST 患者的随访评估中是重要的，目的是评估静脉／窦再通、复发和硬膜动静脉瘘的发展。血栓性硬膜窦的再通率很高，在 4 个月时达

到 72%～82%，几乎一半的病例在第 1 个月内再通，直到 12 个月，还可能会发生一定程度的再通。

复发的 CVST 估计发生在 12%～13% 的患者中，通常与血栓形成的潜在疾病有关，如血栓前血液病。CVST 易导致 dAVF 的发展，相反的情况也是如此，因为 dAVF 的自然病史可能与自发性静脉血栓形成有关，自发性静脉血栓形成可加重静脉引流受阻，并增加脑出血风险和严重程度。

五、CVST 病例报告

（一）临床病史总结

36 岁的女性急诊入院，因为在过去的 5 天中头痛增加，镇痛药治疗无效（对乙酰氨基酚）。

头痛特点： 右侧搏动伴畏光，没有任何缓解因素，与她以前经历过的所有头痛不同。神经检查未显示局灶性神经和局灶性脑膜征象。眼部检查未发现异常。体格检查无异常。

患者既往无先兆偏头痛病史。患者唯一服用的药物是口服避孕药。

初步血液实验室检查正常。

（二）入院头部 NCE CT 报告（图 12-15）

临床表现： 亚急性头痛。

比较： 无。

成像技术： 轴向 3.6mm 平面（软组织和骨算法）。

影像学表现： 无急性出血。未显示脑实质病变。轴外间隙，即脑室系统、脑沟和脑池大小形态规则。无脑积水和（或）中线结构移位。自发性横窦和乙状窦高密度。中耳、乳突、鼻旁窦清晰。

印象： 怀疑硬脑膜窦血栓形成（横窦和乙状窦）。建议 MRI/MRV。

（三）入院头颅 MRI/MRV 报告（图 12-16）

临床表现： 亚急性头痛。怀疑 CVST。

比较： 头颅 NCE CT。

成像技术： 矢状位 T_1WI、轴位 T_2WI、轴位 T_2 FLAIR、轴位 T_2^*、冠状位 T_2WI、轴位 DWI、4D 增强 MRV。

影像学表现： 硬脑膜窦血栓征象，伴右横窦和乙状窦亚急性期（高铁血红蛋白）血栓。血栓表现出 T_2^* 开花现象和扩散受限。MRV 证实横窦和乙状

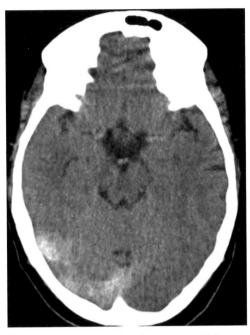

▲ 图 12-15　入院头部 NCE CT 报告

窦闭塞（充盈缺损）。未显示深静脉血栓或皮质静脉血栓。无急性出血。未显示脑实质病变。轴外间隙，即脑室系统、脑沟和脑池大小形态规则。无脑积水和（或）中线结构移位。中耳、乳突、鼻旁窦清晰。

印象：横窦和乙状窦亚急性硬膜窦血栓形成。未显示脑或其他颅内病变。

（四）头颅 MRI/MRV 和 DSA 随访影像学检查

成像技术：4D 增强 MRV（图 12-17）。

动态（4D）MRV 显示右侧横窦在动脉早期的充盈，增加了对存在 dAVF 的怀疑。

成像技术：随访 DSA（图 12-18）。

右侧颈外动脉注射证实右侧横窦的 Borden Ⅰ型 dAVF 存在，由脑膜中动脉和枕动脉的硬膜分支供血。未发现皮质静脉回流。

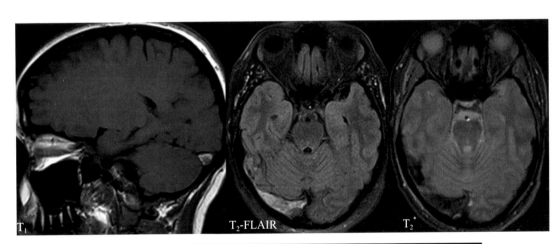

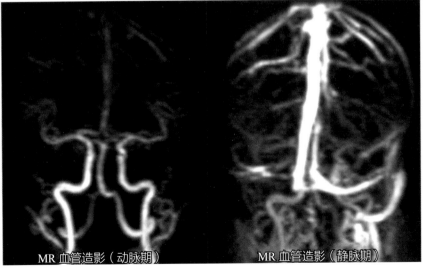

▲ 图 12-16　入院头部 MRI/MRV 报告

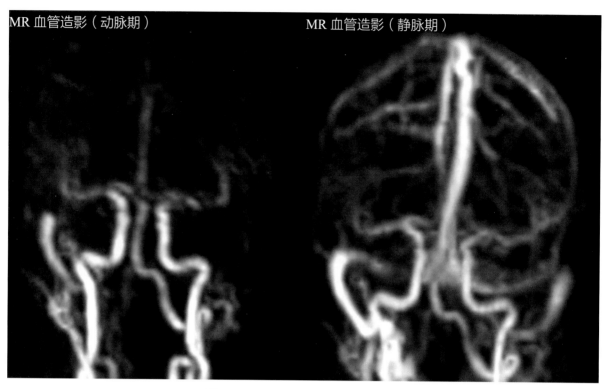

MR 血管造影（动脉期）　　　　MR 血管造影（静脉期）

▲ 图 12-17　成像技术：4D 对比增强 MRV

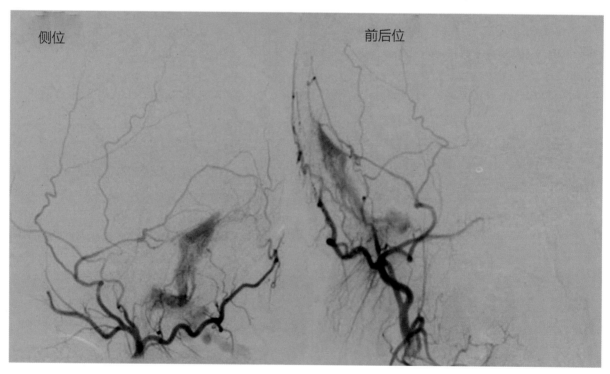

侧位　　　　前后位

▲ 图 12-18　成像技术：随访 DSA

参考文献

[1] Altinkaya N, et al. Diagnostic value of T2*-weighted gradient-echo MRI for segmental evaluation in cerebral venous sinus thrombosis. Clin Imaging. 2015;39 (1):15–9.

[2] Buyck PJ, et al. CT density measurement and H:H ratio are useful in diagnosing acute cerebral venous sinus thrombosis. AJNR Am J Neuroradiol. 2013;34(8):1568–72.

[3] Coutinho JM, Gerritsma JJ, et al. Isolated cortical vein thrombosis: systematic review of case reports and case series. Stroke. 2014a;45(6):1836–8.

[4] Coutinho JM, Zuurbier SM, Stam J. Declining mortality in cerebral venous thrombosis: a systematic review. Stroke. 2014b;45(5):1338–41.

[5] DeVeber G, et al. Cerebral sinovenous thrombosis in children. N ngl J Med. 2001;345(6):417.

[6] Favrole P. Diffusion-weighted imaging of intravascular clots in cerebral venous thrombosis. Stroke. 2003;35 (1):99–103.

[7] Ferro JM, et al. European stroke organization guideline for the diagnosis and treatment of cerebral venous thrombosis – endorsed by the European Academy of Neurology. Eur J Neurol. 2017;24(10):1203–13.

[8] Rodallec MH, et al. Cerebral venous thrombosis and multidetector CT angiography: tips and tricks. Radiographics. 2006;26(Suppl 1):S5–18.. discussion S42–3.

[9] Saposnik G, et al. Diagnosis and management of cerebral venous thrombosis: a statement for healthcare professionals from the American Heart Association/ American Stroke Association. Stroke. 2011;42 (4):1158–92.

[10] Stam J. Thrombosis of the cerebral veins and sinuses. N Engl J Med. 2005;352(17):1791.

拓展阅读

[1] Boukobza M, et al. Radiological findings in cerebral venous thrombosis presenting as subarachnoid hemorrhage: a series of 22 cases. Neuroradiology. 2015;58 (1):11–6.

[2] Coutinho JM. Cerebral venous thrombosis. J Thromb Haemost. 2015;13(Suppl. 1):S238–44.

[3] Dentali F, et al. Long-term outcomes of patients with cerebral vein thrombosis: a multicenter study. J Thromb Haemost. 2012;10(7):1297–302.

[4] Ferro JM. Prognosis of cerebral vein and dural sinus thrombosis: results of the international study on cerebral vein and dural sinus thrombosis (ISCVT). Stroke. 2004;35 (3):664–70.

[5] Leach JL, Fortuna RB, Jones BV, Gaskill-Shipley MF. Imaging of cerebral venous thrombosis: current techniques, spectrum of findings, and diagnostic pitfalls. Radiographics. 2006;26(Suppl 1):S19–41. discussion S42–3.

[6] Patel D, et al. Diagnostic performance of routine brain MRI sequences for dural venous sinus thrombosis. AJNR Am J Neuroradiol. 2016;37(11):2026–32.

[7] Poon CS, et al. Radiologic diagnosis of cerebral venous thrombosis: pictorial review. AJR Am J Roentgenol. 2007;189(6_supplement):S64–75.

[8] Sadigh G, Mullins ME, Saindane AM. Diagnostic performance of MRI sequences for evaluation of dural venous sinus thrombosis. AJR Am J Roentgenol. 2016;206(6):1298–306.

[9] Siddiqui FM, et al. Mechanical thrombectomy in cerebral venous thrombosis: systematic review of 185 cases. Stroke. 2015;46(5):1263–8.

[10] Yuh WTC, et al. Venous sinus occlusive disease: MR findings. Am J Neuroradiol AJNR. 1994;15:309–16.

第三篇 创 伤

Trauma

第 13 章 创伤性脑损伤：成像策略……………………………………………………………………… 304

第 14 章 脊柱和脊髓创伤……………………………………………………………………………… 341

第 13 章　创伤性脑损伤：成像策略
Traumatic Brain Injury: Imaging Strategy

Sven Dekeyzer　Luc van den Hauwe　Thijs Vande Vyvere　Paul M. Parizel　著

戚建晨　张玲艳　张　薇　译　　周　帆　唐春香　校

摘　要

创伤性脑损伤是一种可导致大量死亡和永久性残疾的全球性疾病。几乎一半的 TBI 病例是由跌落和机动车事故造成的。影像学检查在 TBI 患者的评估、诊断、分诊和随访中起着重要作用。大多数的 TBI 患者在入院时通常会进行 CT 检查，中度至重度的 TBI 患者可能接受多次的随访检查。影像学检查对于因昏迷或镇静而无法进行临床检查的患者更有意义。TBI 通常包含多个病理解剖学结构，因此对于放射科医生来说，充分了解临床神经影像学对解读 TBI 患者的 CT 或 MRI 结果至关重要。本章将回顾影像学检查在 TBI 诊疗中的作用，包括其适应证、放射检查技术、最佳成像方案及可能遇到的创伤性损伤的病理解剖特征。

关键词

创伤性脑损伤

缩略语

BCVI	blunt cerebrovascular injury	钝性脑血管损伤
CDE	common data element	通用数据元素
CSF	cerebrospinal fluid	脑脊液
CT	computed tomography	计算机断层扫描
DAI	diffuse axonal injury	弥漫性轴索损伤
EDH	extradural hematoma	硬脑膜外血肿
GCS	Glasgow Coma Scale	格拉斯哥昏迷量表
GRE T_2^*	gradient-recalled echo T_2^*-weighted imaging	梯度回波 T_2^* 加权成像
HISS	Head Injury Severity Score	颅脑损伤严重程度评分
ICH	intracerebral hemorrhage	脑出血

IVH	intraventricular hemorrhage	脑室内出血
MDCT	multidetector computed tomography	多探测器计算机断层扫描
MRI	magnetic resonance imaging	磁共振成像
mTBI	mild traumatic brain injury	轻度创伤性脑损伤
SAH	subarachnoid hemorrhage	蛛网膜下腔出血
SDH	subdural hematoma	硬脑膜下血肿
SR	structured reporting	结构化报告
SWI	susceptibility-weighted imaging	磁敏感加权成像
TAI	traumatic axonal injury	创伤性轴索损伤
TBI	traumatic brain injury	创伤性脑损伤
tSAH	traumatic subarachnoid hemorrhage	创伤性蛛网膜下腔出血

一、定义及损伤的类型

创伤性脑损伤定义为外力引起的脑功能改变或其他脑病理学证据，可分为原发性和继发性损伤。原发性损伤一般是由原发的外伤引起。继发性损伤是损伤的间接结果，可分为急性和慢性损伤。原发性和继发性损伤包括多种病变，也可以按部位（轴内与轴外病变）或创伤机制（钝挫伤与穿透伤）进行分类。表13-1概述了创伤后可能发生的颅/脑损伤，建议对头部损伤病例进行系统性影像学检查（CT和MRI），并按照从颅外（头皮和头骨）向颅内的顺序仔细评估。各种病理解剖的影像特征和病理生理学机制将在下文中详细讨论。

二、流行病学/人口学

TBI已成为一个世界性的重大健康和社会经济问题，普遍发生在低收入和高收入国家。TBI在所有年龄段的人群中均可见，但在＜25岁和＞75岁的人群中更为常见。多年来，老年人的TBI发病率呈上升趋势，特别是在高收入国家。随着时间的推移，发生TBI的主要原因也从交通事故转变为跌倒事件。在最年轻和最年长的年龄组中，跌倒事件是目前脑损伤最常见的原因。然而，交通事故仍然是导致严重TBI最常见的原因，而且通常发生于年轻人。TBI更常见于男性患者，男女比例为（1.2～

表 13-1　创伤性头部/脑损伤概述	
原发性损伤	**继发性损伤**
轴内病变	**急性/亚急性**
脑挫伤	脑水肿
脑内血肿	缺血/梗死
弥漫性轴索损伤	脑疝
轴外病变	**慢性**
硬膜外血肿	脑积水
硬膜下血肿	脑脊液漏
蛛网膜下腔出血	脑软化
脑室内出血	软脑膜囊肿
软组织损伤	
颅骨骨折	
血管病变	

4.6）:1.0。

TBI有时被称为"无声流行病"，因为由TBI引起的问题往往不是立即显现。"无声"这个词也反映了人们对TBI实际发病率的低估，以至于社会通常意识不到其影响。在美国和欧洲，TBI的年发病率估计高达500/10万。不同国家TBI院内统计发病率每年每 10 万人中新增 100～330 个病例。TBI 是造成死亡和残疾的主要原因，特别是对于年轻人，会给受害者和亲属带来巨大的痛苦，同时给社会带来巨大的直接和间接损失。

每例重症 TBI 致残患者终身的费用支出估计为 396 000 美元，其生产力损失的成本超过医疗和康复费用的 4 倍。最近，对欧洲 TBI 患者总支出的估算结果为 330 亿欧元，不包括未住院和没有完整数据的患者。轻度 TBI 支出占比为 71%～97.5%。虽然高达 1/3 的轻度 TBI 患者不需要常规入院，但也可能转变为终身残疾。TBI 患者在患病后至少 10 年内的年死亡率仍会增加 7 倍。

三、临床场景和影像学适应证

（一）TBI 患者的临床评估

临床检查仍然是 TBI 急性评估的基础。有很多根据患者的症状和严重程度制订的临床分类系统，其中应用最广泛的是（改良的）格拉斯哥昏迷量表。此量表包括三项内容的评估（睁眼反应、语言反应及运动反应），总分范围为 3～15 分（表 13-2）。最低分为 3 分（深度昏迷或死亡），最高分为 15 分（完全清醒和完全有反应）。TBI 通常分为轻度（≥ 13 分）、中度和重度。

虽然 GCS 评分已被证实与 TBI 患者结局相关，但是它仍有一些局限性。多种不同类型的创伤性病变均可导致入院时 GCS 评分较低，例如最初的低GCS 评分可见于硬膜下血肿、硬膜外血肿、皮质挫伤、脑内血肿和创伤性轴索损伤。然而，这些病变的临床病程和长期预后可能截然不同。对于酒精和药物中毒，或处于镇静状态及瘫痪，或既往已有损伤的患者来说，临床评估也可能比较困难。尽管存在这些局限性，GCS 仍具有相对较高的评分者间信度，并且已被证明足以根据损伤的临床严重程度对患者进行快速而准确的分层。值得注意的是，格拉斯哥昏迷量表也适用于儿科患者。

其他用于评估损伤严重程度的临床评分系统包括头部损伤严重程度评分（Head Injury Severity Score，HISS）。其中最轻度的 TBI 为 GCS 15 分且无危险因素的患者。轻度 TBI（mild TBI，mTBI）定义为 GCS 评分为 14 分或 15 分，并伴有危险因

表 13-2 格拉斯哥昏迷评分

格拉斯哥昏迷评分（GCS）

反 应	评 分	分 数
睁眼反应	自发睁眼	4 分
	呼唤睁眼	3 分
	刺痛睁眼	2 分
	无反应	1 分
语言反应	说话有条理	5 分
	可应答，但有答非所问的情形	4 分
	用词混乱，吐字可辨	3 分
	不可理解的语言或声音	2 分
	无反应	1 分
运动反应	遵嘱动作	6 分
	刺痛定位	5 分
	刺痛躲避	4 分
	刺痛过屈（"去皮质强直"姿势）	3 分
	刺痛过伸（"去大脑强直"姿势）	2 分
	无反应	1 分

轻度 TBI 为 13～15 分，中度 TBI 为 9～12 分，重度 TBI 为 3～8 分

素（如健忘症或意识丧失）。中度 TBI 定义为 GCS 评分 9～13 分。

根据分类系统的不同，mTBI 的定义可能会有所不同。为了保持一致性，本章中提及的 mTBI 为其最常用的 mTBI 定义，即非穿透性头部创伤导致以下一种或多种症状：困惑 / 定向障碍、持续时间 < 30min 的意识丧失、持续时间 < 24h 的创伤后遗忘症及短暂性局灶性神经系统体征或癫痫，并且 GCS 急性评估为 13～15 分。

中度到重度创伤性脑损伤患者行影像学检查的必要性不言而喻，然而，大多数 TBI（71%～97.5%）被归类为 mTBI，在发生 mTBI 后，有时需要 CT

检测需要住院或外科手术干预的颅内并发症。但是，大多数 mTBI 患者的 CT 结果都是阴性的。例如，在加拿大头部 CT 规则研究中，90% 的 mTBI 患者并未发现具有临床意义的严重脑损伤。因此，对所有 mTBI 患者行 CT 检查涉及了医疗资源有效利用的问题。此外，辐射安全也是一个方面，因为 mTBI 患者代表了一个庞大的患者群体，而年轻成年人的单一头部 CT 扫描会增加 1/5000～1/10000 的癌症风险。

为了指导 mTBI 患者的临床决策，根据患者是否存在特异的病史和（或）临床结果，制订了不同的指南和建议。其中包括美国放射学会适宜性标准、新奥尔良标准（New Orleans Criteria，NEC）、加拿大头部 CT 规则（Canadian Head CT Rule，CHCR）（表 13-3）和斯堪的纳维亚神经创伤委员会（Scandinavian Neurotrauma Committee，SNC）指南，本章仅列举几例说明。关于 TBI 患者，尤其是 mTBI 患者应何时行影像学检查，将在下文中详细讨论。

（二）TBI 患者的影像学评估

1. 颅骨 X 线片

由于颅骨骨折与颅内损伤的相关性较差，X 线片的诊断率较低。因此，CT 扫描已经取代了颅骨的 X 线片。

2. 计算机断层扫描

CT 平扫是中度、重度急性颅脑损伤患者的首选影像学检查方法，可以快速诊断大多数损伤。CT 是一种快速、准确的检查技术，用于检测脑内出血、占位效应和水肿（包括脑疝）、颅骨骨折、骨碎片移位、异物、颅内积气等。重度颅脑损伤患者应尽快行 CT 检查，以评估是否需要手术干预和颅内压管理；也可以对危重患者进行相对简单的监测。

目前，几乎所有的创伤中心都使用多探测器计算机断层扫描（MDCT）来快速筛查颅骨、脊柱及其内容物。MDCT 已将 CT 从一种横断面断层技术转变为一种真正的三维成像方式。新一代的 MDCT 扫描仪（16 排、32 排、64 排和更多排的探测器）提供了各向同性的数据集，可用于高分辨率骨重

表 13-3　加拿大头部 CT 规则
高风险（需要神经外科介入）
受伤后 2h GCS 评分 < 15 分
疑似开放性或凹陷性颅骨骨折
颅底骨折的征象 • 鼓室积血 • "浣熊"眼 • 脑脊液耳漏 / 鼻漏 • Battle 征（乳突瘀斑）
呕吐 ≥ 2 次
年龄 ≥ 65 岁
中风险（需行 CT 检查的脑损伤）
撞击前失忆 > 30min
危险机制 • 行人被机动车撞倒 • 从机动车辆上弹出者 • 从 3 英尺（约 91cm）（或 5 级楼梯）高处跌落

只适用于 GCS 在 13～15 分和至少存在以下情况之一的患者：意识丧失、脑损伤事件导致的失忆和（或）意识错乱。不适用于受伤后癫痫发作、使用抗凝血药、有出血障碍及小于 16 岁的患者。如果满足规则中的任何一项，可以考虑行 CT 扫描。值得注意的是，这只是众多可用的影像检查指南表单之一

建，以显示颅顶、颌面区域甚至是岩骨和颅骨基底部的骨折。

对于重度颅脑损伤患者，CT 的作用毋庸置疑，而对于轻度颅脑损伤患者，CT 的适应证尚不清楚。在医院就诊的 GCS 15 分的轻度颅脑外伤患者中，CT 扫描颅内异常的概率约为 5%；GCS ≤ 13 分的患者 CT 异常率为 30% 或更高。在所有接受治疗的轻度 TBI 患者中，只有 1% 需要神经外科干预。尽管有充分的证据表明，临床因素可以预测成人的 CT 扫描是否异常及是否需要进行干预，但对于儿童轻度脑外伤患者尚无此类证据。考虑到评估这些患者的难度，CT 检查更适用。

其他危险人群包括老年人、醉酒者和凝血障碍患者（有出血史、凝血障碍、目前使用华法林治疗）。对于使用抗凝药物（如肝素、华法林或其他

香豆素衍生物）并有跌倒或外伤史的患者，通常要求行头部 CT 检查。如果这些患者的 GCS 评分正常，并且无局灶性神经功能障碍，则不需要急诊 CT 检查。另外，SNC 指南指出即使是轻度创伤，老年（≥ 65 岁）和服用抗血小板药物也被作为危险因素。抗血小板药物可能导致部分老年患者头部外伤后出现颅内并发症的风险更高，特别是考虑到抗血小板药物的使用增加和外伤人群逐渐老龄化。

可以肯定的是，当患者情况不明时，即使是轻微的头部损伤，也应该行头颅 CT 扫描。相反，CT 检查无异常也不能排除颅内病变。在一些头部轻微创伤后 CT 表现正常的患者，磁共振成像可以表现为非出血性和出血性弥漫性轴索损伤。这些病变可能是脑震荡后综合征的病理基础，许多中至重度颅脑损伤患者均会发生。

对怀疑患有颅脑血管损伤（TCBI）的患者应行 CT 血管成像。根据 TCBI 患者的体征、症状和危险因素考虑行 CT 血管成像检查，将在下文中讨论。

3. 磁共振成像

MRI 是评估亚急性和慢性脑损伤的首选检查技术，以鉴定创伤后脑软化、反应性胶质增生、含铁血黄素沉积、脑萎缩等。然而，由于 MRI 对白质和脑干损伤的敏感性较 CT 增加，其在诊断 DAI 方面具有更高的敏感性，因此被越来越多地应用于急性期颅脑损伤，这些患者通常病情稳定，并且临床症状与 CT 表现之间存在差异。

MRI 对比分辨率高，并且对脑实质损伤具有高敏感性，即使是在 CT 检查正常的患者中，也可能可以提示非出血性和出血性脑白质剪切伤（DAI）。由于无线束硬化伪影，MRI 可以对脑干、颅后窝和皮质表面进行更全面的评估。

头部受伤的患者行 MR 检查时，应提供适当的 MRI 兼容设备来维持和监测患者生命体征。所有的人员都应该了解在 MRI 扫描仪附近工作的危险和必要的预防措施。只有确定患者没有颅内或眶内金属异物、植入物或不兼容的设备（如穿透伤、子弹碎片、弹片和不锈钢动脉瘤夹），才可以进行 MRI 检查。MRI 的一个重要缺点是对颅骨骨折和小碎骨片的检测相对不敏感。

近年来，MRI 技术出现了一些新的进展。相控阵头线圈联合并行采集技术的发展使得在不增加任何梯度系统性能的情况下能够更快地获取图像。减少扫描次数可以减少运动伪影，改善图像质量，对于配合困难的头部创伤患者尤其有价值。而并行采集技术，可以在 10min 内完成包括 5 个序列的完整脑部检查。第二个新进展是 3T MRI 在临床实践中的应用。3T 磁敏感加权成像和 T_2^* 加权梯度回波成像是评估慢性 TBI 患者弥漫性轴索损伤的有效工具。

四、成像技术及推荐方案

创伤性脑损伤的成像方案可能因当地实际情况、患者特征和特定情况而有所不同，尤其是 MRI，因为可供选择的成像序列和参数很多。2010 年，TBI 专家召开了"心理健康与颅脑损伤高级综合研究：通用数据元素"联合研讨会。这次会议上，一个专家小组提出了 TBI 标准化评估的 CT 和 MRI 方案。我们将只讨论应用于临床影像的"1 级"方案。对高级研究方案感兴趣的人，可以参考研讨会的原文。

（一）推荐 CT 方案

目前，CT 成像通常采用轴向或螺旋的 MDCT 扫描仪。脑实质评估，通常采用轴位，层厚 2.0～3.75mm。对于骨骼的评估，推荐使用薄层图像以检测细微的骨折，通过螺旋采集各向同性数据集，可以在三个正交平面（轴位、冠状位和矢状位）生成重建图像并再现 3D 重建图像，这对于骨骼的评估尤其有用，可以更轻松地检测到细微的非位移骨折或了解多片段复杂骨折的概况。在对儿童进行扫描时，应采用低 kVp 和 mAs 的特定儿科方案，以减少患者的辐射暴露。

（二）推荐 MRI 方案

推荐的 TBI 临床评估方案包括：多平面 T_1 加权成像（如果可以，推荐采用 3D T_1WI）、T_2 加权成像（如果可以，推荐采用 3T 场强的 3D T_2WI）、T_2 FLAIR 加权、GRE T_2^* 加权或者 SWI 序列及扩散加权成像（表 13-4）。SWI 相对于 GRE 序列对出血性病变的敏感性更高，因此也更常用。2D 序列(T_2、FLAIR、DWI、T_2^*、SWI）最好在斜轴位平面（如平行于前连合 – 后连合连线）上获取。增强 T_1WI

表 13-4 推荐 MR 方案

磁场强度	1.5T		3T	
	序 列	定 位	序 列	定 位
优先序列	3D T$_1$WI	矢状位	3D T$_1$WI	矢状位
	T$_2$WI FSE	轴位	3D T$_2$WI	矢状位
	T$_2$WI FLAIR	轴位	T$_2$WI FLAIR	轴位
	DWI	轴位	DWI	轴位
	3D SWI	轴位	3D SWI	轴位
可选择序列	T$_1$WI SE[a]	矢状位	T$_2$WI FSE[b]	轴位
	2D T$_2$ GRE[ac]	轴位	2D T$_2$ GRE[ac]	轴位

a. 如果 3D T$_1$WI 不可用时可选；b. 如果 3D T$_2$WI 不可用时可选；c. 如果 3D SWI 不可用时可选

并不能作为常规 TBI MRI 方案的一部分，因为增强扫描不能提高检出 TBI 病变的敏感性。

T$_1$WI 2D 自旋回波，或快速自旋回波，或 3D GRE 通常都用于显示脑解剖结构。TBI 时，亚急性的血液分解产物高铁血红蛋白在 T$_1$WI 上表现为高信号。

T$_2$WI（2D 或 3D）通常用于鉴别病变，因为大多数病变的水分含量会增加，导致 T$_2$ 信号强度增加。顺磁性的血液分解产物，如细胞内的脱氧血红蛋白和高铁血红蛋白，由于磁化率的影响表现为 T$_2$ 信号的降低。

FLAIR 成像是将 T$_2$WI 上脑室和蛛网膜下腔中的 CSF 信号抑制，从而使脑室系统和轴外液体间隙附近及其内部的病变显示更加清楚。

GRE 或 SWI 序列利用了顺磁性血液分解产物相关的磁敏感伪影，是检测弥漫性轴索损伤或创伤性轴索损伤相关微出血最敏感的序列。如果 SWI 可用，则优先于 GRE。与 GRE 相比，SWI 不仅使用了 T$_2^*$ 数据的磁矩图像，而且还可采集相位信息，从而在微出血检测方面具有更高的显著性。对于 GRE 和 SWI 而言，更高的场强成像灵敏度更高，如 3T 场强检测血液成分的灵敏度是 1.5T 场强的 2 倍。

DWI 可以测量组织中水分子的微观运动，对检测急性非出血性弥漫性轴索损伤或创伤性轴索损伤病灶比较敏感。当与 ADC 图结合使用时，DWI 也可用于区分细胞毒性和血管源性水肿。细胞毒性水肿提示潜在的不可逆的细胞损伤，与 ADC 值下降相关。血管源性水肿反映的是间质含水量的增加，而不是急性细胞损伤，与 ADC 值的增加有关。

五、影像表现

（一）原发性损伤

1. 头皮和颅骨损伤

解读创伤性头部 CT 的第一步是仔细观察头部的表浅软组织。识别头皮异常（血肿、裂伤、气肿、异物、肿胀等）可以精确定位撞击的部位，也就是所谓的"冲击"部位。

帽状腱膜下血肿（图 13-1A、图 13-2 和图 13-3）位于帽状腱膜和骨膜之间，是创伤 CT 中的常见征象，是直接冲击或剪切穿行静脉所致。

利用骨窗仔细检查病变区域，可能会发现潜在的颅骨骨折。颅骨骨折定义为：由机械力引起的颅骨正常完整性的破裂，可累及部分或全层颅骨。骨折可以分为以下类型。

- 线性（最常见）。
- 凹陷性（内陷最宽处大于 1cm 或颅骨全层厚度）。
- 粉碎性（多发的骨碎片）。
- 分离性（分开超过 3mm 或骨缝分离）（图 13-1B 和 C）。

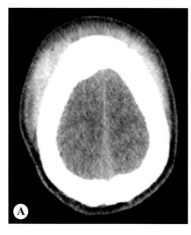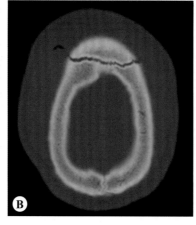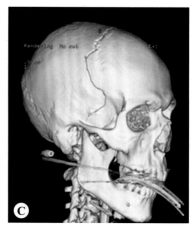

▲ 图 13-1　帽状腱膜下血肿与颅缝裂开

25 岁男性，机动车事故。A. 脑平扫 CT 显示额部两侧广泛的帽状腱膜下血肿，提示撞击部位（"冲击"部位）；B. 轴位骨重建图像，可见外伤性冠状缝分离（与正常的矢状缝比较）；C. 颅骨的 3D 重建图像（右侧位）显示冠状缝分离连续，无移位性骨折向翼点延伸

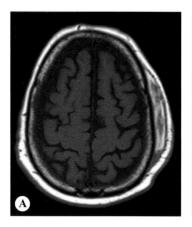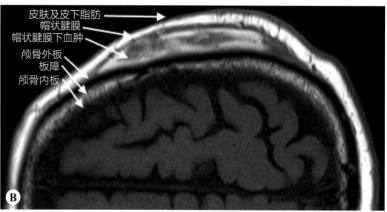

▲ 图 13-2　帽状腱膜下血肿

A. 脑 MRI（1.5T）半卵圆中心层面轴位 TSE T$_1$ 加权图像，显示左侧额、顶部 T$_1$WI 上不均匀高信号亚急性帽状腱膜下血肿；B. 90° 矢状位放大视图更清楚地显示颅外软组织和颅骨的解剖结构。帽状腱膜下血肿位于帽状腱膜之间，表现为薄的 T$_1$WI 低信号环及颅骨外板皮质稍厚的 T$_1$WI 低信号

- 复合性（开放性，如与皮肤、乳突气房或鼻旁窦沟通）。
- 穿透性（由如刀或飞弹之类的异物穿过而产生）。

当只有轴位 CT 图像时，线性骨折很容易被忽略。定位像可能经常会显示骨折线，需要仔细观察。三个正交平面重建和 3D 重建对显示骨折线更有效。凹陷性骨折通常与潜在的脑实质损伤相关，可能需要进行外科探查来评估血管，去除和抬高骨碎片并降低感染风险。

穿透性损伤是由穿透头部的任何正常层面创伤力造成的，包括头皮、颅骨、硬脑膜和大脑，如枪伤、其他飞弹和投射物、刺伤等。在浅表软组织和颅内均可观察到异物。

脑脊液漏是颅底骨折的一种潜在并发症。前颅底骨折时颅前窝和鼻旁窦之间的天然屏障被破坏，是导致 CSF 鼻漏最常见的原因（见第 15 章）。超过一半的创伤后脑脊液漏出现在创伤后 48h 内，其余的脑脊液漏大多发生在 3 个月内，并且发生时间较晚。

2. 轴外出血

轴外出血 / 血肿是 TBI 最常见的表现。可以观

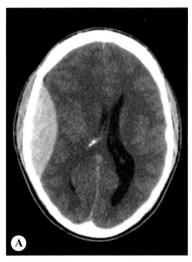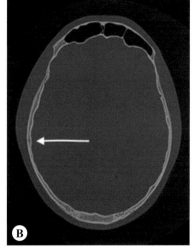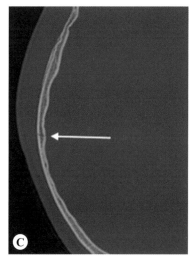

▲ 图13-3　动脉性硬膜外血肿。**17岁男性，手球比赛中摔伤头部**

A. 头颅CT平扫显示右侧额颞部一双凸状高密度轴外血肿，未超过脑缝，与硬膜外血肿相符。硬膜外血肿外帽状腱膜软组织轻微肿胀，与帽状腱膜下血肿相符。B. 骨重建图像显示，右侧顶骨及颞骨一细小的骨折片（白箭），无移位。C. 放大的骨重建图像上显示更清晰（白箭）

察到的有4类轴外出血。

- 硬膜外血肿。
- 硬膜下血肿。
- 创伤性蛛网膜下腔出血。
- 脑室内出血。

脑膜的正常解剖结构（硬脑膜、蛛网膜、软脑膜）及与脑膜动脉（硬脑膜外）和桥静脉（硬脑膜下）的关系决定了这些轴外组织的典型影像表现。创伤性蛛网膜下腔出血比硬膜下血肿更常见，硬膜下血肿比硬膜外血肿更常见，它们可能共存于同一部位。如果无法确定出血的确切位置，可以称为"轴外血肿"。气颅（颅内空气）可发生在上述四个部位中的任何一个，也可发生在脑实质内（气瘤）。

3. 硬膜外血肿

急性硬膜外血肿相对少见，但可能危及生命。如果及时发现并适当治疗，发病率和死亡率可以降到最低。1%～4%的TBI患者会出现硬膜外血肿，即在硬膜外间隙（颅骨内板和牢固附着的硬膜外层之间的间隙）内的血液聚集。硬膜外血肿通常发生在撞击部位或"冲击"部位，并且几乎总是（占病例的90%）与相关部位的颅骨骨折有关。硬脑膜从颅骨内侧剥离，受损的脑膜动脉/静脉、板障静脉或硬脑膜窦中渗出的血液充满了新形成的硬膜外腔。硬膜外血肿中高达90%的患者的出血源是动

脉，最常见的原因是颞骨鳞部的细小骨折，导致潜在的脑膜中动脉或其分支撕裂。有些患者会立即出现意识丧失，其他患者可能会经历一段"中间清醒期"，硬膜外血肿会扩大，当足够大时会影响患者的意识水平。动脉性硬膜外血肿是一种神经外科急症，因为迅速扩大的血肿会引起颅内压增高。只有当颅内压超过动脉压或受损血管血栓形成时出血才会停止。然而，硬膜外血肿患者的预后通常比硬膜下血肿患者好，这可能是因为硬膜外血肿是由直接损伤和血管撕裂而不是由剪切伤引起的，因此，其损伤和出血的病灶更具有局限性。

硬膜外血肿也可能是静脉起源的出血。由于横窦或乙状窦的撕裂，通常在颅后窝中观察到静脉硬膜外血肿（图13-4）。蝶顶窦创伤时静脉性硬膜外血肿常出现在颅前窝、颅中窝（图13-5）。由于它们是静脉源性的，因此外伤性硬膜外血肿表现为良性的自然病程。这些患者通常不需要神经外科干预。另一种静脉源性硬膜外血肿是颅顶部硬膜外血肿，常伴随沿矢状缝的颅骨骨折和上矢状窦的撕裂（图13-7）。

在CT上，硬膜外血肿通常（不全是）表现为豆状或双凸状（图13-3和图13-6），由于硬脑膜的骨膜层与颅缝紧密粘连，硬膜外血肿不能穿过颅缝边缘。与硬膜下血肿不同，硬膜外血肿可以越过中

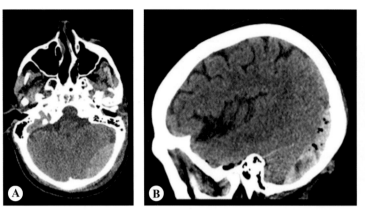
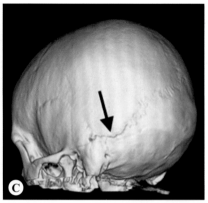

▲ 图 13-4　颅后窝的静脉性硬膜外血肿。46 岁坐轮椅的女性患者，跨越门槛时向后摔倒
A 和 B. 脑 CT 平扫轴位（A）和矢状位（B）重建图像显示左侧颅后窝双凸状轴外高密度影。矢状位重建图像（B）显示血肿向幕上延伸，证实血肿在硬膜外的位置。C. 颅骨三维重建图像显示沿左侧人字缝一轻微的骨折，无移位（黑箭）

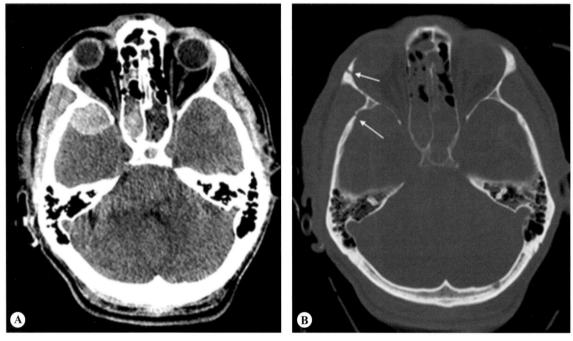

▲ 图 13-5　颅前窝、颅中窝静脉性硬膜外血肿。50 岁男性患者，工作时高处坠落（Tm）
A. 脑 CT 平扫显示右颅前窝、颅中窝前壁一双凸状轴外血肿，符合小静脉性硬膜外血肿；B. 骨重建图像显示右侧颞蝶骨和右侧颧额骨骨缝处骨折（白箭）

线（图 13-7），中线处硬脑膜的骨膜外层形成上矢状窦的外层，可能从颅骨内板移位。硬膜外血肿也可能延伸至小脑幕的上方和下方，这是与硬膜下血肿区分的另一特征。急性硬膜外血肿在 CT 上表现为典型的高密度。超急性硬膜外血肿的密度可能看起来更加不均匀，可包含低密度区域。这种所谓的"漩涡征"表明存在活动性出血，低密度区域代表未凝固的血液。这些"混合密度硬膜外血肿"的预后较差。随着硬膜外血肿的进展，其高密度逐渐消失，并可能演变为等 / 低密度。在慢性期，血凝块被来自硬膜血管的血管周围组织重新吸收，形成类似于硬膜下血肿的包膜。使用对比剂后，移位的硬脑膜由于新生血管形成而强化。

在 MRI 上，急性硬膜外血肿在 T_1WI 上表现为等、低信号，在 T_2WI、GRE T_2^* 和 SWI 上表现为明显的低信号。向内移位的硬脑膜可表现为所有相位

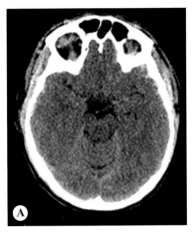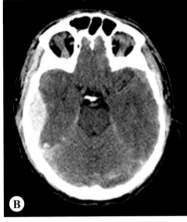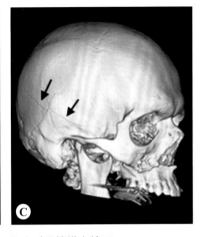

▲ 图 13-6 右颞动脉创伤性硬膜外血肿。48 岁男性患者，聚会时从楼梯上摔下

A. 脑 CT 平扫图像显示右颞叶轴外血肿，体积小，难以区分硬膜外血肿或硬膜下血肿；B. 10h 后 CT 随访图像显示血肿进展，显示为硬膜外血肿典型的双凸状结构，血肿并未超过颞蝶缝；C. 颅骨三维重建显示右侧顶骨和颞骨见未移位的碎骨片（黑箭）。手术证实为硬膜外血肿

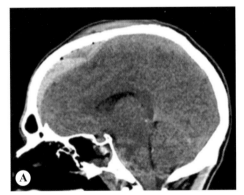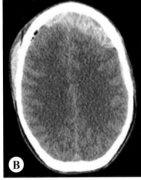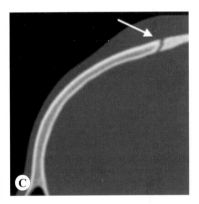

▲ 图 13-7 颅顶部静脉性硬膜外血肿。25 岁男性患者，交通事故（图 13-1 相同患者）

A 和 B. 脑 CT 平扫矢状位（A）和轴位（B）重建图像，显示头顶（A）和右侧顶骨（B）帽状腱膜下血肿，另可见跨越中线（B）的双侧额顶部轴外血肿（A）。硬膜下血肿不能穿过大脑镰，血肿位于硬膜外腔。C. 矢状面骨窗重建显示冠状缝的外伤性分离（白箭）

序列上直接观察到的一条细黑线。

4. 硬脑膜下血肿

急性硬膜下血肿比硬膜外血肿更常见，出现在 10%～20% 的 TBI 患者中。与硬膜外血肿相比，外伤性颅内出血死亡率更高（50%～85%），最需要神经外科手术干预。硬膜下血肿可以发生在外伤处和对侧部位，后者更为常见。与硬膜外血肿不同的是，成人的硬膜下血肿很少与颅骨骨折相关。超过 50% 的硬膜下血肿可见创伤性皮质桥静脉破裂，导致硬脑膜和蛛网膜之间出血，随着桥静脉的逐渐拉伸和损伤，血液可能继续在该间隙积聚。在老年患者或凝血障碍患者中，可以观察到没有明确突发创伤病史或继发于轻微创伤的硬膜下血肿。硬膜下血肿按发生频率依次为大脑凸面、沿小脑幕和大脑镰。幕下硬膜下血肿在成人中很少见，在围产期脑损伤后的新生儿中更常见。

硬膜下血肿可分为急性、亚急性和慢性三个阶段，每个阶段都有其独特的影像学特征（图 13-8）。

急性硬膜下血肿（＜ 1 周）被认为是大脑和颅骨内板之间血液异常半球形轴外聚集，表现为新月形（凸 / 凹）的高密度影。急性硬膜下血肿不会越过中线，但可以越过颅缝（与硬膜外血肿不同）。微小的硬膜下血肿可能在传统脑和骨的 CT 图像上会被忽视，检测这些微小的硬膜下血肿需要额

外较宽的"硬膜下窗"（窗宽 150～300HU，窗位 50～100HU）（图 13-9）。冠状位重组图像也有助于识别这些血肿。

在超急性期，由于活动性出血或潜在的凝血障碍，硬膜下血肿也可能表现为混合密度，低密度区域代表未凝固的血液。另外，硬膜下血肿的混合密度可能是由于先前存在的慢性硬膜下血肿再出血或蛛网膜撕裂导致血液与脑脊液混合所致。这些"非典型"急性硬膜下血肿偶尔会呈豆状而非新月形，可能继发于硬膜下腔的粘连。在 MRI 上，急性硬

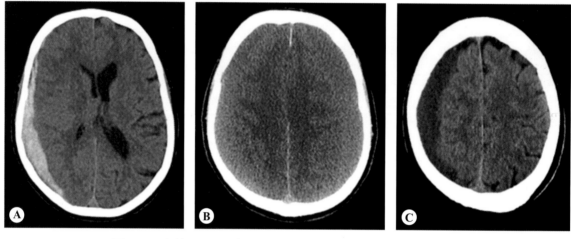

▲ 图 13-8　急性（A）、亚急性（B）、慢性（C）硬膜下血肿的脑 CT 平扫

A. 57 岁女性，跌倒后出现右侧大脑半球高密度硬膜下血肿；B. 79 岁男性，双侧等密度硬膜下血肿，1 周后出现意识丧失、步态紊乱；C. 70 岁男性，头痛反复发作，意识障碍发作数周，右侧大脑半球低密度硬膜下血肿。硬膜下血肿的密度随时间的延长而降低。亚急性硬膜下血肿表现为等密度，有时很难检测

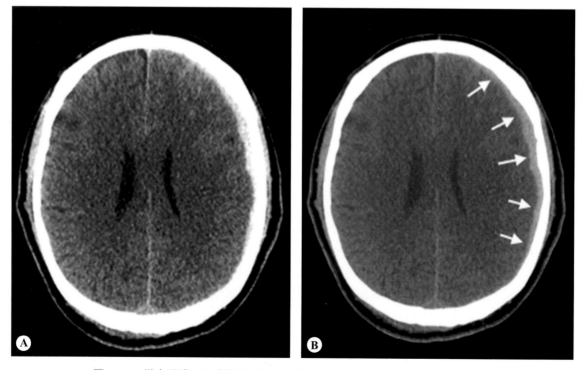

▲ 图 13-9　微小硬膜下血肿的检测中合适窗的重要性。57 岁男性，从梯子上摔下来

A. 脑 CT 平扫图像显示左侧大脑半球急性硬膜下血肿，表现为细长的高密度；B. 该硬膜下血肿在"硬膜下窗"下显示的更加明显

膜下血肿在 T_1WI 上表现为等 / 低信号，在 T_2WI、GRE T_2^* 和 SWI 上表现为极低信号。

随着细胞成分的减少，亚急性硬膜下血肿（1～3周）的密度逐渐降低。在亚急性期，当硬膜下血肿表现为等密度时很难被发现。提示存在等密度硬膜下血肿的影像学线索包括灰白质交界向内侧移位（"皮质异常增厚"）、白质扭曲，以及占位效应，包括中线移位、同侧脑室压迫或脑沟消失。MRI 上血液成分的典型表现更易于诊断亚急性硬膜下血肿，因此，MRI 是亚急性硬膜下血肿的首选检查技术。亚急性硬膜下血肿在 T_1WI 和 FLAIR（高铁血红蛋白）上呈高信号，在 T_2WI 上呈不同的信号强度。FLAIR 序列诊断价值高。值得注意的是，亚急性硬膜下血肿可能表现为双凸形而不是新月形，特别是在冠状面，可能与硬膜外血肿相似。

慢性硬膜下血肿（超过3周）在 CT 上表现为囊状的新月形低密度。慢性硬膜下血肿薄膜包膜是富含毛细血管的，因此注入对比剂时可明显强化，这种包膜很少发生钙化或骨化。慢性期硬膜下血肿在 T_1WI 和 T_2WI 上表现为比脑脊液稍高的信号，在 FLAIR 上更加明显。

不均匀"混杂密度"硬膜下血肿可发生在活动性出血、凝血功能障碍或既往慢性硬膜下血肿（也称为慢性复发性硬膜下血肿）再次出血时。如果发生再出血，可见双层"血细胞比容效应"，与高密度急性期出血层有关。MRI 在识别不同时期分层、多腔的硬膜下血肿各种血液分解产物方面优于 CT。在 CT 和 MRI 上都可以看到内部的小腔和分隔，这些在静脉增强后更加明显。

慢性硬膜下血肿在 CT 上接近脑脊液的均匀低密度，易与水瘤相混淆。硬膜下水瘤是创伤部位蛛网膜撕裂导致的脑脊液聚集，是创伤后期表现，通常在发生创伤后的4～30天，无须干预即可自行消退。在创伤后不久的 CT 随访中，积液表现为新发的硬膜下聚集的低密度影，这时与硬膜下血肿鉴别是容易的。新发的硬膜下血肿表现为高密度，慢性期或既往无影像学检查时，与慢性硬膜下血肿的鉴别通常是很难的（尽管积液与慢性硬膜下血肿的鉴别通常无临床意义）。

5. 蛛网膜下腔出血

创伤性蛛网膜下腔出血几乎发生在所有中重度脑外伤患者中。因此，创伤（而不是破裂的脑动脉瘤）是造成蛛网膜下腔出血最常见的原因。

创伤性蛛网膜下腔出血可能是由于软脑膜或蛛网膜皮质血管的撕裂，脑室内出血通过第四脑室出口延伸，或相邻的脑内挫伤 / 血肿延伸至蛛网膜下腔引起。

创伤性蛛网膜下腔出血多见于大脑凸面，较少见于大脑外侧裂和基底池，而动脉瘤性蛛网膜下腔出血则相反。创伤性蛛网膜下腔出血通常是局灶性的，覆盖在皮质挫伤的部位，或紧邻硬膜下血肿。蛛网膜下腔出血弥漫性扩散遍及所有蛛网膜下腔（在动脉瘤破裂可见到）很少发生在 TBI 患者中。当寻找蛛网膜下腔出血的细微证据时，需要注意对脚间池、基底池、"对侧部位"大脑外侧裂池及大脑凸面脑沟这些重要的部位进行检查。有时，由于血液稀释而造成的脑沟"消失"是发现蛛网膜下腔出血的唯一影像学线索。

创伤性蛛网膜下腔出血多与其他类型的颅内出血相关，如脑挫伤（47%）、硬膜下血肿（36.5%）及硬膜外血肿（13%）。在 20%～30% 的轻度创伤性脑损伤患者中，孤立性蛛网膜下腔出血可能是唯一的 CT 异常发现。孤立性蛛网膜下腔出血一般为良性，在无其他重大创伤或临床恶化情况下，可以在无影像随访或重症监护病房住院的情况下治疗。然而，在重型 TBI 患者中，蛛网膜下腔出血的存在提示预后不良，如高死亡率，可能与脑内挫伤的进展或症状性脑血管痉挛有关。因此，蛛网膜下腔出血量是严重脑损伤的指标，并可以预测 CT 上病变（脑挫伤）的进展。

急性蛛网膜下腔出血在 CT 图像上很容易识别，通常在脑的凸面，表现为在脑沟内的线状高密度区（图 13-10）。虽然 CT 对蛛网膜下腔出血的检测敏感性在初发 24h 内非常高（超过 95%），但随着时间的延长，当血红蛋白浓度下降时，CT 的敏感性也急剧下降。常规 T_1WI 和 T_2WI MR 序列在检测急性出血并不敏感，因为新鲜渗出的血液通常与脑脊液信号相同。但是在 FLAIR 序列上，与正常的脑脊液相比，蛛网膜下腔出血表现为高信号。FLAIR 成

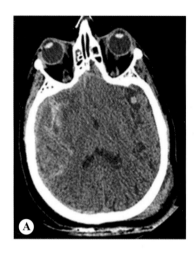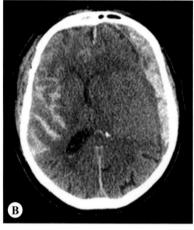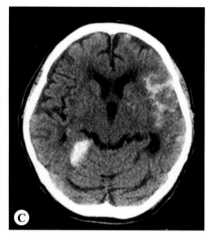

▲ 图 13-10　创伤后蛛网膜下腔出血

A 至 C. 3 个不同外伤患者的脑 CT 平扫。A. 左侧枕部帽状腱膜下血肿，提示撞击部位（撞击区）和对侧撞击区（右侧外侧裂池）蛛网膜下腔出血。左侧外侧裂池也可见小的蛛网膜下腔血凝块。B. 右颞部帽状腱膜下血肿提示撞击部位（撞击区），以及潜在的右侧外侧裂池蛛网膜下腔出血和左侧大脑半球急性硬膜下血肿。C. 左侧外侧裂池局灶性蛛网膜下腔出血及右侧小脑幕硬膜下血肿

像检测急性（或亚急性）蛛网膜下腔出血的敏感性等同甚至高过 CT，但是这两种方法都有其局限性。由于线束硬化伪影，CT 对颅后窝病变的敏感度较低，而脑脊液和血管搏动可能导致 FLAIR 上蛛网膜下腔内高信号伪影。在接受高氧合通气（＞ 0.60）的患者中也可观察到蛛网膜下腔异常高信号，不应被误认为蛛网膜下腔出血。

随着血红蛋白浓度的降低，CT 检测蛛网膜下腔出血的敏感度随时间而降低。相比之下，FLAIR 序列的信号强度与细胞密度和蛋白质水平相关，在蛛网膜下腔出血时，脑脊液中的细胞和蛋白水平随时间而增加。然而两种成像技术对较长时间病变的检测质量都不高。SWI 序列是一种对少量蛛网膜下腔出血特别敏感的脉冲序列，可以弥补 CT 和 FLAIR 的缺陷。SWI 的困难在于将蛛网膜下腔出血与静脉分开，因为两者均表现为脑沟内的低信号，但静脉边缘光滑且信号强度均匀，而出血的边界粗糙，信号强度不均匀。脑沟内出血表现为"三角征"，提示脑沟内血液充盈。

高浓度的铁可导致（高通滤波）相位图像的混叠现象，可见于某些患者脑出血。尽管图像混叠被认为是一种伪影，但它是创伤性蛛网膜下腔出血中常见的现象。静脉血不会出现图像混叠，因为在 40ms 的回波时间下，静脉血中的脱氧血红蛋白的浓度通常不足以引起这种情况。因此，混叠现象有助于区分蛛网膜下腔出血和静脉。值得注意的是，混叠伪影也可以在骨 – 软组织交接处观察到，这是由于大脑中动脉的快速血流，以及小脑幕或大脑镰的钙化造成的。

由于 SWI 和 FLAIR 序列互补的检测能力，联合使用 SWI 和 FLAIR 序列可以提高蛛网膜下腔出血的检出率，这两种脉冲序列的诊断价值取决于蛛网膜下腔出血的解剖分布。FLAIR 序列对额顶部、颞枕部及外侧裂池蛛网膜下腔出血（即脑浅表 / 凸面蛛网膜下腔出血）比较敏感，SWI 对于脑中心区域出血，如小脑幕上、两侧大脑半球及脑室内蛛网膜下腔出血特别敏感，但是对基底池蛛网膜下腔出血的检出效果不佳。SWI 序列有其局限性，因为如果出血分解时间短而过早进行成像，SWI 序列则不能清楚地识别蛛网膜下腔出血。当 SWI 序列不可用时，也可使用常规的 2D GRE T_2^* 序列。1.5T 和 3T 的 GER T_2^* 序列对于检测急性和亚急性蛛网膜下腔出血均具有较高的准确性。GRE T_2^*WI 序列比 FLAIR 序列对急性期蛛网膜下腔出血更敏感，敏感性约为 94%，亚急性蛛网膜下腔出血的敏感性为 100%。

亚急性蛛网膜下腔出血在 CT 上更难发现，因为血液通常已经演变为与脑脊液等密度。FLAIR 序

列对正常脑脊液成分变化具有较高的敏感性，因此更容易检出。CT 上检测超过 1 周的蛛网膜下腔出血更加困难。

慢性蛛网膜下腔出血在 MRI 上显示最佳。血液分解产物含铁血黄素在蛛网膜下腔沉积，又称为脑皮质表面含铁血黄素沉着症，在 SWI 和 GRE T_2^*WI 序列中显示最佳，表现为围绕大脑表面的特征性低信号影。

交通性脑积水（由于蛛网膜绒毛瘢痕形成）被认为是蛛网膜下腔出血最常见的并发症，但创伤性蛛网膜下腔出血也可引起血管痉挛。

6.影像陷阱：假性蛛网膜下腔出血

弥漫性脑肿胀在 CT 上可见"假性蛛网膜下腔出血"（图 13-11）。蛛网膜下腔 CT 密度增加被认为是由于蛛网膜下腔收缩和（或）软脑膜小血管充血，同时伴有低密度脑水肿造成的蛛网膜下腔轮廓显影。重要的是不要将其与真正的蛛网膜下腔出血混淆，而应将其视为颅内压升高的一种不良提示。全麻患者的 FLAIR 序列像上会出现"假性蛛网膜下腔出血"，但也可能出现在脑灌注改变和血脑屏障破坏的情况下，包括急性缺血性脑卒中和（或）脑高灌注综合征（图 13-11）。

7.脑室内出血

创伤性脑室内出血相对少见，是源于沿脑室表面的室管膜下静脉的撕裂，脑出血延伸至邻近脑室，蛛网膜下腔出血回流至脑室系统或直接穿透性损伤造成的。孤立性创伤性脑室出血很少见，通常与蛛网膜下腔出血和挫伤有关。

脑室内出血患者有发展为非交通性脑积水的风险，原因是急性期出现的血凝块导致脑导水管阻塞，或室管膜粘连和瘢痕形成。

脑室内出血可表现为侧脑室（后角，患者仰卧）的血 - 脑脊液平面，或脑室内"肿瘤样"血凝块。SWI 序列在检测脑室内出血方面优于 CT，FLAIR 和 DWI 序列诊断急性和亚急性脑室内出血均具有较高的灵敏度和特异度。初发 48h 内脑室内出血在 FLAIR 上表现为高信号。亚急性期，脑室内出血的信号强度是多变的，取决于不同时期的血液分解产物。第三脑室和第四脑室的脉冲流动伪影可能会影响 FLAIR 有效性。脑室出血或蛛网膜炎可导致急性脑积水，而蛛网膜绒毛对脑脊液的吸收减少则是形成慢性脑积水的原因（图 13-12）。

8.轴内损伤

原发性轴内损伤包括皮质挫伤、脑内血肿和弥漫性轴索损伤。

9.挫伤

挫伤是最常见的轴内损伤类型。术语"挫伤"（大脑或皮质）是用来描述由于急性机械变形而引

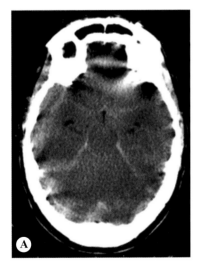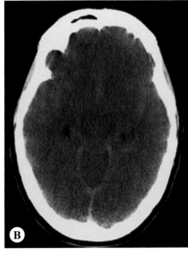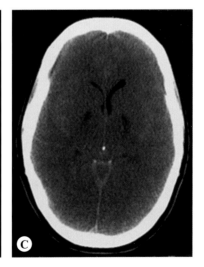

▲ 图 13-11　假性蛛网膜下腔出血。**26 岁女性**，参加音乐节后在旅馆房间被发现意识丧失。毒理学检测酒精、可卡因及液性 **XTC** 阳性。脑 CT 显示幕上灰白质交界处弥漫性模糊，双侧苍白球低密度病灶（C），基底池消失，与脑水肿表现相符。基底池和蛛网膜下腔沿脑凸面的密度增加，最初诊断为弥漫性蛛网膜下腔出血，但本例为继发于弥漫性脑水肿和颅内压升高的假性蛛网膜下腔出血

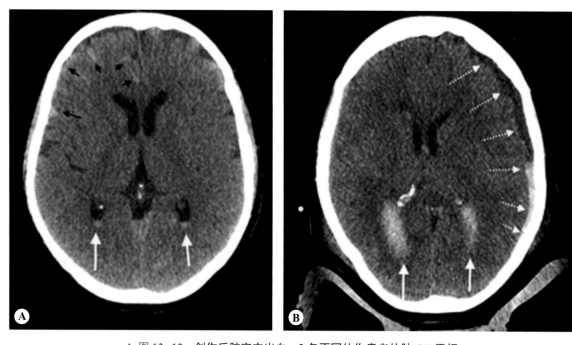

▲ 图 13-12　创伤后脑室内出血。2 名不同外伤患者的脑 CT 平扫

A. 双侧侧脑室少量的出血分层（白箭）及右侧大脑额叶轻微的蛛网膜下腔出血（黑箭）; B. 双侧侧脑室后角 IVH（白箭）和左大脑半球硬膜下血肿伴分层（白虚箭）

起的脑实质的局部损伤。挫伤通常累及皮质，也可延伸至皮质下白质。挫伤可表现为肉眼可见的（点状）出血或轻微 / 无出血。挫伤常常是多发的，最常发生在幕上，是由头部钝伤造成大脑撞击到头骨的骨脊或硬脑膜皱襞所致，因此称为"脑挫伤"。脑挫伤的好发部位包括前、下颞叶（50%）、下（眶面）和前额叶及大脑侧裂池周围的脑回。小脑半球的挫伤要少得多，这是由于其由厚实枕骨光滑的内表面保护。随着头部创伤的加重，与挫伤相关的微出血可能会合并为脑内血肿，这表明挫伤和脑内血肿实际上代表了同一谱系的损伤，而不是单独存在的。然而，为了分类，将挫伤定义为包含出血性和非出血性组织的混合物，或无肉眼可见的出血（"轻度挫伤"），而"脑内血肿"主要为均匀的、边界清楚的血液聚集。脑内血肿将在下文中讨论。

脑挫伤可分为骨折性脑挫伤、冲击性脑挫伤和对冲性脑挫伤。骨折性脑挫伤发生在直接撞击的部位，通常在凹陷的颅骨骨折下面。冲击性脑挫伤也可发生在撞击的部位，但这是由颅骨短暂的弯曲引起的，通常是由于对静止的头部的打击造成的，并不一定与骨折相关。当大脑相对于静止的颅骨运动时，就会发生与初始撞击位置相反位置的对冲性脑挫伤，典型的对冲性脑挫伤是由枕部撞击造成的，损伤了前、下眶额叶和颞叶。尽管冲击性和对冲性脑挫伤都可能是出血性的，但对冲性脑挫伤更为常见且范围往往更大。滑动性脑挫伤发生在矢状窦旁的大脑凸面，继发于矢状窦旁静脉和邻近大脑的角加速拉伸。

急性脑挫伤在 CT 上可表现很轻微，因此仔细观察"冲击"，尤其是"对冲"部位十分重要。通常，由于大脑表面的点状出血会出现斑驳的外观，所以很难测量其大小。小的皮质挫伤与小的轴外出血很难区分，特别是当它们同时存在时。然而，随着脑挫伤的进展，周围的血管源性水肿会使病灶的分界逐渐清晰，从而可以确定出血位于轴内。随着时间的推移，低密度和高密度混合区域形成的特征性"胡椒盐"征会更加明显。最初的 CT 扫描可能无法检测到病变，当患者的临床情况恶化时，随访扫描是必不可少的。硬膜外血肿或硬膜下血肿神经外科减压后，脑挫伤可能会更加明显。随着时间的推移，病变 CT 密度值随溶栓的进展而降低，这会导致受累区域与周围正常脑组织密度几乎相等，病灶周围的水肿减轻。静脉注射对比剂后，消退的出血性挫伤或血肿可能出现强化，这个时期的演变很难与梗死、肿瘤或血管畸形相鉴别。

与 CT 相比，脑挫伤在 MRI 上表现更为明显，尤其是在评估大脑凸面和颅底的脑回嵴时，此处的线束硬化伪影限制了 CT 的敏感性。脑挫伤在 MRI，尤其是 FLAIR 序列上最明显。在 MRI 上，脑出血的表现极为复杂，颅内出血的 MRI 表现在第 9 章中会详细介绍。在 T_2WI 上，急性脑挫伤表现为中央低信号（脱氧血红蛋白）和周围高信号水肿的皮质组织。亚急性挫伤将在数天内发展为血管源性水肿，脱氧血红蛋白将演变为细胞内高铁血红蛋白，在 T_1WI 上表现为高信号。2D GRE T_2^* 序列，尤其是 SWI 序列，对顺磁出血产物引起的磁场不匀性

特别敏感，在检出小的出血性挫伤方面比 CT 敏感得多。

亚急性脑挫伤和血肿通常在静脉注射对比剂后表现为（环形）强化，可能与脑脓肿、梗死或肿瘤表现相似。

慢性脑挫伤表现为局灶性、楔形、外周性脑软化，可与陈旧性栓塞性脑梗死相似。病灶边缘常含有含铁血黄素，在 GRE T_2^* 和 SWI 序列上表现为特征性的 T_2 低信号（图 13-13 至图 13-15）。

10. 脑内血肿

脑内血肿是指在脑实质内聚集的相对均质的血液。它可以发生在脑撕裂伤、弥漫性轴索损伤和其他类型的脑损伤中，并且可以与其他损伤同时发生。一般来说，以血液和组织混合为特征的病变被

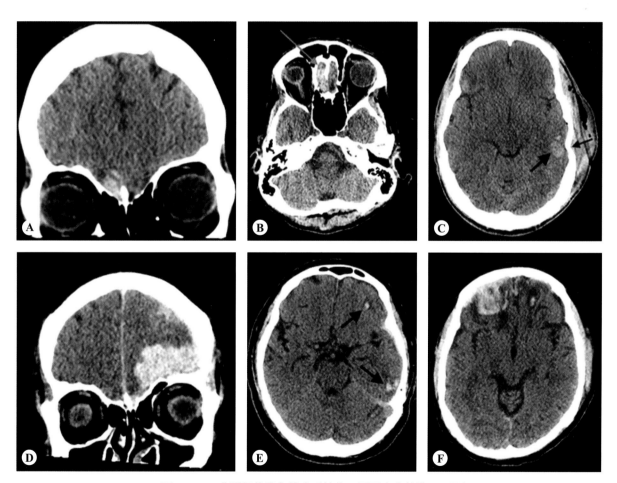

▲ 图 13-13 典型部位的急性皮质挫伤。不同患者的脑 CT 平扫

冠状位（A 和 D）和轴位（B、C、E 和 F）重建图像。典型部位不同大小的出血性皮质挫伤，如额叶前下表面（B，红箭；E，向前的箭）和颞叶的外侧下表面（C 和 E，向后的箭）。皮质挫伤在急性期表现可以很小、很轻微（E），有时冠状位比轴位显示更加清楚［在相同的患者中比较 A（冠状位）和 B（轴位）］。颞叶皮质挫伤（粗黑箭）继发于左侧颞骨凹陷性骨折（细黑箭）（C）。皮质挫伤经常与硬膜下和蛛网膜下腔出血有关（F）

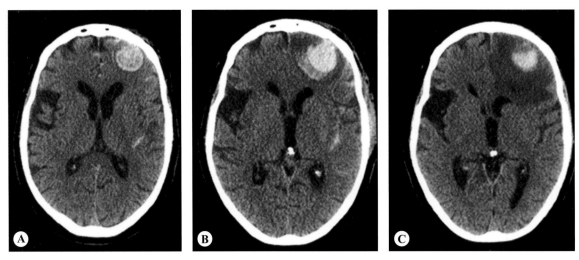

▲ 图 13-14　皮质挫伤的演变：急性和亚急性脑挫伤

A. 外伤患者入院的脑 CT 平扫，显示左侧前额底部圆形出血性皮质挫伤；B. 18 天后随访 CT 显示出血成分的进展及在挫伤周围新发的水肿性改变；C. 2 周后的 CT 随访显示出血性成分略有减退，但挫伤性水肿明显增加

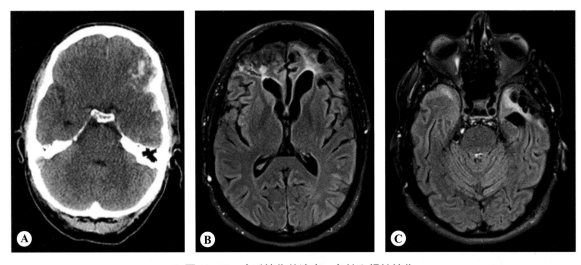

▲ 图 13-15　皮质挫伤的演变：急性和慢性挫伤

A. 外伤患者入院的脑 CT 平扫，显示左额叶脑基底侧面及左颞叶前极不规则高密度，极有可能合并蛛网膜下腔、硬膜下及皮质出血；B 和 C. 尽管急性期脑挫伤范围小，2 年后的脑 MRI 轴位 FLAIR 成像显示双侧前额叶表面（B）和左颞叶的颞极（C）大量组织丢失，并伴有周围胶质细胞的改变

归类为挫伤，而"脑出血"一词指的是大量的血液聚集（通常超过 5mm）。非常微小的血液聚集通常出现在挫伤中，或者当其分散出现在脑内时，可能提示弥漫性轴索损伤 / 创伤性轴索损伤，有时也被称为"微出血"。出血周围可出现非出血性（如低信号）异常信号，可能代表水肿或血凝块回缩。

脑内血肿往往位于大脑的较深处。外伤后迟发性脑内血肿并不少见，当患者的神经系统状况恶化时，应予以考虑。当脑内血肿逐渐成熟并发生血凝块回缩时，会被低密度的水肿包围，也可能出现出血性液 - 液平面。脑内血肿可自发性减压进入脑室，从而形成脑室内血肿。

和脑挫伤一样，脑内血肿通常发生在"对冲伤"部位，特别是眶额叶和颞叶。脑内血肿通常比皮质挫伤的境界清晰，而且往往周围出现水肿较少。豆纹动脉剪切伤也可引起基底节区脑内血肿发生。亚急性脑内血肿在静脉注射对比剂后的典型表现为环形强化，与脑脓肿、梗死或肿瘤相似。

迟发性颅内血肿可发生在早期 CT 或 MR 成像显示的局灶性挫伤区域。这些迟发性血肿往往发生在脑叶的多个部位，并与不良预后相关。除了硬膜外血肿、硬膜下血肿和蛛网膜下腔出血外，穿透伤或贯通伤（如枪伤、利器伤等）也可导致脑内血肿（图 13-16）。

11. 弥漫性 / 创伤性轴索损伤

"轴索损伤"的特点是散在的、小的出血性和（或）非出血性病变，并与相对广泛的白质轴突损伤相关。轴索损伤是由与转动加减速力相关的机械应变引起的，由于组织密度和硬度的差异及大脑某些部位相对于颅骨位置固定，大脑深部和表层区域的移动速度和方向不相同，导致应变分布在整个轴索，造成轴索肿胀或破裂。

轴索损伤是 TBI 患者原发性轴内损伤的重要组成部分。MRI 可显示 90% 的急性期重度 TBI 患者及 56% 中度 TBI 患者的轴索损伤。在这些患者中，脑挫伤常与硬膜外和硬膜下血肿（50%）相关，这些血肿和轴索损伤均可能导致 TBI 患者意识减退。

"弥漫性轴索损伤"和"创伤性轴索损伤"两个概念经常交替使用，但意思并不相同。弥漫性轴索损伤是指广泛分布于多个脑叶或半球的轴索病变，可能在胼胝体，甚至是脑干和小脑区域。而创伤性轴索损伤指的是局限于脑白质多发、散在、类似的微出血性和（或）非出血性病变。为了表述清楚，我们将在本章忽略两个术语的区别，主要以弥漫性轴索损伤讨论。

急性期弥漫性轴索损伤的临床特征是由瞬间撞击而导致的损伤或完全意识丧失。一个典型的例子是拳击中的"上勾拳"，它会导致头骨突然直线和旋转加速，致使突然失去知觉。较轻的大脑半球弥漫性轴索损伤会导致注意力持续时间缩短、记忆力减退、注意力不集中、智商低下、头痛、癫痫发作和行为改变等症状。弥漫性轴索损伤被认为是大多数脑外伤后全脑认知障碍的罪魁祸首，尤其是在记忆和信息处理方面。

弥漫性轴索损伤最常见的部位为灰白质交界处、胼胝体和背外侧脑干，其他的受累区域包括穹窿、脑室周围白质和小脑上脚。严重的 TBI 患者，轴索损伤也可发生在大脑深部，包括基底节、内囊和脑干。只有严重创伤时才能发现脑干弥漫性轴索损伤，最常累及的是中脑后外侧区域和脑干上

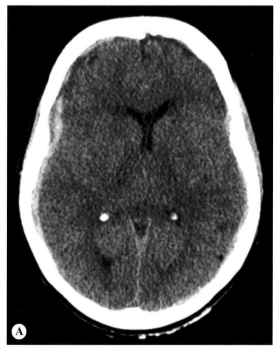 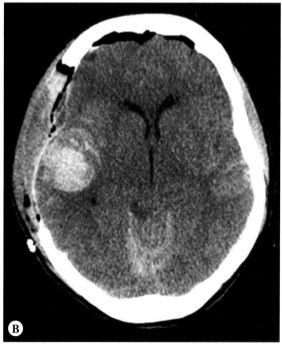

▲ 图 13-16 颅骨切除术后新发颅内血肿。75 岁女性，自行车事故致头部闭合性损伤
首次入院脑 CT 平扫显示右侧大脑半球急性硬膜下血肿及左侧颞枕部硬膜下血肿，体积较小；中线向左移位，右侧钩回疝（未显示）。右侧大脑半球颅骨切除减压术后 CT 显示右侧颞叶大片血肿（所谓的减压后脑血肿）

部。脑干弥漫性轴索损伤病变应与 Duret 出血区分，Duret 出血是继发性脑干损伤，发生于小脑幕下疝。

基于神经病理学研究，Adams 等将弥漫性轴索损伤分为三个等级，随后被用作 MRI 分类量表。

- 轻度 DAI（1 期）：病变累及灰质 – 白质交界处，尤其是额叶和颞叶。

- 中度 DAI（2 期）：病变还累及胼胝体的纤维，特别是压部。

- 重度 DAI（3 期）：病变还累及脑干，特别是中脑背外侧。

弥漫性轴索损伤的位置与创伤的严重程度、意识水平和功能预后相关。弥漫性轴索损伤比未损伤患者的预后较差，尤其是 3 期患者，1 期和 2 期患者的预后较好。

神经影像学诊断弥漫性轴索损伤存在困难，传统的影像技术如 CT 和 MRI 低估了真实的损伤程度。急性期，CT 可显示小的点状出血，有时伴有脑室内出血（室管膜下静脉剪切伤）和中脑周围蛛网膜下腔出血。然而，由于非出血性病变难以识别，CT 会低估弥漫性轴索损伤的病变程度。事实上，大多数患者入院 CT 扫描的结果是正常的，因为 80% 的弥漫性轴索损伤是非出血性的。

MRI 可同时检测出血性和非出血性病变，对脑白质和脑干损伤的检测灵敏度远高于 CT。

FLAIR 成像对非出血性弥漫性轴索损伤病变显示最佳，表现为高信号，可能反映早期的水肿和慢性期的胶质增生。但 FLAIR 的影像学表现并不具有特异性，可能很难将这些病变与其他创伤前病变（如多发性硬化症或慢性脑血管病）引起的白质高信号区分开来，尤其是在老年患者中。

出血性弥漫性轴索损伤在 GRE T_2^* 加权成像和 SWI 序列上显示更清楚，表现为局灶性信号消失，这是由于顺磁性的血液分解产物（脱氧血红蛋白、高铁血红蛋白、含铁血黄素）的磁敏感效应。这些磁敏感效应在 3T 磁场比 1.5T 磁场更明显，3T 磁场成像可检测到的出血性病变几乎增加了 1 倍。此外，SWI 序列比 GRE T_2^* 序列检出更敏感。

出血性弥漫性轴索损伤必须与其他在 SWI 和 GRE T_2^* 序列上呈低信号的组织和病变相鉴别。脑血管结构、小海绵状血管瘤、小血管病变（慢性高

血压脑病、CADASIL 和 CAA）中的微出血，脑放射治疗后的微出血、钙化甚至脂肪栓子都可能被误认为是弥漫性轴索损伤，通常可以根据位置、分布和形态及其他影像学异常来鉴别。血管源性微出血通常表现为圆形 / 球形病变，而微出血性创伤性轴索损伤通常表现为放射状 / 椭圆形甚至曲线状病变，分布在血管周围间隙。

DWI 是检测闭合性头部损伤的重要序列，因为它可以识别 T_2/FLAIR 或 T_2^* 序列中不可见的其他剪切伤。弥漫性轴索损伤中发现 ADC 值降低，提示扩散受限。根据其在 DWI 和 ADC 图上的信号特征，创伤性弥漫性轴索损伤可分为三类。

- 第一类：DWI 高信号，ADC 高信号，最可能提示有血管源性水肿病变。

- 第二类：DWI 高信号，ADC 低信号，提示细胞毒性水肿。

- 第三类：中央出血性病变，周围有扩散增加的区域。

然而，DWI 和 FLAIR 序列在检测出血性病变方面并不敏感。

丘脑和基底节损伤是 TBI 一种罕见的表现，约占外伤脑实质病变的 5%。在 CT 上，这些病变可能表现为基底节区的小出血灶，可能是由于小穿孔血管破裂。这些病变也与初始低 GCS 评分有关，更易出现在儿童（图 13-17 至图 13-21）。

12. 创伤性脑血管损伤

创伤性脑血管损伤是指由已知的头部、面部或胸部损伤引起的颅内、外的血管损伤。根据损伤机制的不同，创伤性脑血管损伤可分为钝性或穿透性两类。文中主要讨论的是由钝性创伤引起的创伤性脑血管损伤，也就是"钝性脑血管损伤"（blunt cerebrovascular injury，BCVI）。BCVI 在过去被认为是罕见的，但是最近的研究提示有 2.7% 的外伤患者是 BCVI。BCVI 是潜在致死性损伤，据报道其死亡率高达 33%。因此，早期诊断和治疗是减少神经血管并发症的关键，早期通过筛查发现 BCVI 也是至关重要的。

关于 BCVI 的病理生理学机制已经提出了好几种理论，其中最主要的一种理论认为血管壁的一层或几层结构由于外伤作用不断拉伸，超出其自身的

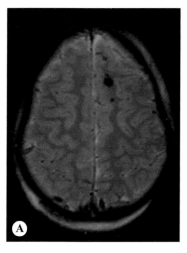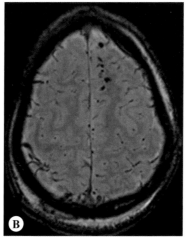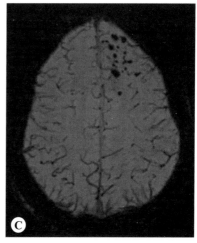

▲ 图 13–17　累及皮质下白质的弥漫性轴索损伤

轴位 GRE T$_2$* 加权成像（A）、SWI 成像（B）联合最小密度投影重建（C）的脑 MRI 显示左额叶多发皮质下磁敏感效应，代表微出血。与 GRE T$_2$* 加权成像（A）相比，SWI（B）成像可见更多的磁敏感效应。SWI 成像最小密度投影重建图像上（C）微出血更加明显

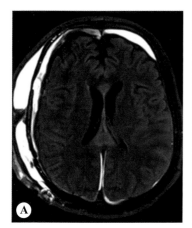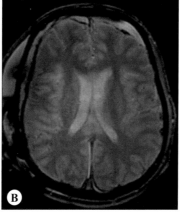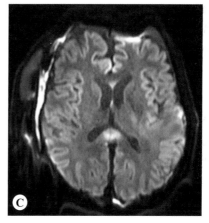

▲ 图 13–18　累及胼胝体的非出血性弥漫性轴索损伤

A. 脑 MRI 轴位 FLAIR 成像显示胼胝体弥漫性高信号，从膝部延伸至压部；B. GRE T$_2$* 加权成像上无磁敏感效应；C. DWI 显示扩散受限，相应的 ADC 图（未显示）为低信号，胼胝体压部最明显。右侧广泛的帽状腱膜下血肿，以及沿右大脑半球凸面和左额叶的硬膜下血肿，双侧硬膜下血肿沿大脑镰后方延伸 FLAIR 图像上最明显

极限。在颈动脉损伤的机制中，颈椎过伸及椎体向对侧旋转，都可导致颈内动脉在 C$_{1\sim3}$ 横突孔段的拉伸，从而导致颈内动脉损伤（即夹层）。在椎动脉损伤情况下，骨折、半脱位或韧带损伤可能会导致椎动脉横突孔段或硬膜内段的拉伸。除了拉伸及扭伤外，其他一些潜在机制，包括对颈部的直接打击，可能会直接伤害或压迫邻近骨骼结构的动脉。颈椎过度屈曲损伤及下颌骨骨折错位损伤中可以看到血管撞击损伤现象，即由于颈椎和下颌骨撞击导致颈内动脉损伤。最后，颈椎或颅底骨折产生的尖

锐骨碎片可能会直接撕裂颈部血管。当骨折穿过横突孔时，这种风险性明显增高。

　　动脉损伤类型可分为：①轻微动脉内膜损伤；②动脉夹层内膜瓣剥离；③腔内血栓；④动脉闭塞；⑤壁内血肿；⑥假性动脉瘤；⑦动脉离断；⑧动静脉瘘。

　　内膜血管损伤是病理性拉伸、扭曲或剪切力作用的结果。当损伤仅局限于血管内膜时，称为轻微动脉内膜损伤。然而，血管内流动的血液可能会穿过内膜缺损处导致血管壁剥离。血管壁剥离可能

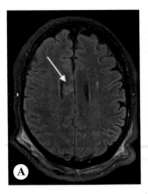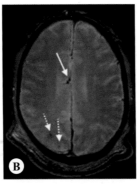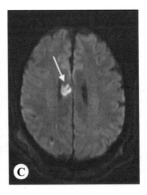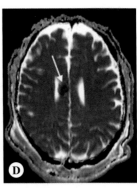

▲ 图 13-19　累及胼胝体的弥漫性轴索损伤的脑 MRI

轴位 FLAIR（A），GRE T$_2^*$ 加权成像（B），DWI（C），以及相应的 ADC 图（D）。FLAIR 图像显示胼胝体干右半部分高信号病变（A，白箭），可见周围微出血（B，白箭）及扩散受限（C 和 D，白箭）。证实为合并非出血性和出血性的轴索剪切伤。右顶叶皮质下见微出血（B，白虚箭）

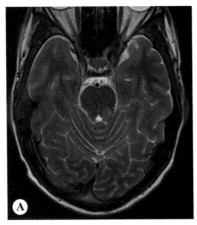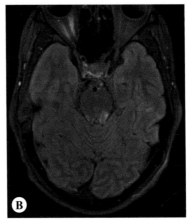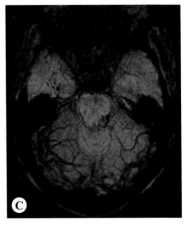

▲ 图 13-20　累及脑干的弥漫性轴索损伤的轴位 T$_2$（A）、FLAIR（B）及 SWI（C）成像

A 和 B. 在 FLAIR 和 T$_2$ 加权图像显示小脑脚水平脑干背侧高信号，左侧比右侧更广泛；C. SWI 显示脑干背侧和右颞叶多发微出血

导致大量的限流性狭窄或闭塞，阻碍大脑供血并导致脑梗死。此外，血管内膜的损伤使可致血栓形成的内皮下细胞外基质暴露于血流中，导致血小板活化、聚集、血栓形成，以及下游血管的栓塞，导致血管闭塞及脑梗死。

在中、外膜损伤中，滋养血管损伤可能导致血管壁内血肿的形成。壁内血肿可以通过中膜和（或）外膜剥离，使内膜层完好无损。根据血肿大小和范围的不同，壁内血肿也可能导致显著的动脉管腔狭窄或闭塞。

血管壁的一层或多层破裂也可能导致假性动脉瘤的发生。假性动脉瘤是血管壁局限性的突起，是由于血液通过血管壁的撕裂处引起的异常改变，其不具有完整的动脉壁结构（至少是外膜或包含血管周围软组织）。假性动脉瘤会压迫血管，导致管腔的狭窄或闭塞。此外，假性动脉瘤内血栓的形成可能导致下游血管的栓塞和梗死。

完全性动脉离断表现为颈部或面部软组织中的动脉出血，可导致大面积脑卒中或迅速失血。在某些情况下，受损的动脉和邻近的静脉结构之间可能形成瘘管连接，导致高流量的动静脉瘘。

颈动脉海绵窦瘘（carotidocavernous fistula, CCF）是一种特殊类型的动静脉瘘，可见于伴有颈内动脉海绵窦段破裂的创伤性颅底骨折。CCF 的特点是颈内动脉和海绵窦之间的异常沟通。

BCVI 的临床症状是很多变的，取决于所涉及

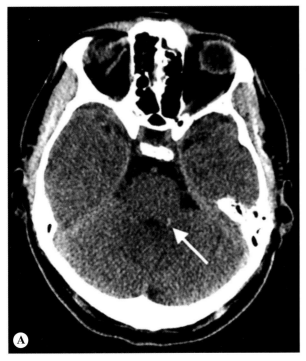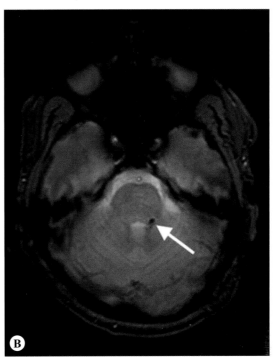

▲ 图 13-21 创伤性脑损伤后外展神经麻痹

A. 脑 CT 平扫显示小脑脚左上方高密度点；B. 轴位 GRE T$_2^*$ 加权成像证实左侧外展神经核区微出血

的动脉和受累的脑血管供血区域。当出现新发的局灶性或影像学所不能解释的神经体征时，应当高度怀疑 BCVI 的可能。临床体征并非都能检查出来，因为中重度 TBI 患者可能处于昏迷或镇静状态。此外，高达 80% 的 BCVI 患者有一段潜伏期，潜伏期介于受伤时和症状发生之间，长短不一。在潜伏期中，血管成像识别无症状患者的 BCVI 的价值最高。关键问题在于哪些 TBI 患者应进行血管成像。

在过去的 20 年中，已经制定了几项筛查指南，以鉴定创伤患者中的 BCVI，同时也尝试尽量减少低风险患者不必要的影像学检查。这些筛查指南包括 Denver 标准，修改后的 Denver 标准及西方创伤协会（Western Trauma Association，WTA）筛查建议。2010 年，东方创伤外科协会（Eastern Association for the Surgery of Trauma，EAST）根据循证医学水平制定了指南。表 13-5 概述了与 BCVI 相关的体征、症状和危险因素。

关于理想的筛查方法 DSA 长期以来一直被认为是 BCVI 筛查的金标准，但它具有侵入性，耗时且不易实施。MRA 和二维多普勒超声检查敏感性和特异性各不相同，也不能快速评估颅颈区域以外

的损伤。因此，CTA，尤其是包括大脑基底动脉环的 16 排或更多排的 MD CTA，已成为 BCVI 筛查的首选方法，因为其高效、实用、高灵敏度和特异度（90%～100%）的特点，并且能够全身扫描以发现其他相关损伤。

CTA 的影像学表现反映了动脉损伤的模式，可能存在以下情况。

- 轻微动脉内膜损伤，血管壁不规则。
- 发生壁内血肿时，受累血管壁的广泛增厚。
- 血管壁夹层存在于假腔表现为双腔征。
- 局部动脉充盈缺损，表示损伤部位的腔内血栓。
- 假性动脉瘤可见血管壁的局灶性突起，可从微小的梭形管腔增大到大的囊状突起，可导致邻近载瘤血管壁的占位效应和狭窄。
- 完全性动脉离断表现为周围软组织内不含对比剂的外渗入物。

由于动脉损伤的类型多种多样，目前已经研究出了几种分类系统来帮助临床预测和创伤管理。最被广泛接受和最常用的是 Denver 量表（也称 Bifflscale 量表），它按照 1～5 分的标准对病变进行

表 13–5	各种推荐指南的 BCVI 相关的体征、症状和危险因素概述

体征 / 症状

- 颈部、鼻部和（或）口腔的动脉出血
- 颈部血肿进展
- < 50 岁患者的颈部血管杂音
- 局灶性神经系统缺陷，包括
  - TIA
  - 轻偏瘫
  - 椎基底动脉症状
  - 霍纳综合征
  - 其他
- CT 或 MRI 发现缺血性脑卒中
- 神经系统表现与影像学表现不一致

危险因素

- 具有以下任何一项的高能机制
  - 中面部移位性骨折（Le Fort Ⅱ 或 Ⅲ）
  - 颅底骨折伴颈动脉受累
  - 弥漫性轴索损伤及 GCS < 6 分或 ≤ 8 分
- 颈椎骨折或半脱位，包括：
  - 椎体骨折
  - 横突孔骨折
  - 任何水平的半脱位或韧带损伤
  - C1～3 水平骨折
- 邻近组织缺血
- 晾衣绳型损伤或安全带磨损、肿胀、疼痛和（或）精神状态改变
- 下颌骨骨折
- 头皮撕脱伤
- 胸部血管损伤
- TBI 并胸部损伤

改编自 Rutman 等，2018

表 13–6	Denve 量表 BCVI 分级标准

Ⅰ 级	血管壁不规则
	动脉夹层
	壁内血肿，管腔狭窄 < 25%
Ⅱ 级	动脉夹层内膜瓣剥离
	任何腔内血栓
	夹层或壁内血肿，管腔狭窄 > 25%
Ⅲ 级	假性动脉瘤
Ⅳ 级	动脉闭塞
	动脉离断
Ⅴ 级	动静脉瘘

折、复杂颅骨骨折、颅底骨折（包括颈动脉管骨折）、头皮撕脱伤、任何类型的颈椎损伤和（或）合并胸部损伤的 TBI 患者，以及颈部贯通伤患者，应怀疑 TCVI。包括大脑基底动脉环在内的颈部 CTA 应该是所有疑似创伤性动脉损伤患者的一线检查方法（图 13–22 至图 13–24）。

（二）继发性损伤

1. 脑肿胀与脑水肿

大量脑肿胀伴严重的颅内高压是所有继发性外伤性病变中最严重的，死亡率接近 50%，因此早期识别和积极治疗势在必行。"脑水肿""脑肿胀"和"颅内压增高"这些术语经常互换使用。虽然它们是相关的，但并不是同义词。"脑肿胀"是一个包含多种疾病术语，指的是脑组织质量的非特异性增加。它可由各种类型"脑水肿"中含水量的增加引起，也可由"脑充血"引起，即脑血容量增加。"颅内压增高"是脑肿胀的一种可量化的表现，但任何明显的占位性病变（硬膜外血肿、硬膜下血肿等）都会导致颅内压升高。关于脑水肿或脑充血是否是 TBI 患者脑肿胀的潜在原因，文献中一直存在争论。虽然这两种机制都可能涉及，但细胞内水的积累（细胞毒性水肿）似乎是主要的因素。TBI 患者

分级，等级越高对应越严重的血管损伤（表 13–6）。

关于治疗，治疗标准是在没有禁忌证的情况下对所有 Ⅰ～Ⅳ 级血管损伤患者进行抗血栓治疗。部分主张对正在进行手术干预的住院患者使用肝素，因为它的半衰期短，而且易于逆转。对于伴有出血或血流动力学不稳定的 Ⅴ 级血管损伤，必须考虑手术或血管内治疗。

综上所述，对于高速创伤机制、低 GCS 评分、高损伤严重程度评分的创伤患者，以及下颌骨骨

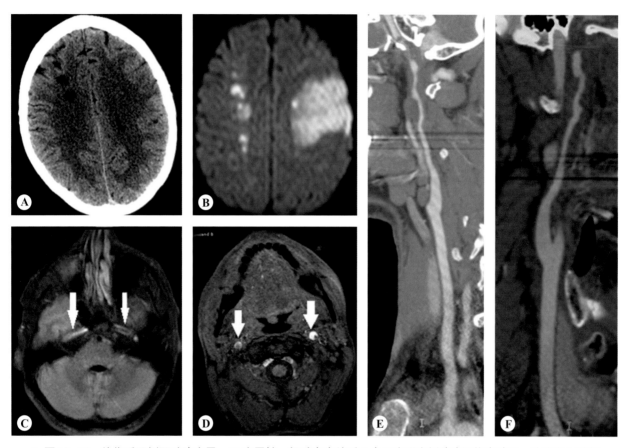

▲ 图 13-22 外伤后双侧颈动脉夹层。40 岁男性，机动车事故后 1 个月出现右侧偏瘫和构音障碍，并伴有右髋部骨折

A. 平扫头颅 CT 显示右侧额叶白质低密度病变；B. 轴位 DWI 显示右侧半卵圆中心的白质梗死，具有典型的串珠状的内分水岭梗死，以及左侧大脑中动脉供血区较大范围的脑梗死；C. 轴位 FLAIR 显示双侧颈内动脉高信号（白箭），怀疑颈动脉夹层；D. 轴位 T₁WI 压脂序列显示双侧颈内动脉新月形 T₁ 高信号壁内血肿，证实双侧颈动脉夹层的诊断；E 和 F. 左（E）和右（F）颈内动脉矢状面重建的 CT 血管成像显示管腔弥漫不规则延伸至整个颈段

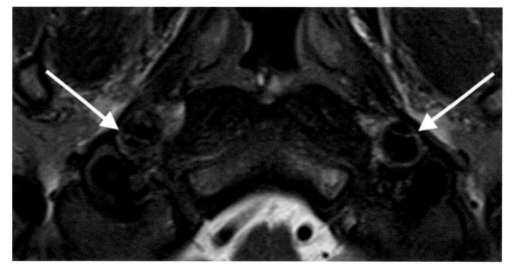

▲ 图 13-23 双侧颈内动脉夹层。外伤后脑干弥漫性轴索损伤患者（与图 13-20 为同一患者）

颅底水平轴位 T₂WI 偶然发现双侧颈内动脉内膜瓣（白箭）。随后进行了 CTA 检查，证实为双侧颈内动脉夹层

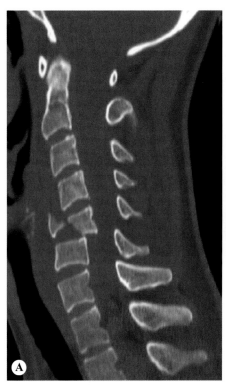

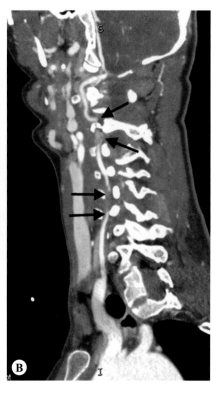

◀ 图 13-24　C₅ 椎体骨折右侧椎动脉夹层

A. 颈椎 CT 矢状位骨重建显示 C₅ 椎体不稳定移位性骨折；B. CTA 重建图像显示 V₂ 段局灶性对比剂充盈缺损（黑箭）

存在两种主要类型的脑水肿：一种是血脑屏障破坏导致细胞外积水所致的血管源性水肿，另一种是细胞膜泵损伤导致细胞内水分积累引起的细胞毒性脑水肿。

创伤后脑充血性肿胀是由脑自身调节功能丧失引起的，这是一种复杂的内在调控机制，通过不断调整脑血管阻力来应对平均动脉压的变化，从而维持恒定的脑血流量。脑充血可能进展为脑水肿。尤其是儿童和年轻人更容易发生创伤后自动调节功能丧失，这将导致血管扩张，继而引起脑充血和脑肿胀。当脑肿胀严重时，颅内压升高，脑灌注压下降，这可能会引发脑缺血和梗死。

脑肿胀在影像学上可表现为脑沟消失、基底池受压、脑室边缘变平。脑充血时，灰白质的界限仍能分清（图 13-25D 至 F）。血管源性水肿引起的脑肿胀在 CT 上表现为低密度区，而细胞毒性水肿引起的肿胀则表现为灰白色密度差异消失，分界不清（图 13-25A 至 C）。所有类型的脑水肿中，脑实质水肿表现为 T₂WI 和 FLAIR 上信号增高。当中线移位或占位效应与轴外病变或脑实质病变大小不成比例时，应怀疑是否存在脑肿胀可能。这种情况下，通常需要行去骨瓣减压术以达到改善脑外疝的目的，避免由于颅内压升高造成的继发性脑损伤。需要注意的是，脑水肿时 CT 上可能表现为假性蛛网膜下腔出血（图 13-11）。假性蛛网膜下腔出血是指类似蛛网膜下腔出血的基底池和脑沟密度明显增高，可能反映了低密度、水肿脑组织对比下浅静脉结构的扩张和充血。

2. 脑疝

大量的轴外液体聚集，如硬膜外血肿和硬膜下血肿，以及广泛的脑挫伤和脑水肿都可能引起占位效应，并可导致脑组织移位。大脑镰和小脑幕保护大脑不受过度运动的影响，但也限制了因颅内压升高而产生的代偿性移位。根据大脑镰和小脑幕的位置，颅内内容物可分为三个区：两个幕上区（由大脑镰划分）和一个幕下区（由小脑幕划分）。当其中一个颅内分区的压力增加到超过生理代偿机制时，就会发生颅内高压，并随之产生压力梯度。这会导致脑、脑脊液和血管从一个分区移位到另一个分区，并随后引起脑疝。

脑疝是颅内压增高最常见、最危险的继发性改变。不同类型的脑疝表现不同。

• 大脑镰下疝：一侧压力增加导致扣带回在大脑镰下方向对侧移位。大脑镰下疝可能压迫大脑

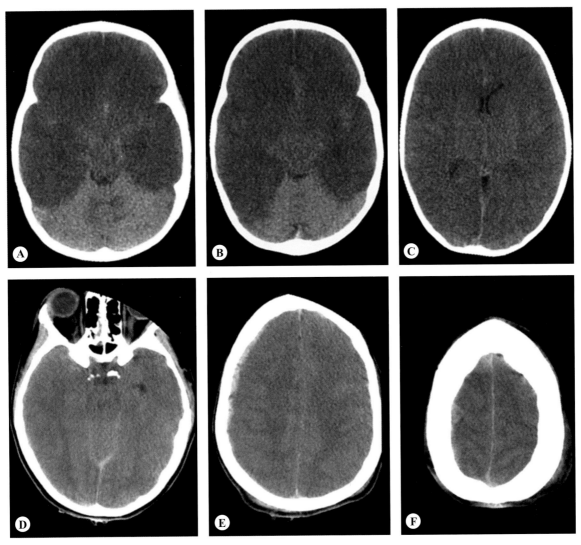

▲ 图 13-25　脑水肿（A 至 C）与脑肿胀（D 至 F）

A 至 C. 18 个月男婴（为了示范，选择 1 例非创伤性病例）复苏后头颅 CT 平扫，显示双侧大脑半球弥漫性低密度改变，灰白质分界不清，基底池消失；D 至 F. 年轻成人外伤后的平扫 CT，显示右侧大脑半球硬膜下血肿（E）。尽管血肿很少，但由于弥漫性脑肿胀，继发双侧大脑凸面的蛛网膜下腔完全消失，灰白质界面存在

前动脉，导致继发性大脑前动脉梗死。

- 小脑幕切迹下疝：也称为脑中央疝，即两侧颞叶通过小脑幕切迹向幕下疝出，伴基底池消失，包括鞍上池、四叠体池。
- 小脑幕切迹上疝：机制基本与小脑幕切迹下疝相反，较少出现。通常由颅后窝占位性病变通过小脑幕切迹引起小脑上部向上移位引起。
- 颞叶钩回疝（又名小脑幕切迹疝）：内侧颞叶通过小脑幕切迹疝出，导致同侧鞍上池消失、同侧环池增大。可能会压迫动眼神经（"散瞳"）、大脑后动脉和脉络膜前动脉。脑干也可

能受到对侧小脑幕边缘的压迫，导致颞叶疝压迹挫伤。

- 小脑扁桃体疝：小脑扁桃体通过枕大孔疝出。枕大池消失，第四脑室受压，可导致梗阻性脑积水，压迫小脑后下动脉，导致小脑梗死。
- 脑外疝：当大脑的一部分通过骨折或去骨瓣减压术引起的颅骨缺损部疝出时，就会发生脑外疝。

早期发现脑疝在临床治疗中具有重要意义。CT（或 MRI）通常可以确定病变是否可以手术（图13-26 至图 13-28）。

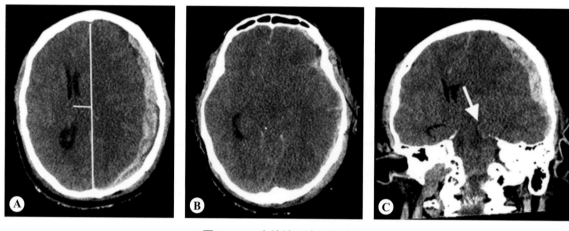

▲ 图 13-26 大脑镰下疝和颞叶钩回疝

A. 脑部 CT 平扫显示左侧大脑凸面下急性硬膜下血肿，导致中线向右移动（大脑镰下疝）；B. 基底池完全消失；C. 冠状位重建显示颞内侧叶（海马钩回）在小脑幕边缘上方疝出（白箭）

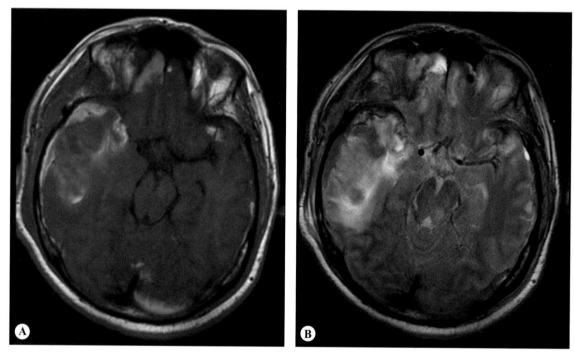

▲ 图 13-27 颞叶钩回疝

头颅 MRI 轴位 TSE T_1WI（A）和 T_2WI 序列（B）。右侧颞叶广泛脑挫伤，伴出血（T_1WI 高信号）和水肿（T_2WI 高信号）。右侧颞叶钩回向内侧移位超出小脑幕边缘，并压迫中脑。此外，右额叶前部和下部可见 T_1WI 高信号挫伤，左侧枕叶有少许的 T_1WI 高信号硬膜下血肿

外伤后快速进展的小脑幕切迹下疝可出现迟发性继发性脑干出血，是一种潜在的致命性并发症，即 Duret 出血。通常位于脑干上部（中脑和脑桥）的腹侧和旁正中区，其病理生理学机制仍未引起达成一致，出血机制是动脉（基底动脉桥穿支牵拉和撕裂）或静脉源性（血栓形成和静脉梗死）也尚不清楚。

Duret 出血可通过头颅 CT 诊断，但大多数情况下其结局是致命的。动脉性高血压和高龄是发生 Duret 出血的危险因素（图 13-29）。

3. 脑缺血和脑梗死

创伤后脑梗死提示临床预后不佳，特别是伴发硬膜下血肿、脑肿胀 / 水肿和创伤性蛛网膜下腔出

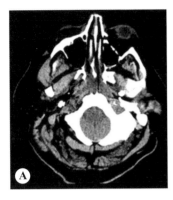 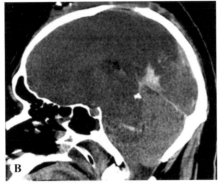 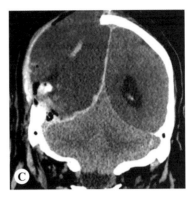

▲ 图 13-28 小脑扁桃体疝和脑外疝

右侧开颅减压术后的头颅平扫 CT。轴位（A）、矢状位（B）和冠状位（C）重建图像。右侧大脑半球有广泛的水肿性脑肿胀，肿胀的脑实质通过开颅手术缺损部疝出（C）。矢状位（B）和冠状位（C）重建图像均显示小脑扁桃体疝出，双侧小脑扁桃体通过枕大孔突出

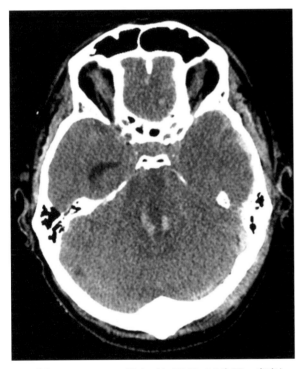

▲ 图 13-29 Duret 出血（与图 13-26 为同一患者）

患者有颞叶钩回疝，伴继发性脑干出血（即 Duret 出血）

血时。据报道，创伤后脑梗死总死亡率超过 40%。脑缺血和脑梗死是重型颅脑损伤常见的并发症，可由脑动脉压迫、直接血管损伤、血管痉挛、静脉血栓、全脑缺血缺氧性损伤或脂肪栓塞引起。

创伤后脑梗死最常见的原因是经大脑镰和（或）小脑幕的脑疝导致的外源性血管压迫。典型情况的是急性大脑镰下疝或颞叶钩回疝导致的大脑前动脉或大脑后动脉梗死。大脑镰下疝时，ACA 的胼胝

体边缘动脉分支被挤压到大脑镰的游离边缘，导致梗死。在颞叶钩回疝中，移位的内侧颞叶可以压迫 PCA，导致相应区域的梗死；或压迫脉络膜前动脉，导致内囊后肢梗死（图 13-30）。

直接血管损伤，如累及颈动脉管的颅底骨折造成的血管撕裂、夹层、闭塞或假性动脉瘤，也可能导致脑缺血。血管夹层可继发血栓或远端栓塞。

血管痉挛也可以引起脑梗死，由创伤性蛛网膜下腔出血或直接血管损伤（撕裂）引起。

静脉血栓引起的脑缺血，不太常见，可能是轴外血肿对皮质静脉的占位效应，或者骨折对硬膜静脉窦的直接损伤（图 13-31）。

全脑缺血缺氧性损伤可能是由于心肺骤停期间的全身性缺氧或低血压造成的，也可能是在没有直接头部创伤的情况下由严重的胸部或腹部创伤引起的。脑低灌注也可能是由于明显脑肿胀或较大的轴外血肿，特别是较大的硬膜下血肿的占位效应引起的。

脑脂肪栓塞（cerebral fat embolism，CFE）综合征很少见。亚临床脂肪栓塞大多数发生在长骨骨折后，但临床 CFE 综合征仅发生在 0.5%～3.5% 的病例中，脂肪滴释放到体循环中，并可能导致多个终末器官损伤。典型的临床表现为呼吸窘迫、精神状态改变和创伤后 1～4 天皮肤出现点状皮疹。神经症状是多种多样的，患者可能出现局灶性神经体征或广义性脑病，从嗜睡、神志不清到昏迷和癫痫发作。当呼吸道症状和皮肤表现不存在时，临床诊

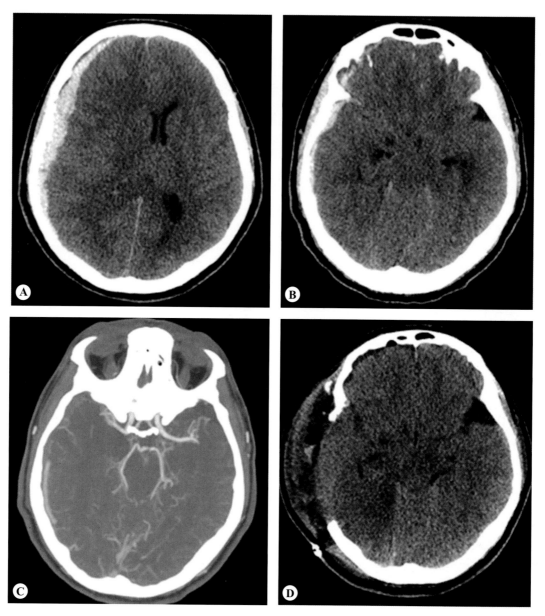

▲ 图 13-30 颞叶钩回疝右侧大脑后动脉梗死

A 和 B. NE CT 显示右侧大脑半球急性硬膜下血肿，中线向左移位（A），基底池消失，提示小脑幕切迹下疝（B）；C. CTA 显示右大脑后动脉在通过大脑脚和环池的部分受压向内侧移位；D. 右侧大脑半球去骨瓣减压术后随访 CT，显示右侧大脑后动脉区域发生缺血性梗死

断可能很困难。根据患者严重程度的不同，临床结局从完全恢复到死亡均可出现。MRI 是首选的成像方法，因为 CT 扫描结果通常是阴性的。FLAIR 和 T_2WI 序列异常是高度非特异性的，对于疾病的诊断价值有限，DWI 和 SWI 序列要敏感得多。病变的典型表现为血管源性水肿引起的散在或融合的 T_2WI 高信号，这可能是由于游离脂肪酸和（或）细胞毒性水肿导致血脑屏障的破坏，在 DWI 表现为

多发微梗死（"星空征"），和 SWI 上的多发性点状出血一致。这些异常的影像表现通常可见于深部白质、基底节、胼胝体、小脑半球和分水岭区域，病变的数量和大小是可变的，但与神经功能障碍程度的 GCS 评分相关。CFE 可能与弥漫性轴索损伤的 MRI 表现相似，鉴别诊断困难，这两者都可能是严重道路交通事故患者意识改变的原因。由于治疗的意义和风险不同，区分 CFE 和弥漫性轴索损伤是很

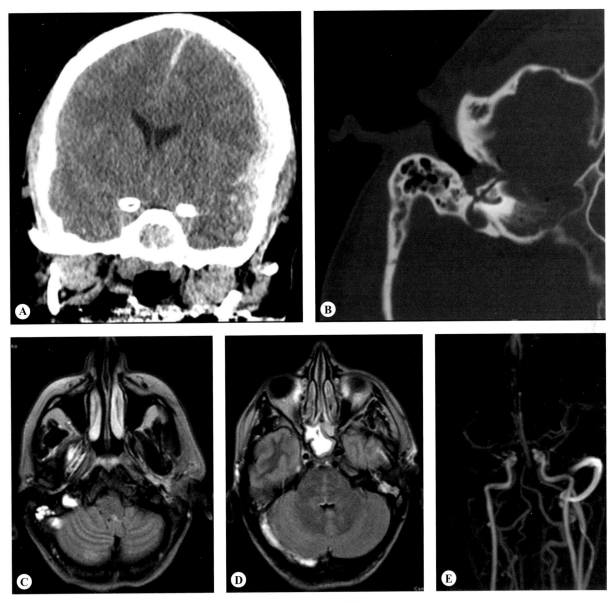

▲ 图 13-31　乳突骨折后硬脑膜静脉窦血栓形成

A. 平扫 CT 的冠状位重建图像显示左侧大脑半球硬膜下血肿和左侧颞叶皮质挫伤；B. 右侧颞骨岩部骨窗放大图像显示乳突横形骨折穿过右侧乳突气房并延伸至颈静脉孔；C 和 D. 轴位 FLAIR 图像显示右乙状窦和横窦呈高信号，延伸至颈静脉；E. 静脉 2D TOF 血管造影显示右乙状窦和横窦缺失，确诊为硬脑膜静脉窦血栓形成

重要的。这两者都可表现为融合或散在的血管源性水肿、细胞毒性水肿和微出血。在 CFE 中，微出血灶较多，并且体积明显较小（点状 / 圆形），而弥漫性轴索损伤出血通常较大且呈线形。此外，CFE 出现的脑水肿，既有血管源性的，也有细胞毒性的，范围更广。典型的弥漫性轴索损伤在 DWI 和 SWI 上通常很少有散发性病灶，而在 CFE 中可见扩散受限的散发病灶或融合病变，在影像随访中，病变在几周到几个月内逐渐消失（图 13-32）。

六、治疗监测：随访方案

（一）短期影像随访

颅脑损伤后通常行一系列头颅 CT 扫描。大多数头颅 CT 复查扫描都是常规进行的，而患者的精神状态无改变。很少有 TBI 患者在头颅 CT 复查后改变其治疗方法，而这些患者通常在复查头部 CT 前出现神经功能恶化。因此，对于神经系统稳定的 TBI 患者，是否需要进行头部 CT 复查的价值是值

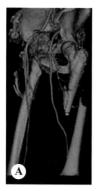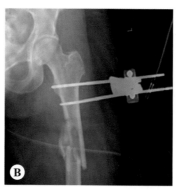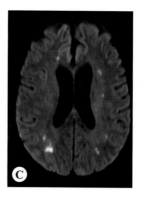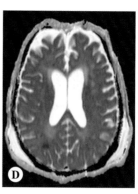

▲ 图 13-32　脑脂肪栓塞

A 和 B. 44 岁女性，行走时被汽车撞到，左股骨近端复杂性骨折。入院时 CT 检查无脑损伤（未显示），由于嗜睡进行了脑部 MR 检查。C 和 D. DWI（C）和相应的 ADC（D）显示双侧大脑半球多发栓塞性脑白质梗死。由于存在复杂的左侧股骨近端骨折，有脂肪栓塞的可能。注意双侧枕部帽状腱膜下血肿

得怀疑。只有具有某些特征才有进展的高风险，包括额 / 颞叶出血性脑挫伤、抗凝治疗、年龄＞ 65 岁及 ICH 出血量＞ 10ml。因此，目前指南建议仅在神经系统症状有进展的患者、中到重度 TBI 患者及接受抗凝治疗的首次 CT 异常的患者中需要复查头部 CT。在接受抗凝治疗且首次 CT 扫描阴性的 mTBI 患者中，复查头部 CT 的价值是值得怀疑的，复查头部 CT 显示只有 1.4% 的患者有出血性改变。

MRI 适用于症状不能用 CT 表现解释的急性期 mTBI 患者，因为 MRI 对检测非出血性脑挫伤和 DAI/TAI 更为敏感。

（二）亚急性和慢性颅脑损伤的成像

MRI 是亚急性和慢性颅脑损伤的主要影像检查手段，已多次被证实对发现脑实质萎缩、白质损伤和微出血非常敏感。只有在亚急性到慢性颅脑损伤中出现新的、持续的或恶化的症状时，才推荐使用 MRI，因为只有在这些情况下，MRI 的发现才有临床意义。

七、图像解读核对表和结构化报告

（一）图像解读核对表

为免遗漏颅脑外伤患者的重要表现，需要三个不同的窗宽窗位分析头部 CT 图像：脑窗 [窗宽（W）80～120HU，窗位（L）30～50HU] 用于评估颅内外软组织；骨窗用于识别颅骨骨折（W：2000～4000HU；L：500HU；使用骨算法或边缘算法重新计算图像的原始数据）；硬膜下窗用于检测致密颅骨上的薄层硬膜下或硬膜外血肿（W：150～300HU；L：50～100HU）。必须仔细辨别定位像上的颅骨骨折，因为在轴位图像上可能会遗漏与扫描平面平行的骨折。此外，还要注意是否有颈椎骨折或脱位，如发生骨折或错位，应追加颈椎 MDCT 检查（表 13-7）。

（二）结构化报告

如前所述，CT 是颅脑损伤后急性期首选的影像检查方式，可以显示颅脑创伤，并且非常适合观察是初期颅脑损伤的程度和类型。一系列不同的、复杂的病变常共同存在，这使得图像解释起来很有挑战性。不同病变病理异质性也是常规定性诊断 TBI 影像学报告具有高度可变性的原因之一。此外，用于描述 TBI 病变的术语和格式通常取决于教学传授。术语不一致、缺乏固定的格式及难以解释的 TBI 中含糊的和不同种类的病变，都与大量观察者的可变性相关，甚至在专家之间也未达成一致。此外，研究显示急诊医生对创伤头部 CT 扫描的最初判断与最终的影像学报告之间存在显著差异。然而，使用基于证据的结构化报告模板对这些影像进行评估，显著减少了假阴性错误，并提高了对关键诊断（如脑疝、颅底骨折等）的识别能力。

结构化报告（structured reporting，SR）一直被提倡以将观察者差异最小化，增加报告的一致性，并促进放射科医生和参与 TBI 患者多学科管理的其

表 13-7　颅脑外伤 CT 的系统评价："由外而内"法

检查	解剖结构	影像表现	窗位设置
1	头皮：确定冲击部位	血肿，撕裂，异物	脑窗
2	冲击部位的颅骨	骨折	骨窗
3	冲击一侧的轴外区域	硬膜外血肿（冲击部位），硬膜下血肿，创伤性蛛网膜下腔出血，颅内积气	硬膜下窗
4	对侧的轴外区域	硬膜下血肿（对冲部位），创伤性蛛网膜下腔出血	硬膜下窗
5	脑实质	冲击部位和对冲部位的脑皮质挫伤	脑窗
6	脑实质	• 创伤性轴索损伤 • 灰白质分界（脑肿胀与脑水肿）	脑窗
7	脑室和脑池	脑室内出血，脑积水，中线移位	脑窗
8	脑池	• 脑肿胀 / 水肿 • 脑疝	脑窗

他医生之间的沟通。在临床工作中，结构化报告还没有得到广泛的验证。然而，在大规模的多中心研究中，使用结构化报告模板的系统和标准化阅读方法被认为是研究的先决条件。为了标准化 TBI 研究中的术语，创建了一组 TBI 通用数据元素。这些 CDE 包括一些特定的定义（即统一的术语）和用于解释影像学发现的指南。使用渐进式三级报告描述病变异常表现，其中包含关于病变的基本信息（有 / 无）、描述性信息（位置），以及在可能的情况下的高级信息（体积、亚型等）。

这种结构化的报告方式可以减少读者间的误差和可变性，因此可以提供更一致、更可靠和更直截了当的结果解读。然而，对 22 种不同复杂程度的 TBI-CDE 中的每一种进行扩展评估是耗时的，而且还不适用于临床环境。在紧急情况下，简略的版本通常更可取。

欧洲 CENTER-TBI 研究是基于大样本 SR 数据的研究，以确定哪些特定的 CDE 与可以组成简短且与疾病高度相关的影像学报告，目前正在进行中。然而，哪些信息对影像学报告至关重要还没有达成共识。基于预后研究、先前的 SR 研究和 CDE 报告的影像学经验，我们可以提出一个初步的图像解读核查表，它可以作为 SR 的框架。但还需要注

意的是，这份图像解读核查表不是最终版本，可能会根据欧洲 CENTER-TBI 试验的新结果进行修改或改进。未来，关于哪些放射特征与放射报告相关的国际共识或可形成"TBI-RADS"，即一种类似于 BI-RADS 或 LI-RADS 的报告系统。这样的系统可能需要用户友好的界面及下拉菜单，并与语音识别兼容（表 13-8）。

八、病例报告

病史：63 岁男性患者，从高空（2m）坠落。

临床诊断：创伤性脑损伤。

CT 检查目的：入院时 CT（图 13-33A 至 C），排除创伤性脑损伤，尤其是需要立即手术治疗的创伤性脑损伤。4 天后随访 CT（图 13-33D 至 F），术后评估以排除手术并发症、评估手术效果，排除先前存在的损伤的进展，并排除继发性损伤。

成像技术：入院时的平扫 CT（图 13-33A 至 C）和 4 天后的随访 CT（图 13-33D 至 F）轴位（图 13-33A、B、D 和 E）和冠状位重建图像（图 13-33C 和 F）。

影像学表现：入院时头颅平扫 CT（图 13-33A 至 C）显示右侧顶颞部广泛的帽状腱膜下血肿。图 13-33A 显示撞击的位置及沿着右侧大脑半球撞击

表 13-8　结构化报告模板

图像解读核查表 TBI | 日期 / 时间：_____ | 放射科医生：_____ | 患者详情：_____

影像技术： □平扫 CT　□增强 CT　□ CTA　□ MRI

头皮

头皮开放性伤口 [位置]、帽状腱膜下血肿 [位置]、头皮下血肿 [位置]、异物 [位置]

颅面部

颅骨骨折：颅骨 [位置]，颅底：中央和侧面 [位置]，颌面 [位置]，形态学 [线性 / 粉碎 / 复合 / 分离 / 凹陷]，气颅 [位置]

轴外

□硬膜外血肿：[位置]　　　　　　　　　　　□肿块＞ 25ml

□硬膜下血肿：[急性、亚急性 / 慢性][位置] □双侧　　□肿块＞ 25ml

脑脊液间隙

□蛛网膜下腔出血：□皮质□基底池 [程度：微量 / 中度 / 完全]

□脑室内出血：[位置]

□梗阻性脑积水：[位置]

脑内病变

□挫伤：[位置]

□脑内血肿：[位置]

□创伤性轴索损伤：□弥漫性，□局限性：[位置]　　　　□肿块＞ 25ml

□穿透伤：□枪击，□其他：[]，□穿透弹道　　　　　　　□肿块＞ 25ml

□颈髓损伤：[位置]

占位效应

□中线偏移：mm

□疝：大脑镰下疝（R/L）、颞叶钩回疝（R/L）、小脑扁桃体疝（R/L）、小脑幕切迹疝（R/L）

□基底池：□受压□已消失 [位置]

□脑室：□受压□消失 [位置]

□皮质脑沟消失：□单侧□双侧

继发性脑损伤和血管损伤

□水肿：□全脑，□局部：[位置]　　　　　　□夹层：[位置] □静脉窦损伤：[位置]

□缺血：[位置]

□脑肿胀

□脑萎缩 [位置]

既往 / 共存疾病

□旧 TBI[位置]，□旧脑梗死 [位置]，其他：[位置]

总体印象

点凸面延伸的巨大急性硬膜下血肿。图 13-33B 至 C 显示左侧颞叶"对冲区"小的皮质挫伤。第三脑室少量积血，有一定的占位效应，中线向左移动（大脑镰下疝）（图 13-33A），基底池消失（图 13-33B）。轴位（图 13-33B）和冠状位（图 13-33C）重建图像均显示右侧颞叶在天幕边缘明显向内疝出，并压迫中脑（颞叶钩回疝）。

右侧大脑半球开颅减压术和右侧硬膜下血肿评估后随访 CT（图 13-33D 至 F）显示右侧大脑半球弥漫性水肿，中线移位减轻，但可观察到通过外科颅骨缺损部位的水肿性脑组织外疝（图 13-33D 和 F）。需要注意的是，左侧丘脑水肿、两侧侧脑室枕角均有血液积聚及局灶性脑干出血（图 13-33D）。左颞极表面皮质挫伤范围增大（图 13-33E 和 F）。

解释：入院时的 CT 扫描显示硬膜下血肿范围较大和明显占位效应，导致大脑镰下疝和右侧颞叶钩回疝，这是紧急神经外科手术的适应证。减压术

后，整个右侧大脑半球水肿，很可能是由于右侧大脑半球主要动脉受压导致右侧大脑半球广泛脑梗死。需要注意的是，左侧丘脑也可见梗死，很可能是由于丘脑穿支动脉受压所致。脑干内可见 Duret 出血，通常见于颞叶钩回疝或小脑幕切迹下疝患者，并且预后较差。前期大脑镰下疝和颞叶钩回疝消退，水肿的脑组织通过手术缺损区疝出。左侧颞极表面的皮质挫伤在入院时较小，但在后续随访时范围增大。

结论：这个病例有几个教学要点。入院时头颅 CT 主要表现为右侧大脑半球硬膜下血肿和继发性占位效应。左侧颞极表面小的皮质挫伤及脑室内积血可能会被忽略，要仔细观察才能发现。虽然对于本患者，这些发现不太重要，但在一些患者中，小的皮质挫伤或侧脑室内少许积血引起的分层现象可能是 TBI 的唯一表现。还要注意在后续随访影像中范围明显增大的脑皮质挫伤。尽管立即进行了神经

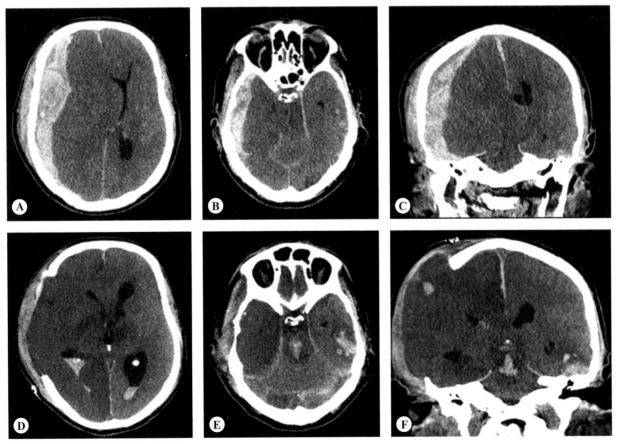

▲ 图 13-33 **63 岁男性，高空坠落**
入院头颅 CT 平扫（A 至 C）和去骨瓣减压术后头颅 CT（D 至 F）检查

外科手术，但随访 CT 依然可见多种继发性脑损伤，包括右侧大脑半球水肿（最有可能是由于主要大脑动脉受压造成的缺血性脑梗死）和脑干的 Duret 出血。

参考文献

[1] Adams JH, Graham DI, Murray LS, Scott G. Diffuse axonal injury due to nonmissile head injury in humans: an analysis of 45 cases. Ann Neurol. 1982;12(6):557–63.

[2] Aiken AH, Gean AD. Imaging of head trauma. Semin Roentgenol. 2010;45(2):63–79.

[3] Biffl WL, Ray CE, Moore EE, Franciose RJ, Aly S, Heyrosa MG, et al. Treatment-related outcomes from blunt cerebrovascular injuries: importance of routine follow-up arteriography. Ann Surg. 2002;235(5):699–706; discussion 706–7.

[4] Biffl WL, Cothren CC, Moore EE, Kozar R, Cocanour C, Davis JW, et al. Western Trauma Association critical decisions in trauma: screening for and treatment of blunt cerebrovascular injuries. J Trauma. 2009;67(6):1150–3.

[5] Bodanapally UK, Shanmuganathan K, Saksobhavivat N, Sliker CW, Miller LA, Choi AY, et al. MR imaging and differentiation of cerebral fat embolism syndrome from diffuse axonal injury: application of diffusion tensor imaging. Neuroradiology. 2013;55(6):771–8.

[6] Boyle A, Staniciu D, Lewis S, Hugman A, BauzaRodriguez B, Kirby D, et al. Can middle grade and consultant emergency physicians accurately interpret computed tomography scans performed for head trauma? Cross-sectional study. Emerg Med J. 2009;26(8):583–5.

[7] Bromberg WJ, Collier BC, Diebel LN, Dwyer KM, Holevar MR, Jacobs DG, et al. Blunt cerebrovascular injury practice management guidelines: the Eastern Association for the Surgery of Trauma. J Trauma. 2010;68(2):471–7.

[8] Brown CVR, Weng J, Oh D, Salim A, Kasotakis G, Demetriades D, et al. Does routine serial computed tomography of the head influence management of traumatic brain injury? A prospective evaluation. J Trauma. 2004;57(5):939–43.

[9] Butteriss D, Mahad D, Soh C, Walls T, Weir D, Birchall D. Reversible cytotoxic cerebral edema in cerebral fat embolism. AJNR Am J Neuroradiol. 2006;27(3):620–3.

[10] Charidimou A, Linn J, Vernooij MW, Opherk C, Akoudad S, Baron J-C, et al. Cortical superficial siderosis: detection and clinical significance in cerebral amyloid angiopathy and related conditions. Brain. 2018;138(Pt 8):2126–39.

[11] Evans LR, Fitzgerald MC, Varma D, Mitra B. A novel approach to improving the interpretation of CT brain in trauma. Injury. 2018;49(1):56–61.

[12] Fabbri A, Servadei F, Marchesini G, Stein SC, Vandelli A. Predicting intracranial lesions by antiplatelet agents in subjects with mild head injury. J Neurol Neurosurg Psychiatry. 2010;81(11):1275–9.

[13] Frigon C, Jardine DS, Weinberger E, Heckbert SR, Shaw DWW. Fraction of inspired oxygen in relation to cerebrospinal fluid hyperintensity on FLAIR MR imaging of the brain in children and young adults undergoing anesthesia. AJR Am J Roentgenol. 2002;179(3):791–6.

[14] Gean AD, Fischbein NJ. Head Trauma. Neuroimaging Clin N Am. 2010;20(4):527–56. Elsevier Ltd.

[15] Gean AD, Fischbein NJ, Purcell DD, Aiken AH, Manley GT, Stiver SI. Benign anterior temporal epidural hematoma: indolent lesion with a characteristic CT imaging appearance after blunt head trauma. Radiology. 2010;257(1):212–8.

[16] Gentry LR. Imaging of closed head injury. Radiology. 1994;191(1):1–17.

[17] Gittleman AM, Ortiz AO, Keating DP, Katz DS. Indications for CT in patients receiving anticoagulation after head trauma. AJNR Am J Neuroradiol. 2005;26(3):603–6.

[18] Haacke EM, Duhaime A-C, Gean AD, Riedy G, Wintermark M, et al. Common data elements in radiologic imaging of traumatic brain injury. J Magn Reson Imaging. 2010;32(3):516–43.

[19] Haller S, Vernooij MW, Kuijer JPA, Larsson E-M, Jäger HR, Barkhof F. Cerebral microbleeds: imaging and clinical significance. Radiology. 2018;287(1):11–28.

[20] Harburg L, McCormack E, Kenney K, Moore C, Yang K, Vos P, et al. Reliability of the NINDS common data elements cranial tomography (CT) rating variables for traumatic brain injury (TBI). Brain Inj. 2017;31(2):174–84.

[21] Hergan K, Schaefer PW, Sorensen AG, Gonzalez RG, Huisman TAGM. Diffusion-weighted MRI in diffuse axonal injury of the brain. Eur Radiol. 2002;12(10):2536–41.

[22] Huff JS, Jahar S. Differences in interpretation of cranial computed tomography in ED traumatic brain injury patients by expert neuroradiologists. Am J Emerg Med. 2014;32(6):606–8.

[23] Huisman TAGM, Sorensen AG, Hergan K, Gonzalez RG, Schaefer PW. Diffusion-weighted imaging for the evaluation of diffuse axonal injury in closed head injury. J Comput Assist Tomogr. 2003;27(1):5–11.

[24] Imaizumi T, Miyata K, Inamura S, Kohama I, Nyon KS, Nomura T. The difference in location between traumatic cerebral microbleeds and microangiopathic microbleeds associated with stroke. J Neuroimaging. 2011;21(4):359–64.

[25] Izzy S, Mazwi NL, Martinez S, Spencer CA, Klein JP, Parikh G, Glenn MB, Greenberg SM, Greer DM, Wu O, Edlow BL. Revisiting Grade 3 Diffuse Axonal Injury: Not All Brainstem Microbleeds are Prognostically Equal. Neurocrit Care. 2017;27 (2):199–207.

[26] Kaen A, Jimenez-Roldan L, Arrese I, Delgado MA, Lopez PG, Alday R, et al. The value of sequential computed tomography scanning in anticoagulated patients suffering from minor head injury. J Trauma. 2010;68(4):895–8.

[27] Kim JJ, Gean AD. Imaging for the diagnosis and management of traumatic brain injury. Neurotherapeutics. 2011;8(1):39–53.

[28] Kobata H. Diagnosis and treatment of traumatic cerebrovascular injury: pitfalls in the management of neurotrauma. Neurol Med Chir (Tokyo). 2017;57(8):410–7.

[29] Kumar Verma R, Kottke R, Andereggen L, Weisstanner C, Zubler C, Gralla J, et al. Detecting subarachnoid hemorrhage: comparison of combined FLAIR/SWI versus CT. Eur J Radiol. 2013;82(9):1539–45.

[30] Langner S, Fleck S, Kirsch M, Petrik M, Hosten N. Wholebody CT trauma imaging with adapted and optimized CT angiography of the craniocervical vessels: do we need an extra screening examination? Am J Neuroradiol. 2008;29(10):1902–7.

[31] Liang T, Tso DK, Chiu RYW, Nicolaou S. Imaging of blunt vascular neck injuries: a review of screening and imaging modalities. Am J Roentgenol. 2013;201(4):884–92.

[32] Lin DD, Filippi CG, Steever AB, Zimmerman RD. Detection of intracranial hemorrhage: comparison between gradient-echo images and b(0) images obtained from diffusion-weighted echo-planar sequences. AJNR Am J Neuroradiol. 2001;22(7):1275–81.

[33] Menon DK, Schwab K, Wright DW, Maas AI. Demographics and clinical assessment working group of the international and interagency initiative toward common data elements for research on traumatic brain injury and psychological health. position statement: definition of traumatic brain injury. Arch Phys Med Rehabil. 2010;91(11):1637–40.

[34] Mitchell P, Wilkinson ID, Hoggard N, Paley MN, Jellinek DA, Powell T, et al. Detection of subarachnoid haemorrhage with magnetic resonance imaging. J Neurol Neurosurg Psychiatry. 2001;70(2):205–11.

[35] Moen KG, Skandsen T, Folvik M, Brezova V, Kvistad KA, Rydland J, et al. A longitudinal MRI study of traumatic axonal injury in patients with moderate and severe traumatic brain injury. J Neurol Neurosurg Psychiatry. 2012;83(12):1193–200.

[36] Mutch CA, Talbott JF, Gean A. Imaging evaluation of acute traumatic brain injury. Neurosurg Clin N Am. 2016;27(4):409–39.

[37] Mutze S, Rademacher G, Matthes G, Hosten N, Stengel D. Blunt cerebrovascular injury in patients with blunt multiple trauma: diagnostic accuracy of duplex Doppler us and early CT angiography. Radiology. 2005;237 (3):884–92.

[38] Noguchi K, Ogawa T, Seto H, Inugami A, Hadeishi H, Fujita H, et al. Subacute and chronic subarachnoid hemorrhage: diagnosis with fluid-attenuated inversionrecovery MR imaging. Radiology. 1997;203(1):257–62.

[39] Noguchi K, Seto H, Kamisaki Y, Tomizawa G, Toyoshima S, Watanabe N. Comparison of fluidattenuated inversion-recovery MR imaging with CT in a simulated model of acute subarachnoid hemorrhage. AJNR Am J Neuroradiol. 2000;21(5):923–7.

[40] Parchani A, El-Menyar A, Al-Thani H, El-Faramawy A, Zarour A, Asim M, Latifi R. Traumatic subarachnoid hemorrhage due to motor vehicle crash versus fall from height: a 4-year epidemiologic study. World Neurosurg. 2014;82(5):e639–44.

[41] Parizel PM, Van Goethem JW, Öszarlak Ö, Maes M, Phillips CD. New developments in the neuroradiological diagnosis of craniocerebral trauma. Eur Radiol. 2005;15(3):569–81.

[42] Peeters W, van den Brande R, Polinder S, Brazinova A, Steyerberg EW, Lingsma HF, et al. Epidemiology of traumatic brain injury in Europe. Acta Neurochir. 2015;157(10):1683–96.

[43] Quigley MR, Chew BG, Swartz CE, Wilberger JE. The clinical significance of isolated traumatic subarachnoid hemorrhage. J Trauma Acute Care Surg. 2013;74 (2):581–4.

[44] Rumboldt Z, Kalousek M, Castillo M. Hyperacute subarachnoid hemorrhage on T2-weighted MR images. AJNR Am J Neuroradiol. 2003;24(3):472–5.

[45] Rutman AM, Rapp EJ, Hippe DS, Vu B, Mossa-Basha M. T2*-Weighted and Diffusion Magnetic Resonance Imaging Differentiation of Cerebral Fat Embolism From Diffuse Axonal Injury. J Comput Assist Tomogr. 2017;41(6):877–883.

[46] Rutman AM, Vranic JE, Mossa-Basha M. Imaging and management of blunt cerebrovascular injury. Radiographics. 2018;38(2):542–63.

[47] Scheid R, Ott DV, Roth H, Schroeter ML, von DY C. Comparative magnetic resonance imaging at 1.5 and 3 Tesla for the evaluation of traumatic microbleeds. J Neurotrauma. 2007;24(12):1811–6.

[48] Servadei F, Picetti E. Traumatic subarachnoid hemorrhage. World Neurosurg. 2014;82(5):e597–8.

[49] Servadei F, Murray GD, Teasdale GM, Dearden M, Iannotti F, Lapierre F, et al. Traumatic subarachnoid hemorrhage: demographic and clinical study of 750 patients from the European brain injury consortium survey of head injuries. Neurosurgery. 2002;50(2):261–7; discussion 267–9.

[50] Skandsen T, Kvistad KA, Solheim O, Strand IH, Folvik M, Vik A. Prevalence and impact of diffuse axonal injury in patients with moderate and severe head injury: a cohort study of early magnetic resonance imaging findings and 1-year outcome. J Neurosurg. 2010;113(3):556–63.

[51] Sliker CW. Blunt cerebrovascular injuries: imaging with multidetector CT angiography. Radiographics. 2008;28(6):1689–708; discussion 1709–10.

[52] Smith-Bindman R, Lipson J, Marcus R, Kim K-P, Mahesh M, Gould R, et al. Radiation dose associated with common computed tomography examinations and the associated lifetime attributable risk of cancer. Arch Intern Med. 2009;169(22):2078–86.

[53] Sohn C-H, Baik S-K, Lee H-J, Lee SM, Kim I-M, Yim M-B, et al. MR imaging of hyperacute subarachnoid and intraventricular hemorrhage at 3T: a preliminary report of gradient echo T2*-weighted sequences. AJNR Am J Neuroradiol. 2005;26(3):662–5.

[54] Stiell IG, Wells GA, Vandemheen K, Clement C, Lesiuk H, Laupacis A, et al. The Canadian CT head rule for patients with minor head injury. Lancet. 2001;357(9266):1391–6.

[55] Stuckey SL, Goh TD, Heffernan T, Rowan D. Hyperintensity in the subarachnoid space on FLAIR MRI. Am J Roentgenol. 2007;189(4):913–21.

[56] Tong KA, Ashwal S, Holshouser BA, Shutter LA, Herigault G, Haacke EM, et al. Hemorrhagic shearing lesions in children and adolescents with posttraumatic diffuse axonal injury: improved detection and initial results. Radiology. 2003;227(2):332–9.

[57] Undén J, Ingebrigtsen T, Romner B, Scandinavian Neurotrauma Committee (SNC). Scandinavian guidelines for initial management of minimal, mild and moderate head injuries in adults: an evidence and consensus-based update. BMC Med. 2013;11:50.

[58] Vande Vyvere T, Wilms G, Claes L, Martin Leon F, Nieboer D, Verheyden J, et al. Central versus local radiological reading of acute computed tomography characteristics in multi-center traumatic brain injury research. J Neurotrauma. 2018;36(7):1080–92.

[59] Washington CW, Grubb RL. Are routine repeat imaging and intensive care unit admission necessary in mild traumatic brain injury? J Neurosurg. 2012;116(3):549–57.

[60] Wintermark M, Sanelli PC, Anzai Y, Tsiouris AJ, Whitlow CT, American College of Radiology Head Injury Institute. Imaging evidence and recommendations for traumatic brain injury: advanced neuro- and neurovascular imaging techniques. Am J Neuroradiol. 2015a;36(2):E1–E11.

[61] Wintermark M, Sanelli PC, Anzai Y, Tsiouris AJ, Whitlow CT, ACR Head Injury Institute, et al. Imaging evidence and recommendations for traumatic brain injury: conventional neuroimaging techniques. J Am Coll Radiol. 2015b;12(2):e1–14.

[62] Wu Z, Li S, Lei J, An D, Haacke EM. Evaluation of traumatic subarachnoid hemorrhage using susceptibilityweighted imaging. Am J Neuroradiol. 2010;31(7):1302–10.

[63] Yuh EL, Mukherjee P, Lingsma HF, Yue JK, Ferguson AR, Gordon WA, et al. Magnetic resonance imaging improves 3-month outcome prediction in mild traumatic brain injury. Ann Neurol. 2013;73(2):224–35.

[64] Yuh EL, Cooper SR, Mukherjee P, Yue JK, Lingsma HF, Gordon WA, et al. Diffusion tensor imaging for outcome prediction in mild traumatic brain injury: a TRACK-TBI study. J Neurotrauma. 2014;31(17):1457–77.

[65] Zaitsu Y, Terae S, Kudo K, Tha KK, Hayakawa M, Fujima N, et al. Susceptibility-weighted imaging of cerebral fat embolism. J Comput Assist Tomogr. 2010;34(1):107–12.

拓展阅读

[1] https://www.center-tbi.eu/project/background.

第 14 章 脊柱和脊髓创伤
Spine and Spinal Cord Trauma

Jasmina Boban   Majda M. Thurnher   Johan W. Van Goethem   著
张玲艳   蒋梦迪   张 薇   译   周 帆   唐春香   校

摘 要

创伤性脊柱和脊髓损伤是常见和潜在的破坏性病变，可导致广泛的临床表现（从轻微的生活困扰到严重的神经缺陷和死亡）。这些损伤与急性期和长期护理阶段多种并发症有关，也有社会经济危害。影像学技术对脊柱损伤的完整评估包括对骨结构、韧带、椎管和脊髓本身的评估。脊柱创伤患者影像检查的主要目标是准确显示脊柱形态、识别外科急症及不稳定损伤。CT 在急性脊柱创伤临床神经影像学中起着核心的作用，是鉴别骨损伤和骨位置异常的金标准，其敏感性和特异性明显高于 X 线片。然而，MRI 在脊髓、韧带和软组织损伤评估中表现出更高的诊断准确性。对于神经功能缺损和进行性恶化且 CT 提示脊髓、椎间盘、韧带或神经根损伤的患者，早期 MRI 有助于进一步临床治疗。

关键词

脊柱损伤；脊髓损伤；影像诊断；创伤性脊髓病；脊柱骨折

一、疾病定义和临床要点

脊柱创伤包括一系列相对常见和潜在破坏性损伤的病变，这些损伤可能与严重的神经功能缺陷有关，包括截瘫和四肢瘫痪。脊柱创伤主要影响年轻的健康个体的工作时长，因为康复或终生护理的费用较高，因此也是一个重大的社会经济问题。

1983 年，Denis 提出了三柱理论，用于脊柱创伤的分类和系统性评价，重点是评估损伤脊柱的稳定性（图 14-1）。前柱由前纵韧带（anterior longitudinal ligament，ALL）、椎体前 2/3 和前纤维环组成，中柱由椎体后 1/3、纤维环后部和后纵韧带（posterior longitudinal ligament，PLL）组成，后柱由后方结构和韧带（椎体后弓、黄韧带、棘间韧带和棘上韧带）组成。影响脊柱中柱或三柱中至少

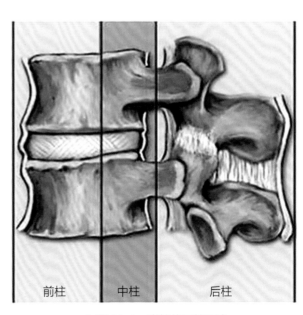

前柱　　中柱　　后柱

▲ 图 14-1　脊柱的三柱理论

两柱的损伤被认为是不稳定的。大多数专家一致认为，（修改后的）三柱理论适用于整个脊柱，而不仅仅是胸腰椎部分。

2005 年，脊柱创伤研究小组提出了胸腰椎损伤分类及损伤程度评分系统（Thoracolumbar Injury Classification and Severity Scale，TLICS），旨在建立一个易于使用的预测性量表，用于诊断和指导治疗（表 14–1）。

AO 脊柱分类小组根据临床相关参数介绍了胸腰椎损伤的分类系统，将损伤分为 3 种类型。

• A 类：轴向受压，前柱损伤，后柱完整。
• B 类：后柱损伤。
• C 类：前柱、后柱移位损伤（表 14–2）。

颈椎是脊柱的一个独立和特殊的部分，这一部分的损伤对患者来说通常是毁灭性的，并会导致严重的神经功能障碍。虽然已有几种经典的分类系统，但近年来为解决这些患者的临床管理问题，形成了一些新的分类系统。2007 年，提出的下颈椎损伤分类（Subaxial Cervical Spine Injury Classification System，SLIC）系统，是基于与 TLICS 评分系统相同的标准（表 14–3）。

（一）骨性病变

关于脊柱骨折，实用的脊柱创伤治疗方法是基于椎骨的形态，观察 3 个主要参数：椎体高度下降、骨折线位置和脊柱对齐情况。根据骨折线的位置，脊柱骨折分为 3 种主要类型（图 14–2）。

• 楔形骨折累及椎体的前缘或后缘（图 14–3）。
• 凹陷性骨折累及椎体的中央部分（有时是双面凹陷，特别是伴有骨质疏松的情况下）。
• 粉碎性或爆裂性骨折累及椎体全部（前、中、后柱）（图 14–4）。

根据椎体高度下降情况，椎体骨折可分为三个等级（表 14–4）。

椎体骨折时，对椎管和椎间孔狭窄的评估更为重要，因为椎体向椎管移位会导致椎管和椎间孔变窄，从而对神经（脊髓和神经根）产生直接的压迫作用。

（二）软组织病变

软组织病变包括脊柱韧带、椎间盘和椎旁软组织（肌肉和皮下脂肪组织）的病变。韧带是无血管的结构，仅可在 MRI 上进行评估（表现为 T_1WI/

表 14–1 胸腰椎损伤分类及损伤程度评分系统

	标　准	发　现	评　分	诊断 / 治疗
1	形态（即时稳定性）	• 压缩	1	
		• 爆裂	2	RTG
		• 水平移位 / 旋转	3	CT
		• 牵张	4	
2	PLC 的完整性（长期稳定性）	• 完整	0	
		• 不确定	2	MRI
		• 损伤	3	
3	神经功能表现	• 完整	0	
		• 神经根损伤	2	
		• 完全性 SCI 损伤	2	体格检查
		• 不完全性 SCI 损伤	3	
		• 马尾神经损伤	3	
			0～3	保守
	治疗建议	需要手术	4	保守 / 手术
			＜ 4	手术

PLC. 后纵韧带复合体；SCI. 脊髓损伤；RTG. X 线片；CT. 计算机断层扫描；MRI. 磁共振成像

类 型	亚 型	损 伤
	表 14-2 胸腰椎损伤的 AO 分类	
A	1	楔形 / 嵌入性骨折
	2	劈裂或钳夹样骨折
	3	不完全性爆裂性骨折
	4	完全性爆裂性骨折
B	1	后方张力带的单一骨性结构破坏延伸至椎体前方
		后方张力带损伤伴或不伴骨性结构破坏
	2	椎体压缩性骨折伴关节突关节骨折
		椎体峡部裂（骨折线穿过关节间隙）
C	1	无平移的过度伸展损伤（通过椎间盘或椎体）
	2	移位性损伤
	3	分离性损伤

特 性	损 伤	评 分
	表 14-3 下颈椎损伤分类系统	
形态	无异常	0
	压缩	1
	爆裂	2
	牵张（小关节，伸展过度）	3
	旋转 / 移位	4
PLC 的完整性	完整	0
	怀疑或不确定（仅 MRI 信号改变，仅棘间间隙增宽）	1
	破坏	2
神经学状况	完整	0
	神经根损伤	1
	完整的 SCI	2
	不完整的 SCI	3
	持续性脊髓压迫伴神经功能缺陷	4
预测 / 治疗建议	保守	≤ 4
	保守 / 手术	5
	手术	≥ 6

T_2WI 低信号的条带）。只有棘间韧带主要由脂肪组织构成，在 T_2WI 和 T_1WI 上呈混合信号强度。脊柱韧带损伤时，水肿和出血表现为内在或外源性 T_2WI/STIR 高信号；韧带撕裂时局部连续性中断，伴损伤韧带周围间隙（前纵韧带撕裂的前间隙、棘间韧带撕裂的棘间间隙等）增宽。仅发生脊柱韧带损伤的情况很少见。

创伤后椎间盘病变包括椎间盘损伤和椎间盘突出。椎间盘损伤表现为矢状位 MRI 上椎间盘间隙不对称性变窄或变宽，T_2WI/STIR 序列表现为局灶性或弥漫性高信号。有时可检测到纤维环内的外伤后裂隙，表现为 T_2WI 线样高信号、轮廓清晰的小病灶（可选择增强检查）。创伤后椎间盘突出是一种常被遗漏的影像学表现，尽管很少引起严重的临床后果。创伤性椎间盘突出最常发生在颈椎和胸椎，

而退行性病变最常见于腰部。在突然的过伸或过屈（很少）损伤时，由于牵张和剪切力的作用，髓核从终板边缘向硬膜外间隙挤压。椎间盘内 T_2WI/STIR 高信号位于椎体或韧带严重外伤区域。

（三）脊髓病变

创伤性脊髓疾病是一种急性的脊髓创伤，导致不同程度的运动和（或）感觉障碍，并伴有急性和慢性并发症。脊髓损伤与一系列临床并发症和神经功能缺陷有关，不同程度损伤预后也不同。在创伤性脊髓疾病的临床评估中，确定脊髓损伤的程度（显示正常神经功能的脊髓最末端部分）起着核心作用。脊髓损伤通常使用美国脊柱损伤协会（American Spine Injury Association，ASIA）的脊髓损伤神经分类国际标准（International Standards for Neurological

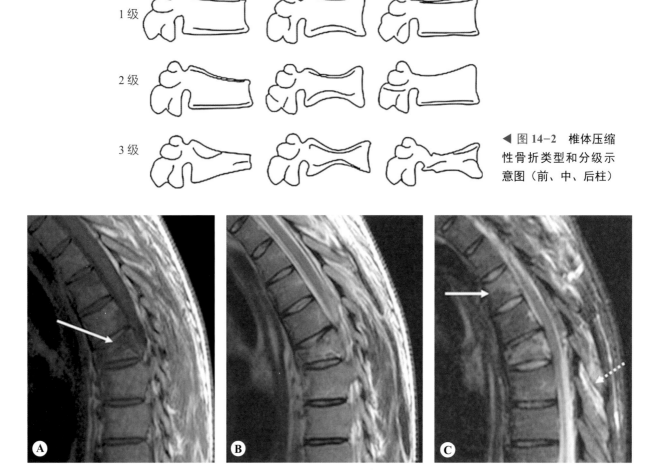

▲ 图 14-2 椎体压缩性骨折类型和分级示意图（前、中、后柱）

▲ 图 14-3 A 和 B. 矢状位 T_1WI（A，白箭）和 T_2WI（B）MRI 显示上胸椎椎体楔形骨折，椎体高度下降 25%～50%（Ⅱ级）；C. 矢状位 STIR 序列 MRI 图像上，可见急性凹陷性椎体骨折，椎体高度小于 25%，Ⅰ级（白箭）。此外，可见棘间韧带损伤（C，白虚箭）

Classification of Spinal Cord Injury，ISNCSCI）进行评估和分类，该标准是最有效、最可靠和最一致的急性脊髓损伤评估系统之一。这个评分系统基于损伤平面以下运动功能情况和骶神经根的保留情况将 SCI 分为 5 级（表 14-5）。

依据神经系统功能障碍和手术决策差异，SCI 可分为完全性和不完全性。完全性 SCI 提示在损伤水平以下无脊髓神经功能。高位颈髓完全性损伤的症状是呼吸功能不全、四肢瘫痪（上下肢反射障碍），括约肌功能丧失和麻痹。低位颈髓损伤的表现与此类似，但不会出现呼吸功能不全。高位胸段脊髓损伤会导致截瘫或四肢瘫痪，而低位胸段和腰段脊髓损伤会导致括约肌功能丧失。不完全性脊髓损伤中，损伤水平以下保留了一些神经功能（完整的感觉或轻微的远端运动功能），骶神经根保留的临床表现为残留的肛门括约肌功能和大脚趾的感觉/轻微运动功能。完全性脊髓损伤患者的恢复情况通常较差，而不完全性脊髓损伤患者的恢复情况则相对较好，这取决于运动障碍的程度和患者的年龄（50 岁以下的患者恢复的机会更大）。

最近提出了一种轴向脊髓损伤评分系统，即脑和脊髓损伤中心（Brain and Spinal Injury Center，BASIC）评分（表 14-6）。目前，该评分系统是急性脊髓损伤中神经功能损伤的最佳预测指标。

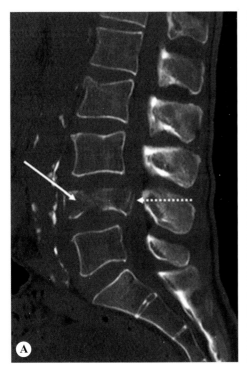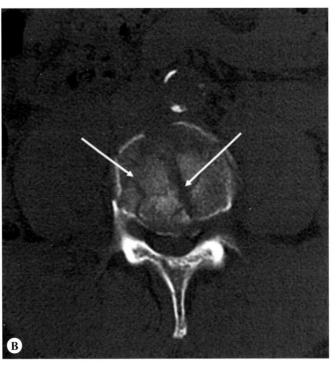

▲ 图 14-4 L₄ 椎体爆裂性骨折（白箭）的矢状位（A）和轴位（B）CT，高度下降＞ 50%（Ⅲ级），椎体后缘向椎管移位（白虚箭）

表 14-4 椎体骨折按压缩高度分级	
级 别	椎体压缩高度（%）
Ⅰ	＜ 25
Ⅱ	25～50
Ⅲ	＞ 50

脊髓横断可以是完全性或部分性的，并且常与枪伤或刺伤引起的穿透性创伤相关。典型的表现为继发于直接创伤和冲击波的完全性脊髓损伤，伴有出血和缺血（图 14-7）。有时，这些损伤可能是不完全性的，继发于硬膜外 / 硬膜下血肿或骨碎片，因此早期手术减压可使患者受益。

脊髓综合征包括一组相对少见的不完全性脊髓损伤，与特定节段的脊髓相关，很容易被漏诊或误诊（表 14-7）。

慢性创伤后脊髓病的特征是胶质增生、脊髓空洞和脊髓软化形成的囊肿（图 14-8）。

这种情况通常伴随着相邻脊髓的明显变细和体积减小，轴位 T₁WI 上最方便观察（由于神经元损失）。

钝性脑血管损伤是一组相对少见的颈动脉和椎动脉损伤，主要由对颈部的钝性损伤引起。根据影像学表现和预后（严重程度随分级递增），这些损伤分为 5 种类型。Ⅰ级损伤轻微，管腔狭窄不到 25%，对血流没有影响。Ⅱ级损伤的特征是存在腔内血栓、内膜瓣和壁内血肿 / 夹层，腔内狭窄超过 25%。MRI 表现取决于血栓形成的阶段（急性期 T₁WI 为等信号，亚急性期为高信号），Ⅲ级损伤表现为假性动脉瘤，即血管壁可见大小不等的突起。Ⅳ级损伤代表血管闭塞，通常颈动脉逐渐变细，而椎动脉突然变大（图 14-9）。血管横断提示 Ⅴ级损伤，可见对比剂渗入周围组织或相邻静脉，表现为动静脉瘘。脑卒中是 BCVI 最严重的后果之一，最新的研究显示总发生率为 10%～13%。

创伤性脊髓硬膜外血肿（traumatic spinal epidural hematoma，SEH）是一种罕见的疾病，但死亡率较高（图 14-10），早期诊断可以及时治疗，因此被认为是放射科急症。除创伤外，SEH 还可因抗凝药物、凝血障碍、医源性操作、恶性肿瘤或血管畸形引

表 14-5 美国脊柱损伤协会损伤量表对脊髓损伤进行分级的标准

分 级	表 现
A	完全性损伤 在脊髓损伤神经平面以下，包括骶段 $S_{4\sim5}$，无任何运动及感觉功能
B	不完全性感觉损伤 在脊髓损伤神经平面以下，包括骶段 $S_{4\sim5}$ 区有感觉功能，但无任何运动功能
C	不完全性运动损伤 在脊髓损伤神经平面以下有运动功能，肛门括约肌有自主收缩，或者患者符合不完全性感觉损伤的标准，并且在身体一侧运动平面以下有 3 个节段以上的运动功能。脊髓损伤神经平面以下有一半以上的关键肌肌力 < 3 级
D	不完全性运动损伤 同上定义的不完全性运动损伤，但脊髓损伤神经平面以下至少有一半的关键肌肌力 ≥ 3 级
E	正常 所有节段感觉和运动功能正常，并且患者既往有神经功能障碍；无脊髓既往损伤的患者分级

表 14-6 脊髓损伤的基本分级

分 级	影像表现
BASIC 0 级	没有明显的髓内异常信号
BASIC 1 级	髓内 T_2 高信号大致局限于中央灰质（图 14-5）
BASIC 2 级	髓内 T_2 高信号超出灰质边界，累及脊髓白质，但不累及脊髓的整个横断面
BASIC 3 级	髓内 T_2 高信号累及脊髓的整个横断面
BASIC 4 级	3 级损伤 + 散在 T_2 低信号灶，与肉眼所见出血范围一致（图 14-6）

起，大约 50% 的病例病因不明（自发性 SEH）。创伤性 SEH 引起的神经功能障碍是脊髓或神经根受占位性病变和压迫的结果。

创伤后脊髓疝是由于前硬脊膜缺损造成的，很少发生。

二、流行病学 / 人口学

由于病因和国家的差异，有关脊柱外伤流行病学的数据很难收集和总结（表 14-8）。另外，还有一些创伤事件的患者并没有接受医院评估。

大约一半的脊柱损伤发生在颈椎区域，而另一半涉及胸椎、腰椎和骶椎区域。最近，脊柱损伤的高发人群从年轻成年男性向老年人转移。脊柱骨折的主要病因是创伤和骨质疏松。据报道，约 40% 脊柱创伤病例是由机动车事故造成的，而其他病例是由跌倒、运动和暴力造成的，穿透伤占脊柱损伤的 10%～20%。超过 50% 的脊柱损伤病例出现神经功能障碍。住院期间死亡率达到 10%。

10%～14% 的脊柱损伤患者可发生创伤性脊髓损伤 / 创伤性脊髓病。损伤机制包括机动车事故（年轻人最常见）、坠落［高海拔、低海拔（儿童和老年人常见）］、暴力引发（枪击、刺伤）和运动事故（跳水、冬季运动、体操、橄榄球）。脊髓损伤最常见的部位是颈椎（约 54%）、胸椎（35%）、腰椎

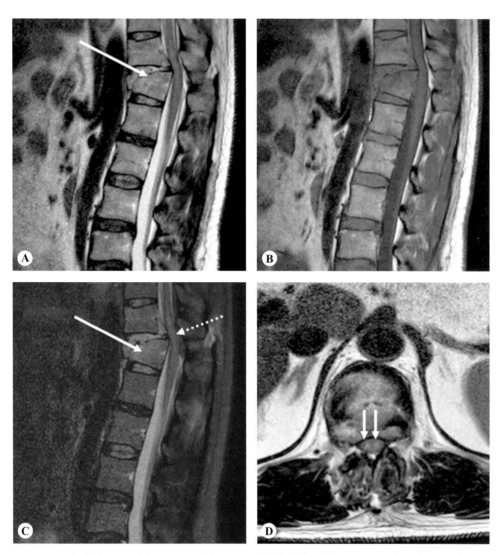

▲ 图 14-5　**A** 和 **B.** 矢状位 T_2WI（**A**）和 T_1WI（**B**）显示 T_{12} 椎体的楔形骨折（Ⅱ级），向后移位（白箭），脊髓受压，以及脊髓水肿；**C. STIR** 矢状位图像可见锐利的骨折线（白箭），水肿范围显示更清晰（白虚箭）；**D.** 轴位 T_2WI 提示 **BASIC** 1 级损伤（T_2 高信号仅限于灰质，白箭）

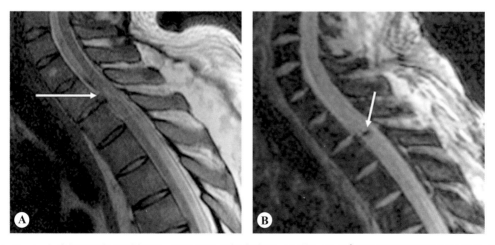

▲ 图 14-6　**A.** 上胸椎出血性脊髓损伤，伴外伤性椎间盘突出（白箭）；**B. T_2^*** 梯度回波矢状位 **MR** 图像（白箭），肉眼可见明显脊髓出血，**BASIC** 4 级

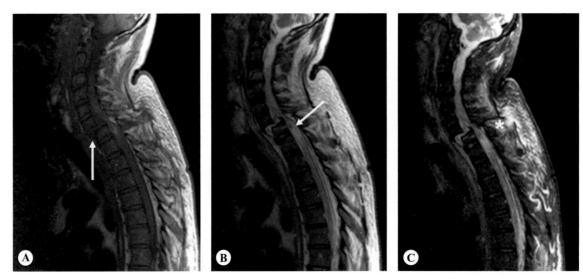

▲ 图 14-7　A. T₁WI 矢状位 MR 图像示 C₆ 椎体的创伤性前脱位（A，白箭）；B 和 C. T₂WI 和 STIR（C）矢状位图像显示伴点状出血的广泛脊髓水肿（BASIC 4 级）（B，白箭），以及脊髓横断的其他相关表现（外伤性椎间盘突出、前后纵韧带破裂及后韧带和软组织损伤，星号）

表 14-7　脊髓综合征

分　类	损　伤	临床表现
中央索综合征	老年；退行性脊柱屈伸损伤	骶神经根功能保留的运动无力（上肢比下肢严重）
脊髓半切综合征	脊髓半侧横断（枪弹或刺伤）	同侧运动功能和本体感觉丧失，对侧痛温觉丧失
前索综合征	腹侧脊髓 2/3 直接或缺血性损伤	运动功能和痛温觉丧失，本体感觉和轻触觉存在
脊髓圆锥综合征	骶神经损伤（如 L₁ 骨折）	二便功能障碍，性功能障碍，运动功能正常
马尾综合征	腰神经根和骶神经根（L₂ 水平以下）的损伤	下肢弛缓性瘫痪，无二便功能障碍

（11%），最少见的是马尾神经（1%）。大多数脊髓损伤发生在创伤时（超过 85%），而一小部分则发生在创伤后不久。

　　钝性创伤后，约有 6% 的患者发生颈椎损伤，其中大多数是骨折和韧带损伤。但是，高强度的颈部钝性外伤（机动车事故、跳水、跌倒、脊椎按摩、袭击、悬挂）也可能导致钝性脑血管损伤。尽管相对罕见（1%～4%），但这些损伤在未经治疗的患者中死亡率高达 80%，并且通常在发病 72h 内无临床表现。

　　创伤性脊髓硬膜外血肿很少见，见于 0.5%～1.7% 的脊髓损伤，其中 59% 的患者伴脊髓压迫。发生脊柱硬膜外血肿的主要危险因素是凝血状态改变、患者的损伤严重程度评分（Injury Severity Score，ISS）和国际标准化比值（international normalized ratio，INR）升高。

三、病理生理机制

　　创伤性脊柱骨折可根据受力的病理生理机制分为 4 种主要类型。

- 过度屈曲损伤。
- 过度伸展损伤。
- 旋转损伤。
- 剪切损伤。

　　此外，每种类型都可能与其他外力相关联，从而导致复杂的损伤（过度屈曲伴随旋转、过度屈曲

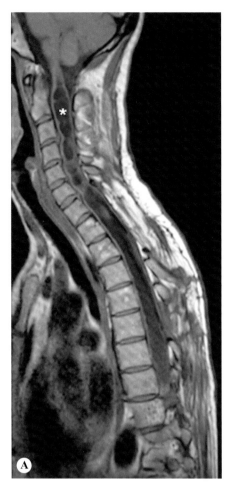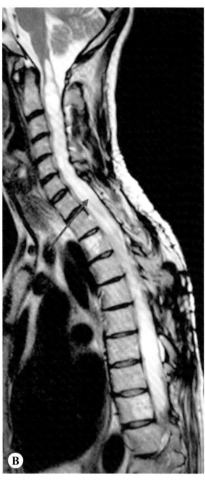

◀ 图 14-8 广泛的慢性创伤后脊髓病变，矢状位 T₁WI（A）和 T₂WI（B）显示特征性囊肿（白星号）、脊髓空洞（红箭）及明显的神经元丢失

伴随轴向负荷、过度伸展伴随旋转、牵张、侧屈、旋转伴随屈曲）。每种损伤机制都有典型的影像学表现，在复杂的损伤中，主要受力因素引起的变化是显而易见的。

（一）过度屈曲损伤

过度屈曲损伤是最常见的类型，发生在 50%～60% 的病例中。表现为椎间盘前间隙变窄、后间隙和后韧带复合体移位，椎板间隙和小关节间隙增宽。过度屈曲损伤包括几种不同的模式。

- 过屈性扭伤。椎旁后方软组织的水肿在 MR T₂WI/ 短时间反转恢复序列矢状位图像上表现为高信号（图 14-11）。椎体后面有一粗纤维带，称为后纵韧带，它勾勒出椎管的前缘。在单纯韧带损伤中很容易观察到后纵韧带连续性的中断。
- 双侧小关节脱位是一种伴有椎体前移位的不稳定性损伤（图 14-12）。

- 椎体前楔形骨折（撕脱性骨折伴椎体前下三角形撕脱）。
- "铲土者骨折"（Clay-shoveler 骨折）为下颈椎棘突的骨折。
- "安全带骨折"（Chance 骨折）。Chance 骨折发生在胸腰椎交界处，累及后柱 [韧带和（或）骨损伤]。最常见的 Chance 骨折是指骨性结构（躯干、椎弓根、横突）水平骨折伴棘上韧带断裂。屈曲力越大，椎体越向椎管后移，越可能爆发 Chance 骨折（不稳定损伤）。随着腰椎峡部的进一步破坏，损伤变得更加不稳定，可能导致半脱位和严重的神经并发症（由于脊髓或神经根压迫）（图 14-13）。

过度屈曲加上旋转力将导致单侧关节突脱位，这是一种稳定的损伤，导致上椎体下关节突的移动和锁定（最常见于下颈椎）。伴有额外轴向负荷的过屈可导致椎体粉碎性或爆裂性骨折，最常见的是

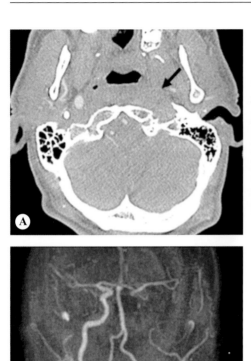

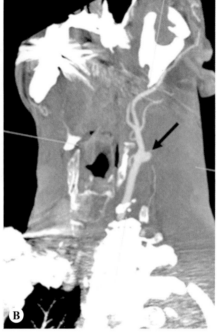

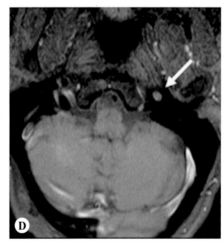

◀ 图 14-9 左侧颈动脉钝性脑血管损伤Ⅳ级

A 和 B.轴位 CT（A，黑箭）和 MIP（B，黑箭）图像显示左侧颈内动脉管腔内完全无对比剂充盈；C. 3D TOF MR 血管成像显示左颈内动脉逐渐变细闭塞；D.轴位 STIR 序列显示血栓形成（白箭），对侧颈内动脉可见流空效应

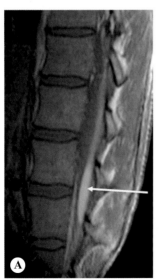

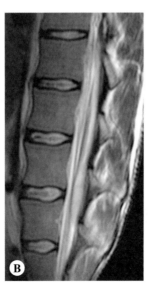

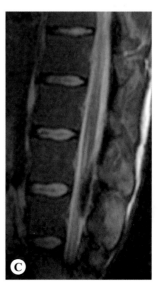

◀ 图 14-10 脊髓外伤性硬膜外血肿矢状位脂肪饱和 T_1WI（A，白箭）、T_2WI（B）和 STIR（C），图像可见下胸椎的脊髓外伤性硬膜外血肿，凸面朝向脊髓后方

胸腰椎交界处和 $T_{5\sim8}$ 节段。这些骨折既可以是稳定的，也可以是不稳定的，这取决于后柱的状态。侧屈损伤会导致枕髁和齿状突骨折，有时还会导致椎体的侧方压缩。

（二）过度伸展损伤

过度伸展损伤主要发生在颈椎。前纵韧带为一条宽的 T_1WI/T_2WI 低信号带，覆盖椎体前缘和椎间隙。前纵韧带病变类似后纵韧带病变，可表现为矢状位 MRI 上沿椎体和椎间隙表面的正常低信号带的连续性中断。与对后韧带结构损伤的检测相比，MR 对前纵韧带和后纵韧带损伤的检测灵敏度相对较高（约 79%）。椎间盘前间隙增宽，有时伴有小关节和椎弓根骨折脱位。椎体可以向后移位，最严重时也可以向前移位，从而导致腰椎滑脱。创伤性 C_2 椎体滑脱称为 Hangman 骨折，可合并后弓骨折或椎体后部骨折（非典型 Hangman 骨折）。

挥鞭伤是一种独立的、相对常见的损伤［（1～4）/1000］，是由颈部加速减速机制（最常见的是追尾车辆碰撞，也有侧面碰撞和正面碰撞）所造成的骨或软组织损伤，其临床表现多样，称为挥鞭样相关疾病（whiplash-associated disorders，WAD）。WAD 是一种基于几种典型症状的临床诊断，如创伤后立即或 24h 后的颈部疼痛、颈部僵硬、头痛、头晕、眩晕、听觉和视觉障碍、注意力集中和心理问题。骨损伤很少见，包括骨挫伤（约 1%）和隐匿性骨折（< 1%），韧带扭伤（51%～90%，最常见），以及撕裂（高达 10%）。椎间盘损伤和突出也可能发生。重要的是要注意颅颈交界处和寰枢关节，以便发现颅颈不稳的蛛丝马迹（翼状韧带和横韧带受损）。

（三）旋转损伤

旋转损伤通常发生在颅底和胸腰椎交界处附

表 14-8　欧洲脊柱和脊髓损伤的流行病学资料	
变　量	数　据
欧洲脊柱损伤（每年）	250 000～500 000
西欧脊柱损伤（每年）	113 000～226 000
男女比例（脊柱损伤）	4∶1～5∶1～6∶1
年龄（脊柱损伤）	18—40 岁
脊髓损伤发生率（每年）	（2 或 3）/10 万～83/10 万
脊髓损伤患病率（每年）	236/10 万～1800/10 万
男女比例（脊髓损伤）	4∶1 岁
年龄（脊髓损伤）	26—55

基于 WHO 和脊柱损伤协会的年度报告（译者注：原著有误，已修改）

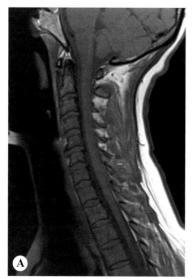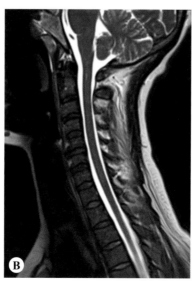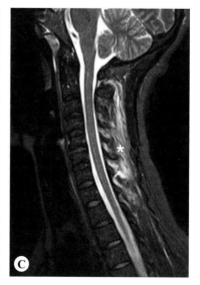

▲ 图 14-11　T_1WI（A）、T_2WI（B）和 STIR（C，白星号）矢状位 MRI 图像，颈椎和上胸椎后软组织过度屈曲损伤伴水肿、棘间韧带损伤。另可见 $C_{5\sim6}$ 节段病变（STIR 高信号），可能是创伤后椎间盘向腹侧突出

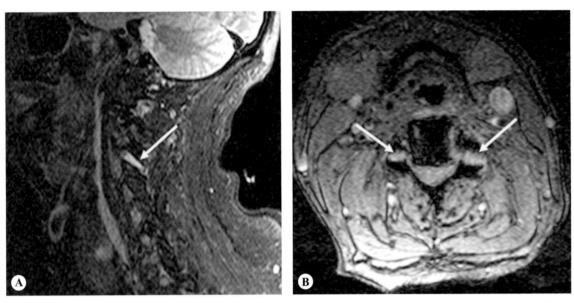

▲ 图 14-12　A. STIR 矢状位 MR 图像（白箭）上可见颈椎双侧小关节脱位伴小关节间隙增宽；B. 轴位 T_2^* MR 图像（白箭）显示较清。椎管中度狭窄，可能伴有脊髓受压

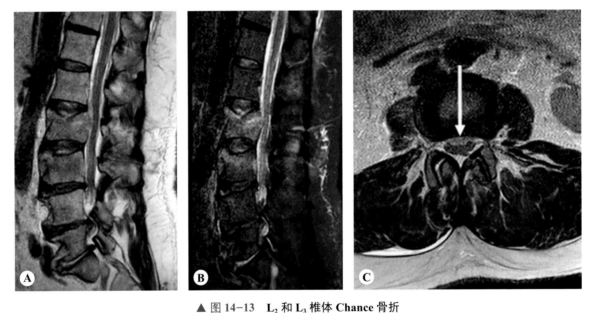

▲ 图 14-13　L_2 和 L_3 椎体 Chance 骨折

A. 矢状位 T_2WI；B. 矢状位 STIR MR 图像；C. 轴位 T_2WI，后韧带（棘间）和软组织水肿，可见压迫脊髓的小硬膜外血肿（白箭），无明显的脊髓圆锥病变。此外，右侧竖脊肌筋膜下可见少量积液

近。$C_{1\sim2}$ 节段的损伤可导致旋转固定或脱位，伴 C_2 上方的 C_1 椎体侧块固定。在胸腰椎交界处，旋转损伤可导致后段骨折脱位，包括横突，有时还包括肋骨（有助于与爆裂性骨折鉴别）（图 14-14）。

（四）剪切损伤

剪切损伤是由于在一个方向上施加力，而其他的力作用在相反的方向或在一个水平上施加的力，而躯干的其余部分保持固定造成的。最常发生在颅颈交界处（当颅骨撞击仪表板时的直接损伤）或靠近胸腰椎交界处。

这种特定的损伤形式与寰枢关节的解剖结构复杂性相关（图 14-15）。

颅颈（寰枕）分离是与 C_1 椎体骨折相关的最

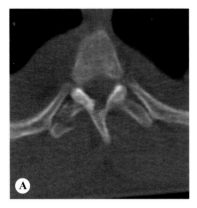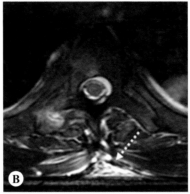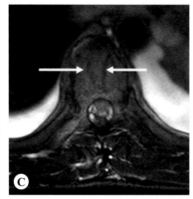

▲ 图 14-14　**A.** 轴位 **CT** 显示右侧胸肋关节处胸椎横突骨折；**B.** 轴位 **STIR MR** 图像上可见损伤处骨髓水肿、周围及后方软组织水肿（白虚箭）；**C.** 上一层面可观察到椎体压缩性骨折（白箭）

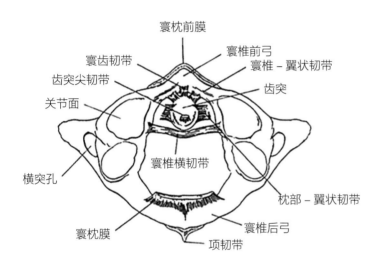

◀ 图 14-15　寰枢关节及其相关韧带结构的简要解剖（引自 **Crosby，2006**）

不稳定的损伤，由颈部过度屈曲或伸展引起，在过度伸展和侧屈后可导致三种类型的损伤。Ⅰ型是最常见的（65%），是由后向前的力破坏韧带，使颅底与 C_1 椎体分离。Ⅱ型（最不稳定的）损伤表现为由于施加在颅骨上的牵张力而导致的头侧分离。Ⅲ型最少见（3%），通常是破坏性的，由于严重的前后作用力导致颅颈交界处向后移位和牵张。这些损伤是由于后纵韧带或双侧翼状韧带断裂（包膜和副韧带也可能受损）引起的。寰枕关节脱位或半脱位会导致脊髓受压，常常导致死亡。需要测量的参数主要由两个：颅底 – 齿突间隙（basion-dens interval，BDI），即颅底点和齿突尖最上方的点之间的距离，通常小于 10mm；枕髁 –C_1 间隙（condyle-C_1 interval，CCI），最大可达 4mm。颅颈（寰枕）分离需要立即行术前的外固定和随后的手术固定。

寰枢椎分离是一种罕见的损伤，其特征是寰枢间隙增宽。翼状韧带损伤导致创伤性旋转性半脱位，儿童更常见（图 14-16）。C_1 齿状突和（或）侧块的显著侧移提示可能存在翼状韧带损伤。然而，由于正常情况下存在一定范围内的变动，必须谨慎解读 CT 上的这些发现。

枕髁骨折根据 Anderson 和 Montesano 分类系统分为三种类型（表 14-9）。Ⅲ型骨折如图 14-17 所示。

寰椎（C_1 椎体）骨折是一种罕见的损伤（占所有脊柱损伤的 1%～2%），由过度伸展或轴向负荷力（跳水、跌倒、机动车事故）引起。年龄呈双峰分布（25 岁、80 岁为高峰），年轻患者以男性为主，老年患者以女性为主。Ⅰ型骨折很少发生，仅有前弓或后弓骨折，横韧带完好无损。Ⅱ型骨折为爆裂

353

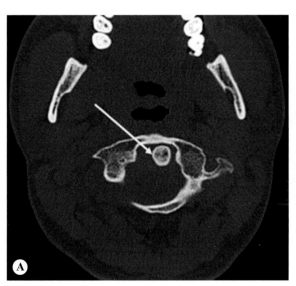
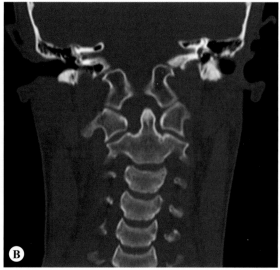

▲ 图 14-16 轴位（A，白箭）和冠状位（B）CT，由于右侧翼状韧带断裂，齿状突距寰椎侧块的左右距离不对称，呈旋转性半脱位，未见骨损伤

表 14-9 枕髁骨折的 Anderson 和 Montesano 分类

类 型	描 述	机 制	稳定性
I	粉碎性骨折伴或不伴骨碎片的最小位移（15%）	轴向负荷	稳定，除非是双侧
II	枕大孔至颅底线形骨折（部分枕骨骨折）（50%）	牵拉	稳定
III	翼状韧带附近髁突撕脱骨折（35%）	旋转和侧屈	不稳定

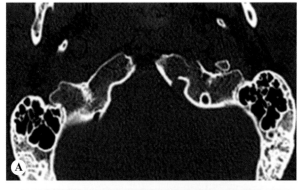
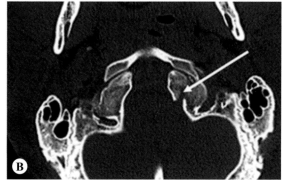
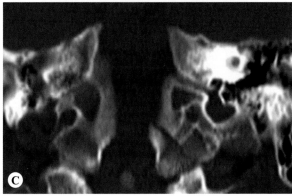

◀ 图 14-17 左枕髁脱位骨折（Ⅲ型）轴位（A 和 B，白箭）和冠状位（C）CT 重建图像

性骨折，伴有双侧前弓和后弓骨折（Jefferson 骨折），通常不伴严重的神经功能损伤（因为碎片移离于椎管外）（图 14-18）。Ⅲ型骨折通常累及侧块。在后两种类型中，可能存在严重的韧带损伤（横韧带），从而导致脊柱不稳定。

单发性韧带损伤（横韧带和翼状韧带）会导致主要的关节不稳定，因此临床上很重要，但没有骨质结构受损。影像学上必须测量的一个重要参数是寰齿间距（atlanto-dens interval，ADI），通常小于 3mm。横韧带的完整性是判断预后的重要标志。

齿状突骨折（C_2）是由复杂的损伤机制引起的。根据 Anderson D'Alonzo 的分类，齿状突骨折有三种类型：Ⅰ型，齿状突尖部撕脱性骨折；Ⅱ型（最常见），穿过齿状突基底部的横向骨折（图 14-19）；Ⅲ型，骨折延伸至 C_2 椎体。Ⅰ型和Ⅲ型是稳定性骨折，Ⅱ型是不稳定性骨折，需要手术固定。手术治疗的指征是不稳定性骨折，通过使用屈曲-伸展位 X 线或通过 MRI 检测横韧带断裂或寰枕不稳来评估。

儿童和成人中不同部位病变累及 C_2 椎体的情况如表 14-10 和表 14-11 所示。

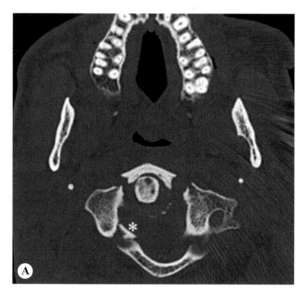
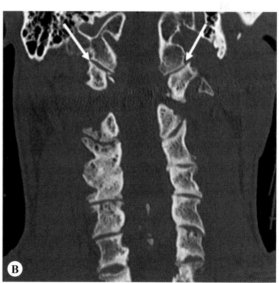

▲ 图 14-18　双侧 C_1 椎体前后弓骨折（Jefferson 骨折）

A. 轴位 CT 显示椎体脱位远离椎管，可见明显的游离碎骨片（白星号）；B. 冠状位头颅 CT 能更好地观察颅颈交界处的脱位和不稳定（白箭）

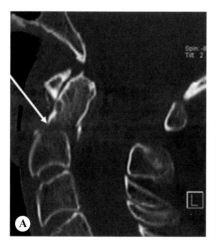
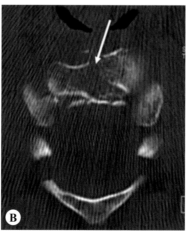
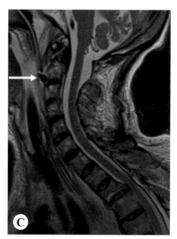

▲ 图 14-19　A 和 B. 矢状位重建（A，白箭）和轴位（B，白箭）CT 可观察到伴后脱位的齿状突Ⅱ型骨折，椎体不稳定，需要紧急手术治疗；C. 稳定器在矢状位 T_2WI MR 图像上显示为金属伪影（白箭）

表 14–10 儿童（14 岁以下）不同部位病变累及 C_2 椎体	
颈椎	最常见的部位：高位颈椎（$C_{0~4}$）
坠落事故	爆裂性骨折（33%），其中 50% 位于胸腰椎交界处
	压缩性骨折（25%），其中 39% 位于胸腰椎交界处
	后柱骨折（25%），40% 为颈椎骨折
	多节段骨折（30%），30% 为非连续节段骨折

表 14–11 成人不同部位病变累及 C_2 椎体	
颈椎	C_2 最常见（25% 的骨折）
	1/3 的 C_2 骨折位于齿状突
	40% 在 $C_{6~7}$
	最常见的部位为椎体（20%）
	1/3 的临床意义不大
老年人（> 70 岁）	患病率是非老年人群的 2 倍（4.59% 和 2.19%）
	最常见的部位：齿状突（20%）

（五）软组织损伤

外伤后椎间盘突出表现为 $T_2WI/STIR$ 高信号，提示椎间盘水肿或出血，可伴有纤维环撕裂。创伤性椎间盘突出是纤维环破裂导致髓核突出的结果。MRI 在检测游离的椎间盘碎片方面特别有价值，这对患者的进一步治疗有意义。

根据损伤的病理生理机制，脊髓损伤可分为原发性和继发性损伤。大多数原发性脊髓损伤是由钝性创伤（机动车事故）引起的，它是由周围骨质或韧带结构的短暂或长期钝性压迫引起的。少数情况下，原发性脊髓损伤可能是穿透性损伤导致脊髓横断，由此造成的脊髓损伤严重程度取决于传递力（从一过性神经损伤到轴突破裂导致的密集性神经损伤）。继发性脊髓损伤的发生是由于原发撞击部位附近的细胞功能障碍和坏死，是原发性损伤的传播和扩散的结果。原发性损伤后组织水肿导致灌注减少和缺血，以及神经递质平衡紊乱（毒性谷氨酸的过量），导致原发性损伤临近部位的周围神经元的坏死和凋亡。在这些复杂和相互依赖的过程中，自由基引起的损伤在再灌注阶段会发生额外的损伤。

造成钝性脑血管损伤的机制是过度旋转和过度伸展、直接钝性血管损伤、韧带断裂，或直接口腔创伤。颅外段动脉由于其浅层解剖位置更容易发生 BCVI。BCVI 发生于内膜和中膜（内膜撕裂或壁内血肿）之间，可进一步发展为夹层、假性动脉瘤或动静脉瘘。

创伤性脊柱硬膜外 / 硬膜下血肿的病理生理机制存在争议。目前，无瓣膜硬膜外静脉丛的损伤被认为是最可能的病理生理机制，即在创伤或突然增加压力的情况下，硬膜外静脉丛容易破裂。椎管内占位性血肿会导致脊髓或神经根受压、神经功能缺失。

四、临床场景和影像学特征

对钝性创伤后脊柱间隙的评估可以确定是否有脊柱损伤。多年来，对于怀疑钝性脊柱创伤患者是否需要影像学检查一直是一个难题。国家急诊 X 线扫描应用研究（National Emergency X-radiography Utilization Study，NEXUS）小组基于五个简单的临床标准制定了一个可靠的（阴性预测值超过 99.8%）指南，用于识别可能患有颈椎创伤的患者：无后中线压痛，无局灶性神经功能障碍，能保持警觉，无醉酒征象，无心烦意乱。TLICS 和 SLIC 评分系统在前面已经讨论过。加拿大颈椎（Canadian Cervical Spine，CCS）规则可用于区分高危和低危患者（表 14–12）。当下面列出的所有因素都适用于患者时，则不需要进行成像。NEXUS 规则适用于所有年龄段，而 CCS 规则不包括儿童和老年人。不满足这些条件的所有患者应接受脊柱成像，包括疼痛、神经功能缺失、牵张、损伤、精神状态改变、迟钝或基于创伤机制骨折概率高的患者。

目前的观点认为 CT 在脊柱损伤检测中比 X 线片更有优势，因为在高危患者中，CT 的灵敏度

表14–12　加拿大颈椎脊柱规则		
高风险因素	低风险因素	颈部旋转能力
年龄≥65岁 损伤的危险机制包括： • 3英尺（约91cm）以上或5级台阶以上跌落 • 车速＞100km/h机动车事故或机动车弹射事故 • 旅游型机动车 • 自行车相撞 • 四肢感觉异常	机动车追尾事故，排除： • 迎面相撞 • 与公交车或大卡车相撞 • 翻车 • 与高速运行的车相撞 • 能以坐姿急诊就医 • 受伤后任何时间都可以活动 • 颈部疼痛起病延迟 • 颈部无中线压痛	左右旋转45°

高达98%，而X线片为52%。Hanson等建立了Harborview临床标准，以便选择应该接受颈椎CT成像的高危患者（表14–13）。

表14–13　基于Harborview临床决策规则的颈椎CT成像患者的选择（包括6种损伤机制或临床参数）

基于紧急运输人员、患者或目击者初始报告的损伤机制参数

1. 高速（约56km/h）撞击的机动车事故

2. 机动车事故现场车祸有致死病例

3. 从3m的高处坠落

根据患者调查得出的主要临床参数

4. 严重闭合性头部损伤（或CT可见颅内出血）

5. 出现累及颈椎损伤的神经症状或体征

6. 骨盆或四肢多发性骨折

存在任何一个参数都属于高危患者（＞5%的颈椎骨折风险），并建议行颈椎CT检查

　　然而，对于脊柱损伤风险较低的患者是否需要进行CT检查或X线检查，仍存在一定的疑问。目前的美国放射学会适宜性标准建议，当临床怀疑脊柱创伤的成人患者无法行CT检查时，建议使用X线片。然而，CT相关的辐射暴露和检查费用也随之增加，表明仍需要进一步优化脊柱创伤CT成像的适应证和技术。影像学适应证需要不断改进，特别是在预测标准方面。漏诊是一个值得关注的重要问题，3%～25%的颈椎损伤患者由于诊断的延误或检查中的不当操作而导致损伤加重。此外，早期遗漏损伤的患者（10.5%）比通过影像学及时发现损伤的患者（1.4%）更容易发生神经功能恶化。经常遗漏的骨折包括齿状突骨折、Hangman骨折和涉及小关节的骨折。高危患者如下。

• 闭合性创伤患者，漏诊的颈椎创伤可导致严重的临床恶化，甚至死亡。选择多层螺旋CT，具有较高的阴性预测值（98.9%）。

• 老年患者（65岁以上），因骨质疏松和年龄相关的退行性改变引起脊柱生物力学改变。这些患者的脊柱骨折通常是由于低强度作用力（跌倒）造成的，经常被遗漏。

• 强直性脊柱炎（ankylosing spondylitis，AS）和弥漫性特发性骨质增生症（diffuse idiopathic skeletal hyperostosis，DISH）患者在低冲击性创伤（坐/站姿势跌倒，无创伤记忆）后发生骨折的可能性是普通人群的4倍，不稳定骨折也更常见。颈椎骨折最常见（60%～65%），其次是胸椎。最常见的机制是过度伸展，位置是椎体（或AS患者的椎间盘）。常见误诊原因是医生对疾病或病情认知不充分，或者患者就医时间晚。由于各种原因导致的脊柱强直患者不仅容易出现早期神经功能缺失，而且会因为骨折不稳定而导致继发性恶化，因此这些患者必须谨慎处理。

临床上，MRI可以提供重要的信息，对脊柱创

伤患者的临床治疗有一定的影响。急性脊柱创伤的 MRI 适应证如表 14-14 所示。

表 14-14 急性脊柱创伤的 MR 检查指征
• CT 上无法解释的神经功能缺失
• 疑似脊髓损伤
• 疑似轴外（硬膜外、硬膜下）血肿
• 疑似外伤后椎间盘突出
• 急性期后临床无预期改善 / 临床进一步恶化
• 韧带损伤的评估（特别是在过度伸展损伤的情况下）
• 疑似动脉血管损伤

五、成像技术和推荐方案

在评估脊柱创伤患者时，首先要判断是否需要横断面成像（图 14-20）。

由于 CT 可以更快、更准确地对脊柱创伤患者进行评估，包括是否存在骨折、骨折稳定性和脊柱对位，许多创伤中心 CT 已经取代 X 线片成为脊柱创伤患者的首选检查方法。对于无法解释的神经功能缺失、不确定性骨折、韧带损伤、疑似脊髓损伤、轴外病变（血肿、椎间盘突出）和血管损伤的患者，MRI 是首选的成像方式。在非急性创伤时，MRI 可用于评估创伤后遗症，如脊髓软化、脊髓空洞和脊髓萎缩或拴系（表 14-15 和表 14-16）。

六、图像解读核查表和结构化报告

对脊柱创伤患者的系统评估首先需仔细评估骨损伤。骨折在 CT 上显示得比 MR 好。建议成像检查应包含脊柱从前到后的所有结构，并如表 14-17 所示对主要结构进行具体的评估。

颈椎 CT 和 MR 结构化报告示例如图 14-21 和图 14-22 所示。

七、治疗监测：随访计划和影像表现 / 陷阱

确认急性脊髓损伤后的神经损伤是首要目标，因为脊髓压迫（低血压神经休克、脊髓圆锥和马尾神经综合征）所致的进行性神经状况恶化需要紧急手术减压。虽然 CT 和 MRI 都可被用来评估创伤

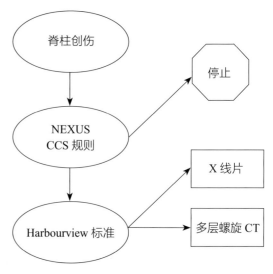

▲ 图 14-20 颈椎成像原则

性脊髓损伤后的神经损伤和预后，但 MRI 的预测价值更大。MRI 上有三个主要的预测因素可以评估脊髓损伤的神经功能损伤：椎管最大受压程度（maximum canal compromise，MCC）、脊髓最大受压程度（maximum spinal cord compression，MSCC）及脊髓肿胀。MCC 测量公式如下。

$$MCC=1-\left[D_i/\left(D_a+D_b \right)/2 \right] \times 100\%$$

D_i 为矢状位最大狭窄处椎管直径，D_a 是狭窄上方正常管径，D_b 是狭窄下方正常管径。MSCC 测量公式如下。

$$MSCC=1-\left[d_i/\left(d_a+d_b \right)/2 \right] \times 100\%$$

d_i 为矢状位最大狭窄处脊髓直径，d_a 是狭窄上方正常脊髓直径，d_b 是狭窄下方正常直径。脊髓肿胀的评估采用前面描述的 BASIC 评分。MCC 和 MSCC 被认为是外源性标准，而 BASIC 评分被认为是脊髓病变的内在衡量标准。以往的研究表明 MSCC 与神经功能预后具有很好的相关性。然而，最近的研究认为 BASIC 评分是预测结局最可靠的方法，特别是短期预后。

CT 和 MRI 均可作为随访手段用于监测脊柱创伤后的愈合过程，两者各有优缺点。MRI 可以显示骨折愈合后的变化，骨折后 3 个月左右恢复正常骨信号（T_2WI 高信号消失表示无骨髓水肿和肉芽组织）。但在未愈合骨折中，CT 仍比 MRI 敏感（未愈

	表 14–15 不同诊断模式的成像方案		
方 案	X 线片	多层螺旋 CT	MR 成像
标准	• 侧位 • 前后位	• 重建冠状位和矢状位 • 软组织窗（椎管内和硬膜内出血、椎间盘突出）	• T_1WI 自旋回波矢状位 • T_2WI 自旋回波矢状位 • STIR 矢状位 • T_2WI 轴位梯度回波 • T_2^*/SWI 在出血评估中的应用 • 薄层抑脂 T_1WI 轴位和矢状位 • 感兴趣区域层面
附加	• 齿状突张口位（颈椎间隙） • 屈曲 / 伸展位（急性期禁用）	• 多发创伤患者行头部平扫，然后从大脑动脉环到耻骨联合进行单次连续采集 • 对比剂注射（80～100ml，3～4ml/s）	• 增强 T_1WI 抑脂图像对非急性创伤脊髓功能恢复有预测价值 • DWI 能评价超急性期（< 6h）轴突完整性 • 扩散张量成像可应用于确定神经损伤程度和手术潜在益处
注意	• 23%～57% 骨折漏诊	• 如果怀疑是 CVBI（严重的钝性颈椎创伤、颅底骨折和无法解释的神经功能缺损），在创伤后 1h 或 24～36h 随访时进行 CTA 检查	• MR 检查的禁忌证 • 骨折不敏感

	表 14–16 断层扫描诊断模式在脊柱创伤评估中的优缺点一览表	
	CT	MR
优点	• 扫描时间短 • 可密切监测患者 • 丰富的疾病信息（对骨折的敏感度最高） • 心血管监护设备兼容性好	• 软组织损伤评估的优越性 • SCI 评估的优越性
缺点	• 对脊髓损伤的评估较差 • 对轴外病变的识别较差 • 对椎间盘病变的评估较差	• 绝对和相对禁忌证 • 扫描时间长 • 不易严密监护患者 • 高达 50% 的颈椎骨折漏诊

合骨折线之间的纤维组织在 T_1WI 和 T_2WI 上均为低信号）。骨折或金属物植入后都会对这两种成像方法造成椎体愈合诊断的困难。

脊柱创伤的手术入路见图 14–23 和图 14–24。微创技术最近已被用于治疗胸腰椎骨折。经皮椎弓根螺钉固定术可用于后路稳定，最大限度地减少肌肉损伤，使早期康复成为可能。胸腔镜下椎体减压术和椎体重建术有时也适用于多发创伤患者。

对于任何新发现神经功能丧失、痉挛或低张力、上升性神经功能缺损或疼痛的患者都需要随访影像学检查，MRI 是首选的检查方式（有时结合 X 线片或 CT，以评估骨骼完整性和脊柱对齐的变化）。进行性体征和症状最早可在脊髓损伤后 3 个月出现，加重最晚可在脊髓损伤后 30 年出现。迟发或晚发的神经功能障碍最常见的原因是创伤后进行性脊髓病，表现为囊肿、脊髓空洞和脊髓软化伴

	CT	MR
椎前间隙前纵韧带	异常：C_2 水平 > 7mm，$C_{3\sim4}$ 水平 > 5mm，C_5 水平及以下 > 22mm	T_2W/STIR ↑（水肿、出血） 椎体前部一条宽的 T_1W/T_2W 低信号带连续性中断
椎体	• 对齐（半脱位或脱位） • 完整性［骨折线、压缩程度（以％为单位）］	T_2W/STIR ↑（急性骨折并发骨髓水肿 / 骨挫伤）
椎间盘后纵韧带		创伤性腰椎间盘突出伴环状破裂部位 T_2W/STIR ↑ 椎体后方一条宽的 T_1W/T_2W 低信号带连续性中断
椎管	狭窄［百分比（％），正中矢状直径］ 游离碎骨片	轴外病变（外伤性硬膜外 / 硬膜下血肿、椎间盘或游离骨碎片）
脊髓	体积增加	• T_2W/STIR ↑（水肿） • T_2W/T_2W^* 加权 /SWI ↓（髓内出血） • 连续性消失（横断面）
后部结构	• 骨结构完整性 • 小关节（脱位、关节突脱位）	• 韧带损伤（棘间韧带、棘上韧带） • 椎旁软组织水肿 • 椎间孔狭窄

表 14-17　脊柱外伤影像检查表

颈椎 CT 报告

技术：颅底至上胸椎轴位图像，重建矢状位和冠状位

与前片相比：前片日期

影像学表现 / 报告：

椎体前软组织：平均范围内；范围扩大

颈椎：未见明显破坏性病变或急性骨折；椎体形态、对位、骨折的有无，椎间隙高度；小关节面对位、椎间孔宽度和高度；椎体后缘附件（完整性、对齐）

颅颈交接区：颅颈交界区未见骨折和脱位；枕骨髁完整性、寰椎完整性和位置、齿状突位置

齿状突：未见骨折或脱位征象

颈椎病改变：最明显病变位置水平

大血管（增强检查）：血流情况；钝性脑血管损伤

甲状腺：正常

肺尖：正常

结论：

▲ 图 14-21　颈椎创伤 CT 结构化报告

颈椎 MR 报告

技术：$T_1WI/T_2WI/STIR$ 矢状位，T_1WI/T_2WI 抑脂轴位像

与前片相比：前片日期

影像学表现 / 报告：

椎体前软组织：平均范围内；范围扩大；是否存在血肿，前纵韧带完整

颈椎：未见明显破坏性病变或急性骨折；椎体高度、对位、有无骨折，椎间隙高度；椎管直径；关节突对位，椎间孔的直径和高度；椎体后缘附件（完整性、对齐），后部软组织

颅颈交接区：无脊髓受压征象

椎间盘突出：有 / 无

脊髓：未见异常信号；脊髓完整性；信号强度改变（水肿、髓内血肿）

轴外病变：无 / 有（硬膜外、硬膜下血肿）、脊髓受压

大血管（增强检查）：血流情况；钝性脑血管损伤（假性动脉瘤、夹层、壁内血肿、血栓）

颈椎病改变：最明显病变位置水平

结论：

▲ 图 14-22 颈椎创伤 MRI 结构化报告

或不伴脊髓萎缩。脊髓拴系也可作为脊髓软化症的共存特征，其特征是蛛网膜下腔的消失和纤维粘连导致脊髓扩张。脊髓拴系最常发生在椎管背侧，很少发生在腹侧，只有在硬脊膜撕裂和脊髓疝才会发生在椎管腹侧。脊髓萎缩是公认的脊髓损伤的长期后遗症，定义为颈段脊髓最大前后径小于 7mm，胸段脊髓最大前后径小于 6mm。

表 14-18 总结了诊断脊椎骨折的影像陷阱。

八、病例报告 1

病史：51 岁男性，机动车交通事故后入院，下肢瘫痪。初始 ASIA 评分为 C 级。CT 扫描显示 C_7 椎体外伤性前滑脱，T_1 椎体楔形骨折 Ⅱ 级，椎管受压。C_6、C_7 棘突骨折。CT 扫描怀疑脊髓损伤，因此行 MR 扫描。

临床诊断：不完全性脊髓损伤，ASIA C 级。

MRI 检查目的：评估脊髓的状态。

成像技术：颈、胸部 3T MR 扫描，包括矢状位 T_1WI 序列、矢状位 T_2WI 序列、矢状位 STIR 和轴位 T_2WI 序列。GRE 序列（未显示）提示无出血灶。以连续的 5mm 层厚获取矢状位序列，以 3mm 层厚获取感兴趣区域的轴位序列。未行增强检查（图 14-25）。

影像学表现：扫描显示 C_7 椎体外伤性前滑脱，并伴有 T_1 椎体楔形骨折及 C_7 棘突骨折。T_4 椎体急性水平骨折，伴有骨髓水肿。在 $C_7 \sim T_1$ 椎间隙水平，椎管明显受压（MCC 约 50%），脊髓受压（MSCC 约 10%）。脊髓有水肿，累及灰质和白质，在 T_2WI 和 STIR 序列上明显，水肿范围少于 2 个椎体平面（BASIC 2 级）。无髓内出血征象。创伤性 $C_7 \sim T_1$ 椎间盘突出。前纵韧带和后纵韧带完好。T_1、T_2 椎体前方见椎前血肿。$C_5 \sim T_1$ 节段后软组织水肿、棘间韧带断裂。

解释：创伤性 C_7 椎体前滑脱和 T_1 椎体楔形骨折引起脊髓损伤 BASIC 2 级（灰白质脊髓水肿，不累及整个脊髓横向范围），合并 C_7 棘突骨折、创伤性 $C_7 \sim T_1$ 椎间盘突出、后方软组织水肿和棘间韧带断裂。

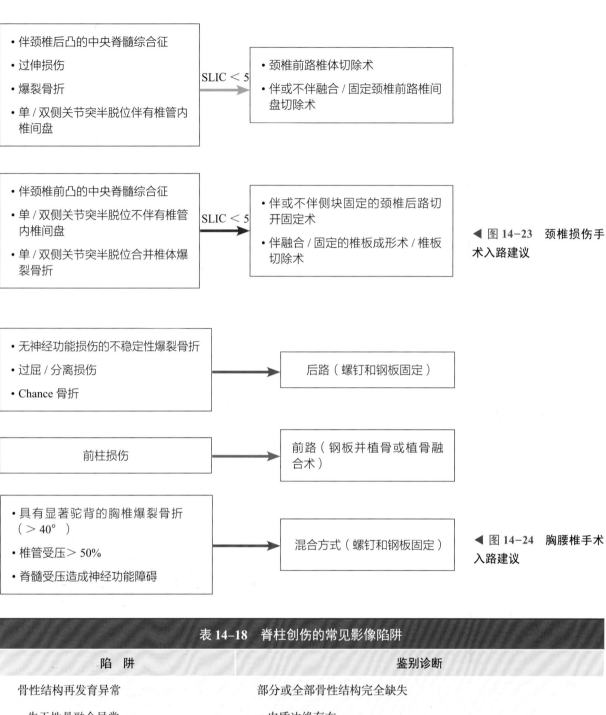

▲ 图 14-23 颈椎损伤手术入路建议

▲ 图 14-24 胸腰椎手术入路建议

表 14-18 脊柱创伤的常见影像陷阱	
陷 阱	鉴别诊断
骨性结构再发育异常	部分或全部骨性结构完全缺失
• 先天性骨融合异常	• 皮质边缘存在
– 游离齿状突	• 与 Ⅱ 型齿状突骨折的鉴别
– 永存听小骨	• 与 Ⅰ 型齿状突骨折的鉴别
椎缘骨	椎板前上缘撕脱性骨折
颈椎生理曲度矫正术 / 逆转术	可能是退行性改变
创伤性腰椎滑脱	可能是退行性改变（小关节间隙变窄）
BCVI	动脉粥样硬化、纤维肌肉发育不良、椎动脉发育不良、颈动脉环
无影像学异常的脊髓损伤（SCIWORA）	多次反复仔细看

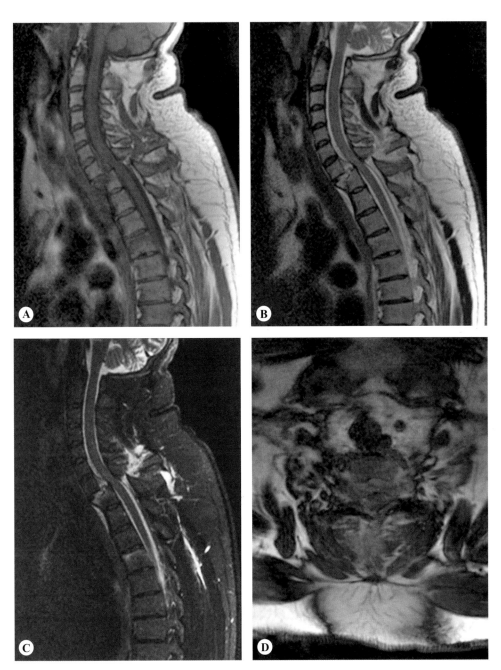

▲ 图 14-25 **A** 至 **C.** 创伤性 C_7 椎体前滑脱合并 T_1 椎体楔形骨折和 T_4 椎体急性水平骨折（**A** 和 **B**），骨髓水肿明显（**C**）。**D.** 脊髓受压时，$C_7 \sim T_1$ 节段椎管受压明显。脊髓水肿累及灰质和白质（**BASIC 2** 级），无髓内出血征象（**C** 和 **D**）

参考文献

[1] Aarabi B, Walters BC, Dhall SS, Gelb DE, Hurlbert RJ, Rozzelle CJ, Ryken TC, Theodore N, Hadley MN. Subaxial cervical spine injury classification systems. Neurosurgery. 2013;72:170–86.

[2] Crosby ET. Airway management in adults after cervical spine trauma. Anesthesiology. 2006;104:1293–318.

[3] Denis F. The three column spine and its significance in the classification of acute thoracolumbar spinal injuries. Spine. 1983;8:817–31.

[4] Eckert MJ, Martin MJ. Trauma: spinal cord injury. Surg Clin North Am. 2017;97(5):1031–45.

[5] Haefeli J, Mabray MC, Whetstone WD, et al. Multivariate analysis of MRI biomarkers for predicting neurologic impairment in cervical spinal cord injury. AJNR Am J Neuroradiol. 2017;38(3):648–55.

[6] Hanson JA, Blackmore CC, Mann FA, Wilson AJ. Cervical spine injury: a clinical decision rule to identify high-risk patients for helical CT screening. AJR Am J Roentgenol. 2000;174(3):713–7.

[7] Hogan GJ, Mirvis SE, Shanmuganathan K, Scalea TM. Exclusion of unstable cervical spine injury in obtunted patients with blunt trauma: is MR imaging needed when multidetector row CT findings are normal? Radiology. 2005;237:106–13.

[8] Holmes JF, Mirvis SE, Panacek EA, for the NEXUS Group, et al. Variability in computed tomography and magnetic resonance imaging in patients with cervical spine injuries. J Trauma. 2002;53:524–9.

[9] Lau BPH, Hey HWD, Lau ET, et al. The utility of magnetic resonance imaging in addition to computed tomography scans in the evaluation of cervical spine injuries: a study of obtunted blunt trauma patients. Eur Spine J. 2017. [Epub ahead of print].

[10] Nagpal P, Policeni BA, Bathla G, et al. Blunt cerebrovascular injuries: advances in screening, imaging, and management trends. AJNR Am J Neuroradiol. 2017. [Epub ahead of print].

[11] Parizel PM, van der Zijden, Gaudino S, et al. Trauma of the spine and spinal cord: imaging strategies. Eur Spine J. 2010;19(1):S8–S17.

[12] Provenzale J. MR imaging of spinal trauma. Emerg Radiol. 2007;13(6):289–97.

[13] Reinhold M, Audige L, Schnake KJ, et al. AO spine injury classification system: a revision proposal for the thoracic and lumbar spine. Eur Spine J. 2013;22:2184–201.

[14] Sundgren PC, Philipp M, Maly PV. Spinal trauma. In:Castillo M, Mukherji SK, Thurnher MM, editors. Spinal Imaging: overview and update. New York: Elsevier Saunders; 2007. p. 73–85. Neuroimaging Clin N Am.

[15] Talbott JF, Whetstone WD, Readdy WJ, et al. The Brain and Spinal Injury Center score: a novel, simple, and reproducible method for assessing the severity of acute cervical spinal cord injury with axial T2-weighted MRI findings. J Neurosurg Spine. 2017;23(4):495–504.

[16] Talekar K, Poplawski M, Hegde R, et al. Imaging of spinal cord injury: acute cervical spinal cord injury, chronic spondylotic myelopathy and cord herniation. Semin Ultrasound CT MRI. 2017. [Epub ahead of print].

[17] Vaccaro AR, Madigan L, Schweitzer ME, et al. Magnetic resonance imaging analysis of soft tissue disruption after flexion-distraction injuries of the subaxial cervical spine. Spine. 2001;26:1866–72.

[18] Young AJ, Wolfe L, Tinkoff G, Duane TM. Assessing incidence and risk factors of cervical spine injury in blunt trauma patients using the National Trauma Data Bank. Am Surg. 2015;81(9):879–83.

拓展阅读

[1] Brichko L, Giddey B, Tee J, et al. Cervical spine traumatic epidural hematomas: incidence and characteristic. Emerg Med Australas. 2017. [Epub ahead of print].

[2] De Smet E, Vanhoenacker FM, Parizel PM. Traumatic myelopathy: current concepts in imaging. Semin Musculoskelet Radiol. 2014;18:318–31.

[3] Guarnieri G, Izzo R, Muto M. The role of emergency radiology in spinal trauma. Br J Radiol. 2016;89 (1061):20150833.

[4] Jazayeri SB, Beygi S, Shokraneh F, et al. Incidence of traumatic spinal cord injury worldwide: a systematic review. Eur Spine J. 2015;24(5):905–18.

[5] Kliewer AE, Schaefer DM, Doan HT, et al. Acute cervical spine trauma: correlation of MR imaging findings with degree of neurologic deficit. Radiology. 1990;177:25–33.

[6] Riascos R, Bonfante E, Cotes C, et al. Imaging of atlantooccipital and atlanto-axial traumatic injuries: what the radiologist needs to know. Radiographics. 2015;35:2121–34.

[7] Ricart P, Verma R, Fineberg SJ, et al. Post-traumatic cervical spine epidural hematoma: incidence and risk factors. Injury. 2017;48(11):2529–33.

[8] Schaefer DM, Flanders AE, Osterholm JL, Northrup BE. Prognostic significance of magnetic resonance imaging in the acute phase of cervical spine injury. J Neurosurg. 1992;76:218–23.

[9] Selden NR, Quint DJ, Patel N, et al. Emergency magnetic resonance imaging of cervical spinal cord injuries: clinical correlation and prognosis. Neurosurgery. 1999;44:785–92.

[10] Westerweld LA, Verlaan JJ, Oner FC. Spinal fractures in patients with ankylosing spinal disorders: a systematic review of the literature on treatment, neurological status and complications. Eur Spine J. 2009;18:145–56.

第四篇　脑脊液疾病

CSF Disorders

第 15 章　脑脊液空间成像的解剖学、生理学和流体力学 ……………………………… 366

第 16 章　儿童脑积水 ……………………………………………………………………… 382

第 17 章　成人梗阻性脑积水：影像表现 ………………………………………………… 394

第 18 章　交通性脑积水：正常颅压性脑积水 …………………………………………… 414

第 19 章　脊髓脑脊液疾病影像：脊髓空洞症 …………………………………………… 441

第 20 章　特发性颅内高压的影像学表现 ………………………………………………… 464

第 21 章　颅内低压和脑脊液漏：影像诊断与治疗 ……………………………………… 475

第 22 章　脑积水治疗及治疗相关并发症的影像学评价 ………………………………… 493

第 15 章 脑脊液空间成像的解剖学、生理学和流体力学

Imaging of CSF Spaces: Anatomy, Physiology, and Hydrodynamics

Mark S. Igra　Charles Anthony Józef Romanowski　Stavros Micheal Stivaros　著

郭邦俊　译　　朱海涛　倪倩倩　校

摘　要

全面了解脑脊液的空间解剖学，是临床神经影像学准确定位和解释一系列颅内疾病所必不可少的步骤。本章首先探讨脑室系统和脑池的胚胎学，其后对脊髓脑脊液等每个组成部分的解剖学结构进行深入探讨。此外，本章还介绍了常见的解剖学变异及部分临床病例。目前，对生理性脑脊液流动的理解大多是基于经典假说。然而，基于现代影像技术和新型科学手段的一些新型脑脊液产生、吸收和流动的理念在不断进展。本章对关于脑脊液流动的新假说理论也进行了讨论。现代影像技术支持的假设：即脑脊液在收缩期间由颅内动脉扩张驱动双向流动。这迫使 CSF 在收缩时向下进入相对有弹性的椎管，而在舒张期向上回流到颅内。因此，影像学在明确脑脊液空间、脑室系统的解剖学及关于脑脊液流动的流体力学方面起着重要作用。这些原理对于理解影响脑室和脑脊液间隙的病理过程非常重要。

关键词

临床神经影像学；影像学；解剖；胚胎学；脑脊液；脑室；脑池

缩略语

CSF	cerebrospinal fluid	脑脊液
MRI	magnetic resonance imaging	磁共振成像
PC-MRI	phase contrast magnetic resonance imaging	相位对比 MRI
SAS	subarachnoid space	蛛网膜下腔

一、脑脊液的空间解剖

（一）概述

大脑浸泡在脑脊液中，蛛网膜下腔完全覆盖其表面，填满脑沟和脑池。脑内有四个充满脑脊液的腔隙，构成了脑室系统（图 15-1）并与蛛网膜下腔相通。熟悉了解脑脊液腔隙的解剖学知识，包括正常的解剖变异，对于理解可能影响这些腔隙的病理过程是必不可少的。本节首先简要探讨脑室和脑池的正常发育，然后重点介绍其正常解剖，以及常见的解剖学变异。

（二）胚胎学

神经管约在妊娠 28 天左右关闭，管腔的一部分收缩，另一部分扩张，形成相互连通的充满液体的腔。这些囊泡包括前脑囊泡、中脑囊泡和后脑囊泡。前脑囊泡分裂形成两个对称的侧脑室，通过 Monro 孔（室间孔）与第三脑室相连。中脑囊泡形成导水管，连接第三脑室和第四脑室，第四脑室由后脑囊泡发育而来。妊娠 3 个月左右，第四脑室顶部的中下侧变薄形成 Magendie 中线孔，之后成对的外侧 Luschka 孔形成，构成蛛网膜下腔和脑室系统之间的交通。

妊娠第 2 个月，中线背侧的部分脑膜间充质凹陷，最初进入第四脑室，后来也进入第三脑室和侧脑室，从而形成脉络丛，分泌早期脑脊液。脉络丛与脑室内的室管膜内层接触，以延伸脉络膜裂的长

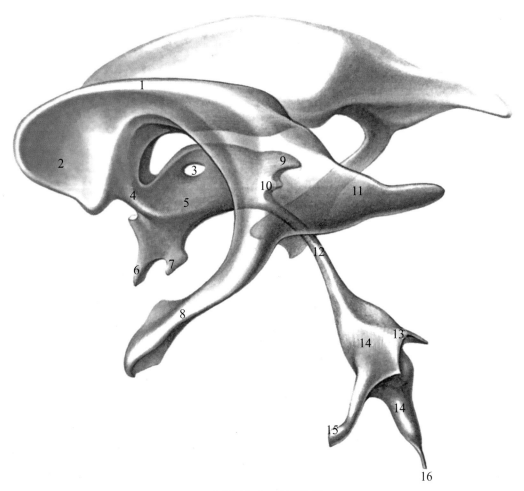

▲ 图 15-1　脑室系统

1. 侧脑室中间部分；2. 侧脑室前角；3. 中间联合；4. 室间孔；5. 第三脑室；6. 视神经隐窝；7. 漏斗隐窝；8. 侧脑室下角；9. 松果体上隐窝；10. 松果体隐窝；11. 侧脑室后角；12. 脑导水管；13. 嵴；14. 第四脑室；15. 第四脑室侧隐窝；16. 中央管［经许可引自 Nieuwenhuys，Voogd，and van Huijzen. The human central nervous system: A synopsis and atlas. 4th edition（2007）；Springer-Verlag］

度。在胎儿中，脉络丛体积在很大程度上与脑室的大小有关，但随着大脑和脑室系统的生长，脉络丛的相对体积逐渐减小。

（三）脑室系统

1. 侧脑室

侧脑室是较大的成对的拱形结构，有三个远离主体的角（图 15-2）。前角位于侧脑室的最前端，其内无脉络膜丛。胼胝体的膝部形成了侧脑室的顶，透明隔的内面形成侧脑室的内界，尾状核

的头部位于下方。透明隔自胼胝体下部延伸至室间孔。

侧脑室前角到侧脑室的三角区的部分构成侧脑室的体部。胼胝体构成侧脑室的顶部。穹窿的槽形成侧脑室内侧缘，底部则由丘脑背侧和穹窿的海马伞带组成。侧脑室外侧缘由绒毛层组成，纤维束从胼胝体延展开来，位于前后钳部之间。

侧脑室三角区是体部、枕角和颞角的交汇处。每个三角区都有脉络丛球体。同样，上缘是胼胝体，侧缘是绒毛层。丘脑后结节位于三角区前界。

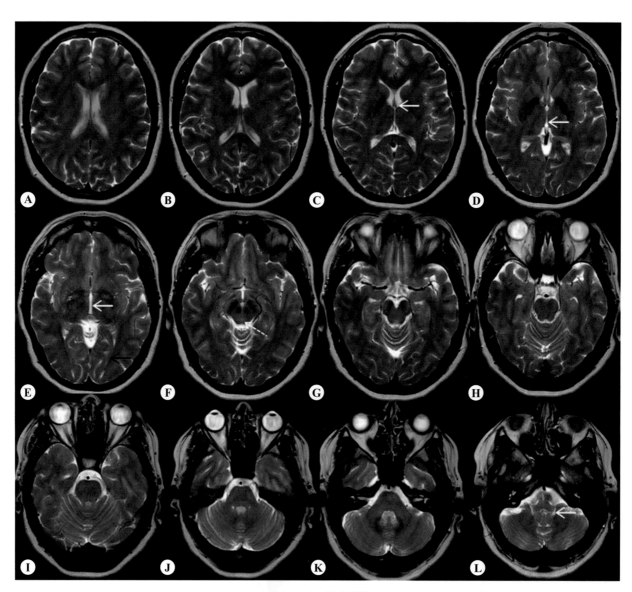

▲ 图 15-2 脑室系统

A 至 D. 显示侧脑室的体部（红色）、前角（蓝色）与三角区（绿色）。左侧室间孔与第三脑室分别同实箭与虚箭表示。E 至 H. 显示大脑导水管（虚箭）、左侧枕角（实黑箭）和右侧颞角（黄色）。I 至 L. 显示第四脑室（紫色）和第四脑室外侧孔（白箭）

颞角从三角区向前下方延伸到内侧颞叶，内侧与海马接壤，外侧与白质结构接壤，前上方与杏仁核接壤。

枕角从三角区向后延伸到枕叶，周围环绕着各种白质束，包括胼胝体压部和上方的钳，中间的禽距（距状皮质裂压迹），以及两侧的膝距束（视辐射）。

在侧脑室的中央部内有脉络膜裂，开始于Monro孔，向后延伸至体部与三角区，终止于钩回外侧的脉络膜下点。脉络膜丛附着在穹窿和丘脑之间的脉络膜裂上，并分别通过脉络膜襻和穹窿直接附着在丘脑和穹窿上。

2. Monro 孔

连接侧脑室和第三脑室的是 Monro 孔。它们有时是指一个单一的 Y 形结构，而不是两个单独的孔。在孔的前内侧是穹窿的支柱，后外侧由最前的丘脑核构成。脉络膜丛穿过这些小孔延伸到第三脑室的顶部。

3. 第三脑室

第三脑室呈垂直、裂隙状位于丘脑之间，通过 Monro 孔与上方的侧脑室相连，并通过脑导水管与第四脑室相连。第三脑室前缘由终板和前连合构成，上缘由大脑中间帆和系带构成，后缘由后连合体、松果体和海马连合体组成。

前缘由终板和前连合构成，上缘由腹间膜和缰膜构成，后缘由后连合、松果体和海马连合组成。底部由灰质结节、乳头体、视交叉、下丘脑和盖顶组成（图 15-3）。

第三脑室分别有两个向前和两个向后突出的隐窝。视神经上隐窝位于视交叉之上，在终板的后方。漏斗隐窝延伸到漏斗部。第三脑室后侧、松果体和神经上隐窝分别延伸至后连合之上的 Galen 静脉池和松果体柄基部。

4. 中脑导水管

脑导水管连接第三和第四脑室。腹侧由中脑的被盖构成，背侧由四叠体构成。导水管分成五个部分（内腔、第一狭窄、壶腹、第二狭窄和出口），壶腹在横向丘间沟水平上相应的局部变宽。

5. 第四脑室

第四脑室是一个菱形的空腔，位于颅后窝的中心。前壁由脑桥和延髓后部形成。前缘为脊膜上缘和小脑上蚓，下缘为脊膜下缘和小脑下蚓。第四脑室的顶部是一个向外突出的中线，朝向蚓部的背面。一对后上隐窝位于顶的尾部稍靠后。另一对隐

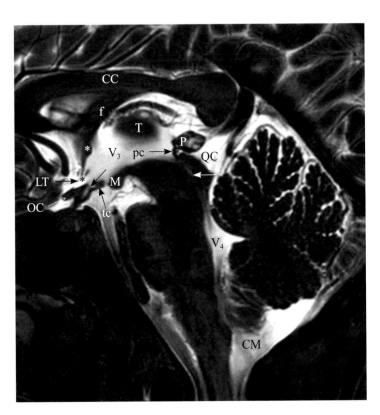

◀ 图 15-3　矢状位高分辨率 T₂ 加权图像
图示胼胝体（CC）、穹窿（f）和丘脑（T）。第三脑室的前边界（V₃）由终板（LT）和前连合（白星号）组成。底部由视交叉（OC）、灰结节（tc）和乳头体（M）组成。突出显示视神经上隐窝（黑星号）和漏斗形隐窝（点箭）。后连合体（pc）和松果体（P）位于后方。Habencular 连合位于后连合的上部和松果体的前部。第四脑室（V₄）、四叠体池（QC）和枕大池（CM）如图所示

窝，即外侧隐窝，从脑室前外侧到外侧髓池，以 Luschka 孔为终点。第四脑室的第五隐窝是脑室尾侧形成的一个点，它是小脑下脚汇合的地方。它通向脊髓的中央管，中央管的连接处由的薄束核背侧轻微隆起为标志。脉络膜丛也存在于第四脑室，主要位于 Luschka 孔和小脑延髓池内。

6. 蛛网膜下腔

软脑膜和蛛网膜之间是充满脑脊液的蛛网膜下腔。有经皮覆盖的分隔及血管结构和脑神经。大脑完全位于这个充满液体的空间内。在某些地方，这些空间有局部膨胀，形成脑池，这些脑池有不同的名称；而在某些情况下，脑池之间的分界并不明确，有时脑池与另一个脑池重叠。影像相比于文字对于描述这些脑池更好（图 15-4），本文描述具有临床意义的相关脑池。

小脑延髓池从尾部开始，通过 Luschka 孔和 Magendie 孔与脑池系统相通。下方与脊髓背侧的蛛网膜下腔汇合，前方与髓前池和小脑延髓池汇合。髓前池与脊柱前蛛网膜下腔汇合。脑桥前池位于颅侧，由中间的脑桥延髓膜分隔开来。延髓前池位于脑桥前缘和斜坡背侧之间，包含基底动脉。外侧是脑桥小脑三角池，包含脑神经 V、VI、VII 和 VIII，以及小脑上动脉。

脑桥前池的上方是脚间池，由 Liliequist 膜的中脑叶分开。动眼神经自中脑向前穿过脚间池。大脑脚间池认为是中脑环池的一部分，也包含四叠体池，位于胼胝体压部、小脑上缘和丘脑及周围的脑池之间，从三叉神经池向外侧延伸，位于内侧颞叶和中脑之间。

鞍上池位于大脑脚间池之上，由 Liliequist 膜的间脑叶分开。鞍上池中线的交叉部分包括视交叉、近端视神经和垂体柄。

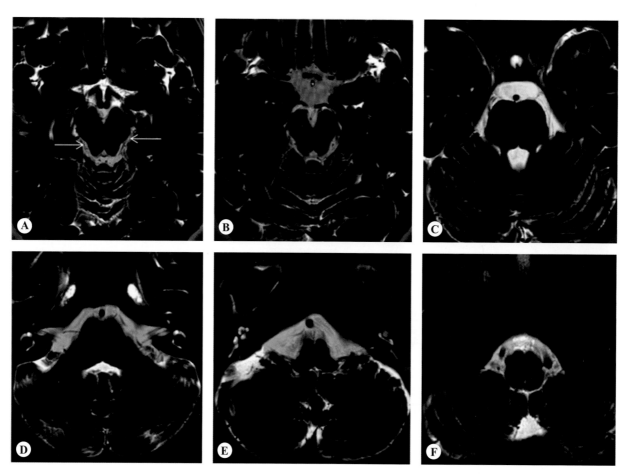

▲ 图 15-4　连续高分辨率 T₂ 加权 DRIVE 图像，所示为蛛网膜下腔

A 和 B. 脚间池（橙色）、四叠体池、池（蓝色）和鞍上池（红色），四叠体池的外侧是周围池（箭）；C. 显示位于斜坡和脑桥之间的桥前池（绿色）；D. 显示双侧脑桥小脑三角池（紫色）；E 和 F. 显示髓前池（橙色）和小脑延髓池（蓝色）

7. 脑池增强造影术

MRI 可以很好地显示脑室系统和基底池。某些情况需要明确颅底脑脊液漏的发生部位，如创伤后或手术后的患者。自发性脑脊液漏也会发生，特别是在长期颅内压升高的患者中（图 15-5）。更详细的关于颅底创伤导致的脑脊液漏，请参阅其他相关章。

脑脊液鼻漏或耳漏会导致采集的脑脊液标记呈阳性（如 β2 转铁蛋白）。为了辅助外科手术纠正脑脊液漏，防止并发症的发生，如脑膜炎或脑脓肿，对患者行神经影像学评估是必要的。虽然高分辨率 CT 或 MRI 可以获得许多信息，这些技术并不能实际显示脑脊液漏的确切位置。因此，在少数具有适应证的患者，高分辨率 CT 脑池造影仍有必要。碘对比剂 [碘海醇（Omnipaque，GE Healthcare）和碘帕醇（Niopam，Bracco）] 已获准在蛛网膜下腔内使用。通过腰椎穿刺或颈椎穿刺注入脊髓蛛网膜下腔。患者处于特定的位置上，对比剂会向头部移动，然后用高分辨率 CT 扫描。

CT 脑池造影可以清楚显示基底池解剖，确定脑脊液漏的位置。脑神经和基底池内血管的解剖结构显示得非常清晰。CT 脑池造影可用于显示顽固性三叉神经痛患者的三叉神经解剖结构。安置永久性起搏器等 MRI 禁忌证患者，正在接受立体定向放射外科治疗及不适合手术的老年患者，除非使用 CT 脑池造影，否则他们将无法得到有效的治疗。

尽管已有钆对比剂注入蛛网膜下腔内显示脑脊液漏的报道，但是目前仍没有一种钆对比剂获得蛛网膜下腔内直接使用的许可证。因此，这些药物需要获得当地医院医疗安全委员会的批准，才能在体内进行"无许可证"的使用。关于钆对比剂在脑内沉积的担忧将对是否批准其在蛛网膜下腔的"无许可证"使用产生重大影响。因此，基于碘对比剂的 CT 脑池造影仍是显示颅底脑脊液漏的最佳技术。

8. 脉络膜丛

脉络膜丛是脉络膜裂到脑室的高度血管化的突出物，由室管膜分泌上皮细胞覆盖的中央结缔组织组成。其作用是分泌脑脊液，维持血脑屏障。关于脑脊液的产生、吸收和循环将在后续的章节中详细讨论。在侧脑室内，脉络丛自 Monro 孔向后延伸，环绕后丘脑，进入颞角。其内可见局限性增厚，称为脉络球。脉络丛自侧脑室不间断地延伸到第三脑室的顶和后壁。脑导水管内无脉络丛。在第四脑室，脉络丛覆盖小脑扁桃体的上极，并穿过 Lusckha 孔，进入小脑髓池。脉络丛也常见于第四脑室正中孔（Magendie 孔）。

9. 蛛网膜颗粒

蛛网膜颗粒是蛛网膜向硬脑膜静脉系统的局灶性突出，通常发生在上矢状窦、横窦和乙状窦，以及靠近窦交界处和较浅的引流静脉。较大的颗粒通常在影像学检查中被发现，可以看到突出到静脉窦的内面或者颅骨的板障，或表现为静脉窦内的充盈缺损。正确地识别蛛网膜颗粒很重要，因为它们与窦内血栓表现类似。

蛛网膜颗粒在 CT 上表现为边界清晰的突出物，密度类似于脑脊液。MRI 上，脑脊液在 T_1 加权像和 FLAIR 像上呈低信号，T_2 加权像上呈高信号（图 15-6）。常见脑脊液与蛛网膜下腔沟通。偶尔在这些颗粒中会见到小脑组织有突起（如脑膨出）。

10. 脊髓解剖

在脊柱中，颅内硬膜的脑膜层从枕大孔向尾部延伸，以终丝与尾骨合并而结束。硬脑膜经椎间孔出口向外侧延伸，最终与神经外膜融合。脊髓蛛网膜是颅内蛛网膜的直接延伸，它位于硬脑膜内，被潜在的硬膜下间隙隔开。充满脑脊液的蛛网膜下腔被蛛网膜所包围，蛛网膜小梁穿过蛛网膜下腔和软脑膜之间的空隙，包住脊髓（图 15-7）。从蛛网膜向外延伸的是成对的齿状韧带，三角形的胶原结构从硬脑膜上悬吊着脊髓（图 15-8）。

（四）正常变异

1. 侧脑室不对称

在大多数情况下，侧脑室的大小非常相似。然而，在 5%～10% 的病例中，可以看到明显的不对称。可以看到透明隔移位或弯曲，但这一发现本身通常无临床意义。如果极度不对称性，或者如果有其他影像学发现，表明跨皮质压力发生了变化，则应排除造成这些变化的潜在原因。

2. 透明隔间腔和 Vergae 腔

透明隔在妊娠 3 个月左右形成，通常在足月新

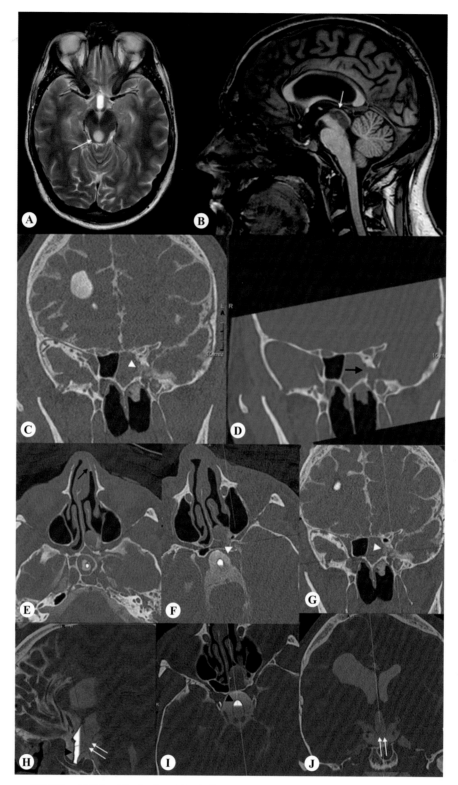

▲ 图 15-5　34 岁男性，顶盖部毛细胞型星形细胞瘤（**A** 和 **B**，白箭），导致长期脑积水，出生前后曾有脑梗死史，右侧大脑半球体积减少。脑积水采用内镜第三脑室造瘘术治疗（**H** 和 **J**，双白箭）。脑室造瘘术之前，患者有长期间歇性左侧脑脊液鼻漏的病史，最近加重。手术前，神经外科医生为明确脑脊液漏的确切位置，行 CT 脑池造影。图像显示脑脊液漏，对比剂进入左鼻孔（**E**，小黑箭）。渗漏部位显示为左侧蝶窦外侧壁下方的缺损，继发于颅底侵蚀，原因是长期未治疗的脑积水导致颅内压长期升高（**D**，黑箭；**C**、**F** 和 **G**，白箭头）。第三脑室漏斗内隐窝也有对比剂聚集（**H** 和 **I**，黑箭头）。这是由于对比剂通过脑室瘘口进入第三脑室造成的

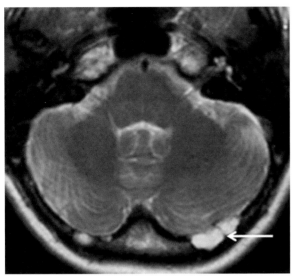 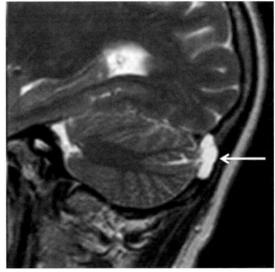

▲ 图 15-6　轴位和矢状位 T₂ 加权图像：左侧巨大的颅后窝蛛网膜颗粒，突出到颅骨。矢状位图像可见蛛网膜粒与蛛网膜下腔的沟通

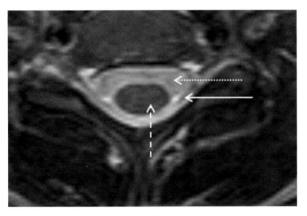

▲ 图 15-7　颈椎轴位 T₂ 加权图像

硬脑膜和蛛网膜紧密结合（实箭）。蛛网膜下腔位于蛛网膜（点虚箭）和脊髓（虚箭）之间

生儿出生时融合。每片小叶由中间的软膜层、灰质和白质内层，以及一层室管膜内衬的外层组成。

　　它们从胼胝体下面向下延伸，并插入同侧穹窿。如果没有正常融合，两个间隔之间的脑脊液间隙仍然存在，称为透明隔间腔（第五脑室）（图 15-9）。

　　如果这个空腔持续存在，在穹窿连合与胼胝体下方之间就形成了一个空腔，称为韦尔加腔（第六脑室）。常与第五脑室并存，很少单独存在（图 15-9）。

　　3. 中间帆腔

　　中间帆腔是一个从穹窿下方延伸出来的双层软膜蛛网膜折叠，附着在第三脑室的后顶部（图 15-10）。这个正常的充满脑脊液的脑池与四叠体

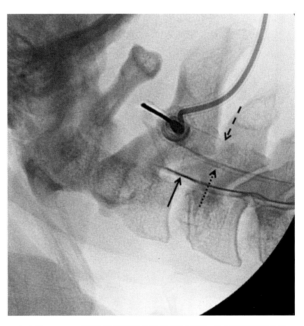

▲ 图 15-8　高位颈椎侧方穿刺注射碘对比剂透视图像

对比剂形成了三条平行线：前方（实箭），脊髓蛛网膜下腔的前方；后方（虚箭），脊髓的背侧；中间（点虚箭），对比剂在齿状韧带上分层

池相通，包含脉络膜内侧后动脉和大脑内静脉。当这个脑池扩大时，它被称为中间帆腔，属于正常变异。

　　4. 脉络丛黄色肉芽肿

　　脉络丛黄色肉芽肿多见于老年人群，属于黏液样囊肿，是脉络丛上皮组织脱落后形成。肉芽肿

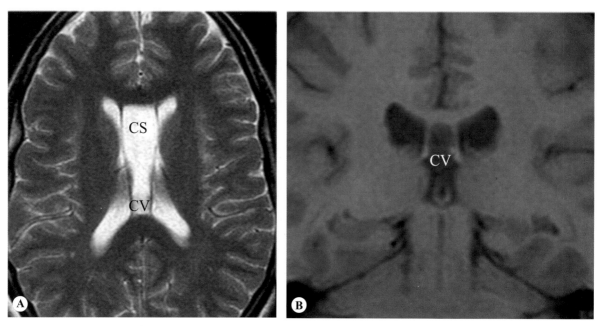

▲ 图 15-9　A. 轴位 T_2 加权图像显示第五脑室（CS）和第六脑室（CV）；B. 冠状位 T_1 加权像显示第六脑室（CV）

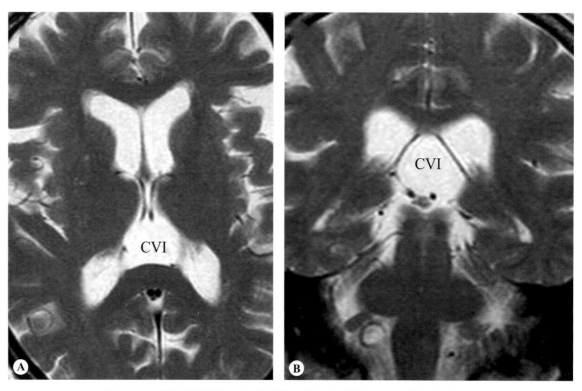

▲ 图 15-10　轴位和冠状位 T_2 加权图像。穹窿和丘脑之间可见中间帆腔（CVI）

形成过程主要是空泡内脂质堆积，或与血液产物混合。脉络丛黄色肉芽肿直径多小于 1cm，呈球形。CT 呈"串珠样"改变，周围伴有钙化；磁共振信号因其成分不同而不同，病变在 DWI 上通常表现出明显的扩散受限（图 15-11）。

二、脑脊液生理学和流体力学

（一）概述

经典的脑脊液生理学假说已有 100 多年的历史。该假说认为脑脊液由脑室系统的脉络丛分泌，通过

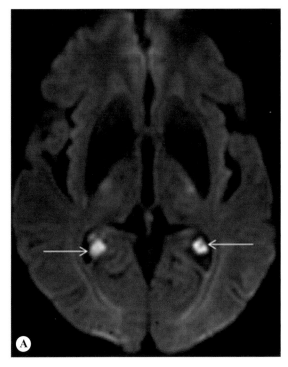 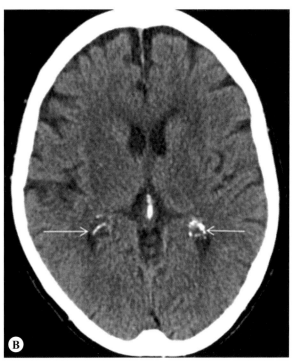

▲ 图 15-11　轴位 DWI 和轴位 CT

A. 脉络丛内 DWI 高信号；B. 在 CT 上，可见多个小钙化，代表黏蛋白变性

脑室系统单向流动到脑表面，继而被动地吸收到静脉系统中。这一经典假说目前在教科书中被广泛使用且没有受到质疑。然而，越来越多的科学研究与临床观察数据（包括影像）与这一经典假说相矛盾。近 30 年的科学研究提出了一种新的假说，即脑脊液（包括脑和脊髓的间质液，生化上相同，99% 是水）是通过中枢神经系统的毛细血管对水的滤过和再吸收而产生的。此外，CSF 自脑室向蛛网膜下腔的单向流动模式也受到质疑。脑脊液确实是流动的，但是双向的。脑室系统、颅内和脊髓蛛网膜下腔内脑脊液的双向流动是颅内蛛网膜下腔内脑血管扩张驱动力的结果。在颅内容积固定的情况下，CSF 在收缩期向下（尾侧）排入相对弹性较大的脊髓蛛网膜下腔，而在舒张期则向上（颅侧）流回颅内。

支持新的脑脊液生理和流动假说的科学证据超出了本章的范围。对于现代神经影像医生来说，挑战传统的脑脊液生理和流动假说是非常重要的。感兴趣的读者可参考本章进一步拓展阅读部分的文章。

（二）脑脊液

大脑、脑室和脊髓的蛛网膜下腔均充满脑脊液。实际上，大脑悬浮在脑脊液里可以有效地减轻大约 97% 的重量。脑脊液除了维持代谢物和神经递质的运输，对作用于颅顶和大脑的机械、旋转或线性加速力也具有物理缓冲作用，进而起到保护神经系统的作用。

1. 经典的整体流动理论

CSF 的生成速度大约是每 24 小时 500ml。CSF 总容量约为 150ml，因此脑脊液每天大约更换 3 次。CSF 的产生、流动和吸收的概念一直被认为是类似一条流经大脑脑脊液空间的"懒河"。

脑室系统内脉络丛连续生产的脑脊液在驱动压差下流经 Monro 孔，进入第三脑室，通过大脑导水管进入第四脑室，然后通过 Luschka 孔内侧或外侧，进入脊髓蛛网膜下腔。脑脊液由脊髓蛛网膜下腔向下流过脊椎，回到大脑凸面，最后由蛛网膜颗粒吸收，这些蛛网膜颗粒主要位于大脑的顶部，由上矢状窦吸收。

位于侧脑室、第三和第四脑室的脉络膜丛持续产生并驱动脑脊液最终流向和被吸收到矢状窦的过程称为"整体流动理论"，这是当今教科书和医学院教材的主要理论。然而，这一假设存在一些问题，如虽然它可以解释阻塞性脑积水，但不能解释非阻塞性脑积水；也不能解释这样一个事实，即脑脊液吸收的主要部位是沿整个神经轴的毛细血管，而不是传统观点认为的蛛网膜颗粒。

2. 脑脊液产生和吸收的现代概念

CSF 产生和流动的整体流动假说最早由美国神经外科医生 Walter Dandy 基于狗脉络膜丛切开术的实验而提出。同时 Dandy 也在关注的一个问题是：为什么蛛网膜颗粒的堵塞导致脑积水会引起中脑室的扩张，而不是蛛网膜下腔的扩张。这就像被水坝阻塞的河流，水会积聚在大坝的水位上，而不是沿河道的更高位置。此外，值得注意的是，蛛网膜颗粒在儿童中直到囟门闭合时才完全形成，而其他哺乳动物（如家猫）则没有蛛网膜颗粒。那么脑脊液是如何在较较小的儿童群体中吸收的？

现有科学证据表明：CSF 是交换的组织液从软脑膜的表面进入蛛网膜下腔而形成。交换的组织间液由大脑组织的毛细血管产生（就如身体的其他组织中一样）。事实上，脑脊液和脑组织间液只能依靠它们的位置来区分。

同样，脑脊液的吸收也依赖于大脑的毛细血管。大脑的毛细血管从脑脊液中主动摄取血浆蛋白和其他分子，同时将组织间液和脑脊液吸收到毛细血管中，再经静脉流出。因此，绝大多数脑脊液通过中枢神经系统的毛细血管网络被吸收。

（三）脑脊液流动

既然脑脊液可以被蛛网膜下腔吸收，交通性脑积水患者的脑室扩张就难以解释，除非脉络膜丛脑脊液生成速度远高于吸收。如果事实是这样的话，又如何解释交通性脑积水患者对第三脑室造瘘术 CSF 流动改道有反应呢？要解释这一点，有必要考虑另一种脑脊液流动机制，而不是依赖于"懒河"的方法。

（四）Monro-Kellie 假说

"如果颅骨完好无损，那么脑、脑脊液和颅内血液的体积之和是恒定的。"如果考虑到颅骨的正常内容物，这个假设告诉我们，脑、脑脊液和颅内血液的总体积必须是恒定的。然而，众所周知，在整个心动周期中，需要容纳动脉流入的血液，并考虑流出的静脉血流量和通过脑室系统的脑脊液流

动。因此，很明显，所有这些相互竞争的血液和流体动力之间肯定存在复杂的交互作用。影像学一直处于这些机制研究的前沿。

（五）相位对比磁共振成像

大部分关于脑脊液流动相关的血液 / 流体动力学理解来自相位对比磁共振成像实验。相位对比磁共振成像是基于 MR 信号相位的变化，当流体（如血液或脑脊液）在静态磁场梯度流动时就会发生这种变化。这种相变与流体的速度成正比。大多数 PC MRI 脉冲序列使用流动编码的双极梯度处理，施加两个相反但相等的梯度脉冲，每个脉冲都会移动组织内自旋的相位。在静止的组织中，第二个脉冲的效果正好与第一个脉冲的效果相反，因此没有净位移。然而，在脉冲之间运动的流体将经历与其速度成正比的净位移。该技术与 MRI 图像较高的组织分辨率解剖相关，并且 PC MRI 扫描通常与心脏 ECG 数据（来自外围脉搏血氧探头或 ECG 导联）一起收集，以实现对 PC MRI 流量信息进行回顾性心脏门控。这使得在基于影像学数据生成感兴趣区（如单个血管或脑脊液间隙）的时间分辨体积流动曲线。

整体组合数据是一种精确且可重复，用于提供具有高空间和时间分辨率的非侵入性流速测量的技术。可以通过勾画感兴趣区域（如血管轮廓），然后在流速图上计算该感兴趣区域内的体积来评估流经血管或 CSF 空间流速。结合由心率得出的定时数据（如果 PC MRI 是心脏门控的），还可以计算血管中的流量（以 ml/min 为单位）。必须使用不同的速度编码值来优化具有不同流速的流体，进而提高测量准确性，例如静脉流体与动脉流体和脑脊液流动。

图 15-12 显示了我们的检查方案的示例，通过测量颈动脉、基底动脉、上矢状窦、直窦和颈静脉的血流，以及通过大脑导水管和枕大孔的脑脊液流动。

（六）正常脑脊液流动

根据 Monro-Kellie 假设，如果大脑、血液或 CSF 等颅内容物增加，必须牺牲侧脑室的部分或全部体积为代价。PC MRI 能够阐明正常心动周期中颅内容物的变化。

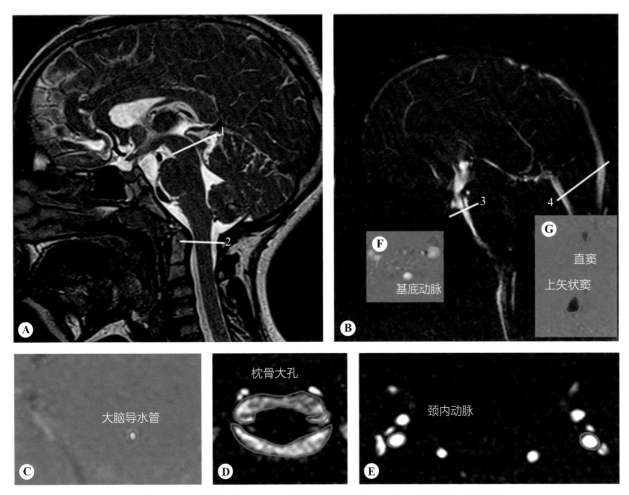

▲ 图 15-12　相位对比 MRI 在儿童大脑的流体 / 血流动力学评估中的应用

A. 重 T_2 加权矢状位图像，用于确定流体采集水平和和斜轴，大脑导水管沿线 1 采集，枕骨大孔脑脊液和颈内动脉血流沿线 2 采集；B. 可以看到用于确定基底动脉（线 3）、直窦和上矢状窦（线 4）采集水平的相位对比血管造影；C 至 G. 表示沿着线 1~ 线 4 采集的血管和脑脊液流动的典型轴向相位和速度编码的 MR 图像（C. 脑导水管，沿线 1 采集；D. 枕骨大孔，沿线 2 采集；E. 颈内动脉，沿线 2 采集；F. 基底动脉，沿线 3 采集；G. 直窦和上矢状窦，沿线 4 采集）。注意儿童速度编码值的不同，动脉血流的速度编码值范围为 90cm/s 或 80~120cm/s，静脉血流的速度编码值范围为 40~70cm/s，脑脊液的速度编码值范围为 4~16cm/s

正常人群中，心脏收缩会导致大脑基底动脉扩张，向蛛网膜下腔内产生压力波，导致脑脊液通过枕大孔流出，进入脊髓脑脊液空间。脑脊液流出量（为了适应心脏收缩期颅内动脉扩张）约占脑血容积增加的 50%。相反，随着动脉的舒张，脑脊液将通过枕大孔回流到颅内。这得益于硬膜外脂肪间隙内顺应性脊膜的弹性回缩。因此，在整个心动周期内，脑脊液在枕大孔持续来回流动（图 15-13）。

收缩期脑脊液压力波也通过引起蛛网膜颗粒的收缩期扩张而对硬脑膜静脉窦产生影响。因此，收缩期动脉压波进入颅内的大部分能量由于脑脊液和

静脉搏动而消散，并且很大程度上绕过了脑循环。如果脑实质直接暴露在动脉收缩期搏动中，将会对其产生潜在的破坏作用。因此，蛛网膜颗粒被认为是"压力阻尼器"，有助于降低动脉收缩时的冲击。婴儿开放的囟门执行这一功能（可以感觉到婴儿的囟门搏动）。

舒张期动脉壁的舒张有助于整个心动周期内保持恒定的脑血流量。如上所述，由于蛛网膜下腔中的收缩期脉搏波直接压迫皮质表面静脉，脑内静脉背压的一过性收缩期增加也维持了脑灌注压的恒定。

这一过程组合的总体效果是维持大脑毛细血管的持续血流，并确保恒定的灌注压。这一机制如图 15-14 所示，由 Greitz 修改而成。

少量的动脉搏动可以到达大脑半球，并通过大脑的侧脑室传递到脑脊液。因此，脑室系统内存在脑脊液的搏动性流动。脑脊液在心动收缩期向下（尾部）流经 Monro 孔、第三脑室、脑导水管、第四脑室，并从 Magendie 和 Luschka 孔流出；而舒张期存则呈现反向流动（图 15-15 和图 15-16）。

心动周期期内脑室系统中脑脊液的脉动流量比脑脊液任一整体流量大一个数量级。这解释了常规成像（特别是 PD 和 T_2 加权轴位图像）显示大脑导

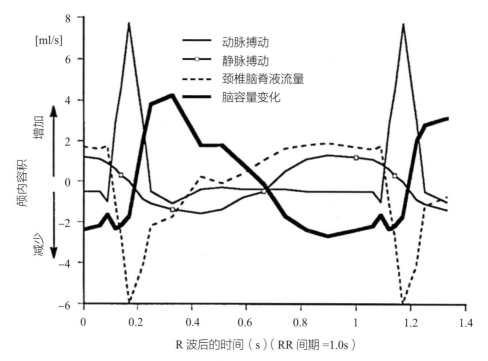

▲ 图 15-13　主要颅内容积变化之间的关系图

经枕骨大孔处记录动脉、静脉搏动和颈部脑脊液流动变化曲线。脑容量变化曲线由其他三部分构成：假设 Monro-Kellie 假设有效，所有体积变化之和为零。值得注意的是，脑容量变化曲线与导水管内脑脊液流动变化曲线相似（经许可转载，引自 Greitz 等，1992）

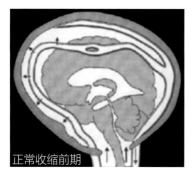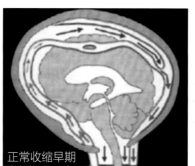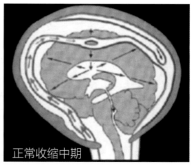

▲ 图 15-14　正常的颅内血流 / 脑脊液动力学

动脉中箭的相对粗细（红色）表示压力的大小。静脉系统（蓝色）和蛛网膜下腔（黑色）中箭的相对粗细表示血流的大小。在收缩前期，脑脊液从椎管流入颅内。在收缩早期，动脉容积扩张约 1.5ml，动脉内脉压通过传导至整个蛛网膜下腔而显著降低，由此产生蛛网膜下腔脑脊液压力波。这会压缩皮质静脉的出口，增加静脉窦的收缩期血流量。同时，脑脊液被排入椎管。在整个心动周期中，流入椎管的脑脊液主要由上述颅外动脉搏动波驱动，因为动脉收缩中期阻尼脉搏波传递到脑毛细血管的贡献约等于 0.03ml（经许可转载，引自 Greitz，2004）

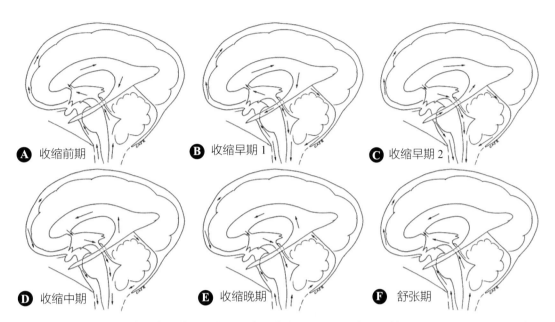

▲ 图 15-15　心动周期内脑脊液呈搏动性流动。脑脊液流动的大小和方向由箭的大小和方向表示。最前面的箭也反映了侧裂和纵裂前部的主要脑脊液流动。环池和四叠体池中的脑脊液及脑干和脊髓的侧向脑脊液不包括在图中。在上凸处看不到脑脊液流动

A. 收缩前期（舒张晚期）：脑脊液从椎管流入颅内及脑室系统；B. 收缩早期 1：枕大孔和 Magendie 孔处脑脊液流动逆转，向后向侧脑室体部加速流动，第四脑室、桥前间隙和髓前间隙存在反向流动；C. 收缩早期 2：桥池和导水管内的脑脊液30ms 后出现逆流；D. 收缩中期：脑脊液从颅内流入椎管；E. 收缩晚期：脑脊液通过枕骨大孔进入；F. 舒张期：脑脊液直接进入颅内。舒张期早期，脑室内脑脊液流向前角，经 Monro 孔向上，向前流向侧脑室体部，进而引起前角扩张和再充盈（重绘自 CAJR，经许可转载，引自 Greitz et al. 1993，*Acta Radiologica*）

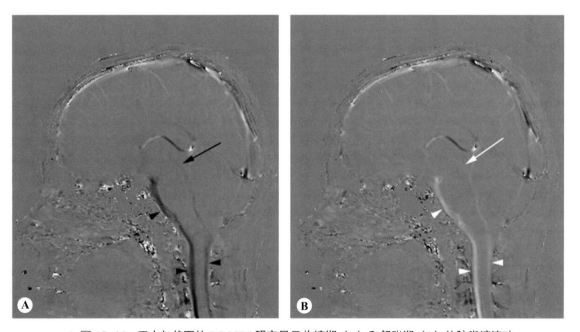

▲ 图 15-16　正中矢状面的 PC MRI 研究显示收缩期（A）和舒张期（B）的脑脊液流动

在此特殊研究中，脑脊液是按照从足到头的方向编码。负向流动显示黑色，因此收缩期向足侧的血流是黑色（A）；正向流动显示白色，因此舒张期脑脊液向头侧流动是白色（B）。收缩期（A）：脑干前面的脑池和脊髓前后的颈椎管（黑色）有 CSF 向下流动，脑导水管内也有向下流动的脑脊液（黑箭头）。舒张期（B）：脑干前面的脑池和脊髓前后的颈椎管（白箭头）有脑脊液（白色）向上流动；脑导水管内也有向上流动的脑脊液（白箭）

水管的流空现象。也解释了一些临床常见的现象，如蛛网膜下腔出血即使没有破裂进入脑室系统，也可在侧脑室后角看到血液（血液在心动周期内通过脑脊液的头颅和尾部流动从基底脑池进入脑室系统，并沉积在枕角）。

三、结论

近年来，我们对脑脊液产生和吸收机制、脑脊液流动过程的认识都有很大的变化。脑脊液的产生和吸收是脑脊液在中枢神经系统的毛细血管网络中过滤和重吸收的过程。脑内动静脉之间的沟通与脑脊液流动关系密切。因此，脑脊液呈现出与心脏周期同步的脉冲式流动，这种流动的驱动力是收缩期蛛网膜下腔内颅内动脉的扩张。本章目的是向读者介绍 Monro-Kellie 假说，以及收缩早期颅内血容量短暂增加的机制。这种血液 / 脑脊液动力平衡机制既补偿颅内收缩期血量的增加，也减少大脑暴露在收缩 / 舒张压差中的波动，确保脑灌注在整个心脏周期内保持不变。其他章将讨论不同疾病打破这一机制的影响，主要是脑灌注和脑脊液流动的影响。

四、成像方案

1. 脑脊液成像参数

2. 标准脑影像

- 轴位 T_2。
- 轴位 T_1。
- 轴位 DWI。
- 矢状位 FLAIR。

3. 脑积水特异性成像方案

- 沿着中线高分辨重 T_2 加权。
- 矢状位相位对比脑脊液电影。

4. 可能需要的其他序列

- 如果提示有占位病变，如顶盖病变导致脑脊液流出道阻塞，则在所有三个平面上进行正交 T_1 增强扫描。T_1 增强后对比也可以作为容积梯度回波（MPRAGE 或等效物）采集。

参考文献

[1] Bateman GA. Vascular compliance in normal pressure hydrocephalus. AJNR Am J Neuroradiol. 2000;21(9):1574–85. PubMed PMID: 11039334.

[2] Bateman GA. Pulse-wave encephalopathy: a comparative study of the hydrodynamics of leukoaraiosis and normal-pressure hydrocephalus. Neuroradiology.2002;44(9):740–8. PubMed PMID: 12221445.

[3] Dandy WE, Blackfan KD. Internal hydrocephalus. An experimental, clinical and pathological study. Am J Dis Child. 1914;8:406–81.

[4] Dogan SN, Kizilkilic O, Kocak B, Isler C, Islak C, Kocer N. Intrathecal gadolinium-enhanced MR cisternography in patients with otorhinorrhea: 10-year experience of a tertiary referral centre. Neuroradiology. 2018;60:471–7.

[5] Grainger A, Rowe J, Romanowski CAJ, Hunt K, Walton L, Kemeny A. CT cisternography for localisation of the trigeminal nerve prior to Gamma Knife radiosurgery (Revisiting an old technique). Amsterdam: European Gamma Knife Society; 2012.

[6] Greitz D. Radiological assessment of hydrocephalus: new theories and implications for therapy. Neurosurg Rev. 2004;27(3):145–65; discussion 66–7. PubMed PMID:15164255.

[7] Greitz D, Wirestam R, Franck A, Nordell B, Thomsen C, Stahlberg F. Pulsatile brain movement and associated hydrodynamics studied by magnetic resonance phase imaging. The Monro-Kellie doctrine revisited. Neuroradiology. 1992;34(5):370–80. PubMed PMID:1407513.

[8] Greitz D, Greitz T, Hindmarsh T. A new view on the CSF-circulation with the potential for pharmacological treatment of childhood hydrocephalus. Acta Paediatr. 1997;86(2):125–32. PubMed PMID: 9055878.

[9] Griffiths PD, Batty R, Reeves MJ, et al. Imaging the corpus callosum, septum pellucidum and fornix in children: normal anatomy and variations of normality. Neuroradiology. 2009;51:337.

[10] Kelly EJ, Yamada S. Cerebrospinal fluid flow studies and recent advancements. Semin Ultrasound CT MRI. 2016;37:92–9.

[11] Kim J, Thacker NA, Bromiley PA, Jackson A. Prediction of the jugular venous waveform using a model of CSF dynamics. AJNR Am J Neuroradiol. 2007;28(5):983–9.PubMed PMID: 17494684. Epub 2007/05/15. eng.

[12] Kinotshita T, Moritani T, Hiwatashi A, et al. Clinically silent choroid plexus cyst: evaluation by diffusionweighted MRI. Neuroradiology. 2005;47(4):251–5.

[13] Stolz E, Kaps M, Kern A, Babacan SS, Dorndorf W. Transcranial color-coded duplex sonography of intracranial veins and sinuses in adults. Reference data from 130 volunteers. Stroke. 1999;30(5):1070–5. PubMed PMID: 10229746. Epub 1999/05/07. eng.

拓展阅读

[1] Gray's Anatomy: the anatomical basis of clinical practice. 41st ed. Susan Strandring. Elsevier; 2015. Chapter 18. Edinburgh.

[2] Naidich TP, Castillo M, Cha S, Smirniopoulos JG. Imaging of the brain. Saunders; Philadelphia. 2013.

[3] Oreškovića D, Radoš M, Klarica M. New concepts of cerebrospinal fluid physiology and development of hydrocephalus. Pediatr Neurosurg. 2017;52:417–25.

[4] Osborn A. Osborn's brain: imaging, pathology, and anatomy. Philadelphia: Lippincott, Williams & Wilkins/ Amirsys Publishing. 2017.

[5] ten Donkelaar HJ, van der Vliet T. Overview of the development of the human brain and spinal cord. In: ten Donkelaar HJ, Lammens M, Hori S, editors. Clinical neuroembryology. Berlin/ Heidelberg: Springer; 2006. p. 1–46.

第 16 章 儿童脑积水
Hydrocephalus in Children

Ian Craven 著

许棚棚 郭邦俊 译 朱海涛 倪倩倩 校

摘 要

脑积水是儿科、影像科和临床神经影像学的常见症状，通常需要外科干预来引流脑脊液。神经影像医生能够了解先天性或获得性疾病之间的差异并为后续的治疗提供建议是至关重要的。需要一个强有力的神经影像检查策略来获得所有相关信息，并能够识别任何相关的征象，特别是在继发于先天性畸形的脑积水中。认识到潜在的遗传因素可以帮助临床医生对家庭进行咨询。

关键词

脑积水；影像学；神经影像学；外部性脑积水

缩略语

BESS	benign enlargement of the subarachnoid spaces	良性蛛网膜下腔扩大
CSF	cerebrospinal fluid	脑脊液
DWI	diffusion weighted imaging	扩散加权成像
GRE	gradient Echo	梯度回波
IVH	intraventricular hemorrhage	脑室内出血
MPR	multiplanar reformats	多平面重组
PHH	posthemorrhagic hydrocephalus	出血后脑积水
T_1W	T_1 weighted sequence	T_1 加权序列
T_2W	T_2 weighted sequence	T_2 加权序列
VP	ventriculo-peritoneal	脑室 - 腹腔

一、影像成像参数推荐

1. 诊断

- 横轴位 T_2 加权自旋回波。
- 测定容积 T_1 扰相梯度回波（带多平面重组）。
- 轴向 / 冠状面 FLAIR。
- 磁敏感加权。
- 矢状面三维稳态梯度回波（CISS、FIESTA、TFE）评估脑导水管。
- 脑脊液相位对比检查（理想情况下与心脏门控结合）是一个有用的补充，有经验的情况下可以使用，提供定量数据以更好地了解脑脊液动力学。

2. 常规随访

- 横轴位 T_2（用于评估脑室容积的 BLADE 或 HASTE 序列）。
- 矢状面三维稳态梯度回波（CISS、FIESTA、TFE）评估脑导水管。
- +/– 矢状面无流量补偿 T_2 加权自旋回波成像。
- +/– 脑脊液相位对比流动研究（理想情况下使用心脏门控）。

二、有用的术语

与成人一样，儿童脑积水可根据其潜在机制分为梗阻性脑积水和交通性脑积水。

（一）梗阻性脑积水

脑膜或肿瘤等物理屏障会阻止脑脊液流过正常的解剖通道。

（二）交通性脑积水

脑脊液的流动没有物理障碍，但脑脊液的生成和吸收之间不平衡。大多数情况下，这可能与吸收受损有关。

在儿童中区分先天性和后天脑积水非常重要。先天性脑积水意味着该病在出生时就存在，可能胎儿在子宫发育过程中遭受与新生儿相似的后天性病变（如感染、脑室内出血、肿瘤等）。因此，对于先天性脑积水的严格定义应是仅用于先天遗传病变或继发于先天畸形的脑积水。

三、先天性脑积水

脑积水和脑室扩大是许多先天畸形综合征的常见表现。畸形最常累及颅后窝，这在儿科神经影像学章节将详细阐述，这里简要讨论。

（一）Chiari II 型畸形

Chiari II 型畸形表现为后脑疝合并腰椎间盘突出症（图 16-1）。发病率约为 3.4/10 000，死亡率为 10%；幸存儿童残疾，表现为发育迟缓、膀胱和肠功能障碍和瘫痪。

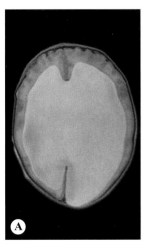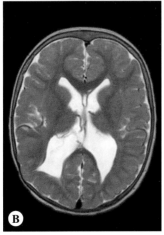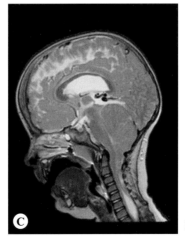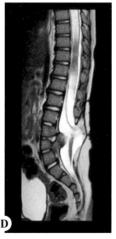

▲ 图 16-1 治疗 Chiari II 型畸形脑积水

A. 6 日龄儿童的轴位 T_2WI 图像显示脑室明显扩张，大脑皮质受压；B. 26 个月后轴位 T_2WI 显示右脑室顶叶 – 腹腔分流术伴脑室引流，半球容积增大；C. 矢状位 T_2WI 显示后脑通过枕骨大孔和上颈空洞持续疝出；D. 腰椎矢状位 T_2WI 图像显示复杂的腰椎脊膜膨出，伴有 $L_{3/4}$ 节段异常和脊髓纵裂（未显示）

关于脑积水和后脑畸形发生有以下几种理论：一种认为脑积水是导致后脑疝的主要原因，另一种认为脑积水是后脑疝的继发原因。1891 年，Arnold 和 Chiari 在脑积水是原发性还是继发性的问题上也存在分歧。支持原发性脑积水的理论包括脑脊液吸收减少（由于静脉压力增加导致静脉流出减少），脑脊液阻塞（由于导水管狭窄或第四脑室流出道闭锁），甚至由过度活跃的脉络丛使得脑脊液的产生增加；支持继发性脑积水最常见的理论认为后脑疝是由尾部牵引（脊髓膜脑膨出所致），或相对较高的颅内腔和脊柱之间存在压力差（由于慢性脑脊液漏通过骨髓腔渗入羊膜腔）所致。

无论何种原因，MOMS 试验显示修复子宫内脊髓脊膜膨出在改善脑积水方面有显著优势，这也强调胎儿 MRI 在检出畸形进而指导手术干预的关键作用。

（二）Dandy-Walker 畸形

大约 80% 的 Dandy-Walker 畸形（Dandy-Walker malformation，DWM）患者会发生脑积水，确切的病因尚不清楚（图 16-2），推测主要与以下因素相关，如静脉高压（上颌骨的抬高和横窦拉长）、脑脊液阻塞（第四脑室流出道形成不良）和导水管狭窄（继发于从颅后窝囊肿向顶板移位）。建议对脑脊液流动进行相位对比研究，以指导潜在的脑脊液分流。

（三）Blake 囊肿

约在胚胎发育的第 4 个月，后膜区中孔穿孔形成 Magendie 孔。破裂失败会导致持久性膜的脱落，这就是 Blake 囊肿。如果这种对脑脊液流动的阻碍不能被其他流出道代偿，则可能发展为脑积水。

（四）蛛网膜囊肿

绝大多数颅后窝蛛网膜囊肿是偶然发现的，无临床症状。然而囊肿位于枕大孔附近，则可能导致第四脑室远端流出道梗阻并继发脑积水。在 T_2 加权像上，蛛网膜囊肿内的脑脊液是"干净"的，呈不流动的状态，与脑室内的脑脊液无沟通（图 16-2）。矢状位 CISS 序列可用于观察囊肿壁和指导手术治疗。

（五）脑干畸形

脑积水可继发于特殊的脑干畸形遗传综合征（图 16-3），如糖代谢不良（通常由 POMGnT1 突变引起）和 Walker-Warburg 综合征（由 POMT 基因之一突变引起）。

（六）X 连锁脑积水

脑积水的遗传原因有很多种，这超出了本章的范围。最常见的先天性脑积水是由于 X 连锁遗传的 L1-CAM 基因突变所致，估计每 30 000 名新生儿中就有 1 名。脑积水最常见的原因是导水管狭窄。

四、获得性脑积水

儿童获得性脑积水最常见病因包括颅内出血、感染或肿瘤。此年龄段头部外伤、脑卒中和炎症是脑积水少见的原因，但如果患者有相关病史或表现迟发，则应予以考虑，并且放射科医生应该提醒患者短期内复查。虽然属于继发性病理改变，导水管狭窄作为一个单独的疾病值得讨论。其他概念，如第四脑室包裹性脑积水、滞留性脑积水和外伤性脑积水也需要在本文中讨论。

（一）出血后脑积水

脑实质和脑室内出血（intraventri lar hemorrbage，IVH）是早产儿比较常见的并发症，也是新生儿获得性脑积水的最常见原因。据估计，一半患有 Ⅲ 级或 Ⅳ 级 IVH 的新生儿将发展为出血后脑积水。最常见表现为导水管狭窄或第四脑室包膜引起的梗阻性脑积水，但也可因脑脊液动力学改变而表现为交通性脑积水。

出血后脑积水和脑室扩张的鉴别是很重要的。脑积水具有进行性头颅增大、心动过缓等脑脊液压力升高的特征。慢性颅内压升高会导致髓鞘形成延迟，而早期手术干预可以逆转这一现象。

颅内超声可用来筛查脑室内出血和评估进行性脑室出血扩张；MRI 在原发性脑出血的定性诊断和鉴别诊断（是否存在其他相关的实质损伤，如脑室周围静脉梗死）中敏感性较高，还可提供脑脊液流动受阻的证据；评估桥前池出血后间隔的存在，这一特征可能是第三脑室造瘘术的禁忌证（尽管这很少被认为是新生儿脑脊液引流的主要方法）。同时，我们推

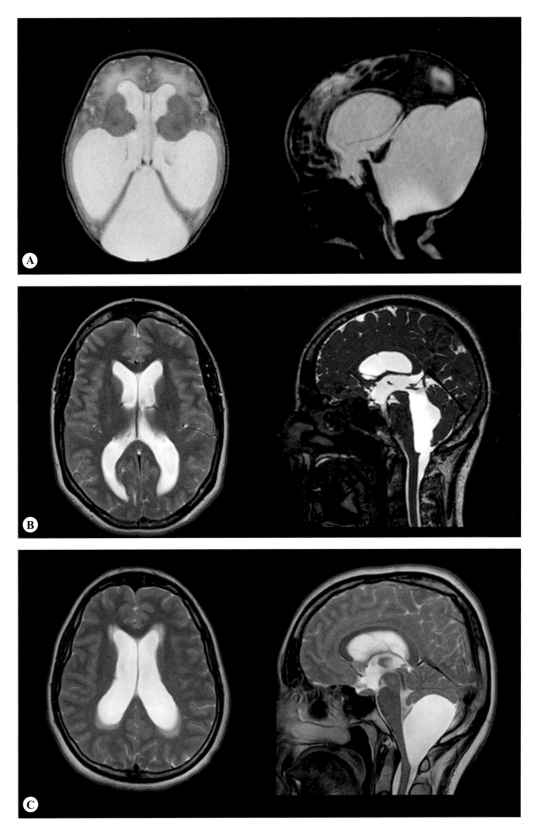

▲ 图 16-2　继发于颅后窝畸形的脑积水

A. Dandy-Walker 畸形伴小脑蚓部发育不良，颅后窝扩大伴第四脑室环状突起和扩张，脑导水管通畅。B. Blake 袋。在矢状位 CISS 序列上，第四脑室的中孔没有交通，并有明显的穿刺膜。这可能会外翻，形成一个与第四脑室相通的大囊肿。C. 中线蛛网膜囊肿阻塞第四脑室的 Magendie 孔，继发幕上脑积水。通过导水管可见明显的流空，囊肿内的脑脊液是"干净"的

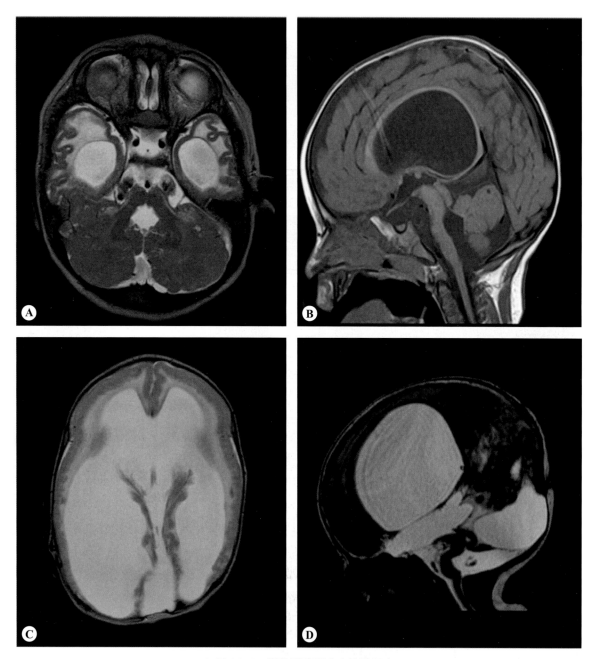

▲ 图 16-3　糖代谢障碍症中的脑积水

A 和 B. *POMgnT1* 基因突变导致一名 2 岁男童出现肌肉 - 眼 - 脑疾病。轴位 T_2 显示颞角扩张伴脑白质病变，T_1 矢状位显示导水管狭窄。脑桥后凸，伴腹裂和小脑囊肿。C 和 D. 一名 3 月龄的男婴因 *POMT1* 基因突变而出现 Walker Warburg 综合征。轴位 T_2 序列显示鹅卵石样无脑畸形和脑室扩张。矢状位 CISS 序列显示继发于脑干弯折后的导水管狭窄

荐使用磁化率加权成像、标准 T_2 矢状自旋回波（无流量补偿）和矢状面稳态梯度回波序列（如 CISS 或 Fiesta-C）（图 16-4）。

（二）感染

颅内感染，特别是脑膜炎和脑室炎，经常引起室管膜损伤或直接阻塞脑脊液流动而导致脑积水。感染引起的脑积水既可以发生于感染的活动期，也可以继发于碎片或膜导致导水管狭窄（图 16-5）。

（三）肿瘤

脑室系统的肿瘤可通过占位效应引起脑室系统梗阻，进而导致脑积水。常见的后窝肿瘤容易引起脑积水的症状，后面章中将重点介绍。导水管肿瘤在脑积

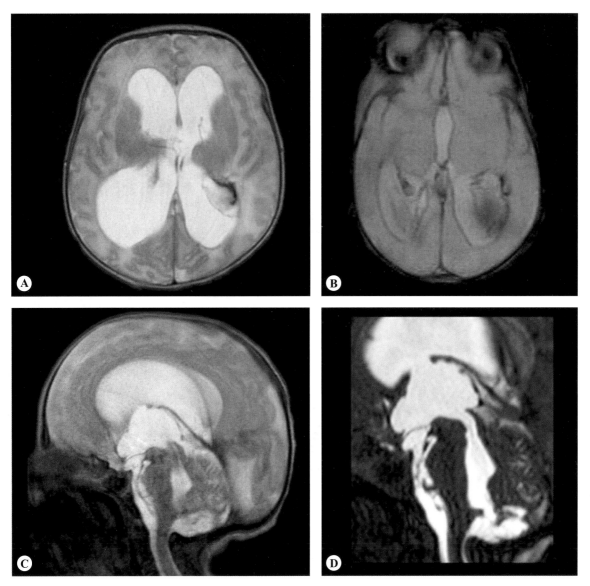

▲ 图 16-4　妊娠 33 周出生的新生儿的 MRI 脑表现，头颅超声提示脑室出血

A. 轴位 T_2FSE 显示脑室扩张，左侧脑室内出血为Ⅲ/Ⅳ级；B. SWI 显示室管膜重影证实 IVH；C. T_2FSE 凹陷(无流量补偿) 显示通过脑导水管的明显流空效应，终板前弯和松果体隐窝突出证实第三脑室压力升高；D. 矢状位 CIS 显示导水管通畅， 但第四脑室流出道梗阻继发于 Magendie 孔下缘的膜，桥前池有隔膜

水患者中容易被忽略，因此，在某些特定的成像过程中应引起足够的重视（图 16-6）。

（四）导水管狭窄

大脑导水管是儿童脑脊液通路中最窄的一条，面积为 0.5mm²，容易狭窄。大多数非肿瘤性导水管狭窄的患者原因不明，推测可能与遗传因素（如 X 连锁脑积水中的 *L1-CAM* 基因）或获得性病理（如感染或出血）相关。标本分析发现，导水管因闭锁、管腔分叉、膜/隔的形成、顶盖胶质细胞结节样增

生而变窄，后两者可通过高分辨率 MRI 识别。脑室内出血或感染引起的中隔形成可发生在导水管的任何位置，但特发性中隔最常发生在下丘水平的导水管远端，进而引起近端导水管的特征性扩张和顶盖的后倾（图 16-7）。结节状增生或胶质细胞增生可发生于某些遗传性疾病（如神经纤维瘤病）或继发于暴露性出血、感染或毒素等引起的广泛性室管膜炎（图 16-7）。结节性增生需与顶盖星形细胞瘤相区别，后者通常向正常顶盖实质返回混杂信号。

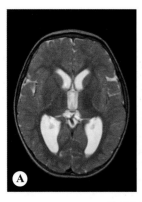
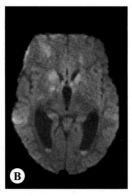
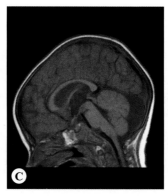
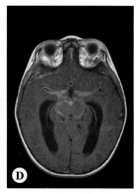

▲ 图 16-5　18 月龄男婴因感染性休克和 GCS 下降入院，第 2 天行 MR 检查证实基底脑膜炎和脑室炎的存在

A. T_2 轴位显示侧脑室和第三脑室扩张；B. DWI（b_{1000}）显示基底节细胞毒性水肿，侧脑室扩散受限分层；C. 矢状位 T_1 成像显示第四脑室相对塌陷；D. 轴位 T_1+Gd 显示基底脑膜强化，大脑中动脉 M_1 段血管壁强化

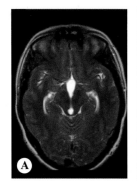
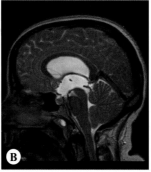
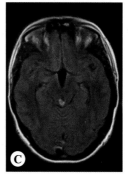
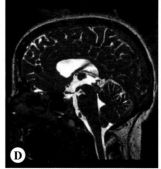

▲ 图 16-6　12 岁儿童顶盖星形细胞瘤表现为进行性头痛

A. 轴位 T_2WI 显示颞角、前第三脑室早期扩张，导水管明显增宽；B. 矢状位 T_2WI 显示导水管明显扩张，第四脑室管径正常；C. 轴位 FLAIR 证实右顶盖有肿块；D. 矢状位 CISS 像显示肿瘤性导水管狭窄

导水管狭窄程度在长期升高的血流压力下难以保持稳定，进而对室管膜壁造成压力并促进细胞增殖。进一步的损伤（如分流感染或创伤性头部损伤）可能使代偿的脑脊液系统失去平衡。脑积水可引发急性导水管狭窄，但大多是隐匿性，表现为头痛加重，尤其在咳嗽和劳累时。据报道，有 15% 患有癫痫。

矢状面 CISS 图像在诊断导水管狭窄时尤为重要（图 16-7），相位对比脑脊液检查有助于判断狭窄严重程度。

（五）静止性脑积水

出血或感染后患者短期内不会出现脑积水的症状，主要是由于脑脊液流动的代偿机制，保证脑脊液产生和吸收之间的平衡（图 16-8），形成不完全性阻塞（如部分导水管狭窄）。这可能会导致稳定

期的无症状性脑室肿大，被偶然发现。然而，当出现头痛、癫痫或认知下降等症状时，提示失代偿现象。这种疾病可发生在任何年龄，严重者或长期患者多伴有较轻微的神经功能障碍。

（六）包裹性第四脑室

脑脊液流动的尾侧梗阻导致脑室逐渐增大，最终压迫小脑和脑干时，导致第四脑室被包裹，形成包裹性第四脑室（图 16-9），多见于脑积水合并侧脑室分流的晚期（图 16-9），也可见于容易形成膜的条件（特别是 PHH 和感染）。包裹性第四脑室需手术干预引流脑脊液，通常是通过腹膜分流术。

五、蛛网膜下腔良性扩张

良性蛛网膜下腔扩大（benign enlargement of the subarachnoid spaces，BESS）多见于婴儿，伴巨大

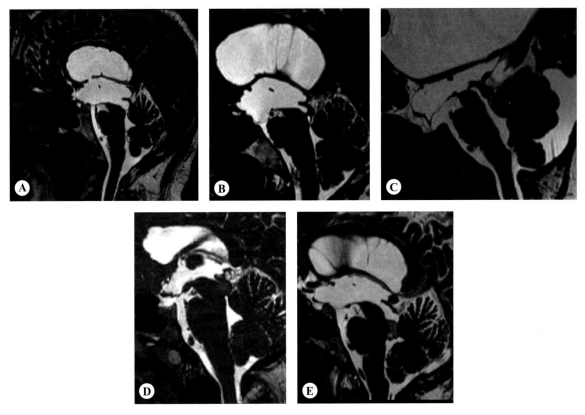

▲ 图 16-7 矢状位 3D 稳态 GE 序列在导水管狭窄诊断中的应用

A. 下丘脑水平的膜性狭窄，伴有顶盖的后旋转，可能继发于出血或感染，也可能是特发性的；B. 出血性脑积水患者导水管远端小孔结节性狭窄；C. 脑膜炎既往史患者导水管近端开口处的结节狭窄；D. 继发于顶盖低级别星形细胞瘤的肿瘤性狭窄；E. 腔内肿瘤（室管膜下瘤）继发狭窄

的蛛网膜下腔。出生时头围通常较大，并且不断增加，多远远超过第 95 百分位数。蛛网膜下腔在额部、大脑半球、脑侧裂表现明显扩张。侧脑室扩张明显，但没有脑室压力升高的征象。鞍上池通常亦扩大（图 16-10）。尽管临床病史往往具有很强的提示作用，影像学在区分蛛网膜下腔和硬膜下腔液体方面具有很重要的作用。在磁共振所有序列中，液体都应与脑脊液信号相同，并且穿过液体汇合的血管证实它们位于蛛网膜下腔。除此之外，排除其他引起蛛网膜下腔扩大的原因也很重要，包括营养不良、脱水和类固醇治疗。

良性蛛网膜下腔扩大的确切原因尚不清楚。有人推测，可能由于蛛网膜下腔脑脊液吸收受损，蛛网膜颗粒的成熟延迟。头围增加的速度在 18 个月后趋于减慢，影像学表现通常在 2 年后恢复正常，无须干预。自发性硬膜下积液是外部性脑积水的一种罕见但被广泛熟知的并发症。这在解释这类研究

时是一个重要的考虑因素，因为临床医生可能会将虐待性头部创伤作为一种可能的鉴别疾病。这通常可以通过全面的临床病史来排除。与 BESS 相关的硬膜下积液无其他虐待性头部损伤相关的表现，如视网膜出血、缺氧缺血性损伤或脊髓硬膜下出血。

六、治疗

治疗取决于脑积水的病因（图 16-11）。例如，静止性脑积水通常要经过一段时间的监测（使用上面讨论的方案），再进行临床随访。一旦穿窿和颅缝关闭，脑室的大小通常保持不变，进而可能会出现突发性的失代偿。

梗阻性脑积水继发于导水管狭窄，脑室增大可采用脑脊液分流治疗，也可以通过 VP 分流术或第三脑室造瘘术实现。随访检查通常用于评估脑室大小或脑室造瘘的通畅程度。比较复杂的脑积水病例

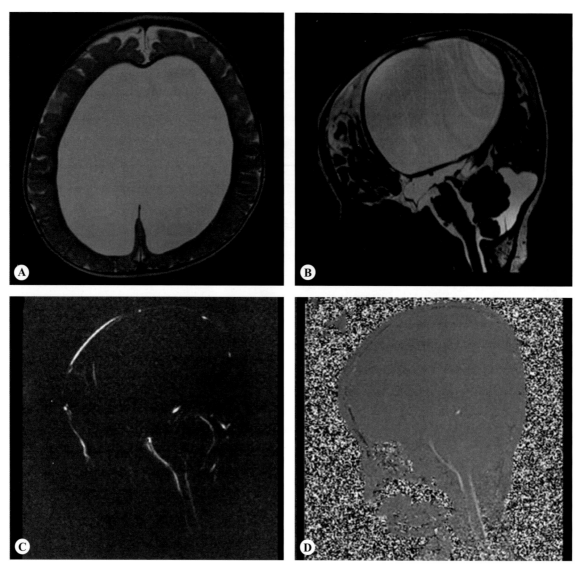

▲ 图 16-8　新生儿脑膜炎既往史的 18 月龄男婴 MRI 监测。MRI 显示静止 / 代偿性脑积水，无急性脑室炎

A. T₂ 轴位显示慢性脑室扩张伴透明隔穿孔；B. 矢状位 CISS 序列显示第三脑室口水平的脑导水管狭窄，第三脑室扩大不明显，底部、终板和松果体隐窝结构正常；C 和 D. 心脏门控 CSF 序列的幅度图像（C）和相位图像（D）证实导水管狭窄

（如包裹性第四脑室）可以通过其他手术将脑脊液转移到腹膜，少数病例或转移到胸腔。

七、病例报告（图 16-4）

（一）成像技术

- 轴向 T₂ 脊柱回波。
- 冠状面 FLAIR（未显示）。
- T₁ 加权的三维扰相 GRE（未显示）。
- 轴向梯度回波。
- 矢状面无血流补偿 T₂。

- 矢状面 CISS。

（二）影像学表现

侧脑室、第三脑室和第四脑室扩张，脑沟和侧裂相对消失。矢状面显示椎板前弯提示脑室内压力升高。在无流量补偿的 T₂ 图像上，大脑导水管未闭，有明显的流空；第四脑室下方可见多发分隔，提示流出道梗阻；桥前池内可以看到更深的隔膜。梯度回波序列显示脑室壁的信号敏感性，室管膜含铁血黄素染色与先前的脑室出血一致。

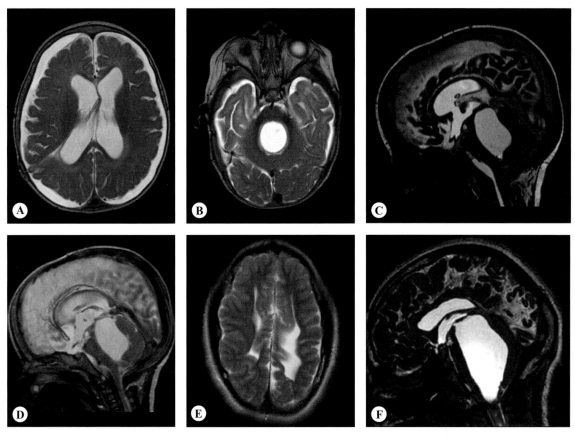

▲ 图 16-9　2 例第四脑室包裹或夹闭的 MRI 表现

A 至 D.1 例 12 月龄婴儿因脑脊液分流继发脑积水而接受脑脊液分流术治疗的图像；E 和 F. 显示 1 名 4 岁儿童 MRI 图像，该男孩曾因出血性脑积水接受过治疗。A. 轴位 T_2 加权图像显示右侧顶叶 VP 分流道位于适当位置，双侧硬膜下积液是过度分流的并发症；B. 轴位 T_2 加权图像显示第四脑室不成比例扩张，周围实质水肿；C. 矢状位 CISS 序列显示第四脑室受压，大脑导水管头颅闭塞，Magendie 孔尾部阻塞；D. 矢状位非补偿 T_2WI 显示第四脑室无流空现象；E. 轴向 T_2 加权图像显示侧脑室塌陷，边缘不规则，与先前因出血性梗死引起的白质体积减小相符；F. 矢状位 CISS 序列显示第四脑室的头尾梗阻

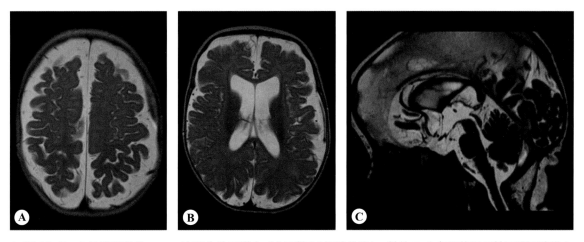

▲ 图 16-10　5 月龄男婴的 MRI，表现为头围增大（大于第 99 百分位数）。轴位 T_2 加权图像显示蛛网膜下腔增大

A. 有适度的脑室增大，沿着大脑半球间的裂缝延伸；B. 信号强度反映所有序列上 CSF 的信号强度，蛛网膜下腔是否存在桥血管有助于区分蛛网膜下腔积液和硬膜下积液；C. 矢状位 CISS 序列脑导水管通畅，仅第三脑室轻微扩张，鞍上池增大

（三）结论

第四脑室流出道梗阻是出血性梗阻性脑积水的病因。因为在桥前池有更深的隔膜，第三脑室造瘘是相对禁忌证。

八、报告核对表

- 脑室增大了吗？
  - 横向。
  - 第三脑室。
  - 第四脑室。
- 脑室是否比以前的影像（如果有）增大？

- 导水管是否畅通？
  - 如果没有，是否有占位吗？做增强了吗？
  - 是否存在良性膜性结构？
- 有脑室内压升高的迹象吗？
  - 终板前弯（在矢状位）。
  - 脑室周围水肿。
  - 圆形颞角。
  - 圆形前第三脑室（在轴位）。
- 是否存在出血或感染既往史的证据？
- 有先天畸形的证据吗？

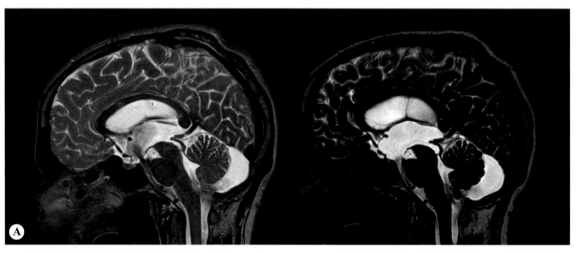

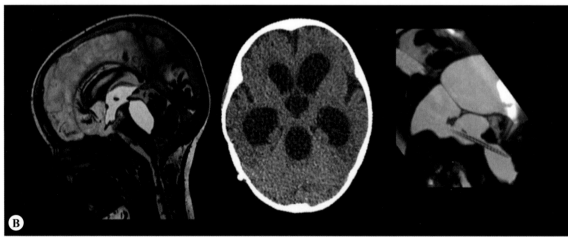

▲ 图 16-11　脑积水外科脑脊液分流术

A. 一位继发于膜下导水管狭窄的患者，这是第三次脑室造瘘术治疗。在无血流补偿的 T₂ 矢状位图像（左图）显示明显血流受限，CISS 图像（右图）显示灰质结节有缺损。B. 一名代偿性导水管狭窄的患者显示第三脑室正常和第四脑室受压（左图）。患者 4 天后出现急性脑积水（中图），通过插入经导水管进行明确的治疗。患者还使用了 VP 导管（未显示），有效地将脑脊液从受压的第四脑脊液转移到腹膜腔

参考文献

[1] Adzick NS, Thom EA, Spong CY, Brock JWI, Burrows PK, Johnson MP, et al. A randomized trial of prenatal versus postnatal repair of myelomeningocele. Mass Med Soc. 2011;364(11):1–12.

[2] Dorner RA, Burton VJ, Allen MC, Robinson S, Soares BP. Preterm neuroimaging and neurodevelopmental outcome: a focus on intraventricular hemorrhage, post-hemorrhagic hydrocephalus, and associated brain injury. J Perinatol. 2018;38:1431–1443. Springer US.

[3] Little JR, Houser OW, MacCarty CS. Clinical manifestations of aqueductal stenosis in adults. J Neurosurg. 2nd ed. 1975;43(5):546–52.

[4] Robinson S. Neonatal posthemorrhagic hydrocephalus from prematurity: pathophysiology and current treatment concepts. J Neurosurgery Pediatr. 5 ed. 2012;9(3):242–58.

[5] Shoja MM, Johal J, Oakes WJ, Tubbs RS. Embryology and pathophysiology of the Chiari I and II malformations: a comprehensive review. Clin Anat. 2nd ed. 2017;31(2):202–15.

[6] Spennato P, Mirone G, Nastro A, Buonocore MC, Ruggiero C, Trischitta V, et al. Hydrocephalus in Dandy–Walker malformation. Childs Nerv Syst. 2011;27(10):1665–81.

[7] Zhang J, Williams MA, Rigamonti D. Genetics of human hydrocephalus. J Neurol. 2006;253(10):1255–66.Steinkopff-Verlag.

拓展阅读

[1] Barkovich J, Raybaud C. Hydrocephalus. Chapter 8. In:Pediatric neuroimaging. 6th ed. Lippincott, Williams & Wilkins, Philadelphia; 2019.

[2] Cinalli G, Spennato P, Nastro A, Aliberti F, Trischitta V, Ruggiero C, Mirone G, Cianciull E. Hydrocephalus in aqueductal stenosis. Childs Nerv Syst. 2011;27:1621–42.

[3] Raybaud C. MR assessment of pediatric hydrocephalus: a road map. Childs Nerv Syst. 2016;32:19–41.

第 17 章 成人梗阻性脑积水：影像表现
Obstructive Hydrocephalus in Adults: Imaging Findings

Joanna Bladowska　Marek J. Sąsiadek　著

项开颜　郭邦俊　译　　朱海涛　倪倩倩　校

摘 要

梗阻性（非交通性）脑积水是一种复杂的疾病，由脑脊液通路受阻引起。本章描述梗阻性脑积水的影像学表现和临床症状，讨论脑积水的影像学诊断方法和手术治疗后的随访。本章回顾了导致该病的各种病理因素，包括典型梗阻部位，如 Monro 孔、脑导水管、第四脑室出口和枕骨大孔水平。还介绍了与梗阻性脑积水相关的特殊情况，如脑室出血、中脑 Virchow-Robin 间隙巨型扩张，以及颅颈交界处减压手术后引起的急性梗阻性脑积水。由于梗阻性脑积水可能是一种危及生命的疾病，因此在影像学领域，特别是在临床神经影像学领域，认识和正确识别它是非常重要的。

关键词

梗阻性脑积水；非交通性脑积水；脑室增大；脑脊液流动；导水管狭窄

缩略语

3D	three-dimensional	三维
CISS	constructive interference in steadystate	稳态进动结构相干
CNS	central nervous system	中枢神经系统
CSF	cerebrospinal fluid	脑脊液
DRIVE	driven equilibrium	驱动均衡
DWI	diffusion weighted imaging	扩散加权成像
ETV	endoscopic third ventriculostomy	内镜第三脑室切开术
FIESTA	fast-imaging employing steadystate acquisition	采用稳态采集的快速成像
FLAIR	fluid attenuation inversion recovery	液体衰减反转恢复
GCS	Glasgow Coma Scale	格拉斯哥昏迷评分
PC MRI	phase-contrast MRI	相位对比磁共振成像

PD	proton density	质子密度
PICA	posterior inferior cerebellar artery	小脑后下动脉
SPACE	sampling perfection with application optimized contrast using different flip angle evolutions	可变反转角快速自旋回波
VRS	Virchow-Robin spaces	Virchow-Robin 间隙

一、定义和分类

脑积水意味着脑脊液压力增加，随后脑室系统扩张。这是一种多病因引起复杂疾病（表17-1）。梗阻性脑积水通常指非交通性脑积水。当脑脊液沿一个或多个连接脑室的狭窄孔流动受阻时，就会发生梗阻性（非交通性）脑积水。而交通性脑积水多是因为蛛网膜下腔脑脊液流动受阻或脑脊液吸收减少而导致的。梗阻性脑积水是儿童和年轻人中最常见的脑积水类型。

任何从外部压迫小孔的占位性病变或任何脑室阻塞性病变，包括肿瘤或出血，都可能导致梗阻性脑积水。

二、临床症状

脑积水的临床表现是由于脑室系统扩张、颅内压升高或颅内压顺应性降低。颅内压升高在其临床表现中起了最主要的作用，表现为头痛、恶心、呕吐、嗜睡和意识减退，也可出现视盘水肿。脑室内压突然升高会导致意识突然丧失，甚至死亡。需要注意的是，儿童和年轻人的急性梗阻性脑积水，尽管颅内压显著升高，但只能观察到轻微的脑室扩大。

慢性阻塞性脑积水和交通性脑积水具有相同的临床症状，包括步态共济失调、智力降低和尿失禁。据报道，慢性梗阻性脑积水患者还会出现健忘、注意力不集中、多尿和多眠。不完全梗阻或渐

表 17-1　脑积水病因分析

脑积水的病因分析

非交通性（梗阻性）	交通性
1. 任何从外部压迫小孔的病变或位于以下水平的脑室内梗阻性病变	1. 脑脊液吸收障碍
• 室间孔（Monro 孔）	• 蛛网膜下腔出血
– 最常见的是胶样囊肿、肿瘤、粘连	• 无菌性、细菌性脑膜炎
• 中脑导水管	• 软脑膜癌病
– 先天性导水管狭窄：导水管网状物或隔膜	2. 在不阻碍脑脊液吸收的情况下
– 获得性导水管狭窄：肿瘤、脑血管畸形、邻近颅内出血、感染（脑膜炎/脑室炎）	• 正常颅压脑积水
• 第四脑室出口	• 脑脊液产生过多
– 小脑梗死、颅后窝肿瘤、出血、脑膜炎	– 脉络膜丛乳头状瘤（较大的肿块也会导致脑脊液通路阻塞，或肿瘤碎片导致脑脊液吸收障碍）、脉络丛癌、脉络膜弥漫性绒毛状增生、脉络膜囊肿（儿童脑脊液分泌过剩的罕见原因）
• 枕骨大孔	3. 其他导致的大脑室
– 骨软骨发育不全、代谢性疾病、发育异常和 Chiari 畸形	• 代偿性脑积水（脑萎缩）和空洞脑（又称侧脑室枕角扩大畸形，为邻近脑实质缺损导致脑室扩大）
2. 梗阻性脑积水的特殊原因	
• 脑室内出血	
• 中脑 Virchow-Robin 间隙巨型扩张	
• 颅颈交界区减压术后急性梗阻性脑积水	

进性梗阻的患者即使在影像上发现有脑室的急剧扩大，也可能不表现出临床症状。此外，良性导水管狭窄可能是造成正常颅压脑积水临床症状的原因，类似于交通性脑积水。

15%～20% 的导水管狭窄患者可出现内分泌紊乱，病因可能是第三脑室扩张对下丘脑 – 垂体轴造成长期压迫。

三、成像方法

CT 检查是首选的影像学检查方法，尤其适用于急性脑积水的急诊患者。CT 能够显示急性和慢性脑积水的迹象。显然，MRI 是详细评估脑积水的首选方法。除非怀疑是肿瘤性病变或炎性病变，否则不需要注射对比剂进行诊断。梗阻性脑积水诊断的主要目的是找出阻碍脑室系统内脑脊液流动的原因。

常规磁共振检查在一些不能确诊患者诊断中具有一定的局限性，但磁共振新技术已经能够用来明确脑积水的病因。此外，可以术后随访成像来评估内镜第三脑室造口术的通畅性（图 17-1）。目前，用于梗阻性脑积水患者术前和术后评估的新技术包括相位对比 MRI、三维重 T_2 加权稳态序列和增强 MR 脑池造影。

PC MRI 可以对脑脊液循环进行定量和定性评估。3D 重 T_2 加权稳态序列，如 3D DRIVE（Philips）、3D-CISS（Siemens）、3D-FIESTA（GE）可准确地进行解剖学评估，强烈推荐其对怀疑导水管病变或脑室内粘连的患者使用。对比剂增强磁共振脑池造影是一种侵入性方法，需要鞘内注射对比剂，因此其依赖于检查医生的经验。应该强调的是，这是一种在许可范围以外使用钆的行为，需要得到当地医院药品安全委员会的批准。据报道，增强 MR 脑池造影是评估脑脊液疾病和脑积水的一种有用的方法，为不能明确诊断的病例提供了额外的数据，也是 CT 脑池造影的替代方法。

另外，还可以使用 3D T_2 加权可变翻转角 TSE 技术（Siemens: SPACE，GE: CUBE，Philips: VISTA）。这对梗阻性脑积水的评估很有用，因为它非常容易受到脑脊液流动的影响。这项技术是非侵入性的，对伪影不太敏感，能够在可接受的采集时

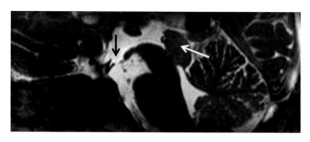

▲ 图 17-1　经内镜第三脑室造口术后，获得患者矢状位重 T_2 加权稳态（3D FIESTA）图像，顶盖（四叠体）胶质瘤（白箭），清楚显示第三脑室底部的手术开口（黑箭）

间内使用各向同性体素扫描整个头颅。

综上所述，MRI 在梗阻性脑积水患者的最终诊断和治疗监测中起着至关重要的作用。推荐的 MRI 方案如表 17-2 所示。需要强调的是，矢状位重 T_2 加权稳态图像（DRIVE/CISS/FIESTA）是正确评估梗阻性脑积水的必需序列。

四、影像学表现

任何形式脑积水的典型影像学表现如下。

- 脑室增大：由于压力增加，需要与脑萎缩相鉴别（有时被混淆为正常压力下的"代偿性脑积水"）。脑积水病程中压力增加导致前角和后角膨胀，呈圆形。
- 脑室的扩张可以用 Evans 指数来量化。Evans 指数是在轴位 CT 和 MRI 图像中，测得的两侧侧脑室前角最大宽度与同一层面颅腔最大直径之比（图 17-2A）。指数 > 0.3 被视为异常。
- 侧脑室下角扩大：脑积水的敏感征象（图 17-2B）。由于脉络膜裂对扩张的阻力相对较小，而相对较大的基底节"填塞"侧脑室，下角首先扩张。
- 第三脑室隐窝扩张。
- 乳头体脑桥距离和额角角度减小。
- 胼胝体向上弯曲变薄，可见胼胝体上方硬脑膜受压呈高信号（图 17-3）。
- 与脑室扩大相反，皮质沟不成比例地变窄，也可能正常，如果先前存在增宽者变窄更有意义。
- T_2 加权图像上导水管内的流空现象：这是交通性脑积水的提示征象。

表 17-2　梗阻性脑积水 MRI 诊断和随访的推荐方案

必选序列

- 矢状位的 T_1 加权成像
- 轴位和矢状位的 T_2 加权成像
- 轴位 FLAIR 图像
- 矢状位 3D 重 T_2 加权稳态序列
- DWI

- 评估颅颈交界处和 CC 弓
- 确定脑脊液空间的流动空隙
- 检测经室间膜脑脊液流动
- 评估导水管的通畅性和黏性
- 可用于评估囊肿、急性缺血性病变、感染

可选序列

- SWI
- 3D 增强 T_1 加权成像
- 矢状面 PC-MRI（低 Venc）
- 3D TSE 技术（如果可用）

- 检测是否含有血液
- 怀疑肿瘤性或炎症性病变
- 评估导水管脑脊液流动

治疗监测——完整方案

- 轴位和矢状位 T_2 加权成像
- 轴位 FLAIR 图像
- 矢状位 3D 重 T_2 加权稳态序列
- 矢状位 PC MRI（低 Venc）
- 3D TSE 技术（如果可用）

- 确定脑脊液空间的流动空隙
- 检测经室管膜脑脊液流动
- 评估导水管的通畅性及粘连
- 评估导水管脑脊液流动

治疗监测——简易方案

三轴面 HASTE　　　　　　　　　　　排除儿童脑脊液循环障碍

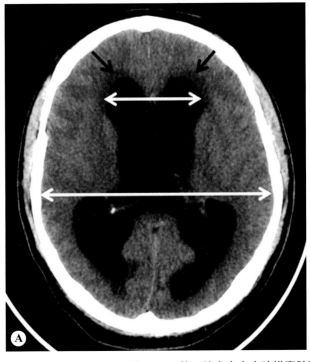
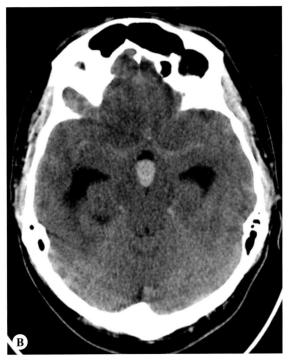

▲ 图 17-2　第三脑室高密度胶样囊肿致急性梗阻性脑积水患者的头颅 CT

观察 Evans 指数异常（＞ 0.3）的脑室扩大。脑室周围可见低密度区，与间质水肿一致（A，黑箭）。注意下角典型扩张（B）

- 脑室周围白质 MRI 呈高信号（CT 呈低密度），提示急性脑积水。

急性脑积水是一种紧急情况，需要紧急治疗，因为它可能导致严重的并发症，如脑梗死、持续性失明、脑疝，甚至死亡。MRI 上能够区分急性和慢性脑积水：T_2 加权或 FLAIR 图像上的脑室周围白质中的高信号带与急性间质性水肿（也称为透室管膜水肿或渗出）相符。在 CT 上，表现为低密度区域，位于脑室边缘。应该注意的是，尤其是在老年患者中，MRI 上的脑室周围高信号或 CT 上的低密度区域（室管膜炎）经常伴随慢性小血管缺血性损害，可能导致类似的影像学表现，但通常不影响侧脑室下角。

脑积水可能与所谓的"部分空蝶鞍"综合征有关。脑脊液从基底池通过鞍隔进入鞍腔，导致垂体扁平，进而导致部分鞍区空洞。因此，梗阻性脑积水，特别是导水管狭窄患者的影像学表现有时会被误诊为颅内高压综合征病程中的改变（图 17-3）。

五、梗阻部位

典型的梗阻部位位于 Monro 孔、脑导水管、第四脑室出口和枕大孔水平。

（一）室间孔（Monro 孔）

任何生长在 Monro 孔附近的病变，包括脑室内和脑室周围的囊肿（如蛛网膜、胶样、皮样、表皮样囊肿）、肿瘤（室管膜瘤、室管膜下瘤、中枢神经细胞瘤或胶质瘤）及粘连，都可能阻塞 Monro 孔，

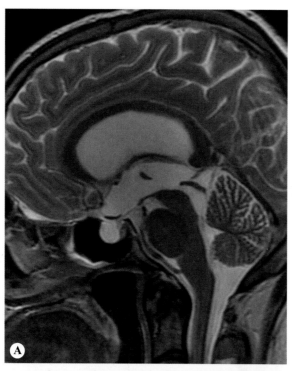
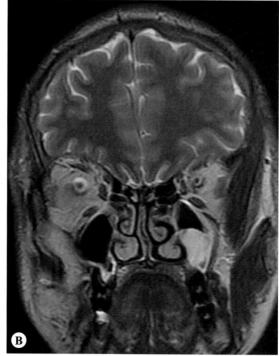
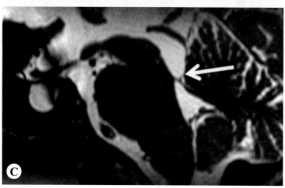

◀ 图 17-3 **39 岁男性，眼科收治，行脑 MR 检查**
矢状位（A）、冠状位（B）和矢状位重 T_2 加权（3D FIESTA）图像。观察空蝶鞍征（A）视神经鞘扩张引起的肿胀，右侧更明显（B）。虽然缺乏提示病理的神经学症状，但 MR 的发现可能被误判为颅内高压综合征的病程改变。最终诊断为导水管狭窄导致梗阻性脑积水，注意在矢状位重 T_2 加权图像上导水管内的网状物（C，箭）

导致脑积水。Monro 孔阻塞可能导致单侧脑室增大（图 17-4）。

任何引起中线移位的单侧肿块（轴内或轴外）最终都会阻塞对侧 Monro 孔，导致对侧脑室扩张和同侧侧脑室受压（图 17-5）。进一步将导致颅内压升高和小脑幕疝的发生。

这个区域最常见引起脑积水的原因是胶样囊肿。胶样囊肿是一种生长缓慢的良性肿瘤，占所有颅内肿瘤的 0.2%～2%。典型位置是第三脑室的前部。

其他部位包括软脑膜、小脑、脑干、颅顶和第四脑室。

在 CT 上，大多数（2/3 的病例）囊肿密度高于灰质（图 17-6），1/3 的囊肿是低密度或等密度的。通常呈椭圆形或圆形。在 CT 上也可发现胶样囊肿内的细小钙化。注射对比剂后，CT 通常显示一层薄薄的强化，可能是囊肿的囊壁。

在 MRI 上，胶样囊肿可形成不同的信号强度（图 17-7）。一些是不均匀的，有时可以看到位于囊肿中心或外围的液面或附加结构的存在。在 T_1 加权像上，大约 50% 的病变呈高信号（图 17-7A），但与灰质相比，它们也可能是等信号或低信号。在 T_2 加权图像上，大多数胶样囊肿显示信号强度降低，而 FLAIR 序列显示信号强度增加（图 17-7B）。在 DWI 上，这些囊肿形成低信号的区域。

（二）中脑导水管

导水管狭窄是梗阻性脑积水最常见的原因之一，即使在成年人中也是如此。1900 年，Bourneville、Noir 和 Oppenheim 首次描述了由中脑导水管阻塞引起的脑积水。

导水管狭窄分为先天性和后天性狭窄。导致导水管狭窄最常见的后天性病因包括肿瘤（松果体肿瘤、脑干顶盖 - 被盖胶质瘤、小脑幕脑膜瘤）、脑血管畸形（如 Galen 静脉动脉瘤样畸形）、邻近颅内出血及感染（脑膜炎 / 脑室炎）。先天性原因可能是导水管网状物或隔膜。

在平扫 MR 序列上，可以看到侧脑室和第三脑室增大，通常很明显，但第四脑室没有扩张。导水管可能呈漏斗状。

在矢状面上，重 T_2 加权的稳态图像在检测导水管网时特别有用（图 17-8）。相位血流图的 MR

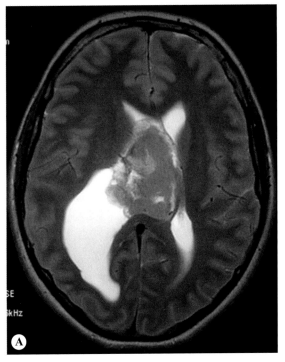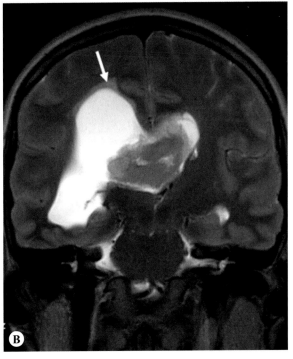

▲ 图 17-4　28 岁女性患者，中枢神经细胞瘤引起右侧 Monro 孔阻塞，导致急性单侧右侧脑室增大。脑磁共振轴位（A）和冠状位（B）T_2 加权图像显示脑室周围信号增高（箭），提示急性间质水肿

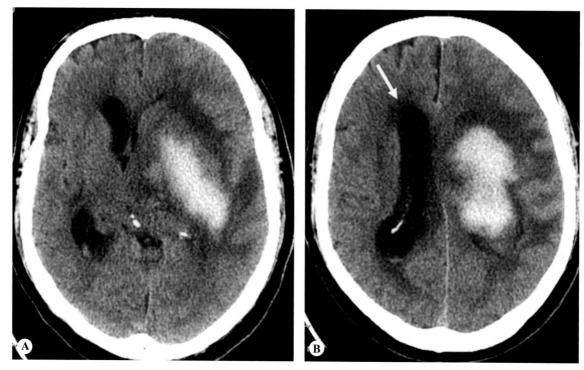

▲ 图 17-5 **68 岁男性患者的脑 CT，因左侧基底节区出血导致急性对侧脑室扩张，压迫同侧脑室，可见脑室周围低密度区伴间质水肿（箭）**

脑池造影可以在不明确的情况下提供额外的动态信息。

松果体肿瘤在所有中枢神经系统肿瘤中所占比例不到 1%。根据 WHO 的分类，松果体实质肿瘤分为：①松果体细胞瘤；②中分化松果体实质瘤；③松果体母细胞瘤；③松果体区乳头状瘤。大多数松果体实质肿瘤发生在成年人中，女性略多。松果体细胞瘤更多发生在 30—60 岁的成年人。松果体母细胞瘤在儿童中比成人中更常见。成人松果体母细胞瘤是罕见的中枢神经系统肿瘤，与儿童松果体母细胞瘤相比，预后较差。

松果体肿瘤可能对邻近的脑导水管和脑干等组织产生占位效应。因此，临床症状常表现为梗阻性脑积水、颅内压升高，进而引起头痛、恶心、呕吐、上仰视性麻痹（Parinaud 综合征）、精神状态改变、共济失调。

在 MR 上，不同松果体肿瘤在增强 T_1 加权图像上通常表现出不同的对比强化。松果体细胞瘤多为均匀强化，而松果体母细胞瘤则更多表现为不均匀的强化（图 17-9）。此外，与松果体细胞瘤相比，松果体母细胞瘤通常表现为更严重的阻塞性脑积水。松果体实质肿瘤也可能（更常见的是周围）钙化。可由脑脊液向椎管播散，特别是松果体母细胞瘤。

年轻患者松果体区最常见的肿瘤是生殖细胞瘤。这些肿瘤的临床表现取决于它们的位置。由于脑干顶盖受压，生殖细胞瘤导致梗阻性脑积水和 Parinaud 综合征。当肿块邻近鞍上并累及垂体漏斗时，患者表现为尿崩症、垂体功能减退或视交叉受压。

生殖细胞瘤在 CT 上的典型影像学表现是伴中央钙化的软组织肿块（图 17-10），由于在 3 岁以下幼儿人群中正常无松果体钙化，因此对该人群而言这是一个非常有用的病理标记（图 17-10）。MR 表现为等或稍高信号，可能含有囊性成份或出血区，增强后呈明显强化（图 17-11）。

巨大的松果体囊肿也可导致中脑导水管的收缩而产生梗阻性脑积水，但这是一种极其罕见的情况。松果体囊肿是一种常见病变，通常见于年轻人，多见于女性。它们通常是无症状的，因为它们大多很小（＜ 1cm）。与脑脊液相比，松果体囊肿 CT 表现为边缘光滑、等密度或略高密度。囊壁可

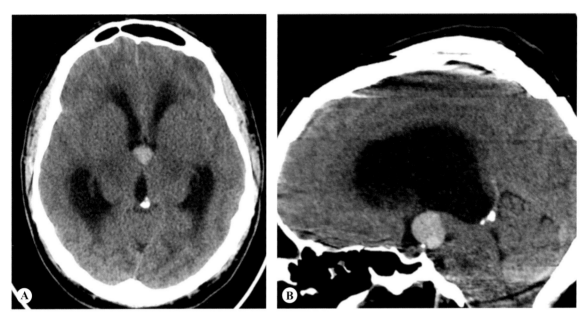

▲ 图 17-6　急诊 CT 图像显示一名 41 岁男性患者因胶样囊肿导致急性阻塞性脑积水。典型表现为 Monro 孔的圆形高密度病灶，侧脑室下角增宽，胼胝体向上弯曲

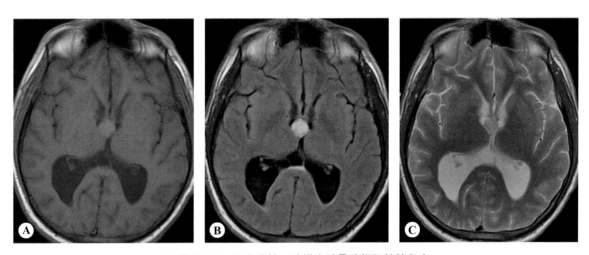

▲ 图 17-7　41 岁男性，胶样囊肿导致梗阻性脑积水

轴位 T$_1$ 加权（A）、FLAIR（B）和 T$_2$ 加权（C）图像显示圆形高信号病变阻塞 MONRO 孔。在 T$_2$ 加权图像（C）上，囊肿显示为高信号，但与脑脊液信号相比，信号较低

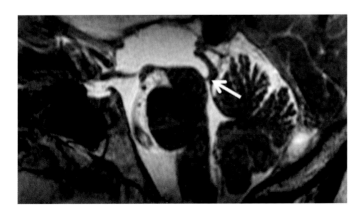

▲ 图 17-8　一位 59 岁的女性患者，矢状位 T$_2$ 加权稳态图像显示导水管网状物（箭）导致梗阻性脑积水。可见近端导水管狭窄前扩张的特征性表现

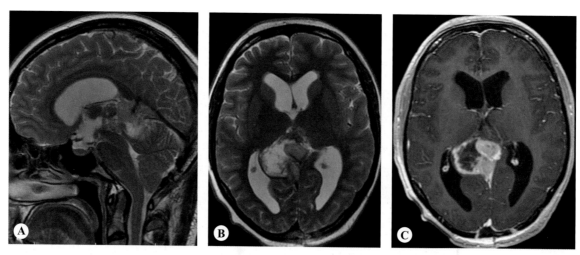

▲ 图 17-9 27 岁女性因松果体母细胞瘤致梗阻性脑积水患者

矢状位（A）和轴位（B）T₂加权图像显示松果体区的异质性肿瘤，对邻近结构造成占位效应并压迫导水管。增强后 T₁加权轴位图像呈不均匀强化（C）

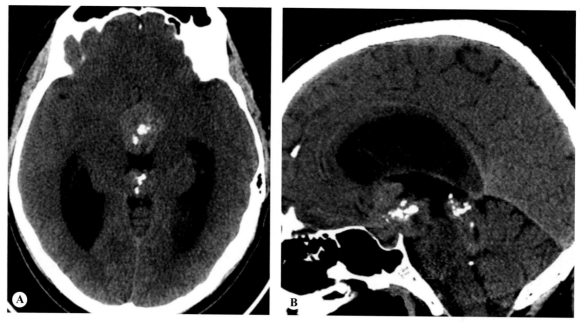

▲ 图 17-10 脑 CT 检查显示 31 岁男性患有位于鞍上和松果体区的生殖细胞瘤。肿瘤内见典型的中心性钙化

能出现钙化。在 MRI 上，囊肿内容物在 T₁和 T₂加权图像上表现为等脑脊液信号，或在 T₁上呈略高信号，FLAIR 上显示信号不完全抑制（图 17-12）。在注射对比剂后，由于松果体中缺乏血脑屏障，可见线状的周围强化。

成人的局灶性脑干顶盖胶质瘤与儿童中观察到的非常相似。他们的临床表现通常是隐匿的，甚至可以是偶然发现。如果有症状，最常见的症状是由于大脑导水管变窄导致的梗阻性脑积水。由于其特有的临床表现和影像学表现，一般不需要手术活检。顶盖胶质瘤在磁共振上通常表现为顶盖增大，T₁加权成像上呈等或稍低信号，T₂加权成像上呈灰质高信号；增强后通常不强化（图 17-13）。

任何其他肿块病变，包括位于松果体区的转移瘤（图 17-14），均可能因压迫中脑导水管而导致梗阻性脑积水。

中脑导水管阻塞导致梗阻性脑积水的另一个病理原因是病毒性脑炎合并粘连。这一病例已经得以

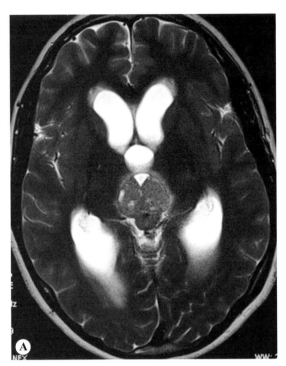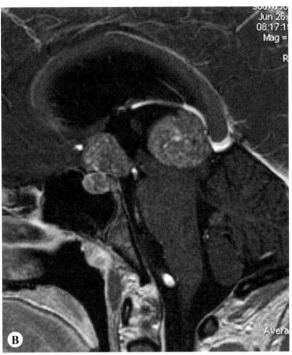

▲ 图 17-11　15 岁男性，急性梗阻性脑积水患者，生殖细胞瘤位于鞍上和松果体区
肿瘤在轴位 T_2 加权像（A）上表现为小囊状结构，增强后 T_1 加权矢状位显示强化（B）。脑室周围白质呈高信号（A），表明急性间质水肿

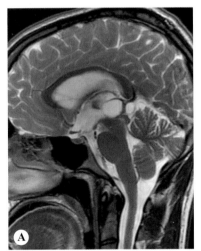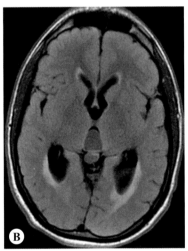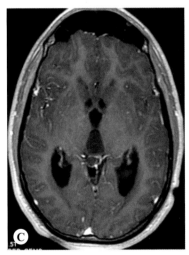

▲ 图 17-12　19 岁男性急性梗阻性脑积水患者，由大松果体囊肿合并导水管受压所致，在 T_2 加权矢状位图像上表现为高信号（A），在 FLAIR 轴位像上信号略高于脑脊液信号（B）。增强后 T_1 加权轴位图像（C）无强化。在 FLAIR 图像（B）上理想可见的脑室周围白质高信号区域，与急性间质水肿一致

报道，特别是在单纯疱疹病毒脑炎患者中，同时在日本脑炎和流感病毒感染中均有报道。在病毒性脑炎的病程中，患者可能会因为炎症引起急性室管膜炎，导致脑室系统最狭窄的部分（导水管）进一步狭窄，从而发展为急性梗阻性脑积水。

导水管狭窄引起的梗阻性脑积水也可能是结核性脑膜炎的并发症，因为渗出物或室管膜下结核瘤压迫脑干造成导水管堵塞。

导水管网是一种膜状结构，其起源可能是先天性的，也可能是炎性的。有推测认为，这可能是由

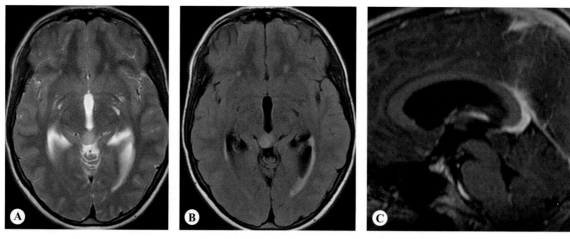

▲ 图 17-13　18 岁女性患者的顶盖胶质瘤，引起急性梗阻性脑积水

轴位 T_2 加权像（A）和 FLAIR（B）图像显示，高信号的顶盖区肿瘤使导水管变窄。矢状位 T_1 加权像（C）显示病灶无强化。值得注意的是脑室周围白质的高信号区是急性期的标志，因 FLAIR 序列（B）上尤其明显而被认为是描述这种变化最敏感的技术

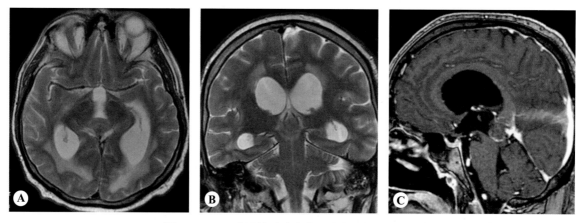

▲ 图 17-14　62 岁男性肺癌患者发生急性梗阻性脑积水

轴位（A）和冠状位（B）T_2WI 和矢状位增强 T_1WI 显示松果体区域的转移瘤压迫了导水管和脑干。注射对比剂后，肿瘤主要表现为周边强化（C）。注意脑室周围白质明显的高信号区是急性水肿的征兆

于导水管尾部的小胶质闭塞，使得脑室压力扩大、上方管腔扩张，从而形成了一层组织。

（三）孤立性第四脑室

由于通过第四脑室的所有脑脊液通路（包括 Luschka 孔和 Magendie 孔）及导水管的阻塞，第四脑室的孤立性扩大被称为孤立性第四脑室。这个疾病还有各种各样的术语，如孤立的第四脑室、包裹性第四脑室或隔离的第四脑室。孤立性第四脑室是一种罕见的临床疾病，最常与既往的脑室分流术治疗脑积水有关。

据推测，侧脑室分流引起小脑幕的压力梯度变化，从而导致了导水管壁的功能性坍塌。尽管第四脑室出入口关闭，脉络丛仍持续产生脑脊液，导致随后第四脑室扩大和颅后窝的颅内压增加。临床症状包括由于小脑和脑干受压迫引起的恶心、呕吐和脑神经麻痹。

感染引起的继发性室管膜炎症是孤立性第四脑室形成的第二大常见原因。第四脑室受阻前的其他导致中脑导水管不可逆性狭窄的因素包括颅后窝手术后的出血和炎症后改变（图 17-15）。

治疗方案包括第四脑室-腹腔分流术，内镜下导水管成形术，以及经枕下开颅脑室间吻合术或开

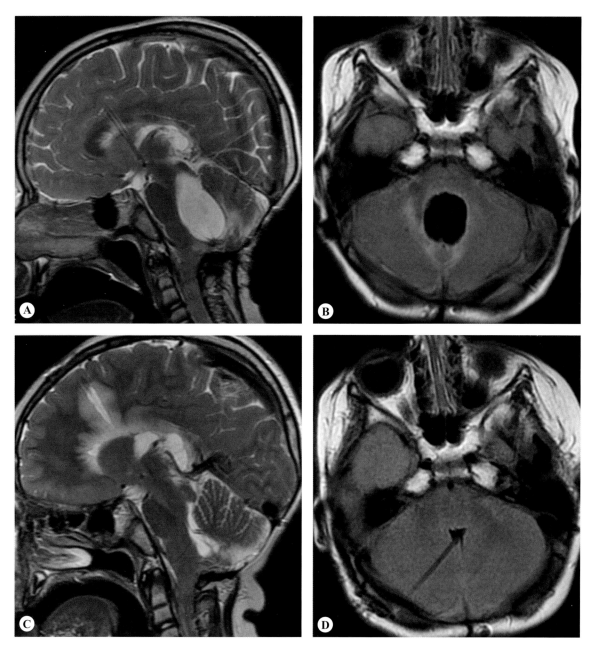

▲ 图 17-15　对一名 7 岁女童在第四脑室阻塞部位治疗前（A 和 B）和治疗后（C 和 D）行脑部 MR 检查
患者因第四脑室室管膜瘤而接受手术，随后由于形成囊肿压迫了侧脑室而进行侧脑室分流术。她在脑室内出血后出现了室管膜炎，并伴有第四脑室受阻（A 和 B）。第四脑室分流（C 和 D）使脑室扩大消退。在第四脑室 – 腹膜分流术（D）后，FLAIR（B）可见第四脑室周围明显的高信号区消失

窗造瘘术。

（四）第四脑室出口

出血、脑膜炎及包括肿瘤和颅颈发育畸形在内的外压损伤是可能导致 Luschka 孔和 Magendie 孔阻塞的最常见的病理。在成人颅后窝肿瘤中，最常见的是小脑转移瘤，尤其是肺癌（图 17-16）和乳腺癌，其次是黑色素瘤、甲状腺癌和肾癌。血管母细胞瘤（图 17-17）是成人该部位最常见的原发性肿瘤，而星形细胞瘤和髓母细胞瘤是儿童颅后窝常见的肿瘤。

重 T₂ 加权稳态图像（DRIVE/CISS/FIESTA）对于幕下肿瘤（如室管膜瘤）的诊断特别有效，室管

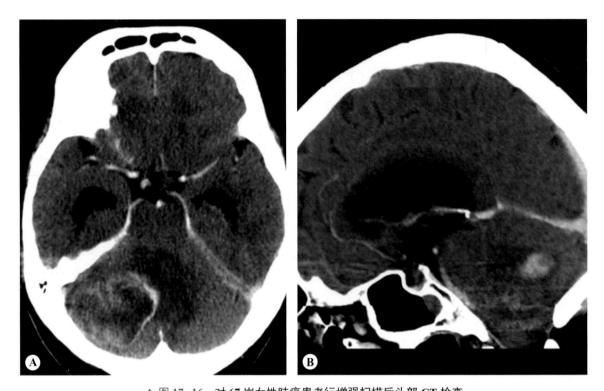

▲ 图 17-16 对 67 岁女性肺癌患者行增强扫描后头部 CT 检查

轴位（A）和矢状位 MPR（B）图像显示右侧小脑半球有一个大的强化转移灶，压迫第四脑室，导致急性梗阻性脑积水

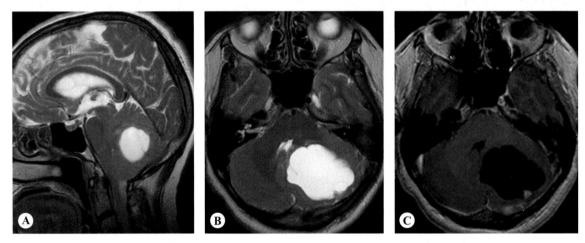

▲ 图 17-17 57 岁女性患者因幕下血管母细胞瘤压迫第四脑室而患梗阻性脑积水

矢状位（A）和轴位（B）T$_2$ 加权图像显示左侧小脑半球有一个大的囊性病变。轴位增强后 T$_1$ 加权像（C）显示血管母细胞瘤实质部分典型的结节状强化

膜瘤可能隐匿地生长到 Luschka 孔和 Magendie 孔并导致梗阻性脑积水（图 17-18）。

导致成人发生颅后窝占位效应并随后发生梗阻性脑积水的一个重要因素是急性 / 亚急性小脑梗死。事实上，急性小脑梗死是成人颅后窝最常见的压迫第四脑室的病灶（图 17-19）。

在结核性脑膜炎进程中，当第四脑室出口被渗出物或软脑膜瘢痕组织堵塞时，或者当导水管出现上述阻塞时，可能会发生急性梗阻性脑积水。然而，值得强调的是，相比梗阻性脑积水，结核性脑膜炎患者更常发生交通性脑积水。

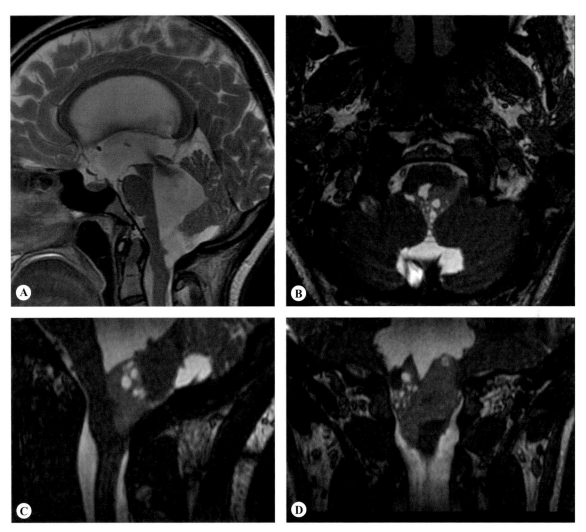

▲ 图 17-18 28 岁女性，因室管膜瘤阻塞 Luschka 和 Magendie 孔而引起梗阻性脑积水。肿瘤在先前的 MR 检查中被遗漏，没有进行重 T₂ 加权稳态序列检查。观察 T₂ 加权矢状图像（A）不能清楚显示病变生长在第四脑室，而轴位（B）、矢状位（C）和冠状位（D）FIESTA 图像显示肿瘤累及第四脑室出口，导水管内有正常的流空

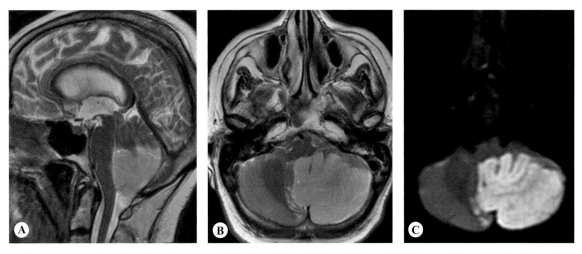

▲ 图 17-19 68 岁，因女性左侧 PICA（小脑后下动脉）区亚急性脑卒中行脑部 MR 检查。矢状位（A）、轴位 T₂ 加权像（B）和 DWI 序列（C）显示左侧小脑半球高信号病变，出现颅后窝占位效应

（五）枕骨大孔

导致枕骨大孔狭窄的疾病有骨软骨发育不全、代谢性疾病、发育异常和 Chiari 畸形。Chiari 畸形（图 17-20）和颅颈交界处的其他肿块病变被认为阻塞了从第四脑室流出的脑脊液，从而导致脑积水。

六、梗阻性脑积水的特殊原因分析

（一）脑室内出血

急性梗阻性脑积水可由脑室内出血引起。当血液被吸收时，脑室扩大通常会消退。尽管对脑室内出血和随后的脑积水的治疗已有所改进，但它们仍然危及生命，并可导致死亡。据估计，交通性或非交通性脑积水在脑室内出血的患者中发生率高达67%。虽然在早产和极低体重足月婴儿中，生发基质出血是常见情况，但成人脑室内出血及出血后脑积水的机制与儿童完全不同。

脑室内出血引起的急性梗阻性脑积水的主要机制是脑脊液引流通路的血块阻塞。作为最窄通道的

导水管是脑室系统中最容易被血块阻塞的地方。第四脑室的出口是另一个容易堵塞的区域。在脑室出血后，梗阻性脑积水可立即发生。

诊断脑室内出血的首选方法是 CT，表现为脑室系统内高密度出血灶（图 17-21）。

在 MR 检查中，当出血处于高铁血红蛋白期，出血灶很容易被识别。高铁血红蛋白通常在 T_1 加权图像上表现为高信号强度（图 17-22）。除去脑室内的血块，依附的侧脑室后角内的出血可以出现分层。在慢性期，在 T_2^* 或 SWI 序列上可以看到含铁血黄素沉积。

脑室内出血后会出现一些继发反应，主要包括蛛网膜颗粒炎症和随后发生的纤维化。这些继发反应最终导致中脑导水管、第四脑室出口、基底池和蛛网膜颗粒的脑脊液流动受阻，从而引起交通性脑积水。与梗阻性脑积水不同，交通性脑积水中脑室可见广泛性扩张。总结来说，脑室内出血后可快速发生梗阻性脑积水，随之继发交通性脑积水，这是脑室出血的常见后遗症。

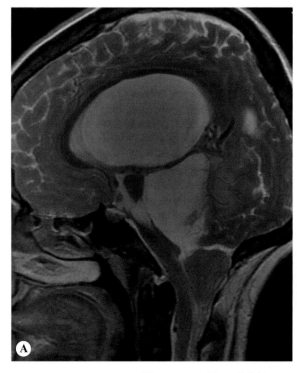
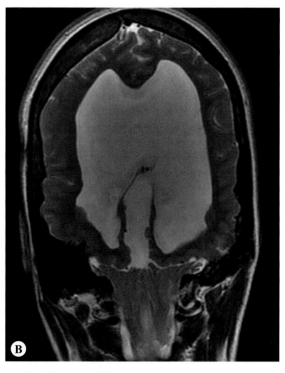

▲ 图 17-20　1 例 26 岁女性 Chiari II 型畸形患者行头颅 MR 检查

矢状位（A）图像注意细长的小脑扁桃体的尖端位于枕骨大孔下方。冠状位 T_2 加权像（B）显示脑室增大，为慢性脑积水的征兆。同时观察到透明隔缺如

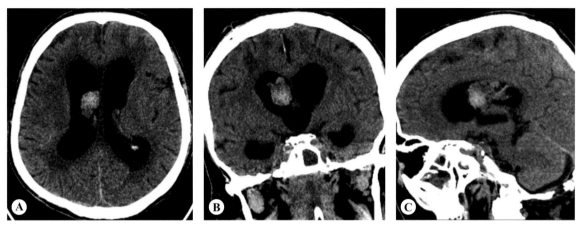

▲ 图 17-21　58 岁男性患者，脑室内出血导致急性梗阻性脑积水，行急诊 CT 检查。表现为右侧脑室见大的高密度的血块

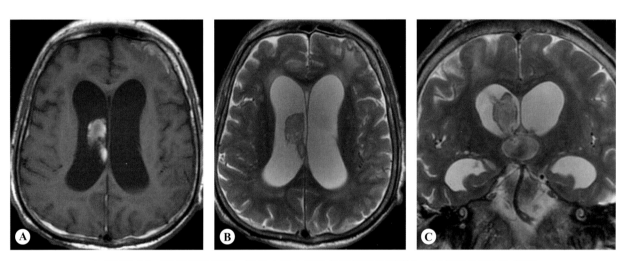

▲ 图 17-22　58 岁男性患者，脑室内出血导致急性梗阻性脑积水，进行了头颅 MR 检查
轴位 T₁WI（A）、轴位和冠状位 T₂WI（B 和 C）显示脑室内大的高信号血块，导致 Monro 孔阻塞

（二）中脑 Virchow-Robin 间隙巨型扩张

中脑 Virchow-Robin 间隙（Virchow-Robin space, VRS）巨型扩张也可导致梗阻性脑积水。Virchow-Robin 间隙位于血管周围区域，是间质液体的引流通路。VRS 扩张一般偶然发现，通常是无症状的。当 VRS 很大（肿瘤性）时，会引起占位效应和压迫症状，再加上形状不规则，易导致其被误诊为囊性肿瘤。巨大的 VRS 通常累及中脑区和大脑白质。临床症状的发生常常是由于中脑压迫（Benedikt 综合征或帕金森样症状）或梗阻性脑积水所引起。由于扩张的 VRS 常与其他颅内囊性病变表现相似，因此在鉴别诊断中，特别是在诊断位于中脑的囊性病变时，需要考虑到这一病变。

MR 检查通常表现为中脑多囊病变并延伸至第三脑室，引起脑导水管阻塞，从而导致梗阻性脑积水（图 17-23）。囊壁较薄，内容物信号强度与脑脊液相似，增强扫描无强化。通常在邻近的脑实质中没有信号强度的改变。然而，也有一些病例报道在 T₂ 和 FLAIR 图像可见病灶周围的高信号。如果病灶实性成分有强化、周围有水肿或囊液的信号强度与脑脊液差异较大，则应考虑囊性肿瘤。

（三）颅颈联合减压术后急性梗阻性脑积水

据报道，急性梗阻性脑积水是颅颈交界处减压手术后的罕见并发症，包括 Chiari 畸形的枕骨大孔减压手术及其他病理性疾病的脊柱手术，如软骨发育不全患者。这种特殊的急性梗阻性脑积水可能发

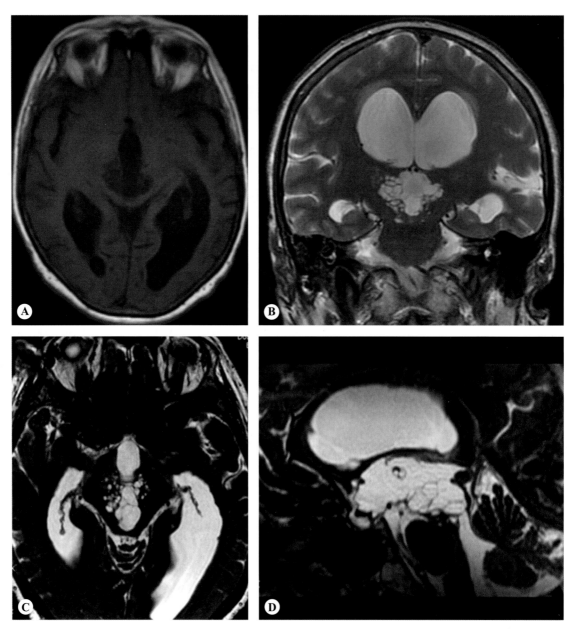

▲ 图 17-23　63 岁女性，因中脑 Virchow-Robin 间隙巨型扩张引起急性梗阻性脑积水。之前行脑部 MR 检查被误认为是囊性肿瘤

轴位 T$_1$ 加权像（A）、冠状位 T$_2$ 加权像（B）表现为典型的中脑多囊性病变，并延伸至第三脑室，压迫脑导水管。在轴位（C）和矢状位（D）重 T$_2$ 加权稳态图像（3D FIESTA）上，囊肿内容物的信号强度与脑脊液信号相同

生在颅颈交界处减压手术后的晚期，因此需要神经外科医生的持续警惕，应将其作为手术后患者精神状态恶化的鉴别诊断。

　　这种类型的急性梗阻性脑积水的潜在机制尚不完全清楚。有人认为，即使是蛛网膜的一个小缺口，一旦形成了单向瓣膜机制，便可能导致硬膜下积液聚集在小脑幕表面。随后，这种幕下硬膜下积液可对导水管造成占位效应，于术后 3 天～1 个月发生急性梗阻性脑积水。研究表明，在择期脊柱手术中，硬脊膜意外切开的发生率为 3.5%。因此，神经外科医生应该意识到，所有在头颈交界处水平的脊柱手术都可能引起随后的急性梗阻性脑积水。

七、治疗及其并发症的影像学评估

　　有关治疗和治疗相关并发症的详细信息，请参阅第 22 章。

八、报告要点

- 评估脑室系统大小，计算 Evans 指数（ > 0.3 被认为是异常），特别需要注意侧脑室下角的增大。
- 在矢状面上评估胼胝体是否向上弯曲或变薄。
- 检查是否有部分空蝶鞍。
- 在 T_2 加权图像上寻找导水管内的脑脊液流空现象（流空表示脑脊液流通正常）。
- 评估脑室周围白质区以了解急性脑积水的特征（脑室周围白质在 CT 上呈低密度或在 T_2 加权或 FLAIR 图像上呈高信号带）。
- 评估任何占位性病变（从外部压迫孔道或任何脑室内梗阻性病变）的可能梗阻部位（Monro 孔、脑导水管、第四脑室出口和枕骨大孔水平）。

九、病例报告 1

病史：患者男性，49 岁，突发剧烈头痛后迅速昏迷，于急诊科就诊。急诊 CT（未展示）见急性脑积水累及双侧脑室，第三脑室前方有高密度肿块。第三脑室未扩大。该患者需要机械通气和双侧脑室分流术。5 天后行 MR 检查。

成像技术：脑 MRI 扫描，包括轴位 T_1、轴位 PD、轴位、矢状位和冠状位 T_2。

解释：MR 显示与 Monro 孔相邻的球形肿块（图 17-24）。T_1、PD 和 T_2 加权像呈高信号，T_2 和 PD 加权像中心有低信号区，T_1 加权像中心呈高信号。这符合胶样囊肿影像表现。

脑室已通过双侧侧脑室分流术减压。然而，在 T_2 加权像上表现为沿着胼胝体上表面的高强度带。这就是急性脑积水期间胼胝体被迫向上挤压坚硬的大脑镰。可见少量双侧硬膜下积液（左侧多于右侧），在所有序列上都表现为相对于脑脊液的高信号。这些是分流术后脑脊液过度引流造成的富蛋白性硬膜下积液。

结论：第三脑室胶样囊肿导致的急性梗阻性脑积水。

十、病例报告 2

病史：患者男性，19 岁，严重头痛数天伴突发的恶心和呕吐，在临床检查中发现有瞳孔不等大。

成像技术：颅脑 1.5T MRI 扫描，包括轴位 T_1、轴位 FLAIR、轴位和矢状位 T_2、稳态重 T_2 加权（3D FIESTA）序列、DWI、3D 增强后 T_1WI 图像。

解释：松果体区有一个大小为 1.5cm × 2.7cm × 1.5cm 的病灶，T_2 加权像上呈高信号，FLAIR 像上信号略高于脑脊液信号。增强后 T_1 加权像没有强化（图 17-25）。病变对邻近结构（如脑导水管、脑干）造成占位效应，导致侧脑室和第三脑室增大，颞角明显扩张。第四脑室的大小正常。在矢状位 T_2 加权像上，胼胝体隆起变薄。脑室周围白质在 T_2 加权像和 FLAIR 像上均有高信号区，与急性间质水肿相一致。

结论：由松果体大囊肿引起的急性梗阻性脑积水。

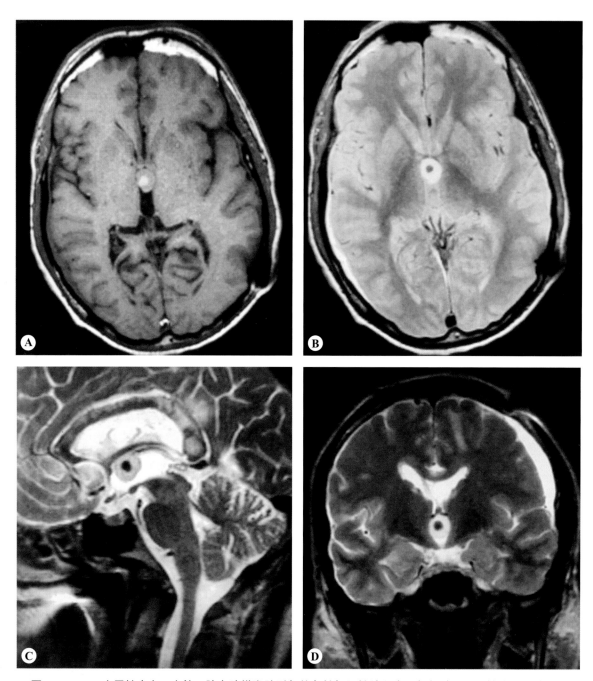

▲ 图 17-24　49 岁男性患者，由第三脑室胶样囊肿引起的急性梗阻性脑积水，行颅脑 MR、轴位 T₁ 加权（A）、轴位 PD（B）、矢状位（C）和冠状位 T₂ 加权（D）成像。观察到胼胝体上表面明显的高信号带（C）

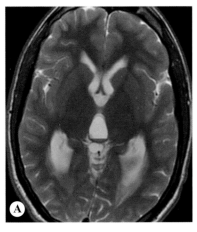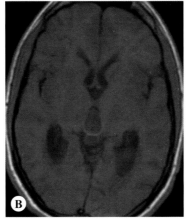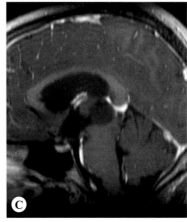

▲ 图 17-25　19 岁男性患者，急性梗阻性脑积水，因松果体大囊肿而行颅脑 MR 扫描，包括轴位 T_2 加权像（A）、轴位 T_1 加权像（B）和矢状位增强 T_1 加权像（C）

病变在 T_2 加权像（A）表现为高信号，在 T_1 加权像（B）表现为略高于脑脊液信号。增强后 T_1 加权矢状位图像（C）无强化。囊肿导致导水管受压，在矢状位（C）显示得更加清楚

参考文献

[1] Armao D, Castillo M, Chen H, et al. Colloid cyst of the third ventricle: imaging-pathologic correlation. AJNR. 2000;21:1470–7.

[2] Barami K, Chakrabarti I, Silverthorn J, et al. Diagnosis, classification and management of fourth ventriculomegaly in adults: report of 9 cases and literature review. World Neurosurg. 2018;116:e709–e722.

[3] Barkovich AJ, Newton TH. MR of aqueductal stenosis:evidence of a broad spectrum of tectal distortion. AJNR. 1989;10:471–6.

[4] Bu Y, Chen M, Gao T, et al. Mechanisms of hydrocephalus after intraventricular haemorrhage in adults. Stroke Vasc Neurol. 2016;1:e000003.

[5] Dahiya S, Perry A. Pineal tumors. Adv Anat Pathol. 2010;17:419–27.

[6] Eisele SC, Reardon DA. Adult brainstem gliomas. Cancer. 2016;122(18):2799–809.

[7] Kartal MG, Algin O. Evaluation of hydrocephalus and other cerebrospinal fluid disorders with MRI: an update. Insights Imaging. 2014;5:531–41.

[8] Kumar A, Gupta R, Garg A, et al. Giant mesencephalic dilated Virchow Robin spaces causing obstructive hydrocephalus treated by endoscopic third ventriculostomy. World Neurosurg. 2015;84(6):2074.e11–4.

[9] Ohya J, Chikuda H, Nakatomi H, et al. Acute obstructive hydrocephalus complicating decompression surgery of the craniovertebral junction. Asian J Neurosurg. 2016;11(3):311–2.

[10] Rajshekhar V. Management of hydrocephalus in patients with tuberculous meningitis. Neurol India. 2009;57(4):368–74.

[11] Whitehead MT, Oh C, Raju A, Choudhri AF. Physiologic pineal region, choroid plexus, and dural calcifications in the first decade of life. AJNR Am J Neuroradiol. 2015;36:575–80.

拓展阅读

[1] Algin O, Turkbey B. Intrathecal gadolinium-enhanced MR cisternography: a comprehensive review. AJNR Am J Neuroradiol. 2013;34:14–22.

[2] Greitz D. Radiological assessment of hydrocephalus: new theories and implications for therapy. Neurosurg Rev. 2004;27:145–65.

[3] Hodel J, Rahmouni A, Zins M, et al. Magnetic resonance imaging of noncommunicating hydrocephalus. World Neurosurg. 2013;79(2S):S21.e9–S21.e12.

[4] Langner S, Fleck S, Baldauf J, et al. Diagnosis and differential diagnosis of hydrocephalus in adults. Fortschr Rontgenstr. 2017;189(8):728–39.

[5] Maller VV, Gray RI. Noncommunicating hydrocephalus. Semin Ultrasound CT MRI. 2016;37:109–19.

[6] Osborn AG, Preece MT. Intracranial cysts: radiologicpathologic correlation and imaging approach. Radiology. 2006;239:650–64.

[7] Rekate HL. The definition and classification of hydrocephalus: a personal recommendation to stimulate debate. Cerebrospinal Fluid Res. 2008;5:2.

第18章 交通性脑积水：正常颅压性脑积水

Communicating Hydrocephalus: Normal Pressure Hydrocephalus

Àlex Rovira 著

张 琴 郭邦俊 译 朱海涛 倪倩倩 校

摘 要

交通性脑积水定义为脑室系统外的脑脊液循环异常，导致脑室体积扩大。大多数病例继发于基底池和大脑半球凸面之间的脑脊液循环障碍，包括如蛛网膜下腔出血和脑膜炎（感染性和肿瘤性）等常见的情况。作为交通性脑积水的一个亚型，正常颅压性脑积水（NPH）没有脑脊液的循环障碍，发病机制复杂，并且目前对其脑脊液流体动力学机制了解尚少。临床神经影像学在交通性脑积水的诊断和与其他导致脑室扩张的疾病（脑萎缩、非交通性脑积水）的鉴别中起着重要作用。

NPH是一种以步态不稳、认知障碍和尿失禁三联征为特征的综合征，有脑室扩大但脑脊液压力正常。虽然NPH是可逆和可治疗痴呆的主要病因，但这种综合征经常被漏诊。临床表现（三联征）可能不典型或不完全，或与其他疾病表现相似，因此需要进一步检查，特别是用以预测术后结果，包括不同的影像学技术，如CT或MRI。根据国际指南，CT或MRI对NPH的诊断及分流术有效患者的筛选具有决定性意义。这些技术提供了基本的形态学表现，如脑室扩大，大脑半球凸面及中线蛛网膜下腔变窄，但外侧裂蛛网膜下腔扩大（蛛网膜下腔不成比例扩大的脑积水），侧脑室前角呈球形，胼胝体角减小，胼胝体变薄，以及非海马萎缩导致的侧脑室下角增宽。其他成像方法，如放射性核素脑池造影或心脏门控血流敏感相位对比电影MRI，虽然可用于NPH诊断，但还不能提高对分流术有效患者识别的准确性。综上，MR检查反映出的病变形态特征在NPH的诊断和分流术后预后预测中仍起着重要作用。

关键词

脑积水；正常颅压性脑积水；脑脊液紊乱；认知障碍；MRI；CT

缩略语

AD	Alzheimer's disease	阿尔茨海默病
CA	callosal angle	胼胝体角
CISS	constructive interference steady state	稳态构成干扰
CSF	cerebrospinal fluid	脑脊液

CT	computed tomography	计算机断层扫描
DESH	disproportionally enlarged subarachnoid space hydrocephalus	蛛网膜下腔不成比例扩大的脑积水
EI	Evans' index	Evans 指数
ELD	external lumbar drainage	腰椎外引流
FISTA	fast imaging employing steadystate acquisition	稳态采集快速成像
FLAIR	fluid attenuated inversion recovery	液体衰减反转恢复
ICP	intracranial pressure	颅内压
iNPH	idiopathic normal pressure hydrocephalus	特发性正常颅压脑积水
MRI	magnetic resonance imaging	磁共振成像
NPH	normal pressure hydrocephalus	正常颅压性脑积水
PC MRI	phase-contrast flow-sensitive MRI	相位对比血流敏感磁共振成像
SAH	subarachnoid hemorrhage	蛛网膜下腔出血
SNPH	secondary normal pressure hydrocephalus	继发性正常压力性脑积水
SPACE	sampling perfection with application optimized contrast	可变反转角快速自旋回波
Time-SLIP	time-spatial labeling inversion pulse	时间－空间标记反转脉冲
VISTA	volume isotropic turbo spin-echo acquisition	体积各向同性涡轮自旋回波采集

一、交通性脑积水

交通性脑积水被定义为脑室系统外的脑脊液循环异常，导致脑室体积扩大。大多数病例继发于基底池和大脑半球凸面之间的脑脊液循环障碍，包括一些常见疾病诸如蛛网膜下腔出血、细菌性和无菌性脑膜炎及软脑膜癌病等。基于这一概念，交通性脑积水通常与 CSF 吸收障碍有关。因此，这种类型的脑积水更应归类为交通性脑积水伴梗阻，以区别于正常颅压性脑积水，因为 NPH 中没有明确的脑脊液循环和吸收障碍。

交通性脑积水与其他原因引起的脑室增大鉴别的重要影像学特征是侧脑室下角扩张，第三脑室壁（包括其前隐窝）膨胀，胼胝体向上弯曲，脑室系统内脑脊液循环通畅（图 18-1）。

二、蛛网膜下腔出血

急性和慢性脑积水是蛛网膜下腔出血后的主要并发症之一，报道发生率为 20%～30%。脑积水的产生是由于蛛网膜下腔阻塞，导致脑脊液循环和吸收障碍。

急性脑积水更为常见，通常在 SAH 发作后几天内出现（图 18-2）。慢性脑积水较少发生。

三、脑膜炎

细菌性脑膜炎可能合并交通性脑积水，与神经预后不良有相关性。其发病机制包括渗出物堵塞蛛网膜下腔，基底池或大脑半球凸面蛋白含量过高阻碍脑脊液正常循环和吸收。少数情况下，渗出物会阻塞第四脑室出口（Magendie 孔和 Luschka 孔）的 CSF 流动，造成非交通性脑积水。

无菌性脑膜炎可由感染（病毒或真菌）引起，

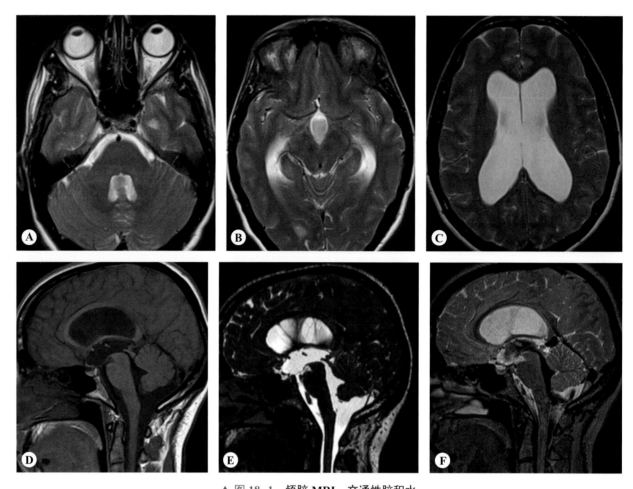

▲ 图 18-1　颅脑 MRI。交通性脑积水

A 至 C. 轴位 T_2 加权像显示脑室扩大，累及幕上和幕下脑室腔。观察导水管和第四脑室内是否存在流空。D 至 F. 矢状位 T_1 加权、3D CISS 和 3D SPACE 图像显示导水管形态正常，伴有流空征象，在 3D SPACE 序列上显示得更清楚

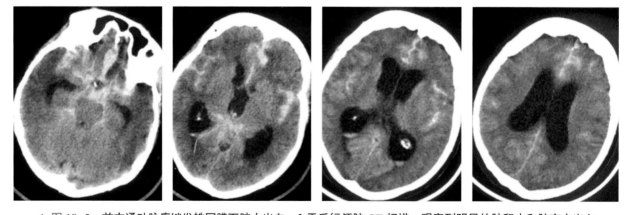

▲ 图 18-2　前交通动脉瘤继发蛛网膜下腔大出血，2 天后行颅脑 CT 扫描，观察到明显的脑积水和脑室内出血

或继发于自身免疫性疾病或神经结节病等全身性疾病，在相似的病理机制下引起交通性脑积水，但通常在几周至几个月内亚急性进展，与最常见的细菌性脑膜炎继发的脑积水相比，其病死率较低。

CT 或 MRI 很少用于脑膜炎的诊断，但对于临床怀疑有并发症（如有颅内压升高的迹象）的患者应立即进行检查。除了可显示脑室扩大外，增强 CT 和 MRI 大部分情况下还可显示软脑膜强化，在急性

细菌性脑膜炎的大脑半球凸面和慢性肉芽肿性脑膜炎的基底脑池中更为明显（图18-3和图18-4）。

四、软脑膜癌

软脑膜癌是中枢神经系统或非中枢神经系统恶性肿瘤的罕见转移灶，通常发生在肿瘤晚期。原发性肿瘤（髓母细胞瘤、室管膜瘤、胶质母细胞瘤和少突胶质细胞瘤）和继发性肿瘤（淋巴瘤、肺癌和乳腺癌、黑色素瘤）均可通过蛛网膜下腔进行扩散。在某些情况下，随着交通性脑积水的发展，临床表现继发于脑脊液循环受阻。MRI诊断软脑膜癌具有很高的敏感性，尤其是 T_1 增强序列和FLAIR序列。软脑膜癌可产生较厚的块状或结节状强化，类似于真菌性或结核性脑膜炎，但在某些情况下也可表现为薄的线状强化，类似于感染性脑膜炎（图18-5）。对于原因不明的交通性脑积水患者，尤其是当临床症状（如头痛）急性进展或有已知癌症病史的患者，应增加增强扫描检查。

五、前庭神经鞘瘤

脑积水在前庭神经鞘瘤（也称听神经瘤）患者中相对常见，常表现为交通性脑积水。也有部分患者会因肿瘤对第四脑室或大脑导水管的机械压迫而发生梗阻性脑积水（图18-6）。交通性脑积水的发病机制可解释为脑脊液对肿瘤漏出的蛋白代偿吸收来解释。这一病理机制已被不同的研究证实：前庭神经鞘瘤合并

脑积水患者的脑脊液蛋白含量增加，并可在肿瘤完整切除后得到改善，而不需要进行脑脊液分流。

六、正常颅压性脑积水

（一）定义

正常颅压性脑积水是哥伦比亚神经外科医生Solomon Hakim 于 1957 年首次发现的一种综合征（图18-7）。Hakim 教授在 1964 年发表了他的论文，并在 1965 年的《新英格兰医学杂志》和《神经科学杂志》上发表了 6 例 NPH 的病例报道。当时这种慢性交通性脑积水的病因尚不清楚，这种疾病被认为是"特发性"的。在那以后，一些有明确病因的 NPH（继发性 NPH）患者被确诊，他们通常更年轻，并且与先天性脑积水相比对分流术有更好的治疗反应，这也可能是当时特发性脑积水的诊断标准不完善所致。

NPH 的特征是步态不稳、认知障碍和尿失禁三联征，这些症状与脑室系统增大和正常的脑脊液压力有关。

定义"正常颅压"性脑积水是基于在对这些患者进行腰椎穿刺测压中，观察到脑脊液压力没有升高（卧位脑脊液压力正常范围为 60~240mmH$_2$O 或 4.4~17.6mmHg）。但脑脊液压力也会出现一过性升高，特别是当睡眠期监测颅内压时，因此 NPH 也被称为"间歇性高颅压脑积水"。

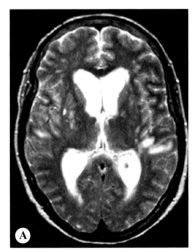
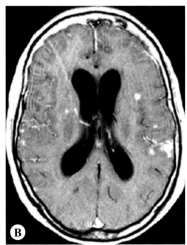
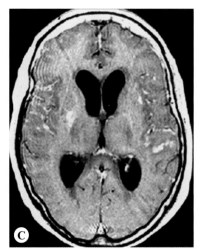

▲ 图 18-3　**颅脑 MRI。细菌性脑膜炎继发交通性脑积水**
轴位 T_2 加权（A）和增强 T_1 加权图像（B 和 C）显示脑室扩大合并大脑半球凸面周围多个软脑膜强化灶

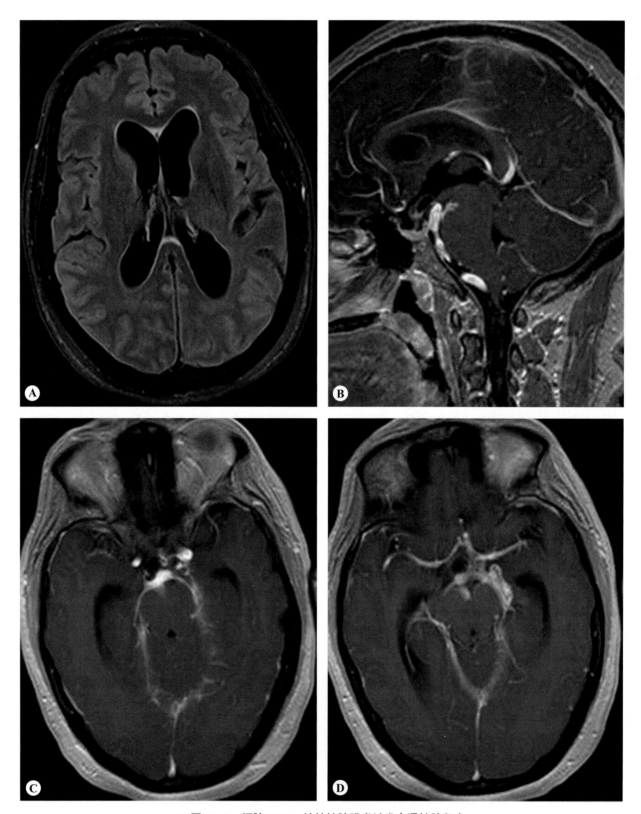

▲ 图 18-4　颅脑 MRI。结核性脑膜炎继发交通性脑积水

　　轴位 T_2-FLAIR（A）和矢状位（B）及轴位（C 和 D）增强 T_1 加权像，显示基底动脉和左侧大脑后动脉周围的基底部软脑膜增厚，与脑积水有关

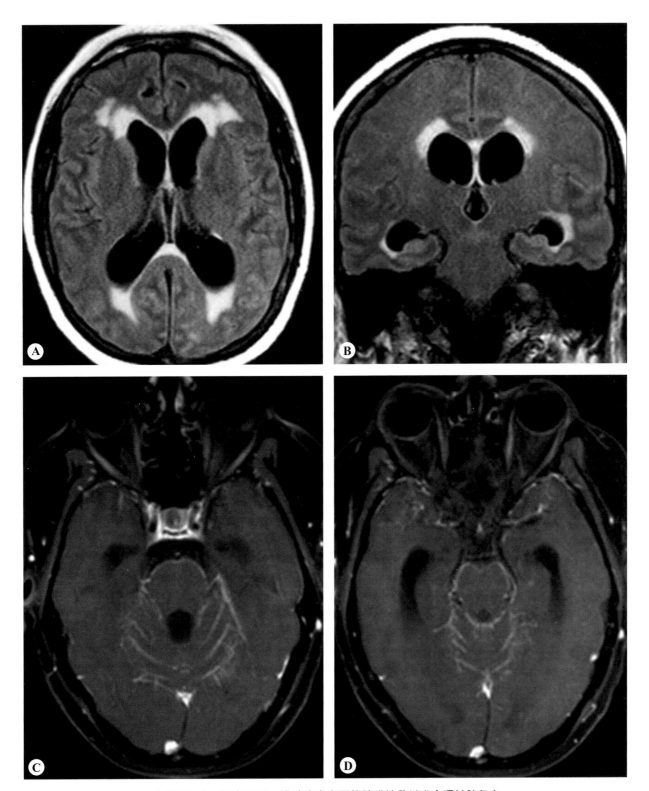

▲ 图 18-5　颅脑 MRI。乳腺癌患者因软脑膜转移继发交通性脑积水

轴位（A）、冠状位（B）T₂ FLAIR 图像和 T₁ 增强（C 和 D）显示脑室扩大伴脑室周围间质水肿，以及脑干及小脑周围弥漫性软脑膜强化

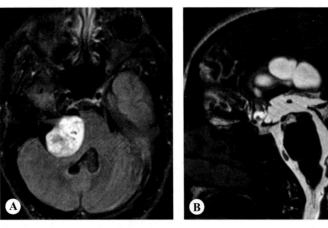
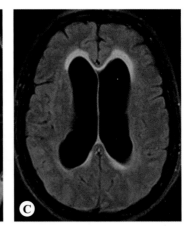

▲ 图 18-6　颅脑 MRI。与前庭神经鞘瘤相关的交通性脑积水
观察到较大的脑桥小脑三角肿块，压迫脑干和小脑（A），但不阻塞导水管或第四脑室（B）。有明显的交通型脑室扩大（C）

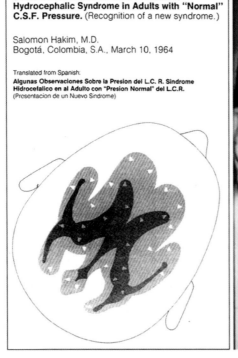
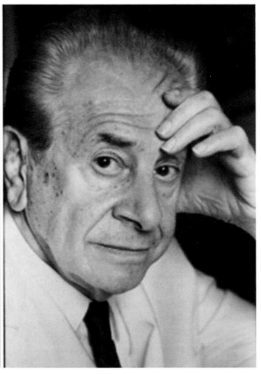

▲ 图 18-7　Solomon Hakim 本人及其于 1964 年发表的关于正常颅压性脑积水的论文

（二）流行病学 / 人口学

由于 NPH 症状的非特异性，因此很难确定其发病率和患病率，导致 NPH 经常被漏诊。根据不同的调查估计，在美国，70—79 岁年龄组中，每 10 万人中有 181.7 人患病，年发病率为 1.8/10 万～5.5/10 万，在 65 岁或 65 岁以上的个体中，患病率在 0.2%～5.9%。

据估计，未检出的 iNPH 病例数量很高。

9%～14% 的疗养院老人表现出 iNPH 的症状，考虑到人口老龄化，预计 iNPH 的病例会进一步增加。Tanaka 等在随机安排 497 名 65 岁以上的人接受颅脑 MR 检查后，发现该年龄组中可能有 1.4% 的人患有 iNPH。此外，6%～10% 的痴呆症患者可能患有 iNPH。

大约 50% 的 NPH 病例有明确的病因（继发性或有症状 NPH），如脑膜炎、蛛网膜下腔出血或颅脑外伤，而其余 50% 的病例为特发性（iNPH），通常出现在 70 岁左右。

（三）病理特征

iNPH 患者的脑内有不同的病理改变，包括软脑膜和蛛网膜的增厚和纤维化、蛛网膜下腔肉芽肿性炎、室管膜破裂、室管膜下胶质增生、动脉粥样硬化性或血管玻璃样变引起的多发性梗死，以及阿尔茨海默病的病理改变。iNPH 患者淋巴系统受损会导致无法清除脑部有毒代谢物，如 β 淀粉样肽和 tau 蛋白，可能会导致神经元损伤或功能障碍，这就解释了 iNPH 与阿尔茨海默病的病理变化之间的共同联系。

（四）发病机制

人们提出了不同的假说来解释 NPH 的发生机制。然而，其基本的病理生理过程仍不清楚。虽然 NPH 被认为是一种脑脊液循环障碍，但这一脑脊液循环障碍并不能完全解释这种疾病中脑室大小的进行性增加。传统观点认为，NPH 仅仅是脑脊液循环障碍的一种表现形式，是脑脊液产生和重吸收之间的失衡，这种理论观点不够充分。与其他形式的脑积水不同，NPH 的脑脊液压力并没有异常升高，这意味着简单的流体力学理论不足以解释 NPH 的病理生理过程。此外，脑脊液的吸收能力似乎远大于脑脊液的产生，说明 NPH 不应简单地用脑脊液的产生和吸收之间的失衡来解释。

其他因素也可能参与了 NPH 的发展。慢性高血压和白质变性（可能在老化的大脑中自然发生）会导致脑室周围缺血，从而增加脑室壁的顺应性，并逐渐引起脑室扩大。再者，脑室周围缺血也可能导致局部静脉阻力增加，从而可能导致脑脊液吸收减少和脑室扩大。最后，老年脑中经常会发生血管（动脉）顺应性降低，这可能会造成收缩期血管搏动的重新分布，这些改变会直接影响脑室系统，使其逐渐扩大。

脑淋巴系统似乎也在 NPH 中起作用。淋巴系统主要是清除代谢物，如将 β 淀粉样肽（Aβ1-42）和 tau 蛋白从大脑间质间隙中清除，它们在脑正常衰老和阿尔茨海默病和脑创伤等大脑病理状态中发挥重要作用。最近有研究发现 iNPH 患者的淋巴系统受损，这一现象可能导致神经元损伤或功能障碍。脑脊液中低 Aβ1-42 蛋白浓度可反应老年斑的病理形成机制，该蛋白在阿尔茨海默病和 iNPH 中都有发现。然而，iNPH 患者脑脊液中这种蛋白的浓度与认知损害或步态功能障碍之间的相关性尚未明确。

（五）临床特征

iNPH 的临床特征包括步态和平衡障碍、认知能力下降及尿失禁，影像学特征表现为交通性脑室增大（Evans 指数 > 0.3），同时脑脊液开放压 < 24cmH_2O（卧位）。

步态障碍是最早出现的症状，94%～100% 的患者会逐渐进展至步态障碍，随后出现认知障碍（78%～98% 的患者），部分病例会发展成真正的痴呆和排尿功能障碍（76%～83% 的患者）。完整的三联征症状会发生在 50%～60% 的 iNPH 患者中。其他临床表现也包括精神症状、冷漠、焦虑、抑郁、头痛和眩晕。

在神经学检查中，患者表现为锥体外系症状（动作迟缓、运动减少、肌张力增高、静止性震颤）。主要需要鉴别的疾病包括神经退行性疾病，如阿尔茨海默病（表 18-1）。最近的研究表明，NPH 和阿尔茨海默病之间有明显的重叠，许多患者会同时出现这两种疾病状态。一些患者分流治疗疗效欠佳的主要原因之一是，iNPH 与原发性神经退行性疾病（如 AD 和血管性痴呆）发病的相关性，因为这些疾病经常与 iNPH 同时存在或被误诊为 iNPH。

阿尔茨海默病或血管性痴呆的患者可能由于大脑萎缩而在 CT 或 MRI 上表现出大脑室（Evans 指数 > 0.3），因此患者不仅出现认知障碍，也可能会发生 Hakim 三联征的另外两个组成部分：步态障碍和尿失禁。

根据神经学检查结果，临床 iNPH 的严重程度可以使用 NPH 分级量表（得分范围为 3～15 分）进行分级，该量表评估了步态障碍、尿失禁和痴呆症的综合严重程度（表 18-2）。

（六）NPH 的诊断

对 NPH 的诊断及决定是否采取治疗的过程复

表 18-1 正常颅压性脑积水的鉴别诊断			
可发生全部三种症状的疾病	**步态障碍**	**痴 呆**	**尿失禁**
iNPH 伴或不伴并发症	x	x	x
帕金森病	x	x	x
路易体痴呆	x	x	x
皮质基底节变性	x	x	x
进行性核上性瘫痪	x	x	x
多系统萎缩	x	x	x
血管性痴呆	x	x	x
多因素的，任何诊断组合，伴或不伴 iNPH	x	x	x
可发生两种症状的疾病	**步态障碍**	**痴 呆**	**尿失禁**
多因素的，任何诊断组合，伴或不伴 iNPH	x	x	x
iNPH 伴或不伴并发症	x	x	
维生素 B_{12} 缺乏症	x	x	
脊髓型颈椎病	x		x
腰骶部狭窄	x		x
周围神经病变	x		x
可只发生一种症状的疾病	**步态障碍**	**痴 呆**	**尿失禁**
iNPH	x		
髋、膝和踝关节的退行性关节炎	x		
脊髓小脑变性	x		
外周血管疾病	x		
阿尔茨海默病		x	
额颞痴呆		x	
抑郁症		x	
甲状腺功能减退		x	
睡眠呼吸暂停		x	
前列腺增生 / 梗阻性泌尿系疾病			x
盆底异常			x
间质性膀胱炎			x

改编自 Williams 和 Malm，2016

杂且具有挑战性。最初的诊断往往基于病史、神经学检查和 CT/MRI 结果。MRI 在诊断交通性脑积水方面作用显著，并且可有助于筛选可分流术中获益的患者。

在对 iNPH 做影像学诊断时，排除非交通性脑积水是首要目标。T_2WI 图像上显示的流空信号可

表 18-2 正常颅压性脑积水分级量表（3～15 分）
步态障碍
5 分：正常步态
4 分：步态异常，但能独立行走。步幅小时不稳，步幅大时偶尔摔倒
3 分：行走需要手杖。可独立行走，但不稳或摔倒
2 分：需要他人搀扶。在外力帮助下可行走
1 分：患者卧床不起或不能行走
尿失禁
5 分：无主观或客观尿失禁
4 分：尿急，无或罕有尿失禁
3 分：偶发尿失禁
2 分：频发尿失禁
1 分：大小便失禁
痴 呆
5 分：正常
4 分：患者或家属述其存在记忆问题
3 分：重要记忆出错伴或不伴严重行为障碍
2 分：重度痴呆
1 分：植物状态

简单地进行流体动力学和导水管通畅性的功能分析（图 18-8）。

心电门控相位对比 MRI 对脑脊液流动异常敏感，在脑室脑脊液循环通畅性（特别是导水管通畅性）诊断方面有一定价值，但无法提供脑脊液通路的解剖信息（图 18-9）。

3D T_2WI 序列如 CISS（Siemens）、FIESTA（General Electric）提供可靠的解剖信息，3D T_2WI TSE 序列如 SPACE（Siemens）、VISTA（Philips）或 CUBE（主要采用 3D FSE XETA）对 CSF 流动高度敏感，可方便地评价脑脊液途径和循环，以确定脑脊液血流是否通畅。最近的一项研究表明，这些序列提供了足够的形态学信息及与 cine PC MRI 相似的脑脊液通畅性的功能信息，应将其纳入评估脑脊液循环通畅性成像的临床实践中（表 18-3 和图 18-10）。

根据临床症状结合 CT/MR 检查诊断 iNPH 十分重要，但正确的诊断往往提示患者后期分流术治疗无效，这主要是由于这类患者中枢神经系统损伤可能已经发展到不可逆转的阶段。因此，iNPH 的临床和辅助检查的目的不仅是诊断 iNPH，更重要的是识别对分流术可能有良好治疗反应的患者。

（七）影像特征

神经影像学（CT 和 MRI）对诊断 iNPH 非常重要，因为诊断的先决条件之一是出现非脑萎缩或非交通性脑积水引起的脑室扩大。

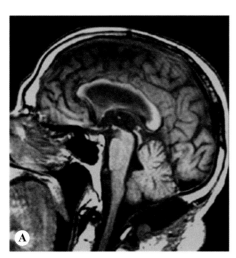
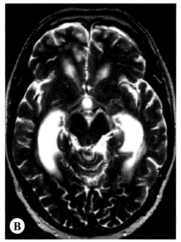
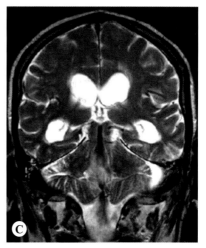

▲ 图 18-8 矢状位（A）T_1 加权像上可见导水管 CSF 流空，在轴位（B）和冠状位（C）T_2 加权像上显示更佳

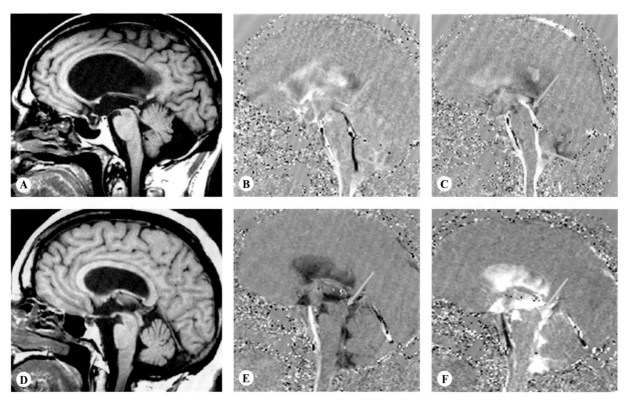

▲ 图 18-9　1 例交通性脑积水患者（A 至 C）和 1 例继发于导水管狭窄的非交通性脑积水患者（D 至 F）的颅脑 MRI

正中矢状位 T_1 加权像和流动敏感相位对比 MRI 序列舒张期及收缩期两个典型层面（B、C、E 和 F）。在交通性脑积水病例中可观察到正常的头尾向脑脊液流动通过导水管，在导水管狭窄病例中未见到脑脊液流动（箭）

表 18-3　未明原因的可疑交通性脑积水 MRI 扫描方案推荐
• 2D/3D 矢状位未增强 T_1 加权（多平面重建） • 2D 轴位 T_2 加权 • 2D 横断面 /3D 矢状位 T_2 FLAIR • 3D 矢状位 CISS/FIESTA • 3D 矢状位 T_2 加权 SPACE/VISTA/CUBE **疑似感染性脑膜炎或软脑膜转移癌患者** • 2D 横断面 /3D 矢状位对比增强 T_2 FLAIR • 2D 横断面 – 冠状位 /3D 矢状位对比增强 T_1 加权

七、脑室扩大和 Evans 指数

测量 Evans 指数（EI）是一种简单的诊断脑室扩大的方式，可用其间接线性测量脑室大小。已证实正常成人 Evans 指数 < 0.3，因此 Evans 指数 > 0.3 可当作支持脑室扩大诊断的客观指标。然而，最近的数据表明，在健康的成年人中 Evans 指数也可

以 > 0.3，尤其是在 70 岁以上的男性中。

Evans 指数是根据横断面 CT 或 MR 图像计算获得，平行于前连合 – 后连合的层面可显示出两侧侧脑室前角间最大距离。在该横断面测量前角间距离和颅腔最大直径。最后，同层面的前角间最大距离除以颅腔最大直径即可计算得到 Evans 指数（图 18-11）。

Evans 指数并不是 iNPH 特有的参数，因为无论病因如何，只要脑室扩大，Evans 指数都会增大，所以其只能作为脑室扩大的筛查指标。

虽然 Evans 指数的可靠性受到质疑（从颅脑 CT/MRI 图像层面计算得到的 Evans 指数值存在较大的差异），但这种评估方式是具有适用性的，因为它不需要耗费大量时间或受自动化容积测量技术限制，而这些在临床实践中都很难实现。

其他脑室系统的形态学特征，如非海马萎缩造成的双侧侧脑室下角扩大和第三脑室扩张，也被认为是 NPH 和梗阻性脑积水的典型表现，但目前尚不清楚这些征象是否能帮助 iNPH 诊断和分流术效

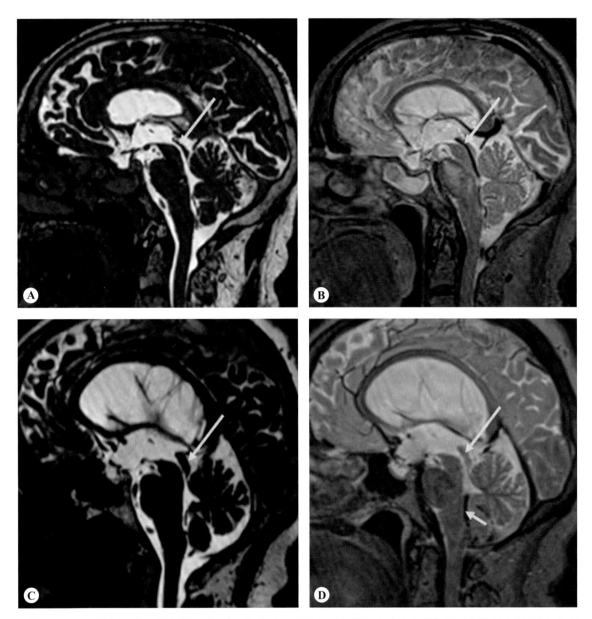

▲ 图 18-10　1 例交通性脑积水患者（A 和 B）和 1 例继发于导水管狭窄的非交通性脑积水患者（C 和 D）的颅脑 MRI

正中矢状位 CISS（A 和 C）和 T_2 SPACE（B 和 D）图像。在交通性脑积水病例中可观察到导水管形态正常、脑脊液流动通过导水管（箭）和中脑顶盖区增厚（可能是顶盖区胶质瘤），在导水管狭窄患者中未见到脑脊液流动（箭）。脑脊液正常通过 Magendie 孔（短箭）

果的预测。

八、脑脊液流空

CSF 因脑动脉的收缩性搏动而产生脉冲式的运动。这种脉冲式运动在 CSF 空间横截面积突然缩小的区域尤其明显，如 Sylvius 管、Monro 孔和 Magendie 孔。这种运动会产生一种信号缺失（"流空"），这是时间飞跃和自旋相位效应的结合的结果，通常在自旋回波序列特别是长 TE 的序列（如 T_2 和 PD）可见到，因为时间飞跃效应依赖于 TE。此外，这些序列上高信号的 CSF 提供了更好的对比且更容易检测流空（图 18-8）。然而，目前快速自旋回波序列具有越来越多的流动补偿，检测流空的灵敏度不如传统的自旋回波序列。然而，如前所述，3D T$_2$W 快速自旋回波序列如 SPACE，对 CSF 流动高度敏感，为 CSF 通路通畅性的评估提供了一种简单、无创的方法（图 18-10）。

CSF 流空的增加在脑室扩大患者中更为常见，可能是由于脑室周围组织顺应性下降导致传输到脑室系统的脉冲增加，但这并不能帮助鉴别脑室扩大的原因，因为在交通性脑积水和脑萎缩患者中均能见到 CSF 流空。

九、胼胝体角

Ishii 等提出了 MRI 上测量胼胝体角的方法，即为垂直于前 - 后连合层面的后连合水平的冠状位图像上左右侧脑室内上缘的夹角（图 18-12）。

选择合适的冠状位层面水平非常重要，因为如果选择层面靠前时，CA 会显著增大（图 18-13）。

iNPH 患者的 CA 明显小于阿尔茨海默病患者或健康对照者，CA < 90°～100° 用于区分这两组受试者时准确性很高。联合 CA 和 EI 可提高准确性（> 0.30～0.32）。

CA 也被用来预测分流治疗是否有效，因为分流术有效患者术前的平均 CA 明显小于无反应者，使用 63° 作为阈值可达到最佳的诊断准确性。

十、蛛网膜下腔不成比例扩大的脑积水

高位大脑半球凸面（顶叶高凸面和正中部）处脑沟变窄是 NPH 患者的典型表现。这一表现在冠状位 MRI 或 CT 图像上更容易识别，常常还会伴有

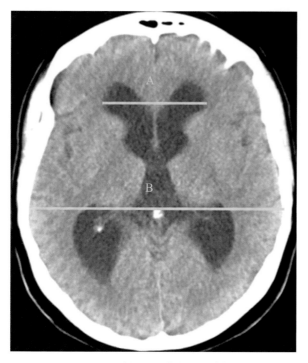

▲ 图 18-11　1 例 NPH 患者的颅脑轴位 CT
Evans 指数的测量方法是用前角间最大距离（A）除以颅腔最大直径（B）

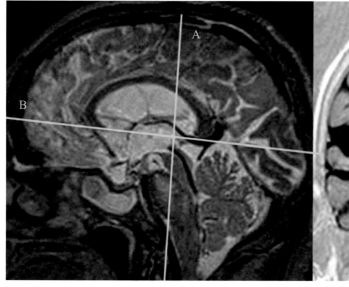
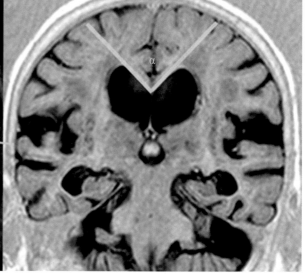

▲ 图 18-12　MRI 上胼胝体角测量
在后联合水平（A）垂直于前 - 后连合相交的层面（B）采集冠状位图像。从冠状位图像可以计算出左右侧脑室内上缘的夹角（α）

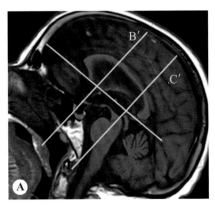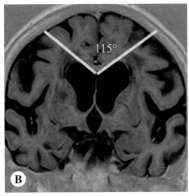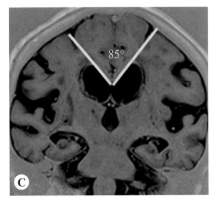

▲ 图 18-13　MRI 上胼胝体角度的可变性取决于所选择的冠状位切面的水平

矢状位 T₁ 加权 MRI 显示前 - 后连合线和两个冠状位层面，其中一个位于前连合处（B'），另一个位于后连合处（C'）。观察到 iNPH 患者在越前水平处的胼胝体角越大

增宽的大脑外侧裂。这种增宽虽然在阿尔茨海默病中并不少见，但在 iNPH 中表现更为明显和常见。这些结构性变化归类为蛛网膜下腔不成比例扩大的脑积水（disproportionately enlarged subarachnoid space hydrocephalus，DESH），即伴有脑高位大脑半球凸面和内侧蛛网膜下腔变窄及大脑外侧裂扩大（CSF 在蛛网膜下腔上下部之间分布不均衡），目前在诊断 iNPH 患者中的价值较高。

DESH 由三个部分组成（图 18-14）。

• 脑室扩大（Evans 指数＞ 0.3）。

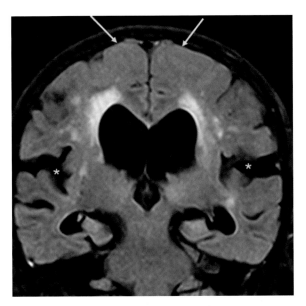

▲ 图 18-14　73 岁男性诊断为 iNPH

从冠状位 T₂ FLAIR 图像中可以清楚看到 DESH 的三个组成部分。脑室扩大（Evans 指数＞ 0.3），紧密的高位脑半球凸面（箭）和外侧裂扩大（星号）

• 紧密的高位大脑半球凸面：半球凸面 / 中线的脑沟变窄。

• 外侧裂扩大。

考虑到 DESH 每一个组成部分的定义都不明确，iNPH 患者可以根据其 MRI 表现分为三种类型：DESH（具备三个组成部分）、不完全型 DESH（缺少紧密的脑半球凸面或扩大的外侧裂）和非 DESH（缺少紧密的脑半球凸面和扩大的外侧裂）（图 18-15）。研究表明，在 CSF 放液试验阳性的 iNPH 患者中，2/3 的患者表现为完全型 DESH，不完全型 DESH 和非 DESH 分别为 23% 和 10%。在这三组中，DESH 和不完全型 DESH 均有高改善率（分别为 73.5% 和 87.5%），而非 DESH 组的改善率为 63.6%。这一结果表明，有一部分对分流治疗有反应且放液试验呈阳性 iNPH 患者，其 DESH 特征不确定或者没有表现出 DESH 特征。

因此，纳入日本诊断指南的 DESH 概念在识别分流反应性 iNPH 患者中显示出较高的特异性和阳性预测值，尽管其敏感性不高。

在日本，DESH 征象被广泛用于诊断 iNPH 和预测分流术是否有效，而不需要 CSF 放液试验或其他有创性检查。美国似乎倾向于使用 DESH 征象来选择进行分流术的患者（通常结合 CSF 放液试验），欧洲的一些神经外科医生仍然支持颅内压监测（需颅骨钻孔的有创性操作）作为 iNPH 分流有效的预测因素［大范围（44mmHg）波动的百分比增加］。

发生在 iNPH 患者的局部脑沟扩张不应被误认

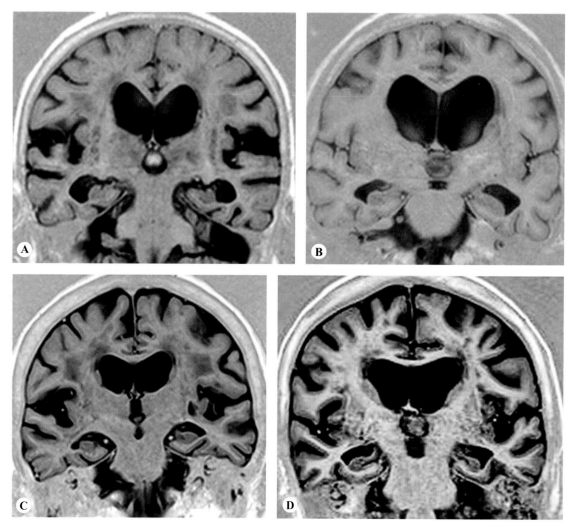

▲ 图 18-15　不同的 iNPH 患者

A. 患者表现为 DESH 三种组成征象；B. 患者无外侧裂扩大的表现；C. 患者无紧密的高位脑半球凸面；D. 患者只有脑室扩大，而没有其他两种 DESH 组成部分

为是局灶性皮质萎缩。这些扩大的脑沟是 CSF 的储集区，通常在分流后部分或全部消失。

Shinoda 等最近提出了一种 DESH 量表（表18-4），除脑室扩大、外侧裂扩大和紧密的高位半球凸面，该量表额外纳入了另外两种影像学特征（胼胝体角和局部脑沟扩张）（图 18-16）。DESH 得分由这 5 个项目组成，每个项目得分 0～2 分（最高得分 10 分）。该研究表明高 DESH 评分（＞6 分）对iNPH 术后神经改善具有高阳性预测值，体现了基于MRI 的 DESH 评分的诊断价值。

十一、白质病变

T₂ 加权图像上的包括脑室周围和皮质下白质在内的脑白质病变（脑白质疏松）是 iNPH 患者的常见表现，与血管高危因素（如高血压）相关。这些信号变化可能与脑灌注不足引起的慢性缺血有关。iNPH 患者会出现全脑或主要脑区的低灌注（胼胝体和外侧裂周围脑组织），这一表现可能仅与外侧裂和侧脑室扩大有关。然而，也有人提出脑灌注不足可促使 iNPH 进展，但白质病变是脑灌注不足的原因还是结果，目前还没有得到很好的证明。

这些白质病变在分流手术成功后可减轻甚至消失，证明部分白质病变源于间质水肿，是由于淋巴系统循环受损导致的（图 18-17）。

iNPH 患者广泛的白质病变不能用来预测分流是否有效。

表 18-4　DESH 量表（0～10分）

脑室扩大

0分：正常（Evans 指数＜ 0.3）
1分：轻微扩张（0.3 ≤ Evans 指数≤ 0.35）
2分：扩张（Evans 指数＞ 0.35）

脑外侧裂扩大

0分：正常或变窄
1分：轻微或单侧扩张
2分：两侧扩张

高位大脑半球凸面紧密

0分：正常或宽于正常
1分：轻微受压
2分：明显受压

胼胝体角度变锐

0分：钝角（＞ 100°）
1分：不是锐角，但角度较小（≥ 90°且≤ 100°）
2分：锐角（＜ 90°）

局部脑沟扩大

0分：无表现
1分：少许扩大
2分：较多扩大

十二、相位对比电影 MRI 流动研究

使用心脏门控相位对比流动敏感 MRI，可无创地进行脑脊液流动的可视化、量化研究。在正常情况下，CSF 在第四脑室 Magendie 孔、枕骨 - 上颈椎管、枕大池、斜坡后池、后第三脑室 - 导水管 - 上第四脑室和 Monro 之间同步循环。在正常的导水管中，向上的脉冲波动可典型地勾勒在心动周期中不同时间段的导水管长度（图 18-18）。

PC MRI 的研究层面位于正中矢状面，对轴位的 CSF（层面内 CSF 流动）敏感，是评估导水管通畅性和脉冲强度的一种简单方法（图 18-19）。然而与流空一样，对 CSF 流动的检测并不能完全支持 iNPH 的诊断，也不能预测患者对分流术的反应。脑脊液流动的研究主要用于评估交通性和梗阻性脑积水，当然如前所述这两种类型的脑积水可以通过

结合重 T$_2$ 加权序列和 3D SPACE 序列进行鉴别（图 18-10）。

当高分辨率层面定位在垂直于导水管轴面时，选择对轴位 CSF 流动敏感的序列（穿过层面的 CSF 流动），可定量测量导水管中 CSF 每搏输出量（iNPH 最常用），其定义为 CSF 在收缩期轴位的流动体积及舒张期的反流体积的平均值（图 18-20）。一些研究认为，在 iNPH 中每搏输出量增加可以用来预测对分流术是否有效。然而目前并没有证实它的预后价值，因此没有足够的证据支持使用它作为 iNPH 是否选择进行分流手术的依据。

十三、时间 - 空间标记反转脉冲

时间 - 空间标记反转脉冲是一种相对较新的 MRI 技术，用于评估脑室系统内 CSF 流动。Time-SLIP 是一种类似动脉自旋标记的 CSF 标记技术，在交通性脑积水 NPH 患者中显示 CSF 通过导水管的脉冲性流动增加，而在导水管狭窄患者中无流动。CSF 通过 Monro 孔回流到侧脑室可在健康受试者和非脑积水性脑室扩大患者的舒张期的冠状位图像上显示；然而，iNPH 患者 CSF 回流很少甚至没有。

这项技术尚未被广泛应用，类似结果可从 3D SPACE 序列的冠状位图像中获得（图 18-21）。

十四、核素脑池造影

这项技术是通过腰椎穿刺注射同位素（[131]I 标记血清白蛋白或 [111]In- 三胺五乙酸），然后在 24～48h 内进行伽马成像。脑积水患者的两种同位素分布及时间进程关系如下：同位素脑室逆流，大脑凸面延迟强化，持续显影。虽然核素脑池造影过去被认为是 iNPH 诊断的一大支柱，但由于不能提高分流有效患者的诊断准确性，目前已很少使用。

十五、iNPH 诊断指南

iNPH 缺乏被广泛接受的规范化诊断标准。结合临床、生理和影像学特点，欧美（表 18-5）和日本（表 18-6）专家组提出了两种不同诊断指南，目的是提高这种相对常见疾病的诊断准确性。尽管两种指南都要求 iNPH 的诊断必须包括脑室扩大（Evans 指数＞ 0.3），但只有日本指南指出 DESH 这

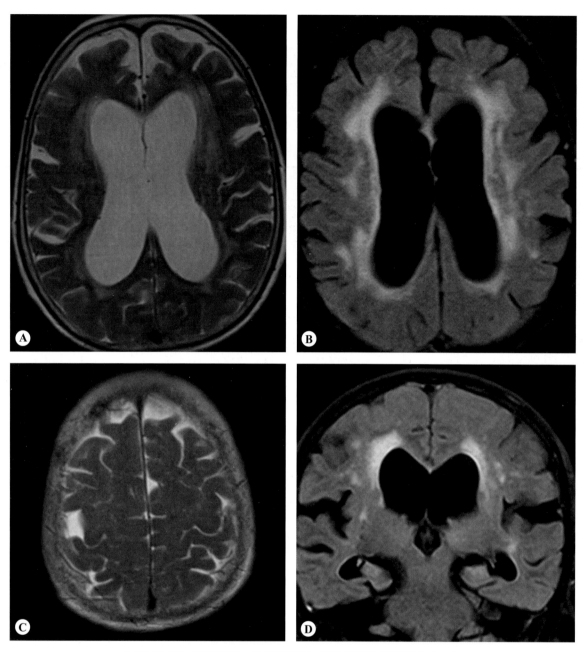

▲ 图 18-16　78 岁女性，有步态障碍、认知障碍和尿失禁病史 1 年
CSF 放液试验阳性，Evans 指数为 0.36，DESH 量表评分 10 分

一概念，DESH 被认为是 iNPH 的特异性征象，在其他原因导致的脑室扩大中并不可见。这在一定程度上体现了日本指南相对欧美指南具有更高的特异性。日本指南另一个优点是包含 "MRI 支持的可能 iNPH" 这一诊断类型，该类型无须测量脑脊液开放压力，从而有利于进行基于更大规模人群的 iNPH 研究。

十六、无症状脑室扩大伴 iNPH 的 MRI 特征

随着颅脑 MRI 的广泛应用，iNPH 诊断水平逐渐提高。MRI 上与 DESH 相关的交通性脑室扩大是 iNPH 的特征表现，这在其他疾病中未见报道。这些 MRI 特征可在没有任何神经系统症状的老年人中观察到，似乎与未来几年发展为痴呆和（或）步态障碍的高风险相关。因此，MRI 上表现为脑室扩大

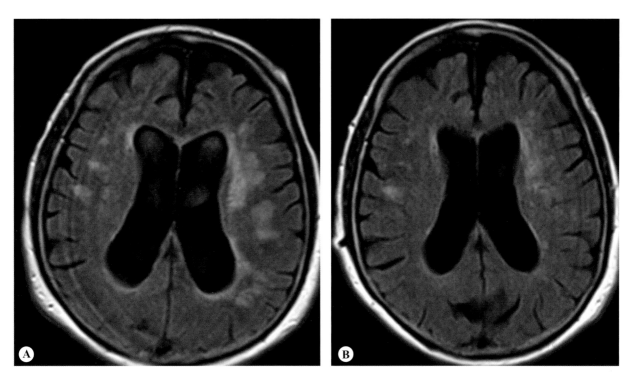

▲ 图 18-17　68 岁男性，诊断为 iNPH
A. 观察到广泛的 T_2 白质异常；B. 分流术后部分白质异常消退

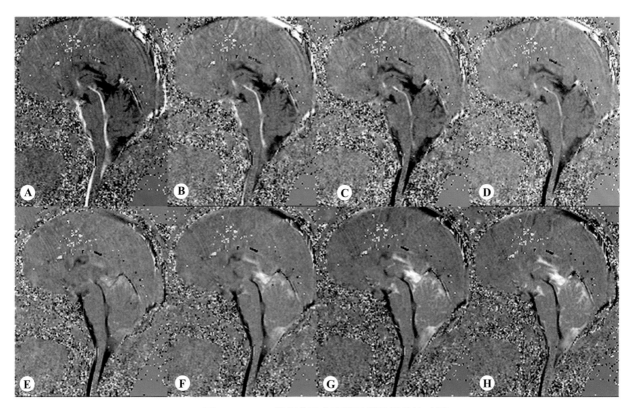

▲ 图 18-18　正常颅内及上颈椎脑脊液振荡流动图

整个心动周期的矢状位的相位对比流动敏感图像。轴位图像上对脑脊液的流动显示是敏感的。尾头向流动呈黑色，头尾向流动为白色。顺行流动由下第四脑室和枕大池开始。尾侧流动开始于后第三脑室、中脑导水管和上第四脑室。随着尾向脉冲在导水管的持续，枕大池中的脉冲变为静止，然后逆转为头向的脉冲。所有流动均呈头向脉冲

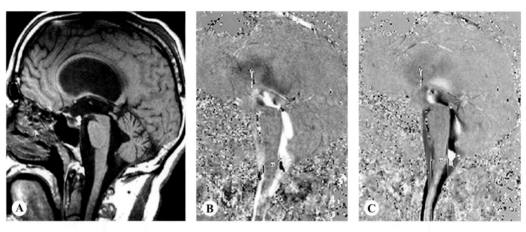

▲ 图 18-19　正常颅压性脑积水

正中矢状位 T₁ 加权像显示胼胝体向上弓背，第四脑室中度增大，导水管流空信号增加（A）。相位对比流动敏感 MRI 序列舒张期和收缩期时两个典型帧层面（B 和 C）显示高流量头尾向 CSF 经导水管并流向整个第四脑室。注意将患者脑脊液脉冲与正常脑脊液图像（图 18-18）进行比较

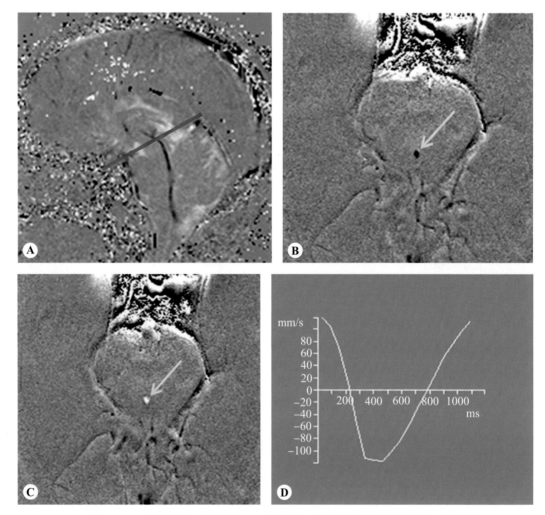

▲ 图 18-20　利用相位对比敏感 MRI 导水管中脑脊液流穿越层面进行定量评估

A. 高分辨率的轴位图像定位垂直于中脑导水管；B. 典型图像显示，收缩期导水管向下流动，舒张期导水管向上流动；D. 时间 – 速率图显示了一个心动周期中脑脊液流经导水管形成的曲线。通过对水平零流量线上下的面积进行积分，可以算出脑脊液的每搏输出量

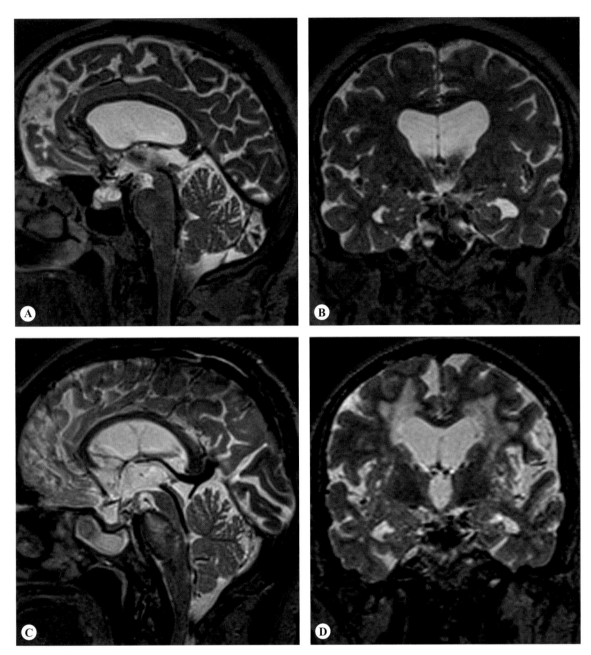

▲ 图 18-21　矢状位和冠状位 3D SPACE MRI 显示 1 例与 iNPH 无关的脑室扩大患者（A 和 B）和 1 例诊断为 iNPH 的患者（C 和 D）
A 和 B. 观察到第三脑室出现明显 CSF 回流；C 和 D. CSF 回流完全消失

伴 iNPH 特征的无症状者可能意味着处于 iNPH 临床前阶段（图 18-22）。

（一）iNPH 治疗和患者选择

CSF 分流是 iNPH 手术治疗规范。脑室 - 腹腔（ventriculoperitoneal，VP）分流术最常用，脑室 - 心房（ventriculoatrial，VA）分流术由于其更多的远期并发症而很少被采用。目的是正常化或降低跨膜

梯度压，最终改善或稳定临床症状。

步态障碍是对分流术治疗反应最明显的症状，而认知障碍如果不是很严重，在干预后可能会得到改善，尿失禁在 36%～90% 的患者中也可有一定程度改善。

在分流术后数月的 CT/MRI 研究中，通常可以看到脑室轻度减小，伴有胼胝体角增大、部分白质

表 18-5 iNPH 诊断标准（欧美指南）

很可能的 iNPH

存在步态障碍，并至少有下列情况之一

　1. 认知功能障碍

　2. 尿失禁

报告的症状应由熟悉患者发病前和目前状况的知情者证实，并且必须包括如下情况

　1. 起病隐匿（相较于急性发作）

　2. 起病年龄＞ 40 岁

　3. 病程至少持续 3～6 个月

　4. 没有证据支持既往发生过如头部创伤、脑出血、脑膜炎或其他已知导致继发性脑积水的疾病

　5. 病情随时间进展

　6. 当前症状无法通过其他神经、精神或全身性疾病解释

CSF 压力在 70～245mmH$_2$O

出现症状后头颅 CT/MRI 必须显示以下征象

　1. 并非完全由脑萎缩或先天性引起的脑室扩大（Evans 指数＞ 0.3）

　2. 无明显 CSF 循环障碍

　3. 至少包含以下支持征象之一

　　并非完全由海马萎缩引起的侧脑室颞角扩大

　　胼胝体角变窄

　　非微血管缺血或脱髓鞘引起的脑组织水含量变化，包括 CT 和 MRI 上脑室周围密度及信号改变

　　MRI 上导水管或第四脑室流空

可能的 iNPH

有以下症状之一

　1. 无明显步态或平衡障碍的情况下出现尿失禁和（或）认知障碍

　2. 步态障碍或认知障碍

报告症状包含如下情况

　1. 亚急性起病或起病方式不明

　2. 从童年后的任何年龄起病

　3. 病程小于 3 个月或时间不明

　4. 存在如轻微的头部创伤、既往脑出血史、儿童及青少年脑膜炎或其他临床医生认为可能与病因无关的疾病

　5. 同时患有其他神经、精神或全身性疾病，但临床医生判断并非完全由这些疾病引起

　6. 无进展或进展不明显

开放性 CSF 压力无法测量或超出"很可能的 iNPH"的要求范围

颅脑成像显示与脑积水相符的脑室扩大，但同时伴有以下征象

　1. 足够严重的脑萎缩程度来潜在解释脑室大小

　2. 可能影响脑室大小的结构性损伤

引自 Relkin 等，2005

病灶消退及高位凸面脑沟扩张（凸面脑脊液梗阻的消退）（图 18-23）。

　　并不是每一个很可能的或可能的 iNPH 都适合行分流手术，必须根据个体进行风险－疗效比评估。因为有相对较高的手术并发症发生率（可达 38%），正确选择分流手术的患者非常重要，并发症包括过度引流（最常见于术后 1 年）、感染、硬膜下积液或血肿、癫痫、腹部并发症（腹膜炎、穿孔、肠扭转和腹水）、分流不足或阻塞、颅内出血等。

　　用于选择分流手术患者的诊断试验包括基于外科侵入性操作（CSF 动力学和颅内压监测），并基于那些形态或功能的神经影像学研究。

表 18-6　**iNPH 诊断标准（日本指南）**

明确的 iNPH

分流术后症状改善

很可能的 iNPH

满足以下所有特征

1. 满足"可能的 iNPH"的诊断要求
2. CSF 压力 ≤ 200mmH₂O 且 CSF 性质正常
3. 有以下 3 个观察性特征之一
   高位凸面 / 中线脑沟变窄
   CSF 放液试验后症状改善
   CSF 腰椎外引流试验后症状改善

MRI 支持的可能的 iNPH

满足以下所有特征

1. 满足可能性 iNPH 的要求
2. 高位凸面 / 正中部脑沟变窄

可能的 iNPH

满足以下 5 个特征

1. 60 岁后起病
2. 至少出现两种症状（步态障碍、认知障碍、尿失禁）
3. 脑室扩大（Evans 指数 > 0.3）
4. 症状无法用其他疾病解释
5. 排除其他脑室扩大的原因：蛛网膜下腔出血、脑膜炎、梗阻性脑积水、先天性脑积水、头部损伤

引自 Mori 等，2012

1. 脑脊液动力学和颅内压监测

国际指南建议使用功能试验（放液试验、腰椎外引流试验、灌注试验、颅内压监测）来识别可能对分流手术有效的患者。

- 放液试验（大容量腰椎穿刺）：一次性释放 40～50ml CSF，暂时产生手术分流的生理效应，从而评估患者反应。该试验在选择分流有效者方面显示出良好的阳性预测值，但敏感性相当低，因此一些可能分流有效者由于试验阴性而放弃手术治疗。

- 腰椎外引流试验（external lumbar drainage，ELD）：涉及 CSF 持续引流（10ml/h，持续 72h）。该试验具有高度准确性（对分流有效者的正确预测接近 90%），并且相对安全（尽管并发症发生率高于放液试验），但需要住院。

考虑其较高的敏感性，有学者建议对放液试验阴性患者进行 ELD 试验。

- CSF 灌注 / 流出阻力试验：包括通过一根腰穿针注入乳酸林格液，同时通过另一根记录 CSF 压力。用这种方法可以获得一些流体动力学指标，如脑脊液流出阻力，该指标在分流有效的 iNPH 患者中是增加的。一些医疗中心使用脑脊液流出阻力大于 10mmHg/(ml·min) 来选择 iNPH 进行分流，但应注意该指标在健康个体也会随年龄增加。当放液测试结果为阴性时，确定脑脊液流出阻力可能有助于提高判断分流有效者预后的准确性。

- 颅内压（ICP）监测：持续、夜间颅内压监测可显示短暂（通常 30s～1min）的 CSF 压力峰值，由静息态 ICP 间歇性升高引起，即所谓的 B 波，特别是在快速眼动（rapid eye movement，REM）睡眠中多见。在颅内压监测（包括夜间监测）中超过 10% 的 B 波频率被用于选择分流术治疗患者，与记录的平均 ICP 无关。也有学者认为更好的方法是评估动态（波动的）ICP，用平均 ICP 波幅表示，分流有效者的 ICP 波幅明显高于无效者。ICP 监测是一种有创性的操作，在欧洲普遍使用，但在其他地区很少见到。

2. 神经影像检查

- 基于 MRI 的形态学特征：虽然一些神经影像学技术已用于诊断和选择分流候选者，但是 MRI 仍然是目前的标准方法。尽管脑脊液流空也不失为一种方法，但对患者进行手术治疗的诊断和选择往往仅依赖于 MRI 形态学表现，如 DESH。

- CSF 流空：中脑导水管内明显的 CSF 流空现象表明 CSF 流的高动力性，曾被发现这与 NPH 患者脑室 - 腹腔分流成功相关。然而，进一步的研究发现 CSF 流空程度与手术结果的相关性较差。因此，中脑导水管内流空的识别有助于区分交通性和非交通性脑积水，但不应作为 iNPH 分流是否有效的预测指标。

- 基于 MRI 的导水管 CSF 流速：除了证实交通性脑积水的存在，MRI 还可以通过 T₂ 加权图

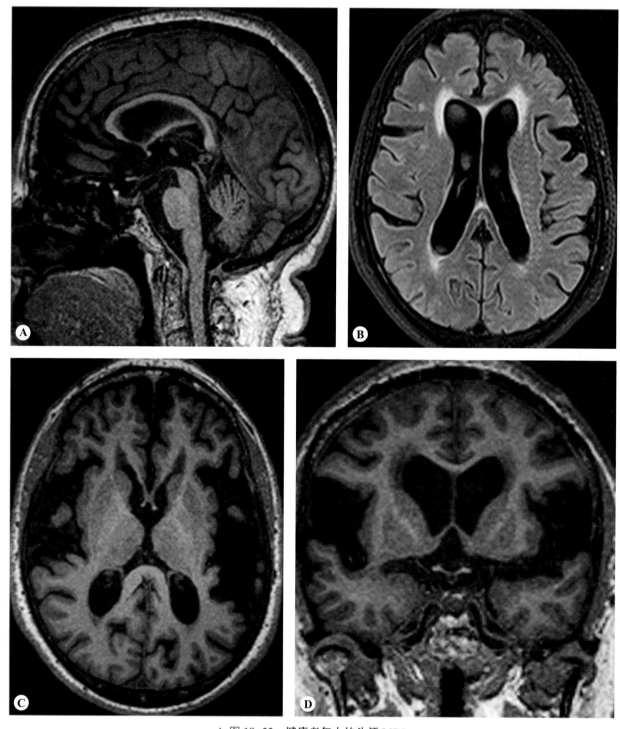

▲ 图 18-22　健康老年人的头颅 MRI

观察到导水管正常（A）、脑室扩大（B）、外侧裂扩大和高位凸面脑沟变窄（C 和 D）。建议诊断为临床前 iNPH

像识别明显的导水管流空，从而显示中脑导水管的高 CSF 流量。通过心脏门控 PC MRI 的 CSF 流体动力学指标在 iNPH 中预测 CSF 分流是有可能成功的。但是目前没有足够证据支持使用该技术测量的脑脊液每搏输出量可以选择 iNPH 患者进行分流手术。

（二）病例报告

一位 78 岁男性，因步态不稳、平衡障碍、尿失禁和认知障碍就诊，病史 12 个月。

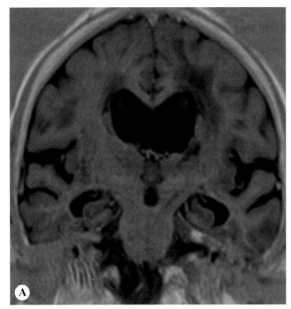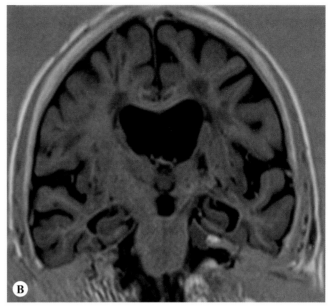

▲ 图 18-23　分流术前（A）及术后 6 个月（B）颅脑 MRI，观察白质病变部分消退、胼胝体角增大、高位凸面脑沟扩大，术后脑室仅轻度减小

临床诊断为慢性脑积水，并要求进行颅脑 MR 检查。

MRI 扫描序列包括：①矢状位 T_1 加权；②矢状位 3D CISS；③ 3D T_2 SPACE；④轴位 T_2 FLAIR；⑤轴位 T_2 加权；⑥冠状位 T_1 加权。结果显示脑室扩大，Evans 指数为 0.40，外侧裂扩大伴高位凸面脑沟变窄，胼胝体角变小（< 90°）及局部脑沟扩张。

DESH 量表得分为 9/10。3D SPACE 图像上显示了导水管内 CSF 流，T_2 加权图像上也显示了广泛的白质病变（图 18-24）。CSF 开放压力低于 200mmH$_2$O，持续和夜间 ICP 监测显示短暂的 CSF 压力峰值（B 波）。诊断为很可能的 iNPH，并在开放压力约 115mmH$_2$O 时进行脑室 - 腹腔分流术。分流术后 3 个月，患者认知状态稳定，不再需要助行器，只偶尔使用手杖。分流术后 9 个月，患者部分时间独自居家，可以做一些简单的家务，照料自己的生活。

术后 6 个月随访 CT 扫描显示，脑室大小轻度减小，白质病变几乎完全正常化，凸面蛛网膜下腔扩大（图 18-25）。

该病例说明了可能性 iNPH 患者从开始到分流术成功整个评估和管理过程，以及 MRI 的辅助诊断价值。当分流术后症状有所改善时，可诊断为明确的 iNPH。

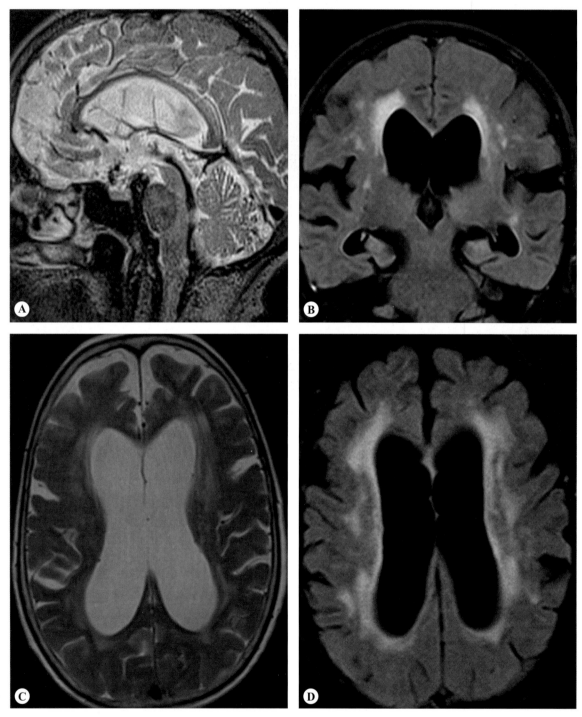

▲ 图 18-24　头颅 MRI

观察矢状位 3D SPACE 图像（A）上正常 CSF 流经导水管，冠状位 T_2 FLAIR 图像（B）上外侧裂扩大伴高位凸面脑沟变窄、胼胝体角变小。脑室扩大伴有广泛白质病变及局部脑沟扩大病变可见于 T_2、T_2 FLAIR 图像（C 和 D）

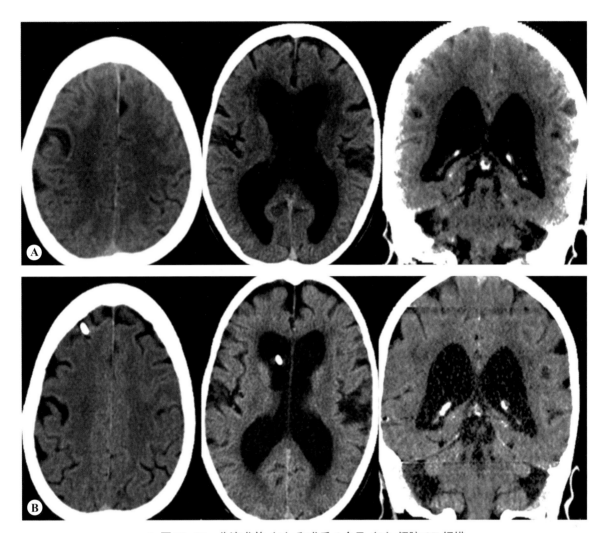

▲ 图 18-25　分流术前（A）和术后 6 个月（B）颅脑 CT 扫描

观察外侧裂扩大伴高位凸面脑沟变窄、广泛的脑室周围白质密度减低。分流术后，脑室大小轻度减小，高位凸面脑沟扩大，白质低密度病变几乎完全正常化

参考文献

[1] Agarwal A, Bathla G, Kanekar S. Imaging of communicating hydrocephalus. Semin Ultrasound CT MR. 2016;37(2):100–8.

[2] Bradley WG Jr. CSF flow in the brain in the context of normal pressure hydrocephalus. AJNR Am J Neuroradiol. 2015;36(5):831–8.

[3] Bradley WG Jr. Magnetic resonance imaging of normal pressure hydrocephalus. Semin Ultrasound CT MR. 2016;37(2):120–8.

[4] Ghosh S, Lippa C. Diagnosis and prognosis in idiopathic normal pressure hydrocephalus. Am J Alzheimers Dis Other Demen. 2014; 29:583–9.

[5] Ishii K, Kanda T, Harada A, et al. Clinical impact of the callosal angle in the diagnosis of idiopathic normal pressure hydrocephalus. Eur Radiol. 2008;18(11):2678–83.

[6] Mori E, Ishikawa M, Kato T, Japanese Society of Normal Pressure Hydrocephalus, et al. Guidelines for management of idiopathic normal pressure hydrocephalus: second edition. Neurol Med Chir (Tokyo). 2012;52 (11):775–809.

[7] Relkin N, Marmarou A, Klinge P, Bergsneider M, Black PM. Diagnosing idiopathic normal-pressure hydrocephalus. Neurosurgery. 2005;57(3 Suppl):S4–16; discussion ii–v.

[8] Shinoda N, Hirai O, Hori S, et al. Utility of MRI-based disproportionately enlarged subarachnoid space hydrocephalus scoring for predicting prognosis after surgery for idiopathic normal pressure hydrocephalus: clinical research. J Neurosurg. 2017;127(6):1436–42.

[9] Tanaka N, Yamaguchi S, Ishikawa H, Ishii H, Megura K. Prevalence of possible idiopathic normal-pressure hydrocephalus in Japan: the Osaki-Tajiri project. Neuroepidemiology. 2009;32:171–5.

[10] Ucar M, Guryildirim M, Tokgoz N, et al. Evaluation of aqueductal patency in patients with hydrocephalus: three-dimensional high-

sampling-efficiency technique (SPACE) versus two-dimensional turbo spin echo at 3 Tesla. Korean J Radiol. 2014;15(6):827–35.

[11] Williams MA, Malm J. Diagnosis and treatment of idiopathic normal pressure hydrocephalus. Continuum (Minneap Minn). 2016;22(2 Dementia):579–99.

拓展阅读

[1] Iseki C, Kawanami T, Nagasawa H, et al. Asymptomatic ventriculomegaly with features of idiopathic normal pressure hydrocephalus on MRI (AVIM) in the elderly:a prospective study in a Japanese population. J Neurol Sci. 2009;277(1–2):54–7.

[2] Marmarou A, Black P, Bergsneider M, Klinge P, Relkin N, International NPH Consultant Group. Guidelines for management of idiopathic normal pressure hydrocephalus: progress to date. Acta Neurochir Suppl. 2005;95:237–40.

[3] Miskin N, Patel H, Franceschi AM, Alzheimer's Disease Neuroimaging Initiative, et al. Diagnosis of normalpressure hydrocephalus: use of traditional measures in the era of volumetric MR imaging. Radiology. 2017;285(1):197–205.

[4] Poca MA, Solana E, Martínez-Ricarte FR, Romero M, Gándara D, Sahuquillo J. Idiopathic normal pressure hydrocephalus: results of a prospective cohort of 236 shunted patients. Acta Neurochir Suppl. 2012;114:247–53.

[5] Ringstad G, Vatnehol SAS, Eide PK. Glymphatic MRI in idiopathic normal pressure hydrocephalus. Brain. 2017;140(10):2691–705.

[6] Virhammar J, Laurell K, Cesarini KG, Larsson EM. The callosal angle measured on MRI as a predictor of outcome in idiopathic normal-pressure hydrocephalus. J Neurosurg. 2014a;120(1):178–84.

[7] Virhammar J, Laurell K, Cesarini KG, Larsson EM. Preoperative prognostic value of MRI findings in 108 patients with idiopathic normal pressure hydrocephalus. AJNR Am J Neuroradiol. 2014b;35(12):2311–8.

[8] Virhammar J, Laurell K, Cesarini KG, Larsson EM. Increase in callosal angle and decrease in ventricular volume after shunt surgery in patients with idiopathic normal pressure hydrocephalus. J Neurosurg. 2018;1:1–6. [Epub ahead of print].

第19章 脊髓脑脊液疾病影像：脊髓空洞症
Imaging of Spinal CSF Disorders: Syringomyelia

Julija Pavaine　Dominic Thompson　著

夏凯威　郭邦俊　译　　朱海涛　倪倩倩　校

摘　要

脊髓空洞症是一种多因素疾病，指脊髓内充满液性空洞。神经影像技术不仅能明确脊髓空洞症的诊断，还能识别其病因和病理生理学，从而指导疾病治疗。虽然 T_1 和 T_2 加权序列的多平面 MRI 是成像的金标准，但 PC MRI 和 cine MRI 等先进技术越来越多地应用于诊断和随访中。本章提供了一种实用的方法来进行脊髓空洞症成像，包括该方法的解读及陷阱。

原发性脊髓空洞症少见，影像学技术除了显示脊髓空洞的大小和范围，还可确定潜在病因。正常 CSF 循环受阻是脊髓空洞形成最常见的原因，如脑积水或 Chiari Ⅰ 型畸形患者。脊髓 CSF 循环局部紊乱也可能导致脊髓空洞症，如脊髓外伤、感染、炎症。脊髓肿瘤常伴有囊肿形成从而导致空洞发生。因此，脊髓空洞症应被认为是诊断过程的开始而非结束。

关键词

脊髓空洞症；脊髓积水；管状空腔；延髓空洞症；Chiari Ⅰ 型

缩略语

C Ⅰ M	Chiari Ⅰ malformation	Chiari Ⅰ 型畸形
C Ⅱ M	Chiari Ⅱ malformation	Chiari Ⅱ 型畸形
C	cervical	颈椎
CSF	cerebrospinal fluid	脑脊液
CT	computed tomography	计算机断层扫描
L	lumbar	腰椎
MRI	magnetic resonance imaging	磁共振成像
T	thoracic	胸椎
V-P	ventriculoperitoneal shunt	脑室 – 腹腔分流术
US	ultrasonography	超声检查

一、脊髓空洞症

（一）别名和相关术语

别名和相关术语包括管状空腔、脊髓积水、脊髓空洞积水症、脊髓积水空洞症。

（二）定义

管状空腔或脊髓空洞症通常指的是脊髓内轮廓清晰、充满液体的纵向管状空洞化。典型的管状空洞呈偏心性，位于脊髓中央管外侧（图 19-1A）。脊髓积水指的是脊髓中央管扩张（图 19-1B），也可能是一种常见的正常变异即中央管增粗（图 19-1C）。脊髓空洞积水症是一个通用术语，有时用于涵盖上述两种情况，但是不够精准，是对病因的一种模糊，应尽可能地避免。从实际的角度来看，脊髓空洞症是一种继发于多种病因的病理过程，而脊髓积水这个术语最适用于没有明确病因的中央管原发性扩张，该扩张很少是病理性的。

管状空腔或脊髓空洞症通常指脊髓内充满液体的空洞。虽然两者影像学特征可能相似，但这种液体的成分和来源会因为病因而有所不同。例如，由流体动力学引起的脊髓空洞症液体类似于 CSF，而脊髓髓内肿瘤引起的管状空腔液体更有可能是高蛋白质含量的肿瘤渗出液（图 19-2）。脊髓空洞的大小和范围不一，从局灶性或短节段性（延伸至几个椎体）到脊髓全长包括延髓到圆锥不等。

管状空腔通常呈间隔状或小窝状；然而，在很多情况下，明显的分隔更像是"成袋"，故从空腔的单一点进行的手术引流通常足以解除整个空腔的压力（图 19-3）。

延髓空洞症指的是空洞向脑干延伸（图 19-16A、B、D 和 E 和图 19-21B）。

（三）分类

脊髓空洞症的各种分类已被提出，但都存在问题，在临床实践中遇到特例或跨类别的病例并不罕见。对于任何类型的脊髓空洞症，最重要是阐明病因，从而指导临床治疗。比较常用的一种分类是 Milhorat 分类法。根据 175 例患脊髓管状空腔（不包括髓内肿瘤）的尸检数据并结合 927 例管状空腔患者临床症状和 MRI 表现，对脊髓空洞的两种主要类型进行了描述，重点介绍了其病理解剖学、病因学和发病机制。两大类为交通性和非交通性脊髓空洞症。非交通性脊髓空洞症进一步分为两组：中央管/中央旁管状空腔和原发性实质空洞。

Ⅰ型（交通性脊髓空洞）：扩张的中央管与第四脑室相通（图 19-4A），因此多继发于脑积水。交通性脊髓空洞症并不常见。即使在较大的交通性脊髓空洞中，症状可能是轻微或无症状的。可能是由于进展缓慢或位于中央，并且室管膜内衬的空腔对脊髓神经束的破坏作用小于非交通性脊髓空洞。

Ⅱ型（非交通性脊髓空洞）：包括Ⅱa 型和Ⅱb型（图 19-5）。

Ⅱa 型（中央管/中央旁管状空腔）：扩张的中央管（图 19-18B）或中央旁管状空腔（图 19-21C），不与第四脑室连通，可能与以下情况相关。

- 任何原因的 CⅠM（图 19-4、图 19-7、图19-9、图 19-12、图 19-19、图 19-20、图19-21 和图 19-22）。

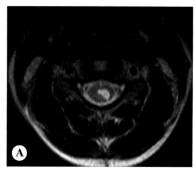
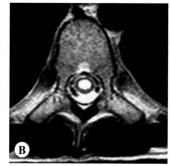
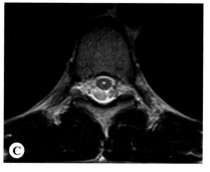

▲ 图 19-1　脊髓空洞、脊髓积水和中央管增粗

A. 轴位 T₂WI 显示颈髓内偏心性左侧空腔，表现为脊髓空洞；B. 轴位 T₂WI 显示胸髓中央管明显扩张，即脊髓积水；C. 轴位 T₂WI 显示胸髓中央管轻度增粗，代表连续的中央管

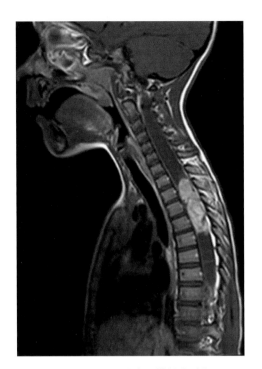

▲ 图 19-2 肿瘤"管状空腔"

矢状位相位对比 T$_1$WI 显示强化的上胸椎髓内肿瘤（低级别毛细胞星形细胞瘤），以及邻近广泛的管状空腔分布在实体瘤上下侧

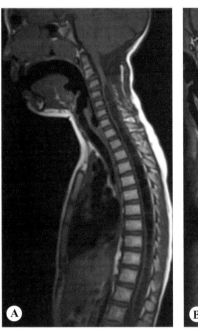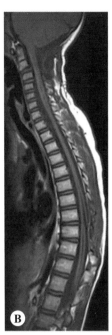

▲ 图 19-3 小儿难治性脊髓空洞症的分隔式空洞减压术

A. 矢状位 T$_1$WI 显示了一个广泛的脊髓空洞伴有明显分隔，枕骨大孔减压术后未消失；B. 3 个月后行空洞 – 蛛网膜下腔引流至空洞内 1～2cm，矢状位 T$_1$WI 显示整个空洞萎陷，表明整个腔已经贯通

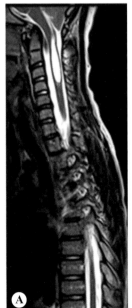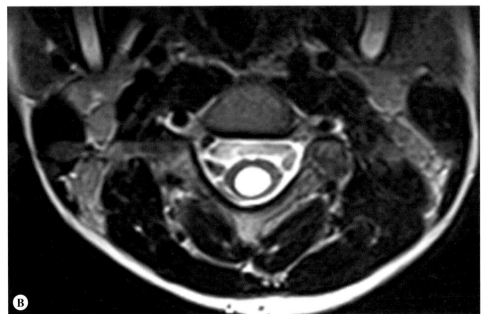

▲ 图 19-4 9 岁男童的 Chiari Ⅰ 型畸形伴交通性脊髓积水

A. 矢状位 T$_2$WI 显示颈脊髓空洞与第四脑室相通，注意斜坡为水平方向，小脑扁桃体下降和胸椎侧弯；B. 轴位 T$_2$WI 显示脊髓空洞周围非对称性变薄

- 脊髓拴系（图 19-11C 至 E）。
- 继发于脑膜炎的蛛网膜炎（图 19-6）。
- 髓外压迫。

非交通性管状空腔可在中心旁破裂，主要发生在脊髓的背侧及外侧节段，当脊髓实质组织完全分离时，可与脊髓周围的蛛网膜下腔脑脊液腔相通（图 19-7）。

Ⅱb 型原发性实质空洞：出现在脊髓的分水岭区（图 19-8）；病理性脊髓空洞症最可能的机制是，局部 CSF 阻塞而迫使 CSF 从蛛网膜下腔沿脊髓的血管周围间隙走行。

- 创伤后。
- 缺血后。
- 出血后。

从实际角度来看，如果没有一个相对可识别的病因，单凭影像学很难区分不同类型的非交通性脊髓空洞症。

（四）临床表现

脊髓空洞症的临床表现包括脊髓功能障碍的症状，如无力和感觉障碍。

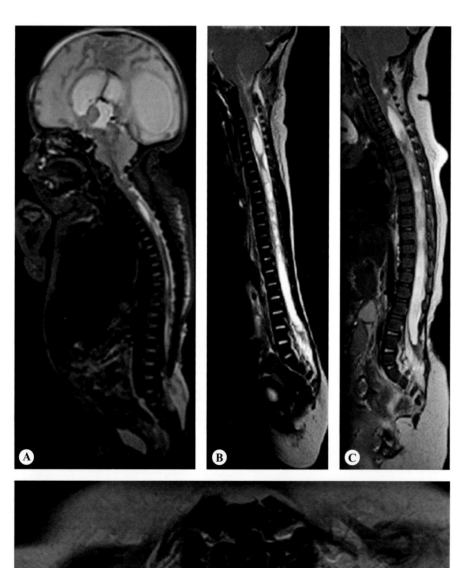

◀ 图 19-5　**脊髓空洞症伴 Chiari Ⅱ 型畸形和脑积水**
A. 女婴的出生后 T_2WI 矢状位显示 Chiari Ⅱ 型畸形、腰骶段脊膜膨出、脑积水和上段脊髓空洞；B. 3 月龄时矢状位 T_2WI 显示尽管已实施脊膜膨出闭合术、枕颈交界处减压和脑积水分流治疗，但仍发展为多腔全脊髓空洞；C 和 D. 6 个月后，矢状位 T_2WI（C）和轴位 T_2WI（D）显示，尽管期间有几次分流治疗，全脊髓空洞仍呈进行性扩张。注意由于脉冲性流体运动引起的空洞内的流空效应（C）。观察到明显扩张的空洞周围的脊髓严重变薄，周围蛛网膜下腔消失（D）

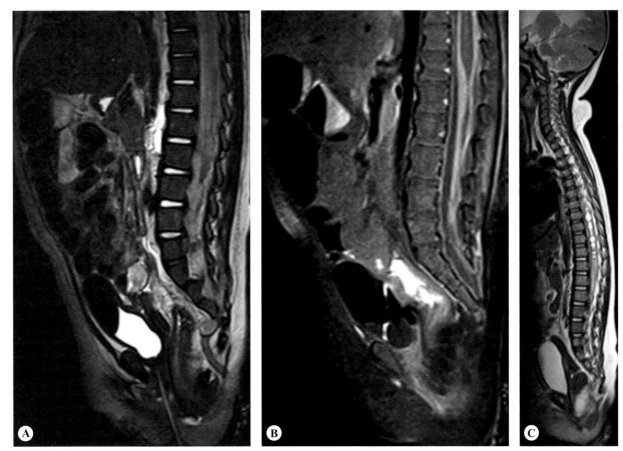

▲ 图 19-6 1例女婴的会阴前骶前窦道感染继发中枢神经系统感染，引起非交通性脊髓空洞症

A. 11 月龄时的腰骶椎矢状面 T_2 CISS 序列显示，在 $S_{3\sim4}$ 节段窦道从尾骨向骶骨前表面延伸，与椎管相通。注意脊髓弥漫性肿胀，T_2 高信号物质使远端椎管闭塞。窦道与表面皮肤连续（未显示）。B. 矢状位 T_1 增强后脂肪抑制序列显示沿远端脊髓和马尾神经根的明显强化，聚集在远端硬膜囊内，伴有脊膜强化。C. 2 个月后，矢状位 T_2 序列显示多腔全脊髓空洞，见于下胸髓 [图片由 Roberto Ramirez, Consultant Pediatric Neurosurgeon, Royal Manchester Children's Hospital（RMCH）提供]

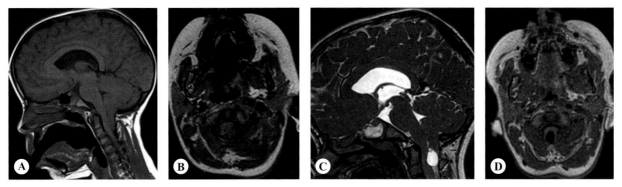

▲ 图 19-7 10 岁女童，脊髓空洞症合并空洞破裂，伴巨脑症 – 毛细血管畸形 – 多小脑回畸形综合征与 CIM

A. 8 岁时的矢状位 T_1WI 显示小脑扁桃体突出至下 C_2 椎体水平；B. 轴位 T_1WI 的 C_2 上缘水平显示左侧小脑扁桃体移位至颈髓；C. 2 年后，矢状位 T_2 CISS 序列显示上颈髓局灶性空洞；D. 轴位 T_1WI 的 C_2 中部水平显示脊髓空洞分离至脊髓背侧，与蛛网膜下腔相通

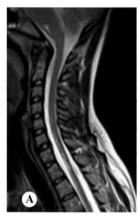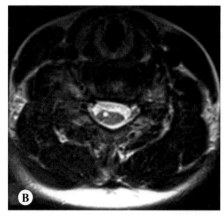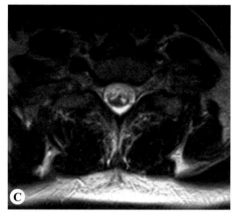

▲ 图 19-8　12 岁女孩，继发于吉兰 – 巴雷综合征的原发性实质空洞，急性起病 2 个月后表现
A. 矢状位 T_2WI 显示颈胸段脊髓腹侧 T_2 高信号，伴有实质缺失；B. 轴位 T_2WI 下颈椎水平显示脊髓右前象限有囊腔；C. 轴位 T_2WI 上胸椎水平显示两侧脊髓前侧空腔

在空洞延伸到上颈髓的位置，三叉神经核可能会受到影响，导致面部感觉改变。肢体无力通常是不对称的，可能与四肢或躯干的疼痛或感觉改变有关。长期患有脊髓空洞症的老年患者可能会出现小肌肉萎缩，精细运动受损的表现。

由于脊髓丘脑束和背柱束中感觉模态的分离，首先导致温痛觉的减轻，而浅触觉和本体感觉早期仍保留。这反映了在中线交叉的脊髓丘脑束的早期易感性。经典的披肩状分布在临床实践中并不常见，更常见的是可能累及躯干和（或）四肢的非皮肤性不对称感觉丧失。脊髓空洞症的潜在病因也与临床表现有关，如 Chiari 相关性脊髓空洞症通常伴有阵发性的、由 Valsalva 动作引起的枕部头痛或延髓症状。年龄也会影响临床表现，如年龄较小的儿童和青少年通常会出现脊柱侧弯，而这种表现在成年人中少见。

同样重要的是，要认识到脊髓空洞症可能出现在有轻微或没有症状或体征的个体中；这种疾病的自然发展过程已经在最近的一些出版物中得到了描述，如在 17 名症状轻微或没有症状的脊髓空洞症患儿中，有 15 名（88%）的脊髓空洞症没有改变或缩小，他们的症状轻微或没有症状。这提示，偶发性或无症状空洞的自然发展过程可能比迄今所认知的更为良性。

二、脊髓空洞症病理生理学

中央管增粗（脊髓积水）在新生儿和婴幼儿中并不少见；事实上，圆锥区中央管的扩张有时被称为末端脑室（终脑室）（图 19-23D）。在背部疼痛或轻微脊柱损伤的检查过程中，脊髓积水也常常会随之被发现。这类病例通常会转诊神经外科；然而，临床病史和检查结果通常足以排除病史和脊髓积水之间的因果关系。孤立性脊髓积水几乎不需要手术。

（一）Chiari Ⅰ 型畸形空洞形成的病理生理学研究

尽管有许多相关的文献和假说，但脊髓空洞症的发病机制并不完全清楚。最为广泛接受的模型由 Oldfield 提出，认为脊髓空洞液来自脊髓外，而不是来自脊髓内。他们结合术中超声和相位对比 MRI 的结果来研究 CSF 流动和小脑扁桃体在枕骨大孔处的移动。继发于小脑扁桃体疝的枕大孔处的脑脊液流动障碍损害了沿颅脊髓脑脊液通路的生理性压力波。这些压力波是在诸如咳嗽、Valsalva 等动作期间在脊髓蛛网膜下腔产生的，通常逸散到颅内间隙。当枕大孔堵塞导致压力波不能逸散时，脑脊液会沿着血管周围间隙被迫进入脊髓，从而导致脊髓实质空洞。重复的压力波通过周围的脑脊液蛛网膜下腔传播至管状空腔。枕骨大孔减压术恢复了颅颈交界处的生理压力梯度，使空洞的充填机制失效（图 19-21）。

与此模式相反的是基于伯努利原理的脊髓空洞症的髓内压力理论。正常情况下，蛛网膜下腔的脑脊液压力与髓内压力相等。脊髓脑脊液流速的增加导致脊髓周围压力的局部降低；这种压力差有助于扩张脊髓微血管，并有利于液体从血管内流出进入脊髓实质，从而形成脊髓空洞。脊髓的反复扩张形成管状空腔。根据这个模型，脊髓空洞液来自血管内间隔，而不是像 Oldfield 所说的来自脊髓脑脊液。实验示踪剂研究中注入蛛网膜下腔的标志物分布更支持 Oldfield 假说。

Chiari Ⅰ型畸形脊髓空洞症的病理生理学可能不同于 Chiari Ⅱ型畸形。在 CIM 中，小脑扁桃体疝会导致枕大孔处的功能性阻塞，从而导致脑脊液流动受阻，进而使脑脊液滞留。椎管内压力的周期性升高会导致脑脊液沿着 Virchow-Robin 间隙进入脊髓，从而导致脊髓空洞症。在 CⅡM 中，脊髓空洞症的病因可能更为复杂；最常见的被认为是继发于脑积水，在这种情况下，它被称为"脊髓积水"（图 19-5 和图 19-10D 和 E）。这是有临床意义的，因为继发于 CIM 的脊髓空洞症通常会通过枕大孔减压术，来恢复脑脊液在头颈交界处的流动，而继发于 CⅡM 的脊髓空洞症则需要通过脑脊液分流来治疗相关的脑积水。只有当分流术不能改善脊髓空洞症时，才会考虑治疗其他病因，如菱脑疝或脊髓拴系。

越来越多的人认识到 CIM 是继发于脑脊液循环障碍或颅底结构异常的多因素疾病，如短斜坡、扁颅底和颅底凹陷，这些因素会减少颅后窝体积，并导致颅后窝内容物过度拥挤。与年龄较小的儿童相比，5 岁以上的 CIM 儿童更容易患脊髓空洞症。小脑扁桃体下降的程度与空洞的发展相关性不大。小脑扁桃体的形态已被证明与局部梗阻的可能性相关：与圆形扁桃体相比，尖状扁桃体或钉状扁桃体对枕大孔处的脑脊液流体动力学有更严重的损害，并且更有可能与脊髓空洞症相关（图 19-25）。CIM 患者脊髓空洞症最常见的部位是扁桃体下端以下的上、中颈髓。CIM 患儿的脊髓空洞症经常导致脊柱侧弯，这反映出脊髓空洞压迫脊髓运动角而导致生长中的脊柱脊髓旁肌肉的不对称神经支配（图 19-4 和图 19-12D 和 E）。

MRI 的普及导致越来越多的患者被诊断为偶然发现性"脊髓空洞症"，这更有可能是良性的脊髓

积水，一种解剖变异的中央管增粗（图 19-1C）。

（二）"脊髓空洞前"状态的影像学特征

脊髓内的液体积聚显示为局灶性模糊的 T_2 高信号区，有时可能先于脊髓空洞的发展，称为"脊髓空洞前"状态。脊髓空洞前状态是由于脊髓内细胞外间隙扩张和脊髓微循环受损引起的一过性局灶性脊髓水肿。如果脑脊液通路得不到恢复，脊髓空洞前状态将进展为脊髓空洞症。然而，脊髓空洞前状态并不总是完全可逆的，在 CIM 中，即使进行颅后窝减压，脊髓空洞仍可能进展（图 19-9）。

影像学上很少见到脊髓空洞前状态；CIM 患者大多可见边界清楚，没有邻近的水肿的空洞。

三、病理特征

根据 Milhorat 的分类，应该可以预测与脊髓空洞症类型相关的不同病理变化。交通型（Ⅰ型）和非交通型（Ⅱa 型）管状空腔，如脊髓积水，应当有室管膜衬里。非交通性管状空腔可显示广泛的室管膜中断和中央管旁夹层，中央管旁夹层内有胶质细胞排列。与第四脑室连通的中央管空洞也由室管膜构成；随着空洞扩张的进展，室管膜上皮可能被破坏，见于脑积水相关的 CⅡM（图 19-10）。相比之下，原发性实质空洞（Ⅱb 型）的病理组织学表现为：腔壁有胶质增生衬里，在创伤和出血中含有含铁血黄素。

四、成像的临床情景及适应证

脊髓空洞症的临床和影像学特点

临床症状随脊髓空洞的位置和范围的不同而不同，并且症状与下面所述的疾病有关。在脊髓空洞症的不同阶段，患者可能出现不同的症状组合。

1. Chiari Ⅰ型脊髓空洞症

CIM 中的脊髓空洞症患者出现与脊髓功能障碍相关的症状类似于其他脊髓病变，如上肢、肩部和背部无力、僵硬和非神经根性疼痛；双侧运动和感觉丧失，特别是当空洞位于颈髓时，手部运动和感觉丧失，而面部和头部感觉保留。如果 CIM 患者失去了上肢的温痛觉，但仍保留了触觉和本体感觉，则应考虑脊髓空洞症。自主性膀胱和肠道功能

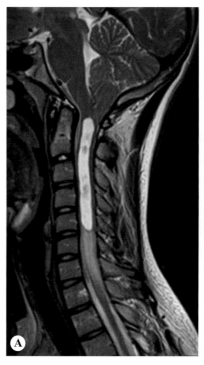
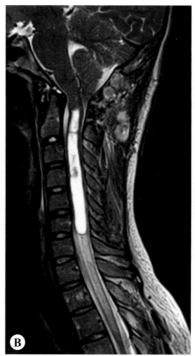
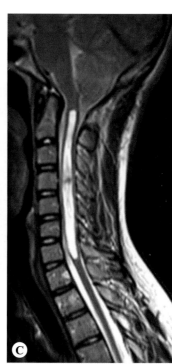

▲ 图 19-9　脊髓空洞前状态。16 岁男孩，从自行车上摔落的，偶然诊断出 CIM 和脊髓空洞症

A. 矢状位 T_2WI 显示大的颈髓空洞和空洞下方的脊髓水肿，为 T_2 高信号；B. 3 个月后，尽管行枕下开颅手术和切除 C_1 后弓，空洞仍向下进展一个椎体水平，空洞前状态延伸入胸髓至 T_3 节段下缘；C. 1 年后，颅颈交界处的脑脊液间隙被修复，脊髓空洞口径缩小，空洞长度向下增加了一个椎体高度，其余的脊髓水肿消失

障碍的症状在患有 CIM 的脊髓空洞症患者中很少见，仅见于脊髓损害的晚期。

CIM 患者表现为枕颈部头痛，与脑脊液流动障碍相关的 Valsalva 动作会加重头痛。伴有腹部反射异常或缺失的 CIM 患者的脊柱侧弯提示合并脊髓空洞症（图 19-12D 和 E），特别多见于快速进展的胸椎左凸男性患者中，而特发性脊柱侧弯更多见于胸椎右凸的女性患者。

先天性脊柱侧弯患者也可能发生脊髓空洞症，如继发于椎体分离 / 融合异常（图 19-11）。在这种情况下，脊髓空洞的病因不像与 CIM 相关时那么容易解释。一些病例仅表现为局灶性脊髓积水，而另一些病例可能是继发于局部脑脊液流动障碍的真性管状空腔。在没有明确病因的情况下，这些管状空腔通常不需要作为脊柱侧弯治疗的一部分来处理。

令人惊讶的是，一些患有 CIM 和脊髓空洞症的儿童，即使有复杂的脊髓空洞几何结构，也可能保持相对无症状或仅有脊柱侧弯的表现（图 19-12B 至 E）。虽然 CIM 相关脊髓空洞症和脊柱侧弯的儿童通常需要手术治疗，但对于真正没有症状的 CIM 儿童来说，无论是否合并脊髓空洞症，其最佳治疗方式都存在很大争议。

另一类罕见病例为延髓空洞症，当颈髓空洞延伸到延髓时发生（图 19-16A 至 E 和图 19-21B），患者可能表现为脑干症状，包括下脑神经和呼吸功能障碍、心动过缓、吞咽困难、呃逆和跌倒发作。

2. Chiari Ⅱ 型脊髓空洞症

失代偿性脑积水患者，特别是 Chiari Ⅱ 型畸形患者，脊髓空洞症可能会发展或恶化（图 19-5）。与 Chiari Ⅱ 型畸形相关的脊髓空洞症应在有下列神经恶化症状时加以怀疑，包括新的痉挛、下肢神经功能障碍、肠和膀胱功能障碍。在这种情况下，有时很难区分导致这种恶化的原因是脊髓空洞症还是脊髓拴系。当空洞延伸到颈髓时，Chiari Ⅱ 型患者可能会出现手部运动和感觉功能丧失。长期存在的广泛性脊髓空洞症的临床症状可能进展为手部小肌肉萎缩，精细运动技能丧失，肌腱反射消失，以及上肢肌束震颤。

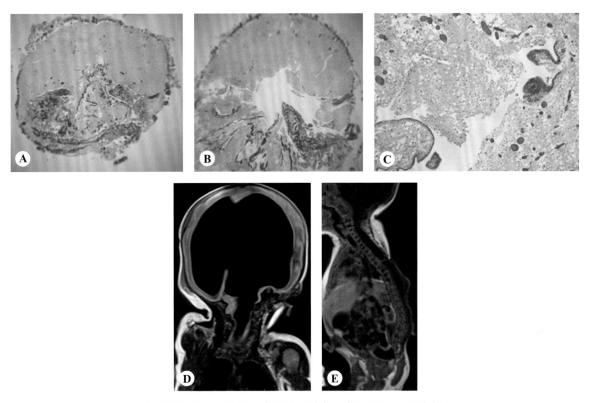

▲ 图 19-10　新生儿，交通性脊髓空洞症伴 Chiari Ⅱ 型畸形

A. 下橄榄核水平的下延髓的 HE 染色图像显示扩张的第四脑室，内衬有部分被破坏的室管膜；B. 脑闩水平的 HE 染色图像显示中央管明显扩张，一直持续至第四脑室；C. 高位颈髓的 HE 染色图像显示中央管明显扩张、破坏，部分衬以室管膜，扩张后空洞周围脊髓组织内大量毛细血管增生（A 和 B. 10×；C. 100×）；D 和 E. 出生后冠状位 FLAIR（D）和矢状位 T_1WI（E）显示严重脑积水，与第四脑室 – 脊髓空洞部相通的中央管明显扩张，中胸椎至下腰椎水平开放的脊柱裂，并有较大的胸腰段脊髓膨出［图片由 Chitra Sethuraman, Consultant Pathologist, Royal Manchester Children's Hospital（RMCH）提供］

3. 脊髓拴系导致的脊髓空洞症

脊髓空洞症可能与隐匿性的脊柱闭合不全有关，如腰骶部脂肪瘤。有一些证据表明，这是症状进展的一个不良的预后因素。虽然在所有脊椎闭合不全的病例中，脊髓在影像上都是"低位"的，但并不是所有的患者都会表现出所谓的"脊髓拴系综合征"的特征。术语"脊髓拴系"暗含一种症状的致病机制，它更适用于描述神经科、泌尿科和骨科的临床症状/体征的情况，而不是低位圆锥的影像学表现。脊柱超声能可靠地诊断婴幼儿（小于 3 月龄）的隐匿性脊柱闭合不全，而 MRI 是年龄较大的婴幼儿和儿童的最佳成像方式。所有形式的脊柱闭合不全都可能与邻近节段的脊髓空洞症相关（图19-11C 至 F）。综上所述，虽然 MRI 是诊断脊髓闭合不全的一种很好的方法，但它不能可靠地诊断脊髓拴系综合征。

4. 创伤、感染和炎症后的脊髓空洞症

CⅠM 中脑脊液流动障碍的机制可应用于脊髓空洞症的其他病因，如外伤后、感染后的蛛网膜下腔瘢痕形成，以及由于脊髓脑脊液循环局部阻塞而引起的炎症（MS、视神经脊髓炎、横贯性脊髓炎）。创伤后的管状空腔发生在粘连性蛛网膜炎继发损伤的水平之上或之下（图 19-13），而直接创伤部位的脊髓空洞反映了出血性挫伤向囊性脊髓软化的演变。感染后的管状空腔可继发于中枢神经系统脑膜炎后形成的蛛网膜瘢痕（图 19-6）。除蛛网膜炎以外，脱髓鞘和脊髓炎也会造成炎症后脊髓空洞的形成。

5. 椎管狭窄症导致的脊髓空洞症

脊髓空洞症可能偶见于椎管狭窄，主要发生在成人，如与软骨发育不全等遗传性疾病相关（图

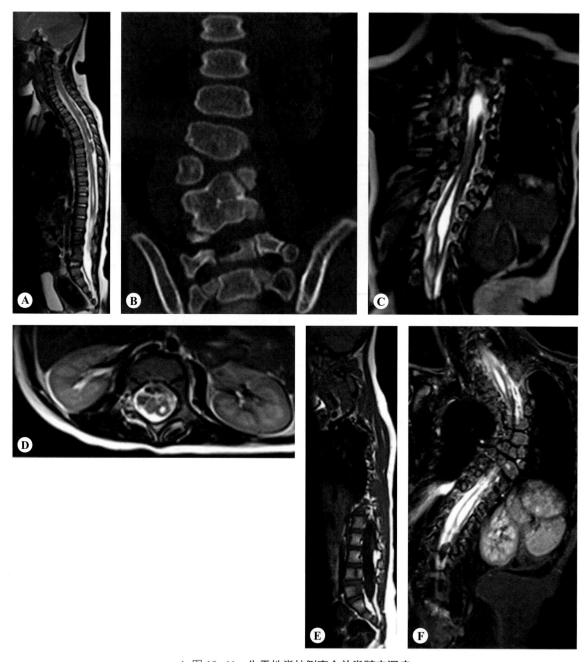

▲ 图 19-11　先天性脊柱侧弯合并脊髓空洞症

A 和 B. 女婴，1 岁 3 个月；C 至 F. 男童，4 岁 6 个月。A. 脊髓矢状位 T_2WI 显示脊髓下部有空洞，$L_{4\sim5}$ 椎体融合。B. 腰骶 CT 冠状位重建显示 L_3 右半椎体和 $L_{4\sim5}$ 椎体融合，并由此导致脊柱侧弯。C. 冠状位 T_2WI 显示胸腰椎侧弯，下段脊髓空洞延伸至脊髓圆锥。D. 轴位 T_2WI 显示 II 型脊髓纵裂，单个硬膜囊内有成对的半脊髓，左侧半脊髓有空洞。C 和 D. 在 1 岁时获得。E. 矢状位 T_1WI 在 2 岁时获得，显示脊柱侧弯和低位脊髓圆锥伴终丝脂肪瘤。F. 4 岁 6 个月时获得的冠状位 T_2WI 压脂序列显示中胸椎节段异常、进行性胸腰椎侧弯、终丝脂肪瘤、上下脊髓有管状空腔

19-14），或继发于椎间盘突出（图 19-15）。狭窄相关的管状空腔很可能继发于脊髓脑脊液血流障碍。

6. 肿瘤相关性脊髓空洞症

脊髓空洞症可见于髓内肿瘤，如室管膜瘤、血管母细胞瘤（图 19-16）和毛细胞性星形细胞瘤，

也可见于髓外肿瘤和蛛网膜囊肿压迫脊髓。血管母细胞瘤和室管膜瘤相关的管状空腔是肿瘤的囊性成分，由肿瘤分泌物组成。肿瘤实性成分（图 19-16E）的强化有助于鉴别非肿瘤性脊髓空洞症。非肿瘤性空洞不强化。血管母细胞瘤相关的空洞呈

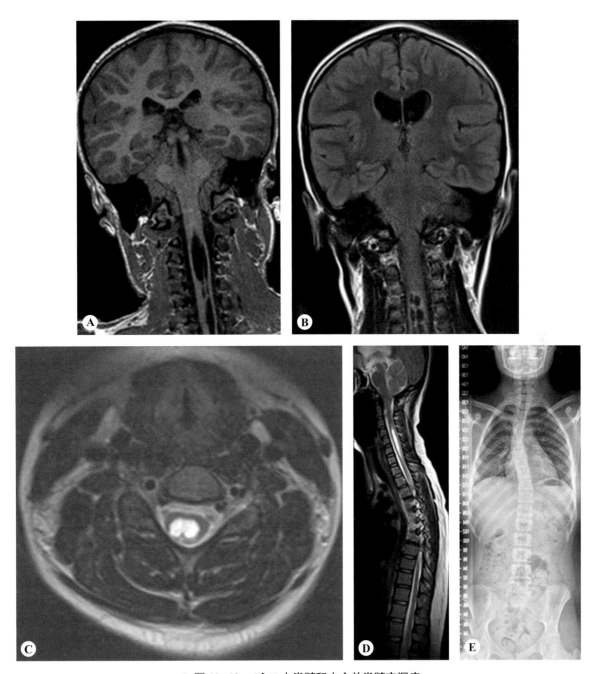

▲ 图 19-12　CⅠM 中脊髓积水合并脊髓空洞症

A. 5.5 岁男孩；B 至 E. 13.5 岁女孩。A. 冠状位 T$_1$WI 显示颈椎中央管积水和左侧脊髓空洞症。B 至 D. 9 岁时获得的冠状位 T$_2$ FLAIR（B）和轴位 T$_2$WI（C）显示颈脊髓空洞的复杂几何形状，而矢状位 T$_2$WI 显示不明显（D）。E. 脊柱 X 线显示胸椎向右轻度侧弯。B 至 E. 在 1 岁时被诊断为 CⅠM，5 年后发展为脊髓空洞症，10 岁时继发性脊柱侧弯进展

不规则的厚边空洞（图 19-16D）。另外，非肿瘤性管状扩张边缘光滑平坦，相邻的脊髓变薄。虽然肿瘤囊肿可能含有富蛋白性液体，但 T$_1$ 和 T$_2$ 加权图像通常不能检测出蛋白的存在，而对蛋白敏感的 T$_2$ FLAIR 序列很少用于脊柱。非肿瘤性空洞内容物表现为脑脊液信号强度。脊髓肿瘤也可继发于周围蛛网膜下腔阻塞和脊髓供血障碍，合并非肿瘤性脊髓空洞症。空洞不强化是可靠的而非定性的征象：肿瘤性空洞样空腔并不总是强化。

7. 特发性脊髓空洞症

如果排除了脊髓空洞症的潜在继发因素，就可以诊断为特发性脊髓空洞症（图 19-17）。

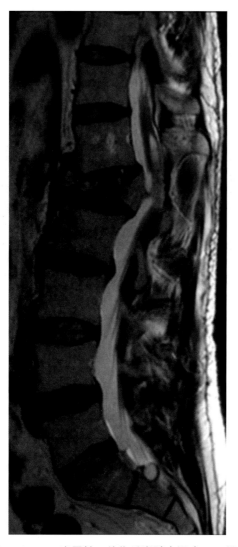

▲ 图 19-13 **52 岁男性，外伤后脊髓空洞症，L₁ 椎体骨折后 1 年**

矢状位 T₂WI 显示 L₁ 椎体骨折，椎管局限性狭窄，T₁₂ 椎体水平有空洞。注意粘连从 L₁ 椎体后段延伸至脊髓末端（图片由 Amit Herwadkar, Salford Royal Hospital NHS Trust 提供）

8. 影像检查的适应证

在下列情况下，应考虑对整个脊髓进行成像，以寻找相关的脊髓空洞症。

- CIM 患者，特别注意颅底、颅椎交界处和颈椎的病变，以及小颅骨和颅后窝异常。
- CIM 患者合并脊柱侧弯，特别注意有胸左凸的男性儿童患者。
- 伴有或不伴有椎体分离 / 融合异常的脊柱侧弯患者。
- CⅡM、脊髓拴系和脑积水患者。

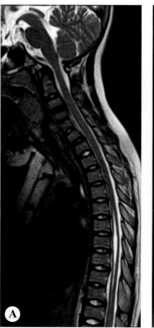
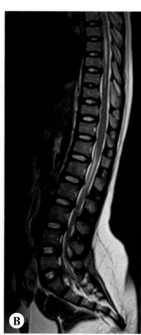

▲ 图 19-14 **7 岁女童脊髓空洞症伴软骨发育不全和椎管狭窄**

A. 上脊柱矢状位 T₂WI 显示胸中段脊髓空洞，C₄₋₅ 阻滞椎，注意斜坡较短，突出的枕后点导致枕骨大孔处相应变窄；B. 下脊柱矢状位 T₂WI 显示腰椎管狭窄

- 在创伤、感染和炎症后。
- 椎管狭窄。
- 颅内占位性病变，尤指颅后窝。
- 髓内和髓外脊柱肿瘤，蛛网膜囊受压。

五、成像技术和推荐方案

（一）脊髓空洞症的调查研究

脊髓空洞症检查的首选方法是磁共振成像。胎儿 MRI 和产科超声对先天性脑和脊柱畸形的评估是有效的，但在产前脊髓空洞很少被检出。产后颅内与脊柱超声检查的时机受限于声窗的短期开放。出生后颅脑和脊髓只有较短时间内有开放的声窗以行超声检查。虽然脊髓空洞也可以在计算机断层扫描上显示，但 MR 成像仍然是评估的金标准。此外，由于电离辐射的潜在危险，尤其是在儿童中，不推荐使用 CT。多平面 T₂ 压脂序列对椎体缺陷和分离 / 融合异常的评估效果最好，但 CT 在显示颅底和椎骨异常方面仍具有优势。脊柱 X 线片是评估脊柱侧弯的标准方法。

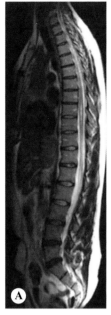 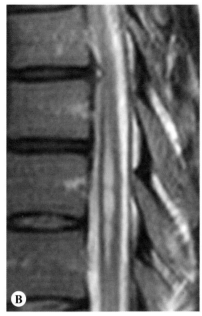 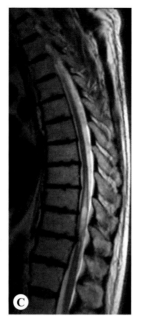

◀ 图 19-15 继发于椎间盘突出的脊髓空洞症

A 和 B. 24 岁女性；C. 63 岁男性。A 和 B. 矢状位 T_2WI（A）和放大后的 T_2WI（B）显示 $T_{7/8}$ 椎间盘突出，胸髓空洞低于此水平。C. 矢状位 T_2WI 显示 $T_{10/11}$ 椎间盘突出，胸髓空洞高于此水平。注意脊髓空洞上方的 T_2 高信号代表空洞前状态（图片由 Amit Herwadkar，Salford Royal Hospital NHS Trust 提供）

在脊髓 MRI 中除非空洞的病因明确，否则都应行完整的神经轴成像。此外，当诊断不明确时，还应该考虑增强扫描。

（二）动态磁共振成像技术

除了常规 T_2 快速自旋回波序列可显示脑脊液流空效应外，还有基于呼吸和心脏循环同步的枕骨大孔区 CSF 流动的动态 MRI 技术：流动敏感相位对比 MRI 和电影 MRI。动态 MRI 需结合矢状面高分辨率 T_2 稳态序列（CISS/DRIVE/FIESTA）或高分辨率 T_2TSE 序列进行解剖对照。

1. 相位对比 MRI

相位对比 MRI 测量移动质子引起的信号强度变化产生的相移，从而可以评估心动周期内的脑脊液流动。根据 Monro-Kellie 学说，由于颅骨坚硬，颅内间隙体积不变。在心脏收缩期，进入颅内的血液使颅内压升高，脑脊液的代偿性地从颅顶进入椎管。在舒张期，由于硬脊膜囊的弹性，脑脊液向相反方向流动。在相位对比 MRI 中，脑脊液运动被"编码"为 MR 信号强度的变化：收缩期脑脊液向下运动显示为亮 MR 信号（图 19-18C 和 E），而舒张期反向脑脊液流动显示为暗 MR 信号（图 19-18D 和 F）。通过"解码"枕骨大孔处感兴趣区域的信号变化，可以来测量脑脊液流速。

正常情况下，枕骨大孔处的脑脊液流动是双向

的，并且在脊髓周围是相同的（图 19-18E 和 F）。在 CIM 中，由于小脑扁桃体疝导致脑脊液在枕大孔水平堵塞，脑脊液流动的速度、幅度和脉冲性都发生了改变。CIM 的脑脊液流动改变可能以不同的模式呈现。脑脊液流动障碍通常开始于颈髓延髓交界处，而脑干和颈髓前方的脑脊液流动仍然保持正常（图 19-18C 和 D）。在一些患者中，收缩期和舒张期流速增加，在另一些患者中却观察到流速不均匀或降低，甚至可能出现双向脑脊液流动消失（图 19-19 和图 19-20D 和 E）。

回顾性研究表明，术后动态 MRI 流动研究的改良及完善与临床预后相关。脑脊液流动动态研究可能有助于神经外科医生在手术和保守治疗之间做出决定。

然而，术前 MR 相位对比成像上的脑脊液流动障碍并不总能预测哪些患者最有可能出现脊髓空洞症发展或恶化。对于神经影像医生来说，重要的是识别脑脊液循环尚存的患者，这些患者虽不能完全从手术中受益，但可以通过影像学检查进行随访，也可对那些术后没有改善的患者进行二次手术评估，以判断潜在的二次手术的必要性。

2. 电影 MRI

在电影 MRI 序列（稳态自由进动快速成像，FISP）中，信号采集与心脏和（或）呼吸周期同步，

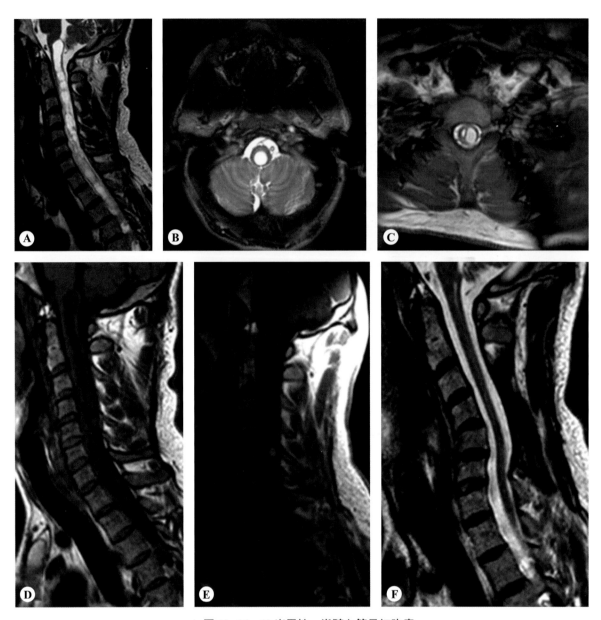

▲ 图 19-16　**40 岁男性，脊髓血管母细胞瘤**

A 至 E. 术前核磁共振检查；F. 术后 MR 检查。矢状位 T_2WI（A）和矢状位 T_1WI（D）显示延髓空洞症和颈胸段脊髓空洞症。轴位 T_2WI 显示脊髓空洞（B）。轴位 T_2WI 显示复杂的胸髓空洞（C）。增强后矢状位 T_1WI（E），显示 C_5 水平的结节状强化沿脊髓背侧凸入脊髓空洞，与血管母细胞瘤表现一致。手术 2 年后，矢状位 T_2WI 显示延髓空洞症和脊髓空洞症的消退（F）（图片由 Amit Herwadkar, Salford Royal Hospital NHS Trust 提供）

从而可以研究小脑扁桃体、延髓和上颈髓在心脏周期中的移动。在 CIM 患者中，可以观察到每个收缩期小脑扁桃体节律性向下移位。然而，这项技术能否用来评估患者是否应行手术尚未得到证实。

（三）推荐的 **MRI** 方案

脊髓空洞症的第一次评估应该包括整个神经轴的磁共振成像，特别是对儿童患者或者当脊柱成像没有发现明显的结构性原因时。

- 矢状位 T_1WI，矢状位快速自旋回波 T_2WI 扫描覆盖斜坡和颅颈交界处的整个脊柱下至尾骨，儿童层厚 3mm，成人层厚 5mm。
- 全脊髓轴位 T_2WI，儿童层厚 3mm，成人层厚 5mm。

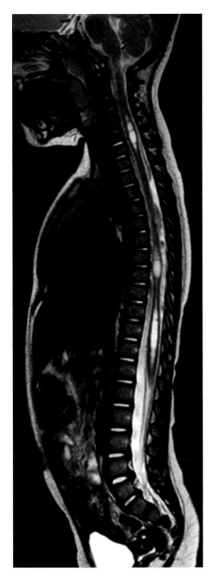

▲ 图 19–17　**16 月龄男婴，特发性脊髓空洞症**
矢状位 T₂WI 显示病因不明的多节段脊髓空洞，所有潜在原因均已排除。颈髓空洞内的水平走向的间隔可能是更具抵抗力的脊髓丘脑束交叉

- MRI 脑部检查以寻找相关的颅内病变，如脑积水、肿瘤或畸形。

在特定的适应证和临床表现中需要扫描附加序列。

- 脊柱矢状位 T₂ 高分辨率序列，层厚 ≤ 1mm 的高清晰度 T₂ 稳态成像(序列缩写取决于供应商：CISS-SIEMENS，DRIVE-PHILIPS，FIESTA-GE)，用于疑似脊髓表皮窦道（会阴骶前窦道）（图 19–6A）、蛛网膜囊肿，以及了解有关空洞更详细的特征。

- 脊柱侧弯用冠状位 T₂WI 压脂序列用于排除椎体分离 / 融合异常，冠状位也有助于更好地描绘脊髓空洞几何形状（图 19–12A 和 B）。
- 脑和上颈椎的与心肺周期同步的脑脊液动态流动序列（图 19–18C 至 F、图 19–19A 和 D、图 19–20D 和 E），以描绘脑脊液流动障碍，有利于 C Ⅰ M 患者枕下开颅手术后脑脊液流动恢复的神经外科决策和随访。可见空洞内的内容物脉冲式运动，也可以用流动敏感的 MRI 技术展示出来（图 19–19）。
- 矢状位和轴位 T₁WI 增强扫描可以排除脊髓肿瘤，如血管母细胞瘤（图 19–16）、室管膜瘤和毛细胞性星形细胞瘤（图 19–2 和图 19–24），以及中枢神经系统感染（图 19–6）。

六、报告要点和结构化报告

（一）报告要点

脊椎和大脑 MRI 是脊髓空洞症诊疗的重要组成部分，目的如下。

- 建立新的诊断和（或）确诊临床疑似脊髓空洞症。
- 检测脊髓空洞症的病因或结构性原因。
  - 脑与颅颈交界处 MRI 用于排除 C Ⅰ M 和脑积水。
  - 脊柱 MRI 用于排除椎体分离 / 融合异常和脊柱侧弯，包括腰骶椎 MRI 用以排除脊髓拴系。
- 增强扫描可以检出髓内或髓外肿瘤，也可检出极罕见的脊髓脓肿。
  - 鉴别空洞和囊性肿瘤：空洞不强化，而囊性肿瘤伴有异常结节强化（图 19–16E）。
  - 鉴别脊髓空洞和脊髓脓肿：脊髓空洞不强化，脊髓脓肿有脊髓的弥漫性强化和脓肿边缘强化。
- 指导治疗决策：手术治疗与保守治疗或影像随访观察。
- 监测治疗及预后评估。
  提示预后不良的影像学表现如下。
- 脑脊液流动障碍伴有明确或怀疑的分隔 / 粘连继发于外伤、感染及炎症后蛛网膜瘢痕。

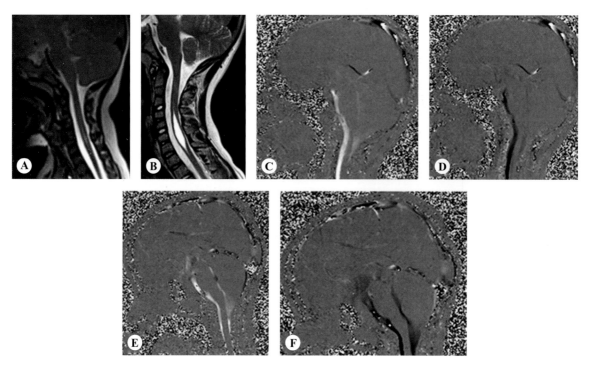

▲ 图 19-18 脊髓空洞症的相位对比 MRI 与健康人进行对比

A 至 D. 7 岁男孩，有脊椎缺损、肛门闭锁、心脏缺损、气管食管瘘、肾畸形、肢体畸形和脊髓空洞症；E 至 F. 健康的 6 岁男孩。A. 1 岁时矢状位 T_2WI 显示下颈髓中央管增粗，$C_{2\sim3}$ 阻滞椎。B. 6 年后，矢状位 T_2WI 显示局灶性颈髓空洞伴脊髓扩张，位于脊髓背侧的蛛网膜下腔消失。C 和 D. 正中矢状位动态脑脊液流动显示脑干和脊髓后方收缩期头尾向的（C，白色）和舒张期反向（D，黑色）脑脊液流动减少。E 和 F. 与 6 岁男童正常的脑 MRI 收缩期（E）和舒张期（F）脑脊液流动进行比较

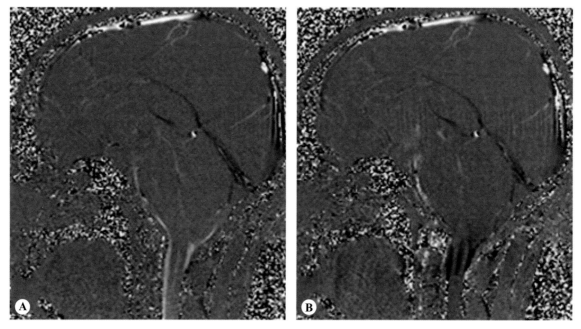

▲ 图 19-19　17 岁男孩，CIM 合并脊髓空洞症，枕下开颅术后脑脊液的相位对比研究（图 19-9 同一患者）

收缩期（A）和舒张期（B）正中矢状位图像显示枕骨大孔有脑脊液流动，空洞内液体运动与心脏搏动同步

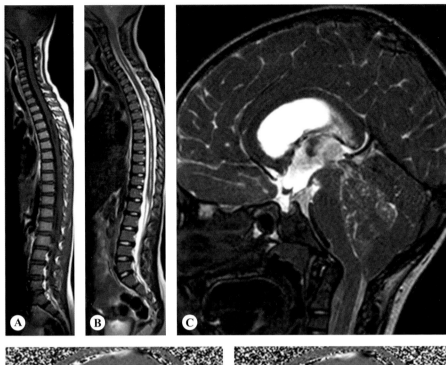

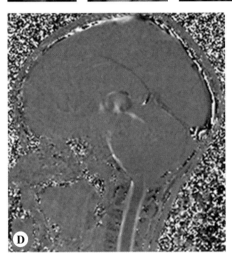

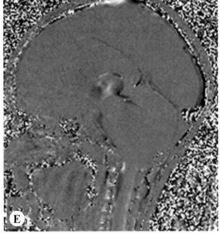

◀ 图 19-20　7 岁女童，C Ⅰ M 所致的脊髓空洞症和髓母细胞瘤所致的脑积水

A 和 B. 矢状位增强后 T_1WI（A）和 T_2WI（B）显示第四脑室肿块、小脑扁桃体疝和胸段脊髓空洞症；C. 大脑正中矢状位 T_2 CISS 显示颅后窝肿瘤，扁桃体疝并继发脑积水。D 和 E. 收缩期（D）和舒张期（E）的相位对比 MRI 显示通过第四脑室和 Magendie 孔的脑脊液流动受阻

- 已形成广泛的脊髓空洞，空洞占据脊髓横径的一半或以上，尤其空洞是长期存在时。

（二）结构化报告

结构化报告的目的是帮助影像科医生以标准化的方式呈现影像结果，并更有效地将影像学结果传达给临床医生。

结构化报告如下。

- 磁共振检查病例的临床病史和征象。
- 对比：以往检查的日期（如果有）。
- 磁共振技术，包括注射对比剂（如果有）。
- 影像表现。

－ 描述颅底结构异常（如果存在），如水平方向的短斜坡；狭小的颅后窝或颅穹窿并由此导致的过度拥挤，这些表现可能与颅缝早闭有关，如 Crouzon 和 Pfeiffer 综合征。

－ 检查是否存在脑积水，如果是行分流术后并且引流通畅，也需要检查是否仍存在脑积水。

－ 排除任何导致颅内体积增加的原因，如幕下（图 19-20）或幕上肿瘤；或非肿瘤性病变，如巨小脑、MCAP 综合征（图 19-7）。

－ 检查小脑扁桃体的位置和形态以排除 C Ⅰ M。

– 检查头颈交界处是否存在分离 / 融合异常，如寰枕融合，以及脊椎中是否存在分离 / 融合异常，如 Klippel-Feil 综合征、VACTERL（图 19-18）。

– 检查是否存在脊柱侧弯及其结构性原因（图 19-11B、C、E 和 F 和图 19-12D 和 E），是否存在 CIM、患者的性别及脊柱侧弯方向：具有胸椎左凸的 CIM 男性患者存在脊柱侧弯快速进展的风险，而特发性脊柱侧弯更多见于胸椎右凸的女性患者。

– 当扫描全脊柱 MRI 时，从 C_2 开始向下计数椎体。

– 检查脊髓圆锥的位置，排除脊髓拴系，如低位脊髓伴终丝脂肪变、脊髓脂肪瘤（图 19-11E 和 F）、术后拴系，包括术后脊膜膨出（图 19-5）。

– 排除包括椎间盘突出在内的任何原因引起的椎管狭窄（图 19-13 至图 19-15）。

– 评估脊髓横径和信号特征。

– 如果存在管状空腔，进行以下操作。

描述空洞形态：脊髓积水表现为脊髓中央管异常扩张，脊髓空洞症表现为偏心管状空腔位于脊髓中央管外侧，或两者兼有。

根据矢状位或冠状位序列检查脊髓管状空腔的位置水平，同时与轴位序列相互对照。

根据矢状位或冠状位序列观察脊髓管状空腔纵向延伸：局灶性、节段性或全脊髓管状空腔。

根据轴位序列观测脊髓管状空腔横向延伸：对称或不对称，指出管状空腔是否占据脊髓直径的一半或更多。

根据邻近脊髓是否表现为高 T_2 信号的水肿，排除脊髓空洞前状态。

根据增强序列排除脊髓肿瘤和脊柱感染。

• 结论。

七、治疗监测：随访方案和影像表现 / 陷阱

（一）CIM 中脊髓空洞症的治疗及 MRI 监测

真正的脊髓积水很少需要手术治疗。当自然病程良好，也没有新的进展性症状的情况下，影像学检查不是必要的。偶发性脊髓积水不需要影像学随访，除非出现新的或进行性症状 / 体征。最近的研究表明脊髓积水有着良性的自然病程：一项对 13 名 CIM 相关脊髓空洞症患儿的研究显示，85% 的脊髓空洞没有发生变化或较前好转。

对于患有 CIM 和脊髓空洞症的儿童，若其因上述两种疾病而表现出临床症状（包括脊柱侧凸），应该考虑手术治疗。虽然枕大孔减压术是最常见的手术治疗方式，但手术考虑其致病因素也很重要。例如，在颅内压升高或脑积水的情况下，脑脊液分流术将是首选的治疗方法，或者在有相关的颅缝早闭的情况下，可能需要扩大颅穹窿。

在没有症状或体征的情况下，尚未有证据证明需要对伴或不伴脊髓空洞症的 CIM 进行 "预防性" 手术。然而，关于这个问题一直争议不断，许多外科医生主张对大型空洞进行手术，特别是对于临床证据支持无症状进展的病例。如果不进行手术治疗，继续进行临床和影像随访则很重要。

颅后窝减压手术治疗 CIM 相关性脊髓空洞症的目的是恢复枕大孔水平的脑脊液流通。手术通常包括枕骨开颅手术，包含切除枕骨大孔后缘和寰椎后弓。减压手术的下缘应超过下降的扁桃体的水平。行减压术时，最好不要扩大范围，包括切除枢椎后弓，因为这样会增加术后不稳定和畸形的风险。在极少数情况下，扁桃体延伸到寰椎后弓后，可以考虑行小脑扁桃体凝固手术或切除小脑扁桃体。

虽然许多外科医生主张仅骨性减压，但也有一些人认为应该进行硬膜切开和硬膜成形术，特别是存在脊髓空洞症的情况下。虽然硬膜切开手术的并发症稍多，但其对空洞的影响往往更直接，预测能力更好。

其他的治疗方式，例如封堵脑闩或放置第四脑室导管，现在已不作为主要的治疗手段。

至少 3/4 CIM 患者的脊髓空洞症术后有望在临床症状和影像方面有所改善。如果术后 6 个月随访 MRI 扫描发现影像改善不明显，则需要进一步的临床讨论。如果初次手术失败，脊髓空洞症仍然存在，则需要重新考虑其他病因的可能性。

• 颅底、颅颈交界处和颈椎畸形。

- 颅内压升高。
- 枕大孔区颅后窝减压不充分伴持续性脑脊液流动障碍。
- 蛛网膜网状物致第四脑室流出道梗阻。
- 空洞直接分流术（进入胸膜、腹腔或蛛网膜下腔）通常只被认为是二线或三线治疗。

神经影像医生应该知道一些常见枕大孔减压术后的并发症，具体如下。

- 脑积水。
- 硬膜下积液。
- 脑脊液漏。
- 假性脑膜膨出。
- 血管损伤伴硬膜静脉窦出血。
- 直接神经实质损伤。
- 小脑疝（"小脑骤降"）。
- 脑膜炎。

如果怀疑术后出现即时并发症，则需要行紧急脑部和脊柱 MR 检查。当需要排除术后感染时，则要行增强检查。

对于术后无并发症的病例，术后 3～6 个月应进行脊柱 MRI 随访，以评估手术对脊髓空洞的影响。一旦脊髓空洞减压得到确认，除非有临床症状或体征，则无须持续的影像随访。

（二）影像表现 / 陷阱

婴幼儿枕大孔减压术后，枕大孔和 C_1 后弓切除部位可能发生骨再生，潜在导致脑脊液流动障碍复发。

MRI 发明后，脊髓内中央管的可视化程度有所提高，并且通常脊髓成像的适应证与脊髓空洞症无关。中央管呈连续丝状表现，无局灶性囊性扩张，常见于胸髓，偶然发现无临床意义，不需要影像学随访（图 19-1C）。

脊髓下段脊髓空洞症（图 19-23A 至 C）可与持续性脊髓终室或囊样脊髓终室（图 19-23D）相鉴别。持续性终末脑室位于终丝正上方的脊髓圆锥尖端，其大小在影像随访中通常是不变的。

所有脊髓空洞症的初次 MR 检查都应该扫描增强序列，特别是当没有明显的空洞形成原因时。脊髓肿瘤可合并空洞样囊腔。在 T_2 和平扫 T_1 序列上，

脊髓肿瘤的实性成分可能不容易与血管母细胞瘤的空洞（图 19-16A 和 D）或脊髓实质区分开来，而在注射对比剂后，肿瘤的实体成分（图 19-16E）和（或）肿瘤囊壁可见强化。比较脊髓血管母细胞瘤（图 19-16）和脊髓毛细胞性星形细胞瘤（图 19-24）的影像表现：脊髓星形细胞瘤即使在平扫矢状位 T_1 和 T_2 序列上也很明显，但如果只有轴位 T_2 和平扫 T_1 序列，则可能被误诊为空洞。如果出现异常强化，应该在不同的平面进行确认。非肿瘤性空洞无异常强化，表现为边缘光滑平坦，相邻脊髓变薄。

增强后序列可以区分脊髓空洞和脊髓脓肿（脊髓脓肿非常罕见）：脊髓脓肿表现为脊髓弥漫性强化和脓肿边缘强化。

八、病例报告

（一）病例报告 1

病例 1（图 19-21）。

1. 病史和行 MR 检查的适应证

患者 25 岁男性，患有 CIM 和脊髓空洞症。颅后窝减压术后随访。

2. 对比

7 个月前的术前脊柱 MR 检查（日 / 月 / 年）。

3. MR 成像技术

术前、术后颈胸椎 MRI，包括矢状位 T_1、T_2 序列和轴位 T_2 序列。

4. 影像学表现

初次术前检查：小脑扁桃体变形、伸长，延伸入颈管至 C_1 后弓的下部，导致枕大孔处拥挤。第四脑室大小和形态正常。

颈胸段脊髓从 C_1 水平到 T_7 椎体水平（未显示）可见长节段性脊髓空洞症。空腔延伸至髓质，符合脊髓空洞症表现。脊髓空洞广泛，占脊髓横径的一半以上，在轴位上呈复杂的几何形状，包括扩张的中央管（脊髓积水）和薄壁空腔（脊髓空洞）。表现为 CIM 合并脊髓空洞症和延髓空洞症。

5. 术后随访检查

有证据表明枕下开颅切除颅后窝减压，C_1 和 C_2 的后弓切除。小脑扁桃体呈圆形，未被压迫，同时周围脑脊液间隙仍存在（图 19-25）。颈胸段脊髓空洞症和延髓空洞症有间歇性消退。

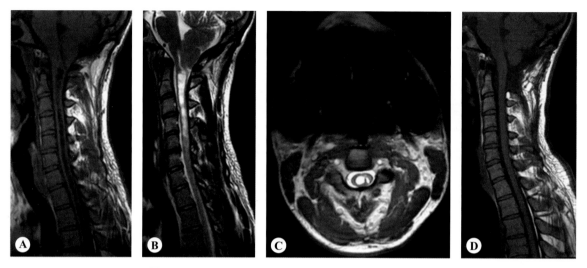

▲ 图 19-21　25 岁男性，C l M 合并脊髓空洞症和延髓空洞症

A 至 C. 术前 MRI；D. 术后 MRI。矢状面 T_1（A）和 T_2（B）序列显示小脑扁桃体尖端受压，延伸到椎管内至 C_1 后弓水平。A. 矢状位 T_1WI 显示颈胸段脊髓空洞症。矢状位 T_2WI 还显示延髓空洞症。C. 轴位 T_2WI 显示复杂的脊髓空洞，包含脊髓积水及脊髓内偏向左侧的偏心空洞。D. 术后矢状位 T_1WI 显示脊髓空洞和延髓空洞消失，颅后窝减压，小脑扁桃体减压后呈圆形，脑脊液间隙开放

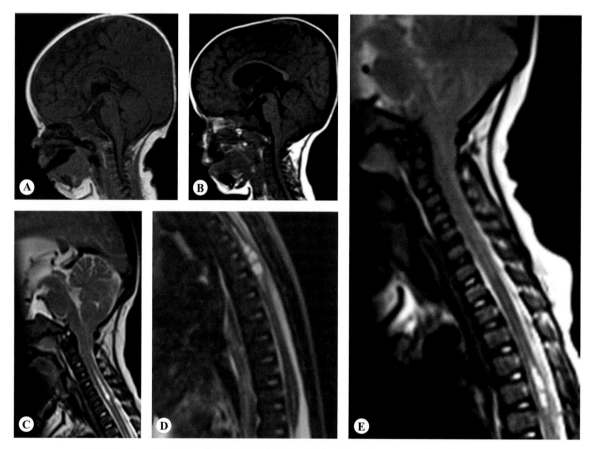

▲ 图 19-22　3 岁男童，先天性垂体功能低下和小头畸形伴 C l M、脑积水和脊髓空洞

A. 3 月龄矢状位 T_1WI 显示小脑扁桃体位置及脑室大小正常；B. 1.5 岁时矢状位 T_1WI 显示小脑扁桃体突出，侧脑室增大；C 和 D. 1 年后，矢状位 T_2WI（C）显示进行性扁桃体疝，颈段和胸段脊髓空洞症（D）；E. V-P 分流术后，3 岁时矢状位 T_2WI 显示颈段空洞消失，胸段空洞口径缩小

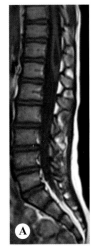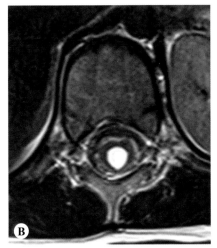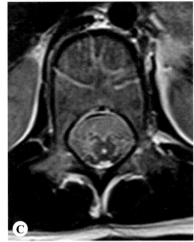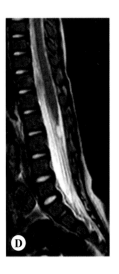

▲ 图 19-23　下胸段脊髓空洞（A 至 C）与囊样脊髓终室（D）

A 至 C. 7 岁男孩，患有 VACTERL 综合征（图 19-18 同一患者）。A. 下脊髓矢状位 T_1WI 显示下胸髓局灶性空洞；B. 横断面 T_2WI 在 T_{11} 水平显示脊髓空洞的最大横径；C. T_{12} 水平轴位 T_2WI 显示正常脊髓圆锥，同时显示中央管。D. 5 月龄男童，下脊髓矢状位 T_2 CISS 图像显示脊髓圆锥尖端有持续性脊髓终室

6. 结论

CIM、颈胸脊髓空洞症、延髓空洞症的手术治疗有效。

（二）病例报告 2

病例 2（图 19-22）。

1. 病史和行 MR 检查的适应证

男孩，3 岁，先天性垂体功能减退症：皮质醇缺乏、中枢性甲状腺功能减退、生长激素缺乏和小头畸形。生长激素治疗期间头围迅速增大，1.5 岁出现 CIM 和脑积水，随后出现颈胸髓空洞症，2.5 岁时 V-P 分流术后头围缩小，随访。

2. 对比

首次脑 MR 检查在 3 月龄，随后的脑 MR 检查在 1.5 岁，脊髓 MR 检查在 2.5 岁。

3. MR 成像技术

多平面多序列 MRI 脑成像采用标准方案，随后的脊髓 MRI 包括矢状位 T_1 和 T_2 序列、轴位 T_2 序列。

4. 影像学表现

3 月龄时的初次脑 MRI：垂体后叶 T_1 点状高信号消失，垂体前叶高度小，反映先天性垂体功能减退。小脑扁桃体位置正常。

后续 1.5 岁时的脑 MRI：尖状小脑扁桃体向下移位到 C_1 后弓水平，导致枕大孔处占位，侧脑室增大，大脑导水管扩张。表现为 CIM 伴发脑积水。

后续 2.5 岁时的脊柱 MRI：扁桃体疝进展至 C_2 后弓水平。颈脊髓空洞位于 $C_{4\sim7}$ 节段，胸髓空洞位于 $T_{4\sim6}$ 节段，伴局灶性脊髓扩张和周围脑脊液蛛网膜下腔消失。扩张的中央管可见于胸髓空洞上方和下方，并延伸至脊髓圆锥。

后续 3 岁时的脊柱 MRI：幕上脑室体积缩小，颈髓空洞消失，胸髓空洞口径缩小。

5. 结论

颈胸段脊髓空洞症改善，颈髓空洞消退，胸髓空洞减小，提示分流术有效。

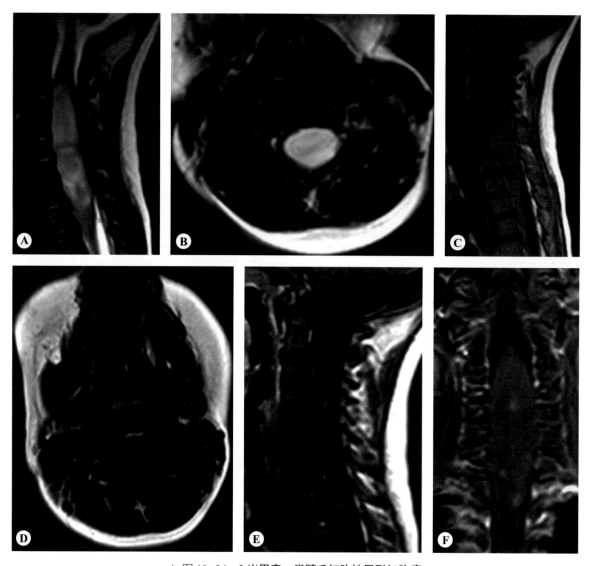

▲ 图 19-24　**2 岁男童，脊髓毛细胞性星形细胞瘤**
A 和 B. 上脊髓矢状位 T_2WI（A）和轴位 T_2 序列（B）在 C_5 椎体水平显示明显的高信号脊髓扩张，并伴有周围脑脊液间隙的阻塞；C 和 D. 上脊髓矢状位 T_1WI（C）和轴位 T_1 序列（D）在 C_3 椎体水平显示轻度脊髓低信号；E 和 F. 增强后矢状位 T_1WI（E）和冠状位 T_1WI（F）显示位于颈胸段脊髓的膨胀性肿块病变的多灶强化，符合肿瘤表现

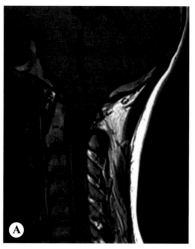

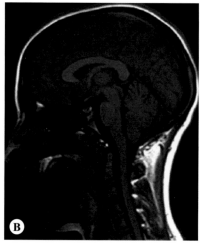

◀ 图 19-25　**尖扁桃体与圆形小脑扁桃体**
A. 矢状位 T_1 序列显示小脑扁桃体疝，压迫枕骨大孔和颈脊髓空洞（图 19-9 同一患者）；B. 矢状位 T_1 序列显示圆形小脑扁桃体位置稍低，周围的脑脊液间隙存在，无脊髓空洞症

参考文献

[1] Fischbein NJ, Dillon WP, Cobbs C, Weinstein PR. The "presyrinx" state: a reversible myelopathic condition that may precede syringomyelia. Am J Neuroradiol. 1999;20:7–20.

[2] Greitz D. Unraveling the riddle of syringomyelia. Neurosurg Rev. 2006;29(4):251–64.

[3] Hughes JA, De Bruyn R, Patel K, Thompson D. Evaluation of spinal ultrasound in spinal dysraphism. Clin Radiol. 2003;58(3):227–33.

[4] McGirt MJ, Nimjee SM, Fuchs HE, George TM. Relationship of cine phase-contrastmagnetic resonance imaging with outcome after decompression for Chiari I malformations. Neurosurgery. 2006;59(1):140–6.

[5] Milhorat TH. Classification of syringomyelia. Neurosurg Focus. 2000;8(3):Article 1.

[6] Oakes J, Thompson D. Paediatric perspectives. In: Flint G, Rusbridge C, editors. Syringomyelia: a disorder of CSF circulation. Berlin/Heidelberg: Springer; 2014. p. 193–207.

[7] Oldfield EH, Muraszko K, Shawker TH, Patronas NJ. Pathophysiology of syringomyelia associated with Chiari I malformation of the cerebellar tonsils. Implications for diagnosis and treatment. J Neurosurg. 1994;80(1):3–15.

[8] Poretti A, Ashmawy R, Garzon-Muvdi T, Jallo GI, Huisman TAGM, Raybaud C. Chiari type 1 deformity in children: pathogenetic, clinical, neuroimaging, and management aspects. Neuropediatrics. 2016;47:293–307.

[9] Rossi A. Hydrosyringomyelia, cysts, and other disorders of the cerebrospinal fluid spaces in the spine. In: Pediatric neuroradiology. Berlin/Heidelberg: Springer; 2015. p. 1–18.

[10] Rossi A, Martinetti C, Morana G, Severino M, Tortora D. Diagnostic approach to pediatric spine disorders. Magn Reson Imaging Clin N Am. 2016;24:621–44.

[11] Singhal A, Bowen-Roberts T, Steinbok P, Cochrane D, Byrne AT, Kerr JM. Natural history of untreated syringomyelia in pediatric patients. Neurosurg Focus. 2011;31(6):E13.

[12] Stoodley MA, Jones NR, Yang L, Brown CJ. Mechanisms underlying the formation and enlargement of noncommunicating syringomyelia: experimental studies. Neurosurg Focus. 2000;8(3):E2.

[13] Strahle J, Muraszko KM, Kapurch J, Bapuraj JR, Garton HJL, Maher CO. Natural history of Chiari malformation type I following decision for conservative treatment. J Neurosurg Pediatr. 2011;8(2):214–21.

[14] Thompson DNP. Chiari I malformation and associated syringomyelia. In: Di Rocco C, et al., editors. Textbook of pediatric neurosurgery. Springer International Publishing AG; 2017. p. 1–32.

[15] Wykes V, Desai D, Thompson DN. Asymptomatic lumbosacral lipomas – a natural history study. Childs Nerv Syst. 2012;28(10):1731–9.

拓展阅读

[1] Flint G, Rusbridge C. Syringomyelia: a disorder of CSF circulation. Berlin/Heidelberg: Springer Berlin Heidelberg . Imprint: Springer; 2014.

[2] Kornienko VN, Pronin IN. Spine and spinal cord disorders: syringohydromyelia. Chapter 15: 15.5.6. In: Diagnostic neuroradiology. Berlin/Heidelberg: Springer; 2009. p. 1150–5.

[3] Nogues MA. Syringomyelia. 2001. Last updated 16 Aug 2017.

[4] Tortori-Donati P, Rossi A. Hydromyelia and syringomyelia. Ch 39.7. In: Pediatric neuroradiology. Berlin/Heidelberg: Springer; 2005. p. 1603–6.

[5] Vandertop WP. Syringomyelia. Neuropediatrics. 2014;45(1):3–9.

第 20 章　特发性颅内高压的影像学表现

Imaging of Idiopathic Intracranial Hypertension

Anna Zimny　Marek J. Sąsiadek　著

周茜洋　郭邦俊　译　　朱海涛　倪倩倩　校

摘　要

特发性颅内高压是一种无明显原因的颅内压增高综合征，以前称为假性脑瘤。本文讨论特发性颅内高压的病因、流行病学、临床症状、治疗选择和影像学表现。特发性颅内高压是一种罕见的疾病，主要见于肥胖的育龄期女性，但也见于男性和儿童。特发性颅内高压的病理生理学机制尚不完全清楚，目前有多种相关机制被提出，如脑脊液产生过多、脑脊液吸收障碍、血管内容量增加或颅内静脉压升高。已知的危险因素包括某些药物使用、激素变化、感染及自身免疫性疾病。特发性颅内高压的主要临床症状是头痛和视力减退，其次为搏动性耳鸣、复视、幻视、眼痛或脑神经麻痹。眼科检查通常显示视盘水肿。腰穿显示脑脊液开放压力升高。临床神经影像的作用首先是排除引起继发性颅内高压的病因，如占位性病变、脑积水、感染或包括静脉窦血栓形成在内的血管病变。其次，影像学检查可显示支持特发性颅内高压诊断的征象，如视神经旁脑脊液间隙增大、视神经迂曲、巩膜后方扁平、视盘眼内突起及其强化、部分空蝶鞍、Meckel 腔扩大、颅底小脑膜膨出、裂隙状脑室、获得性小脑扁桃体脱垂、横窦狭窄等。推荐的影像学检查方案包括脑和眼眶增强 MR 检查，然后进行 MR 静脉造影。

关键词

颅内高压；假性脑瘤；霹雳样头痛；视盘水肿；空蝶鞍；脑脊液

缩略语

CISS	constructive interference in steady state	稳态进动结构相干
CN	cranial nerve	脑神经
CSF	cerebrospinal fluid	脑脊液
CT	computed tomography	计算机断层扫描
DRIVE	driven equilibrium	驱动平衡
DWI	diffusion-weighted imaging	扩散加权成像

FIESTA	fast imaging employing steadystate acquisition	稳态采集快速成像
IIH	idiopathic intracranial hypertension	特发性颅内高压
MR	magnetic resonance	磁共振
MRI	magnetic resonance imaging	磁共振成像
MRV	magnetic resonance venography	磁共振静脉造影
ONS	optic nerve sheath	视神经鞘
SWI	susceptibility-weighted imaging	磁敏感加权成像
TOF	time of flight	时间飞跃

一、定义和术语

特发性颅内高压（idiopathic intracranial hypertension，IIH）是一种临床综合征，其症状和体征表现为颅内压升高，而病因无法识别。Heinrich Quincke 于 1893 年首次将其描述为浆液性脑膜炎，此后数十年来名称一直在不断变化。建议避免使用先前使用的术语，如"假性脑瘤"和"良性颅内高压"，现已用 IIH 代替。然而，这一术语也可能具有误导性，因为 14%～90% 的 IIH 患者存在潜在的可识别的病因，如静脉窦狭窄或并存疾病，比如某些内科疾病、药物和感染（表 20–1）。这表明单纯的特发性颅内高压比较罕见。

IIH 需要与继发性颅内压升高相鉴别，继发性颅内压升高往往与容易识别的病因有关，如占位性病变、脑积水、感染或静脉窦血栓形成等。

二、病因

IIH 的确切病因在很大程度上是未知的。根据 Monro-Kellie 学说，颅骨是一个体积固定的不可压缩结构，构成颅内空间的三个主要部分（脑组织、脑脊液和血液）保持动态体积平衡状态。因此，颅内压升高可能是由许多不同的机制引起的，包括脑脊液容量增加（脑脊液产量增加、脑脊液重吸收减少或脑脊液流出阻力增加）、脑容量增加（间质液体容量增加）、静脉或动脉血容量增加（动脉或静脉压力增加、脑自动调节功能丧失或静脉引流受阻）。

IIH 与某些疾病或激素状况也有很强的相关性。

表 20–1 显示了许多与 IIH 密切相关的已知危险因素。最近的几项研究也显示，IIH 患者横窦狭窄的发生率增加。然而，上述静脉窦狭窄是 IIH 的原发病因还是继发改变仍然存在争议。

三、流行病学

IIH 是一种罕见的疾病，发生在普通人群中，发病率为 0.9/10 万，即每 10 万人口中有 0.9 人发病，女性占多数（女：男比例为 8：1）。IIH 最常发生在 22—40 岁的年轻人中，并且与肥胖密切相关，尤其是体重迅速增加的情况下（肥胖女性中每 10 万人中有 19 例）。陈旧观点认为，肥胖患者 IIH 的发生是由于腹腔和胸腔内压力均升高导致中心静脉压升高，最终导致颅内压升高。最近，生化因素如血栓形成前状态，雌激素水平增高，炎性细胞因子表达或内分泌功能障碍被认为是 IIH 的病因。

虽然 IIH 最常见于超重的育龄女性，但 IIH 也可发生在年龄更大的女性、男性，甚至在儿童人群中，特别是青春期后的女性。

四、临床表现

IIH 最常见的临床症状是压力样的、搏动性的、持续不断的头痛及眼后疼痛，常伴有恶心，这些症状发生在 90%～94% 的 IIH 患者中。

第二个常见的症状是视力丧失，通常是快速且一过性的，见于 68%～85% 的患者。它可能表现为视野缺陷，通常表现为隧道视觉。如果症状持续存在，患者的部分或全部视力可能会永久丧失。慢性

表 20-1　IIH 的危险因素
极可能的危险因素

- 女性
- 肥胖 / 体重增加
- 内分泌紊乱（Addison 病、甲状旁腺功能减退症、类固醇戒断、儿童生长激素使用）
- 营养失调（维生素 A 过多、饮食过量）

较大可能的危险因素

- 十氯酮（Kepone）
- 酮洛芬和吲哚美辛
- 甲状腺替代疗法
- 四环素及其衍生物
- 尿毒症

可能的危险因素

- 睡眠呼吸暂停
- 系统性红斑狼疮
- 胺碘酮
- 维生素 A 缺乏症
- 缺铁性贫血
- 碳酸锂
- 萘啶酸
- 结节病
- 磺胺类抗生素
- 低磷血症

不太可能或未经证实的危险因素

- 皮质类固醇摄入
- 甲状腺功能亢进
- 动脉高血压
- 复合维生素摄入
- 月经初潮
- 月经不调
- 妊娠
- 口服避孕药

改编自 Chen 等，2014

IIH 最严重的并发症表现为失明。

脉搏同步性耳鸣是 IIH 的另一种常见症状，约 58% 的患者出现这一症状。改变体位可加重，压迫颈静脉可缓解。其他常见症状包括幻视（即眼前闪光感 54%）、眼痛（44%）、复视（38%），罕见症状为脑神经麻痹，通常为外展神经麻痹（10%～20%）。

在少见情况下一些长期 IIH 伴有脑膜膨出的患者可出现脑脊液漏的表现，如鼻漏、耳漏、低颅压和反复出现细菌性脑膜炎。

IIH 患者也可表现为无症状。

五、临床评估

眼科检查显示视力下降，视野缺损，眼底镜下的视盘水肿是最明显的特征。必须强调的是，并非每个患者都会出现视盘水肿，大约 40% 的患者会出现单侧或双侧的视盘水肿。

除某些病人表现为第六脑神经麻痹之外神经系统检查通常表现为正常。在侧卧位进行腰穿脑脊液压力测量显示，正常体重患者脑脊液开放压力高于 $200mmH_2O$，而肥胖患者高于 $250mmH_2O$。脑脊液成分正常。

自 2013 年以来，Friedman 等提出的修订诊断标准已用于成人和儿童 IIH 的诊断（表 20-2）。

六、神经影像

神经影像的主要目标是排除颅内高压的继发性

表 20-2　修订的成人和儿童 IIH 诊断标准
如果存在视盘水肿

除脑神经异常外，神经学检查正常

神经影像

- 脑实质正常，无脑积水、肿块或结构损害的证据，MRI 上无异常脑膜强化
- 如果没有 MRI 或存在 MRI 扫描禁忌证，可使用增强 CT

脑脊液成分正常

在正确的腰椎穿刺中脑脊液开放压力升高［成人 ≥ $250mmH_2O$；儿童 ≥ $280mmH_2O$（如果儿童没有服用镇静药和不肥胖，则为 $250mmH_2O$）］

如果不存在视盘水肿

第六脑神经麻痹（单侧或双侧）或必须满足 ≥ 3 个神经影像标准：

- 空蝶鞍
- 眼球后方变平
- 视神经周围蛛网膜下腔扩张伴或不伴视神经扭曲
- 横窦狭窄

改编自 Friedman 等，2013

原因，以及寻找 IIH 的典型征象。

继发性颅内高压最常见的原因是颅内占位性病变（肿瘤、脓肿）、脑脊液分泌增加（即脉络丛乳头状瘤）、脑脊液吸收减少（室管炎、蛛网膜下腔内粘连、蛛网膜下腔出血）、梗阻性脑积水或静脉流出受阻（由于脑静脉窦血栓形成、颈静脉压迫等）。

IIH 的典型影像征象是眼眶和颅内的改变，包括脑、颅底和横窦。

（一）眼眶改变

视神经发自间脑，周围环绕着脑脊液和脑膜。视神经鞘（optic nerve sheath, ONS）由视神经周围蛛网膜下腔内的脑脊液和硬脑膜组成。IIH 的影像学特征是单侧或双侧 ONS 直径增大至 5mm 以上（图 20-1），45%～67% 的患者可见视神经垂直弯曲（图 20-2）。升高的颅内压和脑脊液压力的直接传递至视神经周围蛛网膜下腔可以解释眼眶异常，但这与视盘水肿的临床症状无关。

与视盘水肿和视力障碍相关的影像学征象是眼球后部变平、眼内突出和视盘对比度增强（图

20-3）。据报道，IIH 患者中有 50%～80% 存在这些体征。它们反映了颅内压升高传递到眼球，静脉充血、毛细血管渗漏，以及可能的后巩膜内血 – 视网膜屏障的破坏。眼眶异常可在轴位或冠状位使用薄层 T$_2$ 加权图像显示。为了完善观察效果，建议使用脂肪饱和的 T$_2$ 加权图像或 3D 重 T$_2$ 加权稳态序列，如 3D-Drive（Philips）、3D-CISS（Siemens）和 3D-Fiesta（GE）。

（二）颅内腔隙的改变

在颅内间隙内发现的大多数影像征象是由于蛛网膜间隙的扩大及其突起所致。

在 70%～80% 的 IIH 患者中会出现部分空蝶鞍征。它是由蛛网膜膨出通过鞍膈向下突出，然后使垂体变平而产生的。这一征象的产生需要一定时间（图 20-4）。成人垂体正常高度随年龄的变化而变化，年轻人可达 3～10mm，50 岁以上人群可为 3mm 以下。部分空蝶鞍在老年人群中可能是一种正常的表现。在矢状位 T$_1$ 或 T$_2$ 加权图像上显示效果最佳。

IIH 患者蛛网膜下腔体积增大也可能导致

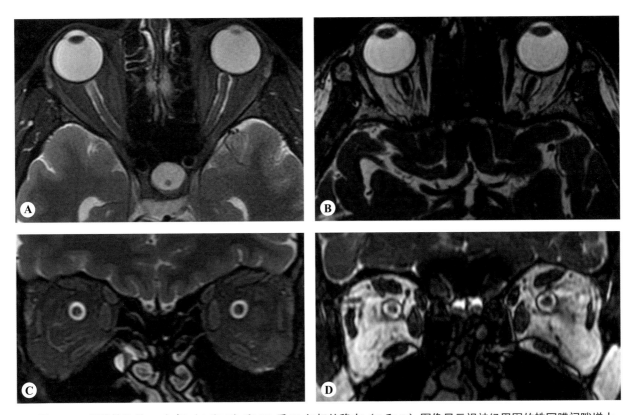

▲ 图 20-1　脂肪饱和的 T$_2$ 加权（A 和 C）和 3D 重 T$_2$ 加权的稳态（B 和 D）图像显示视神经周围的蛛网膜间隙增大

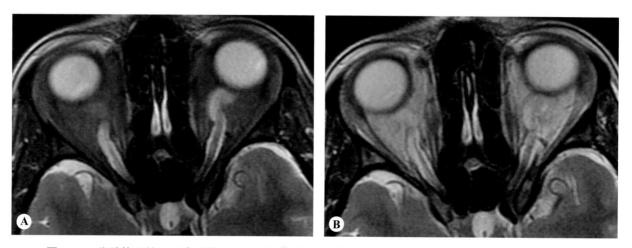

▲ 图 20-2　脂肪饱和的 T_2 加权图像（A）比没有脂肪抑制的 T_2 加权图像（B）更能清楚地显示眼眶内视神经的曲折走行

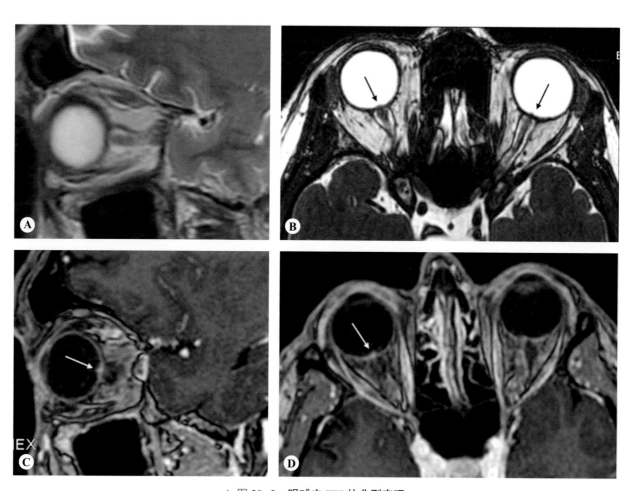

▲ 图 20-3　眼球内 IIH 的典型表现

A. T_2 加权矢状位图像上巩膜后方平坦；B. 3D 重 T_2 加权轴位图像上视盘在眼内突起；C 和 D. 钆增强 3D T_1 加权图像扫描后强化的视盘

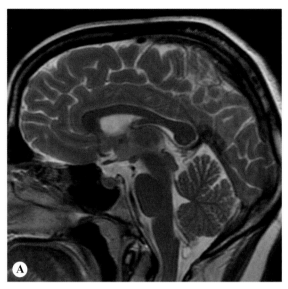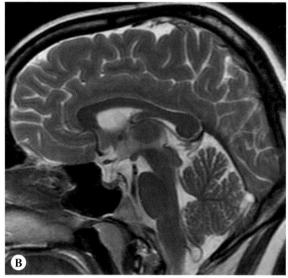

▲ 图 20-4 **36 岁女性患者在 IIH 病程中垂体大小的变化，伴有搏动性头痛、右眼视力下降和双侧视盘水肿**
A. 早期 MR 检查显示垂体正常，使用乙酰唑胺治疗 3 个月后出现新的临床症状；B. 随访 MR 检查显示垂体体积缩小

Meckel 腔扩大（其正常直径横断面不应超过 8mm，冠状面不超过 5mm），海绵窦动眼神经周围的脑脊液间隙增大（动眼神经池），大蛛网膜颗粒和（或）自发性脑膜突起（通常称为脑膜膨出），通常位于颅底部（图 20-5 和图 20-6）。

脑膜膨出破裂时可能导致扇贝样骨切迹或侵袭，以及脑脊液漏。脑脊液漏的患者通常没有颅内高压的临床症状，提示脑脊液漏可能降低了原本升高的颅内压。当脑脊液漏自然修复时，IIH 的临床症状再次出现。T_2 加权像是显示上述蛛网膜下腔间隙异常的首选成像序列，尤其是 3D 重 T_2 加权稳态序列（CISS/FIESTA/DRIVE）。如果发生脑脊液漏，可能需要鞘内增强 CT 或 MR 脑池造影。

最近有报道称，在接受增强 MR 或 CT 静脉造影的 IIH 患者中，65%～90% 的患者出现横窦变窄。狭窄通常位于横窦的外侧，既往或当前无血栓形成（图 20-7）。目前尚不清楚 IIH 的发病机制是由双侧静脉狭窄引起（由于静脉流出道梗阻），还是继发性颅内压升高导致静脉壁受压。进行有创性常规数字减影脑静脉造影以记录狭窄节段的压力梯度。压力梯度大于 8mmHg 可作为有创性静脉支架置入术的适应证。

关于 IIH，其他有争议的颅内表现是裂隙状脑室。由于年轻患者通常会存在正常的细长脑室，因

此这种征象并不常见且难以客观评估。

IIH 患者中有 10%～20% 可能会出现后天性扁桃体脱垂，通常被误认为 Chiari Ⅰ 型畸形。与 Chiari Ⅰ 型畸形相比，后天性扁桃体脱垂对减压手术无反应，但需要脑脊液分流手术（表 20-3）。

（三）推荐的成像方法

MRI 是评估 IIH 患者的首选方法。但是，IIH 患者出现急性临床症状，如爆裂性头痛和视力快速下降，可能会被送至急诊室，头颅 CT 检查应作为其最早神经影像检查手段。在某些情况下，可以通过紧急 CT 检查来评估 IIH 的主要特征，如视神经鞘增大、视神经走行曲折或空蝶鞍（图 20-8）。

为了排除继发性颅内高压的病因（特别是占位性病变、脑积水、颅内感染、硬脑膜窦血栓形成和血管畸形），以及发现 IIH 的典型神经影像学征象，需要对 MR 检查方案进行调整。一次扫描检查中，MRI 应覆盖眼眶和颅内间隙。颅内间隙的影像学评估应包括对脑、颅底（特别是垂体）、硬脑膜静脉窦和颅颈交界处的全面评估。推荐的 MR 成像方案如表 20-4 所示。

七、MR 报告要点

- 步骤 1：排除继发性颅内高压的主要原因。
  - 占位性病变。

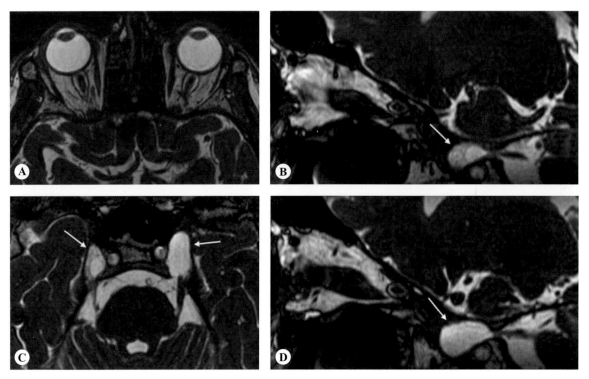

▲ 图 20-5　50 岁男性 IIH 患者，表现为典型的视神经周围蛛网膜下腔扩张（A）和双侧 Meckel 腔扩大（B 至 D），左侧更为明显，在 3D 重 T$_2$ 加权稳态图像上显示得更清楚

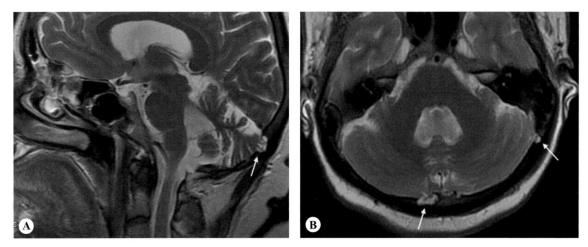

▲ 图 20-6　与普通人群相比，IIH 患者枕内可见明显的蛛网膜颗粒（箭）

- 脑积水。
- 颅内感染。
- 血管畸形。
- 脑静脉血栓形成。
- 步骤 2：寻找 IIH 的典型影像征象。
  - 视神经鞘直径大于 5mm。
  - 视神经走行曲折。
  - 视盘眼内突起。

- 视盘强化。
- 部分空蝶鞍。
- 横窦狭窄。
- 步骤 3：评估仅在某些情况下可能出现的其他发现。
  - Meckel 腔扩大。
  - 颅底脑膜膨出。
  - 突出蛛网膜颗粒。

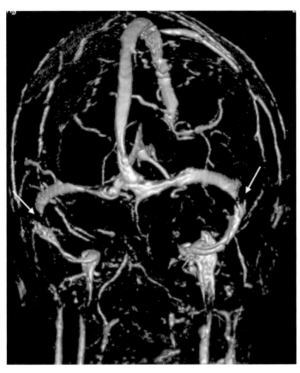

▲ 图 20-7　IIH 患者的二维时间飞跃磁共振静脉成像显示双侧横窦外侧的信号丢失，这可能表明存在双侧狭窄。如果计划进行支架植入术，则需要用对比增强的 **3D MR** 静脉造影或有创的数字减影静脉造影进行进一步检查

表 20-3　IIH 的影像征象
眼眶（单侧或双侧）
• 视神经鞘直径大于 5mm [a]
• 视神经走行曲折
• 球后扁平 [a]
• 视盘的眼内突起 [a]
• 视盘强化
颅内间隙
• 部分空蝶鞍 [a]
• Meckel 腔扩大
• 大的蛛网膜颗粒
• 颅底脑膜膨出
• 脑脊液漏
• 裂隙样脑室
• 获得性扁桃体脱垂
• 横窦狭窄（单侧或双侧）[a]

a. 诊断 IIH 特异性最高的影像学征象

　　－脑脊液漏。

　　－裂隙样脑室。

　　－获得性小脑扁桃体脱垂。

八、治疗和预后

　　IIH 可能是一种自限性疾病，但在许多情况下，它会转成慢性病且需要治疗。IIH 的治疗有两个主要目标，即减轻症状（主要是头痛）和保持视力。建议所有肥胖患者减重，因为减重可以带来很好的临床效果。其他治疗选择包括使用降低脑脊液生成的药物，如乙酰唑胺或托吡酯。不推荐使用治疗性腰椎穿刺术，因为它们只能带来短期效果。脑脊液分流术（脑室 – 腹腔或腰 – 腹腔）仅在特殊情况下使用，通常是在临床病程爆发性进展和视力快速丧失的情况。当暴发性病例对药物治疗无效时，也可以进行视神经鞘开窗手术。

　　一些医疗中心建议使用横窦血管内支架置入术治疗内科治疗无效的 IIH 患者，但该方法仍存在争议。最近一项对 136 例静脉窦支架置入术的 Meta 分析显示，83% 的患者头痛改善，97% 的患者视盘水肿减轻，78% 的患者视力改善，并发症发生率为 2.9%，这些数据与视神经鞘开窗术相似，但远低于神经外科分流术。为了确定暴发性或药物难治性 IIH 患者的最佳手术方法，有必要进行包括随机的平行对照研究试验在内的进一步研究。

九、病例报告

1. 病史

　　一名 26 岁肥胖女性患者，患有慢性头痛，因头痛加重 2 天和视力逐渐模糊 1 天而于急诊科就诊。神经状况正常。眼底镜检查显示右眼单侧视盘水肿。头部急诊 CT 扫描未见明显异常。患者入院后第 2 天进行了脑部 MR 检查（图 20-9）。拟行腰椎穿刺以测量 CSF 的开放压力。由于患者肥胖，病房中实施这一操作时出现技术问题（神经科医生在触诊时找不到中线）。因此，临床神经科医生要求神经影像医生行 X 线引导下腰椎穿刺术（图 20-9）。在 $L_{2/3}$ 水平成功地进行了轴位和侧位的 X 线扫描。脑脊液开放压力为 400mmH$_2$O，脑脊液成分正常。收集 20ml 的 CSF，并将关闭压力降低至 230mmH$_2$O。

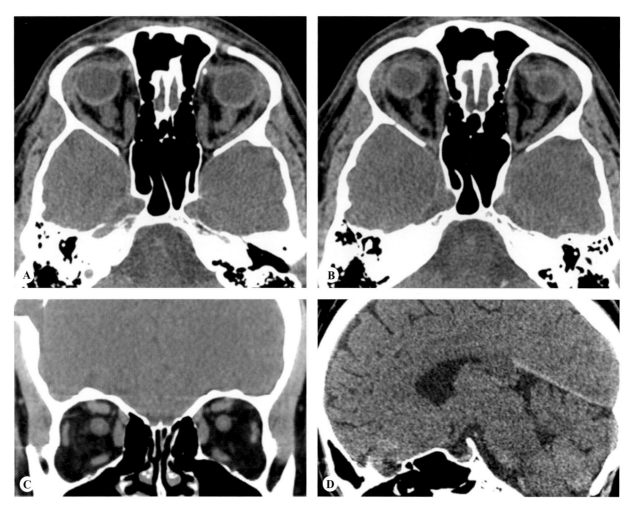

▲ 图 20-8　43 岁女性因严重头痛和双侧乳头水肿送入急诊室

头颅 CT 显示典型的眼眶改变，如双侧 ONS 扩张和双侧视神经走行曲折，在轴位（A 和 B）和重建的冠状位图像（C）上均能很好地显示，重建后矢状位显示部分空蝶鞍（D）

表 20-4　在 IIH 中推荐的 MR 方案

MR 序列	涵盖解剖学结构	主要适应证
矢状位 T_1 加权	头部	排除空蝶鞍，评估颅颈交界处
轴位 T_2 加权和 FLAIR	颅内间隙	排除占位性病变、脑积水或其他导致继发性颅内高压的脑部病变
3mm 轴位和冠状位脂肪饱和 T_2 加权	眼眶	评估视神经鞘直径和视神经走行
3D 重 T_2 加权稳态（FIESTA/DRIVE/CISS）	眼眶和颅底	评估视神经鞘直径、视神经走行、视神经球部后方的扁平度或眼球内突起及颅底蛛网膜下腔的扩大情况
3D 增强后 T_1 加权	眼眶和颅内间隙	排除视盘强化、颅内病变强化和静脉窦血栓形成
可选方案： MR TOF 静脉造影和 3D 增强 MRV	颅内静脉	排除静脉窦血栓和横窦狭窄

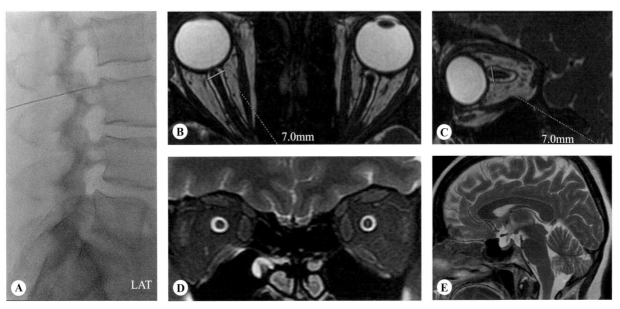

▲ 图 20-9 **A. X** 线引导下腰椎穿刺的侧位图，显示穿刺针在 **L₃** 水平；**B** 和 **C.** 轴位和矢状位的 **3D** 重 **T₂** 加权图像；**D.** 冠状位脂肪饱和的 **T₂** 加权图像；**E.** 矢状位 **T₂** 加权图像

该患者反映其头痛和视物模糊症状立即得到改善。

2. 临床诊断

原因不明的颅内高压。

3. MRI 检查目的

排除继发性病因，评估由临床怀疑的颅内高压所导致的颅内及眶内异常。

4. 成像技术

标准头颅 MRI 方案，需要注射对比剂（轴位 T_1 加权、轴位、冠状位和矢状位 T_2 加权、轴位 FLAIR、DWI 和 SWI 图像，随后增强 3D T_1 加权图像），以及另外两个序列覆盖眼眶（3mm 冠状位脂肪饱和 T_2 加权图像和 3D 重 T_2 加权 FIESTA 序列）。

5. 影像学表现（MR 报告）

MR 检查显示双侧视神经鞘扩张至 7.0mm，视神经球后方轻度扁平，视盘轻微突入眼眶，视神经走行无曲折。在颅内间隙可见部分空蝶鞍（在该患者年龄段为异常表现）。其他颅底正常，大脑、小脑、脑室系统等脑脊液间隙正常，注射对比剂后眼眶、颅内实质或脑膜无病理强化。硬脑膜静脉窦通畅。

6. 解释

无任何可识别原因的颅内高压的影像学征象，结果提示 IIH。

7. 结论

对于具有典型临床表现（包括视盘水肿和脑脊液开放压力增加）的患者，MRI 主要用于排除颅内高压的继发原因。MRI 在无视盘水肿的临床可疑病例中的作用是不同的，神经影像用于检查排除继发原因，并根据典型表现诊断 IIH。临床神经影像医生需要意识到，在临床疑难病例中，有时会要求进行 X 线引导腰椎穿刺。

参考文献

[1] Aiken AH, Hoots JA, Saindane AM, Hudgins PA. Incidence of cerebellar tonsillar ectopia in idiopathic intracranial hypertension: a mimic of the Chiari 1 malformation. Am J Neuroradiol. 2012;33:1901–6.

[2] Bialer OY, Rueda MP, Bruce BB, Newman NJ, Biousse V, Saindane AM. Meningoceles in idiopathic intracranial hypertension. Am J Roentgenol. 2014;202(3):608–13.

[3] Bidot S, Saindane AM, Peragallo JH, Bruce BB, Newman NJ, Biousse V. Brain imaging in idiopathic intracranial hypertension. J Neuroophthalmol. 2015;35(4):400–11.

[4] Chen J, Wall M. Epidemiology and risk factors for idiopathic intracranial hypertension. Int Ophthalmol Clin. 2014;54(1):1–11.

[5] Degnan AJ, Levy LM. Pseudotumor cerebri: brief review of clinical syndrome and imaging findings. Am J Neuroradiol. 2011;D32:1986–93.

[6] Friedman DI, Liu GT, Digre KB. Revised diagnostic criteria for the pseudotumor cerebri syndrome in adults and children. Neurology. 2013;81:1159–65.

[7] Satti SR. Meta-analysis of CSF diversion procedure and dural venous sinus stenting in the setting of medically refractory IIH. Am J Neuroradiol. 2015;36:1899–904.

[8] Suzuki H, Takanashi J, Kobayashi K, Nagasawa K, Tashima K, Kohno Y. MR imaging of idiopathic intracranial hypertension. Am J Neuroradiol. 2001;22:196–9.

[9] Walker RW. Idiopathic intracranial hypertension: any light on the mechanism of the pressure? J Neurol Neurosurg Psychiatry. 2001;71:1–7.

拓展阅读

[1] Chaudhry S, Bryant T, Peeler CE. Venous sinus stenting in idiopathic intracranial hypertension: a safer surgical approach? Curr Opin Ophthalmol. 2016;27:481–5.

[2] Hingwala DR, Kesavadas C, Thomas B, Kapilamoorthy TR, Sarma PS. Imaging signs in idiopathic intracranial hypertension: are these signs seen in secondary intracranial hypertension too? Ann Indian Acad Neurol. 2013;16(2):229–33.

[3] Holbrook J, Saindane AM. Imaging of intracranial pressure disorders. Neurosurgery. 2017;80:341–54.

第21章 颅内低压和脑脊液漏：影像诊断与治疗
CSF Hypotension and CSF Leaks: Imaging and Therapy

Joanna Bladowska Daniel J. Warren Mario Muto Charles Anthony Józef Romanowski 著

刘权慧 郭邦俊 译 朱海涛 倪倩倩 校

摘 要

颅内低压是一种罕见的疾病，其机制仍未完全清楚，通常是一种由于低脑脊液压力而引起的自限性疾病。本章描述了颅内低压综合征的典型临床症状。体位性头痛是主要的临床表现。本章回顾了可能与这种疾病相关的影像学征象，包括脑和脊髓表现，如颅内硬脑膜强化、硬膜下积液或出血、头尾方向脑移位、垂体增大、脊髓硬膜外积液及脊髓硬膜外静脉丛扩张。这些影像学发现可具有较高的典型性，从而使神经影像科医生能够提出具体的诊断建议。本章讨论了用于诊断颅内低压和脑脊液漏部位的成像方法，如脑和脊柱 MRI、CT 和 MR 脊髓造影。此外还将推荐针对该疾病的影像成像方案。

在保守治疗和药物治疗失败后，硬膜外血补片成为治疗中重度颅内低血压的首选方法，即向硬膜外间隙注入 10～20ml 的自体血液。它通过两种作用机制发挥治疗效果：①通过瞬间压迫硬脑膜来提高蛛网膜下腔的压力；②形成纤维蛋白凝块，封闭硬脑膜孔。

由于颅内低压可能会出现各种临床症状，容易被误诊，因此在报道临床神经影像病例时，需要在鉴别诊断中考虑这一病因。被误诊的患者可能会因开始治疗类似颅内低压的其他疾病而面临不必要的风险，包括无菌性脑膜炎或垂体疾病；因此，每个影像科专家都应该知道并正确认识这种疾病。

关键词

颅内低压；头痛；脑脊液漏；硬脑膜强化；脑下垂；硬膜外血补片；硬膜穿刺后低血压

缩略语

CISS	constructive interference in steady state	稳态进动结构相干
CSF	cerebrospinal fluid	脑脊液
DRIVE	driven equilibrium	驱动平衡
DWI	diffusion-weighted imaging	扩散加权成像
EBP	epidural blood patch	硬膜外血补片

FIESTA	fast imaging employing steadystate acquisition	采用稳态采集的快速成像
FLAIR	fluid attenuation inversion recovery	液体衰减反转恢复
ICHD	International Classification of Headache Disorders	国际头痛疾病分类
IH	intracranial hypotension	颅内低压
NDPH	new daily persistent headache	新发每日持续性头痛
PDPH	postdural puncture hypotension	硬膜穿刺后低颅压
POTS	postural orthostatic tachycardia syndrome	直立性心动过速综合征
RIH	rebound intracranial hypertension	反跳性颅内高压
SDH	subdural hematoma	硬膜下血肿
SIH	spontaneous intracranial hypotension	自发性颅内低压

一、定义

颅内低压（intracranial hypotension，IH）是由脑脊液漏引起的一种病理状态，其典型特征是直立性头痛。IH 可以是原发性的（自发的），也可以是继发性的。自发性低颅压（spontaneous intracranial hypotension，SIH）被认为是由于退行性脊柱疾病进程中硬脑膜裂或硬脑膜撕裂合并神经根袖囊肿，或椎间盘突出和骨赘引起的自发性脑脊液漏所致。结缔组织疾病，如马方综合征、Ehler-Danlos 综合征Ⅱ型或常染色体显性遗传性多囊肾，以及神经纤维瘤病和雷曼综合征也被认为是重要的易感因素。继发性 IH 可以是术后发生，包括颅脑或脊柱手术、脊椎麻醉或腰椎穿刺，也可以与颅脑脊髓损伤相关。在麻醉和介入过程中，由于硬膜囊穿刺导致的 IH 被称为硬膜穿刺后低颅压（postdural puncture hypotension，PDPH）。IH 也可继发于其他病理改变，如脱水或脑血流量减少。

SIH 是一种相对较新的诊断，在过去的 10～15 年中，只有一些影像科医生和神经科医生对 SIH 有所了解。然而，临床综合征最早是由德国医生 Georg Schaltenbrand 在 1938 年描述的，他报道了与头痛有关的"脑脊液溢"。

二、流行病学

据估计，SIH 的年发病率为每 10 万人中发生 2～5 例。然而，我们认为发病率被大大低估，因为 SIH 的误诊非常普遍。女性比男性发病率高（2 : 1～5 : 1），虽然这一疾病也可发生在儿童和老年人中，但大多数患者均处于 30—40 岁。此外，报道称女性和 40 岁以下的患者更易出现急性发作和更严重的头痛，而男性和 40 岁以上的老年患者更易在影像上表现为硬膜下积液，并且症状持续时间更长。

三、临床症状

临床综合征包括直立性头痛，通常发生在站立后几秒或几分钟内，仰卧位时症状会迅速得到改善。诱导症状发作的因素包括咳嗽、打喷嚏、窒息、性生活、劳损、锻炼、体育活动、体位改变、捡起物体、轻微跌倒或推拿脊椎。咳嗽、大笑和 Valsalva 动作时可能加重头痛。值得注意的是，尽管头痛虽然被认为是主要的临床表现，但并所有患者都会出现该症状，有报道称，有些 SIH 患者没有头痛或缺乏典型的直立性头痛症状。

一般来说，临床表现通常是由于神经牵拉和低 CSF 压力引起颅骨变化，从而产生占位效应。脑脊液压力降低导致体位性头痛，有时会伴有恶心和呕吐。其他主要症状包括脑神经麻痹，如单侧或双侧第Ⅵ神经麻痹、复视、一过性视障、视野缺损、畏光、感觉障碍、听觉症状（耳鸣、听力损失、迷路功能障碍）、单侧面部麻木和无力及神经根综合征。此外，咳嗽和发音困难、昏迷或脑病及眼球功能障碍和共济失调已有报道。颅内低压也可能与激素异常有关，包括高催乳素血症和溢乳。

四、临床评估

对于直立性头痛加重的患者，在鉴别诊断中应考虑颅内低压综合征，尤其是症状发作突然时。其他应考虑的疾病包括体位直立性心动过速综合征（postural orthostatic tachycardia syndrome，POTS）、颈源性头痛及其他原发性头痛疾病，如新发每日持续性头痛（new daily persistent headache，NDPH）。此外，需要排除产后经期、静脉窦血栓和硬膜下血肿等可能导致体位性头痛的病理因素。

头痛疾病国际分类第 3 版（ICHD-3）对头痛进行了分类，该分类法确立了 SIH 的诊断标准（表 21-1）。

表 21-1 头痛疾病国际分类第 3 版（ICHD-3）的自发性颅内压诊断标准

自发性颅内压诊断标准

1. 任何满足标准 2 的头痛
2. 头痛的发展在时间上与低颅压或脑脊液漏有关，或头痛导致了低颅压或脑脊液漏的发现
3. 脑脊液压力低（< 60mmH$_2$O）和（或）影像学上有脑脊液漏的征象
4. ICHD-3 中的其他疾病不能更好地解释患者的临床表现及辅助检查结果

改编自 Lin 等，2017

显然，SIH 的最终诊断必须基于临床和影像学发现及病史。除此之外，脑脊液压力测量是确定疑似 SIH 病例的有效诊断工具。SIH 呈典型的低开放压力（低于 60mmH$_2$O，正常为 65～195mmH$_2$O）。由于颅内低压中的 CSF 有时包含异常增多的白细胞（高达 200 个细胞 /mm^3）或蛋白含量升高（高达 1000mg/dl），或两者兼而有之，因而怀疑脑膜感染或肿瘤并行进一步评估。脑脊液的改变被认为是由于脑脊液压力低，渗透性增加，使血细胞渗入蛛网膜下腔而导致脑膜充血。

另外，应该强调的是，患者脑脊液压力正常也并不排除脑脊液漏。此外，据报道称，约有 25% 的

SIH 患者，特别是肥胖或临床症状持续时间较长的患者，脑脊液压力可能正常。

五、病因

众所周知，颅内低压综合征与脑脊液漏密切相关，多数患者位于颈椎或胸椎。然而潜在的自发性 CSF 漏的真正发病机制仍然不确定。

目前认为，即使是轻微的创伤也可能导致 SIH。据报道，80% 的患者都有轻微创伤，大多与坠落有关。其他发病因素包括结缔组织疾病、营养不良或身材矮小。

此外，自发性低颅压实际上是一个错误的术语，因为相当一部分患者表现出上所述症状但是脑脊液压力表现正常。因此，我们认为颅内低脑脊液容量是颅内低压综合征的主要原因，而脑脊液低压并非其主要原因。脑脊液量的减少是由于脑脊液漏所致，这是由以下机制之一引起的：由于神经根袖的硬脑膜损伤引起的渗漏，与椎间盘突出有关的腹侧硬脑膜撕裂，或者脑脊液静脉瘘。

应该强调的是，颅内低压不是由颅底水平的脑脊液漏引起的。根据 Schievink 等对 200 多名证实有颅底脑脊液漏患者的研究，这些患者都没有表现出颅内低压的临床症状或影像学特征。此外，如果已有颅底脑脊液漏的患者出现突发性头痛，则应高度怀疑脊柱源性脑脊液漏。

SIH 的潜在发病机制可以通过重力作用来解释，该重力作用会导致 CSF 压力在垂直方向沿脊柱轴逐渐增加。由于这一现象，站立时的颅内压略低于大气压。然而，这种压力梯度在仰卧位置不会发生。根据这一原理，脊椎脑脊液漏会引起直立性头痛，而颅底水平的脑脊液漏不会引起这种症状。

六、影像学表现

SIH 的特征性影像学表现可以用 Monro-Kellie 假说来解释。根据这一学说，颅骨形成一个封闭的空间，由三个部分组成，即脑脊液、颅内血液和脑组织。由于颅内的总容积是恒定的，为了维持平衡状态，脑脊液容积的减少将会引起另外两者代偿性增加，例如增加颅内血容量来维持平衡状态。该假说准确地解释了在 SIH 过程中影像学发现的典型征

象，如硬脑膜增厚；硬膜下积液则被认为是由于静脉充血和硬脑膜间质水肿造成的；以及出现静脉窦和垂体增大，继而可出现脑下垂。

（一）脑

1. 硬脑膜强化

颅内低压患者最常见的影像表现是静脉注射钆对比剂后出现弥漫性硬脑膜强化。这一征象可以在脑凸面沿着小脑幕和斜坡上看到，也可在颈椎内看到；通常是均匀强化的，不累及脑沟。脑干周围一般也没有强化。硬脑膜受累是连续的，没有间隔或跳跃区。强化是线性的，但是可以看到硬脑膜增厚区域与局部液体积聚区域相一致。强化的原因是，硬脑膜微血管缺乏紧密连接（不像蛛网膜的微血管是血脑屏障的一部分）而使得硬脑膜血管和硬脑膜间质液中有较高浓度的钆对比剂聚集。因此，它们在本质上就是"渗漏的"。

T_1 加权对比增强是检测硬脑膜强化的最佳技术（图 21-1）。然而，FLAIR 序列也需一提，FLAIR 是一种可以表现为高信号的增厚的硬脑膜的敏感序列（图 21-2）。此外，当有注射钆对比剂的禁忌证时，FLAIR 成像对于初步诊断及后续检查都是非常有用的。

应该强调的是，在有慢性 IH 症状的患者中，硬脑膜强化可以消失，从而影响 IH 的正确诊断。

2. 硬膜下积液 / 积聚 / 出血

已发表的论文报道，50% 的患者存在硬膜下积液。硬膜下渗出物位于大脑半球上方（图 21-3），以及特征性地位于小脑幕下方（图 21-4）。硬膜下积液也可出现于其他部位，包括大脑镰旁（图 21-3）、斜坡（图 21-5）及位于小脑半球之上。

硬膜下积液通常为双侧且少量的，最常见于大脑半球凸面，不会产生任何占位效应。硬膜下积液是由从充血的硬脑膜渗出的蛋白质所导致，这也解释了为什么在所有的脉冲序列中，硬膜下积液都比脑脊液亮。另外，脑膜高度强化提示血管渗漏，渗漏程度足以产生硬膜下积液。积液呈新月形，位于强化的脑膜下方或脑膜之间。患者病情的急性恶化可能是由于大的硬膜下血肿，这种血肿在综合征中很少发生。有报道称，当出现硬膜下血肿时，脑脊液压力反而会恢复正常，头痛消失。这些较大的急性自发血液聚集被认为是由于桥接皮质静脉的自发破裂而导致的硬膜下间隙出血。硬膜下积液患者很少需要进行手术干预。

如上所述，FLAIR 和 PD 序列在显示薄层硬膜下积液 / 血肿方面也非常有效，因为它们可以显示出比 CSF 更高的信号强度（图 21-4）。

3. 脑向下移位

脑脊液体积的减少导致的向下脑移位被称为脑干"下垂"，伴随脑基底池挤压，小脑扁桃体位置下降，以及视神经鞘内脑脊液的减少（图 21-5）。还可以观察到中脑"下移"，包括中脑轮廓扁平，导致中脑导水管的移位，脑桥可能被挤压至斜坡上（图 21-6A）。

低位的小脑扁桃体可能会产生"假 Chiari"外观，并容易误诊为 Chiari I 型畸形。应当指出的是，SIH 发病过程中低位的小脑扁桃体通常表现出正常的形态（图 21-6），而在 Chiari I 型畸形中，诊断标准不仅包括低位小脑扁桃体，还包括小脑扁桃体钉状结构。

影像学上还有其他一些有助于诊断 SIH 的定量征象表明大脑下垂，包括脑桥乳头间距和脑桥中脑角（图 21-6）。脑桥乳头体间距是指从乳头体下侧到脑桥上侧的距离，正常人应大于 5.5mm。

脑桥中脑角表示沿中脑前缘和脑桥前上缘绘制的两条线之间的夹角。脑桥中脑角的正常值为 $65° \pm 10°$，< 50° 则提示有颅内低压。

4. 视交叉变扁与垂体增大

视交叉和下丘脑的下移是常见的，视交叉"覆盖"在鞍背上。硬膜和硬膜外静脉窦反应性充血，使血管密集的垂体增大，可能类似于垂体瘤（图 21-7），可能导致误诊，甚至进行垂体手术。高泌乳素血症和溢乳也有报道。通常垂体增大导致垂体高度为 8～11mm，并且在后续 MR 检查中观察到垂体比脑膜增厚更早地逆转。同样，高催乳素血症也可在有效治疗 SIH 后消失。

另外需要强调的是，虽然垂体增大是诊断要点之一，但并不是每位患者都会出现该征象。

5. 小的脑桥出血

脑桥中脑交界处的点状出血已有报道，表现为

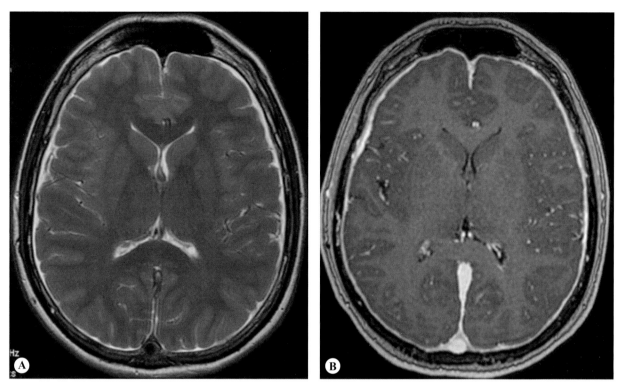

▲ 图 21-1 **31 岁蛛网膜下腔出血女性患者的脑部 MR 检查**
A. 轴位 T_2 加权像显示双侧硬膜下间隙轻度增宽；B. 轴位增强后 T_1 加权像显示弥漫性硬脑膜强化

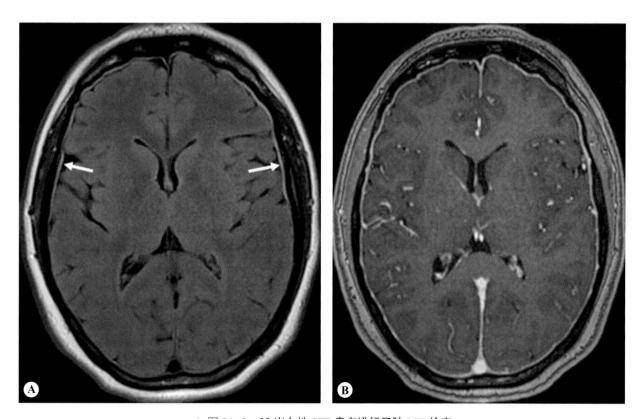

▲ 图 21-2 **33 岁女性 SIH 患者进行了脑 MR 检查**
轴位 FLAIR 图像（A）上显示高信号、轻度增厚的硬脑膜（箭），轴位增强后 T_1 加权像（B）显示典型的硬脑膜强化

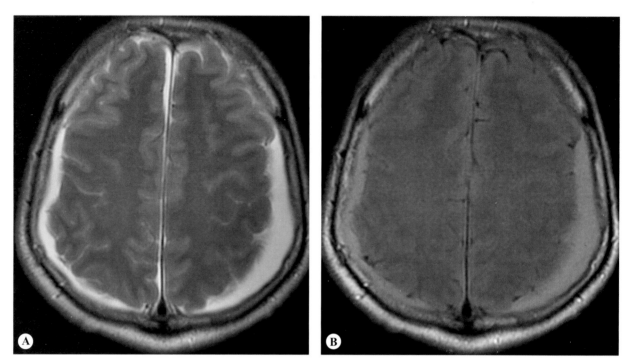

▲ 图 21-3　46 岁自发性高血压的男性患者行脑部 MR 检查，包括轴位 T₂ 加权像（A）、轴位 FLAIR 像（B），可见双侧硬膜下积液，FLAIR 序列（B）呈高信号，还可以观察到大脑镰旁少许积液

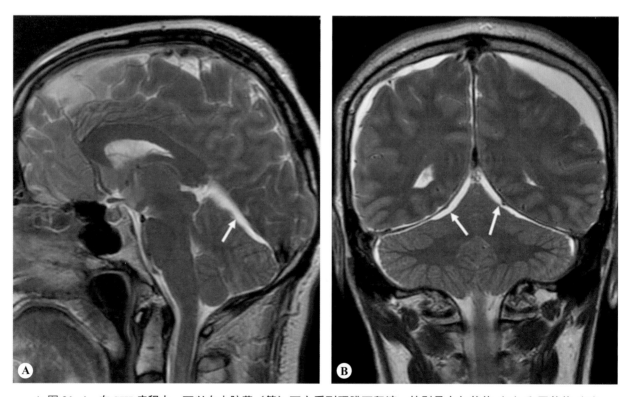

▲ 图 21-4　在 SIH 病程中，可以在小脑幕（箭）下方看到硬膜下积液，特别是在矢状位（A）和冠状位（B）T₂ 加权图像上，还要注意覆盖在两个大脑半球上的硬膜下渗出物（B）

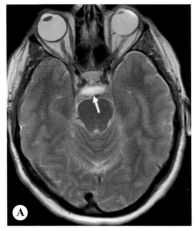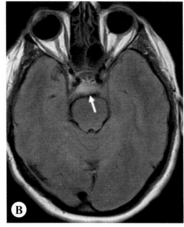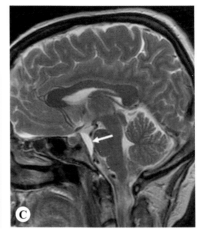

▲ 图 21-5　对一位 46 岁患有 SIH 的女性进行脑 MR 检查，包括轴位 T_2 加权像（A）、轴位 FLAIR 像（B）、矢状位 T_2 加权像（C）

硬膜下积液位于斜坡（箭）的正后方。在 FLAIR 图像（B）上观察渗出液的典型高信号。注意视神经鞘内的脑脊液减少

脑干下降引起的 Duret 出血。

6. 脑室狭窄

据报道，颅内低压患者存在脑室狭窄，直接脑室塌陷，以及基底池模糊不清。

（二）脊髓

1. 脑脊液积聚

SIH 病程中最常见的脊椎表现是液体聚集，根据已发表的病例系列，67%~100% 的患者报告了这一情况。硬膜外间隙中的脊髓积液持续时间较长，通常延伸到 5 个或更多的脊柱节段（图 21-8）。它们可能位于硬脑膜囊的前面或后面。脑脊液中蛋白增加可能是由于脊膜充血引起的蛋白渗出。

2. 硬膜外静脉扩张

据报道，低颅压的患者颈椎区域有脊髓硬膜外静脉充血。这些增粗的硬膜外静脉可能被误解为颈静脉血栓形成或动静脉瘘。然而，在脊髓血管造影上，未发现动静脉畸形。硬脊膜外静脉提供颅内腔室的侧支静脉引流，在椎体可见颅内外腔室之间的吻合。因此，扩张的颈部静脉类似颅内静脉充血。椎体前内静脉丛充血可以延伸到颅内斜坡上，在轴位 T_2 加权脂肪抑制或增强 T_1 加权图像上进行评估是最佳的手段。在轴位图像上，扩大的硬膜外静脉丛呈现出花瓣状或灯泡状的特征性形态（图 21-9）。花瓣的形状源于脊髓囊外侧部分下降，同时保留了硬膜囊与后纵韧带的中线连接。

3. 硬脊膜强化

类似于 SIH 的典型颅内表现，静脉注射对比剂后也可以观察到硬脊膜强化，这被认为是硬脑膜血管扩张和充血的结果。通常表现为脊髓周围的光滑强化（图 21-10）。这一征象常伴有颅内硬脑膜强化；然而，值得注意的是，这两种影像学表现在 SIH 病例中不一定会出现。

4. 硬膜外 CSF 积聚

MR 显示，脑脊液积聚也可发生于硬膜外，通常在 C_1 和 C_2 水平，被称为 $C_{1\sim2}$ 征或 $C_{1\sim2}$ 假定位征（图 21-11）。目前认为这这种现象很可能与该区域丰富的静脉丛有关，而不是脑脊液漏的直接结果。这意味着 $C_{1\sim2}$ 假定位征并不能代表脑脊液漏的位置。SIH 和腰椎穿刺后头痛很难鉴别，这也进一步证实了这一说法。

由于与 T_2 加权的脂肪和 T_1 加权的图像上的肌肉具有相同的信号特征，因此很难显示这种积液。应使用脂肪抑制的 T_2 加权图像（图 21-11）。

5. 其他征象

据报道，一些结构异常，如神经根囊肿、假性脊膜膨出、脊膜憩室、以及椎间盘突出或硬膜外骨赘，都可与 SIH 相关。此外有研究表明，患有上述疾病的患者保守治疗通常无效，他们可能需要通过手术干预。另一方面，如果患者没有表现出症状，仅有这些结构异常的存在还不能被确认为是发生脑脊液漏的高危因素。

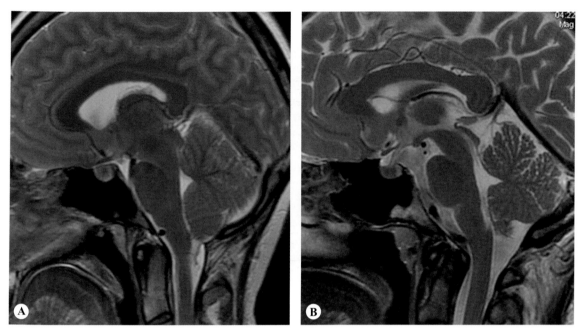

▲ 图 21-6　矢状位 T₂ 加权图像显示 SIH（A）患者与健康人（B）的脑干

在患有 SIH（A）的患者中，有一种特征性的"脑下垂"现象，表现为脑桥乳头体距离和脑桥中脑角变小。还可观察到低位小脑扁桃体呈现正常形态（A）

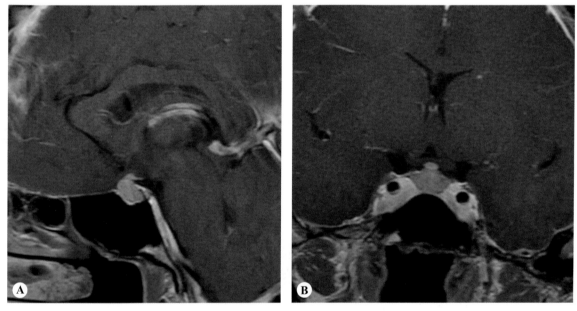

▲ 图 21-7　36 岁女性患者，因先前 MR 检查中报告的垂体腺瘤而住进神经外科。垂体矢状位（A）和冠状位（B）增强 T₁ 加权 MRI 像显示垂体增大，类似于垂体瘤。注意沿斜坡（A）可见硬脑膜强化，以及双侧海绵窦充血（B）

在 SIH 病程中还有一些其他征象。硬膜膨胀与硬膜外静脉扩张有关。偶尔可以在脑脊液漏区域周围看到液体强化。可以观察到硬膜囊塌陷，其归因于脑脊液压力过低。最后，马尾聚集被认为是由于膜内脑脊液缺乏所致，可能会误认为蛛网膜炎。

七、成像方法

（一）颅脑 CT

在急诊以及门诊患者中，头颅 CT 平扫可能是有效的早期成像方法。该技术能够显示脑脊液漏的

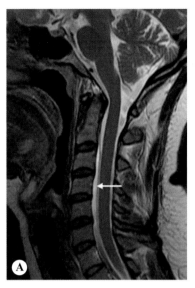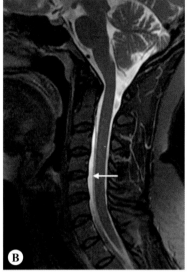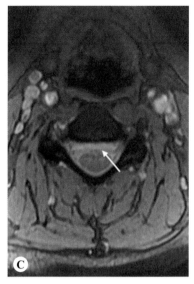

▲ 图 21-8　SIH 女性患者行颈椎矢状位 T_2 加权（**A**）、脂肪饱和矢状位 T_2 加权（**B**）和轴位 T_2 加权（**C**）MRI。硬膜外积液聚集在颈椎管（箭）的前部，延伸至数个脊柱节段

典型特征，如硬膜下积液或血肿（图 21-12）、蛛网膜下腔消失和脑室塌陷。此外，在多排 CT 扫描仪上用非常薄的层厚（0.6mm）进行颅脑 CT 扫描，可以进行矢状面重建，以报告大脑下垂甚至垂体增大（图 21-13）。

（二）颅脑 MRI

脑 MRI 已成为低颅压患者诊断和治疗监测的首选方法。它应该被作为疑似 SIH 患者的一线检查手段。表 21-2 推荐了 MRI 扫描方案。应该强调的是，在疑似 SIH 的病例中，为了检出硬脑膜强化的常见征象，静脉注射对比剂必不可少。此外，3D 重 T_2 加权稳态图像（DRIVE/CISS/FIESTA）应合并到 MR 扫描方案中，因为该序列有助于显示积液，尤其幕下的积液（图 21-14）。如上所述，FLAIR 图像和 PD 图像在发现少量的硬膜下积液时都是非常有效的序列，表现为相对于脑脊液的更高信号。

值得注意的是，在临床确诊为低颅压综合征的患者中，大约有 30% 的患者的头颅 MR 检查可为正常表现，不发生任何典型的 SIH 征象。

（三）脊柱 MRI

有学者建议，保守治疗无效的患者应该对整个脊柱进行平扫和增强 MR 检查。MR 检查能够确定颅内低压的特征性改变，评估是否有并存的解剖异

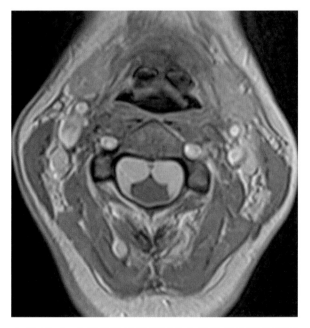

▲ 图 21-9　1 例自发性低颅压的女性患者的脊柱 MRI 轴位增强 T_1 加权像，显示颈椎内扩大的硬膜外静脉丛，呈现特征性的花瓣状外观

常，有时甚至可找到脑脊液漏的位置。脊柱 MRI 也可能有助于进一步规划患者的治疗，特别是外科手术。脊柱 MRI 扫描方案推荐如表 21-2 所示。与脑成像类似，值得注意的是，轴位重 T_2 加权稳态图像（DRIVE/CISS/FIESTA）应包括在 MR 扫描方案中，因为该序列有显示微量积液的优势（图 21-15）。

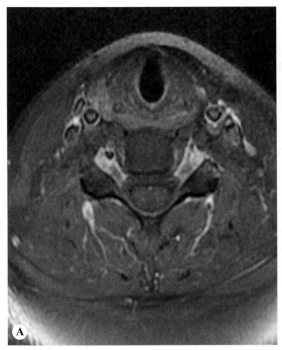
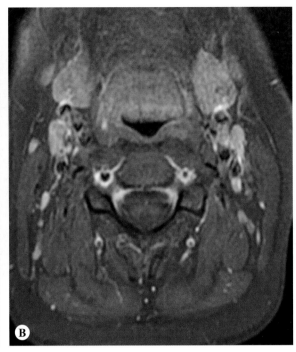

▲ 图 21-10　在患有 SIH 的女性患者中进行的颈椎增强 T_1 加权成像，轴位图像显示了硬脊膜的轻微环形强化

（四）脊髓造影

碘对比剂 CT 脊髓造影是评估脑脊液漏位置和程度的首选诊断方法（图 21-16）。然而，除非必要，最好避免脊髓行造影，脊髓造影需要腰椎穿刺，可导致进一步的硬脑膜"撕裂"，从而加剧症状。

对比剂渗入硬膜外间隙的部位可认为是脑脊液漏的部位。漏出的脑脊液会聚集在硬膜外间隙，并表现出脑脊液样信号。脊髓水瘤通常被硬脊膜隔开，在 CT 脊髓造影上可能表现为管状假性囊肿。

传统脊髓造影术（数字减影脊髓造影术）可用于怀疑有脑脊液快速渗漏的患者，而 CT 脊髓造影术难以评估这些患者的病情，因为大量的渗出对比剂会模糊确切的渗漏部位。如果怀疑有脑脊液快速渗漏或常规 CT 脊髓造影结果为阴性，推荐使用动态 CT 脊髓造影。在脑脊液缓慢渗漏的患者中，延迟成像可能会提高检出渗漏部位的成功率。

磁共振脊髓造影可以是无创的，也可以是有创的。

非侵入性 MR 脊髓成像采用重 T_2 加权 3D 序列（SPACE 或 HASTE 加脂肪饱和）（图 21-17）。

近年来，钆增强 MR 脊髓造影术有越来越多的应用。此外，它已被证明比 CT 脊髓造影更有效地

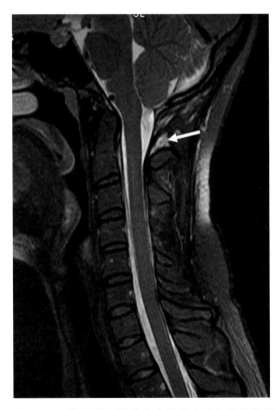

▲ 图 21-11　蛛网膜下腔出血女性患者的矢状位脂肪饱和 T_2 加权像显示脑脊液积聚于 C_1 和 C_2 棘突之间，这与 $C_{1\sim2}$ 的假定位征一致，因为在这个平面上被证实没有脑脊液漏

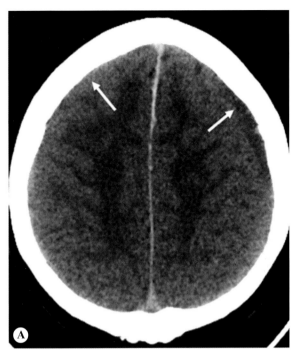 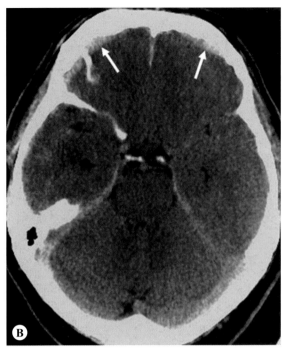

▲ 图 21-12　66 岁患者，因严重头痛行急诊 CT 检查，否认颅骨损伤史。有双侧额部血肿（箭）。需注意，这些硬膜下积液呈现不同的密度，右侧密度较高（A）

显示脑脊液漏。MR 脊髓造影能够在 CT 脊髓造影阴性的病例中检测出大约 20% 的脑脊液漏。MR 脊髓造影是一种侵入性检查手段，需要在鞘内注射钆对比剂，因此这一技术取决于影像科医生的经验。需要强调的是，关于钆对比剂的使用，需要当地医院药品安全委员会的批准。钆对比剂可在注射后停留在脊髓蛛网膜下腔 24h，因此能够进行延迟成像

采集，这对于检测间歇性脑脊液漏是有帮助的。除此之外，MR 脊髓造影避免了电离辐射，也是这种方法的另一个优点。

（五）放射性核素脑池造影术

放射性核素脑池造影需要行腰椎穿刺，在鞘内注射放射性同位素，然后于 24～48h 内进行连续扫

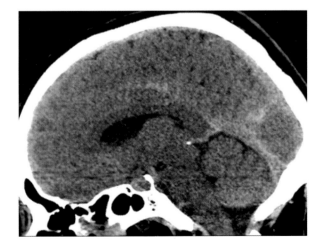

▲ 图 21-13　66 岁男性患者行脑部 CT 检查，矢状位图像显示垂体增大，并有典型的脑下垂表现

表 21-2　脑和脊柱 MRI 诊断蛛网膜下腔出血的推荐方案

颅脑 MRI
- 轴位 T_1 加权
- 轴位和冠状位 PD 和 T_2 加权
- 轴位 FLAIR 序列
- 3D 重 T_2 加权稳态序列
- DWI
- 3D T_1 加权增强

脊柱 MRI
- 矢状 T_1 加权
- 矢状位 T_2 加权
- 矢状位 T_2 加权脂肪抑制
- 3D 重 T_2 加权稳态序列
- 矢状位和轴位 T_1 加权增强

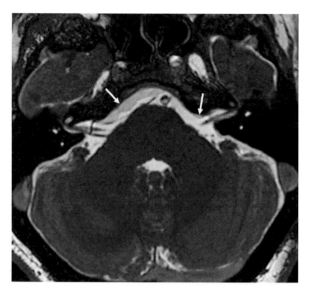

▲ 图 21-14　46 岁女性患有 SIH，脑轴位重 T_2 加权稳态图像（3D FIESTA）清楚地显示了在小脑角内的少量积液（箭）。需要注意的是，这些积液还累及两个内听道，这也就解释了患者因双侧听力下降而被耳鼻喉科收治的原因

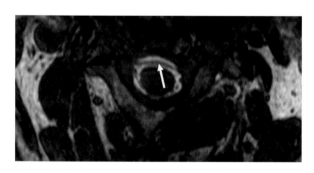

▲ 图 21-15　SIH 患者的脊髓轴位重 T_2 加权稳态图像（3D FIESTA）准确显示了在颈髓前部少量的硬膜外积液（箭）

描。这种方法可以识别脑脊液硬膜外漏的存在（图 21-18），特别是在脊髓造影结果为阴性的患者中。放射性核素扫描显示低颅压的间接特征包括膀胱内同位素的过早出现，表明早期即有全身吸收，这可能与脑脊液漏有关；然而，这并不能完全鉴别脑脊液漏和脑脊液吸收过多。从大脑半球凸面看，低颅压患者会表现为放射性核素在基底池到侧裂池和纵裂池的通过不良。需注意的是由于可能存在人为泄漏，故不能过度解读注射部位的征象。

目前，由于空间分辨率的限制，以及 CT 和 MR 手段的改进，放射性核素脑池造影在日常临床实践中已很少使用，CT 和 MRI 被认为是怀疑有

SIH 的患者的首选检查方法。

（六）眼上静脉的彩色多普勒检查

眼上静脉彩色多普勒血流显像结果显示，低颅压患者眼上静脉内径 [（3.9±0.2）mm] 较其他原因头痛患者 [（2.6±0.4）mm] 明显增大。低颅压患者眼上静脉的频谱多普勒最大血流速度也增加 [（17.0±3.4）cm/s vs.（7.3±1.7）cm/s]。

八、治疗和预后

治疗的首要目标是阻止脑脊液漏，增加脑脊液容量。PDPH 和 SIH 通常是自限性的疾病，无论是否使用有效但更具侵入性的治疗（硬膜外血补片），大多数病例通过保守 / 内科治疗都可在 1 周内得到缓解。

虽然大多数病例是自限性的，病程会持续数天，但在严重的病例中，IH 可以持续几周到几个月，并可能导致极度虚弱并伴发相关其他疾病，在这些病例中，EPB 是治疗的金标准（表 21-3）。

保守治疗包括完全卧床休息，去枕平卧，补液，或应用腹带；这一疗法可明显改善症状，然而，没有证据表明这些手段可以预防 PDPH 或加快 IH 恢复。

内科治疗以甲基黄嘌呤衍生物类药物为主，包括咖啡因或茶碱，已用于治疗 IH，并表现出一定的效果。其作用机制可能与阻断腺苷受体，从而导致脑血管收缩，抵消脑脊液漏和颅内低压引起的脑血管扩张有关。

目前的一些临床文献提及仍然支持使用咖啡因，特别是在轻度到中度的患者中；然而，大多数研究表明，使用咖啡因获得的好转是暂时的，后续使用硬膜外血补片的比例并没有降低。

在保守治疗和（或）药物治疗失败后，EBP 是首选的治疗方式。目前，EBP 已经成为中度、重度 IH 的首选治疗方法。

EBP 能够缓解 90% 患者的症状，并且无论渗漏部位在哪里，EBP 通常都可即刻缓解症状；此外，EBP 也可以用于脑脊液漏部位不明确的 SIH 患者。在治疗无效的情况下，因为 EBP 发生严重并发症的风险低，故可多次行 EBP。

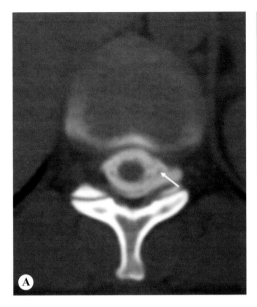
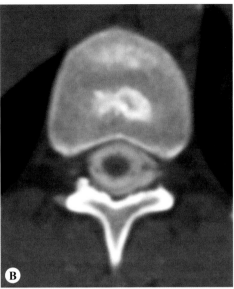

◀ 图 21-16　一位 37 岁男性患者进行 CT 脊髓造影，该患者反复出现直立性头痛，临床上怀疑有 SIH

影像证实 T$_{11/12}$ 左侧硬脑膜憩室：这是一种孤立的脊髓变异，因此被认为是脑脊液漏的部位。对病灶进行有针对性的硬膜外血补片，预后良好

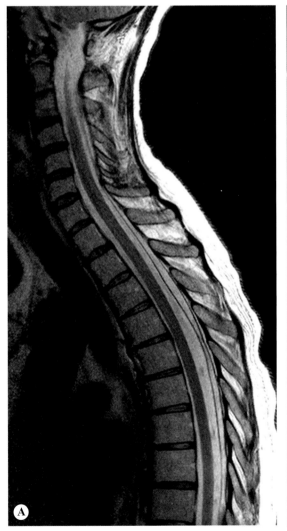
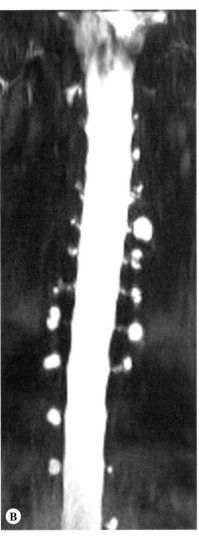

◀ 图 21-17　53 岁女性，有 18 个月的体位性头痛病史，行 MR 脊髓造影检查

A. 矢状位 T$_2$ 加权图像显示明显的蛛网膜外积液，遍布整个颈椎和胸椎椎管；B. MR HASTE 脊髓造影显示广泛的颈胸段脊髓憩室

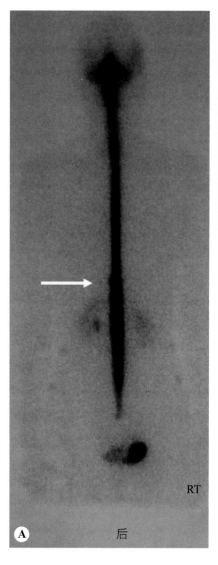

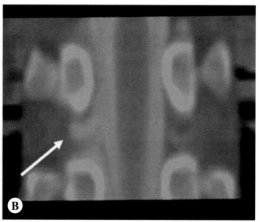

▲ 图 21-18　37 岁男性患者（图 21-16 同一患者），反复出现直立性头痛，临床上怀疑有 SIH。行铟放射性同位素脑池造影（A）和脊髓造影用于复制脑池造影（B），如图所示。$T_{11/12}$ 左侧的局限性放射性同位素聚集，与 CT 显示的 $T_{11/12}$ 左侧脊膜憩室一致

表 21-3　IH 的治疗		
IH 分级		治 疗
轻度至中度 IH	保守治疗	卧床休息
		补液
		腹带
		咖啡因
轻度至中度 IH（保守治疗失败）	药物治疗	茶碱
		甲基黄嘌呤衍生物
重度 IH	有创性治疗	硬膜外血补片
重度 IH（EPB 治疗失败）	有创性治疗	手术

自体血注射疗法最初由普外科医生 James Gormley 博士于 1960 年开发，即在 IH 确诊不久后向硬膜外间隙注射自体抗凝血及无菌血液（通常为 10～20ml）。注射通常在 CT 引导下进行，需将血液与肝素及碘对比剂（注射血量的 10%）混合（图 21-19 至图 21-21）。

报道称，目前最有效的手段为术后头底脚高位 1～24h，无论术前使用或不使用乙酰唑胺药物。

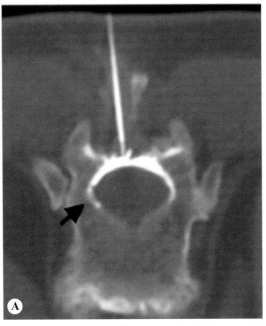 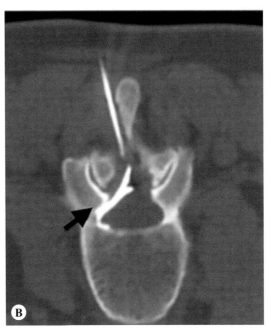

▲ 图 21-19 CT 轴位扫描 T_{12} ～ L_1（A）和 $L_{3～4}$（B）水平，患者俯卧位，碘对比剂由 22G 细针沿左椎板间进入硬膜外间隙，可见硬膜外间隙明显混浊（黑箭）

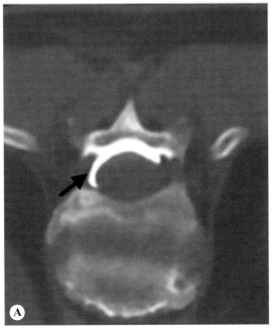 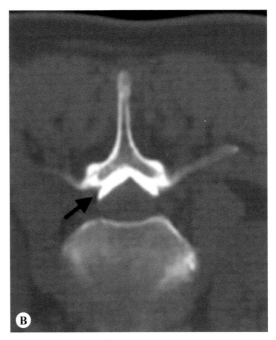

▲ 图 21-20 图 21-19 同一患者的 CT 扫描

T_{12}～L_1（A）和 $L_{3～4}$（B）水平的轴位 CT 扫描，患者俯卧位，显示碘对比剂注射和注射后的血液补片，可见硬膜外间隙明显混浊（黑箭）

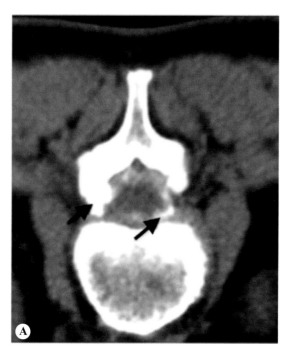 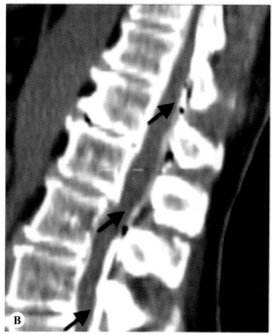

▲ 图 21-21　图 21-19 和图 21-20 同一患者的 CT 扫描

L$_{2\sim3}$ 水平的轴位 CT 扫描（A）和腰段的矢状位多平面重建（B），患者俯卧位，显示碘对比剂注射及注射后的硬膜外血补片，沿着整个腰段的硬膜外间隙明显混浊（黑箭）

EBP 可以借助影像手段靶向定位于脑脊液漏的部位，也可以盲送到腰部。

血液向硬膜外间隙的分布趋向头侧迁移，注入腰椎硬膜外血液 20ml 后，平均向注射部位上方移动 3.5 个椎间隙，下方移动 1 个椎间隙。这表明 EBP 应该在漏孔水平以下进行，如果可能的话，不高于漏孔水平，在操作上经常选用容易进入硬膜外间隙的椎间隙。

EBP 的成功率随自体血用量的增加而增加，10～15ml 的成功率为 80%，20ml 的成功率大于 95%，多次行 EBP 的成功率也随之增加。靶向 EBP 可能疗效更好。

关于 EBP 的作用，有两种主要的理论假设。"塞子"理论认为，注入硬膜外间隙的血液会形成纤维蛋白凝块，黏附并密封硬脑膜孔，从而发挥填塞效应，防止脑脊液进一步从部位渗漏，并将大脑恢复到正常的液体垫上。通过防止脑脊液进一步渗漏，让新的脑脊液填满蛛网膜下腔，恢复脑脊液压力，缓解症状。

然而，这一理论不能解释大量的患者在手术后立即感觉到症状缓解；事实上，这种即刻缓解不能用瘘管闭合来解释，因为脑脊液的产生速度是 0.5ml/min，这不足以迅速补充渗出的脑脊液（每天可达 200ml）。

第二种理论，即"压力补片"理论认为，注入硬膜外间隙的血液通过瞬间压迫硬脑膜来提高蛛网膜下腔的压力。椎管内的脑脊液迁移到头侧，立即恢复颅内脑脊液的容量和压力，从而减轻头痛。

实际上，症状的缓解很可能是这两个理论的结合：最初的头痛缓解是通过恢复颅内压来完成的，而脑脊液的再生有助于持续的缓解，同时身体的修复功能会修复硬脑膜缺损。

与 EBP 相关的并发症包括下肢感觉异常、硬膜外感染和背部疼痛（继发于神经根，可能还有来自血液对肌肉刺激），可持续 5 天。此外，如果不慎将血液注入硬膜内，而不是硬膜外，可能会导致蛛网膜下腔炎、脑膜炎、马尾神经综合征和永久性神经损伤。

虽然 EBP 在很大程度上是有效的，但高达 30% 的患者会因为复发而需要进行第二次 EBP，特别是大口径的针头可能是造成 PDPH（硬脊膜穿破后头痛）的原因。这可能是由于缺损处的血块移位或血块形成失败所致。如果已经完成了两次血液补片治疗，但患者的头痛仍然存在，那么在大多数情况下，可能需要通过影像检查来确认诊断的正确性。

如果使用 EBP 治疗可以改善症状，那么即使是较厚的 SDH（硬膜下血肿）也可以不需要手术而自行消散。

然而，较大的 SDH 可能会导致钩回疝并导致神经系统症状恶化；因此，对于意识有急性变化的患者，手术移除是必要的。

最后，只有在脑脊液漏出部位已知的情况下，对硬膜外血液补片无反应的患者才可以通过经皮放置纤维蛋白封闭剂进行治疗。当上述所有疗法都失败时，或者在症状非常严重的情况下需要立即干预时，应考虑手术治疗。

总体而言，大多数患者表现出良好的预后，SIH 可自行恢复。然而，据报道，大约 10% 的患者可能会出现头痛复发的症状。此外，尽管最初的治疗取得了成功，但一些患者可能会出现不同类型的头痛，这些头痛在直立状态下会有所改善，在睡眠时会加重。这些症状提示反跳性颅内高压的发展，这是由脑脊液压力升高引起的重要并发症。由于反跳性颅内高压的临床症状主要是头痛，可能被误解为与持续的低脑脊液压有关，因此临床医生需要将其和低压性头痛相鉴别，并做出相应处理。

九、报告要点

- 评估矢状面上的中脑位置，以确定脑向下移位（称为脑干"下垂"）。
- 评估硬膜下间隙是否有硬膜下积液／出血。
- 检查是否有静脉扩张征象。
- 评估鞍区垂体增大和视交叉受压的征象。
- 检查注射对比剂后是否有硬脑膜增厚和强化。
- 评估椎管内是否有硬膜外积液、硬膜外静脉增粗、硬膜强化或硬膜外脑脊液积液。

十、阳性病例报告

（一）病史

患者男性，56 岁，头痛数周。否认颅脑外伤史。神经系统检查未发现任何明显的异常。

（二）成像技术

颅脑 1.5T MRI 扫描：轴位 T_1、轴位 FLAIR、轴位、矢状位 T_2 图像、DWI、3D 重 T_2 加权稳态序列和 3D 增强 T_1 加权图像。

（三）解释

额顶区有双侧硬膜下积液，主要在大脑半球凸面（左侧顶区宽度可达 13mm）。其他部位也可见硬膜下积液，包括大脑镰旁（宽度达 4mm）和小脑幕下方（宽度达 6mm）（图 21-3 和图 21-4）。在 T_1 加权和 FLAIR 图像上表现出轻微的信号强度增加，提示可能有出血史。

在矢状位上，视交叉受压、脑桥乳头体间距和脑桥中脑角的减小可以判断出脑向下移位（"脑下垂"）的存在。

增强后 T_1WI 可见弥漫性硬脑膜强化。

（四）结论

结合 MRI 表现和临床症状可诊断低颅压综合征。

十一、阴性病例报告

（一）病史

患者男性，49 岁，疑似脑脊液低压。主诉头痛 1 个月，单侧面部麻木，听力丧失数周。

（二）成像技术

颅脑 1.5T MRI 扫描：轴位 T_1、轴位 FLAIR、轴位、矢状位 T_2 图像、DWI、3D 重 T_2 加权稳态序列和 3D 增强 T_1 加权图像。

（三）解释

T_2 加权和 FLAIR 图像显示双侧额叶深层白质内点状高信号。

中脑位置正常。没有硬膜下积液或静脉充血的特征。垂体大小正常。

在增强 T_1 加权像上，没有硬脑膜强化的征象。

（四）结论

没有低颅压的征象或其他对临床症状的解释。

参考文献

[1] Forghani R, Farb RI. Diagnosis and temporal evolution of signs of intracranial hypotension on MRI of the brain. Neuroradiology. 2008;50(12):1025–34.

[2] Holbrook J, Saindane AM. Imaging of intracranial pressure disorders. Neurosurgery. 2017;80:341–54.

[3] Kranz PG, Malinzak MD, Amrhein TJ, Gray L. Update on the diagnosis and treatment of spontaneous intracranial hypotension. Curr Pain Headache Rep. 2017;21(8):37.

[4] Limaye K, Samant R, Lee RW. Spontaneous intracranial hypotension: diagnosis to management. Acta Neurol Belg. 2016;116(2):119–25.

[5] Lin JP, Zhang SD, He FF, et al. The status of diagnosis and treatment to intracranial hypotension, including SIH. J Headache Pain. 2017;18(1):4.

[6] Medina JH, Abrams K, Falcone S, Bhatia RG. Spinal imaging findings in spontaneous intracranial hypotension. AJR Am J Roentgenol. 2010;195(2):459–64.

[7] Pattichis AA, Slee M. CSF hypotension: a review of its manifestations, investigation and management. J Clin Neurosci. 2016;34:39–43.

[8] Rettenmaier LA, Park BJ, Holland MT, et al. Value of targeted epidural blood patch and management of subdural hematoma in spontaneous intracranial hypotension: case report and review of the literature. World Neurosurg. 2017;97:27–38.

[9] Sachs A, Smiley R. Post-dural puncture headache: the worst common complication in obstetric anesthesia. Semin Perinatol. 2014;38(6):386–94.

[10] Schievink WI, Schwartz MS, Maya MM, et al. Lack of causal association between spontaneous intracranial hypotension and cranial cerebrospinal fluid leaks. J Neurosurg. 2012;116(4):749–54.

[11] Shah LM, McLean LA, Heilbrun ME, Salzman KL. Intracranial hypotension: improved MRI detection with diagnostic intracranial angles. AJR Am J Roentgenol. 2013;200(2):400–7.

[12] Shaparin N, Gritsenko K, Shapiro D, et al. Timing of neuraxial pain interventions following blood patch for post dural puncture headache. Pain Physician. 2014;17:119–25.

[13] Spero M, Lazibat I, Stojic M, Vavro H. Normal pressure form of the spontaneous intracranial hypotension: a case report with pituitary enlargement and asymptomatic pituitary haemorrhage. Neurol Sci. 2011;32(5):933–5.

[14] Yao LL, Hu XY. Factors affecting cerebrospinal fluid opening pressure in patients with spontaneous intracranial hypotension. J Zhejiang Univ Sci B. 2017;18(7):577–85.

[15] Yousry I, Forderreuther S, Moriggl B, et al. Cervical MR imaging in postural headache: MR signs and pathophysiological implications. AJNR Am J Neuroradiol. 2001;22:1239–50.

拓展阅读

[1] Balani A, Sarjare SS, Dey AK, Kumar AD, Marda SS. Spontaneous intracranial hypotension. J Clin Diagn Res. 2017;11(8):TJ02.

[2] Bonetto N, Manara R, Citton V, Cagnin A. Spinal subtraction MRI for diagnosis of epidural leakage in SIH. Neurology. 2011;77(21):1873–6.

[3] Kranz PG, Luetmer PH, Diehn FE, Amrhein TJ, Tanpitukpongse TP, Gray L. Myelographic techniques for the detection of spinal CSF leaks in spontaneous intracranial hypotension. AJR Am J Roentgenol. 2016;206(1):8–19.

[4] Michali-Stolarska M, Bladowska J, Stolarski M, Sąsiadek MJ. Diagnostic imaging and clinical features of intracranial hypotension – review of literature. Pol J Radiol. 2017;82:842–9.

[5] Mokri B. Spontaneous low pressure, low CSF volume headaches: spontaneous CSF leaks. Headache. 2013;53(7):1034–53.

[6] de Noronha RJ, Sharrack B, Hadjivassiliou M, Romanowski CAJ. Subdural haematoma: a potentially serious consequence of spontaneous intracranial hypotension. J Neurol Neurosurg Psychiatry. 2003;74(6):752–5.

[7] Schievink WI. Spontaneous spinal cerebrospinal fluid leaks. Cephalalgia. 2008;28(12):1345–56.

第22章 脑积水治疗及治疗相关并发症的影像学评价

Radiological Assessment of Hydrocephalus Treatment and Treatment-related Complications

Patrick John McMullan　Charles Anthony Józef Romanowski　著

刘权慧　郭邦俊　译　　朱海涛　倪倩倩　校

摘　要

在神经外科临床实践中，脑积水是最常见的需要治疗的疾病，其手术并发症也很常见。在初步诊断后，手术方式选择较多，包括内镜下第三脑室造口术的颅内脑脊液分流术和颅外脑脊液分流术，颅外脑脊液分流术包括了借助引流装置的体内引流或者没有引流装置的外部引流系统。临床神经影像学的主要研究内容包括指导诊断、选择治疗方案及发现相关并发症。影像学越来越多地用于在手术室中通过神经导航直接指导手术治疗，成为降低并发症风险的重要手段。从长远看，对脑积水患者行外科治疗必须警惕晚期并发症和分流失败造成的后果。

关键词

脑积水；脑脊液；脑室腹腔分流；脑室心房分流；脑室胸腔分流；脑室引流；神经导航；脑积水并发症

缩略语

CSF	cerebrospinal fluid	脑脊液
ETV	endoscopic third ventriculostomy	内镜第三脑室造口术
EVD	external ventricular drainage	脑室外引流
VAshunt	ventriculoatrial shunt	脑室 – 心房分流术
VPshunt	ventriculoperitoneal shunt	脑室 – 腹腔分流术

一、概述

在神经外科临床实践中，脑积水是最常见的需要治疗的疾病，手术并发症也很常见。

对于大多数患者来说，脑积水无法根治。脑积水的治疗伴随终身，一旦恶化，机体平衡将会被打破并且危及生命。患者通常伴有慢性疾病，这些疾病是由潜在的病理基础和治疗相关并发症造成，或者是由于症状无法得到改善而造成的。

引起脑积水的潜在病理生理过程仍然存在不确定性，随着将来对其认识的提高，可能会出现新的治疗方法。目前的主流观点认为，脑积水是由于物理堵塞或液体重吸收障碍而导致的液体积聚，我们目前有效的液体分流治疗方法也是基于该原理，将中枢神经轴内部的脑脊液转移到另一个体腔或者外部。

二、外科治疗

两种最常用的治疗方法是神经内镜第三脑室造口术和颅外脑脊液分流术，或转到体内腔隙或转到体外。

三、神经内镜第三脑室造口术

此手术最适用于与第三脑室和第四脑室流出部之间的脑脊液运动障碍相关的脑积水。典型的病理表现包括导水管狭窄和颅后窝肿瘤。在其他条件控制或至少暂时控制的情况下，这一手术可成功，但需要仔细评估手术成功的相对概率。

手术是在全麻下进行的。最常见的是在额部钻一个粗孔，内镜通过额叶的脑组织插入侧脑室的前角。内镜在直视下通过 Monro 孔进入第三脑室。在第三脑室底部，乳头体与漏斗状隐窝和垂体位于前方。在这两者之间，常常可以看到基底动脉末段的搏动。造口应该设在基底动脉前面（图 22-1）。

如果脑室很小，手术可以通过术前成像的神经导航来辅助。

尽管临床症状好转，但术后影像学可能没有明显变化。这在一定程度上取决于下列病理原因：表现越严重的患者更有可能出现脑室体积减小。

通过 T_2 矢状位成像（图 22-2）和脑脊液血流动力学（图 22-3），可以辅助评估第三脑室造口术是否成功。

四、颅外脑脊液分流

（一）外引流

脑脊液临时分流可以通过将导管放入脑室系统或腰部硬膜囊，然后穿过皮肤连接到封闭的引流系

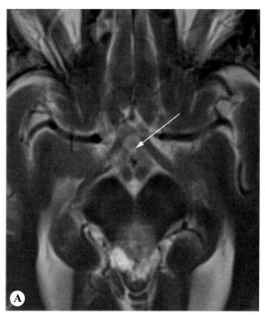
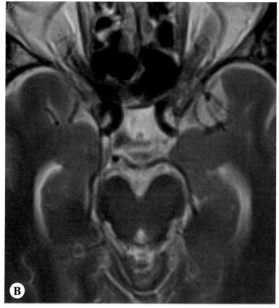

▲ 图 22-1　第三脑室底部连续轴位图片显示乳头体，基底动脉末段和大脑后动脉位于前方。造口位于漏斗后的基底动脉前（白箭）

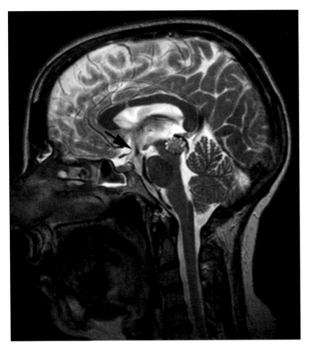

▲ 图 22-2　T₂ 矢状位图像显示经第三脑室底部造口的液体流动（黑箭）

统来实现。这一过程可以在局麻下完成，然而开颅手术更常在全身麻醉下进行。通常情况下，颅骨通路是通过额部钻孔，但临床上可能还需要神经导航技术来放置导管。

腰椎穿刺引流术是使用经皮穿刺技术通过下腰椎椎间隙放置引流管，有时需要在 X 线甚至 CT 上引导进行。

该手术适用于最佳治疗时机延误或自限性脑积水的急性脑积水患者。脑脊液感染或蛛网膜下腔出血合并有相关症状的脑积水，通常也需要外引流。

脑脊液外引流对确认需要完全脑脊液引流的患者尤其重要，因为液体引流可以直接能观察到。

感染和导管移位风险随着时间的增加而增加，除特殊情况外，外引流术不能作为一种长期治疗选择。

（二）颅外脑脊液转移至体腔内：“分流”

最常见的控制脑积水的方法是将导管放入脑室系统或腰硬膜囊内，远端导管通过皮下插入体腔。远端放置的选择包括腹膜腔、胸膜腔和心脏的右心房。在某些特殊情况下，这些常用的腔隙不可使用，可用胆囊、肝脏裸区或主要静脉通道代替。

腹腔是最常用的，因为它在技术上更容易送达，并允许插入相当长度的导管。在儿童成长期间，导管可以拉伸，从而避免了延长导管的需要。

从技术上讲，心脏放置引流管更加困难，术中并发症的风险也更高，包括心律失常和空气栓塞。导管最好放在右心房内，但随着儿童的发育，导管长度不够，需要更换。此外，慢性感染可能导致心内膜炎或感染性栓子的形成，栓子脱落将导致肾脏或其他器官损伤。

胸腔引流在技术上比腹腔导管置入要求更高，它可能会导致有临床意义的气胸。胸膜腔也是液体吸收效率较低的区域，可能会导致积液，从而引发呼吸困难；这些在年幼的儿童中发生率更高。

（三）分流装置

大多数分流器是由硅橡胶构成，股橡胶是一种硅胶（图 22-4）和塑料弹性体。这是一种相对惰性的材料，具有良好的光滑性和柔韧性，过敏反应发生率低。材料确实会随着时间的推移而降解，分流管最终会在其周围形成一层反应性组织（图 22-5）。分流管可能会变得相当脆且容易断裂。CSF 仍然可以在断裂的分流管之间引流，慢性断裂的分流管并不意味着患者已经可以自行分流多余的脑脊液。

一个简单的脑脊液引流管可以很好地排出多余的脑脊液；然而，这并不能说明它是一个成功的引流装置，原因有两个：其一是简单的引流管更容易发生移位，其二是它可导致过度引流，引起颅内低压。当患者直立时，最有可能发生过度引流，在这样的体位，分流管内有存留脑脊液，这会导致脑脊液虹吸，在负压下主动排出液体。为了尝试解决这些问题，现在大多数分流装置内有三个组件，即一个储液器、一个阀门和一个反虹吸装置（图 22-4）。

储液器通常位于进入颅腔的钻孔，锚定颅内组件（脑室导管）和远端颅外分流之间的连接处。它还允许直接从分流管中抽取 CSF 样本，以评估分流功能，并在怀疑感染时查找病原体。

阀门大致有两种类型：流量控制阀或压力控制阀。流量控制阀可以调节其阻力以在较宽的脑脊液压力范围内大致实现恒定的脑脊液流动。最常见的流量控制阀是 Orbis-Sigma 阀（OSV）。

压力控制阀的工作原理是，当 CSF 压力接近或超过下游压力时压力控制阀会打开，其工作量由阀门的特性决定。不同的阀门类型具有不同的特性。其中打开阀门所需的压差可以调整到不同的设定阈值。这些通常被称为可编程阀，不过更恰当的描述应该是可调节阀。大多数可调节阀都是由外部磁铁控制的。两种常见类型的阀门，即 Codman Hakim（Medos）可调节阀门和 Medtronic Strata 阀门，可在 MRI 的磁场下发生改变（图 22-6），需要在成像后检查阀门，因此拍摄与这种阀门装置呈正交的 X 线比较可靠。其他阀门已经克服了这个问题，通过在阀门中引入离合器，使其不太容易被改变；这些阀门包括 Miethke（图 22-8）的 ProGav（图 22-4、图 22-7 和图 22-9）系统。如果使用过程有任何疑

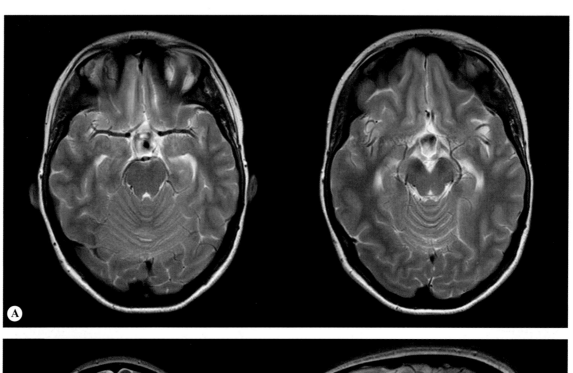

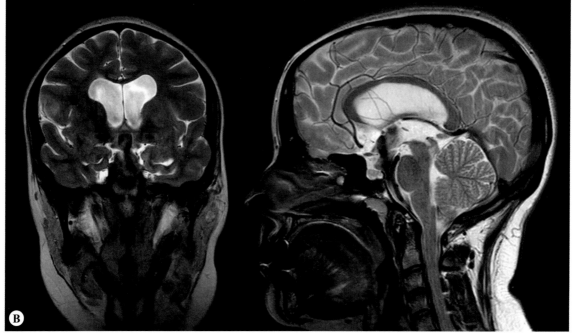

▲ 图 22-3　ETV 之后的成像

T₂ 轴位（A）、冠状位和矢状位（B）显示通过第三脑室底部（乳头体前方）的 ETV 造口流空效应

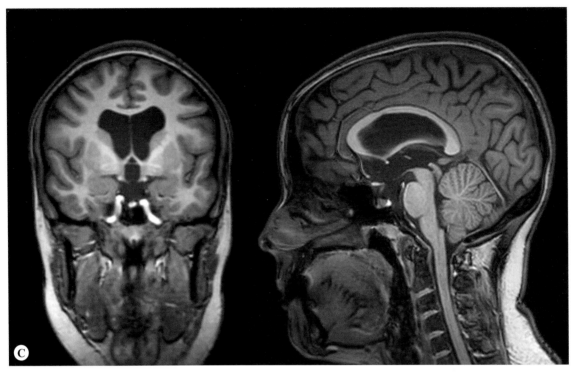

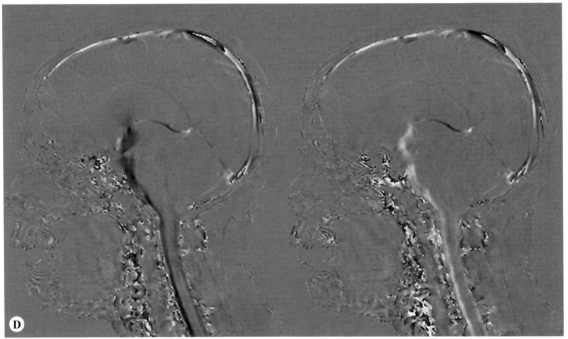

▲ 图 22-3（续）　**ETV 之后的成像**

T₁ 冠状位和矢状位（C）显示第三脑室底部的 ETV 吻合口。PC MRI（D）显示收缩期和舒张期 ETV 吻合口液体向下和向上流动

问，应该查看制造商的网站，了解有关 MRI 安全性的最新建议和进一步影像检查的相关建议。

防止过度引流的装置有两种基本类型（图 22-10）。其中一个系统中，装置内的柔性膜会在远端负压存在的情况下移动，以阻挡脑脊液流动。这样的系统依赖于膜的弹性，随着时间的推移，这一性能很可能会减弱，从而导致新的或反复出现的低颅压症状。另一种系统使用瓣膜机制，通常当患者

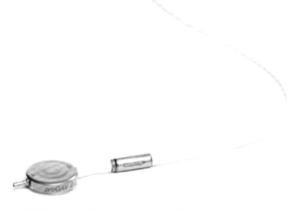

▲ 图 22-4　带重力辅助装置和远端硅胶导管的 **ProGav 2.0 可调节阀门**

直立时，一个小球在重力的作用下落在装置内，以堵塞主流体通道；然后，排出的液体要么完全停止，要么分流到阻力更高的引流路径。同样，随着时间的推移，这种机制可能会失效；然而，从长远来看，第二种装置通常更加可靠。未来可以使这种类型的装置调节到较高压力通道来阻止过度引流。

（四）腰椎引流

腰 - 腹腔分流术包括一根细导管，在引流端侧壁上带有细缝，或者带有再次设计为提供阻力的阀门装置。腰椎引流仅适用于颅内脑脊液可以直接进入脊髓腔的交通性脑积水患者。

（五）分流技术的新进展

最初控制脑积水的目的主要是为了防止过早死亡。现代神经外科仍然在与这种具有较高死亡风险作的疾病做斗争，试图降低发病率及该慢性疾病长期以来给患者的痛苦。对于一些患者，留置一条细小的引流管使他们感觉轻松，试图满足他们的要求可能是非常具有挑战性的。目前提供的技术包括可以用来远程测量患者的颅内压的留置设备（图 22-8）。除非在一些特殊情况下，这些植入物的成本和体积会限制它们的使用；然而，它们的应用正在逐渐增多，并且成本的降低和更小型化很可能会成为现实，这将会使其被常规地整合到所有的分流装置中。随着应用更广泛及数据更容易收集，每位患者个体可随时了解到关于他们病情的数据及变化，从而能够更早、更安全地发现问题，并通过各

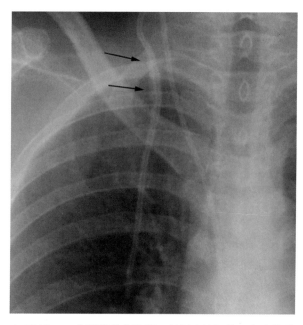

▲ 图 22-5　内侧新的分流管，以及旁边旧的、多余的分流管（黑箭）增厚伴部分钙化

种可用的可调节设备进行更灵敏的控制。

（六）替代疗法

现在已经提出了许多替代治疗方法，这些并不常规使用的方法包括脉络丛的消融及药物治疗。

（七）影像学评估在手术制定和随访中的应用

脑积水的成像和推荐方案已经进行了详细讨论（见第 16 章至第 18 章）。然而，成像技术可以总结如下：3D 重 T_2 加权稳态序列[如 3D DRIVE(Philips)、3D-CISS（Siemens）和 3D-FIESTA（GE）] 用于解剖学评估，推荐评估导水管狭窄或脑室内粘连；PC MRI 可以对脑脊液循环进行定量和定性评估；可变翻转角度的 3D T_2 加权 TSE 技术也可用于梗阻性脑积水的评估（Siemens，SPACE;GE，CUBE;Philips，VISTA）。

术后需要随访来评估经内镜第三脑室造口术的通畅性。矢状位 T_2 加权 TSE 通常显示水流通过 ETV 造口（图 22-2）。用于 ETV 术后患者评估的新技术包括相位对比 MRI、3D 重 T_2 加权稳态序列。3D SPACE 似乎是评估 ETV 通畅性的最有效的序列，其他技术只有在复杂病例中才有必要使用（表 22-1）。

在插入分流管后，患者应该在出院前行平扫

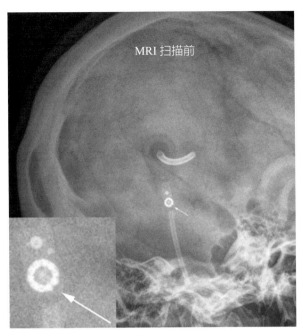
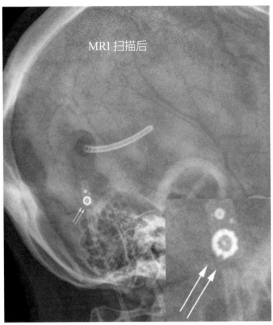

▲ 图 22-6　**Codman Hakim** 可调节阀门的压力设置可能在 **MRI** 环境中发生改变

对于配置这种阀门的患者，在 MRI 扫描前后有必要用 SXR 检查装置。MRI 扫描后，压力设定由 70mmH$_2$O（单箭，5 点钟位置切迹）变为 110mmH$_2$O（双箭，7 点钟位置切迹）。因此，在 MR 检查后，神经外科病房患者的瓣膜压力设置需要重新调整（图片由 Sister Sally Ann Collins 提供）

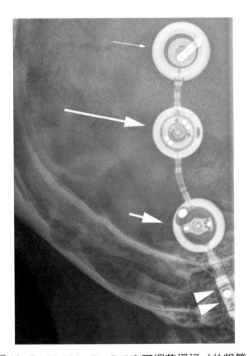
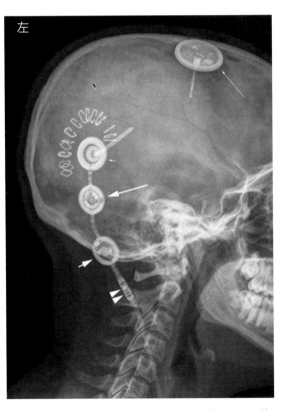

▲ 图 22-7　**Meithke ProGAV2** 可调节阀门（长粗箭）与 **ProSa** 重力分流辅助装置（短粗箭）相结合，可根据患者的体位（直立或平卧）而变化。**SXR** 还显示了分流储水器（长细箭）和反虹吸装置（双箭头）。在 **MRI** 扫描中，ProGAV2 可调节阀门的压力设置不会改变，因此该类型的阀门进行 MR 检查前后不需要使用 SXR

图片由 Sister Sally Ann Collins 提供

▲ 图 22-8　**SXR** 显示 **Raumedic** 遥感导管（长细箭）、**ProGAV2** 可调节阀门（长粗箭）、**Prosa** 重力分流辅助装置（短粗箭）、分流储液器（长细箭）和反虹吸装置（双箭头）

图片由 Sister Sally Ann Collins 提供

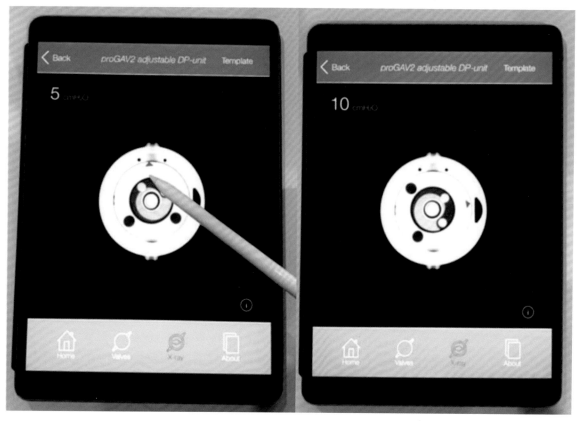

▲ 图 22-9　平板应用程序显示 **ProGAV** 可调节阀门在设置 **5cmH₂O** 和 **10cmH₂O** 时的 **X** 线表现

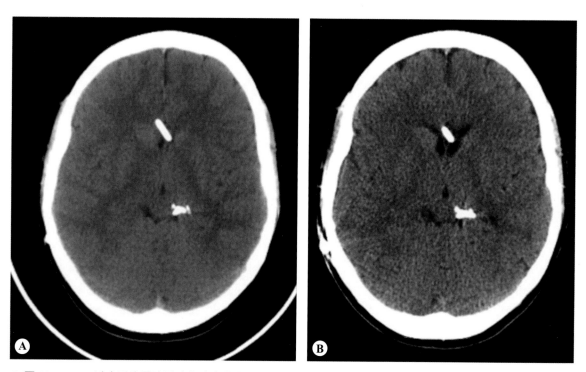

▲ 图 22-10　**A.** 过度引流导致裂隙状脑室患者的 **CT** 成像；**B.** 同一患者插入装置以减少虹吸引起的过度引流的 **CT** 检查，现在脑室大小正常

表 22-1　推荐用于梗阻性脑积水诊断和随访的脑 MR 检查方案（见第 17 章）

必选序列	
矢状位的 T_1 加权成像	评估颅颈交界处和 CC 弓
轴位和矢状位的 T_2 加权成像	确定脑脊液空间的流动空隙
轴位 FLAIR 图像	检测经室间膜脑脊液流动
矢状位 3D 重 T_2 加权稳态序列	评估导水管的通畅性和黏性
DWI	可用于评估囊肿、急性缺血性病变、感染
可选序列	
SWI	检测是否含有血液
3D 增强 T_1 加权成像	怀疑肿瘤性或炎症性病变
矢状位 PC MRI（低 Venc）	评估导水管脑脊液流动
3D TSE 技术（如果可用）	
治疗监测——完整方案	
轴位和矢状位 T_2 加权成像	确定脑脊液空间的流动空隙
轴位 FLAIR 图像	检测经室管膜脑脊液流动
矢状位 3D 重 T_2 加权稳态序列	评估导水管的通畅性及粘连
矢状位 PC MRI（低 Venc）	评估导水管脑脊液流动
3D TSE 技术（如果可用）	
治疗监测——简易方案	
三轴面 HASTE	排除儿童脑脊液循环障碍

CT 检查，以便在分流术后进行基线研究。现在大多数 CT 扫描都会进行容积扫描。现在许多 PACS 系统都在平台中内置了配准和融合软件，容积扫描很有意义。这种对当前和既往数据的对比可以非常准确地评估脑室大小的变化。

只要 VP 分流患者保持病情稳定，并且无明显症状，不需要对他们进行定期随访。在临床上，神经外科医生常对这些患者每年进行影像学上的复查，并要求患者如果再次出现症状，来院就诊或打电话告知神经外科医生。在许多医院，都有专业护士专门负责分流术后患者的管理和随访。

如果患者确实有症状（通常头痛加重），一般选取的检查是 CT。然而必须记住的是，一些患者需要长期随诊，CT 检查的数量就会增加得很快。这将潜在地增加患者电离辐射暴露剂量，尤其是当患者到不同医院的急诊科就诊时。基于上述原因，

对于有症状的患者推荐行 MR 检查。

在进一步评估分流管的通畅性时，要拍摄分流管全长的平片。这些通常包括头部、颈部、胸部和腹部 X 线。头部 X 线用于检查分流管上可调节的压力设置，以及检查分流管是否存在破损或者中断。其他部位的 X 线用于检查其他位置的分流管中是否存在破损或断裂的情况。导管的破损通常发生在接头点处。几乎不会有断裂的导管破溃出皮肤表面。

有时可能需要行超声甚至腹部 CT 来检查分流管末端在腹部的位置。有关 VP 分流评估的更多细节，请参见拓展阅读。

现在，在 PACS 系统内通常可以使用相关工具来融合和配准来自相同患者的检查（如增强前、后图像）或不同时期检查的影像数据集。当脑室大小变化很小时，这种技术很有用（图 22-11 和图 22-12）。这种技术也可以融合 CT 和 MRI 的数据。

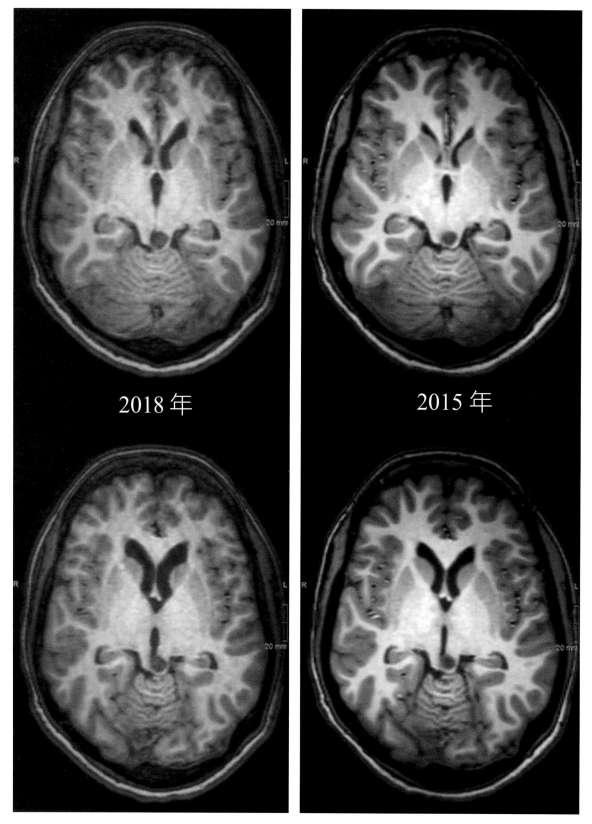

2018 年

2015 年

▲ 图 22-11　2015 年和 2018 年对脑干顶盖部小胶质瘤的随访

这两项研究的 T_1 容积数据集已经在 PACS 软件中融合并配准，以便准确比较肿瘤或脑室大小细微变化。在这个病例中，胶质瘤轻微增大，脑室轻度增大

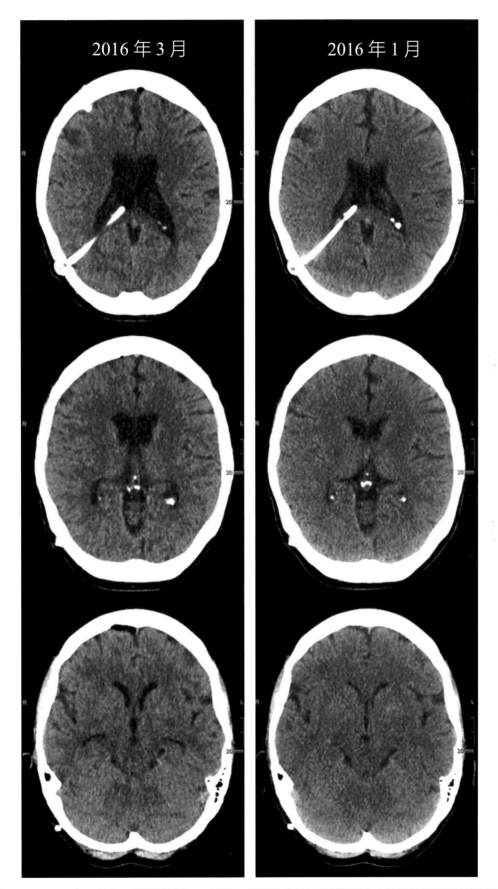

▲ 图 22-12 **2016 年 1 月和 3 月配准后的 CT 图像，更清楚地显示分流阀压力小幅调整后出现脑室轻度增大**

核素脑脊液分流研究可用于显示脑脊液分流的通畅性和梗阻部位。这类研究的细节超出了本章的范围；不过，感兴趣的读者请参见拓展阅读。

（八）脑积水的并发症

与脑积水相关的并发症源于下列的病理因素：一是脑积水本身的直接影响，二是治疗相关的影响。

脑积水本身可以通过拉伸皮质组织和升高颅内压而造成损害。

尤其是在子宫内和婴儿期，出现脑积水的地方通常会出现皮质组织的拉伸；这可能也是老年人正常颅压性脑积水的一个特征。这种类型损伤引起的临床表现主要取决于受影响的大脑区域。

（九）治疗相关的并发症

任何颅内手术都可能发生脑组织损伤、血管损伤、出血或感染。脑室分流的颅外部分可能导致更多的并发症，包括感染、肠穿孔及心脏血栓形成。人为通过分流系统排出脑脊液可能会导致各种问题，其中一些问题可能要到治疗数年后才会显现出来。其中最突出的是急性、慢性或间歇性的过度引流。

（十）直接脑组织损伤

这种情况发生在手术时，最常与脑室通路错位有关。这在神经内镜检查中极为危险，因为内镜的内径相对较宽，对脑室周围的结构可能会产生不可逆的损伤。错位的脑室导管可能完全不起作用，或者引流不佳而过早堵塞。神经导航可以减少（尽管它也不能完全避免）导管错位。

神经内镜检查可使 Monro 孔前缘的前穹窿意外损伤，导致记忆损伤和情绪状态改变。

（十一）颅内出血

手术时动脉损伤可引起颅内出血（图 22-13）。延迟性出血见于过度引流，血液通常进入硬膜下间隙，最常见于正常颅压脑积水患者治疗后。

（十二）感染

感染仍然是术后需要关注的一个重要问题。伤口感染可以像所有其他类型的手术一样发生，保守

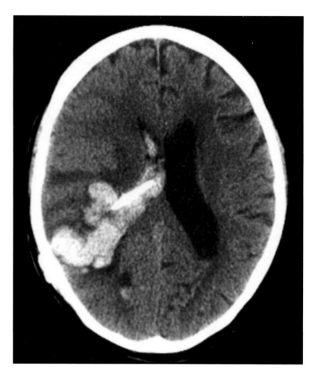

▲ 图 22-13　脑室 - 腹腔分流术的脑室插管后颅内出血

治疗通常采用注射抗生素的方法。如果分流部位出现皮肤破溃，则需要对分流系统进行改道。分流术后脑脊液感染是一个非常值得关注的问题。病原体会定植在硅胶管内，仅用抗生素治疗无法根除感染。几乎所有情况下的治疗都需要首先移除原分流装置，放置临时的外引流装置，并且通常需要全身静脉注射抗生素。感染可蔓延至整个脑室系统，导致脑室炎（图 22-14 和图 22-15）；这对于幼儿神经系统发育有很大影响，可以导致幼儿智商降低，以及出现严重学习障碍。感染更有可能发生在非常小的婴儿身上，推迟新生儿的分流术将降低这种严重并发症的风险。感染的其他已知危险因素包括补救手术、免疫功能低下和之前使用过外引流装置治疗。

（十三）过度引流

脑脊液产生、循环和重吸收的自然机制是复杂的、动态平衡的，并针对不同环境做出不同改变。分流装置的能力要有限得多。每个人的脑脊液产生和排出可有很大的不同，因此有必要考虑不同的阀门类型和装置，以满足个人的特定需求。

虹吸导致脑脊液过度引流的可能性需要被考

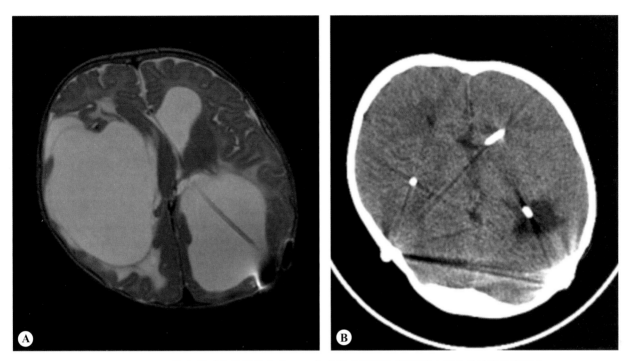

▲ 图 22-14　**A.** 脑室炎后多囊性脑积水；**B.** 多个腔室需要多根导管才能有效地引流脑积水

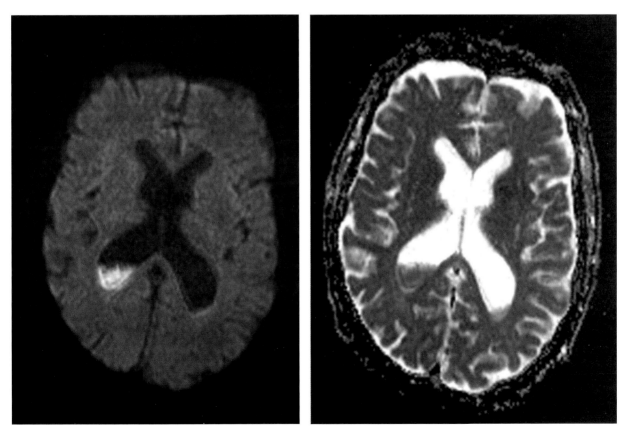

▲ 图 22-15　**DWI 和 ADC 显示 1 例分流感染和脑室炎患者的侧脑室后角有感染性病灶**

虑；然而，即使有控制装置，仍然有可能引起过度引流。在非常小的儿童中，过度引流会导致颅骨生长缓慢，颅内体积和脑室空间长期较小；这反过来可能会导致分流障碍，脑积水反复发作，引流管因此更有可能堵塞。此外，过度引流可能会造成面容改变，儿童的头部通常会变得狭窄，甚至出现舟状颅。

部分老年患者脑室体积较大，过度引流可能导致轴外脑积液，并有发展为硬膜下血肿的风险（图 22-16）。

过度引流是脑积水患者头痛的常见原因，其特征通常是站立时体位性头痛更严重，而颅内压高的患者在用力时头痛加重。

CT 或超声可有助于显示腹部、腹壁或胸膜腔内的液体积聚（图 22-17）。

（十四）腰 – 腹腔分流术

尽管使用了阀门，腰椎脑脊液引流还是比较难调节。腰椎硬膜囊内的脑脊液对位于其上的脊柱的流体静水压是开放的；随着患者位置不同，对引流装置有很高的要求。出现低颅压症状的风险更高，发展为获得性脑疝的风险更高。

（十五）外科服务的构建

作为一种不能治愈的疾病，脑积水的治疗是一项长期工作。其中最值得注意的是对周期性发生危及生命的急性循环障碍做出预防和处理。此外，许多患者在治疗过程中出现的慢性症状也是外科医生需要关注的方面。

如果患者出现分流失败，外科医生需要为患者提供明确的方案供他们选择。目前，这个方案最有价值的部分是由经验丰富的临床医生进行评估。虽然影像资料是必要的，但在分流障碍的早期阶段通常是非诊断性的，等到情况恶化有可能造成严重伤害甚至死亡。应当为患者设置两种服务方案。第一种是针对急性和严重症状的 24h 急救服务；这些服务最初可能设在当地，但可以随时获得高级别神经外科专家的建议，并能够随时转送到设施完善的神外机构。第二种是症状不那么严重的患者可以直接获得神经外科专家建议，而不必由非神经外科医生转介。在非急性情况下对分流失败的诊断难度往往会导致缺乏经验的医务人员未将患者及时转送到神经外科，从而最终导致治疗的延误。

有慢性症状的患者需要定期复查。对于一些

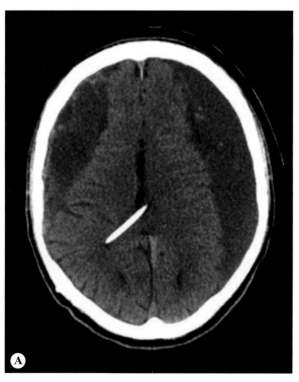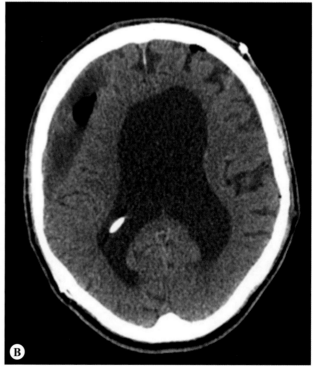

▲ 图 22-16　**A.** 慢性脑积水脑室腹腔分流术后双侧硬膜下血肿形成；**B.** 硬膜下引流并调整至较高引流压力后的 **CT** 图像

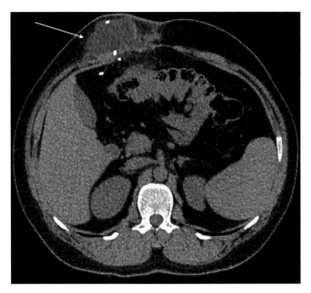

▲ 图 22-17 腹部 CT 显示与 VP 分流管相关的前腹壁液体积聚（白箭）

患者来说，完全缓解症状几乎是不可能的，而对另一些患者来说，仔细地逐步调整他们的治疗方案可以极大改善患者的现状。这项服务的实施需要临床医生的配合，以避发生免过度检查，因为有症状的患者可能会反复在急诊科就诊，如果医生判断没有可替代的检查方法，则患者可能会接受过多的 CT 扫描。

（十六）报告要点

许多并发症，如低颅压、感染和出血，将在本书的其他章节详细讨论。读者可参考这些部分以获得更详细的报告要点。然而，在给脑积水患者阅片时，神经影像医生必须评估某些征象，参见如下条目。

- 任何既往影像资料都必须与当前的影像资料进行比较（即使这些检查项目是在不同的医院进行的）。
- 如果使用现在版本的 PACS 中常见的软件工具融合和配准这些检查，脑室大小的细微变化（分流障碍导致的脑室增大或过度引流导致的脑室减小）可能会更加明显。
- 检查细微的感染迹象，如侧脑室后角或脚间水

池中的病灶（CT 或是磁共振 DWI 可以更好地显示）。
- 检查有无硬膜下积液或血肿。
- MRI 脑脊液流动和高分辨率容积 T_2 检查对于检查经内镜第三脑室造口术的通畅性的评估很重要。
- 值得注意的是，其他非神经外科疾病可能是患者就诊的首要原因，如尿路感染仍然是 VP 分流的老年患者最常见的并发症。

（十七）病例报告（图 22-3）

病史：内镜第三脑室造口术后患者的随访。

成像技术：整个大脑的轴位和冠状位的 PD 和 T_2 加权图像。高分辨率正中矢状位 T_2 加权图像。正交平面 MPR 的 1mm T_1 容积扫描。正中矢状位 PC MRI。

影像学表现：在乳头体前面的第三脑室底部有一个明确的造瘘口，符合第三脑室造口术的吻合口表现。这在 T_1 容积采集的冠状面和矢状面 1mm 厚的 MPR 上表现得最好。常规 T_2 和 PD 上可见脑脊液流经吻合口的流空效应。PC MRI 显示水流通过吻合口，在心动周期内血流逆转，收缩期向下，舒张期向上。显示正常的在桥前池内的脑脊液流动，以及颈上椎管内可见内上和向下的正常脉冲性流动。

结构成像显示脑导水管在其中点附近阻塞。常规或 PC MRI 序列均未显示导管内有脑脊液流动。

侧脑室仍然略大，但是与术前影像相比，侧脑室的大小已经缩小。特别是侧脑室下角体积变小，符合该年龄人群的正常体积大小。T_2 加权成像未见脑室周围存在高信号。

从钻孔的位置到右侧脑室有一条穿过右额叶的小通道。这条通道上没有出血的征象。

脑外脑脊液间隙正常。没有硬膜下积液。

结论：经内镜下第三脑室造瘘口脑脊液流动正常。脑室缩小。未发现手术相关并发症。

参考文献

[1] Algin O, Ucar M, Ozmen E, Borcek A, Pzisik O, Ocakoglu G, Tali T. Assessment of third ventriculostomy patency with the 3D-SPACE technique: a preliminary multicenter research study. J Neurosurg. 2015;122:1347–55.

[2] Bargallo N, Olondo L, Garcia AI, Capurro S, Caral L, Rumia J. Functional analysis of third ventriculostomy patency by quantification of CSF stroke volume by using cine phase-contrast MR imaging. Am J Neuroradiol. 2005;26:2514–21.

[3] Bouras T, Sgouros S. Complications of endoscopic third ventriculostomy. A review. J Neurosurg Pediatr. 2011;7(6):643–9.

[4] Brockmeyer D. Techniques of endoscopic third ventriculostomy. Neurosurg Clin N Am. 2004;15:51–9.

[5] Casey AT, Kimmings EJ, Kleinluqtebeld AD, Taylor WA, Harkness WF, Hayward RD. The long-term outlook for hydrocephalus in childhood. A ten year cohort study of 155 patients Paediatric. Neurosurgery. 1997;27(2):63–70.

[6] Chari A, Czosnyka M, Richards H, Pickard JM, Czosnyka ZH. Hydrocephalus shunt technology: 20 years' experience from the Cambridge Shunt Evaluation Laboratory. J Neurosurg. 2014;120(3):697–707.

[7] Kartal MG, Algin O. Evaluation of hydrocephalus and other cerebrospinal fluid disorders with MRI: an update. Insights Imaging. 2014;5:531–41.

[8] Kulkarni AV, Drake JM, Armstrong DC, Dirks PB. Imaging correlates of successful endoscopic third ventriculostomy. J Neurosurg. 2000;92(6):915–9.

[9] Kupeli E, Yilmaz C, Akcay S. Pleural effusion following ventriculo-pleural shunt: case reports and review of the literature. Ann Thorac Med. 2010;5(3):166–70.

[10] Lollis SS, Mamourian AC, Vaccaro TJ, Duhaime AC. Programmable CSF shunt valves: radiographic identification and interpretation. Am J Neuroradiol. 2010;31:1343–6.

[11] Mathews JD, Forsythe AV, Brady Z, et al Cancer risk in 680 000 people exposed to computed tomography scans in childhood or adolescence: data linkage study of 11 million Australians. BMJ. 2013;346. (Published 21 May 2013) Cite this as: BMJ 2013;346:f2360.

[12] Merkler AE, Ch'ang J, Parker WE, Murthy SB, Kamel H. The rate of complications after ventriculoperitoneal shunt surgery. World Neurosurg. 2017;98:654–8.

[13] Reaper J, Collins SA, McMullan J, Bayston R. The use of ASET (Anti Staph Epidermidis Titre) in the diagnosis of ventriculo-atrial shunt infection. Cerebrospinal Fluid Res. 2010;7(Suppl 1):S44.

[14] Rohde V, Behm T, Ludwig H, Wachter D. The role of neuronavigation in intracranial endoscopic procedures. Neurosurg Rev. 2012;35(3):351–8.

[15] Sainte-Rose C, Hooven MD, Me MS, Hirsch JF. A new approach in the treatment of hydrocephalus. J Neurosurg. 1987;66(2):213–26.

[16] Stivaros S, Sinclair D, Bromiley P, Kim J, Thorne J, Jackson A. Endoscopic third ventriculostomy: predicting outcome with phase-contrast MR imaging. Radiology. 2009;252:825–32.

[17] Vinchon M, Dhellemmes P. Cerebrospinal fluid shunt infection: risk factors and long-term follow-up. Childs Nerv Syst. 2006;22(7):692–7.

[18] Vinchon M, Rekate H Kulkarni AV. Shunt independence. Pediatric hydrocephalus outcomes: a review. Fluids Barriers CNS. 2012; 9:18.

[19] Wang VY, Barbaro NM, Lawton MT, Pitts L, Kunwar S, Parsa AT, Gupta N, McDermott MW. Complications of lumboperitoneal shunts. Neurosurgery. 2007;60(6):1045–8; discussion 1049

拓展阅读

[1] Chiewvit S, Nuntaaree S, Kanchaanapiboon P, Chiewvit P. Assessment lumboperitoneal or ventriculoperitoneal shunt patency by radionuclide technique: a review experience cases. World J Nucl Med. 2014;13(2):75–84. PMCID: PMC4150163

[2] Mohamed A, Avinash K, Khaled B, Athar A, Priyabrata D. Intracranial shunts: a brief review for radiologists. Curr Trends Clin Med Imaging. 2017;1(4):555567.

[3] Rodt T, von Falck C, Tschan C, Diensthuber M, Zajaczek J, Krauss J, Galanski M. Radiological evaluation of ventriculoperitoneal shunt systems ECR 2009; Poster No C-702. 2009.

[4] Wallace AN, McConathy J, Menias CO, Bhalla S, Wippold FJ II. Imaging evaluation of CSF shunts. AJR. 2014;202:38–53.

第五篇　感染性脑病

Infectious Brain Disease

第 23 章　颅内细菌和分枝杆菌感染的神经影像学···················510

第 24 章　真菌和寄生虫感染：临床和神经影像学特征···················532

第 25 章　免疫受损个体的感染性疾病···················562

第 26 章　中枢神经系统病毒性感染的影像学表现···················586

第23章 颅内细菌和分枝杆菌感染的神经影像学
Neuroimaging in Bacterial and Mycobacterial Infections of the Brain

Majda M. Thurnher 著

孙双燕 译 郭 瑜 夏 爽 校

摘 要

中枢神经系统细菌感染仍是影响发病率和死亡率的一个重要原因。中枢神经系统细菌感染包括脑炎 / 脑脓肿、硬膜下或硬膜外积脓、化脓性脑膜炎和脑室炎症。这些都是能导致死亡率和发病率增高的风险因素，因此需要迅速和准确的诊断。临床神经影像学是患者管理的重要组成部分，应在进一步损伤发生之前正确诊断。计算机断层扫描和磁共振成像是可以用于检查细菌感染的影像学技术。本章讨论了中枢神经系统细菌感染的影像特征。

关键词

脑；感染；细菌性脑脓肿；脑膜炎；脑结核；磁共振成像

一、细菌性脑膜炎

（一）定义

急性细菌性脑膜炎或软脑膜炎，是世界范围内十大感染性致死病因之一，有永久性神经损伤的可能及较高的死亡率。这是一种严重并且危及生命的疾病，需要及时诊断和治疗。

（二）流行病学 / 人口学资料

由于疫苗接种的普及，细菌性脑膜炎的发病率已经下降。B 组链球菌、大肠杆菌和单核细胞增生李斯特菌是导致新生儿脑膜炎的主要原因，肺炎链球菌、脑膜炎奈瑟菌和流感嗜血杆菌是导致成人脑膜炎的主要病因。在欧洲，肺炎链球菌占细菌性脑膜炎的 45%～72%，其次是脑膜炎球菌（11%～33%）。单核细胞增生李斯特菌是一种不太常见的社区获得性脑膜炎的病因，可以引起新生儿

脑膜炎，以及导致老年人和癌症患者的免疫抑制。

（三）病理和发病机制

大多数细菌性脑膜炎病例发展是血行传播的结果。细菌性脑膜炎的特点是软脑膜和蛛网膜的弥漫性炎症。这导致脓液积聚在脑组织、脑神经和脊髓表面。脑膜血管的扩张、充血，将导致微出血和梗死的发生。脑室的感染可以导致脑室炎，伴室管膜内膜的缺失和室管膜下细胞层的胶质化。

（四）临床特征

成年患者中出现典型症状的比例较少，包括高烧、颈部僵硬、头痛、精神状态的改变。患者通常会出现以上典型症状中的两项。其他症状有恶心和呕吐、颅内压升高和神经麻痹。即使没有发现脑膜刺激征，也不能排除脑膜炎。当出现皮肤瘀斑，应怀疑存在脑膜炎球菌感染的可能。Waterhouse-

Friderichsen 综合征是急性暴发性脑膜炎球菌脑膜炎的严重并发症，表现为因出血进入肾上腺而导致的双侧肾上腺功能不全、弥散性血管内凝血、昏迷和快速死亡。脑脊液分析可以显示脑脊液细胞增多症（100～10 000 个白细胞 /mm³），蛋白质水平升高（＞50mg/dl），葡萄糖水平降低（同时测量的血清葡萄糖＜ 40%）。

（五）影像学特征

脑膜炎的影像学表现往往不具有特异性。神经成像可以作为一种预防性措施，在腰椎穿刺前对可疑的患者进行检查以发现 / 排除脑内改变。

计算机断层扫描在脑膜炎早期可能提示正常表现。但随着疾病的进展可能出现脑积水、软脑膜强化或梗死。

磁共振成像对于检测脑膜病理改变更敏感。据报道液体衰减反转恢复序列（FLAIR）是检测脑膜疾病的最敏感 MRI 技术。软脑膜的充血和阻塞引起蛛网膜下腔的渗出改变。蛛网膜下腔的高信号反映了脑脊液的高蛋白成分（图 23-1）。FLAIR 图像上的脑脊液高信号也可能出现在转移性病变、蛛网膜下腔出血、吸氧和服用一些镇静药物后。在描述软脑膜疾病方面，对比后 3D T₂ FLAIR 被报道优于对比后 3D T₁ 加权磁共振成像（图 23-2）。

细菌性脑膜炎患者中，扩散加权影像高信号病变经常出现在脑室（特别是侧脑室），表示脑室内的脓性液体（图 23-3）。此外，扩散加权成像可见脑沟高信号病变（图 23-3）。与其他病原菌引起的脑膜炎相比，脑沟和脑室内的 DWI 异常信号更多见于肺炎链球菌中。在细菌性脑膜炎中，DWI 高信号病变也可能出现在血管周围间隙（图 23-4）。根据最近的研究显示，VRS 被认为是一种脑实质细胞间液回流入血的重要的引流途径（淋巴系统）。

在脑膜脑炎中，可能存在弥漫的 FLAIR 高信号病变，提示由于局灶性缺血伴细胞毒性水肿和脱髓鞘引起的广泛性脑组织损伤，继发免疫介导的坏死性血管炎和血栓形成（图 23-4）。

因为炎性血管炎和小血管血栓的形成，25% 的脑膜炎病例中可发生缺血性梗死，多位于内囊膝部。胼胝体梗死或感染相关性的胼胝体细胞毒性病变（cytotoxic lesions of the corpus callosum，CLOCC）也有报道（图 23-5）。

与成人相比，儿童细菌性脑膜炎中更常见单侧或双侧硬膜下积液。非脓性的积液所有序列可显示为 CSF 信号。硬膜下积脓定义为化脓性硬膜下积液。DWI 有助于区分非脓性的积液和积脓，在 DWI 上显示出扩散受限和高信号（图 23-6）。硬膜下积脓的易感因素是中耳炎或鼻窦炎持续扩散到硬膜下间隙。

急性肺炎球菌性脑膜炎可能伴随着免疫副感染过程，如急性播散性脑脊髓炎、脑血管炎或急性坏死出血性脑脊髓炎。颅内出血是社区相关的细菌脑膜炎患者罕见但严重的并发症，并在那些接受抗凝治疗的患者中风险更高（表 23-1）。

（六）分析思路

- FLAIR– 蛛网膜下腔高信号。
- 增强后 3D T₂ FLAIR 显示脑膜强化优于对比后 MPRAGE 图像。
- 怀疑脑膜炎时应检查脑室（脑积水或脑室炎）。
- 细菌性脑膜炎常见梗死。
- 脑膜炎的 DWI 线性高信号反映感染播散到血管周围间隙。

（七）治疗

肺炎链球菌引起的社区获得性脑膜炎具有高死亡率（20%～40%）的特点，30% 的病例会有长期神经后遗症（听力损失和局灶性神经功能缺损）。球菌性脑膜炎的死亡率和发病率较低，死亡率不超过 13%，发病率为 3%～7%。细菌性脑膜炎不良预后的影响因素包括高龄、低格拉斯哥昏迷评分、脑神经麻痹、血液培养阳性、白细胞＜ 1 000 个 /μl，以及入院时脑脊液中高蛋白浓度。

初步治疗为广谱头孢菌素结合万古霉素，如果没有产生耐药性，随后用传统青霉素治疗。此外，抗生素前或同时使用地塞米松可以显著降低肺炎球菌性脑膜炎的死亡率。

对于伴有中线移位和局灶性神经异常或意识水平下降的脑脓肿患者，神经外科治疗干预是首选。

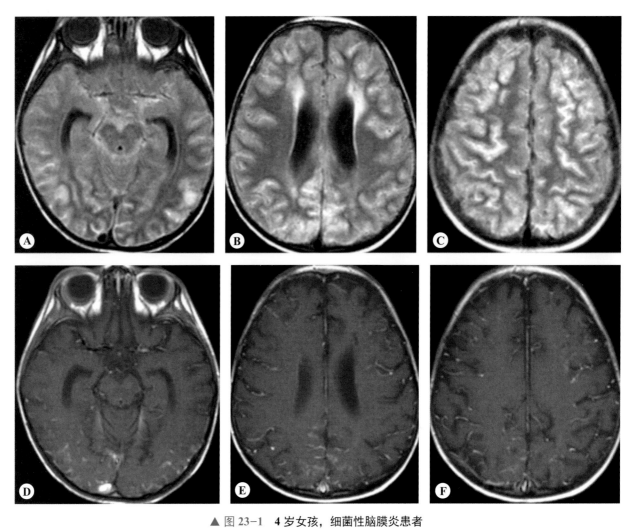

▲ 图 23-1　4 岁女孩，细菌性脑膜炎患者

A 至 C. 轴位 FLAIR 图像，蛛网膜下腔和基底池出现高信号，伴有脑室扩张；D 至 F. 增强后 T₁WI 图像显示软脑膜强化

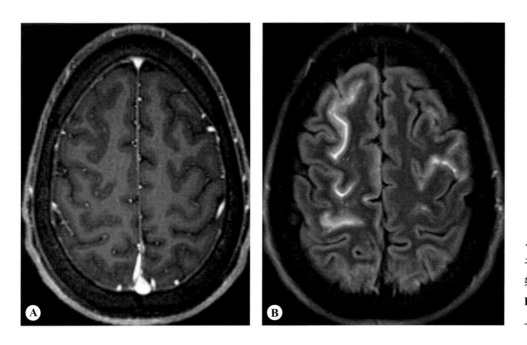

◀ 图 23-2　相比于 3D T₁ 加权 MRI，软脑膜疾病在增强 FLAIR（B）图像上显示更明显

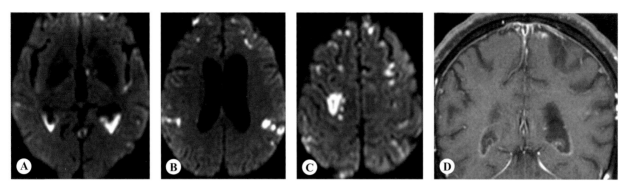

▲ 图 23-3 64 岁男性，化脓性脑膜炎患者

A 至 C. 在 DWI 上，侧脑室可见高信号，符合化脓性脑室炎；B 和 C. 双侧的脑组织凸面的脑沟显示 DWI 高信号；D. 增强 T₁WI 显示室管膜下强化

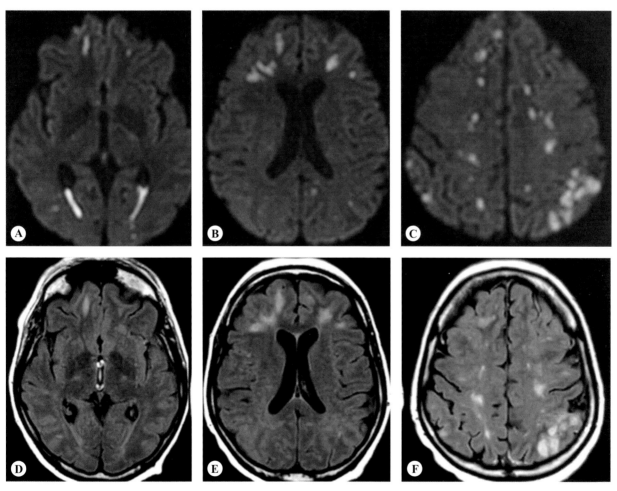

▲ 图 23-4 51 岁女性，肺炎球菌性脑膜炎患者

A. 在 DWI 上显示侧脑室枕角高信号，代表脓液的扩散受限；D. FLAIR 图像上也可以显示脑室内高信号；B 和 E. FLAIR 和 DWI 显示双侧额叶皮质下白质高信号，与脱髓鞘病变伴细胞毒性水肿一致；C 和 F. FLAIR 和 DWI 显示分水岭区域的多发、较小的高信号，表示梗死

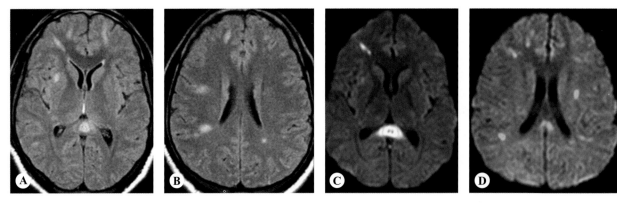

▲ 图 23-5　28 岁脑膜炎球菌脑膜炎患者，伴发热和脑膜刺激征

脑脊液分析中提示 4400 个 /μl 白细胞。FLAIR 图像（A）显示胼胝体高信号病变伴扩散受限（C），以及与感染相关的胼胝体细胞毒性病变。右额叶 DWI 线性高信号代表 VR 间隙的脓性积液（C）

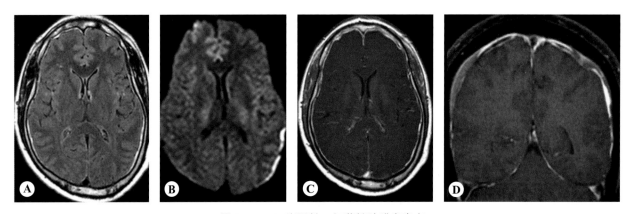

▲ 图 23-6　42 岁男性，细菌性脑膜炎患者

A. 在 FLAIR 上，蛛网膜下腔和双侧硬膜下积液检测到高信号；B. 在 DWI 上，硬膜下显示高信号积液，提示硬膜下脓性积液；C 和 D. 在增强 T₁WI 图像可以观察到强化

表 23-1　脑膜炎影像学特征总结			
	FLAIR	**增强后 T$_1$WI/FLAIR**	**DWI**
蛛网膜下腔	高信号	软脑膜强化	高信号（脓液）
脑室	• 脑室炎呈斑片状高信号 • 脑积水脑室扩大	• 脑室炎呈室管膜下强化 • 脑积水无强化	• 脑室炎呈高信号（脑室内积脓） • 脑积水呈低信号
硬膜下腔	高信号（高蛋白成分）	• 无菌积液无强化 • 积脓呈周围强化	• 无菌积液呈低信号 • 积脓呈高信号
梗死	高信号	亚急性期强化	急性期呈高信号（细胞毒性水肿）
白质病变	高信号	无强化	高信号（细胞毒性水肿）
血管周围间隙	线样高信号	无强化	高信号（脓性积液）

（八）病例报告（图 23-7）

病史： 72 岁女性患者，肝硬化伴有腰痛，随后出现意识丧失和昏迷。腰椎 MRI 表现为化脓性葡萄球菌引起的脊髓炎。

临床诊断： CT 显示脑水肿，脑脊液分析显示72/ 细胞，蛋白质增加，临床怀疑脑膜炎。

MRI 检查目的： 排除脑膜炎，查找脑积水的原因。

成像技术： 轴位 FLAIR、轴位 DWI、冠状位 T_2WI、轴位平扫及增强 T_1WI。

影像学表现： 在轴向 FLAIR 图像上，所有蛛网膜下腔出现高信号（图 23-7A 至 D）。脑室系统扩大，伴脑室周围高信号和枕角内液平（图 23-7B）。此外，左额顶层面硬膜下大脑镰左侧可见积液（图23-7D）。在 DWI 上，可见脑室内（图 23-7E）、胼胝体（图 23-7F），左侧硬膜下见高信号（图23-7F）。

解释： 蛛网膜下腔的高信号和脑室的扩大提示脑膜炎伴脑积水。脑室内液体的扩散受限与脑室炎脓性内容物相符。硬膜下积液的扩散特征清楚地表明硬膜下有脓液。

二、脑脓肿

（一）定义

脑脓肿是脑的局灶性感染，始于局灶性的脑实质软化（脑炎），并发展成被胶质细胞包围的脓液。尽管近年来检查手段和治疗不断进展，脑脓肿仍然是一个重要的医学问题。

（二）流行病学 / 人口学资料

脑脓肿的发生率无明显地域差异，据统计每年每 10 万人中 0.3～0.9 人患病，男女比例为2 : 1～3 : 1，年龄中位数为 30—40 岁。遗传性出血性毛细血管扩张症、感染性心内膜炎、接受颅骨治疗手术的患者是脑脓肿的高风险人群。广泛使用抗生素有助于减少腔内脓肿的发生。

大约 80% 的脑脓肿是由一种病原体引起，而

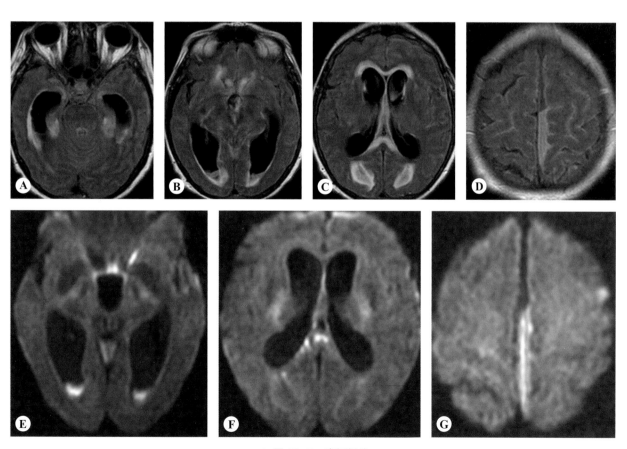

▲ 图 23-7 病例报告

20% 的脑脓肿患者会由多种病原微生物引发。链球菌是主要的致病菌，其次是葡萄球菌（超过 80% 为金黄色葡萄球菌）和革兰阴性杆菌。

（三）病理和发病机制

致病菌可以通过直接传播（如中耳炎、乳突炎、鼻窦炎、神经外科手术或颅骨创伤）或通过血液传播（心内膜炎最常见，其次是肺部和牙源感染）进入颅内。脑脓肿有四个明确的阶段：早期脑炎（第 1~3 天），晚期脑炎（第 4~9 天），早期脓肿形成（第 10~13 天），晚期脓肿形成（第 14 天及以后）。有五种不同的组织区域：①明确的坏死中心；②周围炎症细胞、巨噬细胞和成纤维细胞；③致密胶原囊壁；④与脑炎并发的新生血管层；⑤囊外的星形胶质细胞增生和脑水肿。

（四）临床特征

头痛、发热和局灶性神经功能缺损是最常见的症状；然而，这种典型的三种症状均存在的患者仅占 20%。

（五）影像学特征

脑脓肿被认为是脑内局灶性病灶，病灶中心为 T_2WI 高信号，三层 T_2WI 低信号环，明显的周围水肿，增强后 T_1WI 环样强化。强化可以光滑或不规则。脓腔在 DWI 上通常显示为均匀的高信号而表观扩散系数较低，提示由于脓肿腔内黏度高而引起的扩散受限（图 23-8）。

在磁敏感加权成像（SWI）上，化脓性脑脓肿表现出"双边征"，即病变中心腔周围有两个同心圆，外层为低信号，内层由于腔内容物的表现为高信号（图 23-9）。这种双边征在其他来源的脓肿未见显示。

出血在化脓性脑脓肿中较为罕见。在一些患者中，强化的脑脓肿壁在 SWI 上显示更明显的低信号，提示有一定程度的出血。最近的 3.0T 研究证实，脑脓肿的壁可出现出血。这可能是由于脓肿壁有新生血管生成，而新生的脆弱血管破裂所导致。出血性脑脓肿也可见于先天性发绀性心脏病患者和感染性心内膜炎患者。

MRI 灌注已被证实可鉴别低血容量的脑脓肿和高血容量的坏死性脑肿瘤（图 23-10）。这可以通过成熟脑脓肿的组织学表现来解释，其特点是成熟胶原含量高，新生血管减少。在细菌性脑脓肿中，强化部分显示为高 rCBV 是很少见的（图 23-11）。合理的解释取决于脓肿的阶段，在早期包膜期毛细血管密度的富集会使 rCBV 升高。

细菌性脑脓肿在 MR 波谱上，可以看到琥珀酸峰、乙酸峰、乳酸峰和氨基酸峰。中性粒细胞释放的蛋白水解酶可以产生胞质氨基酸（缬氨酸、亮氨酸、异亮氨酸），而细菌发酵会产生乳酸、乙酸和琥珀酸盐，坏死的脑组织产生乳酸和脂质。此外，MRS 可以区分有氧和厌氧感染。琥珀酸和醋酸信号同时出现提示为厌氧感染。

（六）环状强化的局灶性脑病变的鉴别诊断

坏死性脑肿瘤（囊性胶质母细胞瘤、转移瘤）可呈环状强化的局灶性肿块样病变，较难与感染性病变鉴别，常规 MRI 序列（FLAIR、T_2WI、T_1WI）无法区分这些病变。

细菌性脑脓肿显示扩散受限，即 ADC 减低，而坏死肿瘤将显示扩散升高，表现为 DWI 呈低信号，ADC 高信号。脑脓肿腔中的脓液是由炎症细胞、细菌、坏死组织和高黏性蛋白质渗出物组成；相反，转移瘤通常由坏死的组织碎片、炎症细胞和浆液组成。其他病因的脑脓肿（真菌、寄生虫、结核）可能表现为扩散受限和升高（取决于它们的含量），不能仅依据 DWI 与肿瘤区分开。高细胞、高黏性黏蛋白含量和出血性转移瘤可能表现为环形强化、局灶性扩散受限的脑肿块（图 23-12）。小部分未经治疗的细菌性脑脓肿中，有 5%~21% 显示为类似脑肿瘤的低扩散信号。

尽管脓肿的包膜部分是少血管的，导致 rCBV 比率明显降低，恶性囊性肿瘤的边缘部分更富血管化，相比脓肿 rCBV 比率更高。对于所有脓肿，独立的因果关系是明确的。然而，在包膜早期可以看到强化部分的 rCBV 升高（图 23-11）。

已证实 SWI 在区分细菌性脑脓肿和囊性肿瘤性病变是有价值的。在 SWI 上，脓肿的低信号边缘趋于完整和光滑，并与增强强化的边缘位置相同。相反，坏死性胶质母细胞瘤的 SWI 低信号边缘是不完整的、不规则的，并且常在强化环的内侧。在 1.5T SWI 上，可以显示囊壁的稍低信号或等信号，

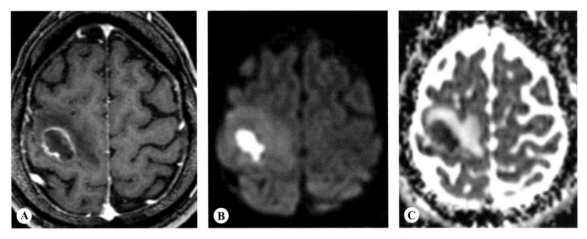

▲ 图 23-8　A. 具有免疫能力的细菌脑脓肿患者，轴位图像显示右侧顶叶病变呈环形强化；B 和 C. 在 DWI 上，病变的中心显示高信号（B），ADC 为低信号（C），反映了由于脓肿腔内脓性成分引起的扩散受限

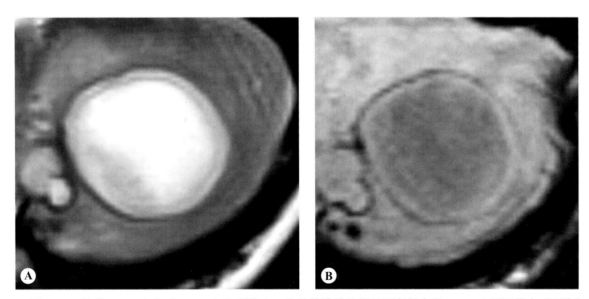

▲ 图 23-9　轴位 T₂WI（A）和 SWI（B）图像上，化脓性脑脓肿显示了多层表现，SWI 上可见带有"双边"的囊壁

无双边征。双边征仅存在于细菌性脑脓肿，而不会出现在转移瘤或胶质母细胞瘤。在坏死的胶质母细胞瘤中，可见点样或细线样聚集的磁敏感效应（图 23-13 和图 23-14）。

（七）分析思路

- 细菌性脑脓肿中心呈 T₂WI 高信号，囊壁 T₂WI 呈低信号，有明显的灶周水肿。
- 由于扩散受限，细菌性脑脓肿在 DWI 呈高信号，而在 ADC 值为低信号。
- SWI 可用于区分细菌性和真菌性脓肿，因为在 3T 磁共振上"双边征"只在细菌性脑脓肿中

显示。
- 感染性病灶的边缘强化 rCBV 减低。

（八）治疗

由于影像技术、神经外科技术和抗菌治疗的改进，脑脓肿患者的预后已经逐渐改善。在过去的 60 年里，脑脓肿的死亡率从 40% 降到 10%，患者获得完全康复的比率从 33% 增加到 70%。

（九）病例报告（图 23-15）

病史： 30 岁男性患者，有发绀性心脏病。
临床诊断： 颅内感染。

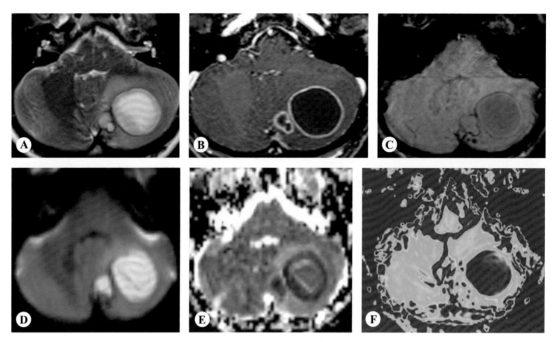

▲ 图 23-10　左侧小脑半球为细菌性脑脓肿的典型 MRI 表现

A. 在 FLAIR 上显示高信号病变周围低信号囊壁；B. 增强后 T_1WI 显示两个病灶边缘均呈光滑的边缘强化；C. SWI 显示囊壁有两层，外层为低信号和内层为稍高信号（双边征）；D 和 E. DWI（D）和 ADC 图（E）上显示有明确的扩散受限；F. 脓肿的中心和周围存在低灌注

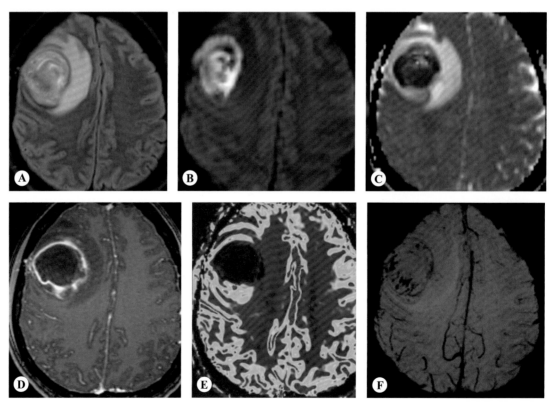

▲ 图 23-11　脑脓肿的不典型影像学表现

在 FLAIR（A）、DWI（B 和 C）和增强 T_1WI（D）上，病变呈扩散受限，环状强化，与化脓性脑脓肿一致。在 MR 灌注时，脓肿壁的 rCBV 略有升高（E），在 SWI（F）上可见点状和线性低信号，表明脓肿早期血管过度生成，脓肿壁出血

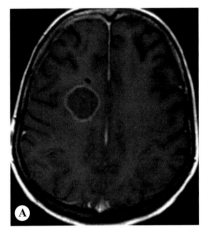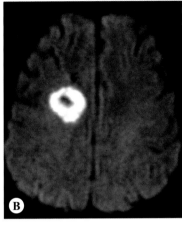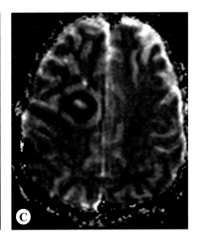

▲ 图 23-12　腺癌转移瘤

A. 在增强 T_1WI 上，推测由于中央坏死形成环形强化；B. DWI 显示肿瘤中心部分呈明显高信号；C. ADC 显示低信号，表明扩散受限

MRI 检查目的： 排除局灶性脑肿块。

成像技术： 轴位 FLAIR、T_1WI、增强 T_1WI、DWI 和 SWI。

影像学表现： FLAIR 显示为左顶叶孤立的局灶性肿块，病灶中心信号不均匀，边缘见厚壁（图 23-15A）。T_1WI 增强可见细线样强化（图 23-15C），SWI 显示有明显出血（图 23-15F）。

解释： 磁共振成像显示一个环形强化和出血性脑损伤，与脑脓肿或坏死性肿瘤一致。根据影像学表现，肿瘤与感染性病变不能被明确的区分。磁共振灌注成像显示 rCBV 减低，提示病变是感染来源。外科引流提示为化脓性脑脓肿（坏死梭杆菌）。出血性化脓性脑脓肿常见于发绀型心脏病患者。

三、脑结核

（一）定义

结核是一种由结核分枝杆菌引起的肉芽肿性感染，可能累及脑膜、脑实质、脊髓、颅顶或骨性脊柱。近年来，对于具有正常免疫功能和免疫功能低下的人群来说，结核病的发病率均明显增加。在所有类型的结核病中，中枢神经系统结核病占所有病例的 10%，具有高致死率的特点。

（二）流行病学 / 人口学资料

结核病仍然是一个全球性的健康问题，每年导致近 200 万人死亡。2015 年，结核病的病例数量大约为 1040 万，其中 180 万例死亡。在欧洲东部的国家受结核病影响最大。2015 年，世界卫生组织报告了新登记的结核病病例中 45% 为 25—44 岁人群，15 岁以下的儿童大约占结核病患者总数的 4%。欧洲的结核病是全世界最低的，但新发的结核病（MDR-TB）多药耐药的病例数量最多。同时患有免疫缺陷病毒（HIV-1）的结核性脑膜炎的耐药患者预后差，死亡率接近 100%。

（三）病理和发病机制

结核分枝杆菌在感染身体其他部分之后经血行途径到达中枢神经系统，如在原发性结核感染的菌血症阶段或结核病晚期再燃之后。最初的中枢神经系统结核性病变（富集病灶）可种植在脑膜、软脑膜下或脑和脊髓的室管膜下，并且潜伏多年。之后，破裂、生长形成一个或多个结核病灶，引发 CNS 结核的各种类型。在结核性脑膜炎，胶质或纤维蛋白渗出物聚集于蛛网膜下腔，通常在颅底，侵犯动脉并包围脑神经。

结核性肉芽肿（结核瘤）的中心是坏死区，外层包绕胶原组织、上皮类细胞、多核巨细胞和单核炎症细胞。在囊外，有灶周水肿和星形细胞增生。结核球不含结核病原体。

相比于肉芽肿的干酪化，结核性脓肿是由充满结核杆菌的半液体脓液形成的。结核性脓肿有炎性新生血管包裹肉芽组织，而没有结核肉芽肿的巨细

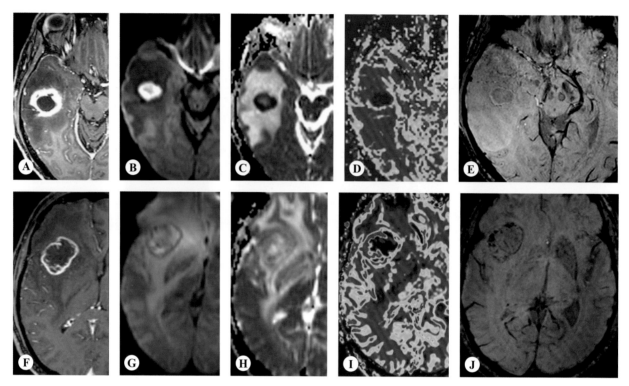

▲ 图 23-13　化脓性脑脓肿和胶质母细胞瘤（GBM）的磁共振成像表现

T₁WI 增强图像，脑脓肿（A）和囊性胶质母细胞瘤（F）均可显示病灶边缘不规则强化。仅凭强化，不能区分脓肿与坏死性肿瘤病变。脓肿（B 和 C）在 DWI 显示高信号，ADC 值为低信号，而与之相对比的是 GBM 因扩散升高，ADC 为高信号（G 和 H）。这种区别的原因是成分不同，脓肿扩散限制是由于脓性、高黏度成分，而囊性肿瘤和 GBM 的扩散升高是由于坏死和细胞含量较少。MR 灌注是关键的序列，脑脓肿包膜呈低 rCBV（D），肿瘤边缘部分呈高 rCBV（I）。SWI 显示双层囊壁（双边征）（E），GBM（J）可见边缘点样和线样改变

胞上皮类肉芽肿反应（表 23-2）。

（四）临床特征

结核性脑膜炎起病时无特异性症状，随后出现脑膜刺激征，如头痛、发热、呕吐和颈部僵硬。随着疾病进展，脑膜刺激体征和症状逐渐加重，出现意识缺失，局灶性神经功能缺损，脑神经麻痹和四肢无力。如果治疗不及时，患者可能死亡。医学研究委员会对结核性脑膜炎分类如下：Ⅰ级（GCS 评分 15 分，没有局灶神经性体征），Ⅱ级（GCS 评分 11～14 分或 15 分伴局灶神经性体征），Ⅲ级（GCS 评分≤ 10 分）。

脑脊液中，白细胞通常为 150～1000 个 /μl，中性粒细胞和淋巴细胞混合比例，蛋白质升高（0.8～2.0g/dl），90% 的患者有脑脊液 – 血浆葡萄糖比率 < 0.5。

显微镜和液体培养基，以及随后的药物敏感性试验是目前推荐的诊断活动性肺结核的标准方法。

Xpert MTB/RIF 试验是一种新分子诊断试验，可显著提高结核分枝杆菌的早期检测（2h 内）。

（五）影像特征

1. 结核性脑膜炎

在结核性脑膜炎中，FLAIR 显示蛛网膜下腔和颅底脑池（包括脚间池、鞍上池、环池、桥前池）呈高信号，并且有增强 T₁WI 和增强 FLAIR 的脑膜强化（图 23-16 和图 23-17）。对于同时患有 HIV-1 尤其是那些 CD4⁺ 数量低的患者，颅底的强化通常不明显。由于水肿，脑实质通常会在 T₂WI 和 FLAIR 上显示高信号（图 23-17 和图 23-18）。随着疾病的进展，可能发生交通性或非交通性脑积水。交通性脑积水是由于基底池的炎性渗出伴梗阻导致的。非交通性脑积水是由于室管膜炎或由结核性肿块病变压迫脑室引起的。儿童的 TBM 较成人更容易发生脑积水。感染播散到小血管可能引起动脉炎及伴随血栓和梗死。梗死是动脉源性的，与静

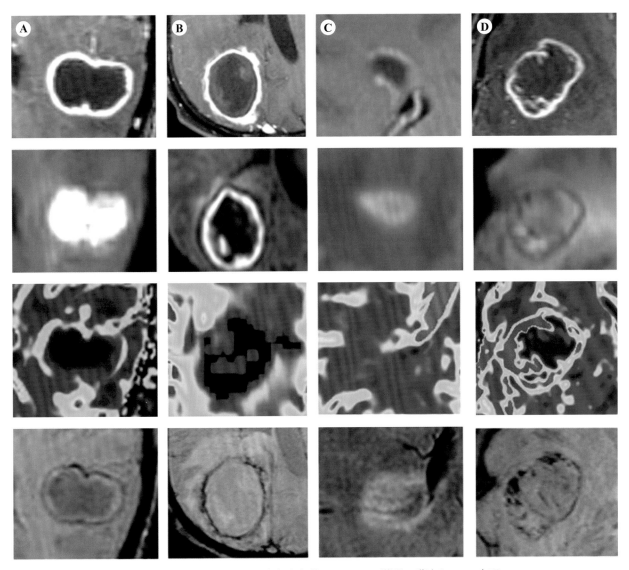

▲ 图 23-14　环形强化的脑内病变的 MRI T_1WI 增强、灌注和 SWI 表现

A. 化脓性脑脓肿呈扩散受限，低灌注，典型的"双边征"；B. 真菌性脑脓肿可见扩散受限的囊壁见"腔内突起"，低灌注，在 SWI 呈低信号的厚壁；C. 脱髓鞘病变呈"开环征"，低灌注，静脉扩张；D. 囊性胶质母细胞瘤的坏死中心扩散升高，边缘呈高灌注，SWI 上有"点和线"，代表新生血管生成

脉系统无关。梗死通常位于基底池区域和内囊，在 DWI 上显示得更加清楚（图 23-16）。在磁共振血管成像可以显示狭窄或闭塞的血管。当累及脑神经时，可出现周围神经感染和神经增粗强化（图 23-16）。结核性脑膜炎的鉴别诊断包括非结核性细菌性脑膜炎、结节病和肿瘤性脑膜炎。

慢性结核感染可能引起脑炎，有局灶性或弥漫性硬脑膜厚。在 T_1/T_2 加权像上可能表现出现斑块样的低信号，明显强化。

肉芽肿性结核性脑膜炎的特点是颅底致密强化与叠加肿块（图 23-18）。

2. 脑实质结核

结核性肉芽肿（结核球）是中枢神经系统结核最常见的脑实质形式。结核瘤是孤立的或多发的脑内病灶。它们和脑膜炎没有必然联系，据报道，CNS 结核瘤和结核性脑膜炎的发病同时存在的比率也仅为 10%～50%。结核瘤通常位于皮质髓质交界处、基底节区和小脑。罕见的位置包括垂体柄和脑室。脑室内结核瘤大多报道见于儿童，少见于成年人。第三腔室内结核球的病例可见透明隔牵引、室管膜附着和不对称性脑积水，提示脑室结核的黏附过程特征。

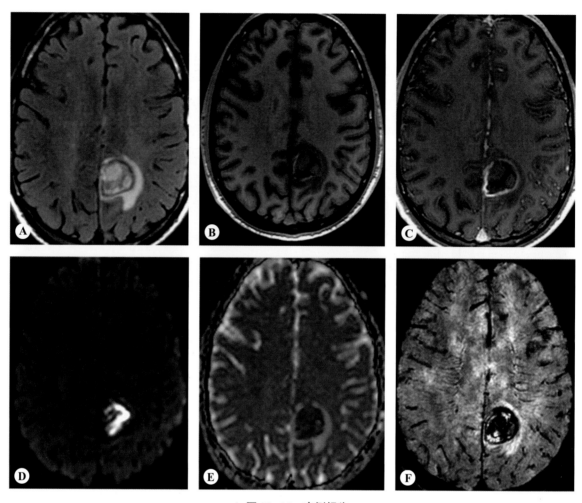

▲ 图 23-15　病例报告

表 23-2　结核病中枢神经系统病变的范围	
结核性脑膜炎	• 结核性脑膜炎 • 结核性硬脑膜炎 • 肉芽肿性基底脑膜炎
脑实质性结核	• 结核性肉芽肿（结核球） • 斑状结核瘤 • 粟粒性结核 • 结核性脓肿 • 结核性脑病

引自 Chaudhary 等，2017

结核球的影像学特征取决于感染的阶段。非干酪样结核瘤 T_1WI 呈低信号，T_2WI 呈高信号并显示结节强化。干酪样结核瘤显示为 T_1WI 和 T_2WI 低信号和环样强化。DWI 的特点取决于病变阶段和内容物；干酪样结核瘤 T_2WI 呈中心致密高信号，提示扩散受限，无法与细菌性脓肿区分（图 23-19A 至 C），而具有中心 T_2 低信号的干酪样结核瘤有较高的扩散（图 23-19D 至 F）。

磁共振波谱有助于区分结核球与其他来源的环状强化病变（图 23-20）。干酪样结核瘤在 T_2 低信号区域可见较高的脂质峰，在 T_2 高信号时可检测到高的胆碱峰和脂质峰。治愈的结核瘤 23% 可能发生钙化，相比于 MRI，通常在 CT 上可以更好地检测到。

3. 结核性脓肿

结核性脓肿常见于老年人及免疫缺陷的患者。常规 MR 成像上，显示结核脓肿病灶较大，多灶性肿块，厚壁强化灶周水肿伴占位效应。在这些情况下，MR 波谱是有帮助的（图 23-20）。结核脓肿中

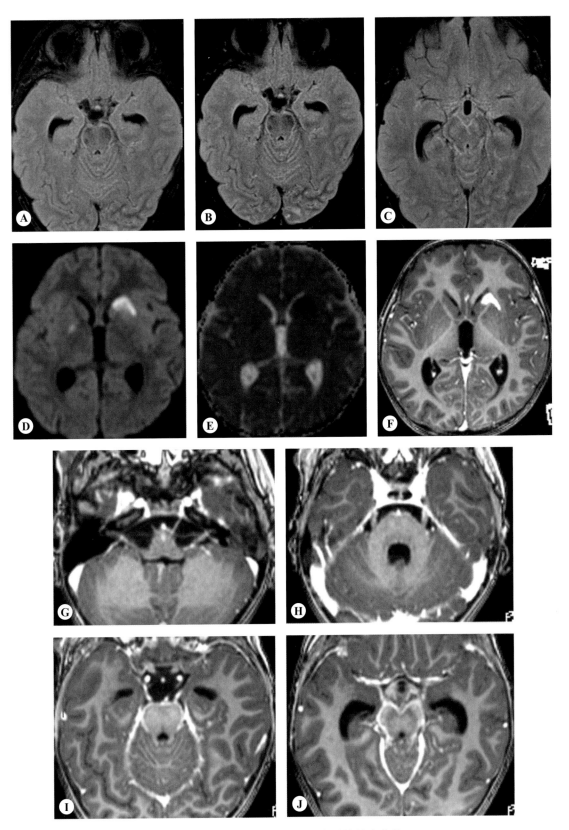

▲ 图 23-16　一名 3 岁女孩患有结核性脑膜炎

轴位 FLAIR MR 图像显示小脑、脚间池（C）、周围和脑桥池（A 和 B）蛛网膜下腔高信号。双侧颞角扩张，提示脑积水（A 至 C）。DWI（D）和 ADC（E）显示在基底节区有梗死，增强 T₁WI（F）可见强化。增强 T₁WI 可见明显的软脑膜强化（G 至 J）。注意观察第Ⅶ脑神经（G）、三叉神经（H）、滑车神经和视神经（I）的强化

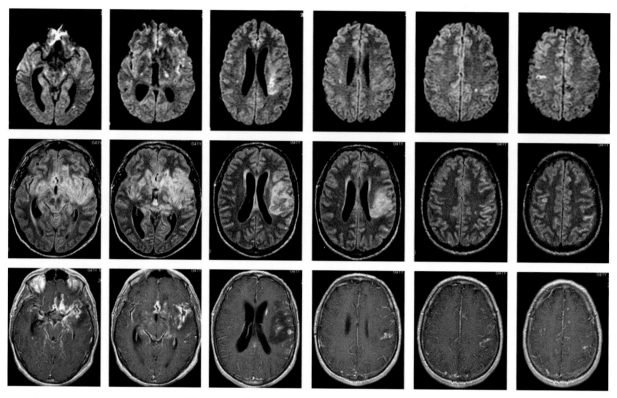

▲ 图 23-17　脑 MRI FLAIR、DWI 和增强 T₁WI 图像

典型的结核性脑膜炎 MRI 表现：颅底区域脑膜明显强化，伴有血管炎、内囊后肢梗死（第一排），以及多环样强化结核球（第三排）（图片由 Leonardo Macedo/Brazil 提供）

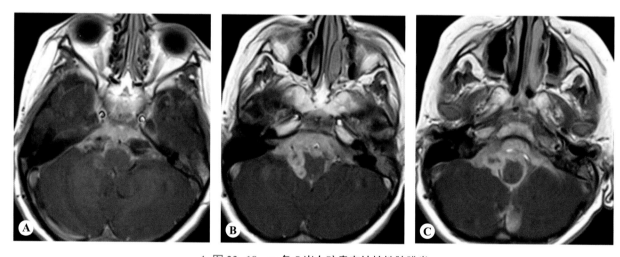

▲ 图 23-18　一名 5 岁女孩患有结核性脑膜炎

增强 T₁WI（A 至 C）显示基底池中均匀增厚并延伸到内听道（B），沿着颞叶内侧到达海绵窦（A）

胞质氨基酸的缺失被认为提示化脓性脓肿是非常重要的。这是由于蛋白质水解酶的稀少和大量的分枝杆菌导致的。波谱中脂质峰值的升高是因为分枝杆菌有丰富的脂质结构（图 23-21 和图 23-22）。

4. 粟粒性结核

粟粒性结核病通常临床症状较轻微，没有累及

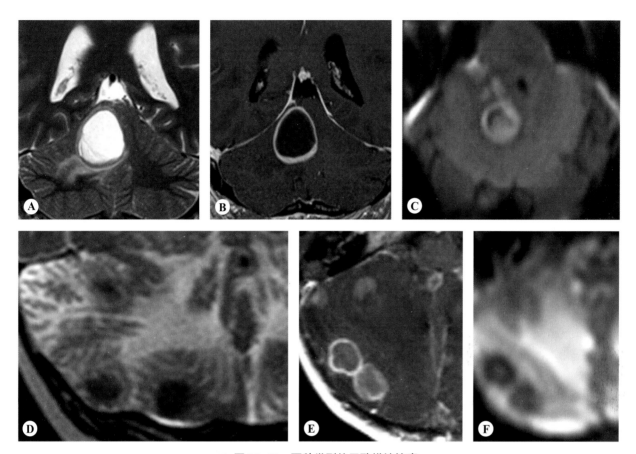

▲ 图 23-19 两种类型的干酪样结核瘤

A 至 C. 显示 T$_2$WI 高信号肿块、边缘低信号（A）和光滑的环形强化（B），DWI 扩散受限呈高信号（C），提示干酪样结核瘤，不能与细菌性脓肿区分；D 至 F. 显示结核瘤具有 T$_2$WI 低信号（D）、环状强化（E）和扩散增加（F）

脑组织的表现。磁共振成像显示为散在多个、较小（< 2mm）、结节状强化的病灶，通常位于皮质髓质交界处和穿支血管的分布区域。

5. 结核菌斑

结核菌斑是位于额叶和顶叶的凸面、幕、半球间裂和颅后窝的一个均匀或外周强化的硬脑膜肿块。鉴别诊断包括脑膜瘤、硬脑膜转移瘤或淋巴瘤。

6. 结核性脑病

结核性脑病只见于婴儿和儿童中，是由细胞介导的对结核菌素蛋白的免疫，这种蛋白造成迟发性 Ⅳ 型超敏反应。

7. 颅骨结核

颅骨结核是结核的一种罕见疾病表现，最常见为额骨和顶骨，其次是枕骨和蝶骨。患者通常表现为无痛的头皮肿胀。在 CT 上可以发现骨质破坏，在 MRI 上，可以显示骨信号异常伴强化的软组织肿

块（图 23-23）。由于受外部挤压可以引起广泛的硬膜外颗粒和硬脑膜静脉窦血栓形成。

（六）分析思路

• 结核病可以产生三种不同脑实质内强化病变：干酪样结核瘤、非干酪样结核瘤和结核性脓肿。

• 脑积水、基底节区动脉梗死、基底脑膜强化高度提示结核性脑膜炎。

• 应用磁共振波谱可以区分来自结核性病变和其他炎性的病变。

（七）治疗

最佳的抗结核药物组合、治疗剂量、频率和治疗时间目前尚未确定。世界卫生组织建议所有患者规范使用利福平、异烟肼、吡嗪酰胺和乙胺丁醇治疗 2 个月，随后再用 10 个月的利福平和异烟肼治疗。MRI 上的表现与死亡率和不良结果相关的放射

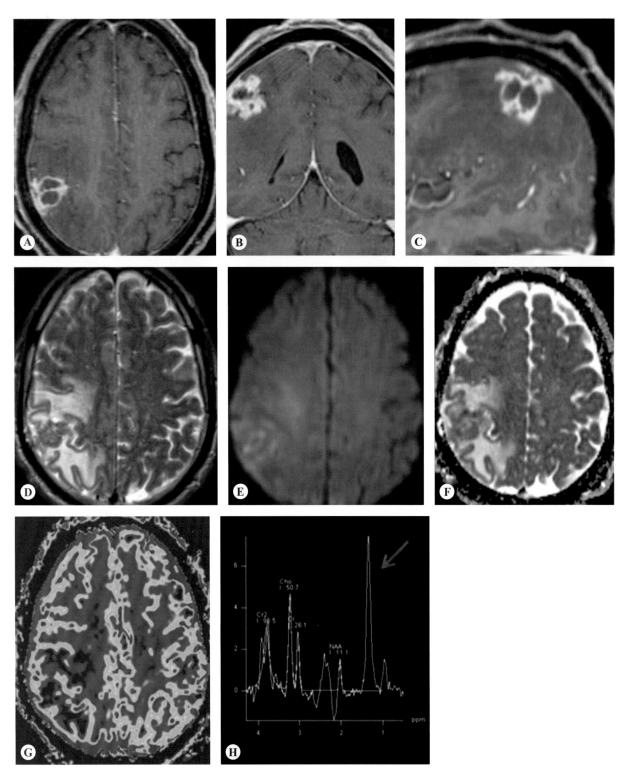

▲ 图 23-20　A 至 C. 在增强 T_1WI 上，显示右顶叶环形、多囊、局灶性强化脑占位性病变；D 至 F. 病变在轴位 T_2WI 呈低信号（D），在 DWI 呈高信号伴低 ADC（E 和 F）；G. MR 灌注发现 rCBV 减低；H.MRS 上病灶处可以检测到高脂质峰。常规 MR 成像无法准确区分强化病变是感染性还是肿瘤性病变。低灌注表明非肿瘤／感染性来源。真菌或结核性病变可能出现 T_2WI 低信号。明显的高脂质峰更倾向于结核球

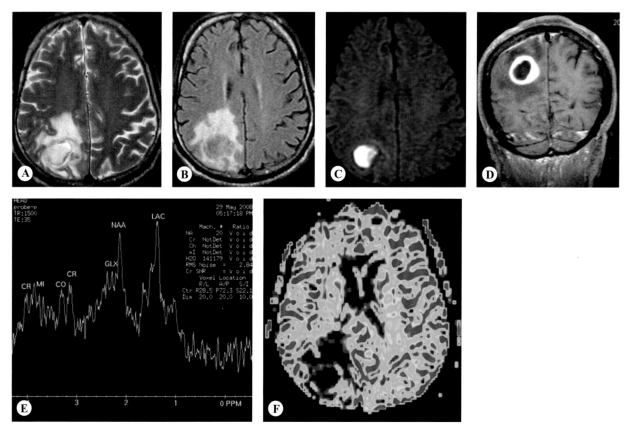

▲ 图 23-21　61 岁男性，有免疫抑制的结核性脓肿患者

A. 在轴位 T₂WI 上，显示一个局灶性、高信号强度肿块，边缘低信号（A）；B 和 C. 在轴位 FLAIR 上显示为低信号（B），DWI 上扩散受限，呈明显高信号（C）；D. 增强 T₁WI 呈光滑的细环状强化（D）；E. MR 波谱上显示高脂质峰；F. MR 灌注显示病变腔内及周围 rCBV 减低，证实为感染（图片由 Leonardo Macedo/Brazil 提供）

性参数包括脑积水和渗出物。结核瘤的存在与良好的预后有相关性。

（八）TB-IRIS

神经系统结核相关免疫重建炎症综合征是 TB-IRIS 最严重的形式。"反常性"TB-IRIS 被认为是针对初步改善和稳定的结核病患者启动抗逆转录病毒治疗后的临床恶化。据报道，大约 50% 的 TBM 患者发展为 TBM-IRIS。IRIS 的影像学表现可以提示是新发或扩大的颅内结核瘤和周围水肿。

（九）病例报告（图 23-24）

病史：一名 18 岁的女性患者，表现为头痛和耳痛，伴随逐渐失去意识。

MRI 检查目的：排除脑膜炎。

成像技术：轴位前后对比 T₁WI、DWI、MRA（3D TOF）。

影像学表现：T₁WI 增强图像（A 至 D）显示多环样强化病变。存在弥漫性脑膜强化。4 周后，随访 MR（图 23-24E 至 G）显示左侧丘脑扩散受限的小病变（图 23-24F 和 G），提示梗死和进行性软脑膜强化，尤其在大脑基底部（图 23-24E）。第三次随访 MR（图 23-24H 至 L）显示沿血管走行的强化（血管炎），伴脑实质明显水肿（图 23-24J 和 K）。

解释：结核性脑膜炎早期，软脑膜强化通常是弥漫性，进展后以颅底脑膜炎为主。炎症播散在小血管（MRA 能很好显示）可以引起血管炎和梗死，最常见于基底节区，周围的脑组织中可以看到水肿。

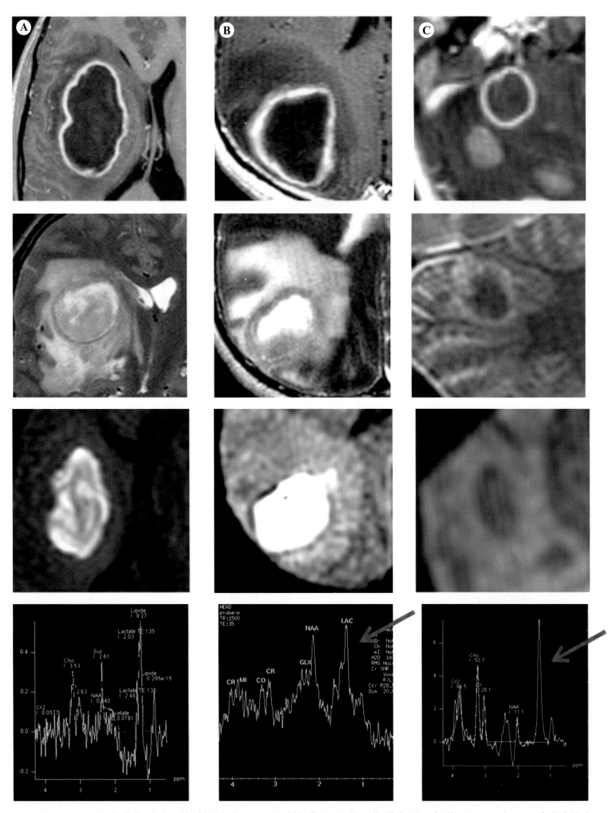

▲ 图 23-22　细菌脓肿（A）、结核性脓肿（B）和结核球（C）的影像学表现。在增强 T_1WI 上，三种感染均存在环形强化（第一排）。在 T_2WI，细菌性脓肿和结核脓肿显示为高信号，而结核瘤呈 T_2 低信号（第二排）。DWI 扩散受限显示高信号。ADC 低信号是细菌和结核脓肿的典型表现，而结核瘤在 DWI 呈低信号（第三排）。MRS 有助于最终诊断：化脓性脓肿可以检测到琥珀酸和乙酸峰（第四排，左图），结核脓肿和结核瘤中，高脂质峰是特征性改变（第四排）

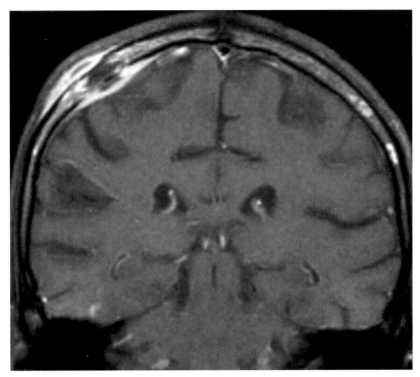

▲ 图 23-23　人类免疫缺陷病毒呈阳性的女性结核病患者
冠状位 T_1WI 增强观察颅骨强化伴颅外强化组织和颅内硬膜外肿块

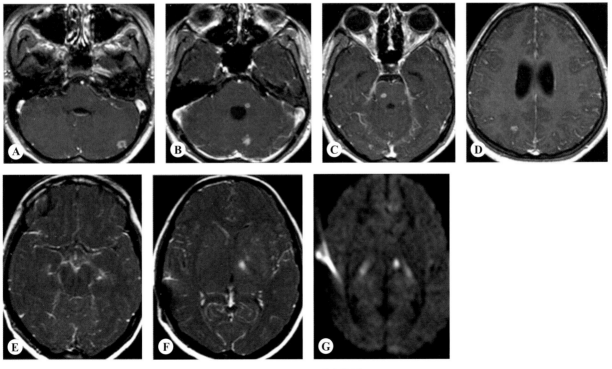

▲ 图 23-24　病例报告

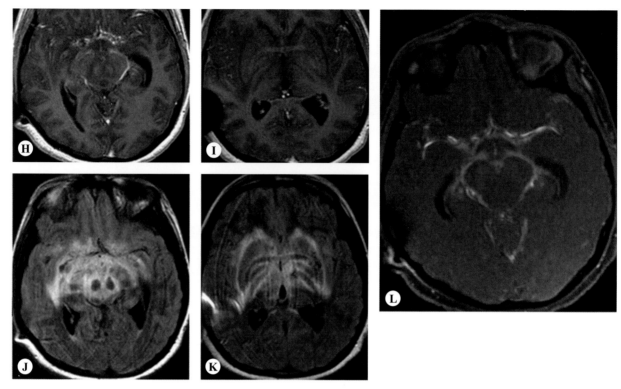

▲ 图 23-24（续） 病例报告

参考文献

[1] Chaudhary V, Bano S, Garga UC. Central nervous system tuberculosis: an imaging perspective. Can Assoc Radiol J. 2017;68(2):161–70.

[2] Chiang IC, Hsieh TJ, Chiu M, et al. Distinction between pyogenic brain abscess and necrotic brain tumour using 3-tesla MR spectroscopy, diffusion and perfusion imaging. Br J Radiol. 2009;82:813–20.

[3] Fukui MB, Williams RL, Mudigonda S. CT and MR imaging features of pyogenic ventriculitis. AJNR Am J Neuroradiol. 2001;22:1510–6.

[4] Fukuoka H, Hirai T, Okuda T, et al. Comparison of the added value of contrast-enhanced 3D fluid-attenuated inversion recovery and magnetization-prepared rapid acquisition of gradient echo sequences in relation to conventional postcontrast T1-weighted images for the evaluation of leptomeningeal diseases at 3T. AJNR Am J Neuroradiol. 2010;31:868–73.

[5] Gupta RK, Prakash M, Mishra AM, et al. Role of diffusion weighted imaging in differentiation of intracranial tuberculoma and tuberculous abscess from cysticercus granulomas-a report of more than 100 lesions. Eur J Radiol. 2005;55:384–92.

[6] Kalita J, Singh RK, Misra UK, Kumar S. Evaluation of cerebral arterial and venous system in tuberculous meningitis. J Neuroradiol. 2018;45:130–135.

[7] Lai PH, Li KT, Hsu SS, et al. Pyogenic brain abscess: findings from in vivo 1.5-T and 11.7-T in vitro proton MR spectroscopy. AJNR Am J Neuroradiol. 2005;26:279–88.

[8] Lai PH, Chang HC, Chuang TC, et al. Susceptibilityweighted imaging in patients with pyogenic brain abscesses at 1.5T: characteristics of the abscess capsule. AJNR Am J Neuroradiol. 2012;33(5):910–4.

[9] Lummel N, Koch M, Klein M, et al. Spectrum and prevalence of pathological intracranial magnetic resonance imaging findings in acute bacterial meningitis. Clin Neuroradiol. 2016;26(2):159–67.

[10] Marais S, Meintjes G, Pepper DJ, et al. Frequency, severity, and prediction of tuberculous meningitis immune reconstitution inflammatory syndrome. Clin Infect Dis. 2013;56:450–60.

[11] Plog BA, Nedergaard M. The glymphatic system in central nervous system health and disease: past, present, and future. Annu Rev Pathol. 2018;13:379–94.

[12] Toh CH, Wei KC, Chang CN, et al. Differentiation of pyogenic brain abscesses from necrotic glioblastomas with use of susceptibility-weighted imaging. Am J Neuroradiol AJNR. 2012;33:1534–8.

拓展阅读

[1] Batista RS, Gomes AP, Gazineo JLD, et al. Meningococcal disease, a clinical and epidemiological review. Asian Pac J Trop Med. 2017;10:1019–29.

[2] Brouwer MC, Coutinho JM, van de Beek D. Clinical characteristics and outcome of brain abscess: systematic review and meta-analysis. Neurology. 2014;82:806–13.

[3] Jim KK, Brouwer MC, van der Ende A, van de Beek D. Subdural empyema in bacterial meningitis. Neurology. 2012;79(21):2133–9.

[4] Kim KS. Acute bacterial meningitis in infants and children.

Lancet Infect Dis. 2010;10:32–42.

[5] Lucas MJ, Brouwer MC, van de Beek D. Neurological sequelae of bacterial meningitis. J Inf Secur. 2016;73 (1):18–27.

[6] Tuberculosis. http://www.euro.who.int

[7] Zumla A, Raviglione M, Hafner R, von Reyn CF. Tuberculosis. N Engl J Med. 2013;368:745–55.

[8] Wilkinson RJ, Rohlwink U, Misra UK, et al. Tuberculous meningitis. Nat Rev. Neurol. 2017;13(10):581–98.

第 24 章　真菌和寄生虫感染：临床和神经影像学特征

Fungal and Parasitic Infections: Clinical and Neuroimaging Features

Tomás Freddi　Laiz Laura de Godoy　Fabricio Guimaraes Goncalves　César Augusto Alves
Prasad Hanagandi　著
郭　瑜　译　孙双燕　夏　爽　校

摘　要

中枢神经系统的寄生虫和真菌感染可在全球范围内导致高发病率或死亡率，危险因素包括免疫缺陷和生活在疫区。神经影像学研究在这些患者的诊断和临床评估中起着至关重要的作用。本章旨在讨论在寄生虫和真菌感染中发现的最常见的磁共振成像方式。

关键词

寄生虫；真菌；囊虫病；棘球囊；磁共振成像

缩略语

3D TOF	three-dimensional time of flight	3D 时间飞跃
ADC	apparent diffusion coefficient	表观扩散系数
AIDS	acquired immunodeficiency syndrome	获得性免疫缺陷综合征
ASL	arterial spin labelling	动脉自旋标记
CISS	constructive interference steady state	稳态相长干扰
CNS	central nervous system	中枢神经系统
CSF	cerebrospinal fluid	脑脊液
CT	computed tomography	计算机断层扫描
DCE	dynamic contrast enhanced	动态对比度增强
DSC	dynamic susceptibility contrast	动态磁敏感对比
DWI	diffusion-weighted imaging	扩散加权成像
FIESTA	fast imaging employing steadystate acquisition	基于稳态捕获的快速成像

FLAIR	fluid attenuation inversion recovery	液体衰减反转恢复
HAT	human African trypanosomiasis	人类非洲锥虫病
HIV	human immunodeficiency virus	人类免疫缺陷病毒
MRI	magnetic resonance imaging	磁共振成像
MRS	magnetic resonance imaging spectroscopy	磁共振波谱成像
NC	neurocysticercosis	神经囊虫病
NECT	nifurtimox-eflornithine combination therapy	硝呋替莫－依氟鸟氨酸联合治疗
PAM	primary amebic meningoencephalitis	原发性阿米巴脑膜脑炎
SPECT	single photon emission computed tomography	单光子发射计算机断层扫描
SWI	susceptibility-weighted imaging	磁敏感加权成像
WI	weighted images	加权成像

一、寄生虫感染

（一）概述

影响中枢神经系统的寄生虫病在世界范围内引起重大的发病率和死亡率。囊虫病是最常见的中枢神经系统寄生虫感染。其他不常见的感染包括弓形虫病、棘球菌病和血吸虫病。受影响最大的人群是来自发展中国家的儿童和成人。但是，由于国际旅行的增加和移植治疗后或人类免疫缺陷病毒感染引起的免疫抑制，在非流行地区也可能出现零星病例。

寄生虫是一类异质性生物，可分为单细胞生物（即原生动物）或多细胞蠕虫（即后生动物）。HIV患者中许多严重的机会性感染是由原生动物寄生虫引起的，因其可在免疫抑制患者体内繁殖。蠕虫倾向于在迁移过程中通过物理手段破坏组织引起疾病，从而引起强烈的嗜酸性炎症反应。所有影响人类的寄生虫都可能侵及中枢神经系统。中枢神经系统的寄生虫感染可产生多种症状和体征，这使诊断具有挑战性。熟悉患者的地理来源、临床特征、血清学检查和神经影像学检查可以提高检出率和指导应用适合的治疗。神经影像学研究在这些患者的诊断和管理中起着至关重要的作用。MRI可以准确地检测出寄生虫的位置并评估其范围，还可以显示病变特征并明确周围实质改变的程度。然而CT扫描在检测小钙化方面比MRI更好。

（二）包虫病（棘球蚴病）

1. 定义

人宿主中有两种主要形式：由细粒棘球绦虫引起的囊性棘球蚴病，以及由多房棘球绦虫引起的肺泡棘球蚴病，这种情况更为严重和危险，是一种较严重和危险的形式。幼虫阶段是人类包虫病的病因。

2. 流行病学 / 人口学

脑包虫病是一种罕见的寄生虫侵袭，占所有囊性棘球蚴病的1%～2%。这是发展中国家的严重健康问题，在中东、南美洲和澳大利亚流行。

3. 病理与发病机制

人和绵羊是中间宿主，通过摄入被最终宿主（尤其是狗）排出的虫卵感染。虫卵被摄入后到达胃肠道，释放出胚胎，通常感染肝脏和肺部，少数情况下感染脑实质（占病例的2%～5%）。随后，胚胎演化为囊性幼虫（棘球蚴囊）。

4. 临床表现

当囊肿增大压迫脑组织或大脑血管时，会导致脑部症状。颅内压升高，患者出现头痛、恶心、呕吐和癫痫发作。但是，如果囊肿破裂或被过度感染，则可能导致更严重的症状。很少有病变累及硬脑膜、蛛网膜下腔、心室系统、脑干和椎管。血清学检查和影像学检查可提示棘球虫病的诊断。

5. 影像特征

（1）囊性棘球蚴病：包虫病的神经影像学特征是基于其栓塞性质，在脑组织中通常在大脑中动脉的区域内有明确的椭圆形肿块。囊肿的衰减和信号强度类似于 CSF，在 T_2WI 上具有特征性的但并不常见的低信号边缘，而没有强化对比（图 24-1）。病变通常为单发和单腔。然而，多个囊腔的存在可能预示着单个囊肿的破裂。有时，可以在 T_2WI 上观察到高信号的不连续外周光晕，并与囊肿的最外层相对应，囊肿由炎症细胞和纤维组织组成。最终可能还会出现周围水肿，如果没有水肿，可能会有助于脑脓肿和其他感染性囊肿（如神经囊虫病）的鉴别诊断。

MRI 可能显示出囊肿内的颗粒物质，代表子头节和包虫沙（头节的聚集）。当囊肿破裂感染时，信号模式会改变，T_2WI 信号强度略有降低，T_1WI 信号强度有所增加，并且纤维囊的周围可能会有离散强化。1 例关于人类宿主的包虫囊肿病例报告表明，在磁共振波谱上，琥珀酸、乳酸、丙氨酸、乙酸和丙酮酸水平升高。

（2）泡状棘球蚴病：泡状棘球蚴病的神经影像学表现与囊性棘球蚴病有所不同，与脑肿瘤相似。病变表现为不均匀实性或囊性肿块，在 CT 上可伴有钙化，相应在 T_1 加权和 T_2 加权呈低信号。肿块周围通常有明显水肿，强化多为不均匀的环状、结节状和菜花状。灌注 MR 成像可显示病变中央部分的相对脑血容量减少，而周围区域的相对脑血容量更高，这与慢性炎症有关。与上述囊性棘球蚴病相比，动物模型中泡状棘球蚴病的 MRS 表现出相似的模式。相关研究发现 N- 乙酰天门冬氨酸与肌酸和胆碱与肌酐的比例正常，有助于将这些病变与肿瘤区分开。多囊性肝病的存在也有助于诊断（图 24-2）。

6. 分析思路

- 中枢神经系统棘球蚴病虽然罕见，但流行病学资料为阳性的患者脑实质内囊性病变应怀疑此病。
- 在 MRI 上，囊肿通常呈脑脊液等信号。
- T_2WI 上低信号，子囊肿和包虫沙支持诊断。

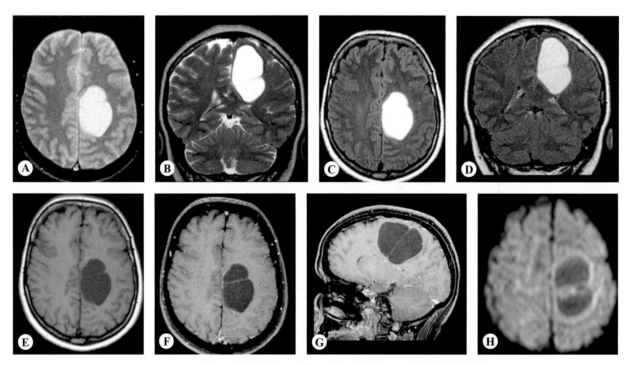

▲ 图 24-1 一名 42 岁男性出现头痛。白细胞计数显示嗜酸性粒细胞增加

A 至 D. 轴位和冠状位 T_2WI 和 FLAIR 图像显示左侧半卵圆中心单个病变，并伴有高信号，包括分隔和轻度占位效应；E. 轴位 T_1WI 显示相同的病变，具有类似于脑脊液的低信号；F 至 G. 轴位和矢状位 T_1WI 增强没有强化；H. DWI 无受限

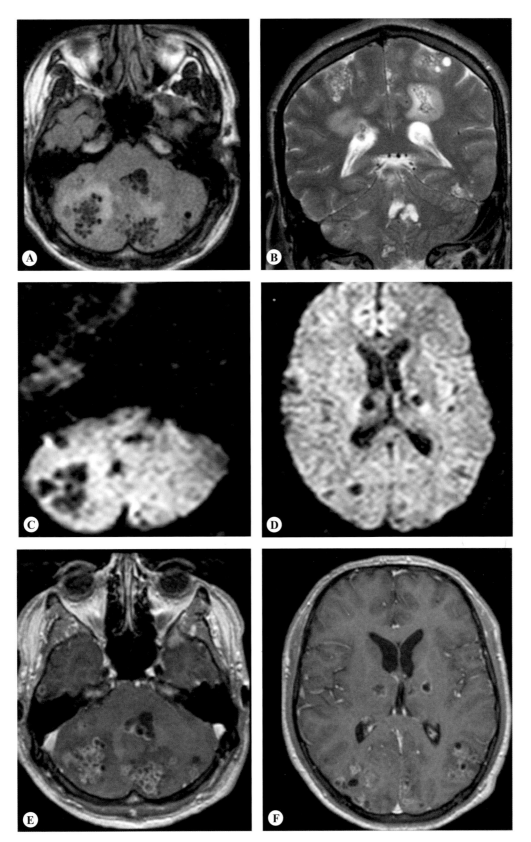

▲ 图 24-2　一名 29 岁男性出现惊厥和神志不清

A 和 B. 轴位 FLAIR 和冠状位 T_2WI 显示多发性融合性病变和 T_2WI 低信号小结节；C 和 D. 血管性水肿可在某些病变中发现轴位 DWI 不受限；E 和 F. 轴位增强后 T_1WI 主要显示小结节周围强化

- 泡状棘球蚴病是一种更为严重和危险的形式，病变可能呈菜花状外观，典型的周围结节性强化伴有明显的周围水肿。

7. 治疗

手术是对泡状棘球蚴病感染最有效的治疗方法，应保持壁的完整性以防止过敏反应。尽管经验有限，临床驱虫疗法治疗有效，偶有报道由于局部炎症反应使高颅压相关症状加重。

8. 病例报告

病史：出现头痛的 42 岁男性患者。来自中美洲的移民。

临床诊断：脑部感染，包虫病。

MRI 检查目的：检查中枢神经系统可能的感染病变并排除局灶性脑肿瘤。

成像技术：轴位 FLAIR、T_1WI、T_2WI、T_1WI 增强、DWI、SWI。

影像学表现：轴位和冠状位 T_2WI（图 24-3A 和 B）和轴位 FLAIR 在右顶叶显示单个病变（图 24-3C），其信号强度类似于脑脊液信号，包含分隔和中等程度占位效应。轴位、矢状位和冠状位 T_1WI 增强后无强化（图 24-3D 至 F）。DWI 未显示受限（图 24-3G）。

解释：高风险区患者，脑实质内与脑脊液信号等强度的囊性病变，无周围血管源性水肿或对比强化，据此考虑包虫囊肿（图 24-3）。

（三）血吸虫病

1. 定义

引起人类疾病的血吸虫中，最主要的物种是曼氏血吸虫和埃及血吸虫，绝大多数引起脊髓感染，日本血吸虫通常引起脑部感染。

2. 流行病学 / 人口学

血吸虫病是发展中国家的一个严重的公共卫生问题，尤其是在热带和亚热带地区，据估计，影响非洲、亚洲和美洲的 2 亿多人。

3. 病理与发病机制

特定的蜗牛携带幼虫（尾蚴）在淡水中，穿透人类皮肤感染。进入人体后，幼虫传播到循环系统

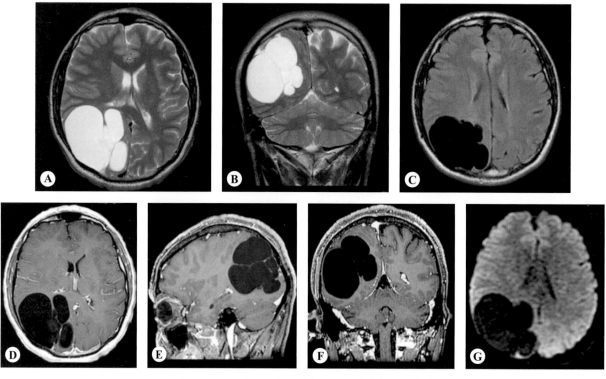

▲ 图 24-3　一名 42 岁男性中美洲移民患者出现头痛

A 至 C. 轴位和冠状位 T_2WI 和轴位 FLAIR 在右顶叶显示单个病变，脑脊液等信号，有分隔，伴中度占位效应；D 至 F. 轴位、矢状位和冠状位 T_1WI 增强后未显示强化；G. DWI 没有显示扩散受限

中。人们认为虫卵到达中枢神经系统是通过在动脉系统或静脉血流中逆行，或者成虫可能通过椎静脉神经丛异常迁移。血吸虫的类型决定了最终的慢性器官特异性阶段，其特征是肉芽肿反应和宿主免疫反应。

4. 临床表现

(1) 脑血吸虫病：脑血吸虫病患者通常无症状，并可能出现继发于占位效应的体征，如头痛、癫痫发作、视盘水肿、视觉障碍和口腔疾病。根据发病部位和颅内压升高情况，症状可能从几周到 1 年以上不等。脑部受累是由位于脑实质和软脑膜虫卵周围肉芽肿形成引起的。

(2) 脊髓血吸虫病：涉及病理过程的类型决定了临床表现，包括脊髓炎、肉芽肿、神经源性和血管源性。在实践中，大多数患者表现为脊髓和神经疾病。急性或亚急性横贯性脊髓炎表现为腰痛、肌肉无力、膀胱功能障碍及运动和感觉障碍。局灶性肉芽肿可确定与脊髓压迫有关的症状。血管疾病的症状可能是由于脊髓前动脉综合征（一种罕见的并发症）引起的。临床表现不是特异性的，但是必须在具有相关流行病学背景的患者中考虑。其显著的临床特征是与肉芽肿累及脊髓圆锥或马尾神经的位置有关，可以通过骨盆静脉和椎静脉丛之间的自由吻合来解释。临床进展迅速及延髓与脊髓交界受累是其特点。

5. 影像特征

(1) 颅内血吸虫病：神经影像学发现是可变且非特异性的。脑部 CT 通常显示单个或多个高密度病灶周围有水肿，具有多变的强化方式，可反映小脑、大脑半球、丘脑或硬脑膜的局灶性肉芽肿。在 MRI T_1WI 上表现出单个或多个低信号，而在 T_2WI 上表现出高信号，线性强化，周围有多个结节状、树状、点状病灶，被形容为"树状"强化模式。虽然这种模式并不总是被观察到，但当来自地方病地区的患者出现时，即使没有活检，也有理由进行适当的治疗。

(2) 脊髓血吸虫病：脊髓受累显示 T_2WI 高信号，脊髓圆锥不同程度增粗，神经根不规则增粗。增强强化方式的特征是具有微结节和多灶性聚集的不均匀强化。脑脊液和血液分析通常显示嗜酸性粒细胞增多症和鞘内特异性抗体。血吸虫的鉴定并不常见，仅发生在约 1/4 的脊髓病患者中（图 24-4）。

6. 分析思路

- 血吸虫病在发展中国家很流行，脊柱受累更为常见。
- 长期患有马尾神经综合征的地方病患者应怀疑此诊断。
- 典型的 MRI 表现为异常信号强度及脊髓圆锥的微结节对比强化。
- 脑 MRI 可能显示线性、结节状、树状"树枝状"的强化方式。

7. 治疗

吡喹酮对所有血吸虫均有效。但是，粪检中有虫卵的患者应继续被治疗，如果吡喹酮无效，可以使用羟胺喹。对于水肿性病变或快速进行性神经功能缺损的患者，建议使用类固醇。当存在大型肉芽肿时，手术是最佳选择。

8. 病例报告

病史： 一名 15 岁的男性患者，下背部疼痛，下肢肌肉无力，持续 7 个月。在曼氏血吸虫污染的淡水中游泳的病史。脑脊液分析表明嗜酸性粒细胞增多。

临床诊断： 脊髓感染血吸虫病。

MRI 检查目的： 明确神经病学表现。

成像技术： 腰椎 MRI，矢状位 T_1WI，T_2WI，T_2WI 脂肪抑制，轴位 T_2WI，矢状位和轴位对比增强 T_1WI。

影像学表现： 矢状位 T_2WI（图 24-5A 和 B）在脊髓圆锥中显示出斑块状高强度病变，具有占位效应。矢状位 T_1WI 增强（图 24-5C）显示不均质强化伴有多结节的聚集。轴位 T_1WI 增强（图 24-5D）显示神经根的强化和增厚。

解释： 脊髓尾段的多结节性异常强化强烈提示了脊髓血吸虫病（图 24-5）。

（四）疟疾

1. 定义

疟疾是一种多系统疾病，可引起肝功能障碍、血小板减少和凝血障碍。四种疟原虫可能引起全身感染：恶性疟原虫、间日疟原虫、三日疟原虫和卵

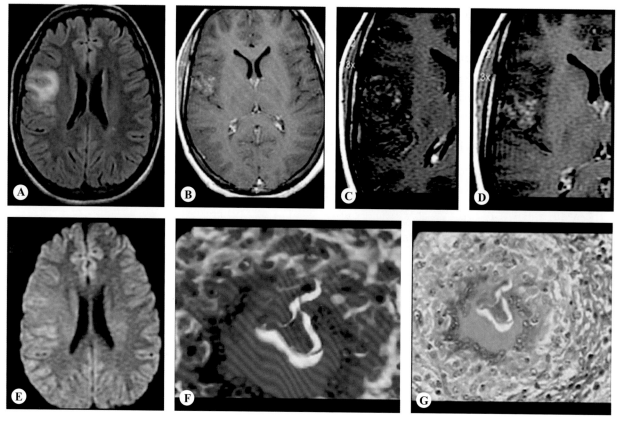

▲ 图 24-4　一名 23 岁女性患者，出现头痛和部分复杂的癫痫发作，有近期去南美洲的旅游史

A. 轴位 FLAIR 在右岛盖区显示皮质下白质水肿；B 至 D. 轴位增强后 T₁WI 表现出多个 "点状" "斑点状" 和 "结节状" 强化病变；E. DWI 没有显示出扩散受限；F 和 G. 活检发现血吸虫虫卵肉芽肿

形疟原虫，绝大多数病例由前两种原虫（恶性疟原虫、间日疟原虫）引起。

2. 流行病学 / 人口学

据报道，疟疾是全世界最重要和最常见的寄生虫病。它主要影响该病流行的撒哈拉以南非洲地区的儿童，以及亚洲和南美的成年人。绝大多数（＞90%）病例发生在 5 岁以下的儿童中。但是，在欧洲和北美洲观察到的病例数量在增加，特别是那些到过热带且有流行病国家的旅行者群体。

3. 病理与发病机制

感染途径是通过被感染的雌性按蚊的叮咬传播给人。潜伏期为 1～3 周；因此，有些人只有在回到自己的国家时才会患上这种疾病。脑型疟疾可以通过在微循环中隔离感染的红细胞证实，特别是损害皮质和穿孔的动脉分支，导致血管周出血和白质坏死。脑疟疾是由恶性疟原虫引起的致命性并发症，发生在 2% 的感染患者中。

4. 临床表现

最常见的临床特征是癫痫和脑病并伴有昏迷。死亡率为 15%～25%。

5. 影像特征

由于患者的病情严重和迅速发展，往往没有进行神经成像检查。脑部 CT 的敏感性较低，并且与寄生虫血症严重程度关联不大。已经描述了患有脑疟疾的患者的脑容量增加和脑肿胀，这可归因于与寄生红细胞隔离和代偿性血管舒张有关的脑内血容量的增长，而不是水肿。

MRI 还可以显示皮质梗死或白质病变，表现为 T₂WI 上的高信号，通常是多灶性的。MRI 可以发现由于脑炎导致的丘脑和基底节受累，从而揭示出血性梗死的典型特征。此外，在磁敏感序列上可以发现皮质下和脑室周围白质的多灶性瘀斑出血的经典模式。而且，在脑干、小脑和海马体中也可以出现急性出血性梗死（图 24-6）。

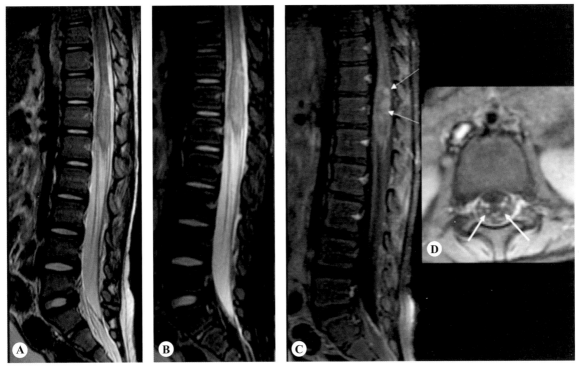

▲ 图 24-5 一名 15 岁男性患者出现腰痛，下肢肌肉无力，持续 7 个月。脑脊液分析表明嗜酸性粒细胞增多

A 和 B. 矢状位 T_2WI 在脊髓圆锥中显示片状的高信号病变，并具有占位效应；C. 矢状位 T_1WI 增强后显示多结节汇聚层面的特异性强化（白箭）；D. 轴位 T_1WI 增强后显示神经根强化和增粗

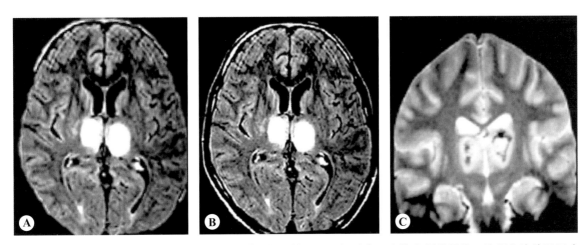

▲ 图 24-6 一名 25 岁男性患者在访问亚马逊热带雨林（巴西）后出现高烧和异常行为。外周血涂片显示疟原虫

A 至 C. 轴位 FLAIR、轴位 T_1WI 和冠状位梯度回波图像上显示双层丘脑出血

双侧丘脑出血是由于脑血流灌注压力的严重降低、低血糖症、寄生性红细胞和贫血引起的小血管广泛阻塞所致。

6. 分析思路

流行病学史阳性，并且脑 MRI 显示丘脑受累或皮质下多灶性瘀斑出血的患者，应怀疑脑疟疾。

7. 治疗

抗疟疾药物是确保降低疟疾病者死亡率的唯一干预措施。最常用的是金鸡纳生物碱类药物（奎宁、奎尼丁）和青蒿素化合物，青蒿素为首选药物，尤其是用于治疗严重疟疾。使用时建议用负荷剂量，以使迅速达到杀虫水平。通常将金鸡纳生物碱类药物和青蒿素与其他抗疟药合用，以缩短治疗时间（在同时用奎宁情况下）并预防耐药性。

8. 病例报告（图 24-7）

病史： 一名 18 岁的男性患者，有高热和癫痫发作。外周血涂片显示疟原虫。来自撒哈拉以南非洲的患者。

临床诊断： 脑感染，疟疾。

MRI 检查目的： 要仔细检查中枢神经系统中可能的感染病变，并排除可能与癫痫相关的结构性病变。

成像技术： 轴位 FLAIR、T_1WI、T_2WI、增强 T_1WI、DWI、SWI 和梯度回波序列。

影像学表现： 在中央深部白质和皮质下 T_2WI

低信号区域，SWI 显示弥漫性广泛的线状和点状低信号（图 24-7A 和 B）。与梯度回波序列相比，在 SWI 上可以更好地看到成像结果（图 24-7C 和 D）。SPECT 在双侧大脑半球均显示代谢不足（图 24-7E）。

解释： 当感染的红细胞阻塞脑毛细血管和小静脉时，就会发生弥漫性点状出血。尽管脑疟疾的死亡率为 20%～50%，但那些幸存的患者通常可以完全康复，没有长期后遗症（图 24-7）。

（五）脑囊虫病

1. 定义

脑囊虫病（neurocysticercosis，NC）是由幼虫期猪带绦虫引起的中枢神经系统寄生虫感染。它是

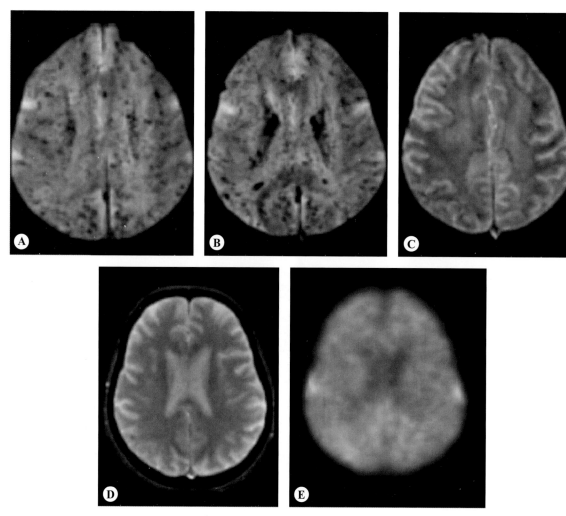

▲ 图 24-7 一名 18 岁男性患者，出现高热和癫痫发作。外周血涂片显示疟原虫

A 和 B. SWI 在中央深部白质和皮质下区域显示扩散性和广泛性的线性和点状病灶，这些病灶呈低 T_2 信号；C 和 D. 与梯度回波序列相比，在 SWI 上可以更好地看到影像表现；E. SPECT 在双侧大脑半球均显示代谢不足

全球范围内最常见的涉及中枢神经系统的寄生虫病，具有重大的社会经济影响。

2. 流行病学 / 人口学

NC 影响免疫抑制和免疫能力强的个体，在拉丁美洲、非洲和亚洲国家中很普遍。随着全球大规模移民的最新趋势，发达国家的发病率正在增加。在贫困国家中，约有 50% 以上的感染者无症状。在不发达国家，由于资金不足，无法进行详尽的研究，NC 仍然是被忽视的疾病，其真实发病率很难确定。

3. 病理与发病机制

人类是猪带绦虫的最终宿主。成虫（单独的）寄生于肠道内，将含受精卵的成熟节片排入粪便。虫卵被中间宿主（猪）摄取。胚胎（六钩蚴）穿透胃黏膜并进入血流，并迁移到远处的组织，在那里它们发展成囊虫。摄入未煮熟的被污染猪肉或水会导致绦虫在人体肠道中发育，从而完成整个周期。当意外地摄入猪带绦虫卵并通过胃黏膜进入全身循环时，人类可能成为中间宿主。胚胎散布在整个人体组织中，并在器官内演变成幼虫形式，提供了有利的微环境，尤其是最常见的中枢神经系统。

NC 感染可分为实质型、实质外型和混合型。实质型被定义为脑实质或脊髓的感染，实质外型是脑室系统或蛛网膜下腔的感染。尽管有些作者认为实质型实际上是蛛网膜下腔，位于深部脑沟或血管周围间隙的穿支；然而，这种类型的脑囊虫病仍然被认为是一种单独的、独特的形式，因为其相对较容易治疗，以及预后更好。

4. 临床表现

实质和实质外形式在临床表现和影像学发现方面有所不同。实质性 NC 的临床表现通常与炎症有关，包括癫痫发作、头痛、运动障碍和认知障碍。癫痫发作是最常见的症状，通常不会发展为癫痫病。实质外型 NC 症状更多地与脑脊液引流途径的寄生阻塞所致的肿块效应有关，表现为脑神经异常、脑膜炎和脑积水。

5. 影像特征

实质型的病理生理学较好理解，影像学表现反映了病理解剖的演变，大致分为囊泡、胶体、颗粒状结节和钙化阶段。标准 MRI 协议应包括 T_2WI 和 FLAIR、梯度回波或磁敏感成像、DWI、T_1WI 增强序列及（如果有）重 T_2WI 多平面序列（FIESTA、CISS、BALANCE）。由于实质中的炎症反应极少或没有炎症反应，囊泡期通常是无症状的。影像学检查显示囊肿具有偏心头节，增强极少强化或不强化。在计算机断层扫描上，囊肿是低密度的，在磁共振序列上，囊肿通常等同于脑脊液信号；头节可能会在扩散加权图像上显示出扩散受限的特征，或者最终在梯度回波或 SWI 序列上出现放大效应。重 T_2WI 3D 多平面序列可以更好地展示囊肿的形态和头节（图 24-8）。在胶体阶段，头节开始退化并导致囊壁增厚，从而引发明显的炎症反应。影像学上，囊肿具有与脑脊液不同的密度或信号强度，外围有一薄层强化边缘，与周围实质血管源性水肿有关（图 24-9）。

颗粒结节期的特征是炎症反应部分消退，伴肉芽肿性结节形成，肉芽肿结节在 T_2WI 上呈低信号，可表现为环状或实性强化，并可溶解周围血管源性水肿。在最后阶段，水肿形成瘢痕并完全消退，发展为钙化肉芽肿（图 24-10）。

钙化病变通过 CT 可以更好地检测出来，也可以是 T_2WI 上的低信号灶，尤其是在梯度回波 SWI 序列上。对比强化的边缘很明显，但不一定反映出活动性炎症（图 24-11）。

当钙化病灶周围出现瘤周水肿时，再激活可能是特征性的，并且可能与对比强化有关。已经提出的几种理论中，最广泛被接受的是钙化病灶仍然含有免疫系统无法获得的抗原，并触发延迟炎症反应（图 24-12）。

非典型的实质型表现可以看作是假性肿瘤和粟粒形式。假性肿瘤表现为单个病变，具有多囊性外观，不同的对比剂摄取，以及病灶周围水肿，从而与脑肿瘤表现类似（图 24-13）。

粟粒状代表中枢神经系统的大量囊尾蚴感染，其特征是多个小囊性病灶遍布整个脑实质，有时可能难以与转移性病变区分开。

通过感兴趣区域的 MR 波谱可以显示 N- 乙酰天冬氨酸和肌酸峰降低，胆碱峰升高。此外，其他值得注意的峰是乳酸、丙酮酸、琥珀酸、乙酸盐和氨基酸（如丙氨酸和苏氨酸）。琥珀酸单独存在或

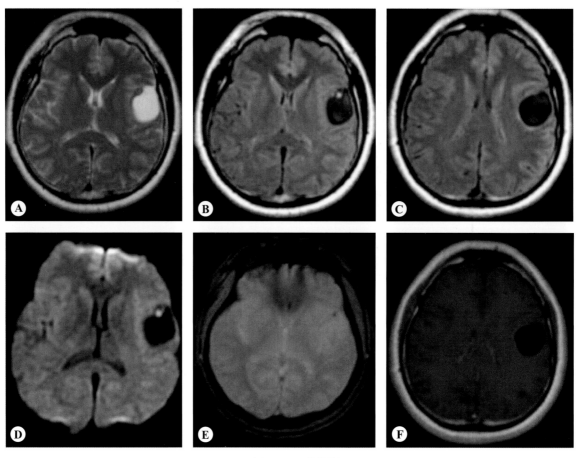

▲ 图 24-8　囊泡期

A 至 C. 轴位 T_2WI 和 FLAIR 图像显示位于左侧术区的单个囊性病变，与脑脊液信号相同；D. 轴位 DWI 图像显示病灶内部有偏心的头节，扩散受限；E. 轴向 T_2^* 图像显示了点状低信号头节；F. 轴位 T_1WI 增前图像显示轻度周边强化

琥珀酸盐和乙酸盐含量增加，表明囊尾蚴发生退化的可能性。动态磁敏感对比、动态对比增强和动脉自旋标记等灌注技术通常在 NC 内或周围显示正常或降低，因而有助于将它们与肿瘤从病理学上区分开。实质外型疾病的症状和预后取决于寄生虫的位置。由于缺乏确定的退变时间，它与实质形式也有很大差异。实质外型以囊性病变为特征，囊性病变伴有头节或呈蔓状，广泛分布于蛛网膜下腔和（或）脑室系统。

蔓状 NC 表现为一簇不带头节的囊肿，通常位于蝶鞍上池、侧裂池、环池与其他基底池中。它们类似于一串葡萄，有或没有对比剂摄取，并可能引起脑室炎和梗阻性脑积水（图 24-14）。

第四脑室是脑室内囊虫病最常见的位置，大概是由于重力和脑脊液流动方式所致。尽管在临床上无症状，但这种类型可能是致命的，由于急性梗阻

性脑积水、颅底脑膜炎和继发于占位效应的脑疝风险较高。囊肿和头节在 MR 上显示更好，可显示强化。有时，脑室内活动性囊肿可引起间歇性或位置性的脑脊液梗阻，导致颅内压急速升高，并伴有复发 / 缓解症状。这种现象称为布伦综合征，是由头部突然运动引起的。

慢性脑膜炎和（或）脑室炎是长期存在的过程，可能是由于囊尾蚴抗原漏入脑脊液，可导致交通性脑积水，基底池强化，脑室扩大（图 24-15）。血管炎是 NC 的一种众所周知的并发症，在三维时间飞跃 MR 血管扫描中描绘出节段狭窄、串珠状外观或突然的血管阻塞时，必须要怀疑血管炎。血管壁 MR 成像通常会显示出同心的壁强化模式，从而产生"轨道"外观。高达 53% 的蛛网膜下腔脑囊虫病患者可见动脉炎。它也可以在无症状患者中观察到，并且通常累及大脑后动脉和中动脉。近 50% 的

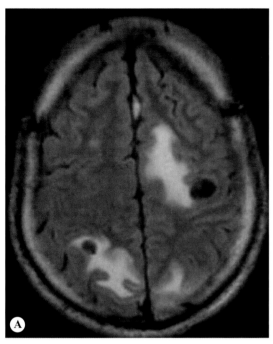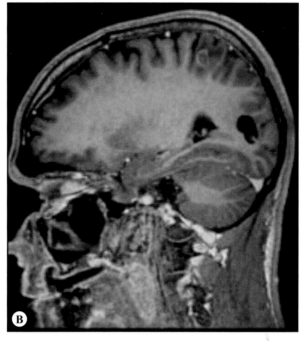

▲ 图 24-9 胶体阶段

A. 轴位 FLAIR 图像显示位于右侧中央后回的囊性病变，伴有广泛的血管源性水肿；B. 矢状位 T_1 增强图像显示周边强化

病例多支血管受累，与动脉炎相关的梗死发生率约为 10%（图 24-16）。

6. 分析思路

- NC 是最常见的诊断不足的世界范围流行的寄生虫病。
- 流行病学资料阳性且存在脑囊性病变的患者，应考虑脑 NC，特别是如果表现出周围对比强化和相关的病灶周围血管源性水肿。
- 头节囊性病变与 NC 一致，因此，MRI 可做出明确诊断。
- 实质外型易发生血管炎或脑积水等严重并发症。

7. 治疗

脑囊虫病的最佳治疗取决于多种因素，必须个体化。在治疗过程中必须考虑到寄生虫的位置、囊肿数量、生存力及预期的并发症。磁共振成像在描述这些方面的大部分特征及在连续随访扫描中监测疾病反应方面起着关键作用。

治疗通常是抗癫痫药、杀菌剂（即阿苯达唑和吡喹酮）、皮质类固醇和其他免疫抑制药或抗炎药的组合，以控制潜在的有害宿主炎症反应。由于存在过度炎症反应和症状急性恶化的风险，因此播散性中枢神经系统感染是潜在的囊虫疗法的禁忌证。由于早期诊断，并且药物治疗通常是有效的，因此手术干预变得越来越少。尽管可能最终需要放置分流器或通过寄生物去除进行紧急减压。

（六）阿米巴病

1. 定义

中枢神经系统阿米巴病是一种罕见的原生动物感染。福氏耐格里阿米巴原虫、棘阿米巴原虫、狒狒巴拉姆希阿米巴、Sappinia 都是一些为人熟知的病原体。相反，痢疾阿米巴很少表现出神经系统并发症。

2. 流行病学 / 人口学

据报道，中枢神经系统阿米巴病的发生率为 0.7%～0.8%，男性较多，好发于 20—40 岁。

3. 病理与发病机制

中枢神经系统阿米巴病表现为肉芽肿性阿米巴脑炎（granulomatous amoebic encephalitis，GAE）和原发性阿米巴脑膜脑炎（primary amebic meningoencephalitis，PAM）。

(1) 原发性阿米巴脑膜脑炎：原发性阿米巴脑膜脑炎为急性发作（通常为 48～72h），由福氏耐格

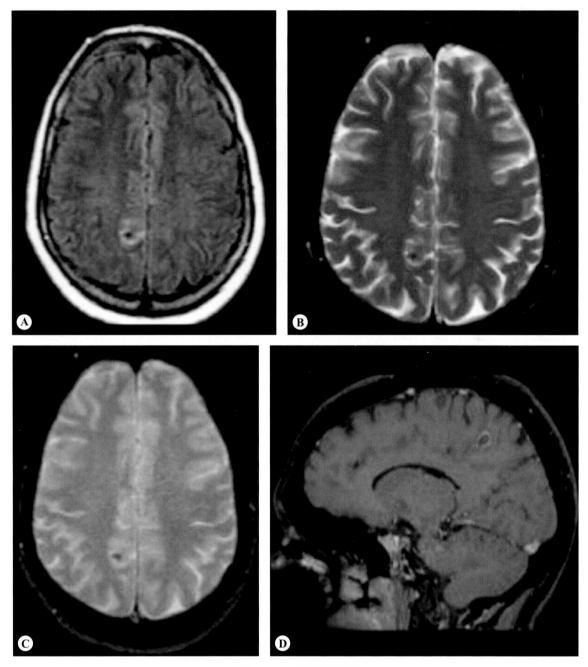

▲ 图 24-10　颗粒状结节期

A 至 C. 轴位 FLAIR、T_2WI 和 T_2WI^* 图像显示右侧楔前叶有肉芽肿性结节，所有序列均呈低信号；D. 矢状位 T_1WI 增强图像显示轻度周边强化

里菌引起，迅速进展性暴发性感染。在非免疫功能低下的患者（如儿童和年轻人）中很常见。福氏耐格里菌是嗜热生物，相对普遍存在，如在水不流动的游泳池、灰尘或土壤中，尤其是在温暖的天气，通过嗅上皮发生的中枢神经系统感染。脑部病理变化是由于直接侵犯脑实质、脑膜、蛛网膜下腔和血管直接浸润的后遗症所致。组织病理学检查显示，大脑半球、脑干、小脑和脊髓中有坏死和出血区域，伴有软脑膜分泌物。

(2) 肉芽肿性阿米巴性脑炎：与原发性阿米巴脑膜脑炎不同，GAE 是由棘阿米巴、狒狒巴拉姆希阿米巴、纤毛虫引起的亚急性发作和慢性进行性

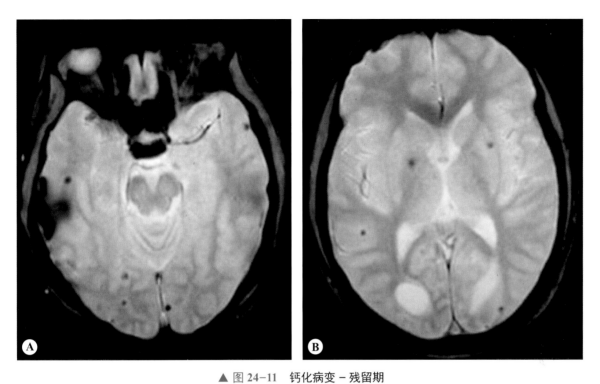

▲ 图 24-11 钙化病变 - 残留期

轴位 T_2^* 图像在双侧大脑半球的梯度回波图像上显示出多个明显低信号病灶。右枕叶处可以看到另一个囊性病灶（引自 Hanagandi 等，2015）

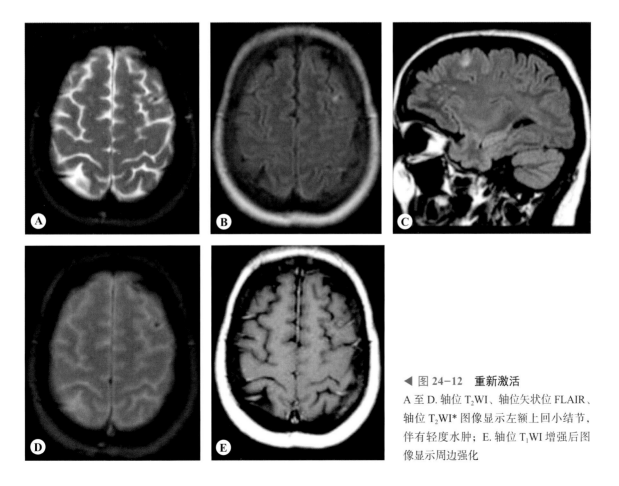

◀ 图 24-12 重新激活

A 至 D. 轴位 T_2WI、轴位矢状位 FLAIR、轴位 T_2WI^* 图像显示左额上回小结节，伴有轻度水肿；E. 轴位 T_1WI 增强后图像显示周边强化

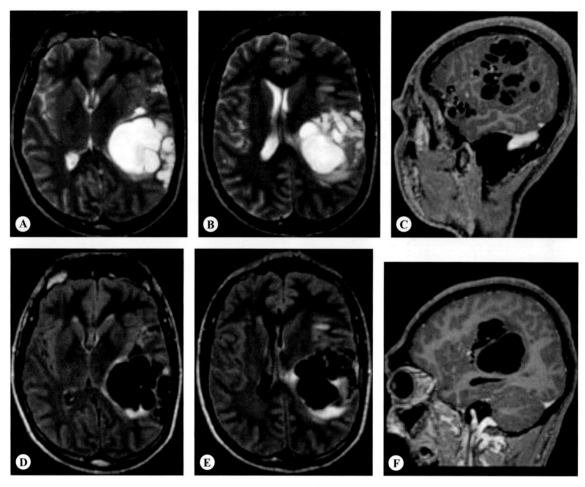

▲ 图 24-13　假性肿瘤性脑囊虫病

A 至 E. 轴位 T_2WI 和 FLAIR 表现为位于左侧顶叶区的多房性囊性病变，周围实质具有占位效应和血管源性水肿；C 和 F. 矢状位 T_1 增强图像未显示强化

疾病。在接受化疗药物、类固醇治疗、器官移植及免疫功能低下的获得性免疫缺陷综合征患者中，经常出现这种疾病。与福氏耐格里阿米巴相反，中枢神经系统感染继发于皮肤、下呼吸道和泌尿生殖道定植。

4. 临床表现

(1) 原发性阿米巴脑膜脑炎：临床症状可能是严重的头痛、发热、共济失调、呕吐、复视 / 畏光和颈部僵硬，最终发展为昏迷，死亡率很高。

(2) 肉芽肿性阿米巴性脑炎：临床症状包括类似颅内占位性病变的长时间局灶性神经功能缺损。

5. 影像特征

(1) 原发性阿米巴脑膜脑炎：CT 和 MR 成像特征通常是非特异性的，仅反映组织病理学变化。影像学检查结果在早期阶段可能是阴性的，可能在后续扫描中显示出脑水肿、脑积水和异常的脑膜强化。基底节梗死在影像学文献中有充分记录，可归因于基底池中的豆纹动脉闭塞。

(2) 肉芽肿性阿米巴性脑炎：CT 和 MR 成像均可以显示多灶性或孤立性假瘤样改变。前者的特征是肉芽肿性炎症改变，导致脑水肿、坏死并形成脓肿。在 MRI 上可见颅后窝，丘脑和脑干易受累，病变呈不均匀 T_2WI 高信号，并伴有环形强化。坏死性血管炎引起的出血可进一步使影像学特征复杂化。

假性肿瘤表现为离散的回旋状或线性结节状强化，累及上方脑膜和下方皮质髓质交界区，可作为诊断的相关影像学线索。混合模式可能造成两难困境，可能类似于机会性感染，如弓形虫病、真菌性肉芽肿、多处脓毒性栓子，甚至可能类似低级别神经胶质瘤或淋巴瘤等肿瘤（图 24-17）。

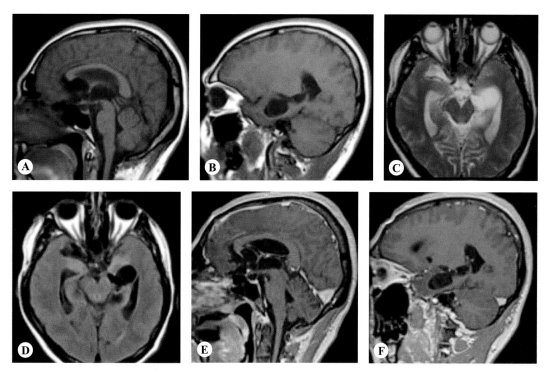

▲ 图 24-14　葡萄状表现

A 至 D. 矢状位 T$_1$WI、轴位 T$_2$WI 和 FLAIR 图像显示鞍上、鞍旁池及左侧脉络膜裂内有多个囊肿，无头节，具有占位效应；E 和 F. 矢状位 T$_1$WI 增强图像未显示异常强化

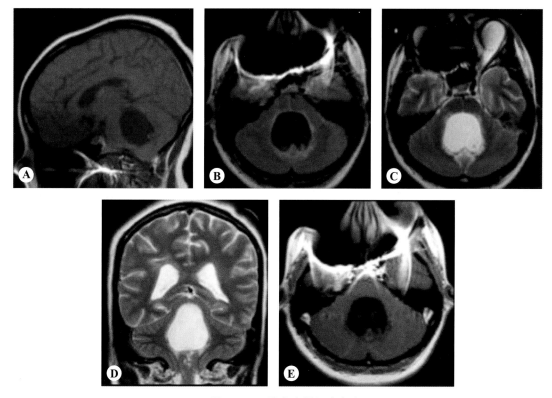

▲ 图 24-15　脑室内神经囊虫病

A 至 C. 矢状位 T$_1$WI、轴位 FLAIR 和 T$_2$WI 图像显示了一个较大的囊性病变，在第四脑室内部有一个头节；D. 冠状位 T$_2$WI 图像显示第四脑室明显增大；E. 轴位 T$_1$ 增强图像未显示异常强化

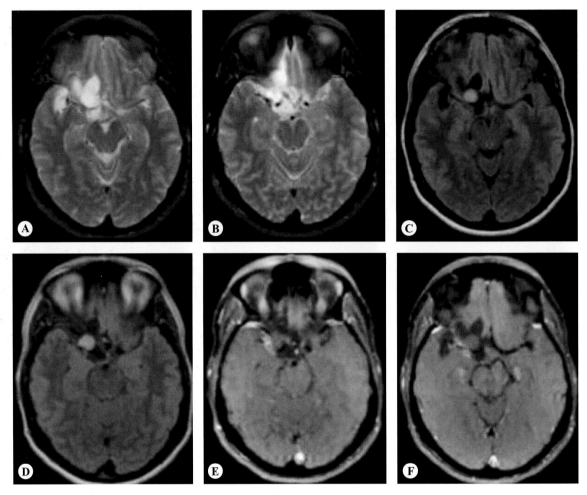

▲ 图 24-16　脑囊虫病相关性血管炎

A 至 D. 轴位 T₂WI 和 FLAIR 图像显示右侧鞍旁和外侧裂池多个囊性病变，FLAIR 呈高信号；E 和 F. 轴位 T₁WI 增强图像显示右侧大脑中动脉周围强化

6. 分析思路

- 中枢神经系统阿米巴病很少见，少数病例报告有影像学表现。
- MRI 可显示多灶结节性病变伴出血和多种强化方式。

7. 治疗

尽管尚无一致有效的治疗方法，但主要的药物治疗是两性霉素 B、利福平和咪康唑。与手术切除肉芽肿性病变相结合的治疗方法是最有机会治愈的。

8. 病例报告（图 24-18）

病史：一名 20 岁的男性患者，急性发热和意识不清，逐渐昏迷。

临床诊断：中枢神经系统感染。

MRI 检查目的：评估大脑结构损伤，以解释临床表现。

成像技术：多平面 FLAIR、T₁WI、T₂WI、DWI、SWI 和 T₁WI 增强。

影像学表现：轴位 T₁WI 和相位图显示左额叶和右枕叶边缘的出血性病变（图 24-18A 和 B）。轴位 FLAIR 显示病变内的高信号和相关的血管源性水肿（图 24-18C）。轴位 ADC 和 DWI 显示外围扩散受限（图 24-18D 和 E）。T₁WI 轴位增强图像显示强化（图 24-18F）。

解释：多发性出血病灶，周围扩散受限，伴有脑炎体征，增加了阿米巴病的可能性。出血性病变是由于坏死性血管炎（一种疾病的并发症）引起的。尸检后的解剖病理学研究证实了这一诊断（图 24-18）。

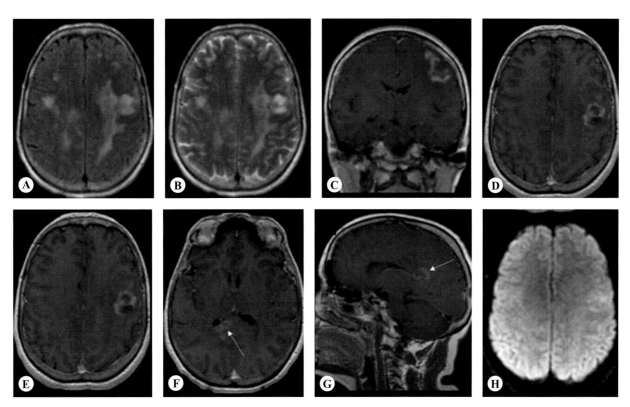

▲ 图 24-17 一名 42 岁免疫功能低下男性患者，出现癫痫发作和精神状态改变，伴有皮肤红斑结节和溃疡
A 和 B. 轴位 FLAIR 和 T₂WI 显示非特异性脑白质变化；C 至 G. 多平面 T₁ 增强图像显示左侧额叶皮质和皮质下区域及胼胝体压部病变强化（白箭）；H. DWI 没有显示出扩散受限。皮肤和脑活检提示棘阿米巴伴肉芽肿性脑膜炎

（七）锥虫病

1. 定义

锥虫病是一种寄生虫感染，分为两种亚型。美国的锥虫病通常被称为"Chagas 病"，而非洲的锥虫病也被称为"昏睡病"。

2. 流行病学 / 人口学

(1) Chagas 病：美国锥虫病是由克氏锥虫引起的寄生虫感染，在拉丁美洲国家，尤其在农村地区和社会经济地位较差的人群中普遍存在。全世界有 15 000 000～18 000 000 人受到影响，每年约有 50 000 人死亡。该疾病是通过蚊虫叮咬或在开放的伤口上沾染其粪便传播的。

(2) 昏睡病：人类非洲锥虫病是一种鞭毛原虫感染，由两种不同的布氏锥虫菌株通过采蝇叮咬传播。

冈比亚布氏锥虫在西非流行，而东非布氏锥虫更具毒力。年平均发病人数为 300 000 例，遍及非洲大陆多个国家，这使大约 5000 万人口处于危险之中。在西方世界发现的病例中，旅行者和移民者越来越普遍。非疫情国家最近记录了有关垂直传播的病例报告。脑受累可以通过血液扩散，也可以从脉络丛和毛细血管的脑脊液播种传播到中枢神经系统。

3. 影像特征

(1) Chagas 病：MR 影像学特征通常表现为脑膜脑炎，伴有局灶性或弥漫性 T₁WI 低信号病灶，T₂WI 高信号病灶，呈结节状或环形状强化。胼胝体、脑室周围、深层和皮质下的白质可能对称地受累。同样，髓内脊髓病变可表现出局灶性或弥漫性强化方式。坏死性假肿瘤或肿瘤性病变称为"Chagas 脑瘤"，可能很难与弓形虫病或淋巴瘤区鉴别，通过血清学、脑脊液显示寄生虫或活检/尸检来确诊。

(2) 昏睡病：MRI 显示在灰质和白质的病灶轻度强化，并且常呈对称性融合的 T₂WI 高信号。影像学文献已详细阐述了脑室周围和皮质下白质、胼

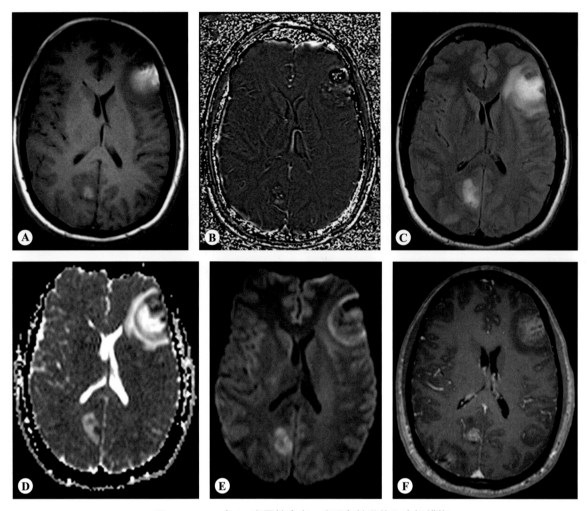

▲ 图 24-18　一名 20 岁男性患者，出现急性发热和意识模糊

A 和 B. 轴位 T₁WI 和相位图显示左额叶和右枕叶周围出血性病变内高信号，与血管源性水肿相关；C. 轴位 FLAIR 图像显示病变内高信号，与血管源性水肿相关；D 和 E. 轴向 ADC 和 DWI 图像显示外围扩散受限；F. 轴位 T₁WI 增强图像显示强化（图片由 Daniela Aguiar Dias-HCUF Ceará 提供）

胼体、内囊、基底节、丘脑、皮质脊髓束和小脑脚的累及。其他特征包括脑膜增厚和血管周间隙强化。影像学发现可能与感染后的脱髓鞘、胶质增生、白质营养不良、淋巴瘤和结核病重叠，可能会产生误导。在残余 T₂WI 信号异常伴广泛性脑萎缩是治疗后随访的结果。

4. 分析思路

• 中枢神经系统锥虫病很少见，少数病例报告有影像学表现。

• 磁共振检查结果是多样的，可以显示脑的锥虫。

5. 治疗

昏睡病：晚期 HAT 的治疗比疾病早期更复杂，因为这些药物对宿主具有潜在的毒性作用。目前唯一可有效治疗晚期罗德西亚亚种布氏锥虫的药物是静脉内注射三价有机砷制剂美拉胂醇。一项为期 10 天的短疗程静脉注射美拉胂醇被成功开发，并于 2005 年采用，用于晚期布氏冈比亚锥虫和布氏罗德西亚锥虫 HAT 的治疗。美拉胂醇具有剧毒，在 10% 的患者中产生治疗后反应性脑病，其中一半死亡。一项大型试验显示，治疗前口服泼尼松龙可减少与美拉胂醇引起的脑病相关的发病率和死亡，但不会降低美拉胂醇疗法的其他并发症的发生率。中枢神经系统阶段布氏冈比亚锥虫的标准一线治疗是硝呋替莫 – 依洛尼塞联合治疗（NECT），静脉注射美拉胂醇现在被用作这种疾病形式的二线治疗。但是，NECT 对布氏罗德西亚 HAT 无效。而且，它可能有许多不良反应，如骨髓毒性、脱发、癫痫发作和胃肠道症状。建议对急性期患者进行抗寄生虫治疗。用硝呋替莫或苄硝唑口服治疗；对于脑膜脑炎和（或）心肌炎患者，建议使用更高的剂量（每天最高 25mg/kg）。在严重的急性病例中，据报道死亡率很高，应尝试联合应用糖皮质激素和寄生虫治疗。不良反应包括胃肠道不耐受、超敏反应、骨髓抑制和周围性神经病。

治疗第 5 天后，如果可以确定症状改善，寄生虫将从外周血中消失。如果存在癫痫发作，则应使用苯巴比妥和苯二氮䓬等抗惊厥药进行治疗。当出现颅内压严重升高的迹象时，应添加甘露醇。通过适当的治疗，单独中枢神经系统受累患者的治愈率接近 50%。

6. 病例报告（图 24-19）

病史：患有人类免疫缺陷病毒 / 获得性免疫缺陷综合征的 27 岁男性患者，患有急性发作性痴呆状态，癫痫发作发展为昏迷。患者来自南美的疫区。弓形虫病和淋巴瘤的脑脊液血清学均为阴性。Chagas 病的血清学 ++。

临床诊断：脑感染，Chagas 病。

MRI 检查目的：仔细检查中枢神经系统可能的感染性病变，并排除可能与癫痫有关的结构性病灶。

成像技术：轴位 FLAIR、T_1WI、T_2WI、T_1WI增强、DWI 和 SWI。

影像学表现：轴位 T_2WI（图 24-19A）和轴位和冠状位 T_1WI 增强（图 24-19B 至 D）显示脑室周围区域、胼胝体压部、顶枕皮质下白质和中脑多发性病变。治疗后随访，病灶消退（图 24-19E 和 F）。

解释：Chagas 病应包括在获得性免疫缺陷综合征和具有相关病史患者的鉴别诊断中，尤其是那些脑部病变对抗弓形虫病治疗无效的患者（图 24-19）。

二、真菌感染

（一）概述

影响中枢神经系统的真菌感染相对罕见，这类疾病极具危险性。两个主要危险因素包括任何原因导致的免疫功能低下和居住在疫区。健康的人也会被感染，但是感染率要低很多。

目前，可以观察到这种疾病的发病率相对较高，这可能是由于人口迁移率、旅游、获得性免疫缺陷综合征及化疗和免疫抑制药的使用率的增加。曲霉病、隐球菌病、毛霉菌病和念珠菌病是最常见的中枢神经系统真菌感染。

从形态上讲，真菌分为菌丝型或酵母型。菌丝形成多细胞的菌落，通过形成孢子或出芽繁殖，而酵母菌是单细胞生物的菌落。此外，某些真菌可能是双态的，菌丝和酵母菌可能共存。

菌丝增殖倾向于形成菌落，由于体积较大，它们较难进入微血管系统。因此，最常见的传播途径是沿较大血管的逆行传播，主要是从眼眶和鼻旁窦进行的传播。而酵母菌与其他真菌相比体积较小，它们的传播途径主要涉及微血管系统。

颅内真菌感染是通过血源性传播、脑脊液感染或鼻窦疾病的直接扩散。每种途径都有一些典型的影像学特征。另外，每种组织都有一些独特的影像学特征，这样可以缩小鉴别诊断的范围。真菌通过血管壁的扩散可累及脑实质或脑膜。真菌感染代表了多种疾病。然而，可能会观察到一些典型的 MRI 特征，如在 DWI 有不同程度或轻度扩散受限的环状病变，以及一些微弱的环形强化。

临床体征和症状可能是非特异性的，实验室培养常常是阴性的。这些疾病的延迟诊断或治疗不足往往导致预后差，甚至造成致命伤害。关于神经影像学鉴别诊断，必须注意与其影像学表现相似的其他疾病。先进的 MRI 序列也可以证实真菌感染的猜测。在评估真菌脓肿时，必须重视磁共振波谱成像。

真菌感染的潜在治疗方法包括使用两性霉素 B、伏立康唑或其他高剂量的新药物，以跨越血脑屏障。根除任何潜在的易感疾病，在可能的情况下进行外科清创术及神经影像学检查也是指导治疗效果和疾病随访的关键，这对于监测治疗效果和疾病的随访也是至关重要的。

（二）曲霉病

1. 定义

曲霉菌是自然界中一种单形态丰富的真菌，已发现多种。这些具有分隔的分支菌丝，显示叉状的

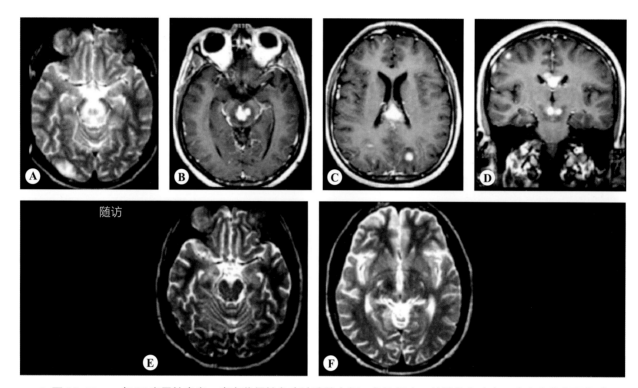

▲ 图 24-19 一名 27 岁男性患者，患有获得性免疫缺陷综合征，急性起病，精神状态改变，癫痫发作发展为昏迷。Chagas 病血清学检查呈阳性

A. 轴位 T_2WI 显示中脑内信号异常；B 至 D. 轴位和冠状位 T_1WI 增强图像显示脑室周围区域、胼胝体压部、顶枕皮质下白质和中脑多发结节样强化灶；E 和 F. 治疗后的随访图像显示病变已消退

分支和不规则的、不平行的细胞壁。导致人类曲霉菌病的主要机会因素是烟曲霉和黄曲霉。

2. 流行病学 / 人口学

尽管曲霉感染被认为是一种机会性疾病，但它很少影响获得性免疫缺陷综合征患者的中枢神经系统，因为这些患者多形核细胞功能保留。相比之下，曲霉菌病在中性粒细胞减少症、慢性类固醇使用及患有慢性肉芽肿性疾病的儿童中更为常见。

3. 病理与发病机制

肺和鼻窦是这些病原体的门户，而大脑多是由于血液播散。曲霉类经常破坏血管导致局灶性微出血，这是弹性酶高水平产生的结果，破坏动脉的内部弹性层（所有的大小动脉均涉及）。血管壁被溶解消化从而变得脆弱，可能导致霉菌性动脉瘤和蛛网膜下腔出血的形成，这是曲霉病的特征性表现，借助血管造影检查可充分显示。

4. 临床表现

临床表现多变，常包括精神状态改变、虚弱和癫痫，可有发热，也可以不发热。如果不治疗，死亡率可达 100%。

5. 影像特征

曲霉脓肿具有特征性的外周 T_2WI 中低信号和中央高信号，呈"靶样"外观。外周 T_2WI 低信号可能反映了与真菌元素和出血相关的铁成分水平升高。基底神经节、丘脑和胼胝体是好发部位。

DWI 是诊断真菌脓肿的非常有用的工具。典型的病灶中心显示低信号，周围有扩散受限的环。

病灶周围的轻度环状强化或无强化是最常见的特征，是重要的诊断线索。当存在明显的环状强化时，可能是慢性炎症形成的包膜和肉芽组织。钙化也可能存在，并且在磁敏感序列或 CT 上可以更好地观察到，钙化可能是正在愈合或已愈合的肉芽肿，在急性感染后存活的患者中更常见（图 24-20）。

6. 分析思路

- 曲霉中枢感染常见于免疫抑制患者。
- T_2WI 和 SWI 上表现为"靶样"的脑肿物，周边扩散受限是提示性的发现。

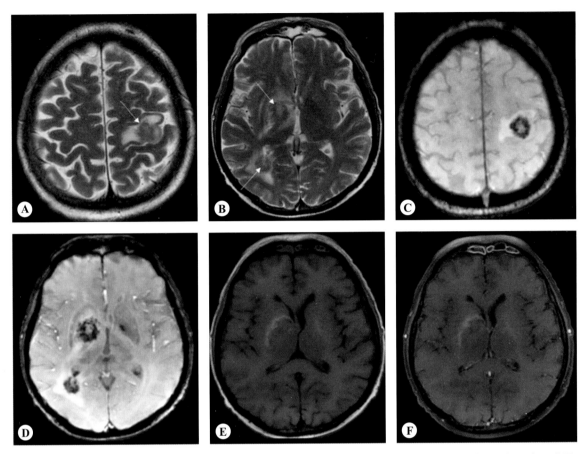

▲ 图 24-20　女性，60 岁，表现为上下肢无力 2 个月，局灶性神经体征 3 周。患者因长期使用高剂量皮质类固醇而导致免疫功能低下，近期有肺部感染史

A 和 B. 轴位 T_2WI 显示皮质下及右侧基底节多发低信号病灶（白箭），并伴有周围性水肿；C 和 D. 轴位 SWI 表现为病灶出血；E. 轴位 T_1WI 显示右侧基底节区 T_1WI 高信号，与出血（正铁血红蛋白）相对应；F. 轴位 T_1WI 增强未见强化

7. 治疗

中枢神经曲霉病可用静脉注射伏立康唑治疗，可能联合使用卡泊芬净或脂质体两性霉素 B。神经外科手术也可用于免疫功能低下的宿主，几乎包括所有病例。

8. 病例报告（图 24-21）

病史： 男性，40 岁，表现为头痛、咯血。白血病和中性粒细胞减少史。

临床诊断： 脑感染、血管浸润性曲霉菌病。

MRI 研究目的： 观察中枢神经系统可能的感染病变，排除脑肿瘤。

成像技术： 轴位 FLAIR、T_1WI、T_2WI、增强 T_1WI、DWI 和梯度回波序列。

影像学表现： 轴位 CT 显示皮质下及小脑半球结节样高密度病灶（图 24-21A 和 B）。轴位 T_2WI 显示皮质下多发点状低信号病变，并伴有周围水肿和占位效应（图 24-21C）。梯度回波序列显示病变出血成分（图 24-21D）。矢状位增强前 T_1WI（图 24-21E），轴位 T_1W 增强序列（图 24-21F 和 G）在与出血（正铁 - 血红蛋白）相对应的病变中显示高信号，但无强化。软脑膜炎的征象也可以被注意到。胸部 X 线片显示右上肺实变。胸部 CT 证实右肺上叶空洞性肿块（图 24-21）。

（三）毛霉菌病

1. 定义

毛霉菌病是由毛霉、根霉和犁头霉属的霉菌引起的。这些无处不在的病原体靠腐烂的植物和各种有机物质生存。在适当的环境下，真菌孢子可以侵入鼻腔黏膜，而由于免疫反应不充分，真菌孢子往往没有被吞噬。在组织内，它们生长为菌丝没有隔

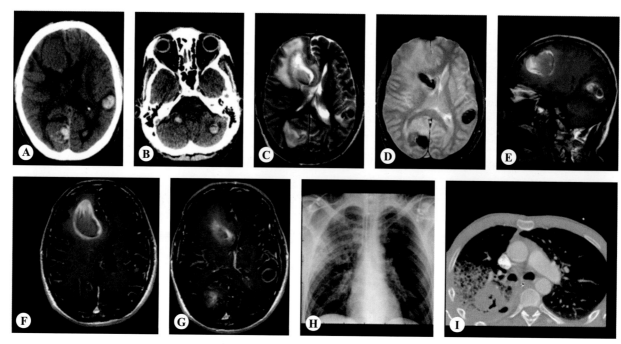

▲ 图 24-21　男性，40 岁，有白血病和中性粒细胞减少史，出现头痛、咯血

A 和 B. 轴位 CT 显示皮质下和小脑半球高密度结节样病灶；C. 轴位 T₂WI 显示皮质下多发低信号病灶，并伴有周围水肿和占位效应；D. 梯度回波序列显示这些病变的出血成分；E. 矢状位 T₁WI 增强前和轴位 T₁WI 增强后显示与出血（正铁 – 血红蛋白）相对应的病灶呈高信号，但未见强化；H. 胸部 X 线片显示右上肺实变；I. 胸部 CT 证实右肺上叶空洞性肿块

间的形式，并具有直角分支和不规则、不平行的细胞壁。像曲霉菌一样，它们是单态的。

2. 流行病学 / 人口学

毛霉菌病又称接合菌病，主要与糖尿病、静脉吸毒和慢性酒精中毒有关。在免疫缺陷时，它们繁殖，孢子发芽，形成菌丝，侵入并传播。这是一种致命的疾病，死亡率接近 100%。

3. 病理与发病机制

孢子经鼻腔和（或）鼻咽吸入，真菌主要通过鼻泪管和眼眶内侧壁直接扩散至鼻旁窦，随后进入眼眶。它们还可以通过眶尖或筛状板扩散到脑膜和大脑，特别是在额叶。

毛霉菌病也可能通过血行途径传播，与曲霉菌的传播途径非常相似。它们再次侵入血管壁，导致血管闭塞、血栓形成和梗死。可通过眶血管向大脑扩散。

4. 临床表现

中枢神经系统受累患者死亡率超过 70%，临床表现为头痛、鼻窦炎、发热、面部疼痛、麻木、单侧眼眶周围蜂窝织炎和眼球突出。当脑神经病变发生时，必须排除海绵状窦血栓形成或侵袭，如果不治疗会迅速进展为昏迷或死亡。实验室研究有限，因为毛霉菌很少从血液或脑脊液中分离出来，并且没有可靠的血清学检测。因此，明确的诊断依赖于组织活检，但免疫抑制患者的眼眶蜂窝织炎和鼻窦炎，需要引起注意。

5. 影像特征

毛霉菌病的神经影像学表现与曲霉病相似。与曲霉病相比，毛霉菌病在累及脑实质时更具侵袭性，表现为 T₂WI 高信号区，包括血管源性水肿和环状强化灶，特别是在基底节和额叶。

颅内受侵在 T₁WI 增强图像上表现为脑膜增厚或颅底孔和海绵状窦异常强化。实质受累可表现为 ADC 图上低信号的脑炎。鼻腔毛霉菌病特征性表现为黏膜 T₂WI 低信号，无明显强化，也称为黑鼻甲征（图 24-22）。

6. 分析思路

• 毛霉病常与糖尿病、静脉吸毒和慢性酒精中毒有关。

• "黑鼻甲征"是特征性表现，应始终注意排除

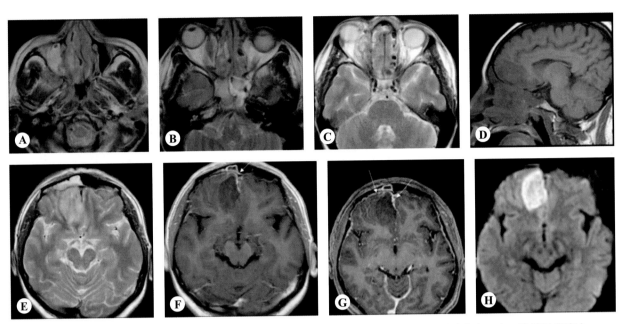

▲ 图 24-22　男性，38 岁，临床表现为头痛、慢性鼻窦炎、右眼眶蜂窝织炎伴眼球突出，有 2 型糖尿病病史

A 至 C. 轴位 T_2WI 显示弥漫性鼻旁窦炎（上颌窦、蝶窦、筛窦炎）延伸至眼眶（红箭），以右侧为主。双侧蝶窦及筛窦内容物表现为低信号。D. 矢状位 T_1WI 证实鼻旁窦感染（也为额窦炎）侵及了右侧额叶。E. 轴位 T_2WI 显示右额叶高信号。F 和 G. 轴位 T_1WI 增强图像显示右额部硬膜增厚，无明显强化（白箭）。H. 与脑炎相比，DWI 显示扩散受限

颅内扩散。

7. 治疗

• 治疗选择包括逆转免疫抑制，全身两性霉素 B，以及在特定病例中进行手术清创。

（四）南美芽生菌病

1. 定义

南美芽生菌病是一种系统性霉菌感染。它由双相型真菌巴西芽生菌引起，其在环境中以霉菌的形式存在，在体温下以酵母的形式存在。

2. 流行病学 / 人口学

巴西芽生菌是亚热带山区森林特有的地方病，也是中美洲和南美洲国家特有的地方病，特别是在巴西、阿根廷、哥伦比亚和委内瑞拉。这种感染仍然是拉丁美洲的一个相关健康问题。

3. 病理和发病机制

感染主要通过吸入获得，因此肺是最常见的受累器官。这种疾病通常是慢性的，无症状的，可能类似于肺结核。肺外播散最常涉及皮肤、骨骼和泌尿生殖系统。中枢神经系统受累是一种不常见的致命并发症。

4. 临床表现

神经学症状无特异性，头痛是最常见的表现。在较少见的情况下，患者可能出现局灶性神经功能缺损、精神状态改变、视力改变或癫痫。

据报道，南美芽孢菌病是一种获得性免疫缺陷综合征相关的机会性感染，与其他真菌疾病相比发病率较低。获得性免疫缺陷综合征患者往往呈现类似亚急性青少年型的感染，传播快。

5. 影像特征

巴西芽生菌的典型脑内表现为实质肉芽肿反应和少见的慢性脑膜炎。MRI 显示软脑膜强化，可呈弥漫性、基底动脉性和结节性。颅内肉芽肿的特点是病灶有厚的包膜和中心坏死，在那里可以发现原发病变。肉芽肿可以是 T_2WI 低信号，增强后强化，DWI 可显示中央扩散受限，位于小脑幕上或幕下。这些病变具有侵袭性，通常累及其他器官，特别是肺（图 24-23）。

另一方面，假性肿瘤有不同的表现形式，可能类似于脓肿或脑肿瘤。这些病变呈典型的卵圆形，中央部分 T_2WI 低信号，增强后呈环状强化，并伴有轻微的周围水肿。

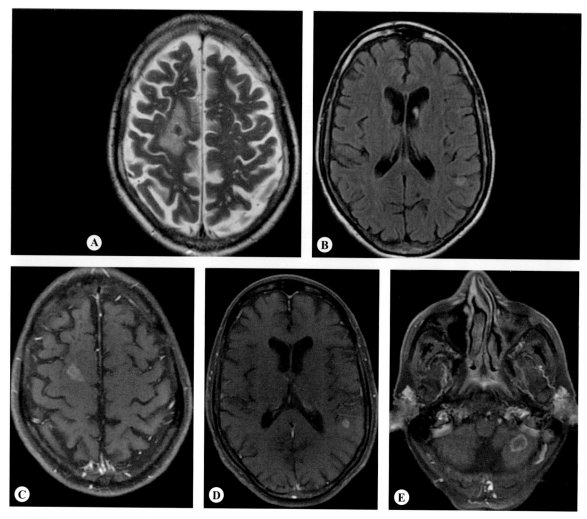

▲ 图 24-23　巴西男性患者，52 岁，有肺部感染和获得性免疫缺陷综合征病史，头痛、精神状态改变 1 个月
A. 轴位 T_2WI 显示右侧放射冠点状低信号病灶；B. 轴位 FLAIR 显示左顶叶皮质下高信号病变；C 至 E. 轴位 T_1WI 增强显示幕上和幕下环状强化病灶

确诊基于中枢神经系统之外尤其是肺组织的活检或血清学检查。

6. 分析思路

- 来自地方病区并伴有局灶性脑病变的患者应考虑中枢神经系统芽生菌病。
- 肉芽肿性病变在 T_2WI 上通常表现为低信号、增强强化和中央扩散受限。

7. 治疗

中枢神经系统芽孢菌病的推荐治疗方法是使用两性霉素 B 的脂质制剂 4～6 周，然后口服唑类药物，最好是伏立康唑，至少 1 年。

8. 病例报告（图 24-24）

病史：男性，45 岁，表现为头痛、视力改变。

肺部感染和人类免疫缺陷病毒 / 获得性免疫缺陷综合征病史。患者来自于南美。

临床诊断：脑感染，南美芽生菌病。

MRI 研究目的：排除脑肿瘤，尤其是排除中枢神经系统感染。

成像技术：轴位 FLAIR、T_1WI、T_2WI、T_1WI 增强、DWI 和 SWI。

影像学表现：轴位 T_2WI（图 24-24A 至 C）显示中脑的病变伴有低信号的囊壁，小脑蚓部有一个更细微的病变（白箭）。轴位 T_1WI 增强（图 24-24D 至 F）显示中脑、小脑多发环形强化病灶（白箭）。DWI 显示中脑扩散受限（图 24-24G）。已在 ADC 图上确认（图 24-24H）。

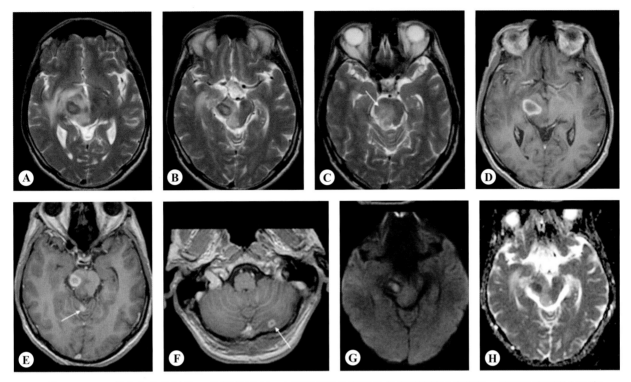

▲ 图 24-24　一位来自南美洲的 **45 岁男性患者**，有肺部感染和获得性免疫缺陷综合征病史，伴有头痛和视力改变
A 至 C. 轴位 T_2WI 显示中脑厚的低信号包膜，小脑蚓部见微小病变（白箭）；D 至 F. 轴位 T_1WI 增强显示中脑、小脑多发环形强化病灶（白箭）；G. DWI 显示中脑扩散受限；H. 已在 ADC 图上确认

解释： 在脑干和幕下的位置可见颅内 T_2WI 低信号病变伴有坏死中心，并增加了肉芽肿性疾病的可能性。脑脊液分析南美胚芽生菌病（副球孢子菌病）呈阳性（图 24-24）。

（五）组织胞浆菌病

1. 定义

组织胞浆菌病是由双相型真菌荚膜组织胞浆菌引起的。与芽生菌病相似，组织胞浆菌在环境中以霉菌的形式存在，在体温下以酵母的形式存在。

2. 流行病学 / 人口学

荚膜组织胞浆菌病在世界范围内传播，特别是在美国中西部。组织胞浆菌属的感染通常是散发的。获得性免疫缺陷综合征患者易发展为播散性组织胞浆菌病，5%～10% 的病例进展为中枢神经系统受累。

3. 病理学和发病机制

该病通常来源于吸入鸟类或蝙蝠的粪便，经常在蝙蝠居住的洞穴、鸡舍和富含粪便的土壤中发现。如果患者免疫功能完好，通常表现为轻度呼吸道疾病。然而免疫功能低下的人易感染传播性疾病，特别是获得性免疫缺陷综合征患者和生活在流行病地区的人。

4. 临床表现

患者多表现为意识模糊、嗜睡、虚弱和发热。脑受累与血行播散有关，特别以脑池性脑膜炎为特征，较少出现实质肉芽肿（组织胞浆瘤），也可发生弥漫性脑膜炎、脓肿和脑炎。

5. 影像特征

脑实质肉芽肿为小而圆的结节（＜ 2cm）。通常为多灶性（大脑组织胞浆菌病）。病变多位于深部灰质区、灰质-白质交界处、小脑、脑干和脊髓。在颅脑磁共振上，病灶为 T_1WI 低信号，T_2WI 信号不均匀，典型的低信号由其固有顺磁性物质引起，并表现为周围强化。炎性细胞的存在和坏死的类型（如凝固性或液化性）决定了 DWI 上不同的信号强度（图 24-25 和图 24-26）。

6. 分析思路

• 流行病学资料阳性和多发性局灶性脑病变的患

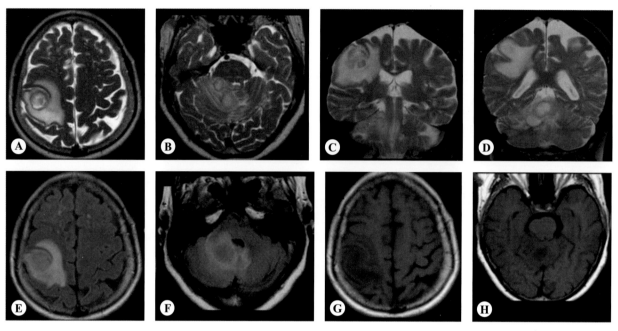

▲ 图 24-25 一名 42 岁男性人类免疫缺陷病毒 / 获得性免疫缺陷综合征患者，表现为神志不清、虚弱、发热，曾与鸟类接触

A 至 D. 轴位和冠状位 T_2WI 显示右侧中央后回和右上小脑半球皮质下多发不均匀融合性病变，并伴有局部占位效应；E 和 F. 轴位 FLAIR 序列可见广泛的灶周水肿；G 和 H. 轴位 T_1WI 呈低信号

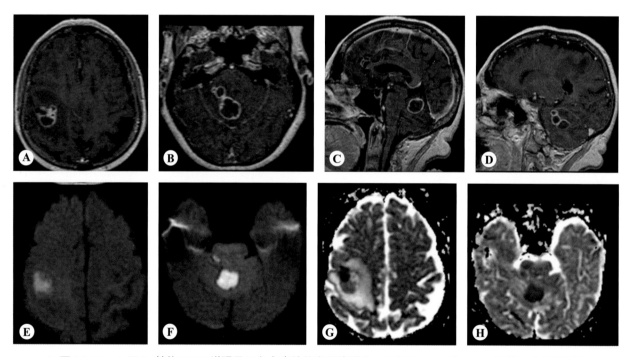

▲ 图 24-26 A 至 D. 轴位 T_1WI 增强显示多个病灶伴有周边强化；E 至 H. DWI 和 ADC 显示中央扩散受限

者应怀疑中枢神经系统组织胞浆菌病。

- 影像学表现为非特异性和多个扩散受限的小肉芽肿，类似细菌微脓肿。

7. 治疗

中枢神经系统组织胞浆菌病的推荐治疗方法是两性霉素 B 治疗 4～6 周，随后是三唑类药物（如氟康唑、伊曲康唑或伏立康唑）治疗至少 12 个月，疗效不一。免疫抑制患者可能需要终生抗真菌治疗，以防止复发。由于脂质体两性霉素 B 具有更强的中枢神经系统渗透力和更低的毒性，因此优于标准两性霉素 B 配方。

（六）念珠菌病

1. 定义

白色念珠菌是念珠菌感染的主要菌种。然而，大约一半的感染是由其他物种引起的，包括念珠菌和副念珠菌病。念珠菌是一种小的、圆形至椭圆形、薄壁、类似酵母的真菌，缺乏繁殖周期，通过出芽或融合繁殖。假菌丝占多数，偶尔也可见真菌丝。

2. 流行病学 / 人口学

白色念珠菌是皮肤、胃肠道和其他黏膜正常菌群的一部分。在免疫抑制患者中，脑内感染常由血行播散伴全身播散性感染引起。

风险因素包括广谱抗生素治疗、糖尿病、淋巴增殖性疾病、静脉药物滥用、肠外营养过高、获得性免疫缺陷综合征、免疫抑制、血液恶性肿瘤和早产。

3. 病理学和发病机制

在具有危险因素的个体中，胃肠道是系统感染的门户，危险因素有糖尿病、淋巴增生性疾病、静脉吸毒和广谱抗生素等。由于念珠菌与其他正常菌群之间的不平衡，广谱抗生素治疗可能导致微生物的选择。产道是另一个潜在的感染途径。在怀孕期间，阴道菌群过度生长，导致出生时接种念珠菌，并在某些情况下导致大脑念珠菌病。如果中枢神经系统暴露，如脑膜脊髓膨出，发病率明显较高。念珠菌通过大血管传播，然而，由于它的体积小，易造成微血管的局灶性坏死。其结果是在皮质下白质、基底节、脑干和小脑出现多个 > 3mm 的微脓肿。

4. 临床表现

念珠菌病是一种威胁生命的疾病，死亡率高，症状多变，通常包括潜伏性嗜睡发作和精神状态改变。诊断不是一个很大的挑战，因为患者病情很重，在已知念珠菌全身感染的情况下经常会出现微脓肿。

5. 影像特征

T_1WI 增强可见小的环形强化病灶，DWI 上可见多发扩散受限的点状病灶。虽然不常见，但颅脑磁共振也可显示脑膜炎和血管受累的征象，这些征象可导致基底节区梗死、真菌性动脉瘤和出血，后者以 T_2WI 和磁敏感序列上的点状低信号病变为特征（图 24-27）。

6. 分析思路

- 免疫抑制的患者且伴有多发微脓肿应怀疑中枢神经系统念珠菌病。

7. 治疗

对于成人中枢念珠菌感染的治疗，建议使用含氟胞嘧啶或不含氟胞嘧啶的脂质体两性霉素 B；对于新生儿，建议使用两性霉素 B 去氧胆酸盐。抗真菌治疗应持续到所有脓肿在 MRI 上消失，以及脑脊液葡萄糖、红细胞增多、蛋白质和培养基均恢复正常，这会晚于患者症状和体征的改善。

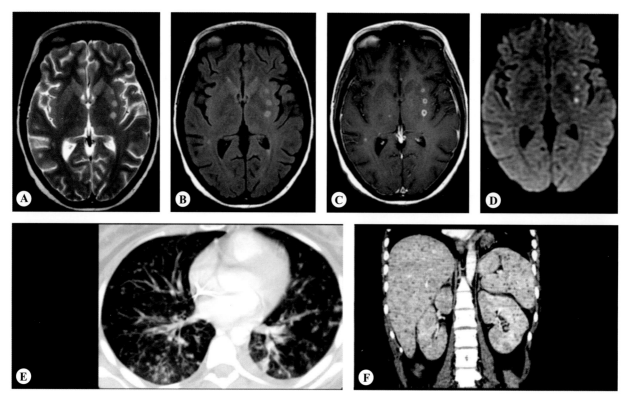

▲ 图 24-27 一名 22 岁女性免疫缺陷患者，因白血病表现为发热性中性粒细胞减少和头痛

A 和 B. 轴位 T_2WI 和轴位 FLAIR 显示左侧壳核微脓肿；C. T_1WI 增强发现小的环形强化灶；D. DWI 显示扩散受限的点状病灶；E. 胸部 CT 显示肺结节；F. 腹部 CT 显示肝脏、脾脏和肾脏多发低密度病变。肝脏活检显示念珠菌病

参考文献

[1] Abdel Rasek AA, Watcharakorn A, Castillo M. Parasitic diseases of the central nervous system. Neuroimaging Clin N Am. 2011;21(4):815–41.

[2] Akgoz A, Mukundan S, Lee TC. Imaging of rickettsial, spirochetal, and parasitic infections. Neuroimaging Clin N Am. 2012;22(4):633–57

[3] Carpio A, Romod ML, Parkhousef RME, Shortg B, Duag T. Parasitic diseases of the central nervous system: lessons for clinicians and policy makers. Expert Rev Neurother. 2016;16(4):401–14.

[4] Carpio A, Fleury A, Romo ML, Abraham R. Neurocysticercosis: the good, the bad, and the missing. Expert Rev Neurother. 2018;18(4):289–301.

[5] Del Brutto OH, et al. Revised diagnostic criteria for neurocysticercosis. J Neurol Sci. 2017;15(372):202–10.

[6] Hanagandi, et al. Multidisciplinary approach to tropical and subtropical infectious diseases: imaging with pathologic correlation. Neurographics. 2015;5(21):258–78.

[7] Kimura-Hayama, et al. Neurocysticercosis: radiologicpathologic correlation. Radiographies. 2010; 30(6):1705–19.

[8] Lury KM, Castillo M. Chagas' disease involving the brain and spinal cord: MRI findings. AJR Am J Roentgenol. 2005;185(2):550–2.

[9] Palacios E, Rojas R, Rodulfa J, Gonzalez-Toledo E. Magnetic resonance imaging in fungal infections of the brain. Top Magn Reson Imaging. 2014; 23(3):199–212.

[10] Rasalkar DD, Paunipagar BK, Sanghvi D, Sonawane BD, Loniker P. Magnetic resonance imaging in cerebral malaria: a report of four cases. Br J Radiol. 2011;84(1000):380–5.

[11] Razek AAA, Watcharakorn A, Castillo M. Parasitic diseases of the central nervous system. Neuroimaging Clin N Am, 2011;21(4): 815–41, viii.

[12] Rocha AJ, et al. Granulomatous diseases of the central nervous system. Top Magn Reson Imaging. 2005;16(2):155–87.

[13] Safder S, Carpenter JS, Roberts TD, Bailey N. The "Black Turbinate" sign: an early MR imaging finding of nasal mucormycosis. AJNR Am J Neuroradiol. 2010;31:771–4.

[14] Saleem S, Belal AI, El-Ghandour NM. Spinal cord schistosomiasis: MR imaging appearance with surgical and pathologic correlation. AJNR Am J Neuroradiol. 2005;26(7):1646–54.

[15] Shih RY, Koeller KK. Bacterial, fungal, and parasitic infections of the central nervous system: radiologicpathologic correlation

and historical. Perspectives. 2015;35(4):1141–69.

[16] Singh P, et al. Amebic meningoencephalitis: spectrum of imaging findings. AJNR Am J Neuroradiol. 2006;27(6):1217–21.

[17] Smith AB, Smirniotopoulos JG, Rushing EJ. From the archives of the AFIP: central nervous system infections associated with human immunodeficiency virus infection: radiologic-pathologic correlation. Radiographics. 2008;28(7):2033–58.

[18] Starkey J, Moritani T, Kirby P. MRI of CNS fungal infections: review of aspergillosis to histoplasmosis and everything in between. Clin Neuroradiol. 2014;24(3):217–30.

[19] Therekathu J, et al. Imaging features of rhinocerebral mucormycosis: a study of 43 patients. Egypt J Radiol Nucl Med. 2018;49:447–52.

[20] Venkat B, Aggarwal N, Makhaik S, Sood R. A comprehensive review of imaging findings in human cysticercosis. Jpn J Radiol. 2016;34(4):241–57.

[21] Walker MD, Zunt JR. Neuroparasitic infections: cestodes, trematodes, and protozoans. Semin Neurol. 2005;25(3):262–77.

第 25 章　免疫受损个体的感染性疾病

Infections in Immunocompromised Individuals

Majda M. Thurnher　著

邹　颖　译　郑邵微　夏　爽　校

摘　要

患者免疫功能受损是因为获得性或遗传性免疫缺陷疾病。获得性免疫缺陷的原因很多，如人类免疫缺陷病毒 / 获得性免疫缺陷综合征、实体器官移植、骨髓移植、癌症、化疗、淋巴瘤、糖皮质激素治疗、脾切除术和创伤。免疫功能低下的患者患危及生命的感染并发症的风险增加，应尽早积极治疗。临床神经影像学在免疫低下者中枢神经系统感染的诊断和治疗监测中起着重要作用。

感染可以由病毒、细菌、真菌或寄生虫引起，这取决于免疫缺陷的严重程度、免疫缺陷的原因及免疫抑制最严重的时期。本章将讨论免疫抑制患者中最常见的中枢神经系统感染，并将重点放在用于检测和鉴别它们的影像学技术上。

关键词

人类免疫缺陷病毒；获得性免疫缺陷综合征；感染（病毒、寄生虫、真菌）；脑炎；磁共振成像

在有神经体征和症状的免疫受损个体中，影像学的作用主要是排除中枢神经系统感染或肿瘤。细菌性、真菌性和寄生性脓肿之间的区别对于治疗的选择至关重要。本组中最常见的肿瘤性病变是中枢神经系统淋巴瘤。

一、成像技术和推荐的 MR 方案

计算机断层扫描可以显示肿块性病变，磁共振成像可用于确定诊断。推荐的 MR 方案包括常规序列和高级 MR 技术（扩散加权 MR 成像、MR 灌注、磁化率加权 MR 成像和磁共振波谱）。增强后 T_1WI 可显示细菌、真菌和寄生虫感染的脑部环状强化病变，但无法根据强化特征进行鉴别。DWI 和 SWI 可用于鉴别化脓性和真菌性脓肿，MRS 有助于结核

瘤的诊断。MR 灌注常用于区分胶质母细胞瘤或转移性病变与非肿瘤性、环形强化的脑部病变，但不能可靠地鉴别淋巴瘤和感染性环状强化脑部病变，因为两者都表现为低灌注（表 25-1）。

二、人类免疫缺陷病毒 / 获得性免疫缺陷综合征

（一）定义和临床要点

人类免疫缺陷病毒是导致 HIV 感染的一种慢病毒属的逆转录病毒。HIV 感染的最终阶段是获得性免疫缺陷综合征，根据个人的不同，可能需要 2～15 年的时间。AIDS 的定义是基于某些特定癌症、感染或其他严重的临床表现。尽管自 30 年前首次发现以来，我们在了解、治疗和预防人类免疫缺陷

表 25–1　免疫功能低下患者推荐的脑 MR 检查方案

FLAIR	• HIV 脑炎的脑白质病变 • PML 的脑白质病变 • 弓形虫病的"偏心靶征"
T_1WI	• HIV 的脑萎缩 • HIV 和 PML 的鉴别诊断
DWI	• 环状强化病变（中心型和外周型）的鉴别 • PML 边缘扩散受限 • HIV 的 DWI 没有变化 • 巨细胞病毒引起的室管膜周围扩散受限
SWI	• 细菌性和真菌性脓肿的鉴别 • 真菌感染中出血性病变的检测
增强后 T_1WI	• 环形强化病变（弓形虫病、真菌脓肿、细菌性脓肿、淋巴瘤） • 室管膜下脑室周围强化（巨细胞病毒、淋巴瘤）
增强后 FLAIR	• 软脑膜强化
MRS	• 结核球与其他环状强化病变的鉴别 • HIV 感染的治疗监测

病毒 / 获得性免疫缺陷综合征方面取得了很大进展，但这一流行病仍然是目前最严重的公共卫生问题之一。HIV 主要感染 CD4$^+$T 细胞和单核巨噬细胞系的细胞，导致严重的免疫缺陷。除了免疫缺陷，在没有机会性感染的情况下，人类免疫缺陷病毒还与一些神经症状有关，这表明人类免疫缺陷病毒能够越血脑屏障，进入中枢神经系统，并导致脑损伤。

（二）基础流行病学 / 人口学 / 病理生理学

人类免疫缺陷病毒仍然是一个重大的全球公共卫生问题，迄今已夺走了 3500 万人的生命。根据世界卫生组织的数据，截至 2016 年底，约有 3670 万人携带人类免疫缺陷病毒。2016 年，在欧盟 / 欧洲经济区的 31 个国家中，有近 3 万人被诊断出感染人类免疫缺陷病毒，感染率为 5.9/100 000。男性的这一比率高于女性（男性 8.9/100 000，而女性 2.6/100 000）（2017 年欧洲的人类免疫缺陷病毒 / 获得性免疫缺陷综合征监测）。2017 年报告的数据表明，在过去 10 年中，东欧和中欧一些地区的新诊断病例出现了惊人的增长。而一些欧盟 / 欧洲经济区国家的感染率有稳定甚至下降的趋势。欧洲的人类免疫缺陷病毒流行仍然集中在三个关键人群中：

①社会边缘群体（如移民）；②社会污名化行为者（男男性行为者）；③静脉注射非法药物（IUD）者。

（三）病理特征

HIV 在最初暴露后迅速进入大脑，可能是通过受感染的单核细胞穿过血脑屏障。在"特洛伊木马"假说中，HIV-1 感染的单核细胞、白细胞和跨越血脑屏障的血管周围巨噬细胞释放的病毒颗粒能够感染其他脑细胞，如小胶质细胞，从而导致持续感染。HIV 脑感染的病理特征是：多灶性巨细胞脑炎（MGCE）/HIV-1 脑炎（HIVE）和进行性弥漫性白质脑病（PDL）/HIV– 白质脑病。HIV 白质脑病的特点是大脑和小脑半球深部白质髓鞘弥漫性丢失，散在分布多核巨细胞和小胶质细胞，但炎症反应轻微或不明显。HIV 脑炎与多核巨细胞堆积、炎症反应和灶性坏死有关。

在慢性 HIV 感染患者中，脑和脑脊液含有与其他组织不同的病毒基因型。与血液相比，脑脊液中的病毒有三种状态：平衡（血液和脑脊液中的病毒非常相似）、隔区（血液和脑脊液中的病毒群体不同）和克隆扩增（同个群体内的单个病毒变体）。很明显，全身抗逆转录病毒治疗并不一定能阻止病毒在中枢神经系统的复制，从而导致分区。一旦治疗失败，大脑中的抗药性病毒可能会将人类免疫缺陷病毒重新播种到体循环中。大脑似乎是病毒进化和潜伏期的特定区域。

（四）临床情况和影像学指征

HIV 的神经受累往往导致认知障碍。虽然在有效的抗逆转录病毒治疗的时代，严重进行性的人类免疫缺陷病毒痴呆症已经变得罕见，但大多数人类免疫缺陷病毒患者会有较轻的神经认知障碍。与年龄、教育程度、性别和种族相匹配的正常组对比，近 50% 的获得性免疫缺陷综合征患者的神经心理测试表现低于预期。神经获得性免疫缺陷综合征包括 HIV 相关的神经认知障碍、机会性感染和恶性肿瘤。HIV 相关神经认知障碍包括无症状神经认知障碍、轻度神经认知障碍和 HIV 相关痴呆。人类免疫缺陷病毒相关性痴呆现在相对罕见（2%～4%）。在病毒抑制稳定的 HIV 患者和早期接受治疗的 HIV 阳性患者中，认知障碍患病率为 20%～30%。在联合抗逆转录病毒疗法（cART）后时代的认知障碍患者主要是指记忆（学习）、前瞻记忆、"记住"能力和执行功能受损的患者。随着人类免疫缺陷病毒人口的老龄化，这些类型之间的区分将更加具有挑战性。

（五）影像特征

结构、代谢和功能成像用于诊断和监测 HIV 相关的脑损伤。

HIV/AIDS 最突出的影像学表现是脑萎缩（图 25-1 和图 25-2）。HIV 患者的 MR 容积研究显示全脑白质萎缩、基底节体积减少和脑室增大。皮质区的体积变化最为显著。在宏观层面上，与 HIV 阴性的人相比，HIV 患者的大脑似乎过早衰老。研究还表明，即使病毒得到有效抑制，HIV 阳性成年人的大脑老化也会明显增加。大脑老化加剧的程度与认知缺陷有关。然而，预测的大脑年龄差异与实际年龄或 HIV 感染持续时间无关，这表明 HIV 疾病可能会加重而不是加速大脑衰老。

白质高信号常见于 HIV 阳性个体，其病理生理和临床意义尚不清楚。据报道，白质病变有四种类型：点状、斑片状、融合型和弥漫型。WMH 在

FLAIR 和 T$_2$WI 上呈高信号，在 T$_1$WI 上为等信号，在增强后 T$_1$WI 上无强化。

在急性症状性 HIV 脑病中，可观察到双侧弥漫性的无强化白质信号异常。病灶为 FLAIR 和 T$_2$WI 高信号，T$_1$ 低 / 等信号，无强化。U 型纤维通常是正常的（图 25-2）。病变也可累及基底节区。

磁共振波谱是一种有用的代谢成像工具，可用于描述 HIV 相关的早期脑损伤，也可用于监测抗逆转录病毒治疗下的变化。在 HIV 感染的早期阶段，以明显的神经炎症为特征，肌醇和胆碱水平升高。炎症标志物最初的增加在 cART 开始后会下降，但下降幅度不会达到健康对照组的水平。在感染的早期阶段不会出现神经变性。HIV 相关的神经退化会影响整个大脑的体积。长期随访的 MRS 研究记录了接受 cART 的慢性感染 HIV 患者的神经炎症和神经变性的持续迹象，表明在 CNS 对 HIV 感染的控制不佳。这也解释了为什么接受 cART 患者中仍会普遍出现轻型认知障碍。功能性磁共振研究揭示了 HIV 阳性患者大脑中潜在的代偿性纵向变化，在这种变化中，大脑试图补偿感染导致的损害。这种对大脑储备的使用在无症状和有症状的 HIV 个体之间是不同的。无症状的 HIV 阳性患者通过使用这种大脑储备来弥补他们随着年龄增长的下降注意力，而认知障碍的老年患者则无法补偿，这会导致认知能力下降。

（六）分析思路

- 对于出现急性神经系统症状和 MRI 上弥漫性白质异常的 HIV 阳性患者，可以认为是 HIV 脑病。
- HIV 脑病患者可能在基底节和中脑 / 脑桥有信号异常。
- HIV 阳性患者经常有多发性白质高信号。
- 在接受联合抗逆转录病毒疗法的患者，MRS 可以检测到持续的脑炎症。
- 尽管接受联合抗逆转录病毒疗法，脑萎缩仍会随着时间的推移而进展。

（七）治疗监测

联合抗逆转录病毒疗法显著降低了 HIV 感染的发病率和死亡率。在过去的 10 年中，与获得性

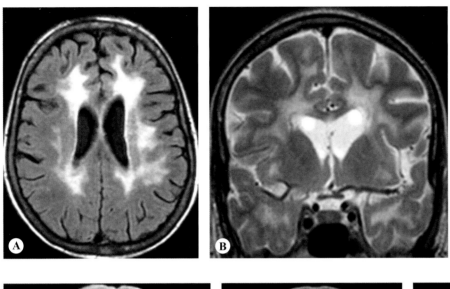

◀ 图 25-1　1 例 HIV 阳性痴呆患者的 HIV 脑病
A. 在轴位 FLAIR 图像上，双侧白质异常主要见于额叶；B. 在冠状位 T₂WI 上，额叶和颞叶的高信号改变显示 U 形纤维没有受累

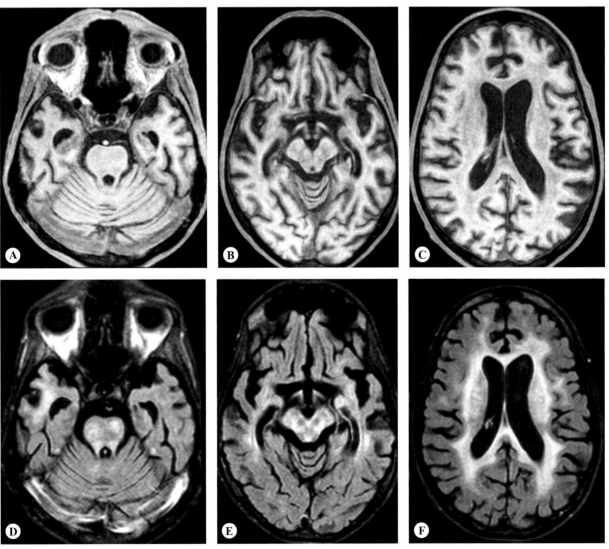

▲ 图 25-2　1 例 39 岁 HIV 感染男性痴呆症患者

A 至 C. 轴位 T₁WI 图像显示弥漫性萎缩；D 至 F. 轴位 FLAIR 磁共振图像显示双侧脑桥、中脑和白质的高信号改变。U 形纤维未见异常，T₁WI（A 至 C）呈等低信号

免疫缺陷综合征相关的严重脑损伤有所下降，如认知障碍。然而，尽管 cART 改善了病毒抑制和免疫重建，但在 HIV 感染的所有阶段，轻度神经认知损伤的概率仍然很高。在 cART 时代，认知障碍发病率持续居高不下的原因仍有待研究。目前提出的几种理论：开始 cART 之前已存在不可逆脑损伤，由于抗逆转录病毒药物在中枢神经系统的渗透不良和（或）存在耐药病毒株而导致的中枢神经系统病毒抑制不完全，或者抗逆转录病毒药物可能的神经毒性。磁共振波谱研究表明，cART 在控制炎症方面有效，但在预防神经退化方面无效。目前中枢神经系统内优化人类免疫缺陷病毒治疗的研究仍然是未来研究的主要目标。只有完全控制大脑中的人类免疫缺陷病毒，才能为根除人类免疫缺陷病毒做出重大贡献。

三、病例报告 1（图 25-3）

病史：1 例 43 岁女性 HIV 阳性患者出现新的神经系统症状，CD4 细胞计数低，外周血和脑脊液中病毒载量高。

临床诊断：HIV 脑病。

MRI 检查目的：排除机会性感染。

成像技术：MR 脑部检查包括 FLAIR、T_2WI、T_1WI、SWI 和 DWI。

影像学表现：在最初的 MR 检查中，FLAIR 轴位图像显示双侧脑白质异常高信号，U 形纤维未受累。双侧基底节区和丘脑也可见病变（图 25-3A）。无占位效应（图 25-3A 和 B）。病变在 T_1WI 上为等信号（未显示）。1 年后随访 MR 检查显示基底节区病变完全消失。白质改变和脑萎缩轻度进展（图 25-3C 和 D）。

解释：最初检查时，无皮质下 U 形纤维受累的弥漫性白质异常的影像表现符合 HIV 脑病。接受 cART 后，MR 异常将缓解或保持稳定，但由于中枢神经系统内病毒的不完全抑制，全脑萎缩将缓慢进展。

四、真菌感染

（一）定义和临床要点

真菌在环境中很常见，但只有少数是致病的。

根据形态，真菌生物可分为酵母菌（小的单细胞生物）、霉菌（生长在枝状菌落中）和双相型（单细胞生物或枝状生物，取决于环境温度）。最常见的酵母菌是隐球菌和念珠菌，曲霉菌和毛霉菌属于霉菌，球孢菌病是双相型真菌。侵袭性真菌感染是免疫抑制个体、器官和骨髓接受者及血液病患者发病和死亡的主要原因。

（二）基础流行病学 / 人口学 / 病理生理学

目前估计，全世界有超过 3 亿人受到真菌感染的影响，而侵袭性真菌感染不断增加。80% 的真菌感染患者是免疫功能低下者，而 HIV 感染是最常见的潜在原因（50%）。

在实体器官移植组中，移植后第 1 年可发生大量各型真菌感染，其中 25% 在移植后 3 年进展。

在骨髓移植中，在粒细胞减少的初期（BMT 后 1 个月），常见革兰阴性脓毒症、真菌感染和疱疹病毒感染。在长时间的细胞介导和体液免疫错乱时期（长达 1 年），CMV 感染和原虫感染变得更加频繁。

烟曲霉最常见，黄曲霉、黑曲霉和土曲霉引起的感染不太常见。据报道，在接受造血干细胞移植、实体器官移植和急性白血病患者中，侵袭性曲霉病的发病率增高。侵袭性曲霉病仍然是肺移植受者的主要真菌感染。曲霉菌也被报道为免疫功能正常人群中最常见的真菌，特别是在某些特定地域。在没有已知免疫缺陷的情况下，营养状况差、滥用类固醇、抗结核药物和寄生虫感染也是可能的诱因。

隐球菌病可能发生在免疫受损和免疫能力正常的人身上。已知的隐球菌有 30 多种，其中新生隐球菌和加蒂隐球菌是人类感染的两种主要病原体。随着欧洲和北美引入抗逆转录病毒疗法，获得性免疫缺陷综合征中隐球菌感染的发病率有所下降。而在非洲由于对获得性免疫缺陷综合征管理的困难，目前还没有观察到人类免疫缺陷病毒相关的隐球菌性脑膜炎病例减少。

在 HIV 人群中，长期使用大剂量皮质类固醇的患者、中性粒细胞减少症、近期接受神经外科手术的新生儿、近期腹部手术、中枢神经系统分流的患

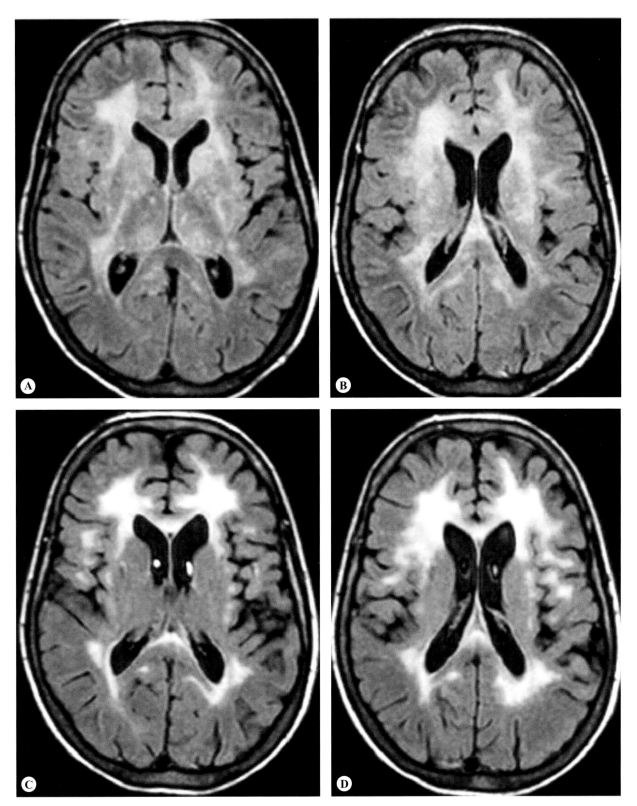

▲ 图 25-3　病例报告 1

者和静脉吸毒者发生念珠菌感染的风险更高。念珠菌已成为医院血液感染的第四大病因。

（三）病理特征

脑部真菌感染的病理和病理生理学取决于真菌有机体的大小。由于隐球菌和念珠菌体积小，很容易进入微循环，引起脑膜炎或产生实质性局灶性病变（肉芽肿或脓肿）。

隐球菌属有很强的亲神经性，很容易通过血脑屏障，引起亚急性脑膜脑炎。隐球菌性脑膜炎的特点是在实质和脑膜中存在大量以细胞外为主的生物，几乎没有炎症反应。

虽然念珠菌感染是白色念珠菌感染中最常见的菌种，但其他已知菌种还有光滑假丝酵母菌和念珠菌寄生虫病。中枢神经系统念珠菌病往往是血行播散伴播散性全身感染的结果。最常见的表现是皮髓交界处、基底节和小脑出现大量微脓肿（＜3mm）。大脓肿和脑膜炎也会发生，但不太常见。组织病理学上，念珠菌微脓肿表现为坏死病灶，周围有多形核白细胞或非干酪性肉芽肿，巨细胞内含有酵母菌或菌丝。

曲霉菌丝侵入动脉和静脉（嗜血管性），产生感染性血管炎，主要累及丘脑穿支动脉和豆纹动脉，丘脑或基底核病变多见。病理上可见坏死性血管炎、继发性血栓形成和出血。进行性出血性梗死转变为感染性梗死，形成脑炎和脓肿/肉芽肿。在脓肿中，脓液位于脓肿中心，周围有丰富的多态性。肉芽肿由淋巴细胞、浆细胞和真菌菌丝组成。没有脓肿形成且仅有真菌血管扩散到实质的脑肿块性病变被定义为真菌性脑炎。曲霉菌病也可能表现为伴有脑梗死的脑卒中。由于侵袭性鼻窦疾病的直接扩散，可能会发生鼻脑曲霉病。

（四）临床表现和影像学特征

根据病灶的位置和中枢神经系统受累的类型，真菌感染可出现多种临床症状。在曲霉病中，临床表现包括脑膜炎、颅内肿块病变、颅底综合征、鼻脑型、脑卒中综合征和脊柱症状。神经念珠菌病的主要临床表现为弥漫性脑病伴意识减退。真菌性脑膜炎（隐球菌、念珠菌）患者通常表现为头痛、精神状态改变、发热、恶心和呕吐。

（五）影像特征

1. 隐球菌病

隐球菌性脑膜炎继发于隐球菌向脑膜微循环的血源性传播。MRI 是显示脑膜病变的首选方法。FLAIR 磁共振图像显示蛛网膜下腔高信号。在增强 T_1 加权 MR 图像（CE T_1WI）上，可见脑膜强化。软脑膜强化可以是光滑的或厚的、结节状的不规则的、长的连续的或不对称的（图 25-4）。增强后 FLAIR 图像（CE FLAIR）在显示脑膜病变方面具有最高的敏感性（96%）和特异性（85.71%）。在大多数病例中，存在脑室扩张。

脑膜感染通常沿着 Virchow-Robin 间隙蔓延，通过有机体被膜产生的黏液状凝胶物质使其扩张。由于这些间隙和邻近的脑实质之间没有形成膜，直径 2~3mm 的扩张的 VR 间隙可能会变大，形成＞3mm 的囊肿，称为"胶状假性囊肿"（图 25-5）。MRI 上，扩张的 Virchow-Robin 间隙和假性囊肿为对称性的脑脊液小囊性病变，无强化，位于基底节、中脑脚和齿状核，形成"皂泡状"改变。在 DWI 上，不存在扩散限制。

缺血性损害（腔隙性或皮质梗死）可发生在脑动脉主干的小穿支（20% 的患者）。

"模糊的脑底"征描述了基底节区 T_2WI 高信号不清晰的改变，提示前、中、后动脉穿入基底脑实质的弥漫性水肿性改变。

隐球菌病也可能表现为单侧或双侧脉络丛增大，增强后 T_1WI 明显强化。隐球菌瘤为脑实质内或脑室内结节状或环状强化（图 25-6）。

2. 曲霉菌病

在免疫功能正常的患者中，鼻脑曲菌病是由鼻旁窦的感染直接传播引起的。MRI 显示多分叶脓肿，周边强化，邻近结构（鼻窦、硬脑膜、骨）炎性改变，并有明显的实质水肿。硬膜下积脓经常出现。

在免疫受损的个体中，实质内的局灶性病变会由于血源性扩散而发展。曲霉菌脓肿通常是多发性的，位于灰白质交界处附近。深部灰质核可能受累，在细菌性脓肿中不会出现。在 T_2WI 上，典型的表现为中心低信号和病灶周围高信号水肿。在增强后 T_1WI 上，真菌脓肿通常表现为分叶状轮廓或内缘呈锯齿状，与细菌性脓肿相反，后者显示相当

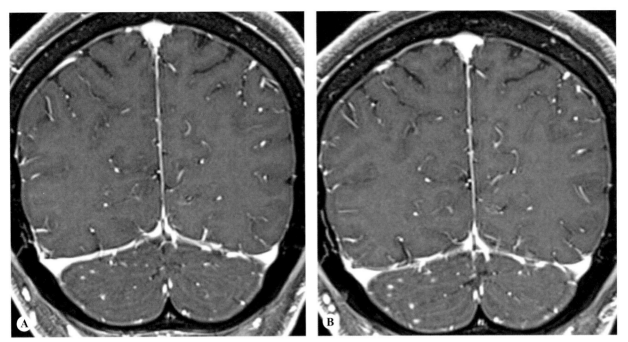

▲ 图 25-4　增强后 T_1WI 图像显示，42 岁隐球菌性脑膜炎患者颅后窝结节状软脑膜强化

平滑的外部轮廓。由于缺乏免疫反应，真菌脓肿通常表现为边缘非常薄的周边强化（"弱环"强化）。在严重的免疫抑制中，没有炎症反应和（或）皮质类固醇治疗会导致真菌脓肿没有强化（图 25-7）。

　　通常，在 T_2WI 上沿强化内缘可检测到一个明显的低信号带。这个 T_2WI 低信号区通常比强化缘厚。对活检样本的元素分析显示，铁、镁、锌、钙、铬和镍的水平升高是 T_2WI 低信号的原因。顺磁性元素是菌丝生长所必需的，尤其是铁和镁。扩散加权成像有助于鉴别真菌性和细菌性脓肿。两者都可能显示脓腔内的扩散受限，尽管细菌脓肿的中心大多表现为均匀扩散限制，而真菌脓肿在 DWI 上的信号是不均匀的。脓液的高黏度和细胞性通常会导致扩散明显受限，与细菌性脓肿相似。与化脓性脓肿不同的是，在真菌脓肿的脓肿壁（"腔内突起"）中可观察到扩散受限，提示菌丝成分密集。在 CE-T_1WI 上，腔内突起不会强化。该区域对应于沿强化环内缘的 T_2WI 低信号区域（图 25-8）。

　　磁敏感加权磁共振成像有助于鉴别真菌性脓肿和细菌性脓肿。在 SWI 上，由于出血，真菌脓肿有明显的、黑色厚边缘或中心磁敏感效应（图 25-9）。双缘征是化脓性脑脓肿在 SWI 上的一种特殊表现，

在真菌性脓肿中未见描述（图 25-10）。在免疫功能严重受损的个体，脓肿腔内可见点状暗区。

　　在 MRS 上，曲霉脓肿表现出与细菌性脓肿相似的峰值：氨基酸、脂质和乳酸峰值。在一些真菌脓肿中，可以检测到 3.6～3.8ppm 范围内多个信号，对应海藻糖（在真菌壁中发现）（表 25-2）。在灌注磁共振成像上，局部脑血容量减少，就像在其他感染性脑实质病变中看到的那样。

　　真菌动脉瘤也是脑曲菌病的常见表现。有两种扩散途径：从鼻旁窦直接扩散，在大脑动脉环的近端动脉部分有囊状动脉瘤，以及在免疫功能低下患者中，位于远端动脉的血源性扩散的梭形动脉瘤。

　　表 25-2 显示了细菌性和真菌性脑脓肿的影像特征。

　　3. 念珠菌病

　　脑内念珠菌微脓肿太小，头颅 CT 扫描无法观察。在 MRI 上，在灰白质交界处和基底节可观察到多发的小环状或结节状强化病变。它们通常表现为扩散受限和 T_2*/SWI 黑边（图 25-11）。对于增强后 T_1WI 无异常的病例，DWI 有助于发现早期阶段的感染。在双侧基底节区和大脑皮质可见多个点状扩散受限区域，随诊图像上可见环状结构。

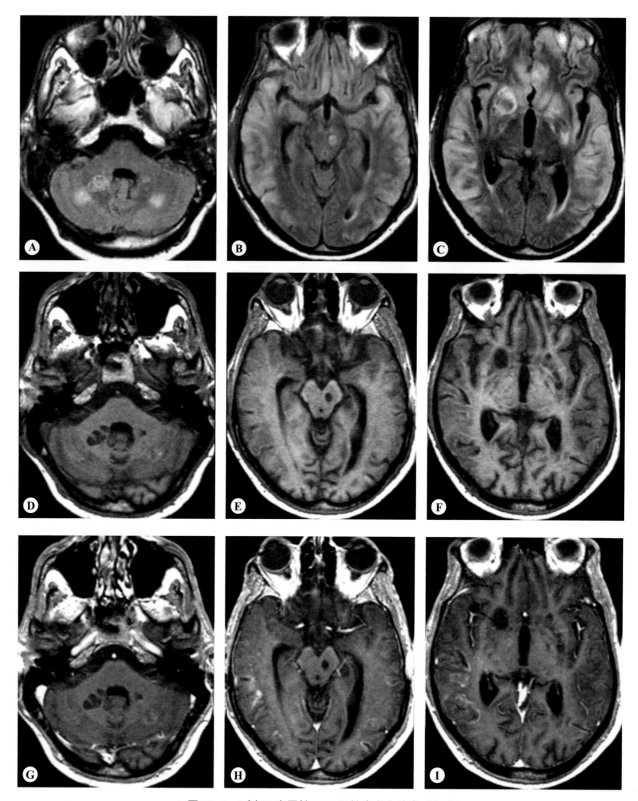

▲ 图 25-5　1 例 29 岁男性 HIV 阳性患者合并隐球菌感染

A 至 C. 在轴位 FLAIR 图像上，可在齿状核、中脑和右侧基底节观察到高信号病变。D 至 F. 在平扫 T₁WI 上，病灶表现为脑脊液信号的囊肿。较小的囊性病变为扩张的 VR 腔，充满黏液物质，在 FLAIR 上呈高信号，而右侧基底节的大囊肿符合胶状假性囊肿。此外，两侧大脑皮质（A 至 C）有明显的 FLAIR 高信号。增强后 T₁WI 显示囊性病变无强化。G 至 I. 注意受累皮质的线状 / 回状强化，提示隐球菌性脑膜脑炎

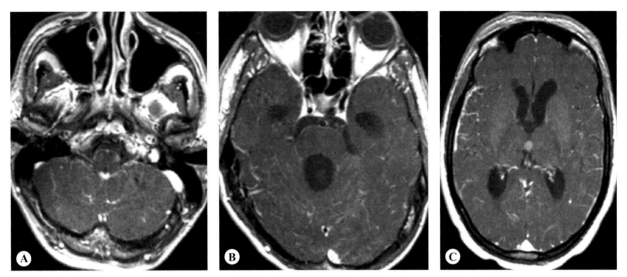

▲ 图 25-6　**1 例 23 岁女性 HIV 阳性患者合并隐球菌性脑膜炎，产生头痛、恶心和呕吐。脑脊液分析显示 667/3 细胞**
增强后的 T_1WI 和 MTC（A 至 C）显示脑膜强化，脑室扩大，第三脑室（C）有结节状强化肿块，提示脑膜炎和第三脑室隐球菌瘤引起的梗阻性脑积水

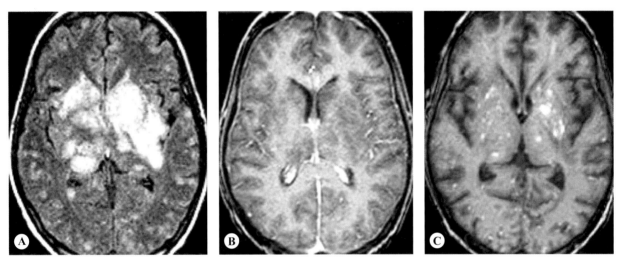

▲ 图 25-7　**cART 前时代，1 例 HIV 阳性患者的尸检证实为侵袭性曲霉病**
A. 轴位 FLAIR 显示，双侧基底节区高信号改变，皮髓质交界处有小病灶；B. 增强后 T_1WI 图像未见强化；C. 在平扫 T_1WI 图像上，所有病灶均呈高信号，提示出血

（六）分析思路

- 在免疫抑制患者中，如果有多个环状强化脑肿块，需要考虑弓形虫病、真菌脓肿和淋巴瘤。
- 使用 DWI 和 SWI 来区分细菌和真菌脓肿。
- 真菌脓肿在壁上表现出扩散受限（腔内突起），在 SWI 上有一个黑色厚边，主要位于皮质。
- 在骨髓移植后，有出血性脑肿块的患者，应考虑曲霉菌脓肿或弓形虫脓肿。

- 在脑部多发性微脓肿的免疫功能低下患者中，考虑念珠菌病。
- 基底节的"皂泡征"高度提示隐球菌病。
- 脉络丛的强化肿块可能是隐球菌瘤。

（七）治疗监测

　　脑曲菌病的预后仍然很差，死亡率为 86%。鼻脑毛霉病治疗难度大，总体死亡率为 85%。神经念珠菌病的死亡率较低，为 10%～30%。欧洲白血病

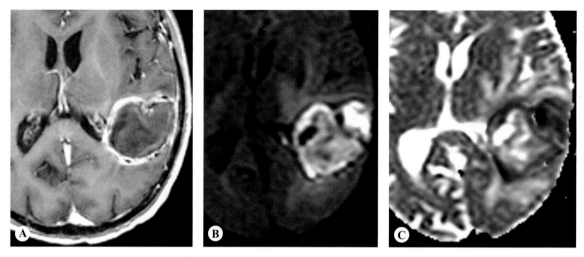

▲ 图 25-8　免疫抑制的器官移植患者的真菌脓肿

A. 在增强后 T_1WI 上，脓肿呈环状强化；B 和 C. 在 DWI 上，强化环呈高信号，低 ADC（扩散受限），脓肿壁上有未强化的腔内突起

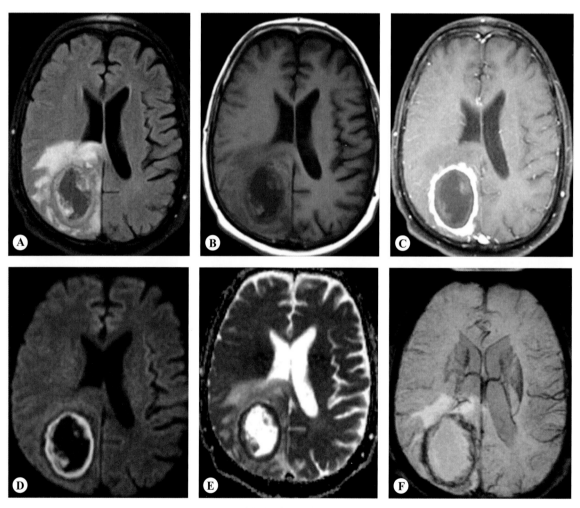

▲ 图 25-9　肾移植免疫功能低下患者的真菌脓肿

A. 轴位 FLAIR 显示右侧枕叶有局灶性肿块，周围有水肿；C. 增强后 T_1WI 表现为周边强化；D 和 E. DWI 显示强化部分扩散受限，壁上附加结构代表"腔内突起"；F. 在 SWI 上，真菌脓肿的特征是有一个厚厚的黑色边缘

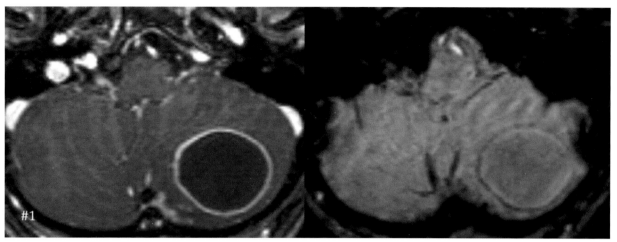

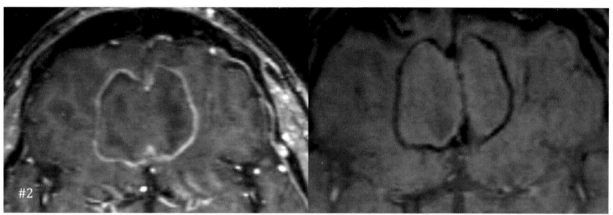

▲ 图 25-10 2 例不同病因的脑脓肿患者，患者 1 存在细菌性脑脓肿，而患者 2 分离出真菌。在增强后 T₁WI 上，2 例均可见环形强化（左图）。在 SWI 上，细菌性脓肿显示完整的黑色边缘，有"双边征"（右上图），而真菌性脓肿显示厚厚的黑色边缘（右下图）

表 25-2 细菌性和真菌性脑脓肿的影像学特征

	细菌性脓肿	真菌性脓肿
T₂WI	• 中心高信号 • 囊壁低信号	• 中心多为低信号（也可以高信号） • 囊壁低信号
DWI 中心	• 扩散受限，低 ADC • DWI 信号均匀	• 扩散受限，低 ADC • 扩散升高，高 ADC • DWI 信号不均匀
DWI 囊壁	• 无扩散异常	• 扩散受限（腔内突起）
SWI	• 完整光滑的环（双环征） • 外环低信号，内环高信号	• 厚的低信号环（无双环征） • 点状低信号区（出血）
T₁WI 增强	• 囊壁厚的光滑强化	• 锯齿状的边缘或分叶的轮廓（曲霉菌） • 环状或结节状微脓肿（念珠菌）
rCBV	• 中心和囊壁都低 • 偶有囊壁高	• 中心和囊壁都低

（续表）

	细菌性脓肿	真菌性脓肿
MRS	• 胞质氨基酸（0.9ppm） • 醋酸盐（1.9ppm） • 琥珀酸盐（2.4ppm）	• 脂质（1.3ppm） • 乳酸（1.3ppm） • 氨基酸（0.9ppm） • 海藻糖（3.6～3.8ppm）
位置	• 额叶＞颞叶＞枕叶	• 皮质 • 皮髓交界处 • 基底节
病灶数量	• 80% 单发脓肿	• 念珠菌病为多发性小脓肿 • 曲霉菌病为单个或多个脓肿

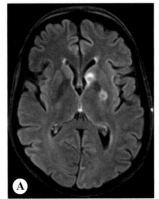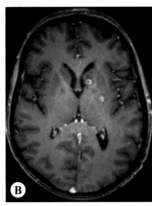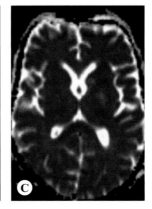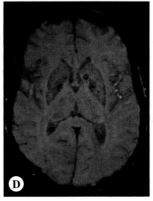

▲ 图 25-11　1 例 47 岁女性急性髓系白血病患者接受异基因干细胞移植后患脑念珠菌病，基底节和皮质有多个微脓肿

病灶在 FLAIR（A）和 T₂WI 上呈中心低信号，环状强化（B），ADC 值升高（C），SWI 可见周围低信号缘（D）

感染会议于 2017 年更新并发布了目前治疗血液病患者念珠菌、曲霉感染和毛霉菌病的指南和建议。不管潜在的易感因素如何，推荐棘球蚴类药物作为念珠菌血症的一线治疗药物。指南现在推荐使用伏立康唑或异武康唑作为侵袭性曲霉菌病的一线治疗，但一线联合抗真菌治疗不是常规推荐。

尽管 HIV 相关性隐球菌性脑膜炎的发病率明显下降，但死亡率仍然相对较高，特别是在前 4 个月。CD4⁺ 细胞计数低是被诊断为 CM 的最强预测因子。未充分使用二级氟康唑预防措施的患者将会复发。

五、免疫重建炎症综合征

免疫重建炎症综合征是隐球菌性脑膜炎的一种罕见且致命的并发症。CM-IRIS 可以表现为矛盾形式（报道的发病率为 10%～45%）或暴露形式。接受 CM 治疗的 HIV 患者在 cART 期间出现临床恶化，将被诊断为"矛盾型 IRIS"。"暴露型 IRIS"描述的是免疫恢复下的亚临床感染暴露，从而导致免疫反应的增强。

CM-IRIS 患者与典型隐球菌性脑膜炎相比，具有不同的 MR 改变。典型的影像表现为凸面上的软脑膜强化，表现为局灶性软脑膜炎、脑沟内的线状血管周围强化，以及新的脑膜或脉络丛强化。此外，Virchow-Robin 间隙的强化已被描述为 CM-IRIS 的特征。继发性脑实质受累，以 T₂WI/FLAIR 高信号为特征，扩散受限，也可能出现脑实质强化。

六、病例报告 2（图 25-12）

病史： 1 例 60 岁男性双肺移植患者。
临床诊断： 怀疑机会性感染。

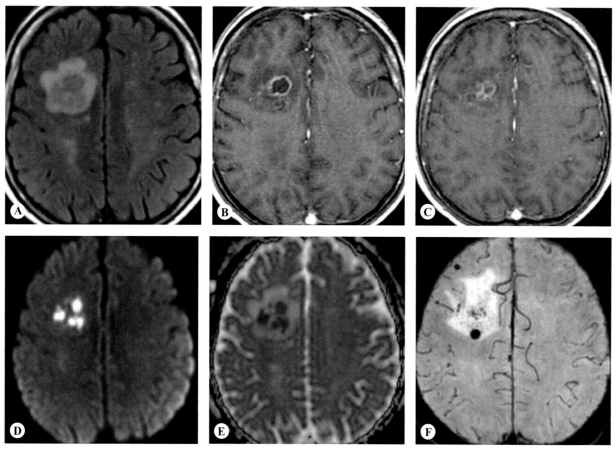

▲ 图 25-12 病例报告 2

MRI 检查目的：排除机会性感染。

成像技术：包括 FLAIR、增强前后 T_1WI、DWI 和 SWI 的脑部 MR 检查。

影像学表现：在轴位 FLAIR 上，右侧额叶脑白质（图 25-12A）可见脑实质内异常低信号。增强后 T_1WI 图像（图 25-12B 和 C）可见不规则的环状 / 葡萄状强化。病灶中心部分扩散受限（图 25-12D 和 E），SWI 上可见点状低信号，提示点状出血（图 25-12F）。

解释：在 SCT 后出现新的神经症状的免疫抑制患者中，机会性感染是临床首要怀疑对象。脑局灶性病变周边有细微不规则强化，高度提示感染。在化脓性、结核性和真菌性感染中都可能存在扩散受限；因此，DWI 不能区分这些不同的病因。T_2WI 低信号和出血成分倾向于考虑真菌。

七、病例报告 3（图 25-13）

病史：1 例 12 岁男性急性髓性白血病合并鼻窦炎。

临床诊断：鼻窦炎合并鼻脑感染。

MRI 检查目的：排除机会性感染和（或）白血病。

成像技术：MR 脑检查，包括轴位 FLAIR、增强前后轴位和冠状位 T_1WI、DWI 和 SWI。

影像学表现：在最初的 MR 检查中，在双侧额叶（图 25-13A）观察到 FLAIR 异常高信号。注意左侧（图 25-13A）的少量硬膜下积液。DWI（图 25-13B）扩散受限，T_2^*（图 25-13C）点状出血。增强后 T_1WI 未见强化（图 25-13D）。

1 周后随访 MR，除周边强化外，无明显改变（图 25-13E）。3 周后随访，右侧额叶大出血，有肿块效应和中线移位（图 25-13F 和 G）。术中确诊毛霉菌病，并采取了积极的治疗方案。

解释：在免疫功能低下的白血病和鼻窦炎患者中，首先怀疑的是鼻旁窦引起的脑部真菌感染。在这种特殊的临床条件下，最常见的真菌感染是鼻脑曲霉病和毛霉病。

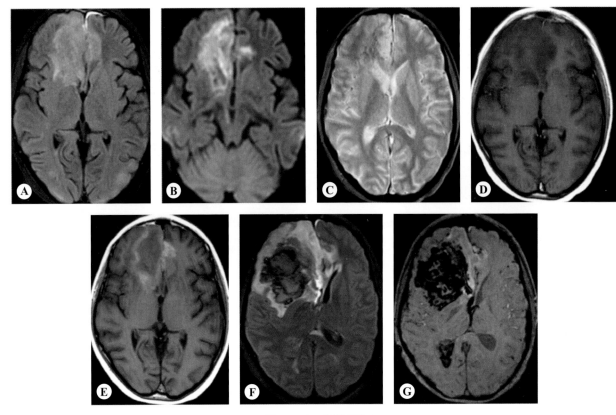

▲ 图 25-13 病例报告 3

八、巨细胞病毒

（一）定义和临床要点

巨细胞病毒是一种双链 DNA 病毒，属于疱疹病毒属。初次感染后，CMV 以潜伏的形式留在宿主细胞中，在免疫抑制的情况下可以重新激活。

（二）基础流行病学 / 人口学 / 病理生理学

巨细胞病毒性脑炎几乎只发生在高度免疫受损的患者中。在 cART 时代，侵袭性巨细胞病毒病在 HIV/AIDS 中已经变得很少见。在接受异基因造血干细胞移植（allo-HSCT）的患者中仍然很常见。

（三）病理特征

巨细胞病毒感染的病理特征是巨细胞，这是一种巨噬细胞，核内和胞质内含有巨细胞病毒颗粒包涵体，因形似被称为"猫头鹰眼"征。

（四）临床情况和影像学指征

巨细胞病毒性脑炎患者常表现为神志不清和记忆力减退。认知能力下降可能类似 HIV 相关的痴呆症，但其临床病程通常更快。巨细胞病毒脑室脑炎以亚急性神志不清、脑神经病变和眼球震颤为特征。

（五）影像学特征

巨细胞病毒性脑炎的 MRI 表现包括皮质萎缩和弥漫性白质 T_2WI 和 FLAIR 高信号。扩散受限的广泛白质病变也已被描述。在坏死性脑室脑炎中，典型的脑室周围异常强化可伴或不伴脑室增大（图 25-14）。在免疫功能低下的高度诱发 CMV 脑炎患者中，可观察到 DWI 上沿脑室壁的脑室周围线性或点状扩散受限。HIV 患者脑室周围、室管膜下强化的主要影像学鉴别诊断是淋巴瘤。正常的 MRI 不能排除巨细胞病毒性脑炎；因此，在高度怀疑的情况下，腰椎穿刺和脑脊液分析是必要的。

极少数情况下，CMV 感染会表现为孤立性肿块病变。

（六）分析思路

• 在免疫抑制个体中有脑室周围、室管膜下异常强化，可以考虑巨细胞病毒或淋巴瘤。

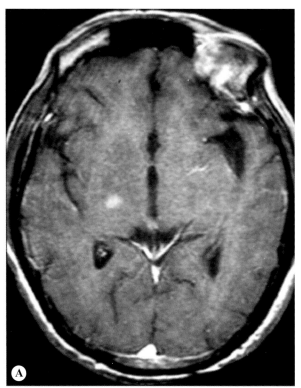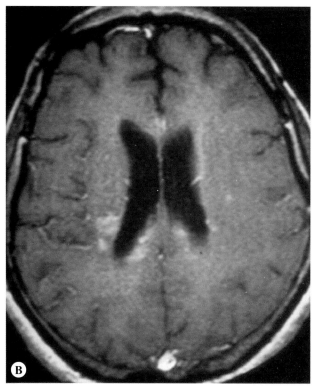

▲ 图 25-14　HIV 阳性患者的巨细胞病毒脑室炎和脑炎

轴向增强后 T_1WI 显示右侧基底节区强化的实质内病变（A）和侧脑室周围室管膜下、室周增强（B）

九、进行性多灶性白质脑病

（一）定义和临床要点

进行性多灶性白质脑病（PML）由 Anstrom 于 1958 年详细描述并命名，1971 年分离出乳头多瘤空泡病毒（JCV）。肾脏中潜伏的 JCV 重新激活，进入大脑，导致白质进行性脱髓鞘。获得性免疫缺陷综合征患者的 PML 发病率最高，在不同的研究中为 0.7%～11%。

如果不治疗，PML 的预后通常很差，2.5～4 个月后死亡。据报道，只有一小部分病例的临床病程偏良性。

（二）基础流行病学 / 人口学 / 病理生理学

PML 是一种罕见的疾病，直到 1981 年获得性免疫缺陷综合征大流行，当时发病率急剧上升。1958 年，前 3 例淋巴增生性疾病患者的 PML 被报道。1958—1981 年，全世界只报道了 240 例 PML 病例。据报道，HIV 患者中 PML 的发病率为 1%～11%。发病率的第二次上升是在 1995 年，当

时有 3 名患者在那他珠单抗治疗多发性硬化症和克罗恩病的情况下发生了 PML。那他珠单抗是一种人源化的单克隆抗体，可以显著减轻炎症。

（三）病理特征

JCV 在免疫系统正常人群中是一种可控的病原体，但如果中枢免疫监控被扰乱，就有可能导致 PML。感染后，JCV 在肾脏、骨髓、淋巴组织和脑中持续存在。感染的重新激活会导致渐进性脱髓鞘。脱髓鞘病灶随着时间的延长而扩大，并融合成更大的区域。晚期病例可见中央空洞性坏死。JCV 的靶细胞是被感染的少突胶质细胞。典型的感染少突胶质细胞主要见于病变的前缘。

（四）临床情况和影像学指征

PML 表现为局部神经体征，这取决于病变的位置。症状通常始于部分缺陷，并随着时间的推移而恶化。大约 20% 的患者出现癫痫发作，与皮质邻近的病变相关。

PML 的诊断分为三个级别：临床怀疑，影像

学鉴定和通过 CSF 或组织分析的病因学确认。在前 cART 时代，JCV DNA 的 PCR 诊断 PML 具有很高的敏感性和特异性（分别为 72%～92% 和 92%～100%）。在 cART 时代，已经观察到临床和影像学诊断为 PML 的阴性 PCR 结果数量增加，JCV DNA 的 PCR 检测灵敏度为 58%。一种可能的解释是由于 cART 诱导的免疫恢复，病毒复制减少，JCV DNA 从 CSF 清除增加（表 25-3）。

（五）影像特征

在 CT 上，PML 病灶是无强化的白质低密度，没有肿块效应。

在磁共振 T_2WI 图像上，PML 病变为高信号白质病变，沿白质纤维延伸。皮质下弓状纤维通常受累，肿块效应轻微或无，偶见边缘弱强化。在 T_1WI 图像上，与 HIV 相关的等信号病变相比，PML 病变具有明显的低信号（图 25-15）。

DWI 表现典型，病灶扩散增强（脱髓鞘）呈低信号，活动性脱髓鞘扩散受限呈高信号。据报道，高 b 值（b_{3000}）DWI 在疗效监测方面有利用价值。在质子磁共振波谱上，PML 病变通常表现为与脱髓鞘有关的胆碱或胆碱 / 肌酸比值升高，而 N- 乙酰天冬氨酸或 N- 乙酰天冬氨酸 / 肌酸比值降低，反映神经元和轴突的损害。可反映坏死的乳酸和脂质峰也经常升高。

cART 开始后，临床恶化，随访 MR 图像显示右侧脑室周围强化，双侧额叶白质结节状强化。临

表 25-3 PML 诊断的三个阶段	
确定的 PML	• 临床和 MRI 表现与 PML 一致 • 脑脊液中 JCV DNA 的 PCR 检测阳性
组织学确认的 PML	• 脑组织活检和尸检中 JCV 的证据
拟诊的 PML	• 临床和 MRI 表现与 PML 一致 • 未进行脑活组织检查 • 脑脊液中 JCV DNA 的 PCR 检测阴性

改编自 Berger，2013

床、免疫学和影像学结果与 PML-IRIS 一致。

（六）分析思路

- 在 HIV 阳性 /AIDS 患者中，无强化的白质病变中有明显的 T_1 信号，考虑 PML。
- PML 会有限制性扩散的外围边缘（在 MS 病变或低级别脑肿瘤中看不到）。
- PML 病变具有低 rCBV。
- 在使用那他珠单抗的 MS 患者中，新的神经症状可能是由 PML 引起的。

（七）治疗监测

虽然目前还没有针对 PML 的特效治疗方法，但最近的研究显示，接受 cART 的 PML 患者的临床和影像学表现有所改善。在生存时间延长、退化或稳定的患者中，MRI 表现与病毒复制和免疫反应恢复的抑制平行。T_1WI 上的萎缩改变和低信号增

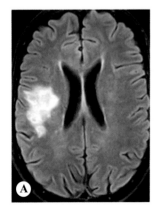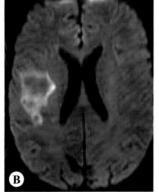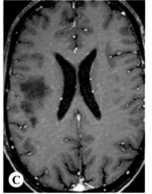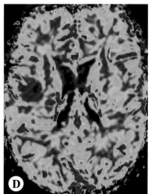

▲ 图 25-15　获得性免疫缺陷综合征患者的 PML

A. 在轴位 FLAIR 上，右半球可见高信号病变，通过 U 形纤维延伸至皮质，呈指状延伸；B. 病变在 DWI 上表现为低信号，周边为高信号缘；C. 增强后 T_1WI 未见强化；D. 磁共振灌注显示病变低 rCBV

加，伴随着 FLAIR 图像上的低信号，是长期存活者的特征，代表着白质软化和 PML 病变消失。在无反应的患者中，T_2WI 和 FLAIR 图像上信号增高，T_1WI 图像上脱髓鞘信号增加，可识别进展性疾病。大约一半的获得性免疫缺陷综合征 PML 患者 cART 无效。

在 PML 患者中也描述了 cART 启动后的免疫重建炎症综合征，大约 25% 的 HIV-PML 患者将在 cART 期发展为 PML-IRIS。PML-IRIS 的发病时间是高度可变的（1 周～26 个月），大多数 PML-IRIS 病例发生在 cART 开始后的 4～8 周内。

PML-IRIS 可能在神经学健康的患者中与 HAART（去掩蔽 IRIS）同时发展，或者在既往表现为 PML 的患者中，由于 HAART（Paradoxic IRIS）开始后 IRIS 的发展，可能会有更严重的神经系统症状。

PML-IRIS 的患者现有症状将出现加重，这在 MR 成像上显示为对比剂强化的病变、水肿和肿块效应。没有对比剂强化并不排除 PML，最终需要通过脑活检做出诊断。

十、弓形虫病

（一）定义和临床要点

弓形虫病是由细胞内专性寄生虫弓形虫感染引起的。脑弓形虫病最常影响免疫受损的成年人，包括获得性免疫缺陷综合征患者和骨髓移植后人群，对他们来说，感染几乎总是致命的。

（二）基础流行病学 / 人口学 / 病理生理学

脑弓形虫病是 HIV/AIDS 患者最常见的机会性感染。自从引入 cART 以来，弓形虫病的总发病率大幅下降。弓形虫病是异基因造血干细胞移植后一种不常见但可能致命的并发症。

在 90% 的病例中，弓形虫病在 HCT 后的前 6 个月内发生，发病率最高的是第 2 个月和第 3 个月，但也有可能发病较晚。

（三）病理特征

弓形虫病主要是通过摄入未煮熟的肉中的弓形虫包囊或粪便污染的食物中的卵囊而获得的。在异基因 HCT 患者中，弓形虫病通常是由潜伏感染的重新激活引起的，而不是由原发感染。

弓形虫以细胞外速殖子的形式跨越血脑屏障，在脑内皮细胞或受感染的单核细胞内感染和复制。在免疫力下降之前，潜伏的形式"包囊缓殖子"会一直留在组织中。囊肿破裂会释放游离的速殖子，从而导致急性疾病。

弓形虫脓肿的组织学特征有三个区：中央区由凝固性坏死组成，很少有生物体；中间区是多血管的，含有大量的炎细胞，混杂着速殖子和包囊生物体；外围区由包囊的寄生虫组成。

（四）临床表现和影像学特征

脑弓形虫病最常见的症状是头痛、认知障碍、四肢瘫痪、癫痫发作、协调和语言障碍、面瘫和发热。全身炎症迹象和脑脊液中蛋白质水平的升高常见。神经系统外症状（视网膜脉络膜炎、肺炎和播散性疾病合并多器官衰竭）在获得性免疫缺陷综合征患者中很少见，但在血液病患者、癌症患者和移植受者中经常观察到。

（五）影像学特征

脑弓形虫病可产生多灶性病变，常位于基底节、大脑皮质、脑干和小脑。CT 增强扫描可见结节状或环状强化局灶性肿块，常见于急性期。MRI 将进一步明确病变的特征。在 T_2WI 和 DWI 上没有特殊的发现；病灶在 T_2WI 上可以是等信号、低信号或高信号，在 DWI 上可以显示扩散受限或升高（图 25-16）。增强后 T_1WI 表现为周边强化（结节状、环状、不规则）。影像上的对比强化与 CD4 计数密切相关，当 CD4 计数低于 50 时，强化不明显或微弱，并随着计数的增加而明显。

脑弓形虫病有两种影像学征象。"偏心靶征"是周边强化的环形区域，沿壁有一个小的偏心结节（图 25-16）。虽然此征象高度提示弓形虫病，但只有 30% 的病例会出现这种征象。组织学表现与影像学特征一致。在组织学上，弓形虫坏死性脓肿表现为横穿脑沟的向心性增厚的血管，并在影像上产生弯曲的偏心靶征。增强的边缘在组织学上与组织细胞反应的致密带相对应。

脑弓形虫病的另一个征象是 T_2WI 上的"同心靶征"，显示 T_2WI 低信号和高信号交替的同心圆

（图 25-17）。病理上，双侧中央 T_2WI 低信号对应出血，T_2WI 高信号的交替条带是由于富含纤维蛋白的坏死并伴有水肿和组织细胞所致。这两种特征很少同时出现，提示它们反映了弓形虫病变在进化过程中的不同病理阶段，以及出血程度的不同。

HIV/AIDS 患者脑弓形虫病和淋巴瘤的鉴别仍然是一个挑战。传统的 MR 序列不能区分两者。表观扩散系数测量有很大的重叠，不可靠。来自早期研究的数据及最近的出版物（尽管是在小患者样本上）显示，弓形虫病和淋巴瘤的 rCBV 值重叠，因此没有明确的阈值 / 算法可以推荐（图 25-17 和图 25-18）。

^{18}F-FDG PET/CT 有助于 HIV 感染者弓形虫感染与淋巴瘤的鉴别。弓形虫病变的摄取低于正常大脑皮质，而淋巴瘤病变的摄取大于正常大脑皮质

（图 25-19）。最近的几项研究证实 FDG PET/CT 是鉴别弓形虫病和淋巴瘤的一种强有力的技术，至少和单独使用 FDG PET 一样有效。

在后续的 CT 扫描中，钙化的弓形虫病变很容易识别（图 25-20）。

HIV 人群和骨髓移植后患者脑弓形虫病变的影像学表现的不同之处在于，在骨髓移植人群中，弓形虫病变通常最初是出血性的，而 HIV 人群在开始抗弓形虫治疗后将看到出血性转化（图 25-20）。另一个不同之处是，由于严重的免疫抑制，骨髓移植后患者普遍缺乏强化（图 25-21）。

（六）分析思路

• HIV 阳性患者，有多个环状强化脑肿块，考虑弓形虫病。

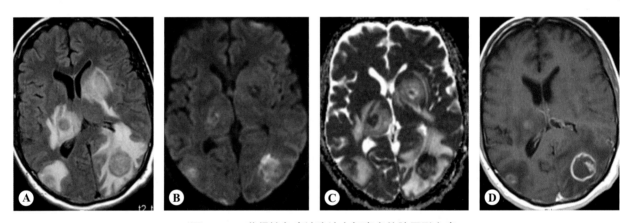

▲ 图 25-16　获得性免疫缺陷综合征患者的脑弓形虫病
A. 有多个 FLAIR 低信号的局灶性实质内病变，伴有明显的高信号水肿；B 和 C. 病灶扩散受限，ADC 低；D. 左枕叶大病灶可见 "偏心靶征象"

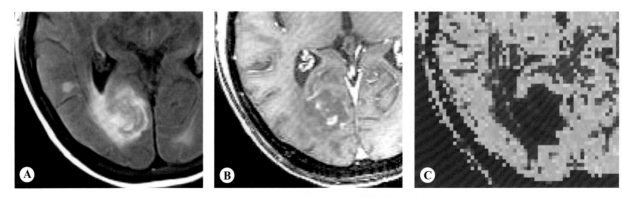

▲ 图 25-17　HIV 阳性患者的脑弓形虫病
A. FLAIR 同心圆低信号和高信号（"同心靶征"）；B. 在增强后 T_1WI 上，右侧枕叶病灶呈不规则强化；C. 病灶内局部脑血流量降低与感染性病变一致

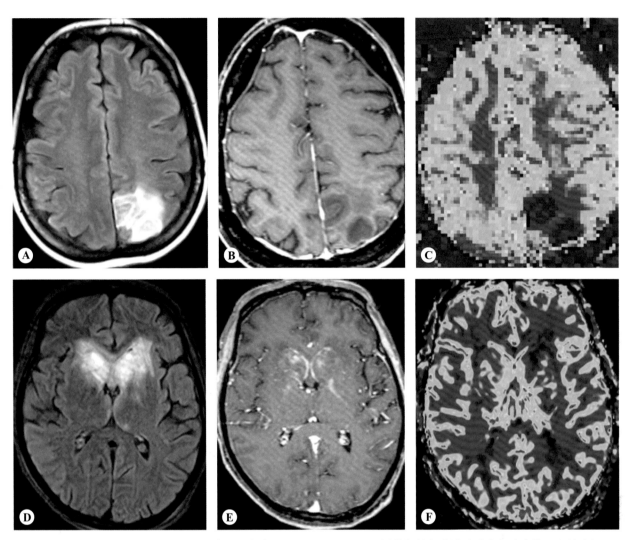

▲ 图 25-18 **1 例 HIV 阳性患者的脑弓形虫病（A 至 C），以及另一例获得性免疫缺陷综合征患者的原发性中枢神经系统淋巴瘤（D 至 F）**

在第 1 例患者中，左侧顶叶皮质发现多个环形强化病灶（A 和 B）。MR 灌注显示两个病灶的 rCBV 均较低（C）。第 2 例患者中，双侧基底节区（D 和 E）可见异常强化。灌注未见 rCBV 增加（F）。在 MR 灌注上，弓形虫病和淋巴瘤都会有较低的 rCBV

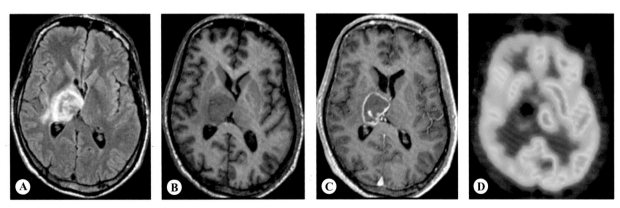

▲ 图 25-19 **HIV 阳性患者的脑弓形虫病，肿块位于右侧丘脑区域，第三脑室（A 至 C）受压**

在增强后的 T₁WI 图像上，可观察到偏心的线性结构的环状强化，即"偏心靶征"（C）。FDG PET 证实为感染性病变，未见 FDG 摄取（D）

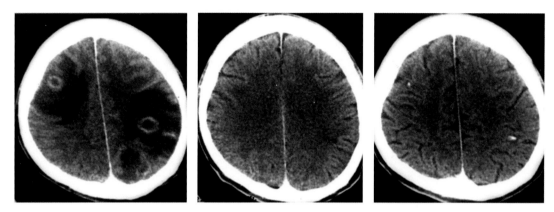

▲ 图 25-20　获得性免疫缺陷综合征患者脑弓形虫病的系列 CT 扫描

A. 最初的 CT 扫描显示多个环状强化的局灶性脑病变，双侧大脑半球有明显水肿；B. 6 个月后，随访的 NECT 检查显示残余低密度，无强化；C. 3 年后，观察到钙化病变

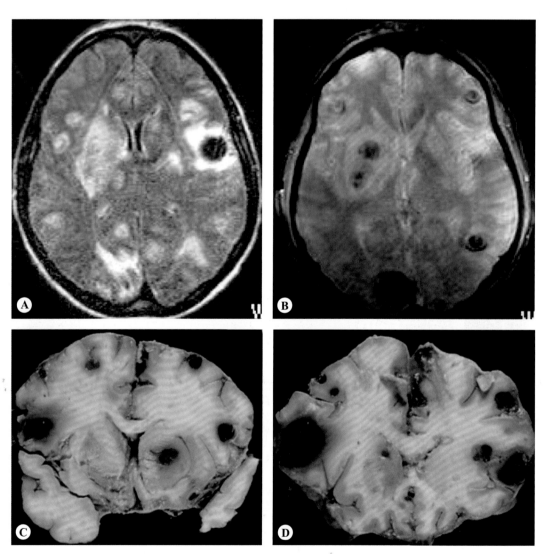

▲ 图 25-21　1 例 41 岁女性急性髓细胞白血病骨髓移植患者发生侵袭性弓形虫病。骨髓移植 4 个月后，患者入院时白细胞计数为 6400/μl，血小板计数为 26 000/μl

A. 轴位 FLAIR 显示双侧大脑半球多处低信号病变；B. 所有病灶在 T_2^* 均显示出血。脑尸检显示大脑半球、小脑、基底节和脑桥广泛的出血性坏死性弓形虫病脑炎

- 弓形虫脓肿可能有高或低 T_2WI 信号，可能表现为扩散受限或升高。
- 在 BMT 后的患者中，弓形虫病变经常出血。
- 在随访 MRI 上，接受治疗的弓形虫脓肿将表现为出血，随后发生钙化。
- 在 HIV 人群中，根据 MRI 结果，弓形虫病难以与中枢神经系统淋巴瘤鉴别。

（七）治疗监测

由于弓形虫脑炎的诊断具有难度，因此对有感染迹象和症状的患者进行经验性治疗。治疗 2 周后的临床反应支持假定的潜在诊断。诱导方案包括磺胺嘧啶 / 乙胺嘧啶，以及克林霉素 / 乙胺嘧啶和辅助类固醇。有无 cART 对于神经恢复的百分比影响不大。4 个月后神经功能完全恢复的比例不到 20%，随访 3 年后神经功能完全恢复的比例约为 30%。在接受器官或骨髓移植的患者中，弓形虫病可能很快致命。当临床怀疑指数较高时，建议经验性使用抗原虫药物。

十一、病例报告 4（图 25-22）

病史：1 例 56 岁女性 HIV 阳性患者，表现为癫痫发作。

临床诊断：局灶性脑损害。

MRI 检查目的：排除机会性感染或中枢神经系统淋巴瘤。

成像技术：脑 MR 检查，包括 FLAIR、平扫 T_1WI、DWI 和增强后 T_1WI。

影像学表现：在 FLAIR 上，左额叶（图 25-22A）可见一同心圆的局灶性脑肿块（"同心靶征"）。在 DWI 上，混合信号显示为低 ADC（图 25-22B 和 C）。增强后 T_1WI 显示周边环状强化（图 25-22D 和 E）。

解释：在接受 cART 治疗的 HIV 阳性患者中，CD4+ 计数高的患者患脑弓形虫病的可能性较小。在 1 例出现新的神经系统症状的 cART 治疗 HIV 患者中，必须排除脑弓形虫病和淋巴瘤。FLAIR 上有"同心靶征"或 CE T_1WI 上有"偏心靶征"的单个或多个局灶性强化脑肿块应考虑弓形虫病，开始经验性抗弓形虫治疗（图 25-23）。

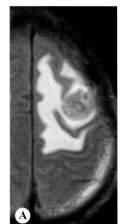 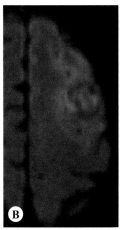 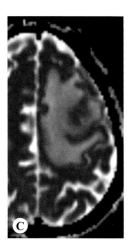 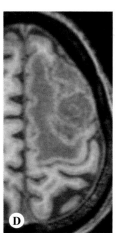 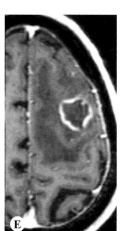

▲ 图 25-22 病例报告 4

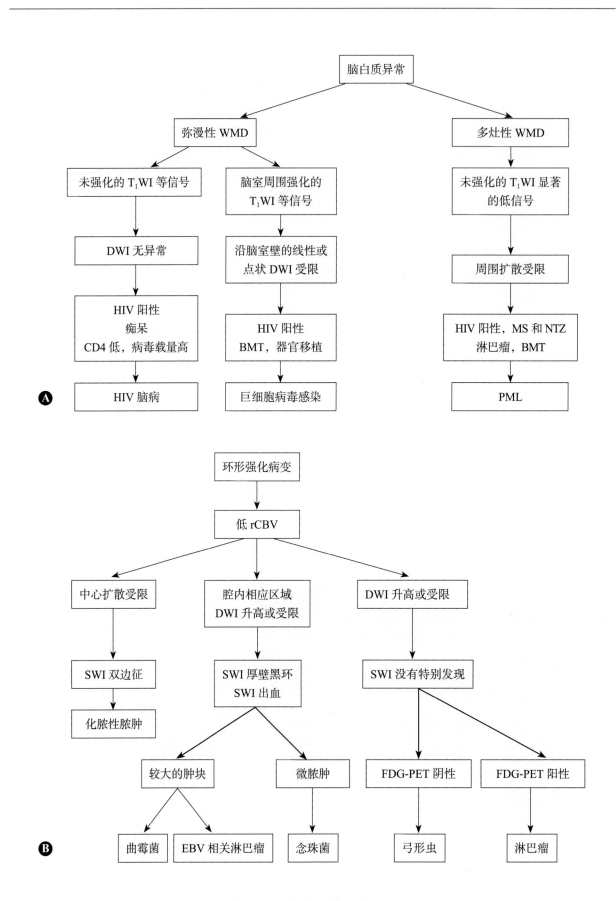

▲ 图 25-23　有神经症状的免疫功能低下患者的影像学分析思路

参考文献

[1] Berger JR, Aksamit AJ, Clifford DB, Davis L, Koralnik IJ, Sejvar JJ, et al. PML diagnostic criteria: consensus statement from the AAN neuroinfectious disease section. Neurology. 2013;80:1430–8.

[2] Dibble EH, Boxerman JL, Baird GL, Donahue JE, Rogg JM. Toxoplasmosis versus lymphoma: cerebral lesion characterization using DSC-MRI revisited. Clin Neurol Neurosurg. 2017;152:84–9.

[3] Eggers E, Arendt G, Hahn K, et al. HIV-1-associated neurocognitive disorder: epidemiology, pathogenesis, diagnosis, and treatment. J Neurol. 2017;264(8):1715–27.

[4] Post MJ, Thurnher MM, Clifford DB, et al. CNS-immune reconstitution inflammatory syndrome in the setting of HIV infection, part 1: overview and discussion of progressive multifocal leukoencephalopathy-immune reconstitution inflammatory syndrome and cryptococcal-immune reconstitution inflammatory syndrome. AJNR Am J Neuroradiol. 2013a;34:1297–307.

[5] Post MJ, Thurnher MM, Clifford DB, et al. CNS-immune reconstitution inflammatory syndrome in the setting of HIV infection, part 2: discussion of neuro-immune reconstitution inflammatory syndrome with and without other pathogens. AJNR Am J Neuroradiol. 2013b;re3, j34(7):1308–18.

拓展阅读

[1] Bowen LN, Smith B, Reich D, et al. HIV-associated opportunistic CNS infections: pathophysiology, diagnosis and treatment. Nat Rev Neurol. 2016;12:662–74.

[2] Clifford DB. HIV-associated neurocognitive disorder. Curr Opin Infect Dis. 2017;30(1):117–22.

[3] Deigendesch N, Costa Nunez J, Stenzel W. Parasitic and fungal infections. Handb Clin Neurol. 2017;145:245–62.

[4] Gottumukkala RV, Romero JM, Riascos RF, Rojas R, Glikstein RS. Imaging of the brain in patients with human immunodeficiency virus infection. Top Magn Reson Imaging. 2014;23(5):275–91.

[5] Martin-Iguacel R, Ahlström MG, Touma M, et al. Incidence, presentation and outcome of toxoplasmosis in HIV infected in the combination antiretroviral therapy era. J Infect. 2017;75(3):263–73.

[6] Sainz-de-la-Maza S, Casado JL, Pérez-Elías MJ, et al. Incidence and prognosis of immune reconstitution inflammatory syndrome in HIV-associated progressive multifocal leukoencephalopathy. Eur J Neurol. 2016;23(5):919–25.

[7] Schwartz S, Kontoyiannis DP, Harrison T, Ruhnke M. Advances in the diagnosis and treatment of fungal infections of the CNS. Lancet Neurol. 2018;17(4):362–72.

[8] Scutari R, Alteri C, Perno CF, et al. The role of HIV infection in neurologic injury. Brain Sci. 2017;7(4):38.

[9] Williamson PR, Jarvis JN, Panackal AA, et al. Cryptococcal meningitis: epidemiology, immunology, diagnosis and therapy. Nat Rev Neurol. 2017;13(1):13–24.

第 26 章 中枢神经系统病毒性感染的影像学表现

Imaging in Viral CNS Infections

Tomás Freddi　Laiz Laura de Godoy　Fabricio Guimaraes Goncalves　César Augusto Alves　Prasad Hanagandi 著

邹 颖 译　郑邵微 夏 爽 校

摘 要

来自多个家族和不同地区的大量病毒可以造成神经损伤。中枢神经系统病毒感染通常可导致不良或灾难性结局。中枢神经系统病毒性感染的高发病率和高死亡率可能是嗜神经性病毒的直接损伤或宿主免疫反应所致。嗜神经性病毒隶属于多个科，在热带和温带国家有不同的地理分布，并由于环境、气候、不同的昆虫动物病媒、医疗保健设施、卫生设施和个人卫生等因素，可能是异质性存在的。有些病毒感染特定发生在热带地区，而在亚热带国家流行。

关键词

脑；感染；脑炎；磁共振成像

缩略语

AIS	arterial ischemic stroke	动脉缺血性脑卒中
ANE	acute necrotizing encephalopathy	急性坏死性脑病
ARN	acute retinal necrosis	急性视网膜坏死
ASA	acetylsalicylic acid	阿司匹林
CLOCC	cytotoxic lesion of the corpus callosum	胼胝体细胞毒性损伤
CNS	central nervous system	中枢神经系统
CSF	cerebrospinal fluid	脑脊液
CT	computed tomography	计算机断层成像
DWI	diffusion-weighted imaging	扩散加权成像
EBV	Epstein-Barr virus	Epstein-Barr 病毒
EV68	enterovirus 68	肠道病毒 68

EV71	enterovirus 71	肠道病毒 71
FCA	focal cerebral arteriopathy	局灶性脑动脉病
FLAIR	fluid attenuation inversion recovery	液体衰减反转恢复序列
FS	febrile seizure	热性惊厥
HFMD	hand-foot-and-mouth disease	手足口病
HSE	herpes simplex encephalitis	单纯疱疹病毒性脑炎
HSV-1	herpes simplex type 1	单纯疱疹病毒 1 型
HSV-2	herpes simplex type 2	单纯疱疹病毒 2 型
HV	herpes virus	疱疹病毒
HZ	herpes zoster	带状疱疹
IEE	influenza-associated encephalopathy/encephalitis	流行性感冒相关脑病 / 脑炎
IVIG	intravenous gamma globulin	静脉注射丙种球蛋白
JEV	japanese encephalitis virus	流行性乙型脑炎病毒
MRI	magnetic resonance imaging	磁共振成像
MVE	Murray Valley encephalitis	墨累溪谷脑炎
PCR	polymerase chain reaction test	聚合酶链反应
PTLD	posttransplant lymphoproliferative disease	移植后淋巴增生性疾病
RHS	Ramsay Hunt syndrome	Ramsay Hunt 综合征
RNA	ribonucleic acid	核糖核酸
RS	Reye's syndrome	瑞氏综合征
RT	reverse transcription polymerase chain reaction	PCR 逆转录聚合酶链反应
SFS	simple febrile seizures	单纯性热性惊厥
SLE	Saint Louis encephalitis	圣路易斯脑炎
SSPE	subacute sclerosing panencephalitis	亚急性硬化性全脑炎
STNT	spinal trigeminal nucleus and tract	三叉神经脊束核和背束
SWI	susceptibility-weighted imaging	敏感磁加权成像
VWI	vessel wall imaging	血管壁成像
VZV	varicella zoster virus	水痘 - 带状疱疹病毒
WI	weighted images	加权图像
WNV	West Nile virus	西尼罗河病毒

一、流感

（一）疾病的定义

流感病毒是一组抗原性和遗传多样性的病毒，来自正黏病毒科，包含负义、单链、分段 RNA 基因组。有四种类型的流感病毒：A、B、C 和 D。虽然 A 型和 B 型流感病毒都可导致神经系统并发症，但大多数已发表的关于病毒嗜神经性的研究主要集中在 A 型流感病毒上。

流感病毒的神经损伤表现多种多样，包括脑病/脑炎、急性坏死性脑病、瑞氏综合征、热性癫痫、脊髓炎和吉兰 - 巴雷综合征。

（二）流行病学 / 人口学

A 型流感是数年来多起大流行病的罪魁祸首，主要发生在温带气候国家。到目前为止，这种病毒是最重要的人类流感病原体。B 型流感病毒可以周期性地流传，但不会引起大流行。C 型流感病毒是地方性和偶发性引起轻度呼吸道疾病的病毒。

（三）病理学与发病机制

人类流感病毒最初影响呼吸道。然而，包括中枢神经系统在内的其他部位的疾病也可能发生，并引起严重后果。流感病毒中枢神经系统感染的发病机制目前尚未阐明，还是有几个假设。

目前的一种方法认可了流感的直接影响，是通过 RT-PCR 法在脑脊液、神经管和脑室管膜中利用直接免疫荧光检测到了病毒，也通过免疫组织化学在小脑浦肯野细胞和桥核的神经元中检测到了病毒。然而，在脑脊液中很少观察到病毒，致命病例的脑组织中也缺乏炎症，这表明了其他可能机制包括不需要呼吸道病毒感染的高细胞分裂素血症，以及流感病毒感染导致的肾和肝功能不全的不良反应，具体发生机制还不清楚。

1. 急性坏死性脑炎

急性坏死性脑病（acute necrotizing encephalopathy，ANE）是一种罕见而独特的急性脑病，其被认为是免疫介导的，发病机制尚不完全清楚。ANE 之前通常有病毒相关的发热性疾病，继发于流感或其他病毒感染，特征是精神状态改变和癫痫发作，随后是神经功能迅速下降，通常严重残疾或死亡。尽管这种情况在日本和中国台湾地区的儿童中更常见，但现在众所周知，这种情况在全球范围内都有分布。

2. 瑞氏综合征

瑞氏综合征（Reye's syndrome，RS）于 1963 年首次被描述，是一种由肝性脑病和脂肪肝变性定义的急性疾病。这种情况通常始于上呼吸道感染、流感、水痘或胃肠炎，并与疾病期间使用阿司匹林有关，随后突然出现颅内压升高的迹象（呕吐、嗜睡），导致各种神经功能障碍，包括严重的并发症。

3. 热性惊厥

热性惊厥（febrile seizure，FS）是最常见的一种癫痫发作类型。该疾病 < 5 岁的儿童中的发生率为 2%～5%，发病高峰为 2 岁。国际抗癫痫联盟（International League Against Epilepsy）将 FS 定义为：发生在 1 月龄后儿童时期的癫痫，与非中枢神经系统感染引起的发热性疾病有关。

（四）临床表现

1. 急性坏死性脑炎

临床上，ANE 患者没有特殊的症状或典型的神经体征。除了可能继发于不同病毒感染的前驱症状，包括发热、上呼吸道感染、胃肠炎的迹象及红斑外，患者通常还会有全身炎症反应综合征的迹象，如休克、多器官衰竭和弥散性血管内凝血。临床表现包括癫痫发作、意识水平下降和局灶性神经功能障碍，但这些都不是 ANE 所特有的。实验室检查结果多种多样，包括肝功能异常、无高氨血症、低血糖和乳酸酸中毒。此外，脑脊液蛋白水平和血小板计数可作为预测疾病预后的指标。ANE 的临床过程是暴发性和多样化的，从可以完全康复的轻度形式或轻微的后遗症到高死亡率的重度形式。

2. 热性惊厥

FS 是流感感染期间有神经系统并发症的儿科患者的主要症状。热性癫痫持续状态是一种复杂性热性惊厥。单纯性热性惊厥（SFS）和复杂性热性惊厥（CFS）之间的区别很重要，因为它们的治疗方法不同。FS 可以根据三个关键特征分为 SFS 和 CFS。SFS 比 CFS 更常见，以全身性发作为特征，持续时间 < 15min，24h 内无复发。CFS 的特征是

至少存在以下特征之一：局限性发作，持续时间超过 15min，以及在 24h 内复发。

（五）影像表现

1. 流感相关性脑病 / 脑炎

颅脑 MRI 是评估疑似 IEE 患者的首选成像方式。MRI 比 CT 更敏感，最理想的是在第一次出现神经症状时进行急诊 MRI 检查。其目的是及早发现与流感病毒感染的神经表现相关的大脑变化，并排除其他可能与此相似的情况。

MRI 的异常可表现为在 T_2WI 上高信号。一般来说，流行性感冒神经系统并发症患者的 MRI 显示小脑、脑干、胼胝体（通常位于压部）或丘脑的病变。此外，皮质、皮质下白质和深部灰质也会受到影响。扩散加权成像可能比常规 MRI 序列更敏感地发现细微病变。

胼胝体细胞毒性损伤（cytotoxic lesion of the corpus callosum，CLOCC）是一种罕见的影像学表现，与流感（图 26-1）等病毒感染有关，也可由药物暴露、恶性肿瘤、蛛网膜下腔出血、代谢紊乱、创伤和其他原因引起。典型的 MRI 表现为扩散受限的卵圆形局灶性病变，提示胼胝体压部的细胞毒性水肿。CLOCC 损伤通常是可逆的。

2. 急性坏死性脑炎

ANE 的神经影像表现包括涉及灰质和白质的多灶性、对称性脑部病变。ANE 患者的脑部病变范围类似，包括丘脑、壳核、大脑和小脑白质、脑干、被盖和小脑。双侧丘脑病变在 ANE 患者中是典型

而特异性的表现。此外，偶尔还可能累及脊髓。CT 表现为上述区域的低密度或高密度病变（图 26-2）。高密度区很可能代表出血。MRI 仍然是显示感染 / 炎症早期表现的首选方法。MRI 表现为 T_1WI 低信号，T_2WI 和 FLAIR 图像高信号。当有出血和坏死时，病灶可呈混杂信号。在梯度回波序列 GRE 上，"晕染效应"可能代表血液成分。有时，在增强后序列上，坏死区周围可见周边强化。目前已经提出了一种基于受累部位、有无空洞 / 坏死和有无出血的 MRI 预后评分系统。

ANE 的预后通常较差。局灶性神经功能缺损是常见的后遗症。MRI 上出现出血和局部组织缺失通常提示预后不佳（图 26-3）。

3. 瑞氏综合征

有关 RS 脑 MRI 表现的文献资料有限。在已报道的病例中，描述了丘脑、小脑、中脑和脑桥的 T_2WI 异常，以及弥漫性水肿。在某些情况下，脑部改变可以随着症状的完全恢复而缓解，而在另一些情况下，脑实质变化演变为萎缩和皮质板层坏死，这与那些缺氧性脑损伤的情况相似。

尽管 RS 很罕见，但在任何出现呕吐、精神状态改变和典型实验室结果的儿童中，RS 都应该被列为鉴别诊断。

4. 热性惊厥

神经成像不推荐用于 SFS 患者。在局灶性 CFS 和（或）发热性癫痫持续状态的病例中，脑部 MRI 应用于发现癫痫相关的结构异常。根据长期热性惊厥研究的结果（FEBSTAT 研究），FSE 患者会出现

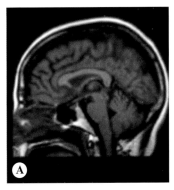
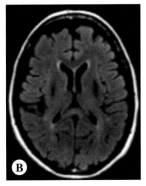
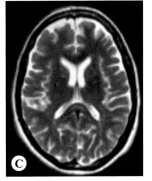
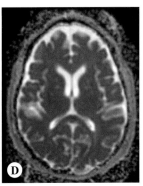

▲ 图 26-1　CLOCC。57 岁女性患者，3 周前有惊厥和呼吸道感染病史

A. 矢状位 T_1WI 显示胼胝体压部小片低信号区；B 和 C. 轴位 FLAIR 和 T_2WI 图像显示高信号；D. 轴位 ADC 图像显示扩散受限。影像学表现与胼胝体细胞毒性损伤（CLOCC）相一致，可能与临床背景下的病毒感染有关

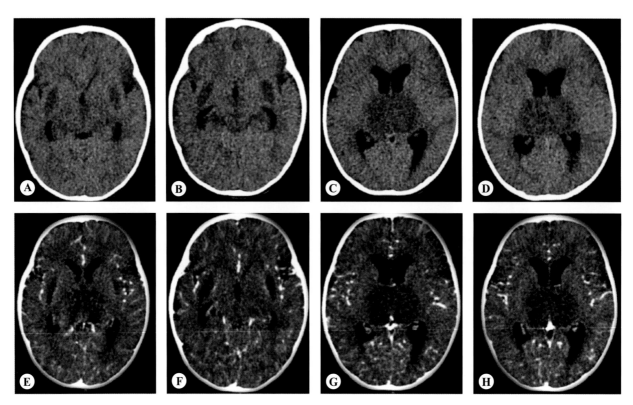

▲ 图 26-2 7 月龄男童，ANE 患者，近期病毒感染后出现精神状态改变和癫痫

A 至 D. 轴位 CT 显示双侧对称性低密度病灶，丘脑和岛区明显增大；E 至 H. 增强后轴位 CT 扫描未显示异常强化

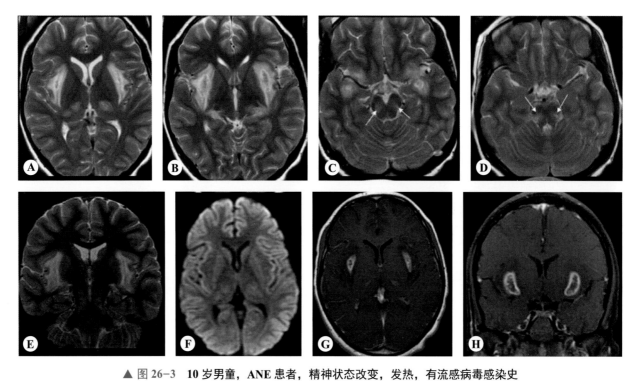

▲ 图 26-3 10 岁男童，ANE 患者，精神状态改变，发热，有流感病毒感染史

A 至 E. 轴位和冠状位 T₂WI 显示双侧丘脑、岛区和脑干对称性高信号病变（白箭）；F. DWI 未显示扩散受限区；G 和 H. 增强后 T₁WI 显示岛叶病变周边强化，丘脑轻度强化

海马区的 T_2WI 异常或可疑高信号。海马发育异常在 FSE 患者中更为常见，其中以海马旋转不良最为常见。FEBSTAT 研究表明，患有 FSE 的儿童存在急性海马损伤的风险，其中相当数量的儿童有海马发育异常。

（六）分析思路

- 急性流感病毒感染通常伴随轻度和非特异性症状。
- 流感病毒性 CNS 病变的特征性表现包括 CLOCC 和 ANE，结果各不相同。
- CLOCC 患者胼胝体压部有灶性信号异常。
- ANE 神经影像学表现包括双侧丘脑、脑室周围白质、内囊和壳核的对称性多灶性脑损害，伴有坏死和出血。

（七）治疗

流感病毒感染的治疗通常是临床支持，但在某些情况下可能会使用抗病毒药物，如赛他韦或扎那米韦。

二、疱疹病毒家族感染

疱疹病毒家族由一大群 DNA 病毒组成。根据其分子和生物学特性进行分类包括单纯疱疹病毒 1 型（HSV-1）、2 型（HSV-2）、B 病毒，水痘 - 带状疱疹病毒，巨细胞病毒，HHV-6 型、HHV-7 型和 HHV-8 型，以及 EB 病毒。

HV 感染是人类最常见的病毒感染之一，影响婴儿、儿童和成人，特别是免疫功能低下的患者。HV 家族的一个特征是病毒具有潜伏期。据估计，1/3 的复发病例是由潜伏的病毒重新激活引起的，而不是沿着脑神经的轴突扩散。

疱疹病毒中枢神经系统感染的临床表现多样，与病毒类型、宿主免疫状态和病变部位有关，但如果不及时和适当的治疗，可能会造成毁灭性的神经系统后果。本文将讨论人脑中最常见的疱疹病毒感染及其相关的影像学表现。

三、单纯疱疹病毒 1 型

（一）疾病的定义

单纯疱疹病毒 1 型常累及头颈部黏膜和皮肤。它是感染人类的 α 病毒属中最常见的病原体。

（二）流行病学 / 人口学

单纯疱疹病毒是人类急性致死性散发性脑炎最常见的病因，绝大多数病例是由 HSV-1 引起的。单纯疱疹病毒性脑炎没有性别或季节性偏好，主要是一种儿童和老年人的疾病。据报道，几乎 1/3 的病例影响儿童和青少年。HSE 的死亡率很高，在未经治疗的患者中超过 70%，只有一小部分（约 9%）的幸存者功能正常。

（三）病理学与发病机制

在 50 岁以上的患者中，感染是由于潜伏在神经组织中的 HSV 重新激活所致，而在年轻患者中，6 月龄～20 岁的患者是单纯疱疹病毒原发感染的结果。

宿主免疫也可能促进 HSE 的发展，但在免疫功能低下组和免疫功能正常组之间，这种疾病的发生率没有显著差异，尽管不典型的表现和进行性恶化在免疫抑制组中可能更为明显。

在年龄较大的儿童和成人中，颞叶和边缘系统更好发，而在新生儿中呈弥漫性改变，颞叶受累不占优势。这种受累模式是以颅内沿三叉神经节脑膜分支扩散的机制为前提的。感染过程可能会延伸到其他区域，如额基底和额叶旁区域。与免疫功能正常的患者相比，脑干受累在免疫功能低下的宿主中可能相对更常见。

（四）临床特征

典型的意识改变、发热和头痛的临床三联征可能并不是所有病例都存在，但对年龄较大的儿童和成人来说是诊断的线索。约 66% 的病例出现癫痫，可能与呕吐、偏瘫、共济失调、失语、视野缺损、脑神经麻痹和记忆丧失有关。原发性和复发性生殖器疱疹感染可能与神经炎和横贯性脊髓炎、感觉和运动障碍、钻锥样痛、运动障碍及大便和膀胱失禁有关。

（五）影像特征

HSE 急性期的 MRI 表现包括无强化的 T_1WI 低信号和 T_2WI 高信号，其特点是累及颞叶内侧和下侧、扣带回和岛叶。病变表现为皮质扩散受限。

在亚急性期，常可见增强，可为软脑膜或实质斑片状或脑回状增强；也可能发现出血灶（图26-4）。

成人 HSV-1 感染的标志性改变是双侧边缘系统和颞叶前内侧不对称受累，有或没有延伸到眶前叶。在较小的儿童中是一种血源性的扩散途径，表现为皮质增厚、融合的白质病变累，以及大脑半球、脑岛和丘脑的多个脑叶与大脑前、中、后动脉及其穿支的血管分布模式相对应。

少数患者（15%）可以表现出孤立的颞叶外受累。与年龄较大的儿童和成人的"经典"成像模式不同，新生儿 HSE 有几个明显的特征。无颞叶好发、弥漫性或多灶性脑炎呈对称性分布合并广泛性脑软化症是慢性期的后遗症。

与 HS 感染相关的脊髓炎具有类似的影像学表现，病变呈 T_2WI 加权图像高信号和不同程度的对比强化。

（六）分析思路

- HSE 患者通常表现为发热、抽搐和意识障碍。
- 在适当的临床情况下，颞叶和岛叶受累应想到 HSE。
- MRI 通常表现为颞叶和边缘系统内 T_2WI 和 FLAIR 信号异常，皮质扩散受限。
- 对比强化表现多种多样，但如果存在的话，可以是实质内或脑膜内的。
- 新生儿影像特征不同于年龄较大的儿童和成人的"经典"模式

（七）治疗

单纯疱疹病毒 1 型脑炎的治疗方案为静脉滴注阿昔洛韦，疗程 2～3 周，推荐剂量为 10mg/kg 静脉滴注，每 8 小时一次。

（八）病例报告 1

病史：女，57 岁，头痛、发热、神志不清。

临床诊断：脑炎。

MRI 检查目的：评估能够证明临床表现的脑部结构性病变。

成像技术：多平面 FLAIR、T_1WI、T_2WI、DWI、SWI 和增强后 T_1WI。

影像学表现：轴位 FLAIR 图像显示左侧海马、杏仁核、颞极和脑岛的高信号和轻度占位效应（图26-5A 至 C）。冠状位 STIR 图像显示内侧颞叶和岛叶高信号（图 26-5D）。轴位 DWI 显示颞极皮质扩散受限（图 26-5E）。轴位 T_1WI 增强后图像未显示异常强化。

解释：影像表现和临床表现与单纯疱疹病毒性脑炎相一致。

（九）病例报告 2（图 26-6）

病史：30 岁女性，顽固性癫痫发作。

临床诊断：癫痫。

MRI 检查目的：评估能够解释临床表现的脑部结构性病变。

成像技术：多平面 FLAIR、T_1WI、T_2WI、DWI、SWI 和增强后 T_1WI。

影像表学现：轴位 FLAIR 和 T_2WI 图像显示颞叶内侧结构均有胶质样区，左侧更为明显，左额基底区更明显（图 26-6A、B、D 和 E）。冠状面 FLAIR 和 T_2WI 显示双侧脑盖和岛叶受累，左侧海马、杏仁核和颞下回受累（图 26-6C 和 F）。

解释：影像表现提示单纯疱疹病毒性脑炎后遗症。

四、单纯疱疹病毒 2 型

（一）定义

HSV-2 主要引起生殖器疱疹，但也可以感染口腔黏膜，导致面部疱疹。中枢神经系统新生儿 HSV-2 是新生儿脑炎的常见病因，新生儿通过受感染的产妇产道时被感染。少数成人 HSE 是由 HSV-2 引起的。

（二）流行病学 / 人口学

除新生儿感染外，成人 HSE 中只有不到 10% 与 HSV-2 有关，可导致免疫功能正常和（或）免疫功能低下人群不同类型的感染。

（三）病理学与发病机制

尽管导致中枢神经系统感染的神经通路尚未明确，但 HSV-2 可以在骶骨背根神经节及额叶和颞叶具有潜伏期。脊髓炎、脑膜脑炎、慢性或坏死性脑

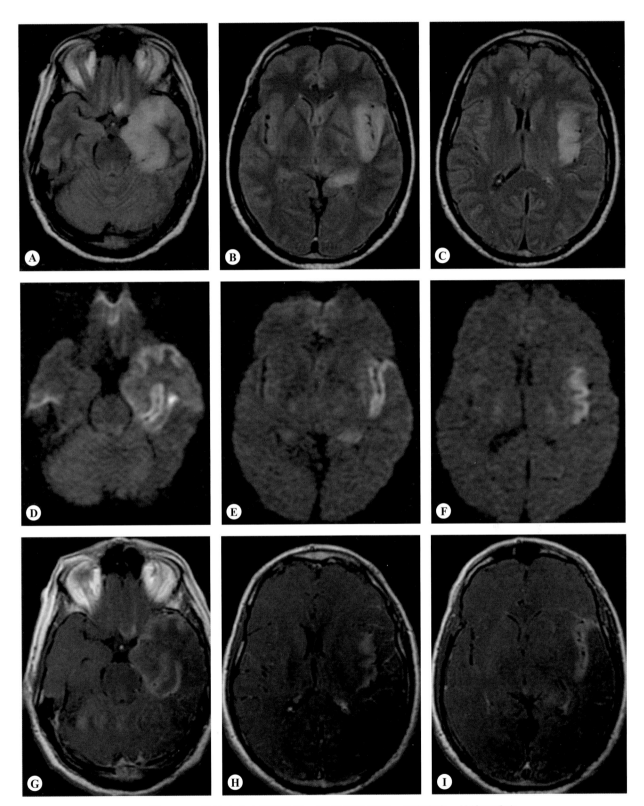

▲ 图 26-4　单纯疱疹病毒性脑炎。54 岁男性患者，伴有高烧、抽搐和昏迷

A 至 C. 轴位 FLAIR 图像显示左侧内侧颞叶、岛叶和额基底后部的高信号和占位效应；D 至 F. 轴位 DWI 图像显示皮质扩散受限；G 至 I. 轴位 T_1WI 增强扫描显示左侧大脑半球病灶内皮质异常强化

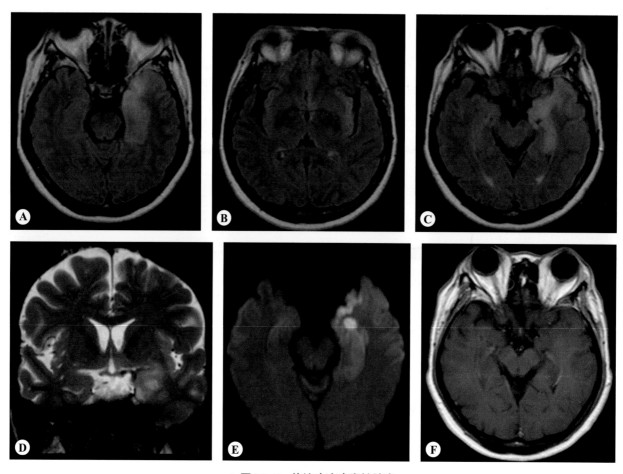

▲ 图 26-5　单纯疱疹病毒性脑炎

A 至 C. 轴位 FLAIR 图像显示左侧海马、杏仁核、颞极和岛叶的高信号和轻度肿瘤效应；D. 冠状位 STIR 图像显示内侧
颞叶和岛叶异常；E. 轴位 DWI 显示颞极皮质扩散受限；F. T₁WI 轴位增强扫描未显示异常强化

膜炎、复发性脑膜脑炎、脑干脑炎和坏死性脊髓病
是文献中描述的不同受累类型。HSV-2 感染中枢神
经系统的其他类型包括无菌性脑膜炎，也称为良性
复发性淋巴细胞性脑膜炎。

（四）临床特征

文献中描述的各种临床表现与 HSV-1 脑炎相
似，包括意识水平下降、发热、头痛、癫痫发作、
共济失调、失语、脑神经麻痹和记忆丧失。

（五）影像特征

与单纯疱疹病毒 1 型相似，单纯疱疹病毒 2 型
中枢神经系统感染也累及额叶和颞叶。单纯疱疹病
毒 2 型脑炎的 MRI 表现包括扩散受限、强化表现多
样性的实质 T₂WI 高信号。

免疫功能正常的成人良性复发性淋巴细胞性脑

膜炎在影像学上表现为弥漫性脑膜强化或增厚，有
或无实质信号异常。

（六）治疗

治疗方案与单纯疱疹病毒 1 型脑炎相同。

（七）分析思路

• HSV-2 的中枢神经系统表现比 HSV-1 少得多。
• 影像学表现与 HSV-1 的中枢神经系统表现
　相似。
• HSV-2 是新生儿脑炎的常见病因。

五、水痘 - 带状疱疹病毒

（一）定义

水痘 - 带状疱疹病毒（varicella zoster virus，
VZV）属于 α 病毒属，可导致两种临床上截然不同

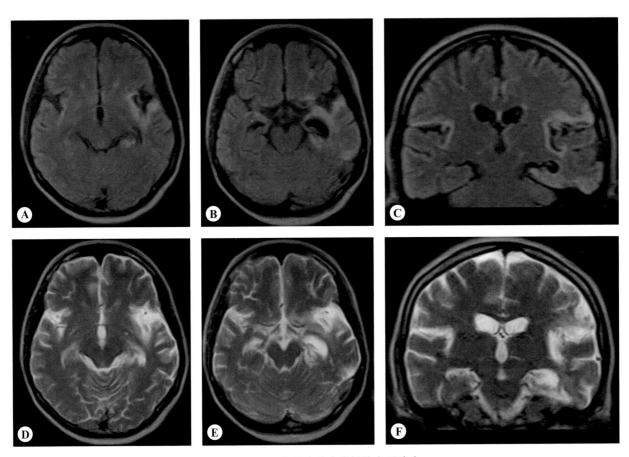

▲ 图 26-6 单纯疱疹病毒性脑炎后遗症

A、B、D 和 E. 轴位 T_2WI 和 FLAIR 图像显示颞叶内侧结构的胶质样区，左侧更为明显，左额基底区；C 和 F. 冠状位 FLAIR 和 T_2WI 图像显示双侧脑盖和岛叶受累，以及左侧海马、杏仁核和颞下回受累

的疾病：通常在儿童中出现的自限性急性发热性红斑性疾病（称为水痘）和在成人中经常出现的带状疱疹。

水痘常表现为原发感染，其特征是红斑基底上的水疱病变处于不同的发育阶段，通常集中在面部和躯干。

带状疱疹与潜伏病毒的重新激活有关。以疼痛性的单侧水疱性皮疹为特征，通常发生在局部皮肤瘤分布中。

（二）流行病学 / 人口学

人类是 VZV 的唯一宿主。在广泛接种疫苗后，水痘发病率进一步下降。水痘在温带地区全年发生，季节性高峰期为每年的 3—5 月。患 HZ 的终生风险为 25%～30%，在 80 岁以上人群中上升到 50%。

（三）病理学与发病机制

该病毒主要通过与患有活动性水痘者密切接触

传播，并可能在从未患过水痘或未接种疫苗的人中造成初级感染。

初次感染之后，VZV 终生存在于宿主的脑神经节（主要是三叉神经节或膝状神经节）或背根神经节（通常是胸部水平）中，处于休眠状态。HZ 是潜伏的 VZV 重新激活的结果，通常发生在老年人，并引起不同的临床症状。重新激活的病毒可以通过向心型（即向脊髓或脑）、离心型（即向皮肤）传播，或两者兼而有之，从而导致免疫活性和免疫受损宿主的神经并发症。

（四）临床特征

原发性感染是一种自限性皮肤过程，很少发生中枢神经系统感染。水痘感染的中枢神经系统并发症可发生在皮疹发作前数周至数周后，患者还可能出现发热性疾病。症状因受累部位而异，可能包括小脑性共济失调、呕吐、局灶性神经缺陷、视物模糊、头痛、颈项僵硬、嗜睡、下肢无力和括约肌功能障碍。

神经系统并发症包括不同的临床表现：带状疱疹、带状疱疹后遗神经痛、无疹性带状疱疹、小脑炎、脑炎、脊髓炎、脑膜炎、眼带状疱疹、耳带状疱疹、脑神经病变和神经根炎，以及血管病变和脑卒中。

带状疱疹是由于病毒重新激活而发生的，它沿着感觉神经传播并延伸到皮肤表面。在这个过程中，疼痛的水疱病变在皮肤瘤分布中变得明显，所有的水疱都处于相似的阶段。

无疹性带状疱疹是在没有水疱的特定皮肤处出现疼痛。

带状疱疹后神经痛是永久性神经损伤的后遗症，当疼痛持续超过 30 天时被定义为带状疱疹后神经痛。

脑膜炎是成人 VZV 最常见的中枢神经系统并发症，症状包括发热、颈部僵硬、严重头痛、恶心、呕吐、神志不清和癫痫发作。

约 12% 的周围性面神经麻痹是由水痘 – 带状疱疹病毒引起的。Ramsay Hunt 综合征的定义是疱疹皮损合并周围面神经麻痹，通常伴有位于耳道、耳廓和（或）咽黏膜皮肤的皮疹。50 岁以上女性更容易发生 RHS。据报道，1.8%～3.2% 的病例有多发脑神经病，其中Ⅶ、Ⅷ、Ⅸ脑神经是最常受累。

眼带状疱疹可表现为急性视网膜坏死和球后视神经炎。大约 75% 的头颅带状疱疹病例位于眼。三叉神经眼支相比上颌支和下颌支，无髓鞘纤维密度较大，因此更容易受累。

局灶性脑动脉病又称短暂性脑动脉病，是一种急性单相性疾病，导致单侧颅内动脉狭窄，占儿童动脉缺血性脑卒中的 35%。它是儿童脑卒中复发的最重要的预测因子。大多数病例被认为是炎症性的，是由易患儿童的感染引发的。

（五）影像特征

VZV 脑膜炎的影像学表现与其他感染性病原体相似，包括 FLAIR 图像上的脑脊液间隙高信号和 T_1WI 增强后异常的软脑膜强化。增强后 FLAIR 序列比增强 T_1WI 具有更高的敏感性和特异性，只要

可行，应在疑似脑膜炎病例中进行。

在小脑炎病例中，MRI 显示皮质水肿和肿胀，呈 T_1WI 低信号和 T_2WI 高信号，并伴有不同的钆摄取（图 26-7 至图 26-9）。

在 RHS 中，膝状神经节受累通常伴有第Ⅶ和（或）第Ⅷ脑神经损害，表现为第Ⅶ和第Ⅷ脑神经在 T_1WI 脂肪抑制增强图像上的异常强化。其他脑神经，特别是三叉神经，也可以参与 VZV。值得一提的是，3D 容积脂肪抑制梯度回波 T_1WI 通过对这些结构的亚毫米可视化具有更高的敏感性。外耳和外耳道的疱疹病变表现为皮肤和皮下浸润和水肿。

脑干受累在 RHS 中并不常见。特征性的影像学表现是 T_2WI 高信号，伴有不同的对比强化，在 T_1WI 上沿延髓后外侧直到上颈髓，与左侧三叉神经核和束相对应。在一系列的随访影像学研究中，病变可以逐渐消失或保持稳定。

带状疱疹眼部 MRI 显示 T_2WI 信号强度增高，并沿视路、视束和神经、视交叉、外侧膝状体、视射线和视皮质有不同程度的对比强化。其他结构，如眼外肌、眼眶脂肪垫和脑膜也可能受累。

在 VZV 脊髓神经根病变中，MRI 可以显示神经根或脊髓受累。神经丛炎或神经根炎通常表现为正常或增厚的神经根，增强后 T_1WI 上有强化。脊髓炎时，MRI 在 T_2WI 上显示长段弥漫性高信号，脊髓轻度增粗。对比强化可能存在，也可能不存在，髓内病变通常位于与患者皮疹皮肤瘤分布相对应的水平（图 26-10）。

儿童动脉病主要影响前循环近端，累及颈内动脉远端和大脑中动脉近端，导致豆状纹状体区缺血性梗死。最近的文献描述了与炎性 FCA 相关的特征性影像学表现，包括豆状纹状体区的小梗死（梗死体积为 25cm³），动脉带及大脑中动脉 M_1 段的孤立受累。血管壁成像可显示受影响动脉段的明显强化，这与后续成像中的动脉病变进展有关（图 26-11）。

（六）分析思路

- VZV 脑炎的中枢神经系统表现多种多样，以小脑炎和脑神经病变最具特征性。
- RHS 可见多发性脑神经异常强化。

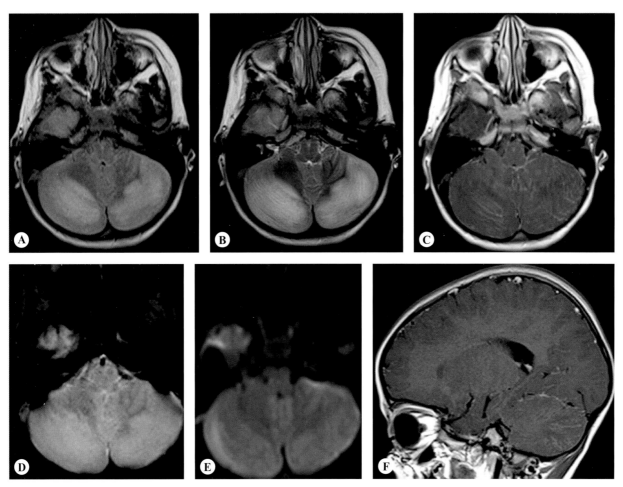

▲ 图 26-7 **VZV 小脑炎。4 岁女性患者，头晕，共济失调，持续 10 天。患者有水痘感染史**

A 和 B. 轴位 T_2WI 和 FLAIR 图像显示双侧小脑半球均有高信号并伴有肿胀效应，即弥漫性水肿；D 和 E. 轴位 SWI 和 DWI 图像未显示出血或扩散受限；C 和 F. 轴位和矢状位增强后 T_1WI 显示小脑叶和脑干内软脑膜强化。影像表现提示为小脑炎。感染后急性小脑炎的病因被认为是由免疫介导的

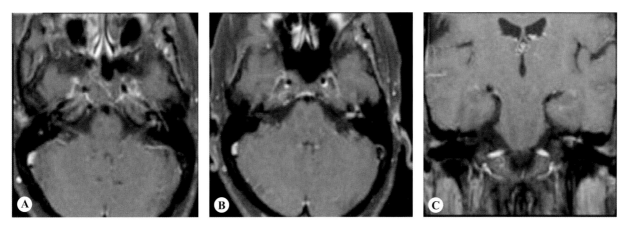

▲ 图 26-8 **RHS。58 岁女性患者，表现为周围性面瘫、眩晕和左耳出现疼痛的带状疱疹**

A 和 B. 轴位脂肪抑制 T_1WI 显示左侧前庭耳蜗和面神经及外侧半规管异常强化；C. 冠状位脂肪抑制增强 T_1WI 扫描显示内听道、外侧半规管和上半规管均有对比强化（图片由 Zuppani HB, Sta casa de Misericordia, SP Brazil 提供）

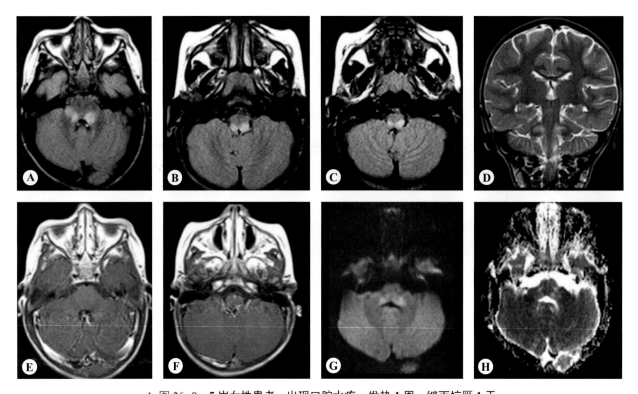

▲ 图 26-9　5 岁女性患者，出现口腔水疱，发热 1 周，继而惊厥 1 天

A 至 D. 轴位 FLAIR（A 至 C）和冠状位 T_2WI（D）显示双侧小脑脚中部对称性高信号病变（三叉神经轴内段）向下延伸至延髓背侧；E 和 F. 增强后 T_1WI 未见强化；G 和 H.DWI 和 ADC 显示 T_2 透过效应

- VZV 脑干受累不常见，但一个提示性的发现是沿着 STNT 的累及和延伸。
- 儿童动脉病是一种晚期并发症，主要影响前循环近端，并导致豆状纹状体区的缺血性梗死。

（七）治疗

抗病毒药物可以缩短皮疹的持续时间，使带状疱疹愈合更快，但对于免疫能力强的 50 岁以下的患者来说不是必需的。对于 50 岁以上的带状疱疹感染患者，免疫功能低下的患者，或者患有眼部带状疱疹或耳部带状疱疹的患者，建议进行 7～10 天的系统抗病毒治疗。对于有中枢神经系统表现的 VZV 患者，包括血管病变，或有带状疱疹或播散性 VZV 的患者，推荐静脉注射阿昔洛韦 14 天。

六、EB 病毒

（一）疾病的定义

EB 病毒是与传染性单核细胞增多症相关的病原体，是一种良性自限性疾病。在极少数情况下，会出现神经系统并发症，中枢神经系统疾病可能是感染的首发症状。痉挛、吉兰 - 巴雷综合征、小脑炎、脑炎、横贯性脊髓炎和脑神经麻痹是既往文献报道的并发症。

与 EBV 相关的淋巴增生性疾病是一种罕见的并发症，包括噬血细胞性淋巴组织细胞增生症、淋巴瘤样肉芽肿病、X 连锁淋巴增生性疾病、移植后淋巴增生性疾病。

PTLD 是发生在实体器官或造血移植后的淋巴瘤，通常预后不佳，55%～65% 的病例与 EBV 感染有关。

（二）流行病学 / 人口学

急性神经系统并发症的发生率为 0.4%～7.3%，但可能被低估了，大多数病例报告为儿童和青少年。

PTLD 是一种不常见的疾病，但在接受实体器官移植的患者中，淋巴瘤占癌症的 21%。根据同种异体移植的类型，成人移植患者的发病率为 1%～20%。

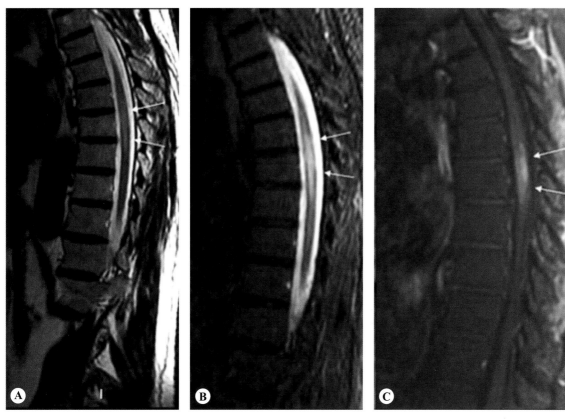

▲ 图 26-10 **VZV 脊髓炎。73 岁男性患者，下肢无力和感觉异常。背部皮瘤分布有红斑基底上的丘疹病变，介于 $T_{6\sim8}$ 水平之间。脑脊液 PCR 检测到 VZV DNA**
A 和 B. 矢状位 T_2WI 显示位于 T_6 和 T_8 节段之间的脊髓高信号病变，有轻微的肿块效应；C. 矢状位增强 T_1WI 显示异常强化，尤其是 T_7 水平

（三）病理学与发病机制

EBV 脑炎的发病机制尚不清楚，但一些研究表明，免疫毒性可能与 $CD8^+$ 细胞向神经组织的浸润有关。另一种可能的机制是抗原 – 抗体复合物在内皮细胞内沉积，导致组织损伤。

在 PTLD 患者中，免疫抑制方案导致免疫应答减弱，T 细胞免疫监视减少。在没有 T 细胞反应的情况下，EBV 感染的 B 细胞增殖并可能导致淋巴瘤的发展。

（四）临床特征

症状各不相同，取决于所涉及的结构。尽管临床过程可能需要辅助通气，EBV 脑炎通常预后良好。死亡病例在文献中很少报道。免疫学和分子生物学标志物检测血清和脑脊液中的 EBV 具有诊断意义。磁共振成像是一项有价值的检查，可以排除相关的并发症，也可以在后续的扫描中监测疾病的

演变。

（五）影像特征

EBV 脑炎的 MRI 有阳性表现时，可在脑实质内显示局灶性或弥漫性信号异常区域，伴有或不伴有扩散受限或增强。一种特征性但不常见的影像表现是双侧对称的纹状体受累，这也可以在其他类型的病毒感染或毒性代谢紊乱中看到（图 26-12）。

PTLD 可以累及中枢神经系统的任何部位，最常见的部位是基底节、皮质下和脑室周围白质。影像类型不具特异性，病灶多为多灶性轴内病变，T_1WI、T_2WI 信号低，扩散受限，注射钆对比剂后呈均匀或边缘强化。T_2WI 高信号病变提示不同程度扩散受限和周围血管源性水肿。在文献中有一些颅内 EBV SMT 的病例报告，病变通常在 T_2WI 上表现为低信号，在增强 T_1WI 上表现为强化。轴外病变也可同时存在（图 26-13）。

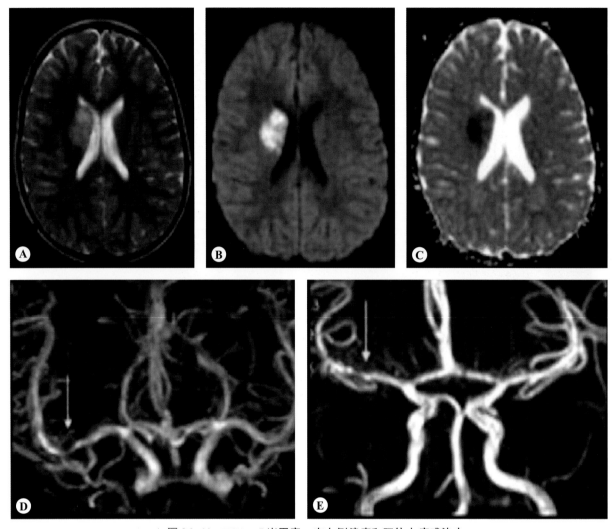

▲ 图 26-11　FCA。5 岁男童，有左侧偏瘫和既往水痘感染史

A 至 C. 轴位 T_2WI、DWI 和 ADC 图像显示右侧放射冠和尾状核（豆纹动脉区域）急性梗死；D 和 E. MIP 血管造影图像显示右侧大脑中动脉 M_1 段远端局部狭窄（黄箭）

（六）分析思路

• EBV 脑炎的 MRI 表现具有双侧对称性纹状体损害的特征性影像表现。

• 对于移植患者的颅内肿瘤，应考虑 EBV 相关的 PTLD。

（七）治疗

EBV 脑炎患者通常使用抗病毒药物治疗，如更昔洛韦、万乃昔洛韦或万乃洛韦与皮质类固醇联合或不联合应用。

PTLD 的治疗本质上是减少或取消免疫抑制方案，其他治疗措施有手术切除、抗病毒治疗、静脉注射丙种球蛋白、干扰素 -α、放射治疗和化疗。

七、登革热

（一）疾病的定义

登革热是一种来自黄病毒属的蚊媒单链 RNA 病毒，由埃及伊蚊传播。中枢神经系统登革热是一种相对罕见的情况，其被认为是一种非嗜神经性病毒。然而，随着每年都有一些关于中枢神经系统受累的研究和病例报告被报道，特别是来自流行区的研究和病例报告，该病有增加的趋势。

（二）流行病学 / 人口学

全世界每年约有 2.5 亿人面临登革热的风险，估计感染负荷高达 5000 万。热带和亚热带国家的人口稠密地区属于主要风险类别。

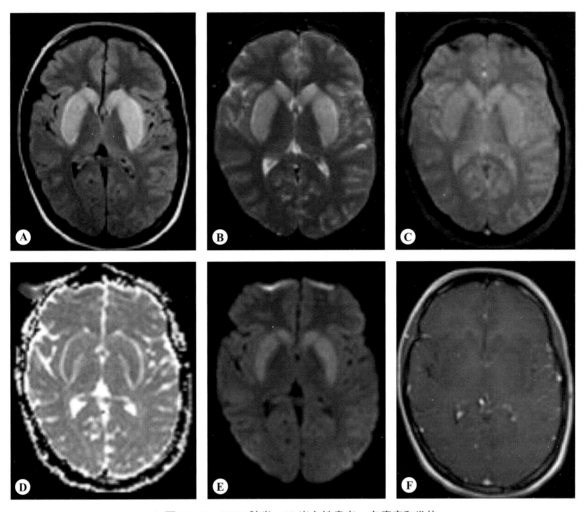

▲ 图 26-12 EBV 脑炎。19 岁女性患者，有癫痫和发热

A 至 C. 轴位 FLAIR、T₂WI 和 SWI 图像显示纹状体对称性高信号伴水肿改变；D 和 E. 轴位 ADC 和 DWI 图像显示扩散受限；F. 轴位增强 T₁WI 未显示异常强化。双侧纹状体受累的影像学表现和一致的临床表现提示诊断为 EBV 脑炎。脑脊液分析 EBV 呈阳性

（三）病理学与发病机制

登革热入侵中枢神经系统的确切机制及其后果尚不完全清楚。该病毒可能通过受感染的巨噬细胞进入中枢神经系统。

（四）临床特征

登革热脑炎的主要症状是癫痫、头痛和意识改变。登革热的典型症状，如皮疹、肌痛、发热和出血倾向，出现在不到 50% 的病例中。登革热的神经学表现可分为脑病和脑炎。脑病是登革热常见的神经系统并发症，继发于休克、肝炎和凝血障碍等多系统紊乱。脑炎是一种与上述不同的疾病，它是由于登革热病毒对神经元的渗透而发生的。

（五）影像特征

在影像学上，局灶性异常提示脑炎而不是脑病。脑病没有特殊的影像学表现，可能表现为弥漫性脑受累或多灶性信号异常。

在几个病例报告和系列研究中描述了登革热脑炎的各种神经影像学表现，包括出血性病变、伴或不伴有对比剂强化的局灶性信号异常和扩散受限。一致的提示性发现是 T₂WI 上的双侧丘脑对称性高信号，有或没有扩散受限，对比增强图像上有周边强化，中心出血。

其他可能受影响的区域是颞叶、基底节、脑干和小脑（图 26-14）。

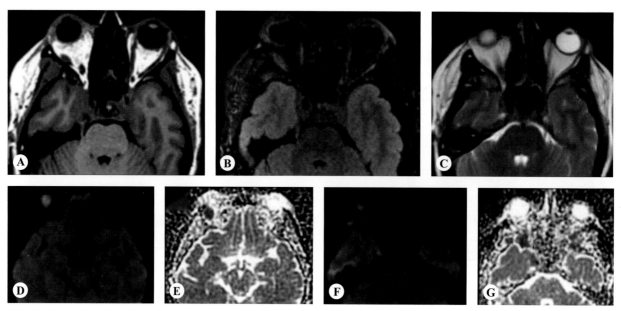

▲ 图 26-13　PTLD。44 岁女性患者，有 16 年的肾移植病史。3 周前开始出现右侧复视和上颌疼痛

A 至 C. 轴位 T_1WI、FLAIR 和 T_2WI 图像显示双侧海绵窦病变呈低信号，轻度肿胀；D 至 G. 轴位 DWI 和 ADC 图像显示右海绵窦内有扩散受限的小病灶，右眼眶和右蝶骨也有扩散受限。影像学表现提示全身性疾病，病变可能表现为高细胞密度，提出了与 EBV 相关的移植后淋巴增生性疾病的假说。活检进一步证实了该诊断

（六）分析思路

• 登革热脑炎的 MRI 表现通常包括出血性病变。
• 双侧丘脑对称性受累，伴有周边强化和中心出血。

（七）治疗

登革热脑炎的治疗主要是支持治疗，并预防与凝血疾病相关的并发症。

八、麻疹

（一）疾病的定义

麻疹是一种副黏病毒，由包含在双层包膜内的单一负链 RNA 构成。麻疹具有高度传染性，并以飞沫的形式在人与人之间传播。

（二）流行病学 / 人口学

自 2006 年以来，麻疹感染的发病率一直在增加。最近在欧洲、美国和南美暴发的麻疹感染及其并发症，主要是神经性的。在巴西北部地区，2018 年有超过 1.1 万例确诊病例。被认为有效的疫苗接种覆盖率应该覆盖 95% 的人口，但在过去几年中，这一比例一直在下降，主要是因为拒绝接种疫苗。

脑炎是麻疹病毒感染最常见的神经系统并发症，可分为原发性麻疹脑炎、急性麻疹后脑炎、麻疹包涵体脑炎和亚急性硬化性全脑炎（subacute sclerosing panencephalitis，SSPE）。

（三）病理学与发病机制

该病毒最初感染肺泡中的树突状细胞，然后流入淋巴结，感染淋巴细胞，导致病毒复制。受感染的细胞在血液中循环并在全身传播，将病毒传播到肺和脑等器官。潜伏期 6~19 天后，会出现前驱症状，包括发热、咳嗽、鼻炎、结膜炎和口腔黏膜上的簇状白色病变，称为 Koplik 斑点，是麻疹的特异性表现。先兆症状出现 2~4 天后，辅助性 T 细胞释放干扰素和白细胞介素 –2 的细胞介导反应导致典型的麻疹样皮疹形成，开始于面部和头部并蔓延至全身。

在 SSPE 中，人们认为在急性感染后未能完全清除病毒，通常在生命的前 2 年导致病毒变异，导致持续和恶化的感染。SSPE 主要影响儿童，症状在麻疹感染后 6~15 年出现。脑活检可见星形胶质细胞增生、神经元丢失、树突变性、脱髓鞘、神经原纤维缠结和炎性细胞浸润。

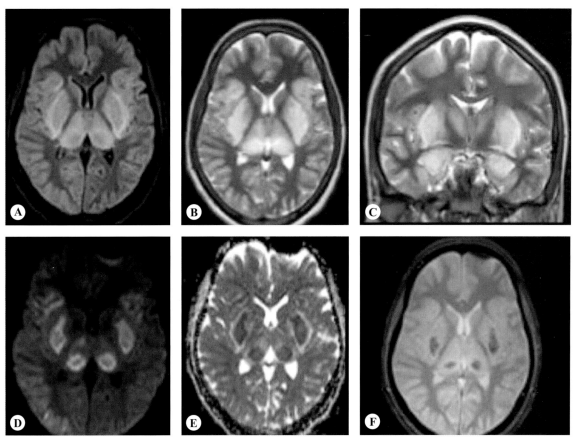

▲ 图 26-14 登革热脑炎。44 岁女性患者，有高烧、关节痛、血小板计数低、抽搐和定向障碍的病史

A 和 B. 轴位 FLAIR 和 T₂WI 显示双侧丘脑和壳核对称性高信号，有占位效应，右侧颞枕区的皮质中有类似病变；C. 冠状位 T₂WI 显示壳核和海马信号异常和肿胀效应；D 和 E. 轴位 DWI 和 ADC 图像显示病灶内扩散受限；F. 轴位 SWI 图像显示丘脑和壳核中心低信号，提示出血成分。影像学表现和临床表现提示为虫媒病毒性脑炎。脑脊液分析证实登革热感染（图片由 Dr. Sriram Patwari, Columbia Asia Radiology Group, Bangalore, India 提供）

（四）临床特征

脑炎通常表现为三联征，即发热、头痛和意识改变。其他症状包括定向障碍，行为和言语障碍，以及偏瘫和癫痫等神经体征。

脑炎合并麻疹感染被称为原发性麻疹脑炎，在麻疹感染者中发病率为（1~3）/1000。急性麻疹后脑炎感染是最常见的中枢神经系统并发症，发生在感染后 2~30 天。它是由麻疹疫苗接种后的免疫介导的脑炎引起的，发生率为（1~2）/100 万。儿童死亡率为 5%，成人死亡率为 25%。

麻疹包涵体脑炎并不常见，多发生在免疫缺陷儿童中，这些儿童通常表现为精神状态改变、运动障碍和癫痫发作，死亡率很高（75%）。每 25 000 例麻疹感染中约 1 例 SSPE，在较年轻感染的儿童中发病率较高。1 岁以下儿童感染麻疹的风险为 1/5500。最初

的症状包括行为改变和认知下降，并在几周或几个月内进展，伴有运动功能障碍、癫痫发作和视觉障碍，进一步发展会陷入昏迷和死亡。在脑脊液中发现高滴度的麻疹抗体即可确诊。

（五）影像特征

SSPE 的 MRI 表现可按临床分期区分。在急性期，检查可正常或显示双侧大脑半球不对称 T₂WI 高信号病变，以顶枕区最常见，受累最严重。软脑膜或实质内均可发现异常对比强化。在亚急性期，病变变得更加突出，可累及脑室周围白质、胼胝体和基底节。在晚期，脑软化和萎缩进展（图 26-15）。

（六）分析思路

· SSPE 是麻疹感染的晚期并发症。

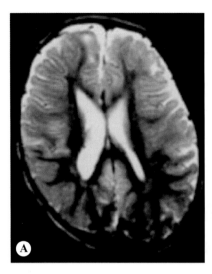
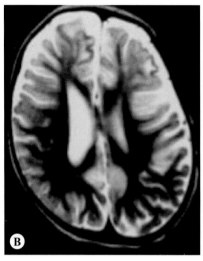
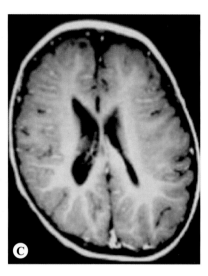

▲ 图 26-15 **SSPE。6 岁女童，有进行性认知功能减退和癫痫。1 岁时有麻疹病史**

A 和 B. 轴位 STIR 图像显示弥漫性脑萎缩，额区有胶质样区；C. 轴位增强 T_1WI 未见异常强化。与既往麻疹感染史相关的皮质信号异常区域和进行性认知功能减退提示 SSPE 可能

- 对流行病学阳性、顶枕部影像学异常的患者，可考虑麻疹感染。

（七）治疗

原发性麻疹脑炎的治疗是支持性的，其死亡率为 10%～15%，另有 25% 的患者遭受永久性神经损伤。急性麻疹后脑炎的治疗方法是使用皮质类固醇或静脉注射 IgG。包涵体脑炎治疗主要是支持治疗，也可以选择利巴韦林。SSPE 治疗是对症治疗和支持治疗。

九、西尼罗河病毒

（一）疾病的定义

西尼罗河病毒是流行性乙型脑炎病毒抗原复合体中的一种黄病毒。西尼罗河病毒在自然界中存在于蚊子和其主要宿主鸟类之间传播。马和人是偶然的或终端宿主。

（二）流行病学 / 人口学

西尼罗河病毒是美国蚊媒疾病的首要病原体，在过去的 20 年里有超过 4.8 万例病例。西尼罗河病毒最初于 1937 年在乌干达被发现，数十年来一直局限于北非、东亚、中东和地中海欧洲，直到 1999 年被引入美国，可感染人类并导致死亡。之后的几十年里，这种感染在美国领土上迅速蔓延。

（三）病理学及发病机制

人类感染最常见是通过感染病毒的蚊子叮咬发生，也可能通过母乳喂养、经胎盘、器官移植和输注受感染的血液产品而传播。尸检脑组织学分析显示灰质和白质有散在的小胶质结节，好发于脑干，较少累及大脑皮质、丘脑和小脑。其他发现包括血管周围炎性浸润、软脑膜炎和脑神经炎。

为数不多的脊髓病理研究显示存在小胶质结节，炎性改变在脊髓前角最为突出。

（四）临床特征

大多数感染西尼罗河病毒的人（80%）不会出现任何症状，约 20% 的人可能会出现发热、头痛、关节痛、呕吐、腹泻和皮疹。大多数有症状的西尼罗河病毒病患者可完全康复。据报道，大约有 1/150 的感染者疾病进展严重，主要特征是中枢神经系统受累，如脑炎或脑膜炎；患者可能出现昏迷、定向障碍、昏迷、抽搐、肌肉无力、视力丧失和瘫痪。

（五）影像特征

西尼罗河脑炎的影像学表现是非特异性的，文献报道的病例描述 T_2WI 异常高信号最常发生在颞叶内侧、基底节、丘脑和中脑。脑膜、小脑、皮质和白质异常较少见。症状完全缓解后，神经受累区域可出现孤立的扩散受限，不伴有 T_2WI 或 FLAIR 信号异常。出现弛缓性麻痹的患者可能会出现累及脊髓前角的 T_2WI 异常高信号。

（六）分析思路

- 大多数感染 WN 病毒的患者都没有症状。
- 影像表现不具特异性。
- 颞叶、基底节、丘脑和中脑 MRI 信号异常。

（七）治疗

没有针对西尼罗河病毒感染的特效治疗，支持性治疗为主。

十、流行性乙型脑炎（日本脑炎）

（一）疾病的定义

日本脑炎病毒是日本脑炎病毒抗原复合体中的一种黄病毒，在自然界中通过库蚊与鸟类或猪之间的传播而维持。马和人都是偶然的宿主。

（二）流行病学 / 人口学

乙脑病毒是亚洲和西太平洋地区病毒性脑炎的主要病因，估计每年有 6.8 万例临床病例。24 个国家有地方性乙脑病毒传播，3 亿人面临感染风险。

（三）病理学和发病机制

该病毒存在于库蚊和猪 / 水鸟之间，可以传播给人，但人类不会发展出足够的病毒血症来感染蚊子。乙型脑炎的病理改变以胶质结节和局限性坏死灶为特征。

（四）临床特征

乙型脑炎潜伏期为 5～15 天，大多数感染为轻症（发热和头痛）或无明显症状。大约每 250 名感染者中就有 1 人患上严重的临床疾病或脑炎，其特征是迅速高烧、头痛、颈部僵硬、定向障碍、昏迷、癫痫发作、痉挛性瘫痪，并最终死亡。脑炎的死亡率可高达 30%，在幸存的人中，有 20%～30% 患有永久性的智力、行为或神经问题。有与脑囊虫病相关的乙脑病毒病例报道，这被认为是由于 NCC 容易诱发乙脑病毒感染。

（五）影像特征

典型的影像学表现包括丘脑、黑质、基底节、大脑皮质、小脑和脑干的 T_2WI 高信号病变，以丘脑和黑质双侧对称性病变最为典型。

扩散受限和对比强化表现多样。颞叶受累并不常见，但当出现时，其特征是海马体和尾部主要受累，而颞叶和脑岛的其余部分通常不受影响。这种模式加上双侧丘脑或黑质，可以与单纯疱疹脑炎患者区分开来（图 26-16 和图 26-17）。

（六）分析思路

- 大多数感染乙脑病毒的患者没有症状或症状轻微。
- 脑炎是一种不常见的并发症，但一旦出现，可能会造成毁灭性的后果。
- 特征性影像学表现包括双侧丘脑和黑质对称受累。
- 颞叶受累并不常见，但如果出现的话，可能会影响海马体和尾部。
- 可发现与乙脑病毒相关的中枢神经囊虫病。

（七）治疗

没有针对西尼罗河病毒感染的特效治疗，基本上都是支持性的。

十一、圣路易斯病毒性脑炎

（一）疾病的定义

圣路易斯脑炎（Saint Louis encephalitis，SLE）是由日本脑炎病毒抗原复合体中的一种黄病毒成员引起的。在美国，蚊子叮咬是导致神经侵袭性虫媒病毒病的第三大常见原因。

（二）流行病学 / 人口学

只有不到 1% 的 SLE 病毒感染是临床明显的，过去 10 年，在美国报道的病例不到 100 例，在南美报道的病例很少。

（三）病理学和发病机制

组织学标本显示血管周围炎性改变伴有神经元变性和小胶质细胞增生，最突出的是黑质。

（四）临床特征

暴露于 SLE 后的潜伏期为 4～21 天。SLE 的主要症状与虫媒病毒感染的非特异性症状相似，但

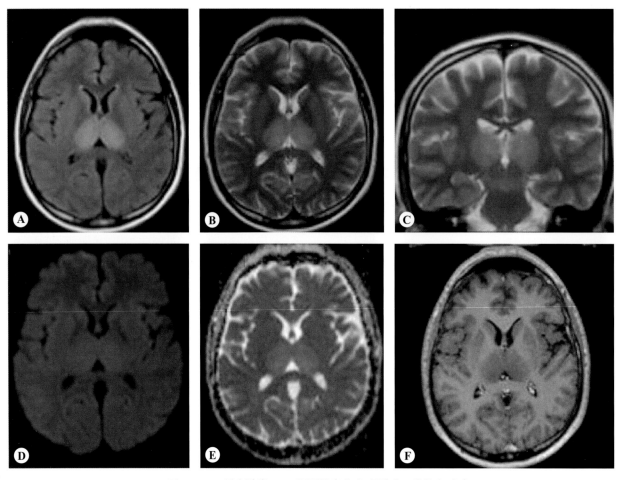

▲ 图 26-16　日本脑炎。42 岁男性患者出现昏迷、发热和癫痫

A 至 C. 轴位 FLAIR、轴位和冠状位 T_2WI 图像显示双侧丘脑对称性高信号，有肿瘤效应；D 和 E. 轴位 DWI 和 ADC 图像显示与 T_2WI 穿透效应相关的信号异常；F. 轴位 T_1WI 增强扫描未见异常强化

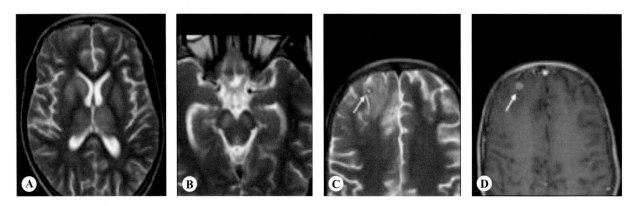

▲ 图 26-17　日本脑炎。一名来自印度的 30 岁男性患者，发热，癫痫发作，精神状态改变，患有脑囊虫病

A 和 B. 轴位 T_2WI 显示双侧纹状体、丘脑和黑质高信号，轻度占位效应；C. 轴位 T_2WI 显示右额叶皮质下白质有一个小的囊性病变（白箭）；D. 增强后 T_1WI 显示与脑囊虫病相关的额部病变周边强化（白箭）。脑囊虫病似乎是乙型脑炎感染的易感因素，也是脑炎过程的调节器。在蚊子传播的地方性区域，放射科医生应该意识到这种联系，并在乙型脑炎患者的 MRI 上寻找囊肿的证据

可能会出现颤抖，是 SLE 的特征性体征。一些患者可自愈，另一些患者出现中枢神经系统感染的迹象，包括颈部僵硬、神志不清、定向障碍、头晕、震颤和不稳定。有症状者的总死亡率为 5%～15%，30%～50% 的有症状的人可能会发展成长期的后遗症。

（五）影像特征

MRI 显示黑质内 T_2WI 高信号，没有强化。有趣的是，黑质不成比例的受累可能解释了为什么颤抖是 SLE 患者经常出现的特征性临床表现，而其确切发病机制尚不明确。

（六）分析思路

- 几乎所有感染 SLE 的患者都没有症状。
- 脑炎是一种罕见的并发症。
- 特征性影像学表现为双侧黑质对称受累。

（七）治疗

没有治疗 SLE 感染的特效药，基本上是支持性治疗。

（八）病例报告和报告样本（图 26-18）

病史：来自巴西北部地区的一名 35 岁男性，头痛、发热、头晕和上肢震颤。

临床诊断：脑炎。

MRI 检查目的：评估提示活动性中枢神经系统感染的可能表现。

成像技术：轴位 FLAIR、T_1WI、T_2WI、增强后 T_1WI、DWI、SWI。

影像学表现：轴位 T_2WI 和 FLAIR 图像显示双侧黑质对称高信号（图 26-18A、B、D 和 E），内侧丘脑轻度信号异常。轴位 DWI 未显示扩散限制（图 26-18C 和 F）。

解释：影像表现、临床表现和人口学数据提示圣路易斯脑炎。

十二、墨累溪谷脑炎

（一）定义

墨累溪谷脑炎（Murray Valley encephalitis，MVE）是由属于日本脑炎抗原复合体的黄病毒引起的，该病毒还包括圣尼易斯脑炎、日本脑炎和西尼罗河病毒。MVE 是通过库蚊叮咬传播的，在新几内亚和澳大利亚的特定地区是地方病。

（二）流行病学 / 人口学

MVE 的暴发并不常见，最近的一次是在 2011 年在澳大利亚，报道了 17 例。

（三）病理学和发病机制

该病毒在地方性疫源地的水鸟和库蚊间传播，并可传播给人类。

（四）临床特征

大多数 MVE 感染无症状或引起非特异性发热性疾病，通常伴有头痛、肌痛，偶尔还会出现皮疹。然而，1∶150～1∶1000 的病例感染会导致脑炎。潜伏期为 1～4 周，随后是 2～5 天的前驱症状，最常见的包括发热、头痛、恶心、呕吐、皮疹和咳嗽。MVE 的死亡率为 15%～30%，30%～50% 的存活者有长期的神经后遗症，仅 40% 完全恢复。

（五）影像特征

与其他黄病毒，特别是日本病毒和西尼罗河病毒脑炎的 MRI 表现类似。典型特征包括 T_2WI 双侧深部灰质高信号，尤其是丘脑，也可能累及脑干、颞叶和颈髓。

（六）分析思路

- MVE 很少见，只有有限的病例报告和影像学表现。
- 日本病毒脑炎和西尼罗河病毒脑炎的 MRI 表现相似。

（七）治疗

没有针对 MVE 感染的特效治疗，基本上是支持性的。

十三、肠道病毒

（一）疾病的定义

肠道病毒是一大群单链 RNA 病毒，属于小核糖核酸病毒家族。这个家族还包括脊髓灰质炎病毒、艾柯病毒、柯萨奇病毒等。胃肠道、肺部和呼吸道是受肠道病毒影响最频繁的系统，肠道病毒也可以攻击中枢神经系统，从而影响预后。

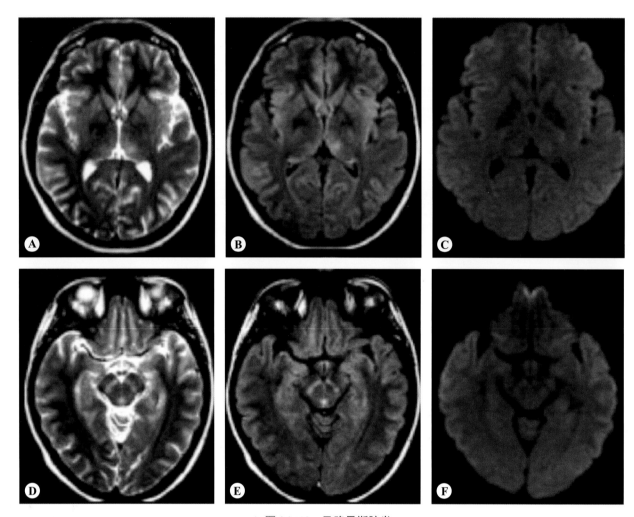

▲ 图 26-18　圣路易斯脑炎

A、B、D 和 E. 轴位 T₂WI 和 FLAIR 图像显示双侧黑质对称高信号，内侧丘脑轻度信号异常；C 和 F. 轴位 DWI 未显示扩散限制

（二）流行病学 / 人口学

肠道病毒主要影响儿童和婴儿，在脊髓灰质炎亚型疫苗实施之前，已成为全世界小儿麻痹的关键原因。然而，在过去几十年中，越来越多的急性弛缓性麻痹病例导致人们猜测，其他肠道病毒正以不同的非脊髓灰质炎亚型再次出现。

虽然许多肠道病毒可以入侵中枢神经系统，但在非脊髓灰质炎肠道病毒中，肠病毒 68（EV68）和肠病毒 71（EV71）亚型是最常见的。

（三）病理学和发病机制

肠道病毒周期通常始于胃肠道，随后传播到包括中枢神经系统在内的其他器官。目前有不同的假说试图阐明脊髓灰质炎病毒通过中枢神经系统的途径，其中通过神经肌肉接头传播和直接跨越血脑屏障传播似乎是最合理的。此外，在一些肠道病毒亚型，如 EV71 和柯萨奇病毒中，可能通过逆行轴突运输来侵袭中枢神经系统。

（四）临床特征

与肠道病毒相关的手足口病的典型症状是手、足、口疹，并伴有发热性疾病和臀部病变。胃肠道和肺部症状也常见。这些症状几乎在所有病例中都有自发缓解的趋势，但极少数患者，特别是受 EV68 和 EV71 影响的患者，出现神经系统症状，即意识障碍、无菌性脑膜炎、共济失调、松弛性瘫痪和脑神经受累。

（五）影像特征

肠道病毒亚型在中枢神经系统有不同的趋向性区域。病理学和影像学典型表现是脊髓前角受累，主要影响脊髓灰质炎亚型的运动神经元。

关于非脊髓灰质炎肠道病毒，特别是 EV68 和 EV71，影像学易累及脑干后部的脑干脑炎，包括迷走神经背核、内侧纵束、网状结构、孤束核，为此病诊断的可靠征象。病变也可出现在黑质、双侧齿状核、颈髓腹角和幕上脑。

（六）分析思路

- 儿童脑干后部病变的影像学表现和最近病毒感染的病史，主要表现为胃肠道、肺部或手足口病症状，提示肠道病毒的病因学诊断。
- 脊髓灰质炎亚型易累及脊髓前角。

（七）治疗

目前还没有针对肠道病毒的特效治疗方法，通常对症治疗。某些抗病毒药物和静脉注射免疫球蛋白可能对一些肠病毒性脑炎患者的预后有所改善。

（八）病例报告和报告样本（图 26-19）

病史：1 岁男性，发热，意识减退，颈强直。

临床诊断：脑膜炎。

MRI 检查目的：评估能够解释临床表现的脑部结构性病变。

成像技术：轴位 FLAIR、T_2WI、DWI、SWI 和增强后 T_1WI。

影像表学现：轴位 T_2WI 和 FLAIR 图像显示脑干背侧高信号，有轻微的肿瘤效应（图 26-19A 至 D）。轴位 ST_2WI 显示上颈髓信号异常，呈前位优

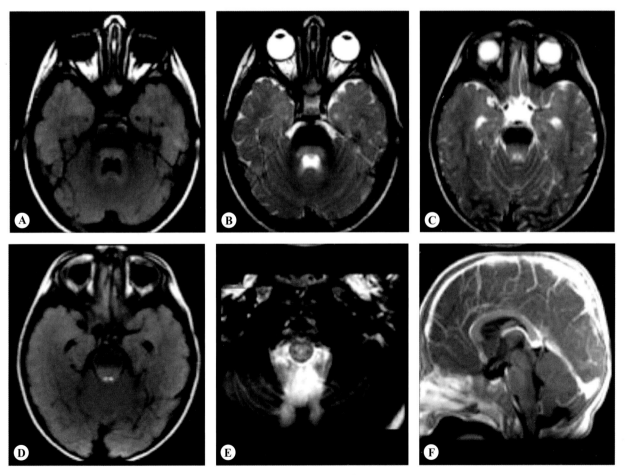

▲ 图 26-19　肠病毒感染

A 至 D. 轴位 T_2 和 FLAIR 图像显示脑干背侧出现高信号，伴有轻度肿胀效应；E. 轴位 T_2 图像显示上颈椎髓质信号异常，以前部为主；F. 矢状位 T_1 对比后图像显示小脑叶和脑干内软脑膜增强

势。矢状位 T_1WI 增强后图像显示小脑叶和脑干的软脑膜强化。

解释：影像表现和临床表现提示肠道病毒感染，进一步的脑脊液分析证实了这一诊断。

交叉参考

第 67 章。

参考文献

[1] Akins PT, Belko J, Uyeki TM, Axelrod Y, Lee KK, Silverthorn J. H1N1 encephalitis with malignant edema and review of neurologic complications from influenza. Neurocrit Care. 2010;13(3):396–406.

[2] Brismar J, Gascon GG, von Steyern KV, Bohlega S. Subacute sclerosing panencephalitis: evaluation with CT and MR. AJNR Am J Neuroradiol. 1996;17(4):761–72.

[3] Bulakbasi N, Kocaoglu M. Central nervous system infections of herpesvirus family. Neuroimaging Clin N Am. 2008;18:53–84.

[4] Camacho JC, et al. Posttransplantation lymphoproliferative disease: proposed imaging classification. Radiographics. 2014;34:2025–38.

[5] Cavalcante WCP, et al. Teaching neuroimages: bilateral intracerebral hemorrhage in expanded dengue syndrome. Neurology. 2017;89(5):e54.

[6] Cerna F, Mehrad B, Luby JP, Burns D, Fleckenstein JL. St. Louis encephalitis and the substantia nigra: MR imaging evaluation. AJNR Am J Neuroradiol. 1999;20:1281–3.

[7] Di Carlo P, et al. Unusual MRI findings in an immunocompetent patient with EBV encephalitis: a case report. BMC Med Imaging. 2011;24:11–6.

[8] Einsiedel L, Kat E, Ravindran J, Slavotinek J, Gordon DL. MR findings in Murray Valley encephalitis. AJNR Am J Neuroradiol. 2000;24:1379–82.

[9] Hall E, Offiah C. Acute necrotizing encephalopathy associated with novel influenza H1N1 (pdm09) infection: MRI and correlation with brain necropsy. J Pediatr Neuroradiol. 2015;2(4):319–24.

[10] Handique SK, et al. Temporal lobe involvement in Japanese encephalitis: problems in differential diagnosis. AJNR Am J Neuroradiol. 2006;27:1027–31.

[11] Hesdorffer DC, Shinnar S, Lewis DV, Moshé SL, Nordli Jr DR, Pellock JM, MacFall J. Design and Phenomenology of the FEBSTAT Study. Epilepsia. 2012;53(9):1471–80.

[12] Hukin J, Junker AK, Thomas EE, Farrell K. Reye Syndrome Associated with Subclinical Varicella Zoster Virus and Influenza a Infection. Pediatric Neurology. 1993;9(2):134–36.

[13] Kalita J, Misra UK. Comparison of CT scan and MRI findings in the diagnosis of Japanese encephalitis. J Neurol Sci. 2000;174(1):3–8.

[14] Kimura S, Ohtuki N, Nezu A, Tanaka M, Takeshita S. Clinical and Radiological Variability of InfluenzaRelated Encephalopathy or Encephalitis. Pediatrics International: Official Journal of the Japan Pediatric Society. 1998;40(3):264–70.

[15] Kneen R, Michael BD, Menson E, Mehta B, Easton A, Hemingway C, Klapper PE, et al. Management of suspected viral encephalitis in children – Association of British Neurologists and British Paediatric Allergy, Immunology and Infection Group National Guidelines. J Infect. 2012;64(5):449–77.

[16] Mastroyianni SD, Dimitrios G, Konstantinos V, Angeliki S, Masashi M. Acute Necrotizing Encephalopathy of Childhood in Non-Asian Patients: Report of Three Cases and Literature Review. Journal of Child Neurology. 2006;21(10):872–79.

[17] Nogueira RG, Seeley WW. Ramsay Hunt syndrome associated with spinal trigeminal nucleus and tract involvement on MRI. Neurology. 2003;61(9):1306–7.

[18] Ozdoba C, Pfenninger J, Schroth G. Initial and follow-up MRI in a case of early diagnosed Reye's syndrome. Neuroradiology. 1997;39(7):495–8.

[19] Petropoulou KA, Gordon SM, Prayson RA, Ruggierri PM. West Nile virus meningoencephalitis: MR imaging findings. AJNR Am J Neuroradiol. 2005;26(8):1986–95.

[20] Sampson BA, Ambrosi C, Chariot A, Reiber K, Veress JF, Armbrustmacher V. The pathology of human West Nile virus infection. Hum Pathol. 2000;31(5):527–31.

[21] Shen WC, Chiu HH, Chow KC, Tsai CH. MR ImagingFindings of Enteroviral Encephalomyelitis: An Outbreak in Taiwan. AJNR Am J Neuroradiol. 1999;20:1889–1895.

[22] Shinnar S, Bello JA, Chan S, Hesdorffer DC, Lewis DV, Macfall J, Pellock JM, et al. MRI abnormalities following febrile status epilepticus in children: the FEBSTAT study. Neurology. 2012;79(9):871–7.

[23] Singh P, Goraya JS, Gupta K, Saggar K, Ahluwalia A. Magnetic resonance imaging findings in Reye syndrome: case report and review of the literature. J Child Neurol. 2011;26(8):1009–14.

[24] Soares BP, Provenzale J. Imaging of herpesvirus infections of the CNS. AJR. 2016;206:3948.

[25] Taubenberger JK, Morens DM. The pathology of influenza virus infections. Annu Rev Pathol. 2008;3:499–522.

[26] Wasay M, Mekan SF, Khelaeni B, Saeed Z, Hassan A, Cheema Z, Bakshi R. Extra temporal involvement in herpes simplex encephalitis. Eur J Neurol. 2005;12(6):475–9.

[27] Wong AM, Simon EM, Zimmerman RA, Wang H-S, Toh C-H, Ng S-H. Acute necrotizing encephalopathy of childhood: correlation of MR findings and clinical outcome. AJNR Am J Neuroradiol. 2006;27(9):1919–23.

[28] Xixis KL, Dulebohn SC. Seizure, Febrile. In: StatPearls. Treasure Island: StatPearls Publishing; 2017.

拓展阅读

[1] Baldwin KJ, Cummings CL. Herpesvirus infections of the nervous system. Continuum (Minneap Minn). 2018;24(5):1349–69.

[2] Dadak M, et al. Varying patterns of CNS imaging in influenza A encephalopathy in childhood. Clin Neuroradiol. 2019.[Epub ahead of print].

[3] Fisher DL, Defres S, Solomon T. Measles-induced encephalitis. QJM. 2015;108(3):177–82.

[4] Kutiyal AS, Malik C, Hyanki G. Dengue haemorrhagic encephalitis: rare case report with review of literature. J Clin Diagn Res. 2017;11(7):OD10–2.

[5] Lyons JL. Viral meningitis and encephalitis. Continuum (Minneap Minn). 2018;24(5):1284–97.

[6] Maloney JA, Mirsky DM, Messacar K, Dominguez SR, Schreiner T, Stence NV. MRI findings in children with acute flaccid paralysis and cranial nerve dysfunction occurring during the 2014 enterovirus D68 outbreak. AJNR Am J Neuroradiol. 2015;36(2):245–50.

[7] Mehta R, Gerardin P, de Brito CAA, Soares CN, Ferreira MLB, Solomon T. The neurological complications of chikungunya virus: a systematic review. Rev Med Virol. 2018;28(3):e1978.

[8] Rasmussen ER, Lykke E, Toft JG, Mey K. Ramsay Hunt syndrome revisited–emphasis on Ramsay Hunt syndrome with multiple cranial nerve involvement. Virol Discov. 2014;2(1):1.

[9] Starkey J, Kobayashi N, Numaguchi Y, Moritani T. Cytotoxic lesions of the corpus callosum that show restricted diffusion: mechanisms, causes, and manifestations. Radiographics. 2017;37(2):562–76.

[10] Wintermark M, et al. Clinical and imaging characteristics of arteriopathy subtypes in children with arterial ischemic stroke: results of the VIPS study. AJNR Am J Neuroradiol. 2017;38:2172–217.

第六篇　炎症性和自身免疫性脑病

Inflammatory and Autoimmune Brain Diseases

第 27 章　多发性硬化及其变异型 ································ 614

第 28 章　视神经脊髓炎谱系疾病：影像学的作用 ················ 651

第 29 章　急性播散性脑脊髓炎和其他急性类感染综合征 ·········· 665

第 30 章　血管炎和其他炎性疾病：影像学表现 ················· 687

第 31 章　自身免疫性脑炎 ································· 722

第27章 多发性硬化及其变异型

Multiple Sclerosis and Variants

Àlex Rovira　Frederik Barkhof　著

张焕磊　译　　白雪冬　夏　爽　校

摘　要

在炎性脱髓鞘疾病（IDD）中，最常见的疾病是多发性硬化（MS）。临床神经影像学为 MS 的确诊和提供预后信息起到关键作用，在疗效和安全性监测方面也日益重要。在 MS 中重要的影像学检查是脑部和脊髓的 MRI。根据 McDonald 标准，MS 位于脑和脊髓的病变应体现出时间和空间上的多发性。除了经典的 MS 表型外，还有不同的 MS 变异型，这些变异型可以根据严重程度、临床病程和病变分布进行区分，本章将对其特征予以讨论。其他类型的 IDD 现在被认为是不同疾病，而不是 MS 变异型，包括急性播散性脑脊髓炎、视神经脊髓炎谱系疾病，这些将在其他章中讨论。复发 - 缓解型和继发 - 进展型是 MS 最常见的表现形式，往往在病程早期病灶快速进展。少数患者一发病即进入快速进展的过程（原发 - 进展型 MS），或发病后 10～15 年仅有轻度或无病残的良性病程（良性多MS）。MS 的监测需要一个标准化的方案来发现新病灶以调整治疗方案，并能发现临床前期的机会性感染，如进行性多灶性白质脑病。

关键词

多发性硬化；磁共振成像；影像孤立综合征；进行性多灶性白质脑病；Balo 同心圆硬化；马尔堡病；希尔德病

一、多发性硬化

（一）定义

多发性硬化（multiple sclerosis，MS）是一种进行性炎性脱髓鞘和神经退行性自身免疫性疾病，其病理特征为血管周围单核炎性细胞浸润、脱髓鞘、轴突丢失和胶质增生，形成局灶性和弥漫性中枢神经系统病变。病变主要累及视神经、脑干、脊髓、小脑和脑室周围白质，皮质和皮质下灰质损伤也较常见。多数患者存在渐进性不可逆性运动障碍。

MS 目前仍无法治愈且不能预防，但已有十余种不同作用方式的缓解疾病药物用于降低复发率和严重程度，甚至减缓残疾的进展。这使得个体化改进患者管理成为可能，但同时也带来了挑战，要求我们对疾病做出早期和准确的诊断，并对疾病演变、治疗效果和安全性进行适当的监测。

（二）流行病学 / 人口学

MS 影响着全世界 250 多万人，最常见的发病年龄在 20—40 岁，男女发病比例约为 1：2，是年轻人非创伤性残疾的主要原因。一半的患者在确诊后 20 年内需要协助才能行动，50% 的患者最终会出现严重的认知障碍。因此，MS 会严重影响生活质量、工作效率及失业率。

全球 MS 中位患病率为 33/100 000，不同国家和地区之间差异很大。北美洲和欧洲的患病率最高（每 10 万人中超过 100 人），而亚洲和撒哈拉以南非洲的患病率最低。虽然 MS 的确切病因尚不清楚，其发病机制也尚未明确，但复杂的遗传特性（HLA）、环境、感染因素（如 EB 病毒感染）、维生素 D 水平、吸烟和地域，决定了该病的易发性。

（三）临床特征

复发 - 缓解型 MS 首发症状为感觉障碍、单侧视神经炎、复视（核间眼肌麻痹）、Lhermitte 征（屈颈诱发的躯干和肢体感觉异常）、肢体无力、步态障碍、共济失调、神经源性膀胱和神经源性肠道症状。有些患者有反复出现的、短暂的定型表现（阵发性疼痛或感觉异常、三叉神经痛、阵发性笨拙或构音障碍、肢体强直）。临床上很少出现明显的皮质受累症状（失语症、失用症、反复痫性发作、视野丧失）和锥体外系表现（舞蹈病和僵硬）。后期会出现疲劳、认知障碍、抑郁、情绪不稳、构音障碍、吞咽困难、眩晕、进行性四肢瘫和感觉丧失、共济失调性震颤、疼痛、性功能障碍、痉挛和其他中枢神经系统功能障碍的表现。

原发 - 进展型 MS 患者常表现一种缓慢发展的腿部上运动神经元综合征（"慢性进行性脊髓病"）。通常情况下，这种变异会逐渐恶化，并可能出现四肢瘫痪、认知能力下降、视力丧失、脑干综合征及小脑、肠道、膀胱和性功能障碍。

MS 症状总结见表 27-1。根据症状的发生和演变，可分为如下几种 MS 表型（图 27-1）。

- 临床孤立综合征（CIS）：提示 MS 的单次发作。
  - 仅有 MRI 典型 MS 表现而没有任何症状，称为影像孤立综合征。
- 复发 - 缓解型 MS（RRMS）：完全缓解后的复发。
- 继发 - 进展型 MS（SPMS）：初次复发后疾病缓慢进展，有或无进一步叠加复发。

表 27-1　多发性硬化症的神经症状

复发性神经症状	
视神经	单核痛性视力丧失
脊髓	• 偏瘫，单侧 / 轻截瘫 • 感觉减退，感觉障碍，感觉异常 • 膀胱 / 直肠括约肌功能障碍
脑干和小脑	• 复视，振动幻视 • 眩晕 • 共济失调，辨距不良 • 意向性 / 姿势性震颤 • 面部轻瘫和（或）感觉减退
大脑半球	• 面 - 臂 - 脚偏身轻瘫 • 面 - 臂 - 脚偏身感觉减退

其他临床表现

- 发作性症状
- 疼痛性痉挛 / 强直
- 构音障碍 / 吞咽困难
- 神经病理性疼痛
- 性功能障碍
- 痉挛步态
- 共济失调
- 疲倦
- 认知障碍
- 抑郁
- 癫痫发作

- 原发 - 进展型 MS（PPMS）：缓慢进展的残疾，无任何复发（在老年男性患者中更常见）。

MS 的临床病程不固定（图 27-2）。约 85% 的 MS 患者表现为累及视神经、脑干或脊髓的 CIS。症状和体征经过几天的发展，稳定下来，往往还会有一定缓解，但通常会出现复发，形成复发 - 缓解型。小部分 RRMS 患者（10%～20%）可长期无残疾或仅有轻度残疾（良性 MS）。

在 SPMS 中，复发后会出现持续的中枢神经系统功能障碍症状，并且疾病可能会在复发之间或没有复发的情况下进展。

10%～15% 的 MS 患者将出现原发性进行性病程：从临床发病开始，残疾就稳定发展，无明显复发。

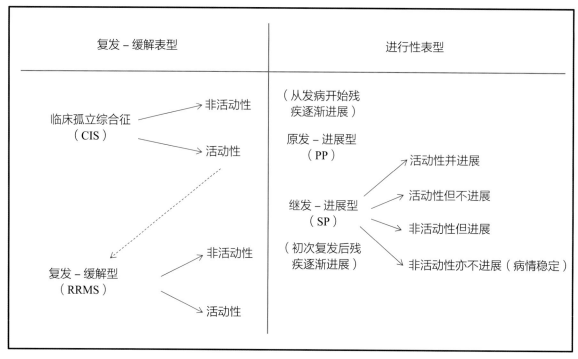

▲ 图 27-1　多发性硬化表型描述
引自 Lublin 等，2014

CIS 发生后，发生 MS 的风险将取决于 MRI 中是否存在白质病变。大约 80% 的 MRI 表现为典型 MS 病变的患者在随访期间会发展为 MS，而如果基线（大脑）MRI 正常，只有 10%～20% 的患者会发展为 MS。其他临床人口学和生物学因素，如 CIS 发病年龄较小、非高加索血统、脑脊液中存在寡克隆带，也会增加 MS 的发病风险。

（四）病理生理学

人们普遍认为，MS 的炎症过程是由自身免疫级联反应引起或传播的，包括以髓鞘自身抗原为靶点的 T 细胞，并可能通过分子模拟机制（由病毒或其他微生物和髓鞘成分表达的交叉反应性抗原）介导，导致之后发生的局灶性淋巴细胞浸润、小胶质细胞活化、脱髓鞘和轴突变性。

MS 炎性斑块的形成始于血脑屏障的完整性被破坏，通过淋巴细胞表面表达的整合蛋白和血管内皮表面的黏附分子相互作用。在这个阶段，MRI 上钆增强可显示 BBB 的破坏，提示近期炎症的发生。进入中枢神经系统的 T 细胞被特异性抗原激活，这些抗原将协调多种细胞和体液反应，引发炎症级联反应，导致组织损伤和急性炎症性脱髓鞘病变的

形成。

（五）病理学特征：影像征象的病理意义

MS 病变的病理特征是：① T 细胞、B 细胞和巨噬细胞 / 小胶质细胞介导的炎性反应；②脱髓鞘，在疾病的慢性阶段少突胶质细胞丢失和不同程度的髓鞘再生；③轴突的损伤和丢失；④胶质增生，即星形胶质细胞增殖和胶质纤维生成。

多发性硬化斑块多集中在中等大小的静脉周围，往往积聚在脑室周围或大脑和脊髓的外表面附近。病变通常呈圆形、椭圆形，但在周围常可见手指状的延伸，并有中小静脉伴行。这种 "Dawson 手指征" 在 MRI 上很容易被认为是脑室旁卵圆形病变，其长轴垂直于侧脑室外表面。磁敏感加权成像序列由于其顺磁特性（脱氧血红蛋白）对含铁组织和小静脉显示出高灵敏度，大部分白质 MS 病变可见中央静脉征（图 27-3）。这在非 MS 相关的局灶性脑白质病变中并不常见，如视神经脊髓炎谱系疾病和脑血管疾病。

由于胶质增生，MS 斑块大体检查呈灰色，组织结构牢固。神经病理学上，局灶性 MS 病变可分为活动性斑块和慢性斑块。

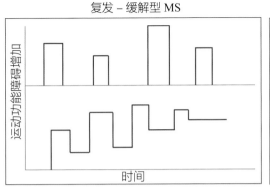

▲ 图 27-2 **MS** 的临床病程

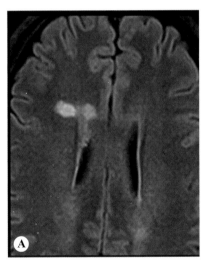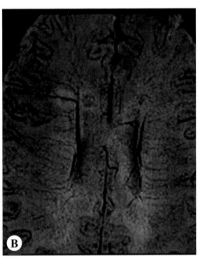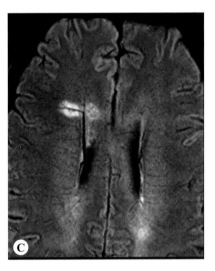

▲ 图 27-3 **CIS 患者**

脑磁共振成像显示典型的 MS 脱髓鞘病变，累及额叶脑室周围白质（A）。在 SWI（B）和 FLAIR*（C）图像上观察到中央静脉的存在

- 活动性 MS 斑块的特征是富含脂质的巨噬细胞和反应性星形胶质细胞，伴有不同的血管周围炎症。病变区髓鞘染色明显而轴突相对完整，导致 T_2WI 和 FLAIR 图像上的信号增强。在损伤更严重的区域，轴突可能丢失或碎裂，即

- T_1WI 上相应的低信号（"黑洞征"）（图 27-4）。许多巨噬细胞被吞噬的髓鞘残留物和碎片充盈。

- 慢性 MS 斑块，数量和大小不一（从 < 1mm 到几厘米），在侧脑室角周围和第四脑室底部

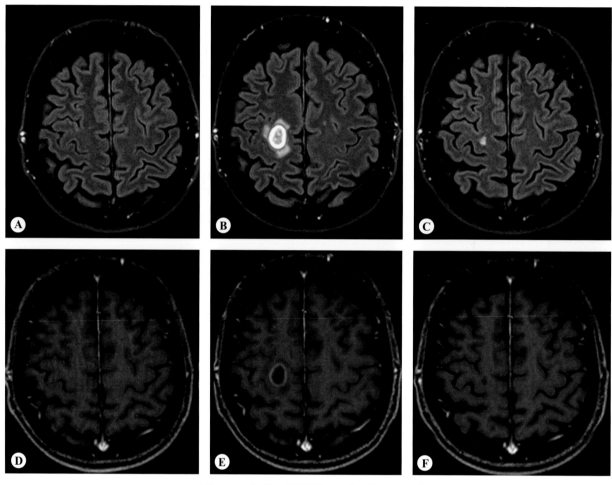

▲ 图 27-4 复发 - 缓解型 MS 患者的 MR 图像

基线检查（A 和 D）、3 个月后（B 和 E）和 6 个月后（C 和 F）MR 图像，上排图（A 至 C）为 FLAIR，下排图（D 至 F）为增强 T$_1$WI。右额叶皮质下白质内一活动性多发性硬化斑块形成，呈环状强化。3 个月后，病灶缩小，但 T$_1$WI 上仍有持续的低信号，表明组织损伤不可逆（慢性黑洞）

的脑室周围白质中最为明显。这些斑块界限清楚，细胞较少，没有活动性髓鞘破坏的迹象（图 27-5）。纤维状胶质增生明显，轴突密度明显降低。成熟少突胶质细胞明显减少或缺失。仍可能存在不同程度的炎症，尤其是血管周围。慢性 MS 斑块的再髓鞘化通常是不完全的，并且大多局限于边缘。病灶再髓鞘化形成的髓鞘较薄，在 T$_2$WI/FLAIR 中仍会呈异常信号。

除了局灶性脱髓鞘斑块外，在 MS 患者"表现正常的脑组织"中也存在弥漫性损伤，包括弥漫性星形细胞增生、斑片状水肿和血管周围细胞浸润，以及轴突损伤和显微镜下局部病灶。这种广泛异常表现在 T$_2$WI/FLAIR 上可以显示（即所谓的脏白质），使用磁共振波谱可以更好地显示，表现为 N- 乙酰天冬氨酸减少和胆碱水平升高。这些变化可见于 CIS，但在疾病进展过程中更为明显。

虽然 MS 被认为是一种白质疾病，但脱髓鞘也可以在大脑深部核团、大脑皮质、脊髓灰质和脑干中发现。由于轴突和树突横断、突触丢失和神经元凋亡，大脑皮质受累可能导致神经和认知功能损害，尤其是在疾病晚期阶段。皮质病变与白质斑块在几个方面是不同的。皮质病变是乏细胞的，含有较少的 T 淋巴细胞，整体组织结构比白质病变保存得更好，表明总体组织损伤较小。大多数皮质病变在 MRI 上显示不清，即使使用专用序列，那些可见的病变往往由于延伸到邻近皮质的白质而表现出来，即所谓的混合性灰白质病变（图 27-6）。

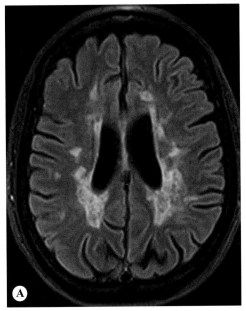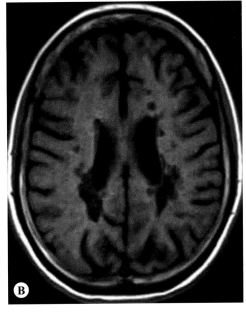

◀ 图 27-5　继发 - 进展型 MS 患者脑 MRI 图像

FLAIR（A）和 T₁WI（B）像中可见多个融合的慢性脱髓鞘病灶，主要累及后脑室周围白质，FLAIR 呈高信号，T₁WI 呈低信号（黑洞）

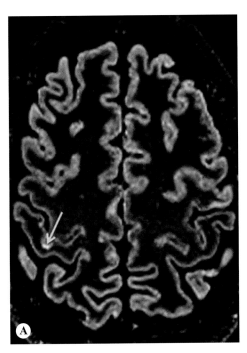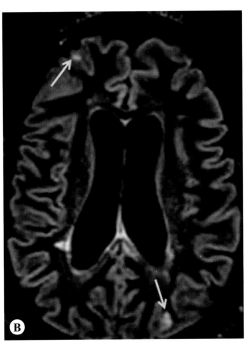

◀ 图 27-6　CIS 患者 DIR 图像显示，除了典型的脑室周围病变外，还有三个皮质 / 皮质旁病变（箭）

二、多发性硬化的治疗

过去几年，出现越来越多的疾病修正疗法用于治疗复发型 MS（表 27-2）。所有这些治疗方法已被证明在减少疾病活动性方面是有效的，从而可以改变 MS 的自然病史。令人感到鼓舞的同时，大量的新药也对临床神经学家提出了挑战，因为每种疗法都有其自身的风险和效益。MRI 通常用于监测和预测治疗效果，因为在临床稳定的患者中检测到活动性病灶（新的 T₂WI 病变或钆强化病变）对于识别治疗反应不理想的高危患者及需要改用更有效的 DMT 的患者具有非常重要的价值。

三、多发性硬化诊断标准

疾病修正疗法费用高昂，在疾病早期阶段特别有效，但可能伴随严重的不良反应，因此对 MS 进行及时、准确的诊断非常重要。MS 的诊断标准以中枢神经系统内病变的空间多发性（dissemination in spaco，DIS）和时间多发性（dissemination in time，

表 27–2 批准用于治疗多发性硬化的药物			
药 物	商 品 名	给药途径	指 征
干扰素 –β₁b	Betaferon® 和 Extavia®	皮下	复发性 MS
干扰素 –β₁a	Avonex®	肌内	复发性 MS
干扰素 –β₁a	Rebif®	皮下	复发性 MS
聚乙二醇干扰素 –β	Plegridv®	皮下	复发性 MS
格拉默	Copaxone® 和 Glatopa®	皮下	复发性 MS
纳塔利珠单抗	Tysabri®	静脉	复发性 MS
芬戈莫德	Gilenya®	口服	复发性 MS
特氟米特	Aubagio®	口服	复发性 MS
阿勒姆图单抗	Lemtrada®	静脉	复发性 MS
富马酸二甲酯	Tecfiderq®	口服	复发性 MS
奥雷利珠单抗	Ocrevus®	静脉	复发性 MS 和原发 – 进展型 MS
克拉屈滨	Mavenclad®	口服	复发性 MS

DIT）为基础，并通过临床和（或）临床旁试验加以证明。

此外，诊断标准要求排除临床或影像学上类似 MS 的其他诊断。从形式上讲，仅凭临床表现可以做出诊断，但应做 MRI 以支持临床诊断并排除其他疾病。此外，在相当一部分患者中，磁共振成像结果甚至可以取代某些临床标准。2017 年 McDonald 标准最新版本摘要显示了 CIS 和原发 – 进展型诊断标准（表 27–3 和表 27–4）。

四、成像策略

脑 MRI 对于 MS 的快速、准确诊断具有重要意义，因为它对检测白质斑块具有很高的敏感性。然而，与 MR 检查相关的几个因素对病变的检测有很大的影响，如患者的位置、脉冲序列和脉冲时间参数的选择、空间分辨率、线圈技术、对比剂和磁场强度。各种指南都建议标准化的脑部核磁振成像方案。该方法包括在至少 1.5T（优选 3.0T）的磁场强度下进行的多序列 MRI，最大层厚为 3mm，平面空间分辨率为 1mm×1mm（体素大小，3mm×1mm×1mm），应用的脉冲序列如表 27–5 所示。

选择最合适的 T₂WI 序列很关键。FAST/TURBO 自旋回波质子密度和 T₂WI 因其高敏感性是金标准，能检测出所有位置的局灶性 MS 病变。FLAIR 序列对幕下病变的敏感性较低，但可以提高对近皮质和脑室周围病变的检出率，因此 FLAIR 也非常有价值，适合作为质子密度序列的替代者。应至少采集两个方向的 T₂WI。轴位 T₂WI 和 PDWI（或 FLAIR）结合矢状面 FLAIR 是一种很好的策略，可以在同一平面比较所有序列，同时矢状位上提供胼胝体病变的存在和位置信息。与 2D FLAIR 序列相比，单层各向同性 3D FLAIR（最好有脂肪抑制）提供了更好的图像质量，因为它在适合于常规患者检查的采集时间内结合了单层模式（均匀的脑脊液抑制）和高空间分辨率的优点（图 27–7）。

理想情况下，随访 MRI 应该使用与初始扫描相同的设备和方案进行。为了准确评估连续扫描，需要进行充分的重新定位，无论是根据各种解剖标志物（如前后联合面），还是通过自动定位系统进行。重新定位不充分可能产生伪影，导致病变大小的"改变"。在随访研究中，脑 MRI 的主要目的是检测

表 27-3　2017 年临床孤立综合征的 MRI McDonald 标准

DIS 诊断依据：
- 在以下 4 个中枢神经系统区域中至少 2 个区域出现 ≥ 1 个 MS 特征性的 T_2WI 高信号病变：
  - 脑室周围
  - 皮质 / 近皮质
  - 幕下
  - 脊髓
- 不需要区分有症状和无症状的 MRI 病变
- 对于一些患者，如老年人或有血管危险因素的患者，临床医生需更加谨慎地寻找更多的室周病变

DIT 诊断依据：
- 在任何时候，同时存在钆强化和非强化病变，不区分有症状和无症状病变
- 在随访 MRI 上出现一个新的 T_2WI 高信号和（或）钆增强病灶，参考基线扫描，与基线 MRI 的时间无关

MRI. 磁共振成像；DIS. 空间多发性；MS. 多发性硬化；DIT. 时间多发性（引自 Thompson 等，2018）

表 27-4　2017 年原发 - 进展型多发性硬化的 McDonald 诊断标准

原发 - 进展型 MS 诊断依据：
- 1 年的疾病进展（回顾性或前瞻性确定）与临床复发无关
- 加上以下 3 个标准中的 2 个：
  - 在 MS 的典型部位（脑室旁、皮质 / 皮质旁、幕下）中 ≥ 1 个区域出现 ≥ 1 个 T_2WI 高信号病变
  - 在脊髓出现 ≥ 2 个 T_2WI 高信号病变
  - 脑脊液特异性 OCB
- 不需要区分有症状和无症状的 MRI 病变

MS. 多发性硬化；OCB. 寡克隆带（引自 Thompson 等，2018）

活动性病变（即有或无对比剂摄取的新的或扩大的 T_2WI 病变）。因此，可以使用一个简化的方案，包括 PD/FLAIR 和 T_2WI 快速自旋回波序列，检查时间不超过 20min。当治疗方案取决于检测当前疾病的活动性（强化仅持续 2~4 周）时，推荐使用增强 T_1WI。病灶较多时仅根据 T_2WI 很难发现新的病变，钆增强可用于此类患者（表 27-6）。

MS 患者脊髓的磁共振成像比脑部成像更具挑战性。脊髓结构小且可移动，获取高质量的图像较难。由于重影（呼吸、血管和脑脊液搏动）和截断伪影的普遍存在使评估更加复杂，可导致假阴性和假阳性。脊髓磁共振成像场强应为 1.5T 及以上，使用 3T 无明显优势，这一点与脑成像不同。

选择合适的 T_2WI 是获得诊断图像的关键。矢状位可以覆盖大面积，但容易出现部分容积效应和脑脊液搏动伪影，质子密度和 T_2WI（联合或独立获得）自旋回波序列的空间分辨率至少为

表 27-5　临床怀疑或确定的 MS 患者临床评估的标准化脑磁共振成像方案

基线评价
必选序列
- 轴位质子密度或 FLAIR+T_2WI 加权
- 矢状位 2D 或 3D FLAIR
- 2D 或 3D 对比增强 T_1WI（至少延迟 5min）

候选序列（增强前）
- 2D/3D 双反转恢复序列
- 轴位扩散加权序列
- 高分辨各向同性 3D T_1WI

3mm×1mm×1mm。PD 序列的第一个（短）回波时间的适当选择是使脊髓与脑脊液等强度的关键，这有助于识别脊髓内信号增高的病灶，并对弥漫性病变的显示尤其重要。如果上述序列效果不佳，短时间反转恢复（STIR）是补充 T_2WI 的一个很好的替代序列（图 27-8）。但 STIR 序列更容易受到流

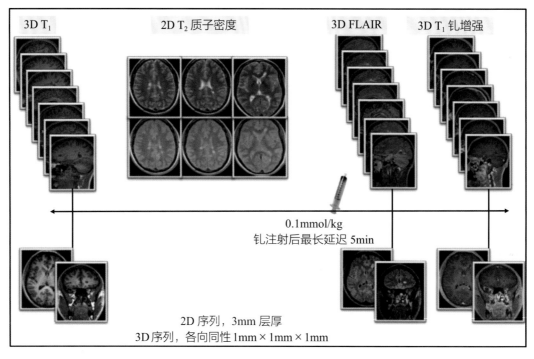

3D T₁   2D T₂ 质子密度   3D FLAIR   3D T₁ 钆增强

0.1mmol/kg
钆注射后最长延迟 5min

2D 序列, 3mm 层厚
3D 序列, 各向同性 1mm × 1mm × 1mm

▲ 图 27-7 建议用于诊断和监测多发性硬化的脑 MRI 方案

表 27-6 多发性硬化随访检查推荐脑 MRI 方案

随访的脑 MR 检查方案
必选序列
- 轴位质子密度或 2D/3D FLAIR+2D T₂WI
- 2D 或 3D 对比增强 T₁WI（至少延迟 5min）
候选序列
- 2D/3D 双反转恢复序列
- 轴位扩散加权序列
- 非增强的高分辨各向同性 3D T₁WI
进展为进行性多灶性白质脑病的高危患者的简化 MRI
方案（那他珠单抗治疗下）
- 轴位 2D 或 3D FLAIR
- 轴位扩散加权序列

动伪影的影响而出现假阳性，图像质量较低，观察者之间的一致性也较低。注意，FLAIR 不适合脊髓成像，可能是因为 TE 太长。

如果需要验证矢状面的变化，可以采集额外的轴位 T₂WI。由于脊髓横截面积小，需要高分辨率的图像。在较短的采集时间内可以获得回波时间较短的二维梯度回波序列，并且不受搏动伪影影响。注意，重 T₂WI（如 CISS）不适合检测脊髓病变。

重 T₁WI（如 PSIR 或 MP2RAGE）可提高脊髓

MS 病变的检出率。这些序列的三维采集可以进行多平面重建，更精确地勾画病变（图 27-9）。

对比剂在脊髓 MRI 中的应用价值仍存争议。只有小部分脊髓病变显示对比强化，而那些强化病变常与新的临床症状有关。

五、CT 影像特征

脑 CT 对 MS 斑块的敏感性较低。CT 表现如低密度灶或脑萎缩，常出现在疾病晚期且无特异性。活动性斑块显示不同程度地强化，但其中一些只有在高剂量、延迟扫描时才变得明显。肿瘤样炎性脱髓鞘病变在临床上可能表现为脑肿瘤，因此对比增强脑 CT 可能是这类患者的首次影像学检查（图 27-10）。CT 上病变较小或无占位效应和某些特定的临床情况（年轻女性、无癌症或脑感染史），是提示正确诊断的额外线索，应建议行一步 MR 检查。

六、MRI 影像表现

（一）脑

98% 的 MS 患者中，T₂WI/FLAIR 显示脑室周围白质的高信号区。MS 斑块一般呈圆形至卵圆形，

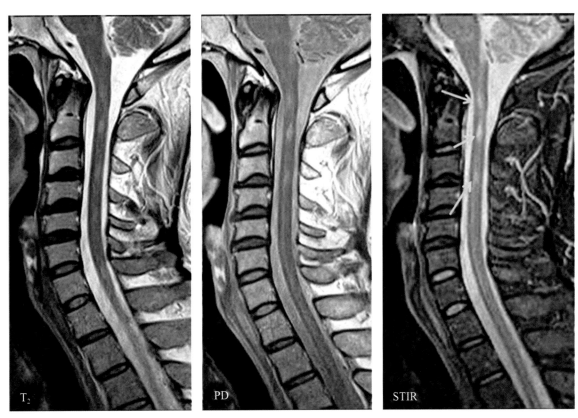

▲ 图 27-8　颈髓矢状位 T₂WI、质子密度（PD）和短时间反转恢复序列（STIR）。至少需要两组不同对比度的
T₂WI，以提高病变检测的可信度。用 STIR（箭）观察 MS 病变更明显

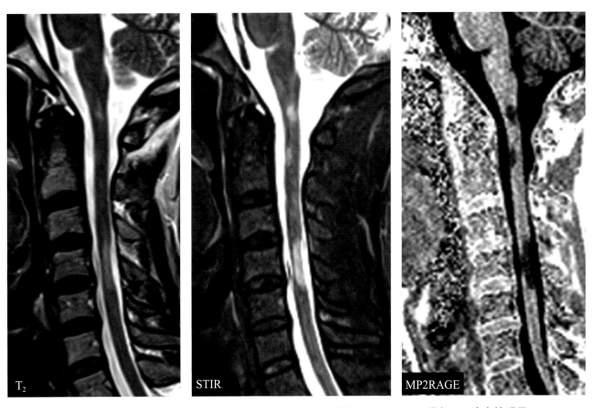

▲ 图 27-9　颈髓矢状位 T₂WI、STIR 及 MP2RAGE 序列。MP2RAGE 观察 MS 病变较明显

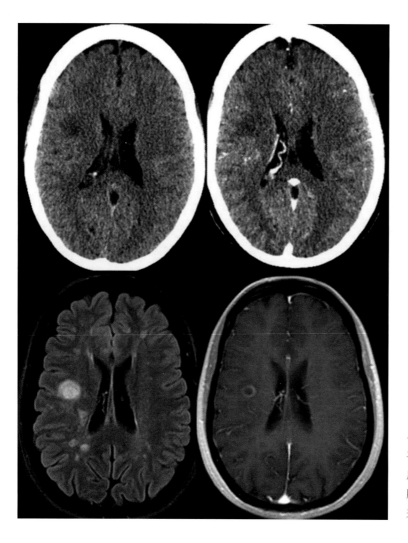

◀ 图 27-10 一侧大脑半球 CIS 的患者
平扫和对比增强脑 CT（上排）显示右额叶皮质下白质有一个小的低密度病变，没有强化。脑 MRI（下排）证实了该病变并可见强化，并确定了双侧大脑半球的其他白质病变

直径从几毫米到 1cm 以上。在疾病的早期阶段，病变通常是分散的和局灶性的，但随着疾病的进展会融合在一起，特别是位于后部脑室周围白质的病变（图 27-11）。在复发型 MS 中，大脑 T_2WI 病变的总体积每年增加 5%～10%。

急性和慢性多发性硬化斑块在 FLAIR 和 T_2WI 上都很亮，反映了组织含水量的增加。信号增高表明水肿、炎症、脱髓鞘、反应性胶质增生和（或）轴突丢失，比例因病变而异。绝大多数 MS 患者至少有一个卵圆形室周病变，其长轴垂直于侧脑室外缘。卵圆形和垂直走行是由于脱髓鞘斑块位于静脉周围（道森手指征）（图 27-3 和图 27-12）。

MS 病变往往影响大脑的特定区域，包括位于侧脑室外上侧的脑周白质、胼胝体下部的胼胝体 - 透明隔交界区、皮质 / 近皮质区和幕下区。侧脑室颞角旁白质的局灶性受累是 MS 的典型表现，在其他白质疾病中很少见到（图 27-13）。

胼胝体 - 透明隔交界处常见的病变最好用矢状面 FLAIR 图像来观察，也因此强烈建议该序列用于诊断性 MR 成像研究（图 27-14）。

MS 患者的皮质病变非常多，尤其是在疾病进展阶段。然而，目前可用的磁共振成像技术并不是检测皮质病变的最佳技术；最有用的是 3D FLAIR 序列和较新的 MR 技术，如 3D 双反转恢复、相位敏感反转恢复（PSIR 或预脉冲梯度回波快速采集（图 27-6 和图 27-15）。

虽然有了这些新的序列，但在标准临床场强下对皮质病变进行成像还是效果欠佳。涉及 U 形纤维的近皮质病变很容易识别，2/3 的 MS 患者都能检测到。这些病变在疾病的早期阶段是典型的表现，最好用 FLAIR 序列（图 27-16）检测。

颅后窝病变多累及第四脑室底（及邻近部位内

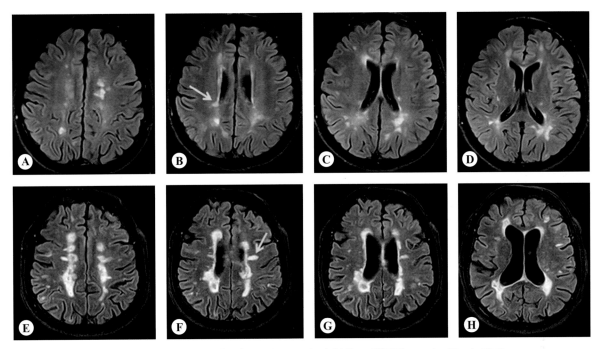

▲ 图 27-11　复发 - 缓解型 MS（A 至 D）和继发 - 进展型 MS（E 至 H）患者
轴位 FLAIR 图像显示典型的脱髓鞘斑块，主要累及后部脑室周围白质，并随着病情的发展而增多和融合

侧纵束）（图 27-17）、脑桥表面和桥内三叉神经束、小脑中脚和脑干（图 27-18）。

大多数脑干病变与脑池或脑室脑脊液间隙相邻，范围从大的融合斑片到孤立的、轮廓清晰的旁中线病变或脑脊液边缘的散在"衬里样"改变（图 27-19）。这些好发区域是识别 MS 斑块的关键特征，并借此与好发于脑桥中央白质的缺血性脱髓鞘和梗死灶区分开来（图 27-20）。

10%～20% 的 T_2WI 高信号区在自旋回波 T_1WI 上是低信号区。这与病变的发生时间相关，而与所谓的 T_1 黑洞病理基础不同。高达 80% 的新近形成的病变呈 T_1WI 低信号，可能代表明显的水肿，伴或不伴髓鞘破坏或轴突丢失。大多数情况下，随着炎症活动减弱，急性"黑洞"在几个月内会变成等信号，水肿消退，随后再髓鞘化等修复机制开始活跃。不到 40% 会演变成持续性或慢性黑洞，在病理学上与最严重的脱髓鞘和轴突丢失相关，表明存在不可逆的组织损伤区域（图 27-21）。

慢性黑洞在进展型患者中比复发 - 缓解型患者更为常见（图 27-22），在幕上白质中更为常见。很少在脊髓和视神经中发现。

PPMS 患者虽然有残疾的进展，但与更频繁复发的 MS 相比，T_2WI 病灶较少较小，新病灶形成的速度更慢，强化病灶更少。广泛的皮质损伤、弥漫性白质组织损伤和广泛的脊髓受累可能是导致这种 MRI 异常与临床表现严重程度之间差异的原因。因为 PPMS 患者的炎症可能比复发性 MS 患者少，他们对免疫调节疗法的反应可能更小。

（二）脊髓

在临床诊断为 MS 的患者中，即使是早期无脊髓受累症状的患者，有高达 90% 的患者在 T_2WI 上发现局灶性或弥漫性脊髓信号异常，类似于脑内所见。局灶性 MS 病变累及颈髓要多于胸髓或腰髓，矢状位上病变呈雪茄状，长度很少超过两个椎体节段（短节段）。在横断位上，通常累及外侧和后部的白质，不累及中央灰质。病变很少影响前部或中央脊髓区，很少占据脊髓横截面积的一半以上（图 27-23）。

视神经脊髓炎谱系疾病的脊髓受累模式与 MS 大不相同，脊髓病变往往延伸到 3 个或更多相邻的椎体节段，偶尔累及整个脊髓（纵向广泛的脊髓病变），位于轴位图像的中央（中央灰质优先受累）

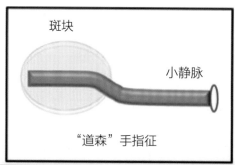

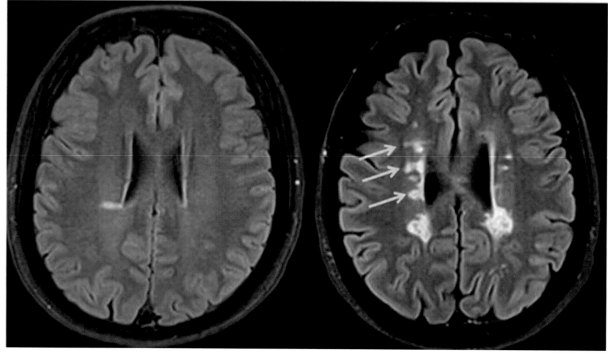

▲ 图 27-12　复发－缓解型 MS 患者

轴位 FLAIR 图像显示典型的卵圆形脱髓鞘斑块，其长轴垂直于室壁（"道森"手指征）。病灶多发时，卵圆形病变形成典型的室周病变的不规则外缘（箭）

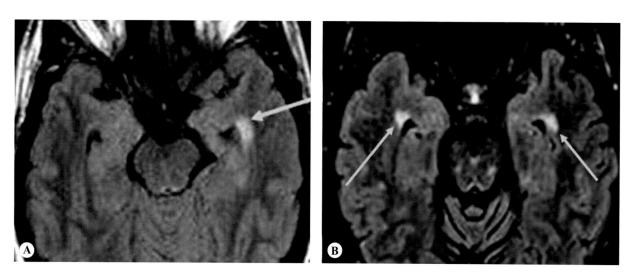

▲ 图 27-13　复发－缓解型 MS 患者

轴位 FLAIR 图像显示典型的脱髓鞘斑块累及侧脑室颞角旁白质左侧（A，箭）或双侧（B，箭）

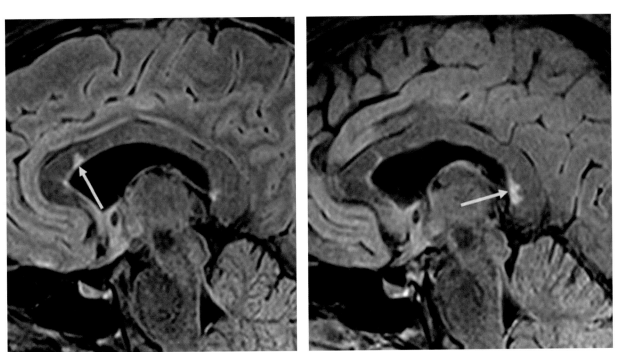

▲ 图 27-14　CIS 患者

矢状位 FLAIR MR 图像显示胼胝体 – 透明隔交界区（胼胝体下缘）典型的多发性硬化病变（箭）

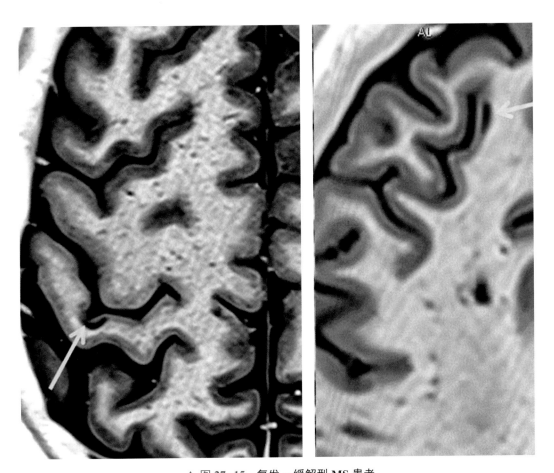

▲ 图 27-15　复发 – 缓解型 MS 患者

在 3T 获得的相位敏感反转恢复（PSIR）图像（箭）上可以识别出两个白皮质病变（图片由 Juan Linera Madrid 提供）

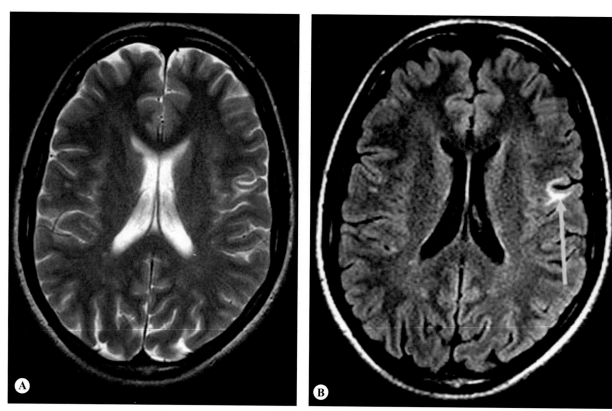

▲ 图 27-16　轴位 T₂WI（A）和 FLAIR（B）MR 图像
与 T₂WI 相比，FLAIR 图像能更好地显示累及下额叶的近皮质病变（箭）

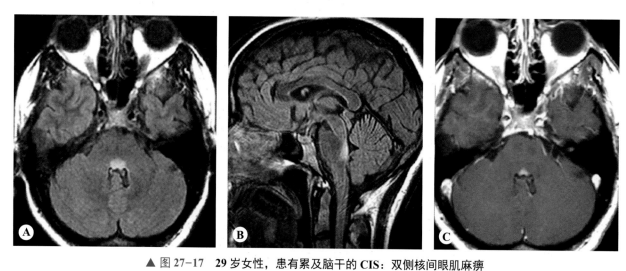

▲ 图 27-17　29 岁女性，患有累及脑干的 CIS：双侧核间眼肌麻痹
轴位（A）、矢状位（B）FLAIR 和轴位增强 T₁WI（C）清楚地显示内侧纵束的症状性病变。这种症状性病变的强化提示活动性炎症

大部分面积。NMOSD 和 MS 之间的临床、生物学和影像学差异总结如表 27-7 所示。

脊髓中 MS 病变强化比大脑中出现的少（新发强化病变在大脑中的发生率是脊髓的 4～10 倍），但常常会出现新的临床症状，同时伴有脑损伤（图

27-24）。

在一些患者中，主要是那些进展型 MS 的患者，弥漫性轻度信号异常，在 PD 加权和 STIR 序列上更容易识别（图 27-25），沿着脊髓节段广泛出现，有时它们是唯一的发现。

在 CIS 患者中，脊髓病变的患病率较低，尤其是在没有脊髓症状的情况下。然而，30%～40% 的非脊髓 CIS 患者会出现无症状的脊髓病变，这一患病率与影像孤立综合征患者相似，而在已确诊的 MS 中，这一比例高达 80%～90%。

脊髓 MRI 表现根据临床情况和脑部表现而有所不同（表 27-8）。

为了确定诊断，脊髓 MRI 是在疾病发生时有脊髓症状的患者必须做的，主要是排除可治疗的病变，如外源性压迫、肿瘤或血管畸形。此外，当脑部 MRI 结果不确定时，也就是说，当不符合 DIS 的诊断标准，但病变是典型的多发性硬化时，脊髓 MR 检查是有帮助的。在后一种情况下，将脊髓与脑 MRI 结合起来可能具有临床意义，因为脊髓病变的检测可能有助于 MS 的诊断和预测疾病进展的风险。

脊髓 MRI 同样有助于脑部 MRI 表现不明的患者，因为无症状脊髓病变在 MS 中相对常见，但在其他白质疾病中很少见（脑血管或其他自身免疫性炎症性疾病，与衰老相关或偏头痛相关的局灶性白质异常）。此外，在脑部 MRI 显示 RIS 的无症状脊髓病变患者中，无论脑部影像学结果如何，在短时间内发展为 CIS 或原发 - 进展型 MS 的风险增加。

七、视神经磁共振成像

急性视神经炎在约 20% 的 MS 患者中是首发症状，50% 的患者在病程的某个时间发生。通常临床即可诊断 ON，MRI 辅助诊断不是常规需要。但是，如果临床表现不是典型的脱髓鞘 ON（无疼痛、严重视力丧失、进行性视力丧失或疼痛持续 2 周以上，3 周后无法恢复），视神经 MRI 可用于排除其他诊断，如压迫性病变。

用于检测视神经急性炎症最敏感的 MRI 序列是轴位 / 冠状位脂肪饱和 T$_2$ 加权序列、STIR 或 DIR

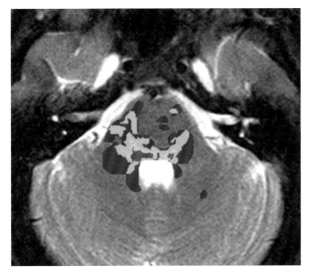

▲ 图 27-18 病灶概率图显示出现急性脑干综合征的 CIS 患者桥脑病灶的最常见位置

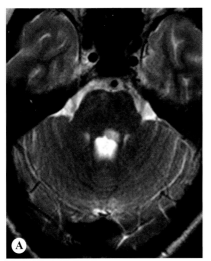
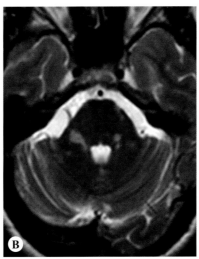
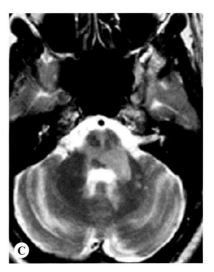

▲ 图 27-19 MS 的不同病变范围取决于疾病的临床表型

早期（A）、复发 - 缓解型（B）和继发 - 进展型（C）。慢性进展型的脑干病变范围大于早期和复发 - 缓解型。融合性病变主要见于慢性进展型

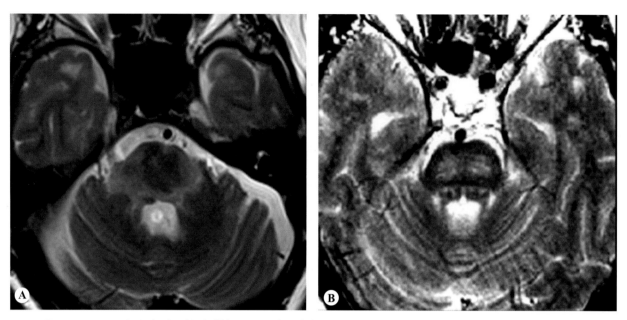

▲ 图 27-20　MS（A）与缺血性脱髓鞘（B）的脑干病变差异。MS 病变位于脑干周围，而缺血性脱髓鞘病变多位于中心

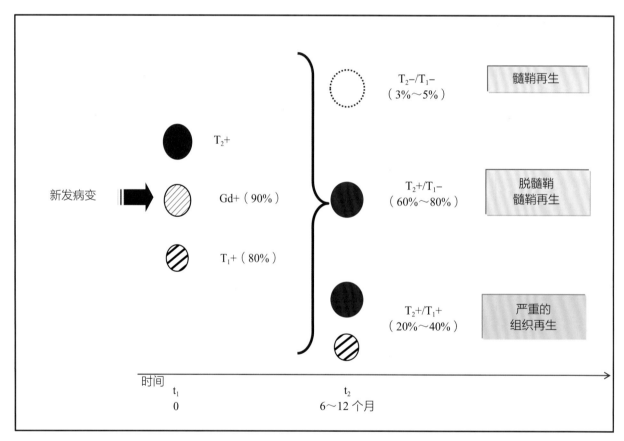

▲ 图 27-21　不同的常规 MRI 序列的病变演变

90% 的钆增强病灶在 T_1WI 上呈低信号（急性黑洞）。在 6～12 个月的病程中，3%～5% 的增强病灶在 T_1WI 和 T_2WI 上变为等信号，这可能提示髓鞘再生，而 60%～80% 的病灶在 T_2WI 上仍然是高信号，但在 T_1WI 上却呈等信号，这可能代表脱髓鞘或再髓鞘化过程。在 T_1WI 上，20%～40% 的病变仍呈低信号（慢性黑洞），反映了不可逆和严重的组织破坏（永久性脱髓鞘和轴突丢失）

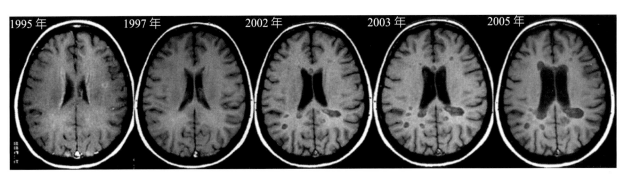

▲ 图 27-22 **MS 中的慢性黑洞**
复发型 MS 患者的系列 T_1WI 图像显示不可逆黑洞的数量和大小随时间增加，进行性脑萎缩，表明进行性神经退行性变

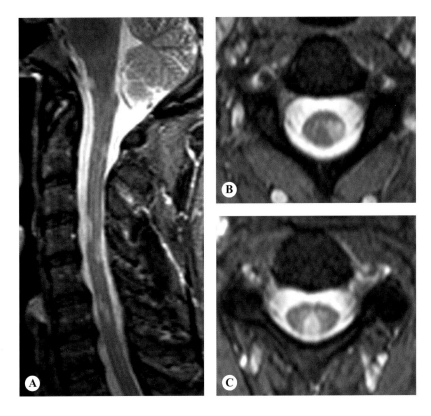

◀ 图 27-23 **复发-缓解型 MS 伴颈髓斑块**
矢状位和横轴位 T_2WI。可见长度不超过两个椎体节段的多个小病灶（A）。病变位于脊髓后部和外侧白质，不超过脊髓横截面积的一半（B 和 C）

序列和增强脂肪饱和 T_1WI 的组合，其通常显示视神经肿胀和信号强度随神经本身的强化而强化（图 27-26）。

这些反映脱髓鞘和炎症的特征可以在 94% 的急性 ON 患者中看到。尽管视力有所改善，但 T_2WI 信号的增高可能会长期持续，常伴有神经变细。T_2WI 信号异常也可见于无 ON 病史和无视觉症状的 MS 患者。光学相干断层扫描和视觉诱发电位也可用于检测（亚临床）视神经受累。

八、多发性硬化的对比增强

钆增强磁共振成像目前是检测 MS 患者活动性

炎症病变的金标准，发现疾病活动性的诊断效能是临床评估的 5~10 倍。以下情况下可以适用。

- 对比增强是近期新发 T_2WI 病变（复发型）的一个恒定特征。
- 在急性血管周围炎症的情况下，对比剂从血管内渗漏到间质间隙，病灶强化与血脑屏障通透性改变（细胞间紧密连接打开）相关。
- 强化通常持续几天到几周（平均持续 3 周）。
- 2~3 个月后很少强化，否则应考虑其他疾病［血管畸形，如毛细血管扩张症、肿瘤、（神经）结节病等］。
- 强化可能被类固醇治疗所抑制。

表 27-7 NMOSD 和 MS 的临床、生物学和影像学差异		
	MS	**NMOSD**
女性（%）	60～70	80～90
发病年龄（岁）	20—40	30—40
症状性脑受累	常见，早期	少见，晚期
严重程度	多较轻	多严重
脑 MRI	病变较小	病变大小不等，广泛的皮质脊髓病变，肿瘤样脱髓鞘
	满足 DIS 标准	DIS 非必要
	胼胝体：局灶性，下缘	胼胝体：弥漫性，全宽
	室周：静脉周，卵圆形	室周：沿室管膜分布
	丘脑 / 下丘脑少见	丘脑 / 下丘脑
	脑干：背侧，软脑膜表面 / 层面内三叉丘系	脑干：第四脑室周围，脑干背侧（极后区）
	常见皮质病变	皮质病变少见
视神经 MRI	单侧，短病变	通常是双侧的和纵向的
	＜ 1~2 个节段	＞ 3 个节段
脊髓 MRI	大部分多发	通常一个较大病灶
	常位于边缘（后外侧）	常位于中心
	不到脊髓直径的 1/2	脊髓全径
	T_1WI 等信号	T_1WI 低信号（空洞样）
	结节状 / 均匀强化	多变、斑片状、环状
脑脊液 OCB	通常 +	通常 –
NMO-IgG	＜ 10%	＞ 90%
一线治疗	免疫调节药	免疫抑制药

DIS. 空间多发性；NMO-IgG. 视神经脊髓炎免疫球蛋白 G 抗体；MS. 多发性硬化；MMOSD. 视神经脊髓炎谱系疾病

- 随着时间的推移，强化模式可能从结节状演变为环状。
- 不完全（开环）环状强化可以区分 MS 与肿瘤 / 脓肿（图 27-27 和图 27-28）。
- 开环强化模式有时反映 MS 病变皮质部分炎症反应较少，血脑屏障破坏较少，因此没有对比剂摄取。

局灶性强化很少出现在 T_2WI 病灶之前，并且在慢性病变中可以再次出现，无论病灶是否增大。虽然强化病变也发生在临床稳定的 MS 患者中，但在临床活动期患者中明显增多。对比增强是一个相对较好的预测 T_2WI 病变进一步发展和累积的指标，但与疾病进展和脑萎缩的发展没有相关性或仅有弱相关性。在 RRMS 和 SPMS 中，强化在复发期间更为常见，并且与临床活动密切相关。在 PPMS 中，一系列的 MRI 研究显示，尽管临床病情稳定，仍有少量新发 T_2WI 病灶和常规剂量的钆增强弱强化或无强化病灶。

多发性硬化病变的 MRI 表现总结见表 27-9。

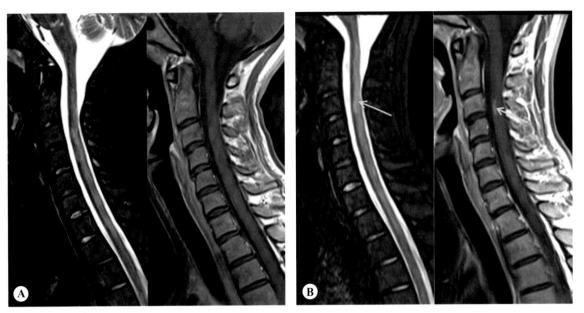

▲ 图 27-24 继发 - 进展型 MS 患者的脊髓颈段弥漫性脱髓鞘病变

在基线检查时（A）和 9 个月后患者出现脊髓症状的临床复发时（B）的矢状位 STIR 和增强 T_1WI，可见脊髓前外侧缘（箭）新发 T_2WI 病变，增强后可见强化

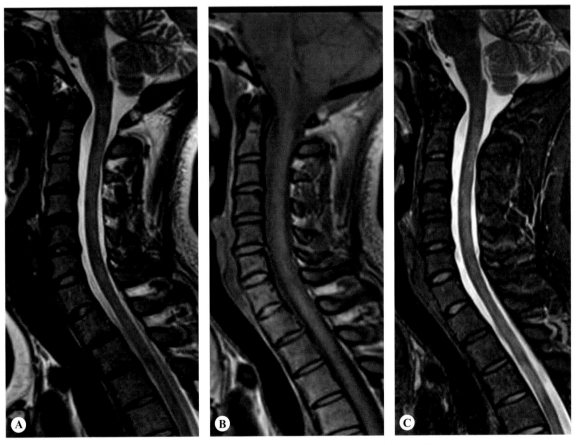

▲ 图 27-25 继发 - 进展型 MS 患者的脊髓颈段弥漫性脱髓鞘病变

矢状位 T_2WI（A）、PD（B）和 STIR 图像（C）。颈髓的轻度弥漫性高信号，在 PD 和 STIR 图像上能更好地被识别

表 27-8　脊髓 MRI 适应证	
情　形	目　的
有或无脊髓症状的临床孤立综合征	• 确认症状性病变 • 检出临床静止性病变 • 排除其他（压迫性）疾病 • 增加诊断特异性和敏感性 • 预测多发性硬化转归和长期残疾
脑部 MRI 阴性而临床高度怀疑	• 增加敏感性，确认无脊髓病变以排除 MS
非特异性脑 MRI 表现（如血管相关病变、衰老相关、偏头痛 / 慢性头痛的偶然发现）	• 增加敏感性，发现脊髓病变的存在以支持 MS 的诊断
非典型 / 非常规的新发脊髓症状	• 排除其他疾病，或确认 MS
原发 – 进展型 MS	• 增加敏感性和特异性 • 排除其他疾病（如硬脑膜动静脉瘘压迫）
影像孤立综合征	• 增加特异性 • 转化为 MS 的预测
疾病监测（在选定的病例中）： • 复发性横贯性脊髓炎 • 临床症状明显恶化而脑部几乎没有变化	• 排除其他疾病 • 检测疾病活动 / 进展（无法通过脑部核磁共振成像结果解释）

九、MS 神经退行性成分的 MR 评价

虽然 MS 是一种自身免疫性炎症性疾病，其特点是 MRI 上的局灶性钆强化和 T_2WI 高信号病变，但神经退行性改变可能发生在疾病的早期，随着疾病的发展，部分独立于新的炎症性脱髓鞘。神经退行性改变，不论其病因，都是 MS 患者永久性神经功能障碍的基础。

平扫 T_1WI 上的慢性黑洞被认为是神经退行性变的第一个 MRI 测量方法。这些黑洞与脑萎缩和功能丧失有关，从新形成的病变演变而来，在病理学上与严重的脱髓鞘和轴突丢失相关，提示不可逆的组织损伤。虽然并不是所有的强化病变都会统一演变成慢性黑洞，但它们的形成在疾病持续时间较长和进展性的疾病亚型中更为常见（图 27-4 和图 27-5）。

脑容量（脑萎缩的标志物）已成为用于评估疾病的神经退行性变最有力的 MRI 测量手段。中枢神经系统萎缩的病因是多因素的，可能反映了脱髓鞘、华勒变性、轴突丢失和胶质细胞收缩。脑萎缩可能在疾病早期开始出现，但随着病程延长而加重，并以每年 0.5%～1.3% 的脑容量损失的速度发展（图 27-29）。全脑萎缩是疾病进展的临床相关部分，与后续的残疾和认知障碍发展相关并预测其发生。

脑容量的区域分析对疾病进展具有临床意义。灰质萎缩在 MS 中非常重要，因为灰质占整个脑实质的一半以上，而灰质的组织损伤是 MS 疾病负担的重要组成部分。此外，与白质萎缩或局灶性 T_2WI 病变负荷相比，灰质萎缩往往更能预测疾病的演变、残疾和神经心理损害，这表明灰质萎缩是疾病进展和认知功能恶化的临床相关标志。

脊髓萎缩主要影响颈段，是 MS 的一个突出的 MRI 表现，尤其是在疾病进展阶段（图 27-30）。这一发现反映了 MS 最具破坏性的过程，如不可逆的脱髓鞘和星形胶质细胞、神经元细胞体和轴突的丢失。脊髓萎缩对临床致残有显著影响，无论脑磁共振结果如何。

十、影像孤立综合征的 MRI

随着 MRI 的广泛应用，偶发性脑白质异常变得

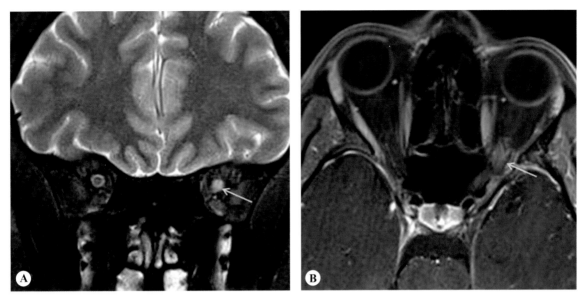

▲ 图 27-26　单侧视神经炎（左侧）首次发作的患者

冠状位脂肪抑制 T_2WI（A）和轴位脂肪抑制增强 T_1WI（B）。受累的视神经在 T_2WI（A，箭）和增强（B，箭）图像上显示为高信号

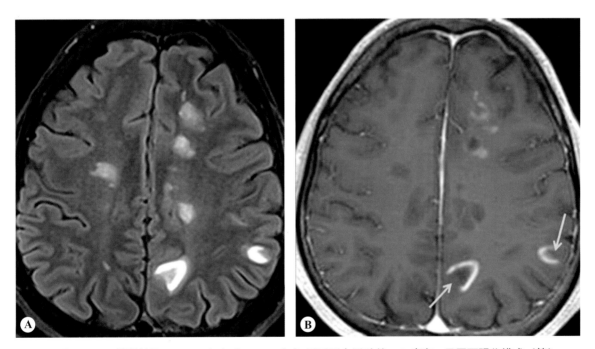

▲ 图 27-27　增强轴位 FLAIR（A）和 T_1WI（B）显示两个活动的 MS 病变，呈开环强化模式（箭）

更多见。这些病变大多为缺血性病变，但偶尔也可能具有高度提示脱髓鞘疾病的形态特征。"影像孤立综合征"这一术语是用来描述这种影像学特征高度提示 MS 的无症状患者。

RIS 诊断需要严格评估 DIS 和 DIT 的 MRI 标准，以避免误诊，并识别那些有高风险转化为 MS 的患者。该评估必须考虑提示诊断的典型特征，如以脑室周围结构为主和特殊结构的受累，如胼胝体、脑干和小脑、U 形纤维和皮质。脊髓偶发性病变的存在也是支持 RIS 诊断的有力依据，并随着时间的推移提示演变为 MS 的可能性增大。

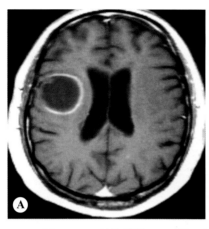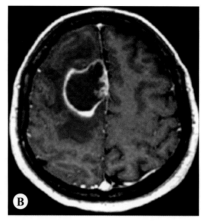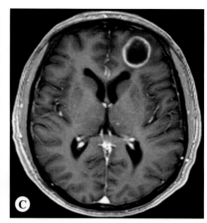

▲ 图 27-28 轴位增强 T_1WI 显示假瘤样 MS 病变（A）、胶质母细胞瘤（B）和脑转移灶（C），假瘤性病变（A）中存在不完全环形强化，开环位置朝向皮质灰质

表 27-9 多发性硬化病变的 MRI 表现总结	
MS 病变的 MRI 特征	
位置	幕上：皮质旁（累及 U 形纤维） • 脑室周围，侧脑室三角区周围，侧脑室颞角周围 • 胼胝体（主要是下缘） 幕下：第四脑室、小脑脚、延髓、三叉神经轴内段、脑桥软脑膜和脑室表面 • 皮质病变（3D FLAIR、DIR、PSIR） • 深部灰质少见（丘脑更多）
形态	• 边界清晰，卵圆形 / 圆形，静脉周（Dawson 手指征） • 双侧，轻微不对称 • 晚期可融合
信号强度	T_1WI：中低 T_2WI：高 黑洞：信号强度低于 T_1WI SE 序列上的灰质
增强	• 结节状 / 均质或环状（闭合环和开放环） • 强化 / 非强化病变共存
视神经	• 脂肪抑制 T_2WI、STIR、DIR 序列高信号 • 急性期强化
脊髓	• 常见于颈髓 • 短节段（小于 2 个节段），小于脊髓直径的一半（横断面积） • 通常位于脊髓的周围，最常见的是外侧和背侧白质柱 • 可能会强化（并可能出现）局灶性肿胀 • 在进行性 MS 中，弥漫性轻度高信号（$T_2WI/PD/STIR$）和萎缩

3D FLAIR. 3D 液体衰减反转恢复；DIR. 双反转恢复；STIR. 短 T_1 反转恢复；PSIR. 相位敏感反转恢复

基线 9 个月后 15 个月后 24 个月后 48 个月后

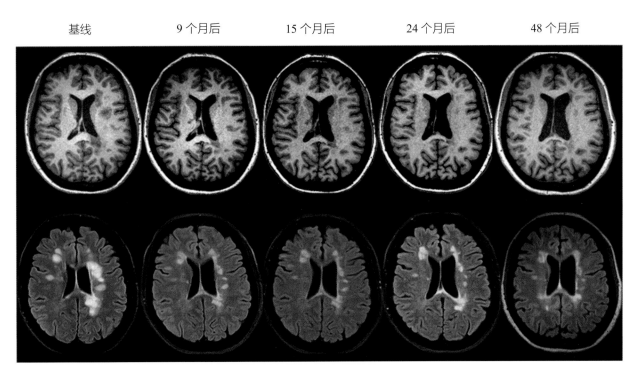

▲ 图 27-29 一名 CIS 患者的系列脑部 MRI 扫描，该患者在第一次临床事件后 2 年出现残疾进展

不同时间点的轴位 T_1WI（上排）和 FLAIR（下排）图像，可见进行性脑容积损失，提示脑萎缩，T_2WI 病变负荷相对稳定

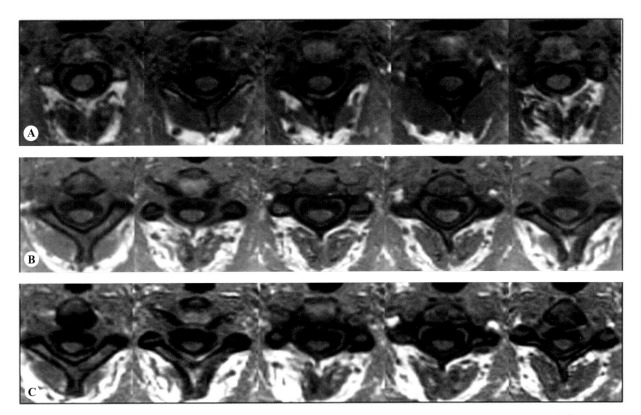

▲ 图 27-30 早期复发 - 缓解型 MS（A）、继发 - 进展型 MS（B）和原发 - 进展型 MS（C）$C_{2\sim3}$ 的矢状位 3D T_1WI 多平面重建图像。基于轴位脊髓面积评估，进展性复发性和进展性非复发性 MS 患者可见中重度脊髓萎缩

十一、影像学报告

对有可能或已确诊为 MS 的患者进行的所有 MR 检查都需要一份书面的影像学报告。该报告应准确，重在协助临床的治疗决策。对于影像学报告的结构，应考虑几个要素，以优化与推荐神经科医师的交流及其对关键信息的接收。

- 磁共振技术：对所用技术的简要描述，包括所覆盖的解剖区域（大脑、脊髓、视神经）、场强、序列类型及所用对比剂的类型和剂量。这些数据也将有助于规划可比较的随访检查。
- 发现：这一部分首先要系统地描述与具体临床情况相关的所有影像学发现，使用标准化的术语。相关发现如下。
  - 病变数量（T_2WI 和钆增强）、分布（脑室周围、皮质下、胼胝体、皮质 – 近皮质、颞叶、脑干、小脑、脊髓）、大小和形状（参考 MS 特征）。
  - 新发和增大的 T_2WI 病变数量（用于随访检查）。
  - 定性评估 T_2WI 和 T_1WI 病变负荷（轻度、中度和重度病变负荷）。
  - 脑萎缩的定性评估（正常、轻度、中度、重度）。
  - 可被视为危险信号的阳性和阴性影像学特征（腔隙、微出血、脑桥中央病变、无脑室周围病变、无胼胝体病变、仅累及皮质下白质的 U 形纤维，无脊髓病变）。

任何偶然或意外的发现应描述清楚并解释与临床相关与否。

- 结论：报告中应包括最终诊断。目的是简要介绍与临床问题特别相关的影像学结论，如确定典型或非典型 MS 病变或非 MS 相关的病变，并在必要时进行鉴别诊断，首次就诊时注明是否同时满足 DIS 和 DIT 的 MR 诊断标准，并说明是否存在疾病活动和进展。

十二、多发性硬化的 MRI 监测

脑部 MRI 对于监测 MS 患者的疾病活动和治疗效果非常敏感。理想情况下，脑部 MRI 应在相同的 MRI 系统上进行，并使用与参考（基线）扫描相同的成像方案（即相同的脉冲序列和空间分辨率）。建议使用增强 T_1WI 检测急性炎症。然而，根据临床情况和扫描间隔，显示活动型（新发的或增大的）T_2WI 病变可能提供有关亚临床疾病活动和疾病进展的足够信息（图 27-31）。

表 27-10 总结了用于监测 MS 患者的脑部 MRI 推荐时间。

在 MS 临床监测中，当患者出现不典型或意外新发脊髓症状，或当临床活动或疾病进展无法用脑 MR 成像结果解释时，才会进行脊髓 MRI。然而，脊髓 MRI 与脑 MRI 相比，标准化更困难，在评估是否存在新的 T_2WI 病变方面可能更不可靠。

十三、安全性监测：进行性多灶性白质脑病

磁共振成像在药物疗效监测中的关键作用在那他珠单抗（一种重组人源化抗 α4 整合素单克隆抗体）的病例中得到了证明。这种治疗对 MS 非常有效，但与进行性多灶性白质脑病（progressivs multifocal leukoencephalopathy，PML）（一种潜在的危及生命的不良反应）相关。少数情况下，其他的疾病修饰治疗（如芬戈利莫德和富马酸二甲酯）也可能并发 PML。

磁共振成像能可靠地描述那他珠单抗相关的 PML，并能在症状出现前发现 PML 病变。在无症状 / 症状前阶段检测 PML 与提高生存率和改善功能障碍相关。多种因素已被确认会增加发展为 PML 的风险，包括 JCV 血清状态、那他珠单抗给药超过 2 年，以及前期免疫抑制药使用史。基于这些因素，建议每 3~6 个月对高危患者进行一次包括 FLAIR、T_2WI 和 DWI 序列的简化 MRI 扫描（图 27-32）。

根据当前的诊断标准，可以通过两种不同的方法对 PML 进行明确的诊断。第一种方法是通过电镜、免疫组化或（定量）聚合酶链反应，结合 JC 病毒的存在，对活检材料的组织病理学进行 PML 检测。第二种方法包括三个主要的诊断方面：临床表现，脑脊液或脑组织中 JCV DNA 的存在，以及提示 PML 的 MR 检查结果。

那他珠单抗相关 PML 的一个重要 MRI 特征是

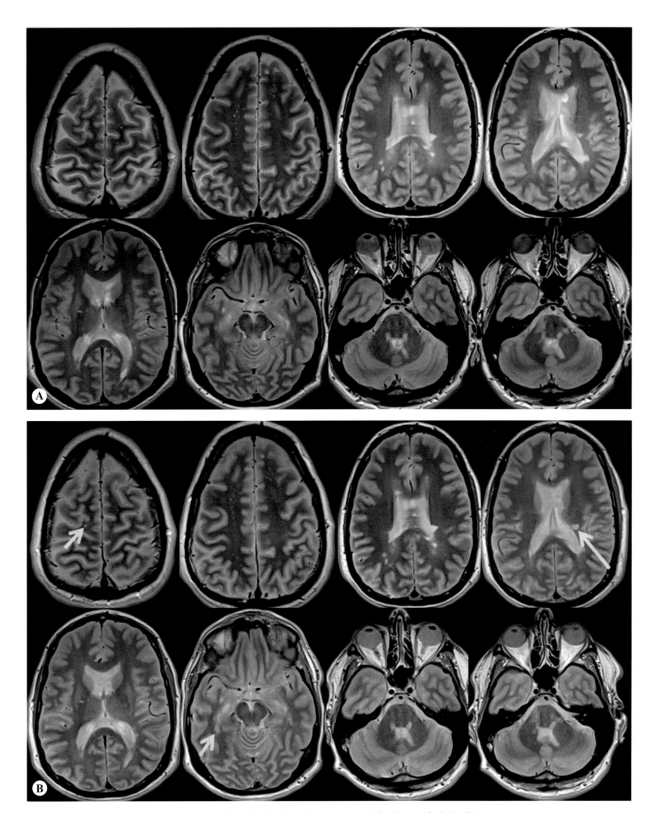

▲ 图 27-31　接受疾病改良治疗的复发 - 缓解型 MS 患者的系列 MRI

在基线（A）和开始治疗后 1 年（B）获得的质子密度图像。随访扫描可见 3 个活动病灶（2 个新的和 1 个扩大的病灶）（箭），
表明尽管临床上是稳定的，但仍有间歇性疾病活动

累及皮质下 / 近皮质白质，包括 U 形纤维偶尔也累及邻近的皮质灰质。典型的 PML 病变在 T_2WI/FLAIR 图像上表现出高信号（FLAIR 比 T_2WI 更敏感）. 病灶在白质上的边界界限不清，而在皮质灰质的边界则相当清晰（图 27–33 ）。

一般来说，病变不会表现为占位效应，但在早期 PML 阶段，30%～40% 的患者可观察到对比强化，这表明 PML 具有炎症特征。强化可以是线状的、点状的或边缘强化。血管周围分布的炎症表现为位于深部和脑室周围白质聚集的局灶性和点状强化（图 27–34 ）。

在 PML 病灶内及附近，可观察到具有微囊样外观的小 T_2WI 病灶，其分布模式为"银河状"。这些病变可能是 JCV 增殖活跃地病灶，或者是血管周围间隙的早期免疫反应，这种反应在疾病后期更为突出，尤其是 PML 免疫重建炎症综合征 IRIS 阶段，

表 27–10　推荐用于监测 MS 患者疾病改良治疗的脑 MRI 时间
• 在开始或转为 DMT 之前（以确定疾病负担和活动性）
• 在转为 DMT 以建立新疗法的新基线后大约 6 个月（重新基线 MRI）
• 每 1～2 年进行一次 DMT，以评估亚临床疾病活动性（至少前 2～3 年每年一次）；如果临床稳定，可以不使用钆造影
• 芬戈莫德、那他珠单抗、阿仑单抗治疗期间每年一次（安全监测）
• 每 3～6 个月对中高风险发展为 PML 患者进行一次检查
下述情况可以少用磁共振扫描：
• 临床稳定患者（治疗 2～3 年后，无须钆增强）
• 进行性非活动性多发性硬化（如果不考虑治疗）

DMT. 疾病改良治疗；PML. 进行性多灶性白质脑病

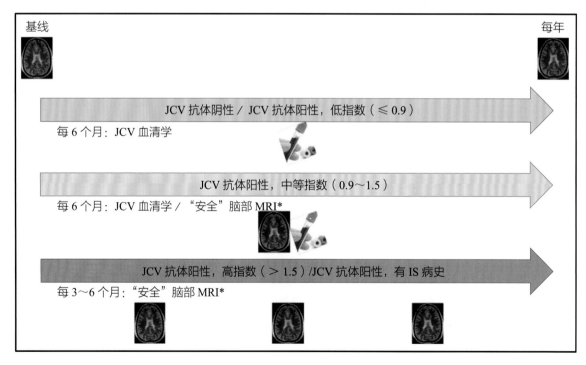

▲ 图 27–32　基于 ≥ 24 倍剂量的那他珠单抗 PML 风险层的推荐监测
* 简化的 MRI 方案：FLAIR+T_2WI+DWI
如果怀疑 PML，MRI 方案的扩展包括增强 T_1WI，并考虑使用超灵敏 PCR 检测 JCV、CSF、PCR，检测是否存在 JCV DNA（改编自 McGuigan 等，2016）

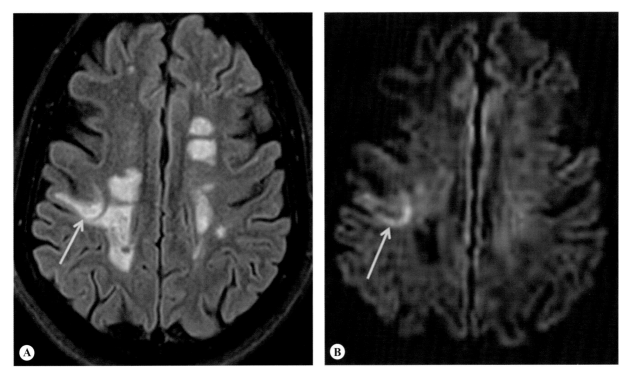

▲ 图 27-33 接受那他珠单抗治疗 2 年以上的复发 – 缓解型 MS 患者的脑部 MRI（JCV 阳性）

FLAIR（A）和扩散加权（B）图像。注意中央后回皮质旁白质有 PML 病变（箭）。扩散加权图像显示病灶周围高信号

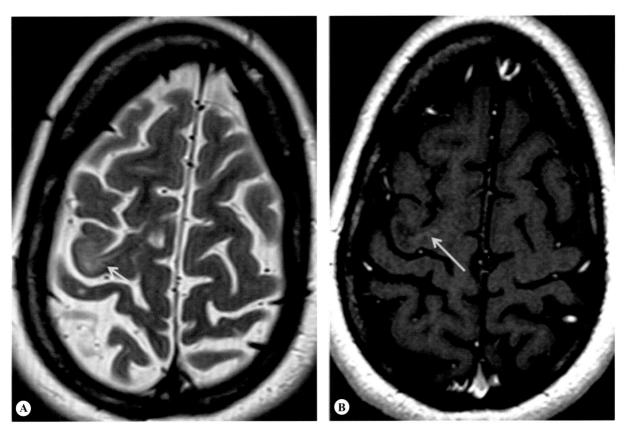

▲ 图 27-34 在接受那他珠单抗治疗超过 2 年（JCV 阳性）的复发 – 缓解型 MS 患者中获得的脑部 MRI

T_2 加权（A）和对比增强的 T_1 加权（B）图像。观察中央前皮质旁白质中存在 PML 病变（箭）。病灶呈轻度点状强化

该阶段与血管周围间隙内 T 细胞的实质性浸润相关。在疾病早期，病变可以是多灶性的，但也可以表现为一个相当小的局灶性病变，类似于 MS 患者的局灶性脱髓鞘病变。大多数 PML 病变起源于额叶（典型的位于中央前回），较少发生在枕叶和顶叶。PML 早期颅后窝病变发生率＜10%。然而，在随访中，颅后窝受累是经常观察到的，可能累及小脑中脚，也可能累及脑干、脑桥和小脑半球。

在随访过程中，病变逐渐扩大合并，并出现新的病变，导致多灶性病变的出现。以少突胶质细胞和星形胶质细胞进行性溶解感染为基础的进行性和不可逆性脱髓鞘表现为 T_1WI 信号强度的显著降低，导致 PML 病变出现特征性 T_1WI 低信号。

几乎所有急性 PML 病变在扩散加权磁共振成像显示高信号，尤其是在病变周围，提示急性脱髓鞘和少突胶质细胞损伤（图 27-33）。

MS 和 PML 的 MRI 特征鉴别诊断见表 27-11。

PML-IRIS 在临床上被定义为新的临床症状和（或）现有临床症状的恶化，与活动性炎症的进展性影像学表现相关。它反映了免疫系统部分和完全

表 27-11　MS 和 PML 鉴别诊断时应考虑的 MRI 特征总结

	MS	PML
新病灶的形态和位置	• 局灶性，脑白质和脊髓的所有区域。可能累及 U 形纤维、皮质 • 深部灰质罕见（丘脑）	• 弥漫性，单发或多灶，皮质下＞室周，涉及 U 形纤维，可累及灰质，颅后窝不太常见，脊髓未受累 • 额叶＞枕叶＞顶叶
大小	通常较小，＜2cm	• 早期较小，＜3cm • 进展期较大，＞3cm
边界	• 边缘锐利，圆形或椭圆形 • 与其他病变融合	• 形状不规则，朝向白质的边缘边界不清，朝向皮质灰质的边缘边界清晰
进展方式	最初为点灶状，数天或数周内增大，数月后缩小	大小逐渐进展，数量有时增多
占位效应	大的病灶会有占位效应（通常较轻）	除了 IRIS 外没有占位效应
T_2WI	均匀高信号	• 弥漫性高信号 • 病灶内或附近的微囊样外观（银河状）
T_1WI	等信号至低信号（最初低信号病变可在数周/数月后逆转为等信号）	起病时轻微低信号，信号强度随时间降低。在某些情况下进展为皮质层状坏死（线样高信号）
FLAIR	• 高信号 • 轮廓清晰（严重组织破坏时部分低信号）	对颅后窝病变最敏感的序列
增强	• 在急性病变中呈结节状或环状 • 慢性病变无强化	• ＞30% 的 PML 病变在出现时有强化 • 斑点状或点状强化 • 较大病变边缘强化 • IRIS 几乎都强化
DWI	• 部分急性病变呈高信号 • 与 T_2WI 上病变的形状一致	• 急性 PML 病变高信号（非特异性） • 有助于发现 MS 病变汇合区内的 PML 病变
脑萎缩	可能有局灶性萎缩	• 发病时无萎缩 • 可见于 PML 进展的晚期

MS. 多发性硬化；PML. 进展型多灶性脑白质病；IRIS. 免疫重建炎性综合征（引自 McGuigan 等，2016）

恢复期间或之后（暂停或终止那他珠单抗后）针对 JCV 的炎症免疫反应。在那他珠单抗相关 PML 患者中，血浆交换或免疫吸附被用来清除药物，使淋巴细胞恢复进入大脑。虽然只有一小部分 HIV 患者（17%～27%）出现 IRIS，但几乎所有与那他珠单抗相关的 PML 患者在数周或数月内都会出现 PML-IRIS。病理组织学上，PML-IRIS 的特征是 CD8$^+$T 淋巴细胞涌入脑组织和血管周围间隙，形成血管周围袖带的特征。PML-IRIS 的重要影像学特征包括随着 PML 病变大小的增加而出现新的炎症改变，以及出现水肿和占位效应（图 27-35）。然而，MRI 不

是总能区分 PML-IRIS 和正在进行的（炎性）PML 感染，它们经常共存。

十四、多发性硬化变异型

肿瘤或假瘤性 MS 病变

在极少数情况下，MS 可表现为单一或少数大的局灶性病变，临床和影像学上可能无法与肿瘤区分。这种情况做出诊断具有难度，即使临床怀疑脱髓鞘病变，有时也需要活检。然而，由于病变的细胞密集本质，即使是活检标本也可能类似于脑肿瘤。在 MRI 上，这些假瘤性病变通常表现为位于大脑半

| 基线 | 4 周 | 8 周 | 12 周 |

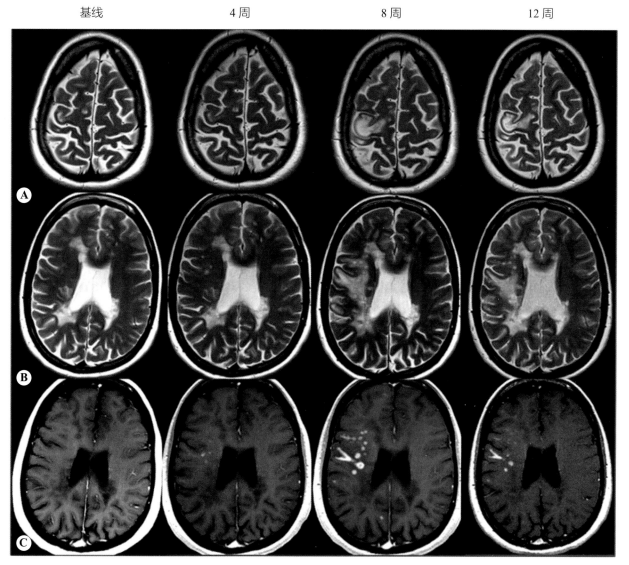

▲ 图 27-35　图 27-34 同一患者的系列脑 MRI

在诊断出 PML 后，停止使用那他珠单抗，并对患者进行血浆置换治疗。T$_2$WI（A 和 B）和增强 T$_1$WI（C）。观察 4 周后 IRIS 的发展，病变增大，对比剂强化，PML 病变周围有多个结节，3 个月后部分消退

球的大的、单个或多个病灶。有助于将这些病变与肿瘤区分开的线索包括相对较轻的占位效应或血管源性水肿，以及 T_1WI 钆增强图像上的不完整环形强化，开环位置朝向皮质 / 皮质下灰质（图 27-28），有时在 T_2WI 上伴有周边低信号环。尽管如此，仅凭常规 MRI 难以鉴别恶性胶质瘤和假瘤样脱髓鞘性病变。氢质子磁共振波谱（^1H-MRS）可提供有用的附加信息，但有关该技术在高级别胶质瘤鉴别诊断中的诊断价值的报道却存在相互矛盾的结果。脱髓鞘病变的 ^1H-MRS 表现为乳酸、大分子 / 脂质和含胆碱化合物存在，而 N- 乙酰天冬氨酸显著降低，这种谱线与高级胶质瘤中典型的模式相似。然而，谷氨酰胺 / 谷氨酸盐的增加表明是假瘤样脱髓鞘病变，而肌醇和 Cho 的高浓度增加则表明是肿瘤性病变。

动态磁敏感对比增强 MR 灌注成像，DSC 也被用来区分活动性假瘤样脱髓鞘病变和高级别胶质瘤。这项技术能够根据局部脑血流的分析来区分Ⅳ级胶质瘤和活动性肿瘤性脱髓鞘病变。这种区别是基于这两种病变在生物学上的不同，Ⅳ级胶质瘤的特点是新生血管形成和血管内皮增生导致局部脑血容量（regional cerebral blood volume，rCBV）显著增加，而肿瘤样脱髓鞘病变的特点是血管本身正常或轻度炎症性血管生成的炎症血管，产生正常或仅轻度增加的 rCBV（图 27-36）。

十五、马尔堡病

马尔堡病（Marburg disease，MD；也称为恶性 MS）是一种罕见的急性 MS 变异型，主要发生在年轻人中。本病进展迅速，临床症状出现后数周至数月内常有严重复发，导致死亡或严重残疾，主要是脑干受累，或因占位效应产生脑疝。由于 MD 通常先有发热性疾病，如果呈单相病程，本病也可被认为是急性播散性脑脊髓炎的暴发性形式。

病理学上，马尔堡病比典型的 MS 或急性播散性脑脊髓炎更具破坏性，表现为大量巨噬细胞浸润、脱髓鞘（不局限于血管周围）、星形胶质细胞肥大和严重的轴突损伤。尽管这些病变具有破坏性，但通常可以观察到髓鞘再生区域。在 MD 中，MRI 表现为多个不同大小的局灶性 T_2WI 病变，合并形成大的白质斑块，分布于大脑半球白质和脑干（图 27-37）。病灶周围常伴水肿，病灶内通常见强化。

十六、希尔德病

希尔德病（Schilder disease，SD）是一种罕见的急性或亚急性疾病，可以定义为 MS 的一种特殊的临床影像学表现，通常见于儿童和年轻人。SD 的临床特点包括精神疾病为主、急性颅高压、间歇性加重和进行性恶化。MRI 显示大的环形强化病变累及对侧半球，可呈对称性分布，好发于顶枕区，占位效应轻，扩散受限（图 27-38）。病理组织学上，SD 呈界限清楚的脱髓鞘和反应性胶质增生，轴突相对较少受累。可能发生微囊变，甚至出现空洞。临床和影像学通常显示对类固醇有显著的反应。

十七、Balo 同心圆硬化

Balo 同心圆硬化（Balo concentric sclerosis，BCS）少见，被认为是 MS 的一种变异，具有典型的影像学和病理学特征。以往 BCS 被认为是 MS 的一种进展性变异，在发病数周至数月内死亡。然而，随着磁共振成像的广泛应用，这种 MS 变异型经常在临床完全或几乎完全康复的患者中被发现。BCS 的病理学特征是大的脱髓鞘病变，表现为髓鞘保留和破坏交替的特殊层状模式。T_2WI 可以更好地识别这些表现，T_2WI 通常显示与脱髓鞘和胶质增生区域相对应的厚的同心圆样高信号带，与正常白质对应的薄的等信号带交替出现（图 27-39）。这种模式也可以在 T_1WI 上表现为交替的等信号（正常髓鞘）和低信号（脱髓鞘）同心环。随着时间的推移，这些带可能最终消失，它们可以表现为多个同心层（洋葱皮病变）、马赛克或"花状"结构。由于大量脱髓鞘（暴风中心），病变中心通常不显示分层。

病灶外环为炎症边缘，常见对比强化（亚急性）和扩散受限（急性）（图 27-40）。这种 Balo 模式可以是孤立的、多发的，或者与典型的 MS 样病变混合。病变主要发生在大脑白质，脑干、小脑和脊髓也有报道发生。

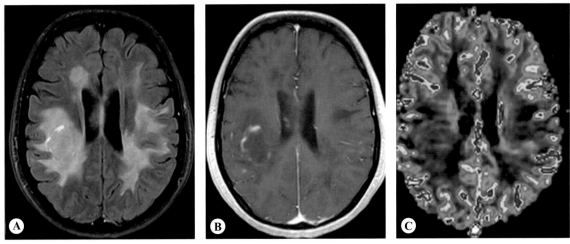

▲ 图 27-36　**47 岁，女性，先前被诊断为复发性 MS，临床表现为急性发作的左侧肢体运动无力**

轴位 FLAIR（A）、对比增强 T₁WI（B）和由动态磁敏感对比序列获得的脑血容量彩色参数图（C）。右侧半球皮质下白质大面积病灶，呈环状强化，伴周围水肿。彩图显示，与正常白质相比，强化病灶区的 rCBV 没有或轻度增加，这一特征支持诊断肿瘤性脱髓鞘病变

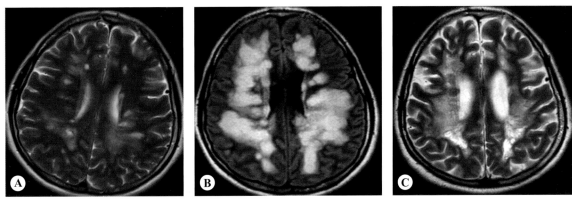

▲ 图 27-37　**马尔堡病。1 例暴发性和侵袭性 MS 患者的系列脑 MRI**

初始扫描（A）显示多个皮质下和脑室周围脱髓鞘病变，几天后迅速扩大（B）。大剂量类固醇治疗后病灶缩小（C）

十八、病例报告

（一）病例报告 1

病史：28 岁女性，左眼视物模糊 1 周，伴有眼动疼痛。

临床诊断：单侧视神经炎。

MRI 研究目的：怀疑 MS 的病变，需要排除亚临床脱髓鞘脑和脊髓病变。

成像技术：脑 3T MRI 扫描，包括轴位 T₂WI（图 27-41A）、质子密度（图 27-41B）图像、轴位和矢状位 FLAIR（图 27-41C 和 D）、轴位对比增强 T₁WI（图 27-41E）。获得的所有序列具有连续的 3mm 层厚，覆盖全脑。脊髓 3T MRI（颈段），包

括矢状位 T₂WI（图 27-41F）和 STIR（图 27-41G）序列（连续 3mm 层厚）。

对比剂及剂量：单次剂量（0.1mmol/Kg），钆对比剂（0.1mmol/Kg）。扫描延迟 7min。

影像学表现（图 27-41）：多发（≥ 9 个）局灶性 T₂WI 高信号，累及皮质下和脑室周围脑白质，包括胼胝体（下缘）。病变大小不一，位于左侧半球的相对较大。脑桥偏左可见一小病灶（图 27-41A 和 B，箭）。这两个病灶都位于皮质下白质，呈结节状强化。于 C₆ 水平脊髓可见一个累及背束的小病灶，在 STIR 图像上更清晰（图 27-41G，箭）。

解释：多发性硬化（高病变负荷）类型，多发性、炎性、脱髓鞘、幕上和幕下白质病变，其中两

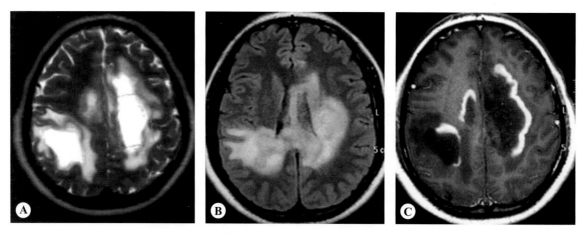

▲ 图 27-38　希尔德病。23 岁女性，临床表现为脑病和视力丧失

轴位 T$_2$WI（A）、FLAIR（B）和增强 T$_1$WI（C）显示双侧大脑半球大的病灶，主要累及后部脑室周围白质，呈开环型强化模式。尽管病变范围较广，但只有轻微的占位效应

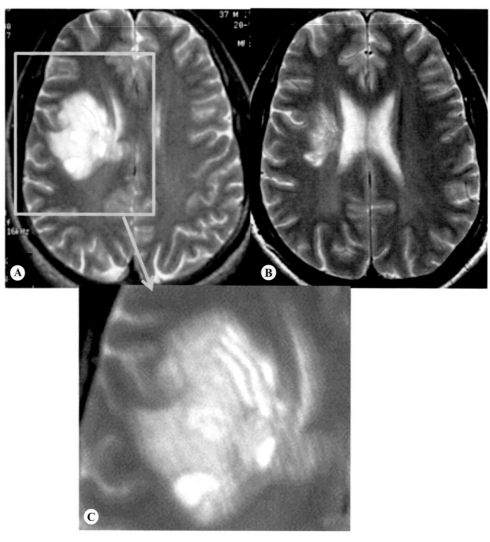

▲ 图 27-39　Balo 同心圆硬化

轴位 T$_2$WI 显示大的局灶性白质病变，呈片状，可见脱髓鞘和相对正常白质的交替带，反映出正常或再髓鞘化区域（A）。
3 个月后进行的随访 MRI 扫描显示病灶明显缩小，但层状图案持续可见（B 和 C）

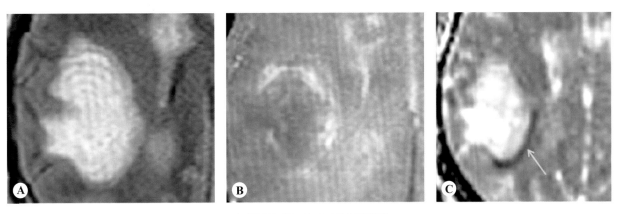

▲ 图 27-40 **Balo** 同心圆硬化

轴位 T_2WI（A）、增强 T_1WI（B）和 ADC（C）图像，可见交替的同心带、周边强化和扩散受限（箭）

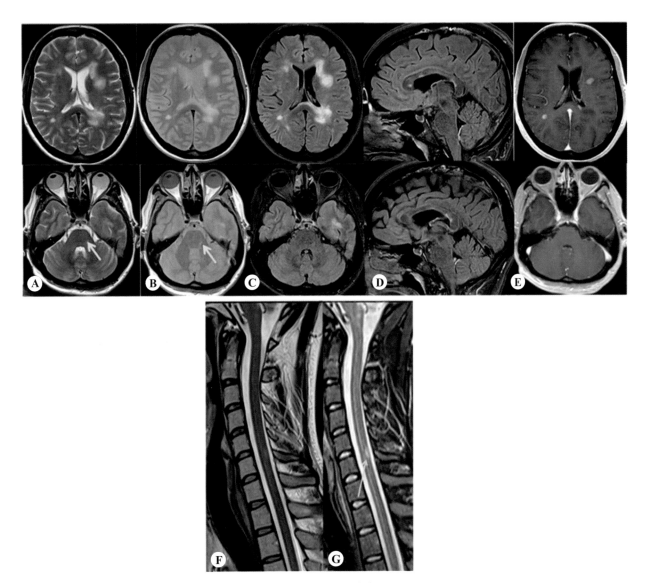

▲ 图 27-41 **病例报告 1 患者的 3T MRI**

脑 MRI：轴位 T_2WI（A）、质子密度（B）图像、轴位和矢状位 FLAIR（C 和 D）及轴位增强 T_1WI（E）。颈髓 MRI：矢状位 T_2WI（F）和 STIR（G）序列

个有炎症活动迹象。另一个小的脱髓鞘病变出现在颈髓。病变符合 2017 年 McDonald 的空间和时间多发性标准，支持多发性硬化的诊断。病变负荷高，有炎症活动的病变，以及脊髓受累是预后不良的 MRI 特征。

结论：本病例为典型病例，表现为 CIS，多发性硬化中视神经受累类型。视神经炎的诊断通常基于临床特征，除非临床表现不典型，否则不必行视神经 MRI。磁共振成像的主要作用是评估大脑中无症状的多发性硬化病变，给出随后发生多发性硬化的危险性指标，并提供一些有关未来几年发展为严重残疾的风险预后信息。所有这些信息将帮助神经科医生选择最合适的疾病修饰治疗。

（二）病例报告 2

病史：45 岁女性，先前诊断为复发 – 缓解型 MS。因多次复发，于 1 年前开始进行干扰素治疗。自该治疗开始以来，患者经历了轻微的残疾进展，但无法明确证实其临床复发。

临床诊断：继发 – 进展型 MS，临床活动性不确定。

MRI 研究目的：排除炎症活动并评估疾病进展，指导治疗方案是否需要改变。

影像技术：脑 3T MRI，包括横断面 FLAIR 和增强 T_1WI。影像学结果与 14 个月前的 MRI 比较。两次扫描都是使用相同的标准化方案。

对比剂及剂量：单次剂量（0.1mmol/Kg），大环钆剂（0.1mmol/Kg）。延迟 7min。

影像学表现（图 27-42）：T_2WI 显示有多个部分融合的高信号病灶，主要累及两侧大脑半球的脑室周围白质。其中两个 T_2WI 病灶是新发的（图 27-42C，箭），与之前的扫描（图 27-42A）相比，其中一个位于右额叶，并有强化。在增强 T_1WI 上，发现了另外三个活动性病变（图 27-42D，箭）。脑室和脑沟扩大，与之前未见改变。

解释：活动性 MS（伴有当前的炎症活动），伴有高病变负荷和相关的中度脑萎缩。

结论：本病例说明了 MRI 在评估 MS 患者治疗效果方面的作用。新发 T_2WI 病变和钆强化病变的联合评估是一种常用的疾病活动性评价方法，用于监测治疗效果并支持个体患者的治疗决策。

交叉参考

第 28 章和第 29 章。

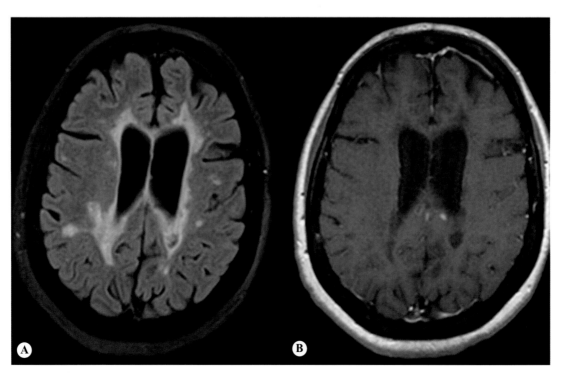

▲ 图 27-42 病例报告 2

患者基线（A 和 B）和 14 个月随访（C 和 D）的 3T 脑部 MRI。轴位 FLAIR（A 和 C）和增强 T_1WI（B 和 D）

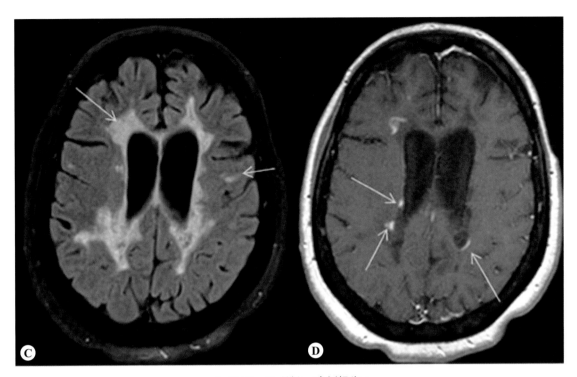

▲ 图 27-42（续） 病例报告 2

患者基线（A 和 B）和 14 个月随访（C 和 D）的 3T 脑部 MRI。轴位 FLAIR（A 和 C）和增强 T_1WI（B 和 D）

参考文献

[1] Lublin FD, Reingold SC, Cohen JA, et al. Defining the clinical course of multiple sclerosis: the 2013 revisions. Neurology. 2014;83:278–86.

[2] McGuigan C, Craner M, Guadagno J, et al. Stratification and monitoring of natalizumab-associated progressive multifocal leukoencephalopathy risk: recommendations from an expert group. J Neurol Neurosurg Psychiatry. 2016;87:117–25.

[3] Okuda DT, Mowry EM, Beheshtian A, et al. Incidental MRI anomalies suggestive of multiple sclerosis: the radiologically isolated syndrome. Neurology. 2009;72:800–5.

[4] Rocca MA, Battaglini M, Benedict RH, et al. Brain MRI atrophy quantification in MS: From methods to clinical application. Neurology. 2017;88:403–13.

[5] Rovira À, Sastre-Garriga J, Auger C, Rovira A. Idiopathic inflammatory demyelinating diseases of the brainstem. Semin Ultrasound CT MR. 2013;34:123–30.

[6] Sastre-Garriga J, Pareto D, Rovira À. Brain atrophy in multiple sclerosis: clinical relevance and technical aspects. Neuroimaging Clin N Am. 2017;27:289–300.

[7] Sati P, Oh J, Constable RT, et al. The central vein sign and its clinical evaluation for the diagnosis of multiple sclerosis: a consensus statement from the North American imaging in multiple sclerosis cooperative. Nat Rev Neurol. 2016;12:714–22.

[8] Thompson AJ, Banwell BL, Barkhof F, Carroll WM, Coetzee T, Comi G, et al. Diagnosis of multiple sclerosis: 2017 revisions of the "McDonald" criteria. Lancet Neurol. 2018;17:162–73.

拓展阅读

[1] Aliaga ES, Barkhof F. MRI mimics of multiple sclerosis. Handb Clin Neurol. 2014;122:291–316.

[2] Bot JC, Barkhof F. Spinal-cord MRI in multiple sclerosis: conventional and nonconventional MR techniques. Neuroimaging Clin N Am. 2009;19:81–99.

[3] Calabrese M, Castellaro M. Cortical gray matter MR imaging in multiple sclerosis. Neuroimaging Clin N Am. 2017;27:301–12.

[4] Dekker I, Wattjes MP. Brain and spinal cord MR imaging features in multiple sclerosis and variants. Neuroimaging Clin N Am. 2017;27:205–27.

[5] Filippi M, Rocca MA. MR imaging of multiple sclerosis. Radiology. 2011;259:659–81.

[6] Geraldes R, Ciccarelli O, Barkhof F, on behalf of the MAGNIMS study group, et al. The current role of MRI in differentiating multiple sclerosis from its imaging mimics. Nat Rev Neurol. 2018;14:213.

[7] Hardy TA, Miller DH. Baló's concentric sclerosis. Lancet Neurol. 2014;13:740–6.

[8] Miller DH, Chard DT, Ciccarelli O. Clinically isolated syndromes. Lancet Neurol. 2012;11:157–69.

[9] Rovira À, Wattjes MP, Tintoré M, et al. Evidence-based guidelines: MAGNIMS consensus guidelines on the use of MRI in multiple sclerosis-clinical implementation in the diagnostic process. Nat Rev Neurol. 2015;11:471–82.

[10] Wattjes MP, Rovira À, Miller D, et al. Evidence-based guidelines: MAGNIMS consensus guidelines on the use of MRI in multiple sclerosis-establishing disease prognosis and monitoring patients. Nat Rev Neurol. 2015;11:597–606.

Jens Wuerfel　Àlex Rovira　Friedemann Paul　Frederik Barkhof　著

柴　超　译　　郑邵微　夏　爽　校

摘　要

视神经脊髓炎（NMO）是一种好发于视神经和脊髓的中枢神经系统自身免疫性炎性疾病，MRI 常表现为纵向广泛横贯性脊髓炎。AQP4-IgG 是一种针对中枢神经系统中星形胶质细胞水通道的抗体，它的发现清楚地表明 NMO 是一种独立于多发性硬化的疾病。AQP4-IgG 的高特异性使人们能够识别与 NMO 相关的更广泛的谱系疾病临床和影像学特征。AQP4-IgG 血清阳性患者中枢神经系统累及部位并不仅局限于视神经与脊髓，也见于间脑、脑干和大脑半球白质。在血清抗 AQP4-IgG 阳性患者中，部分临床（如仅有脊髓炎）和 MRI 表现已被公认，相反，有时在一些体内含有髓鞘少突细胞糖蛋白抗体的抗 AQP4-IgG 血清阴性患者中，也可出现 NMO 样 MRI 表现和临床特征。

术语 NMO 谱系疾病（NMOSD）用于反映临床、血清学和影像学多样性。依据单独的临床特征可能不足以诊断 NMOSD；需要脑脊液分析和影像学技术，特别是 MRI，以排除其他疾病并显示特征性的视神经、脊髓和脑表现。MRI 在诊断过程中的价值尤其适用于抗 AQP4-IgG 阴性或缺少血清学检测的患者。本章专门讨论了临床神经影像学在 NMOSD 诊断中的价值，以及与 MS（短节段病变而非 LETM）和其他免疫介导的炎性脱髓鞘疾病的鉴别。

关键词

视神经脊髓炎谱系疾病；抗 AQP4-IgG 抗体；磁共振成像；纵向广泛横贯性脊髓炎；视神经炎；髓鞘少突细胞糖蛋白免疫球蛋白 G 抗体

缩略语

ADEM	acute disseminat edencephalo myelitis	急性播散性脑脊髓炎
AQP4	aquaporin-4 channel	水通道蛋白 –4 通道
CNS	central nervous system	中枢神经系统
Fat-sat	fat saturation	脂肪抑制
Gad	gadolinium	钆

GFAP	glial fibrillary acidic protein	胶质纤维酸性蛋白
IgG	immunoglobulin-G	免疫球蛋白 G
IVMP	high-dose intravenous steroids	高剂量静脉注射类固醇
LEON	longitudinally extensive optic neuritis	纵向广泛性视神经炎
LETM	longitudinally extensive trans-verse myelitis	纵向广泛性横贯性脊髓炎
MOG	myelin oligodendrocyte glycoprotein	髓鞘少突细胞糖蛋白
MRI	magnetic resonance imaging	磁共振成像
MS	multiple sclerosis	多发性硬化
NMOSD	neuromyelitis spectrum disorder	神经脊髓炎谱系疾病
ON	optic neuritis	视神经炎
STIR	short tau inversion recovery	短时间反转恢复
T_2W	T_2-weighted	T_2 加权

一、疾病的定义：视神经脊髓炎谱系疾病

视神经脊髓炎（neuromyelitis optica，NMO）也称为德维克病，是一种罕见的严重致残性自身抗体介导的慢性炎症性疾病，累及整个中枢神经系统。过去很多年，它被认为是多发性硬化的一种亚型，但目前被认为是一种独立的疾病。NMO 的特征是严重的视神经炎和纵向广泛横贯性脊髓炎（longitudinally extensive transverse myelitis，LETM），以及相对少见的极后区受累引起的顽固性恶心、呃逆和呕吐。2004 年，针对 AQP4 水通道的高特异性血清 IgG 抗体的发现，使人们能够识别更多样化的临床表现疾病谱。2006 年，首次将抗体检测纳入 NMO 的诊断标准。

抗 AQP4 抗体的检出范围超出了典型表现 NMO 的范围，这表明这种疾病具有更广泛的临床表型，即所谓的 NMO 谱系疾病（NMOSD），包括抗 AQP4-IgG 血清阳性患者，他们仅有有限或初始形式的 NMO 表现和特定的大脑异常。另一方面，具有相同特征症状的 AQP4 血清阴性 NMOSD 患者可能具有抗髓鞘少突胶质细胞糖蛋白（MOG）的血清抗体，也称为 MOG-Ab 相关疾病。

MRI 在区分与 NMOSD 具有相似症状的其他神经炎症性疾病（尤其是 MS）方面，在区分可能与 NMOSD 同时发生的风湿性疾病，如系统性红斑狼疮和干燥综合征方面均日益重要。这些疾病的治疗方法不同，因此鉴别诊断在临床上至关重要。NMOSD 特征总结见图 28-1。

二、病理生理学

星形胶质细胞作为 NMOSD 自身免疫攻击的初始靶点的致病作用已得到越来越多的认可。高 CNS 特异性 AQP4-IgG 抗体主要表达于血管周围星形细胞突起。AQP4 是调节 CNS 内水稳态的主要通道，密集存在于与毛细血管内皮接触形成血脑屏障的足突和脑 - 脑脊液界面的室管膜细胞中。在 NMOSD 中 AQP4 表达减少。自身抗体的发现，如 AQP4-IgG，其次是 MOG-IgG，可能还有其他更多的抗体［如抗胶质纤维酸性蛋白（GFAP）］，拓宽了神经炎症性疾病的鉴别诊断。目前，在大多数 NMOSD 患者中，可检测到抗星形细胞 AQP4 水通道（或 MOG）的血清自身抗体。各种既往或同时存在的感染、疫苗接种、系统性自身免疫性疾病均与 NMOSD 相关，但疾病的病因仍未知。

组织病理学上，AQP4-IgG 阳性的 NMOSD 患者的病变表现为大量星形胶质细胞破坏伴免疫球蛋

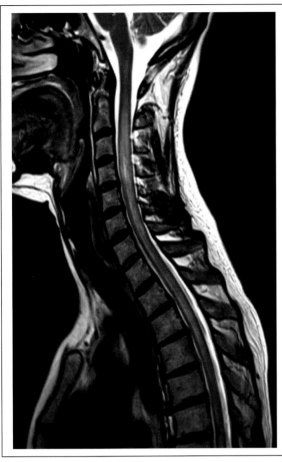

病理生理学	• 抗 AQP4 通道抗体的慢性 CNS 炎症
流行病学	• 患病率（0.5～4.4）/100 000 • 女性 / 男性比例达 9 : 1
临床特征	• 视神经炎、急性脊髓炎、极后区综合征、急性脑干或间脑综合征
诊断	• 在有和无 AQP4 抗体的患者中联合临床和（或）MRI • 鉴别诊断：MOG-ab 疾病、LETM 或视神经炎的其他原因（如 MS、ADEM、结节病）
治疗	• 急性复发：高剂量静脉注射类固醇和血浆置换 • B 细胞耗竭（利妥昔单抗）或其他免疫抑制药物
预后	• 可能发生严重致残性 CNS 发作，伴不完全恢复 • 现代治疗策略的兴起可能改善预后
何时需要检测 AQP4 抗体	• 在 LETM 或广泛视神经炎患者中 • 在非典型脑或脑干病变患者中

▲ 图 28-1　视神经脊髓炎谱系疾病特征

白、活化补体的沉积和粒细胞浸润。在急性期，受累视神经和脊髓的 MRI 表现为肿胀和血脑屏障破坏引起的对比强化。这些特征可能是由血脑屏障上有限胶质细胞的星形细胞末端损伤引起的。在急性炎症期之后，可能发生重度组织坏死伴囊变和华勒变性。

三、临床特征和流行病学

NMO 的典型特征包括双侧视神经炎和同时发生或短时间内相继发生的脊髓炎。患者典型表现多为反复发作的单侧视神经炎和（或）脊髓炎，常为先后发生而非同时发生。眼痛伴视力丧失、重度（对称性）麻痹、脊髓病变水平以下的感觉丧失和膀胱功能障碍是典型的临床特征。在罕见病例中，可能发生脑干和大脑受累，如极后区或间脑综合征，导致恶心、呃逆或急性神经源性呼吸衰竭。患者还会出现其他症状，如头痛、疼痛、抑郁、疲乏

和睡眠障碍（表 28-1）。

约 90% 的 NMOSD 病例会出现复发，通常无完全康复期，呈累积性不可逆的损伤，并往往迅速加重残疾。在发病后的 5 年内，超过 50% 的患者单眼或双眼失明或需要步行辅助。发病年龄范围为 4—88 岁（平均发病年龄 39 岁），AQP4-IgG 组的男女比例高达 1 : 9。虽然 90% 的患者在疾病发作后 5 年内复发，但一些患者可能有更长的无病期。NMO 患病率估计为（0.5～4.4）/100 000，在东南亚和拉丁美洲更常见。

在 20%～30% 的 NMOSD 患者中，化验检查无法检测到抗 AQP4 血清抗体。出于临床目的，建议使用基于细胞的化验，因为其灵敏度和特异性优于其他化验。

（一）亚洲的视神经脊髓型 MS 和 NMOSD

亚洲 MS 患者更容易累及视神经和脊髓，脑实

表 28-1　　NMOSD 的神经系统症状	
临床综合征	**特征性症状**
视神经炎	• 视力丧失 • 视物模糊 • 眼球运动时疼痛 • 色觉丧失（尤其是红色）
急性脊髓炎	• 肌无力或麻痹 • 感觉异常 • 肠和（或）膀胱功能障碍 • 呼吸困难
极后区综合征	• 顽固性恶心 • 顽固性呕吐 • 顽固性呃逆
急性脑干综合征	• 眩晕、共济失调、复视、肌无力、感觉异常 • 取决于病变部位
急性间脑综合征	• 嗜睡或发作性睡病样症状

质受累相对较少，临床表现类似于高加索人的复发 – 缓解型 NMOSD。此外，与高加索人相比，亚洲 MS 患者确诊时的平均年龄更大，复发率更高，并且由于视神经和脊髓受累更多见，导致残疾风险增加。如今，抗 AQP4 抗体检测有利于亚洲型 MS 与 NMOSD 的鉴别。

（二）儿童 NMOSD

约 4% 的 NMOSD 病例为儿童发病。NMOSD 与其他儿童脱髓鞘疾病（包括 MS 和急性播散性脑脊髓炎）的早期鉴别对进行适当的治疗至关重要。然而，与成人型 NMOSD 相比，抗 AQP4 抗体在儿童 NMOSD 中的阳性率较低，增加了诊断难度。诊断流程如图 28-2 所示。在儿童发作的 NMOSD 中，描述了 NMOSD 的所有特征性 MRI 征象，包括 LETM，极后区和髓质病变，下丘脑、胼胝体和导水管周围病变。与儿童 MS 或 MOG 相关疾病相比，儿童 NMOSD 更具破坏性。脊髓圆锥受累并不常见。总体而言，与成人相比，在儿童所有抗体介导的神经炎症性疾病更常见双侧、大型、脑干和深部灰质的病变。

（三）抗 MOG 抗体相关疾病

研究显示，在 NMOSD（抗 AQP4 抗体阴性）和 ON 亚组患者及少数 MS 患者中，存在针对髓鞘少突胶质细胞糖蛋白的抗体。这些抗 MOG 抗体（主要是 IgG1 亚型）直接作用于髓鞘表面 MOG 的细胞外表位，并与 CNS 脱髓鞘综合征相关，尤其是在儿童急性播散性脑脊髓炎样疾病发作中。携带有 MOG 抗体的成人和儿童常表现为少量（< 3 个）绒毛状脑干病变，常位于脑桥、小脑中脚或靠近第四脑室的区域。在 MRI 上常可见对比强化，提示血脑屏障破坏。

尽管最初被认为是单期相疾病（通常与 ADEM 相关），但 MOG 抗体相关疾病中大约 50% 会出现复发。大多数携带 MOG 抗体患者的病变在随访 MRI 上表现为部分或完全缓解。与 NMOSD 相似，ON 和 LETM 是 MOG 相关疾病的常见表现，典型特征是圆锥受累。然而，与 AQP4-IgG 阳性 NMOSD 相反，MOG 患者经常发生癫痫发作，并伴有相应的皮质和皮质下 MRI 异常表现。

四、诊断标准

2015 年标准提出了 AQP4-IgG 阳性的 NMOSD 和 AQP4 抗体阴性或抗体状态未知的 NMOSD 之间的区别。在血清 AQP4-IgG 阳性的病例中（使用最佳可用的检测方法，强烈推荐基于细胞的化验并排除其他诊断），如果存在临床核心症状之一，则可以确定 NMOSD 诊断（表 28-2）。

相比之下，AQP4-IgG 阴性或抗体状态未知的 NMOSD 诊断需要满足具有通常典型 MRI 异常表现的附加标准（表 28-3）。

五、成像策略

最常见的影像检查是患有横贯性脊髓炎或双侧视神经炎的女性患者，但有时会出现特定的脑干综合征，如顽固性呃逆。MR 检查的目的是确认受累部位，并寻找支持 NMOSD 诊断或其他疾病（如 MS、结节病）的证据。因此，MRI 成像方案与脱髓鞘检查相似，包括对比剂给药，范围覆盖大脑、视神经和脊髓（表 28-4）。

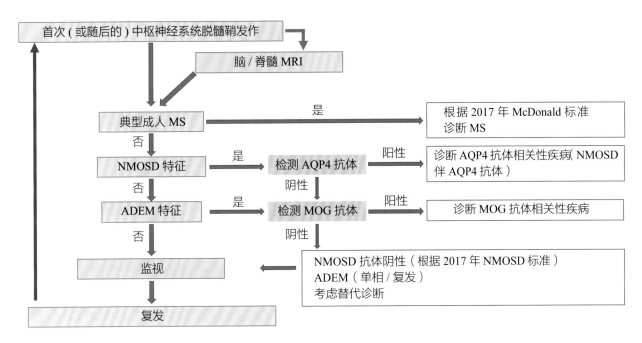

▲ 图 28-2　儿童 CNS 脱髓鞘的诊断流程

第一个推荐的诊断检查是脑和脊髓 MRI。如果临床和 MRI 结果被认为是典型的或提示成人 MS 表现，那么应该采用 McDonald 诊断标准。在临床或 MRI 结果表现不典型或无法提示 MS 但具有提示 NMOSD 诊断的临床和影像学特征的儿童中，推荐进行 AQP4 抗体检测。特别是，对于表现为极后区综合征（病灶局限于脑干和下丘脑）及破坏性病变的儿童，建议进行该试验。如果 AQP4 抗体检查结果为阴性，则应检测 MOG 抗体。对于 MRI 不是典型 MS 或 NMOSD 表现但临床和影像学表现具有 ADEM 特征的儿童，建议进行 MOG 抗体检测。MOG 抗体相关疾病的支持性特征包括非常年轻的患者发生小脑脚病变和脑白质营养不良类似的 MRI 表现。剩下抗体阴性的患者中应考虑替代诊断。ADEM. 急性播散性脑脊髓炎；AQP4. 水通道蛋白 -4；MOG. 髓鞘少突胶质细胞糖蛋白；MS. 多发性硬化；NMOSD. 视神经脊髓炎谱系疾病（改编自 Hacohen 等，2017）

六、按受累区域列出的 NMOSD 的 MRI 特征

（一）脊髓

纵向广泛横贯性脊髓炎是指头尾方向延伸 3 个或 3 个以上椎体的病变。这些病灶表现为 T_2 加权、质子密度或脂肪抑制序列连续性高信号，常呈片

表 28-2　AQP4-IgG 阳性 NMOSD 的临床症状（至少需要 1 个）

- 视神经炎
- 急性脊髓炎
- 极后区综合征：不明原因的呃逆或恶心呕吐
- 急性脑干综合征
- 症状性发作性睡病或急性间脑综合征，MRI 显示 NMOSD 典型间脑病变
- 症状性脑综合征伴 NMOSD 典型脑部病变

状或环状强化（图 28-3）。在病情严重的情况下，LETM 可伴有灰质的 T_1WI 信号下降（"假性脊髓空洞症"）（图 28-4）。

NMO 病灶以中央索为主，超过 70% 的病灶位于中央灰质内伴有局部脊髓肿胀 / 膨胀。这与 MS 病变相反，MS 病变通常跨越一个椎体节段以下，往往是多发性的，并且多位于白质的边缘部分，尽管也可以看到灰质受累。短节段脊髓病变也可见于早期（血清阳性 NMOSD），但可能更模糊不清。此外，在缓解期间或类固醇治疗后，LETM 病变可能演变为多个较短病变。因此，与症状发作相关的脊髓 MR 检查时间对于识别特征性 LETM 表现至关重要。

一方面，尽管 LETM 模式是 NMOSD 的特征，但 AQP4 血清阳性患者中首发（7%～14%）和继发性（8%）脊髓炎发作不符合 LETM 定义。另一方面，一些进展性 MS 患者可有融合性脊髓病变，影像表

表 28-3 血清 AQP4-IgG 阴性或 AQP4-IgG 状态未知的 NMOSD 诊断标准

1. 至少有 2 个核心临床特征是由于一次或多次临床发作而发生的，并满足以下所有要求：
- 至少 1 个核心临床特征必须是视神经炎、急性脊髓炎伴 LETM 或极后区综合征
- 空间多发性（两个或多个不同的核心临床特征）
- 满足 MRI 附加要求（如适用）（见下文）
2. AQP4-IgG 采用最佳可用检测方法检测为阴性或无检测结果
3. 排除其他诊断

其他 MRI 要求

1. 急性视神经炎：需颅脑 MRI 显示
- 正常或非特异性白质病灶
- 视神经 MRI 表现为 T_2WI 高信号病变或 T_1WI 增强检查病变强化，并且累及范围 > 1/2 视神经长度或累及视交叉
2. 急性脊髓炎：需要相关髓内 MRI 病变累及 3 个以上连续节段，或有急性脊髓炎病史的患者局灶性脊髓萎缩累及 3 个以上连续节段
3. 极后区综合征：需要存在相关的延髓背侧 / 极后区病变
4. 急性脑干综合征：需要伴有室管膜周围脑干病变

表 28-4 MRI 序列推荐

脑
- 矢状位 3D FLAIR，1mm，各向同性
- 轴位 T_2WI，3mm，无层间隔
- 轴位 DWI，3mm，无层间隔
- 轴位对比增强 T_1WI，3mm，无层间隔

眼眶
- 冠状位 T_2WI 脂肪饱和，3mm，无层间隔（包括视交叉）
- 冠状位对比增强 T_1WI 脂肪饱和，3mm，无层间隔（包括视交叉）

脊柱
- 矢状位 T_2WI，3mm，无层间隔
- 矢状位 PD 或 STIR，3mm，无层间隔
- 矢状位增强 T_1WI，3mm，无层间隔
- 轴位 T_2WI 或 T_2^*WI，5mm（通过可见病变）

现看起来像是 LETM。因此，在短脊髓炎病变患者的鉴别诊断中必须考虑 NMOSD，并且要同时观察矢状位和轴位上的表现判断病变的范围与形态。在轴位 T_2WI 上，NMOSD 患者可见"亮斑样病灶"，反映脊髓微囊变（图 28-5 和图 28-6）。

NMOSD 的大多数急性 LETM 病变表现为 T_1WI 图像上的对比强化，复发后数天至数月可见，呈环形或片状（图 28-7）。病变在缓解期几乎完全消失。然而，可发生伴或不伴 T_2WI 高信号的明显广泛的脊髓萎缩。

LETM 的鉴别诊断（表 28-5）包括 CNS 结节病、急性播散性脑脊髓炎、脊髓梗死、硬脑膜动静脉瘘、系统性血管炎、维生素 B_{12} 缺乏、脊髓型颈椎病或罕见的 MS。LETM 似乎对儿童 NMOSD 特异性较低，因为在儿童中，ADEM、MS 和单相横贯性脊髓炎也常常可见 LETM。

NMOSD 最重要的鉴别诊断仍然是 MS，基于 T_2WI 图像上的影像表现和对比强化模式特征可以帮助区分（表 28-6）。

（二）视神经

超过 50% 的 NMOSD 患者中主要症状为视神经炎，通常为双侧性。在无空间多发情况下，并且脊髓和脑 MRI 表现正常时，在治疗开始前早期进行眼眶 MR 检查有助于诊断。对于视神经成像，应在冠状面应用脂肪抑制序列。ON 急性期可见视神经鞘增厚，单侧或双侧 T_2WI 高信号，受累视神经和（或）视交叉 T_1WI 对比强化（图 28-8）。

NMOSD 的视神经病变往往比 MS 向后部延伸至视交叉的病变范围更长（图 28-9 和图 28-10），表明 AQP4、前部延伸或视盘肿胀倾向发生于 MOG-ON，而不是 MS-ON。

（三）脑

尽管根据定义，通常认为 NMOSD 不累及大脑，但 NMO 累及大脑肯定不是例外，尽管在疾病发作时可能不存在。在 AQP4 抗体检测阳性的患者中，在 NMOSD 的临床病程中，脑部病变非常常见。2015 年 NMOSD 诊断标准描述了 AQP4 高表达频率区域的特征性脑实质病变部位（表 28-7 和图 28-11）。

对比其他疾病（如 MS），皮质病变在 NMOSD

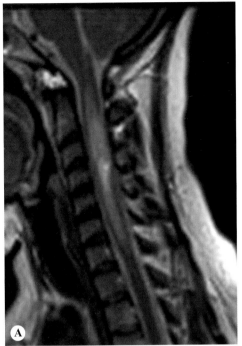
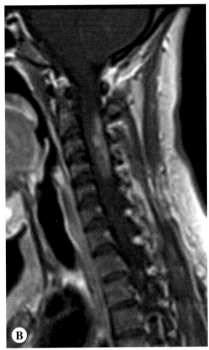

◀ 图 28-3　LETM，累及范围超过 6 个节段的 T₂WI 高信号（A），伴肿胀和部分钆增强（B）

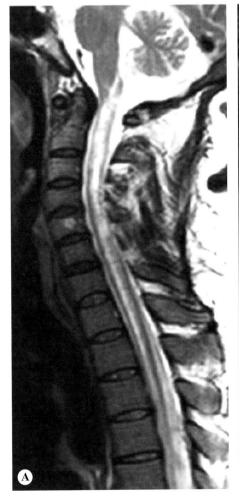
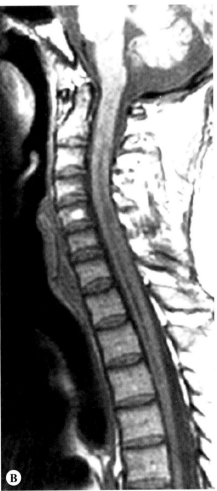

◀ 图 28-4　LETM，整个颈髓广泛 T₂WI 高信号，延伸至极后区（A），明显 T₁WI 低信号（B），有假脊髓空洞

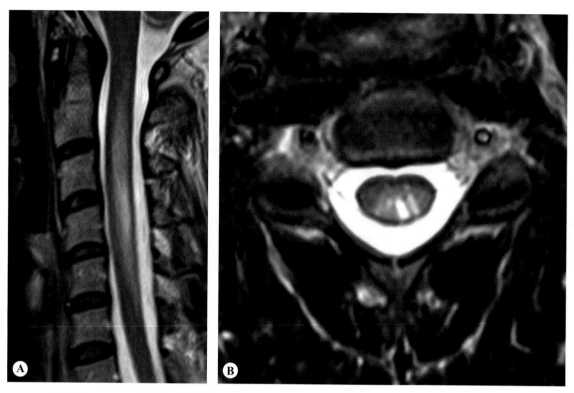

▲ 图 28-5　NMO 患者，矢状位 T₂WI（A）显示 LETM，轴位 T₂WI（B）显示"亮斑样病变"

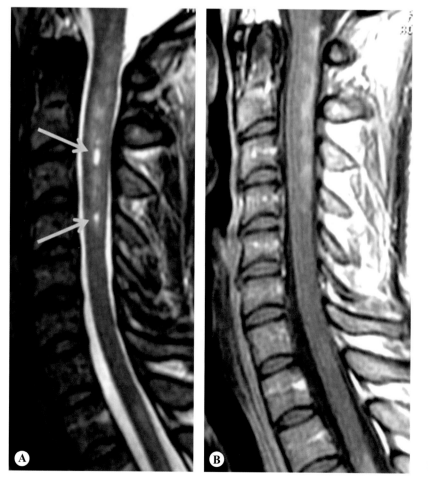

◀ 图 28-6　NMO 患者，弥漫性 LETM 和 T₂WI 上微囊性改变（A，箭），以及斑片状对比强化（B，箭）

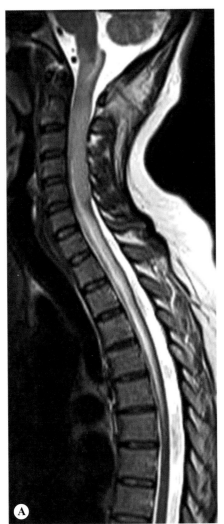
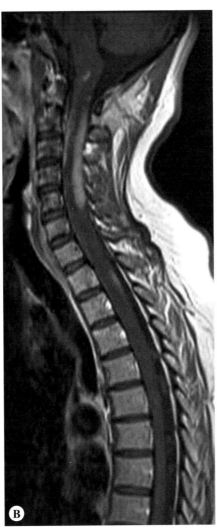

◀ 图 28-7　跨越 3 个以上椎体节段的典型 LETM，T₂WI MRI 显示颈髓肿胀（A），T₁WI MRI 显示片状强化（B）

表 28-5　纵向广泛性横贯性脊髓炎的鉴别诊断

- 融合的多发性硬化病灶（不规则、无肿胀）
- ADEM 和感染后脊髓炎
- 结节病（软脑膜强化和三叉戟征）
- 系统性血管炎（白塞综合征、系统性红斑狼疮、干燥综合征）
- 脊髓梗死（首先累及灰质："猫头鹰眼"）
- 硬脑膜动静脉瘘（扩张的髓周血管可见流空信号）
- 脊髓型颈椎病（薄片样强化的短节段病变）

中罕见或不存在，而 Dawson 手指征和伴有中央静脉的白质病变同样都是 MS 的特征。

肿瘤样病变是 NMOSD 非常典型的征象（图 28-12），事实上，当疑似 MS 的患者看到大脑半球大病灶时，应该进行抗体检测。正如已经在上文讨论的，其罕见变异疾病 Balo 同心圆硬化的特征表现为脱髓鞘和髓鞘层的交替环。在 NMOSD 患者中也描述了伴有 Balo 同心环的瘤样病变。尽管 AQP4 的选择性缺失及补体和免疫球蛋白的血管中心性沉积是 NMOSD 的特征表现，但研究表明，在有髓和脱髓鞘的 Balo 样 NMOSD 病变的交替层中，存在广泛的 AQP4 缺失和 T 细胞的血管周围淋巴细胞袖套，而无血管周围免疫球蛋白或补体沉积。这一发现表明，AQP4 缺失可能发生在各种脱髓鞘情况下，即 Balo 和 NMOSD，但似乎不是 NMOSD 的特异性特征。

七、治疗

与 MS 相同，急性复发通常使用高剂量静脉注

表 28-6　鉴别 MS、AQP4-IgG 阳性 NMO 和抗 MOG 抗体疾病的 MRI 特征

	矢状位	轴 位	T₂WI	T₁WI	对比增强
MS	短节段，多发	多发，不对称；后部和外周受累	边界清晰的高信号，局灶性病灶	等信号，少数慢性呈低信号	见于大多数急性病变中，强化模式多变，环形强化占 20%
AQP4	急性发作表现为LETM，慢性发作累及椎体节段短	单发，中心型；单侧，外周	高信号光点（空洞）	急性病变呈低信号	见于大多数急性病变中，环形强化占 30%，不规则或点状强化
MOG	急性发作表现为LETM，尾端受累	AQP4 病例	高信号	通常为低信号	多样，但频率低于 AQP4

改编自 Ciccareli，2019

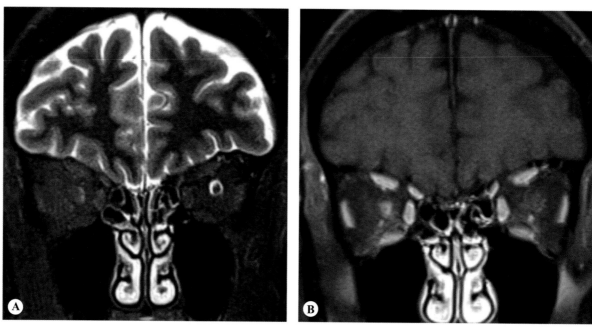

▲ 图 28-8　**31 岁女性，携带 NMO 和 AQP4 抗体，表现为急性单侧视力丧失**
脂肪抑制冠状位 T₂WI（A）显示右侧视神经肿胀伴周围 CSF 间隙闭塞，对比增强 T₁WI（B）显示视神经强化

射类固醇治疗（IVMP）。对 IVMP 首个疗程疗效不佳的患者可以接受进一步的早期治疗，即血浆置换或免疫吸收。尤其是脊髓炎发作，血浆置换可立即生效，及时开始这种治疗干预至关重要。

由于发作未完全缓解导致长期残疾，预防进一步复发是 NMOSD 预防性免疫治疗的目标。大多数 MS 免疫调节药物如干扰素 –β、醋酸格拉替雷、那他珠单抗、芬戈莫德和阿仑单抗（推测为富马酸二甲酯）对 NMOSD 无效甚至有害，因此禁用。相反，免疫抑制性 B 细胞耗竭药物（如硫唑嘌呤、吗替麦考酚酯）、口服泼尼松龙和利妥昔单抗可使复发率降低 50%～80%。利妥昔单抗被认为是 AQP4-IgG 阳性 NMOSD 中最有效的预防发作药物。近年来，已经开展了数项针对该疾病免疫发病机制的药物的随机、对照临床试验。在抗 MOG 抗体相关疾病中，预防性治疗数据更加稀少。病例系列表明口服类固醇药物疗效良好，但逐渐减量时复发风险较高（至少在血清阳性患者中），干扰素 –β 同样缺乏疗效。许多 MOG 抗体阳性患者对利妥昔单抗反应良好，尽管成功率可能低于 AQP4-IgG 阳性 NMOSD 患者。

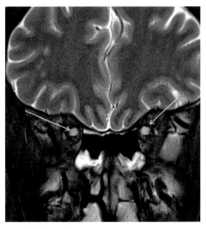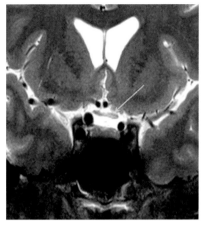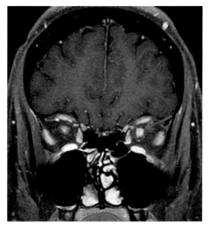

▲ 图 28-9　35 岁 NMO 女性患者，表现为急性双侧视力丧失

冠状位脂肪抑制 T_2WI 图像显示双侧视神经增粗和高信号，以及视交叉（黄箭）受累。冠状位脂肪抑制对比增强 T_1WI 图像显示双侧视神经明显强化，左侧强化更明显（红箭）

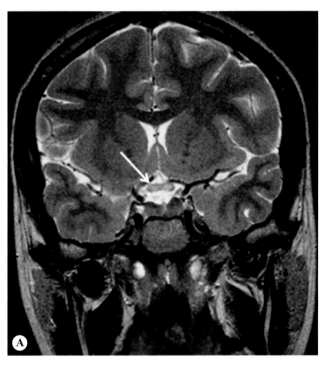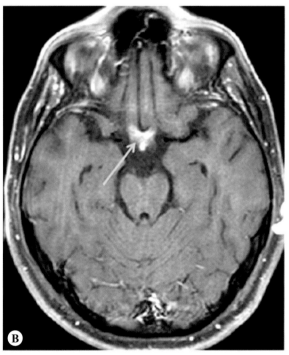

▲ 图 28-10　24 岁 NMO 女性患者，表现为急性双侧视力丧失

脂肪抑制冠状位 T_2WI（A）和横向对比增强 T_1WI（B）图像显示累及视交叉强化的脱髓鞘病变（箭）

八、结构化报告

发病时的报告应说明解剖和定量细节（病灶的位置、数量和大小），并提供定性信息（T_2WI/FLAIR 高信号的范围和布局，对比强化），以确定三个主要 CNS 区域是否存在病变：脊髓、脑和视神经。对于随访检查，应报告 T_2WI/FLAIR 高信号的演变、持续或有无对比强化及是否发生脊髓 / 视神经萎缩。

分析思路：提高 NMO 诊断可能性的特征。

1. 脊柱

- LETM（范围超过 3 个椎体节段）。
- 环形或斑片状对比强化。
- T_2WI MRI 上呈微囊状或不均匀表现。
- 局灶性脊髓萎缩。

表 28-7　NMO 脑内病灶的分布

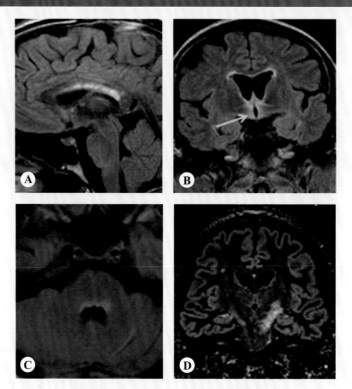

1. 室管膜周围脑室表面（图 28-11C）
2. 延髓背侧，特别是极后区（图 28-4）
3. 胼胝体，通常累及范围＞ 50%，伴有室管膜线样累及，有时呈"拱桥征"（图 28-11A）
4. 丘脑或下丘脑等间脑结构（图 28-11B）
5. 大范围融合的皮质下或深部白质
6. 广泛的皮质脊髓束受累（图 28-11D）

▲ 图 28-11　NMO 脑内病灶的分布

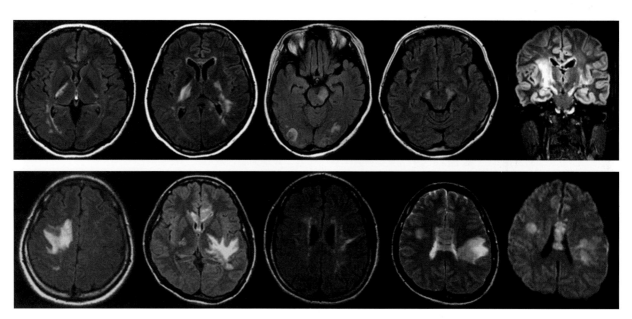

▲ 图 28-12　大脑半球大范围病灶的 NMO 患者，累及皮质下白质和半卵圆中心、皮质脊髓束（包括内囊后肢）和胼胝体

经许可转载，引自 Kim 等，2012

- 圆锥受累（MOG）。

    2.脑

- 非典型、大脑半球大病灶。
- 胼胝体受累。
- 室管膜周围脑干病变。
- 延髓背侧 / 极后区病变。

    3.视神经

- 双侧受累。
- 广泛对比强化。
- 视交叉受累（AQP4）。
- 视神经萎缩（随访）。

九、病例报告

1.病史

41 岁女性患者，有视神经病变和混合性结缔组织疾病伴血清抗核抗体阳性病史。横贯性脊髓炎症状近期进展。

2.成像技术

矢状位和轴位 T_2WI 和对比增强 T_1WI MRI，无既往检查进行比较。

3.影像学表现

颅颈交界和极后区正常。$C_{2\sim6}$ 平面可见大面积的 T_2WI 高信号，边界不清，主要累及脊髓中央部分。受累节段脊髓肿胀。给予对比剂后，表现为片状、部分边缘强化（图 28-13）。

4.解释

考虑到既往病史与 NMO 一致，诊断为纵向广泛横贯性脊髓炎。

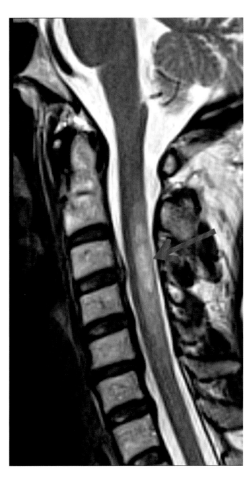
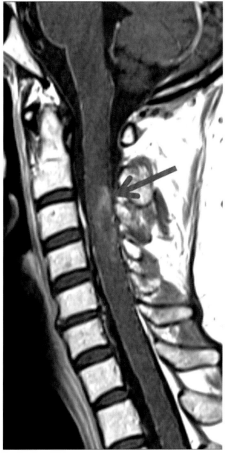

◀ 图 28-13 颈髓矢状位 T_2WI 及增强 T_1WI 图像

参考文献

[1] Ciccarelli O, Cohen JA, Reingold SC, Weinshenker BG. Spinal cord involvement in multiple sclerosis and neuromyelitis optica spectrum disorders. International Conference on Spinal Cord Involvement and Imaging in Multiple Sclerosis and Neuromyelitis Optica Spectrum Disorders. Lancet Neurol. 2019; 18(2):185–197.

[2] Flanagan EP, Weinshenker BG, Krecke KN, Lennon VA, Lucchinetti CF, McKeon A, Wingerchuk DM, Shuster EA, Jiao Y, Horta ES, Pittock SJ. Short myelitis lesions in aquaporin-4-IgG-positive neuromyelitis optica spectrum disorders. JAMA Neurol. 2015;72(1):81–7.

[3] Geraldes R, Ciccarelli O, Barkhof F, De Stefano N, Enzinger C, Filippi M, et al. The current role of MRI in differentiating multiple sclerosis from its imaging mimics. Nat Rev Neurol. 2018;14:199.

[4] Hacohen Y, Mankad K, Chong W, Barkhof F, Vincent A, Lim M, et al. Diagnostic algorithm for relapsing acquired demyelinating syndromes in children. Neurology. 2017;89:269–78.

[5] Jurynczyk M, Geraldes R, Probert F, Woodhall MR, Waters P, Tackley G, et al. Distinct brain imaging characteristics of autoantibody-mediated CNS conditions and multiple sclerosis. Brain. 2017;140:617–27.

[6] Kim W, Kim S-H, Hyun Lee S, Feng Li X, Jin Kim H. Brain abnormalities as an initial manifestation of neuromyelitis optica spectrum disorder. Mult Scler J. 2011;17(9):1107–12.

[7] Kim W, Kim SH, Huh SY, Kim HJ. Brain abnormalities in neuromyelitis optica spectrum disorder. Mult Scler Int. 2012;2012:735486.

[8] Kim HJ, Paul F, Lana-Peixoto MA, Tenembaum S, Asgari N, Palace J, et al. MRI characteristics of neuromyelitis optica spectrum disorder: an international update. Neurology. 2015;84:1165–73.

[9] Wingerchuk DM, Lennon VA, Pittock SJ, Lucchinetti CF, Weinshenker BG. Revised diagnostic criteria for neuromyelitis optica. Neurology. 2006;66(10):1485–9.

[10] Wingerchuk DM, Banwell B, Bennett JL, Cabre P, Carroll W, Chitnis T, et al. International consensus diagnostic criteria for neuromyelitis optica spectrum disorders. Neurology. 2015;85:177–89.

[11] Yonezu T, Ito S, Mori M, Ogawa Y, Makino T, Uzawa A, et al. "Bright spotty lesions" on spinal magnetic resonance imaging differentiate neuromyelitis optica from multiple sclerosis. Mult Scler. 2014;20:331–7.

[12] Zabad R, Stewart R, Healey KM. Pattern recognition of the multiple sclerosis syndrome. Brain Sci. 2017;7(10):138.

拓展阅读

[1] Dubey D, Pittock SJ, Krecke KN, Morris PP, Sechi E, Zalewski NL, et al. Clinical, radiologic, and prognostic features of myelitis associated with myelin oligodendrocyte glycoprotein autoantibody. JAMA Neurol 2018. [Epub ahead of print].

[2] Dutra BG, da Rocha AJ, Nunes RH, Júnior MACM. Neuromyelitis optica spectrum disorders: spectrum of MR imaging findings and their differential diagnosis. Radiographics. 2018;38:169–19.

[3] Huh S-Y, Min J-H, Kim W, Kim S-H, Kim HJ, Kim B-J, et al. The usefulness of brain MRI at onset in the differentiation of multiple sclerosis and seropositive neuromyelitis optica spectrum disorders. Mult Scler J. 2014;20:695–704.

[4] Matthews L, Marasco R, Jenkinson M, Küker W, Luppe S, Leite MI, et al. Distinction of seropositive NMO spectrum disorder and MS brain lesion distribution. Neurology. 2013;80:1330–7.

[5] Pandit L, Asgari N, Apiwattanakul M, Palace J, Paul F, Leite M, et al. Demographic and clinical features of neuromyelitis optica: a review. Mult Scler J. 2015;21:845–53.

[6] Weinshenker BG, Wingerchuk DM, editors. Neuromyelitis spectrum disorders. Mayo Clin Proc. 2017;92:663–679.

第29章 急性播散性脑脊髓炎和其他急性类感染综合征

Acute Disseminated Encephalomyelitis and Other Acute Parainfectious Syndromes

Cristina Auger　Àlex Rovira　著

沈连芳 **译**　郭　瑜　夏　爽　校

摘 要

急性播散性脑脊髓炎（ADEM）是一种罕见的中枢神经系统炎性脱髓鞘疾病，现已被认为是一个独立的疾病，而不是多发性硬化的变异。ADEM 的典型特征是急性单相病程，表现为脑病和多灶性神经系统病变。主要好发于儿童，极少数情况下也可见于成人和老年人。

尽管对 ADEM 的认识越来越深入，但由于缺乏生物学标记物，其诊断仍停留在临床上，并需要得到脑部和脊髓 MRI 等影像学技术的大力支持。由于多种疾病的表现与 ADEM 类似，故其诊断困难。

本章综述 JADEM 及其变异型（Bikerstaff 脑炎和急性出血性白质脑炎）、儿童常见的急性类感染综合征，如儿童急性坏死性脑病（ANEC）和伴有胼胝体压部可逆病变的轻微脑病（MERS）等疾病诊断方面的最新进展。

这一章包括临床神经影像学在这些疾病诊断中的价值，以及 ADEM 与其他免疫介导的炎症性脱髓鞘疾病（特别是 MS）之间的鉴别。

关键词

急性播散性脑脊髓炎；ADEM；MRI；脱髓鞘；获得性脱髓鞘病

一、急性播散性脑脊髓炎及其变异型

（一）疾病定义

急性播散性脑脊髓炎（acute disseminated ence-phalomyelitis，ADEM）是一种严重的中枢神经系统免疫介导的炎症性脱髓鞘疾病，主要累及脑白质和脊髓，临床上以新发多灶性神经系统病变（包括脑病）为特征，同时伴有多灶性白质炎性脱髓鞘改变的神经影像表现。由于缺乏特异性生物标志物，ADEM 的诊断主要依赖于临床和影像学。

（二）流行病学 / 人口学

与成人相比，这种疾病更常见于儿童，并且在儿童早期发病率最高（发病年龄中位数为 5—8 岁），与多发性硬化不同的是，该病无明显性别差异。据报道，ADEM 的发病率为每年（0.3～0.6）/10 万。在大多数（50%～75%）的病例中，临床发病前有病毒（肺炎支原体）或细菌感染引起的前驱症状（发热、不适、头痛、恶心和呕吐），通常是非特异性的上呼吸道感染，其作用是引发炎症反应。ADEM 也可以发生在接种疫苗后，特别是针对麻疹、腮腺炎或风疹（免疫后脑脊髓炎）的疫苗。少数情况下，ADEM 被描述为副肿瘤性疾病，与药物使用相关，或与风湿性和自发性疾病相关。

（三）病理特征

ADEM 的病理特征是静脉周围"袖套样脱髓鞘"，血管周围有轻度 T 细胞和巨噬细胞浸润。部分病例中，静脉周围大量的脱髓鞘病变可发生融合，继发导致大面积髓鞘脱失。尽管血管周围炎也是 MS 病理学的一个特征，但与 ADEM 的脱髓鞘模式不同，MS 斑块的典型表现是在完全性脱髓鞘区域内可见融合成片的巨噬细胞浸润，并混杂有星形胶质细胞反应性增生。

（四）发病机制

有研究表明，病毒感染可通过髓鞘反应性 T 细胞通过分子模拟激活而引起 ADEM，从而引起中枢神经系统自身免疫应答。由于许多病例没有明确的感染史，也有人认为 ADEM 可能是通过非特异性炎症过程激活预先存在的髓鞘反应性 T 细胞引起的。在大约 40% 的病例中，可以检测到抗髓鞘少突胶质细胞糖蛋白抗体。

（五）临床特征

非特异性多灶症状通常出现在前驱期开始后 1～3 周，这些症状在数天内呈亚急性发展，常与脑病有关（在 MS 中相对少见），包括意识的改变（如昏迷、嗜睡）或用发热、全身疾病或继发性症状不能解释的行为改变。

儿童和成人病例中常会出现共济失调、急性横贯性脊髓炎、脑神经麻痹、视神经炎、脑病和脑干症状。某些体征和症状似乎与年龄相关，在儿童 ADEM 中，持续性发热和头痛更为常见，而在成人，运动和感觉障碍等症状为主。

ADEM 典型临床进程发展迅速，通常会在 2～5 天内出现严重的症状。据报道，有 15%～25% 的 ADEM 患儿会出现严重症状，导致他们进入重症监护室。ADEM 患者的脑脊液表现为淋巴细胞增多和

蛋白轻度增加。寡克隆带缺失或稀少（约 12.5% 的儿童病例）。一过性 MOG 抗体被认为是单相病程和良好的预后，而 MOG-IgG 抗体的持续检测多与多相 ADEM 相关。

尽管临床症状严重，但在及时的诊断和充分的治疗下，大多数 ADEM 患儿的预后良好，可以完全康复。

表 29-1 描述了 ADEM 和 MS 的主要临床和生物学差异。

（六）影像特征

神经影像学在 ADEM 的诊断中极为重要。与 MS 病变不同，ADEM 病变在 MRI 上常呈斑片状、边界不清（图 29-1）。病变通常很大，但在同一个患者中可以大小不一（从几毫米到几厘米）。在大的肿块样病变中，占位效应通常较轻或无。相比于 MS，卵圆形病变（道森手指征）更为少见。

大脑半球、小脑、脑干和脊髓的皮质下和中央白质及皮髓质交界区通常不对称受累。局限于脑室周围白质和胼胝体的病变较 MS 少见。丘脑和基底节的灰质多见，尤其是在儿童中，并且典型地以对称模式分布。然而，成人 ADEM 丘脑受累的概率与成人 MS 无差异，可以认为成人 ADEM 中丘脑受累的概率低于儿童 ADEM。30% 的病例累及皮质，有时白质没有任何异常。

脑室周围白质也经常受累（50% 以上的病例），而局限于胼胝体的病变则不常见。然而，邻近白质的大面积脱髓鞘病变可延伸至胼胝体并进入到对侧大脑半球。

超过 50% 的病例累及幕下，主要累及脑干、小脑中脚和小脑白质。

MRI 上 ADEM 的脑内病变表现形式有以下四种。

- ADEM 伴有大的、融合的或肿块样的病变，周围常存在广泛的水肿，无或轻度占位效应（图 29-2 和图 29-3）。
- ADEM 伴有灰质受累（图 29-4 和图 29-5）。
- ADEM 多发小病灶（< 5mm）（图 29-6）。
- 急性出血性脑脊髓炎（图 29-11）。

这些病变形式通常不会导致严重的后遗症或

表 29-1　ADEM、MS 和 NMO 的流行病学、临床及生物学差异

	ADEM	MS	NMO
发病年龄	儿童，中位年龄 5~8 岁，成人不常见	年轻人，中位年龄 29 岁，儿童及大于 50 岁者不常见	中年人，中位年龄 40—45 岁，从青年人到老年人跨度较大
性别	无性别差异	女性发病率略高于男性 (2~3) : 1	女性发病率高，(3~9) : 1
发病率 / 患病率	每年每 10 万人中 0.3~0.6 人	全球发病率为每 10 万人中 33 人(欧洲国家 108 人)	全球发病率为每 10 万人中 1~2.6 人
临床表现	• 广泛的中枢神经系统功能障碍 • 发热、头痛、癫痫、共济失调、急性横贯性脊髓炎 • 脑病 • 双侧视神经炎	• 主要集中发作 • 单侧视神经炎、脑干综合征、部分横贯性脊髓炎	严重的单侧或双侧视神经炎，完全性横贯性脊髓炎，顽固性呃逆、恶心
前期病毒或细菌性感染、接种疫苗史	常见	可能引起复发	未见
病程	单相，多相少见 (4%)	复发、进展	常复发（80%~90%）
血清	• AQP4 抗体：未见 • 达 40% 的患者可见 MOG 抗体，常为短暂一过性（单相 ADEM） • 3—8 岁儿童最常见	AQP4 抗体：未见	AQP4 抗体：敏感且特异性
脑脊液分析	• 脑脊液细胞增多：常见，很少超过 200 个白细胞 /mm³ • 典型 ADEM 中淋巴细胞，AHLE 中多核细胞为主 • 蛋白：常轻度升高（少于 100mg/dl） • 寡克隆带：29% 患者可见	• 脑脊液细胞增多：不常见，很少超过 10~20 个白细胞 /mm³ • 蛋白：很少升高 • 寡克隆带：常见，并且持续存在（90%~95%）	• 脑脊液细胞增多：常见，可显著升高，超过 100 个白细胞 /mm³ • 蛋白：可能高达 1g/dl • 寡克隆带：少见，如果发病时存在，在任后期消失

AQP4. 水通道蛋白 -4；MOG. 髓鞘少突胶质细胞糖蛋白；ANA. 抗核抗体；AHLE. 急性出血性白质脑炎；ANA. 抗核抗体；CSF. 脑脊液；ADEM. 急性播散性脑脊髓炎；CNS. 中枢神经系统；MS. 多发性硬化；NMO. 视神经脊髓炎

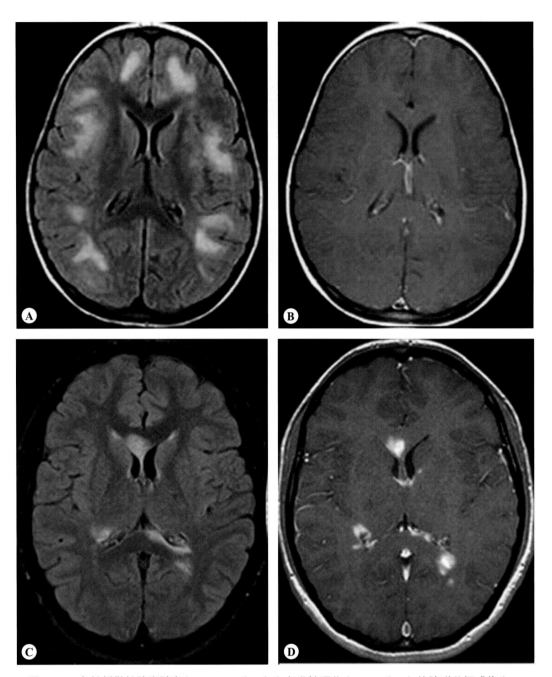

▲ 图 29-1 急性播散性脑脊髓炎（ADEM；A 和 B）和多发性硬化（MS；C 和 D）的脑磁共振成像（FLAIR 和对比增强 T₁WI）的差别

在 ADEM 中，病灶较大，边缘模糊，主要位于皮质下白质，很少强化。在 MS 中，病灶较小，边缘清晰，主要累及深部和脑室周围白质，常可见强化

残疾，大多数病变在影像随访过程中趋向于完全（37%～75%）或部分（25%～53%）缓解。

病变通常不强化（14%～30% 的病例）。由于血脑屏障的完整性通常在疾病急性期迅速恢复，所以小病灶无强化的情况尤其常见。当出现强化时，通常同时累及绝大多数病变。强化的模式多种多样，可以是完整的或不完整的环状、结节状、脑回状或斑点 S 状。

MRI 上大多数病变在病程早期出现，支持 ADEM 的临床诊断。尽管如此，在某些 ADEM 病例中，从症状出现到 MRI 上出现病变之间可能有 1 个多月的延迟，甚至在整个病程中 MRI 可能保持正

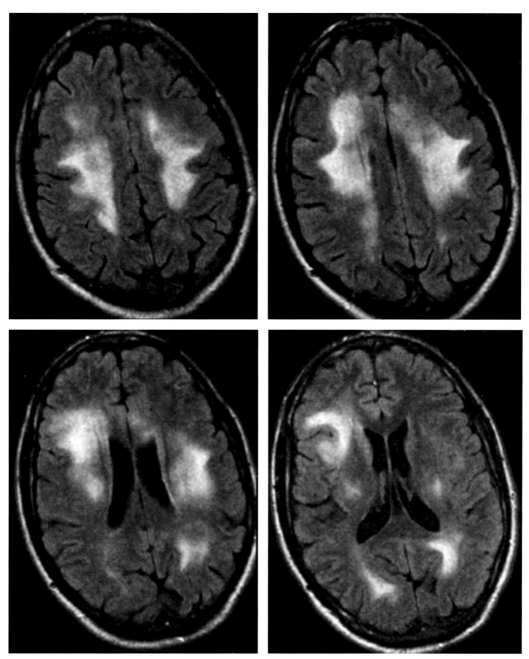

▲ 图 29-2　22 岁女性，ADEM
脑 MRI（轴位 FLAIR 图像）显示双侧皮质下白质可见大片不对称性病变，没有明显的占位效应

常。因此，在提示 ADEM 的神经症状出现后的最初几天内，正常脑 MRI 不能排除 ADEM 的诊断（图 29-6）。

（七）随访和高级成像

与 MS 的常规情况相反，在发病后连续 3 个月以上的 MRI 扫描中，单相 ADEM 中通常不会出现新病灶的进展。约 50% 的病例中，新病变和现有

病变的扩大发生在前 3 个月内。6 个月内 MRI 上的病变的完全缓解与病变最终诊断为 ADEM 呈正相关，而病变不完全缓解或持续存在则与 MS 的诊断相关。

ADEM 病变通常表现为扩散增加，可能是由于轴突丢失、脱髓鞘和水肿引起的细胞外间隙扩大所造成的。然而在病变早期（急性期）扩散通常受限（ADC 值较低）。早期的扩散受限也可见于急性期

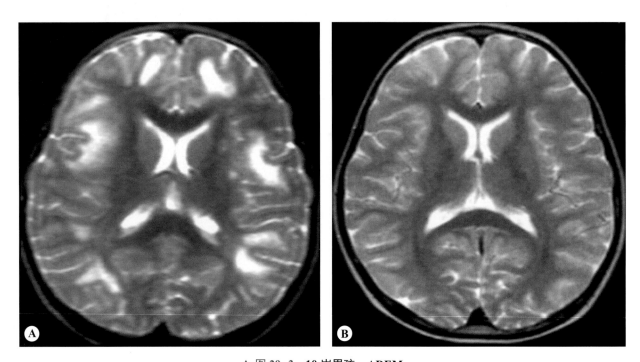

▲ 图 29-3　10 岁男孩，ADEM

A. 在病变活动期，双侧皮质下区可见大片病变；B. 在 4 个月后的随访中病灶完全消失（引自 Cañellas 等，2007）

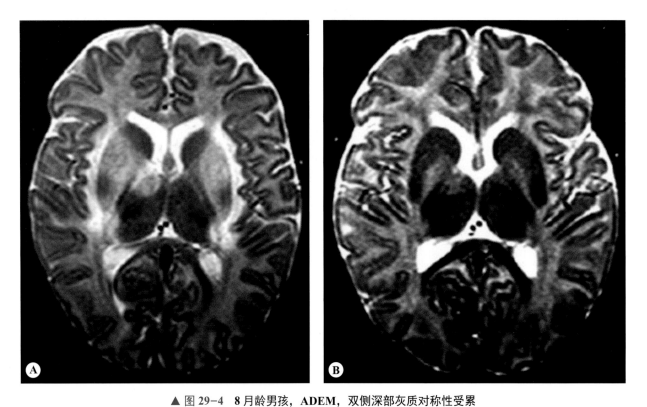

▲ 图 29-4　8 月龄男孩，ADEM，双侧深部灰质对称性受累

初期脑部 MRI（T$_2$WI）显示主要是深部灰质受累（A），在 2 个月后随访（B）病变基本上消失。注意，由于这个年龄段髓鞘发育不全，白质在 T$_2$WI 序列仍呈高信号（引自 Cañellas 等，2007）

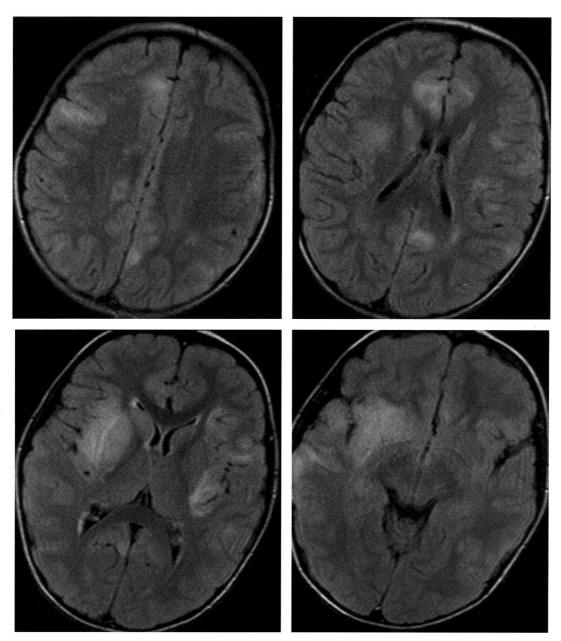

▲ 图 29-5　4 岁男孩，ADEM，病变主要累及皮质和深部灰质
轴位 FLAIR 图像显示了典型的病变部位，累及基底节、脑岛、额叶和顶叶皮质。注意全脑白质受累相对较少

MS，这可能是由于髓鞘肿胀、可逆性的血供减少和大量炎细胞浸润所致。

与 MS 相反，常规 MRI 表现正常的 ADEM 患者，MTI 和 DTI 没有异常表现，可能表明本病的病理过程不是弥漫性的，而是局限于常规磁共振成像的信号异常区域。

已有报道显示，在疾病的亚急性期，MR 波谱成像上可见 NAA 峰的降低。NAA 的减少很可能与短暂的神经轴索功能障碍有关，而不是由于不可逆的神经轴索丢失所致，所以在随访中随着常规 MRI 异常表现逐步消失，NAA 的水平也随之升高。急性期胆碱水平正常，而在亚急性期可出现升高，这可能提示在病变发展的初始阶段并未发生髓鞘分解。急性期可以看到脂质增加由于脱髓鞘过程中髓鞘的崩解造成了脂质分子的活动性增加和肌醇 / 肌酸比值的降低（由于渗透调节机制），随后在慢性期脂质峰值降低，肌醇 / 肌酸比值（胶质增生）高于正常值。

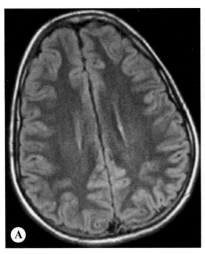
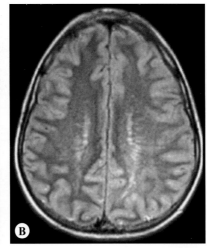
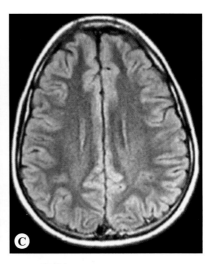

▲ 图 29-6　11 岁男孩，ADEM。连续脑 MRI 扫描（FLAIR 图像）

A. 首发症状（脑病）出现时的首次扫描未显示任何实质病变；B. 1 周后进行第二次扫描显示脑室周围多发小病灶；C. 3 个月后完全消失

（八）ADEM 脊髓成像

1/3 的 ADEM 患者脊髓受累，最常见于胸段脊髓。脊髓病变范围通常较大，常累及多节段（长节段横断性脊髓炎），引起脊髓肿胀，增强扫描可见不同的强化。病变可局限于灰质或白质，或两者同时受累（图 29-7）。

长节段横断性脊髓炎是指累及 3 个或更多节段的脊髓病变，病变通常位于脊髓的中心。视神经脊髓炎是表现为 LETM 的患者最常见的病因和诊断，其他自身免疫性炎症，如 ADEM、系统性红斑狼疮、结节病和干燥综合征的患者也会出现 LETM。在西方 MS 中，也可见到罕见的 LETM 报道（＜3%）。

患有感染性、肿瘤性或血管性疾病、营养不良或外伤的患者也可表现为 LETM。因此，在对 LETM 患者进行进一步的鉴别诊断时，需要考虑这些病因（表 29-2）。

（九）ADEM 诊断标准

2012 年，国际儿童多发性硬化研究组更新了 ADEM 仍然是排除性诊断的定义共识。除此之外，新标准诊断 ADEM 还应满足以下条件。

- 首发脑病合并多灶性神经功能障碍。
- 疑似炎性脱髓鞘病因。
- 脑病（无法用发热、系统性疾病或继发性症状来解释的意识或行为的改变）。

- 急性期（3 个月）脑 MRI 异常与髓鞘脱失的程度相一致。
- 首次发病后 3 个月以上无新的临床和 MRI 表现。
- 脑部 MRI 典型表现：
  - 弥漫性，边界不清，大（＞1～2cm）病变。
  - 主要累及脑白质。
  - 不应观察到 T_1WI 低信号病变。
  - 深部灰质病变（如丘脑或基底节）可出现，尤其是儿童。

抗髓鞘少突胶质细胞糖蛋白抗体的影响和多相 ADEM 高达 40% 的 ADEM 患者中可检测到 MOG 抗体，这在单相 ADEM 通常是暂时的，最常见于 3—8 岁的儿童。然而这一比例在多相 ADEM 中可达 100%。MOG 抗体也可在其他形式的复发性脱髓鞘病变中发现，如血清 AQP4 阴性的 NMOSD 患者（约 30%）、表现为复发性视神经炎或伴有复发性或单相视神经炎的 ADEM 患者。最近有人提出将这些疾病归统称为获得性脱髓鞘综合征疾病，命名为 MOG 抗体疾病。

在 ADEM 中，MRI 表现可能因 MOG 抗体状态不同而有所不同。在 MOG 抗体阳性的儿童中，脑 MRI 通常表现一致，表现为双侧大片弥漫性病灶，病灶呈磨玻璃样，边界不清，小脑脚病变常见，并

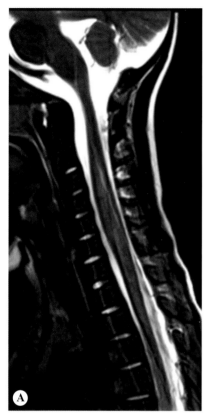
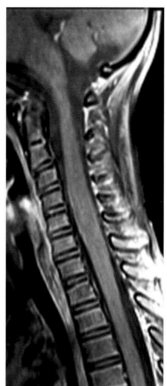
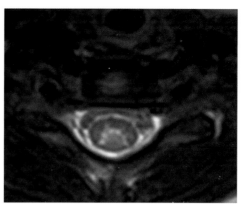
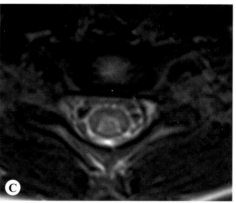

▲ 图 29-7 10 岁男孩（与图 29-6 同一患者），ADEM，活动期脊髓 MRI 表现

A. 矢状位 T₂WI 显示颈段脊髓的广泛高信号伴有脊髓肿胀；B. TWI 增强扫描未见明显强化；C. 轴位 T₂WI 显示高信号主要累及中央灰质和后索，超过脊髓 50% 的横断面积

表 29-2 LETM 的病因和鉴别诊断		
诊 断	潜在病因的可能临床症状	诊断标志物
炎症性		
NMO	伴有视神经受累	血清 NMO-IgG 阳性
NMO 谱系疾病	孤立性 LETM 可能，常与其他多系统炎症性疾病相关	血清 NMO-IgG 阳性
MS	伴有脑和视神经受累，复发过程	脑脊液寡克隆带阳性；MRZ 反应阳性；排除其他全身炎症性疾病
ADEM	典型单相病程，并伴有大脑受累	脊髓病变的新旧基本一致
系统性红斑狼疮	累及其他器官，如肾脏或皮肤；伴有大脑受累	血清抗核抗体、双链 DNA 抗体和抗磷脂抗体
干燥综合征	眼睛和（或）口腔干燥；嘴唇活检异常	血清抗核抗体、抗 SSA/Ro、抗 SSB/La 抗体
结节病	累及其他器官，如口腔及淋巴结和肺；脑 MRI 显示典型的脑膜受累	高水平血清可溶性 IL-2 受体；淋巴结活检组织学
Behçet 病	累及其他器官，如口腔及生殖器溃疡、葡萄膜炎或关节病；浅静脉或深静脉血栓形成	无

（续表）

诊　断	潜在病因的可能临床症状	诊断标志物
感染性		
病毒感染	疱疹病毒（单纯疱疹、水痘 – 带状疱疹病毒、巨细胞病毒、EB 病毒）、HIV、HTLV-1	鞘内抗体合成；脑脊液 PCR 血清内特异性抗体
细菌感染	梅毒螺旋体、结核分枝杆菌、牛分枝杆菌、伯氏疏螺旋体	血清学检查和血培养；特异性刺激 T 细胞产生 IFN-γ；脑脊液 PCR
寄生虫感染	血吸虫病	MRI
肿瘤性		
B 细胞淋巴瘤	髓系外表现	脑脊液 FACS 分析；脊髓活检
室管膜瘤	无	MRI；手术
星形细胞瘤	无	MRI；手术
副肿瘤性		
副肿瘤综合征表现	潜在恶性肿瘤的症状体征	副肿瘤自身抗体检测（如抗 CRMP-5/CV$_2$、两性蛋白、GAD）；FDG-PET
血管性		
脊髓梗死	常见的病因为脊髓前动脉综合征；可能的病因为主动脉夹层；突然发作频繁，疼痛；典型的分离性感觉障碍	无
脊髓动静脉分流	进展性神经症状；急性症状少见	MRI（可看到扩张静脉）；脊髓血管造影
纤维软骨栓塞	重体力劳动或者 Valsalva 样动作	无
创伤性		
脊髓挫伤	创伤	无
营养性		
维生素 B$_{12}$ 缺乏	亚急性振动觉障碍与感觉共济失调	维生素 B$_{12}$ 水平的测量；甲基丙二酸和全钴胺
铜缺乏	亚急性振动觉障碍与感觉共济失调；上消化道手术史	铜和铜蓝蛋白的测定；尿铜排泄的测量

抗 SSA/Ro 和抗 SSB/La. 干燥综合征自身抗体；CRMP-5. 坍塌反应介质蛋白 5；FACS. 荧光激活细胞分选；FDG-PET. ^{18}F 标记的脱氧葡萄糖 PET；GAD. 谷氨酸脱羧酶；HTLV1. 人类 T– 淋巴细胞病毒 1；LETM. 长节段横贯性脊髓炎；MRZ. 麻疹、风疹和水痘 – 带状疱疹；NMO. 视神经脊髓炎（引自 Trebst 等，2011）

且可能有 LETM。这些信号变化通常是短暂的，在后续随访中可完全缓解。而缺乏 MOG 抗体的儿童在 MRI 随访中通常可见中等或显著的残存病灶。然而，在 ADEM 并伴有 MOG-IgG 抗体缺失的患儿中，MRI 表现更加各异。其中一部分患儿表现为双侧广泛大面积病变，与 MOG 抗体的 ADEM 患者难以区分，这表明其他抗髓鞘或抗胶质成分的自身抗体可能参与了疾病过程。另一部分患儿的 MRI 表现类似 MS［病变局限于一个解剖区域，边界清晰，T$_1$WI 呈低信号，大部分病变较小（＜2cm），位于脑室周围并垂直于胼胝体]表明需要考虑 ADEM 以外的诊断。

　　虽然最初认为 MOG 相关的 ADEM 与良好的预后相关，但目前研究也证实反复发作的患者预后不良。

　　ADEM 通常为单相病程，活动期持续不超过 3 个月，通常随后临床和 MRI 表现改善。根据定义，这种单相病程与发病后 3 个月以上新发 T_2 病变的发展无关（图 29-8），这种单相过程的确认是回顾性的，需要长期的临床和 MRI 随访。因此，建议在 ADEM 发病 3 个月后进行基线脑 MRI 扫描。基线扫描中 MRI 病变的部分或完全缓解与 ADEM 的最终诊断呈正相关，早期随访 MRI 扫描（6 个月内）发现了基线扫描中不存在的新病灶，提示这可能是与单相 ADEM 不同的复发性脱髓鞘病变。

　　在随访 24 个月后，10%～29% 的初诊断为 ADEM 的患者可能会出现这种复发过程。这些患者中的大多数将被归类为 MS 或不太常见的 NMOSD，以及罕见的多相 ADEM。这种多相形式（不到 4% 的 ADEM 病例）被定义为与 ADEM 相一致的新发脑病事件，在最初发病后至少间隔 3 个月，但之后不会伴有任何进一步的事件。ADEM 再发包括新发及复发的神经症状体征及 MRI 上的病变。

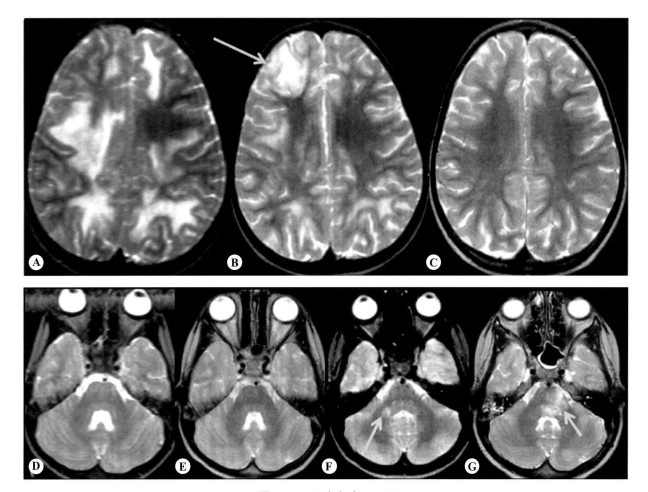

▲ 图 29-8　11 岁女孩，ADEM

在出现临床症状（脑病）时（A）、1 个月后（B）和 1 年后（C）的一系列轴位 T_2WI 图像。最初的 MRI 显示两侧大脑半球轻度肿胀并可见大面积高信号影。增强扫描无明显强化病变（未展示）。1 个月后的随访 MRI 显示之前的异常信号部分消失，但右额叶出现新发病变（箭）。所有病变在 1 年后的随访 MRI 图像上完全消失。基于这种病情的演变，初步确诊单相 ADEM。出现临床症状时（D）、1 个月后（E）、1 年后（F）和 3 年后（G）的一系列轴位 T_2WI 图像（颅后窝）。初始 MRI 和 1 个月后 MRI 图像均未显示信号异常，但在小脑中脚（C，箭）和脑桥（D，箭）中可观察到与非脑病临床症状（脑干综合征）相关的新的局灶性病变。最终诊断为 MS（引自 Cañellas 等，2007）

ADEM 开发后的复发性疾病不再类似多相 ADEM，而是呈一种慢性改变，通常诊断为 MS 或 NMO。如前所述，多相 ADEM 应属于一组特异性获得性脱髓鞘综合征病变，称为 MOG 抗体相关疾病。

当首发症状之后是一段无症状期（非 ADEM），诊断就会很困难。在这种情况下，应考虑以下三种情况。

- 根据修订的儿童 MS 标准，新 MRI 病变的确认符合 2010 年修订的 McDonald 播散标准，对于 12 岁以上的儿童患者，MS 诊断在至少 3 个月后再次发生非 ADEM 事件（图 29-8）。对于年龄较小的患者，修订后的标准需要自此期间额外的临床或 MRI 证据。

- 最近的出版物报道了一个 ADEM 新的亚组，这类患者会发生或反复发生视神经炎，MRI T_2WI 序列上前的病变完全或几乎完全缓解，并且在后续的随访中没有新的病变出现。这种新的复发性临床疾病与持续性 MOG 抗体相关，目前被称为 ADEM-ON 或 MOG 抗体相关疾病。

- 如果最初的 ADEM 样事件后出现复发，包括视神经炎、长节段横贯性脊髓炎或极后区综合征，并且 MRI 表现符合修订的 NMOSD 标准，则可考虑诊断儿童 NMOSD。血清 AQP4-IgG 阳性支持最终确定这一诊断。在高达 10% 的儿童 NMOSD 患者中，该病的发病与 ADEM 的发作相一致。

一些作者提出和（或）研究了预测 MS 首次急性脱髓鞘事件之后的进展。据报道，在首次脱髓鞘发作后最终诊断为 MS 时应用 Callen 标准（符合以下 2 条或以上：①无双侧弥漫性病变；②存在黑洞；③脑室周病变 ≥ 2），敏感性最高（75%～95%）。此外，特异性较高，为 90%～95%，其阳性预测值约为 95%。

Verhey 标准定义存在 ≥ 1 处的 T_1WI 低信号和脑室周围病变，很有可能是预测后续确诊为 MS 的一个有效补充指标。

表 29-3 描述了 ADEM 和 MS 的主要影像学差异。

（十）鉴别诊断

ADEM 的鉴别诊断主要包括可能影响儿童的炎症性脱髓鞘疾病，如 MS 和 NMOSD。虽然，根据目前的知识，没有特定的标记物可以准确鉴别这些疾病，但一些人口统计学、临床、生物学和 MRI 征象可用于鉴别诊断中。

儿童 MS 罕见，发病率为每年每 10 万儿童 0.13～0.6 例。有 3%～5% 的 MS 患者是在儿童时期被诊断出来的，0.3% 的患者在 10 岁之前被诊断出来。MS 患儿最初表现为亚急性发作的局灶性或多灶性脱髓鞘综合征，最常见的是视神经炎、脑干脱髓鞘或部分横贯性脊髓炎。脑病的存在是诊断 ADEM 的一个重要特征，因为它将 ADEM 与 MS 的首次发作区分开来。

在极少数情况下，MS 的首发可能与 ADEM 无法区分。15%～20% 的 MS 患儿最初表现为同 ADEM 类似，尤其是 11 岁以下的儿童。ADEM 表现为 MS 首次发作的可能性小于 5%，特别是需要考虑到脑病时。在第一次脱髓鞘事件发生时，只要有特定的 MRI 表现，也应该考虑 MS。特别是在首次发生中枢神经系统脱髓鞘的儿童，在四个位置（皮质旁、脑室周围、脑干或脊髓）中出现至少两个临床无症状的 MRI 表现，只要这些病变中至少有一个强化，就可以在首发脱髓鞘事件时诊断 MS。相同的病程中，儿童 MS 患者 T_1WI 和 T_2WI 病变表现与成人相当。11 岁以下的儿童比青少年更常出现边界不清的大面积病变（ADEM 样表现）。与成人一样，儿童 MS 患者的脊髓损伤大多为短节段，仅累及部分脊髓横截面。目前，60% 的儿童 MS 患者至少有一处脊髓病变（主要在颈髓），近半数无症状。43%～92% 的 MS 患者脑脊液中存在寡克隆带，11 岁以上的患者出现频率较高，而 ADEM 患者通常不存在寡克隆带。

NMOSD 是一种以视神经和脊髓脱髓鞘病变为特征的慢性复发性中枢神经系统脱髓鞘疾病。患有 NMOSD 的儿童可能出现单侧或双侧视神经炎或长节段横断性脊髓炎，伴有脑干和间脑症状（打嗝、嗜睡、嗜食），很少伴有多灶性病变和脑病（因此临床表现与 ADEM 无法区分）。研究报道发现 17%～80% 的 NMOSD 儿童的 AQP4 抗体血清阳性。大脑和脊髓 MRI 的特点，在其他章节有所描述。

鉴别 ADEM、MS 和 NMOSD 的一些人口学、

表 29-3　MS 与 ADEM 影像学的差异		
	MS	**ADEM**
脑室周围病变	+++	+
孤立性皮质下病变	–	++
深部灰质病变	+/–	++
胼胝体病变	+++	+
边界不清	+	++
脊髓受累	+++	++
长节段脊髓病变	+/–	++
强化	++	/+
对称性白质病变	++	+
对称性深部白质病变	–	++
随访新病灶	+++	/+
出血性病变	–	+
外观相同病变	+	++
大的融合的病变	+	++
病变缓解	+	++
无强化 T_1WI 低信号病变（黑洞）	++	–

临床、生物学和 MRI 特征总结，详见表 29-1 和表 29-2 所示。

除 MS 和 NMOSD 外，ADEM 还需与其他影响儿童的免疫介导性脑炎相鉴别，其特征是脑实质炎症，包括桥本氏脑炎（血清抗甲状腺过氧化物酶抗体水平高）（图 29-9）、抗 NMDA 受体脑炎（具有针对 N- 甲基 -D- 天冬氨酸受体 NRl 亚单位的抗体）、边缘性脑炎（在儿科极为罕见）和 Rasmussen 脑炎（伴有皮质、皮质下和尾状核头萎缩）。由于脑炎是神经科急症，有非常高的发病率和死亡率，正确的诊断和及时的治疗对于中枢神经系统临床症状的逆转和降低长期后遗症风险是十分必要的。

表 29-4 总结了与 ADEM 不同的儿童免疫介导

性脑炎中最相关类型的主要流行病学和临床表现、诊断性特征和治疗反应。

（十一）治疗

ADEM 及其变异型的常用治疗方法是静脉注射甲泼尼龙，但静脉注射免疫球蛋白 G 通常更有效。血浆置换是对甲泼尼龙无反应患者的另一种可行的治疗方法。治疗反应通常较好，临床和 MRI 异常完全或几乎完全缓解。

（十二）急性播散性脑脊髓炎变异型

1. Bickerstaff 脑炎

Bickerstaff 脑炎是一种罕见的急性综合征，被认为是 ADEM 或抗 GQlb-IgG 抗体综合征（也包括

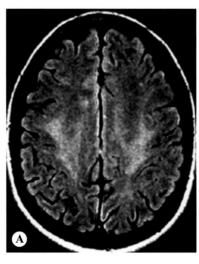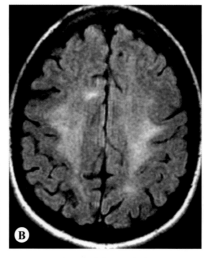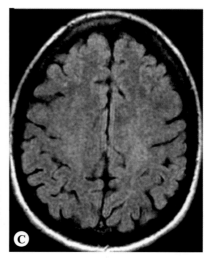

▲ 图 29-9　34 岁女性，桥本脑炎表现出意识状态改变

在出现症状时（A）、2 周（B）和 6 个月后（C）的系列脑 MRI（FLAIR）图像。首次 MRI 显示大脑半球皮质下白质内的弥漫性信号异常，并在接下来的 2 周内病变进展。6 个月后随访 MRI 之前的异常信号完全消失（引自 Pozo-Rosich 等，2002）

Miller-Fischer 综合征）的一个亚型，炎症似乎局限于脑干。该综合征包括脑干局限性脑炎，通常前驱期存在发热性疾病，预后良好。由于 BE 和 MFS 在临床相似，一些作者认为它们都属于同一种症状各异的自身免疫性疾病，包括共济失调、眼轻瘫和反射障碍（MFS 症状明显减轻或消失，BE 中变化较大）。然而，与 MFS（周围神经系统疾病）不同，BE 是一种中枢神经系统疾病。BE 的 MRI 表现是非特异性的，包括 T_2WI 上中脑和脑桥广泛的高信号病变，有时累及丘脑和基底节。临床预后良好，与 MRI 病灶缩小相匹配（图 29-10）。BE 的发病机制尚不清楚，然而，脑脊液寡克隆带的缺失及临床症状和 MRI 病变的缓解表明，BE 的病因是炎症，不太可能是脱髓鞘。

2. 急性出血性白质脑炎

急性出血性白质脑炎或 Hurst 病是一种各个年龄段均可发病的罕见病。它被认为是 ADEM 的一种超急性形式或最严重的变异类型，通常发生在流感或上呼吸道感染之后。这种常见的致命性疾病临床表现为突然发热、颈项强直、偏瘫、失语、脑干功能障碍、癫痫发作和意识障碍。尸检时，大脑充血肿胀，有时不对称，疝常发生。多发点状出血弥漫分布于整个大脑。血管周围病变包括坏死小静脉周围的球状或环状出血，有时在血管壁内及周围组织中存在纤维蛋白渗出。静脉周围脱髓鞘病变，与发生在 ADEM 中的病变相同，也可能存在，并且通常广泛分布，伴有明显的中性粒细胞浸润。CSF 研究显示多核细胞增多，而 ADEM 患者中淋巴细胞占优势。

MRI 研究显示脑室周围、皮质下白质、灰质内广泛的异常信号。T_2^* 加权或 SWI 序列显示大脑半球浅层白质和深部灰质点样出血（图 29-11）。与 ADEM 相比，病变更大，伴有更明显的占位效应和时间水肿，可能是对称的。强化程度各异。

生存取决于早期积极的治疗干预，包括联合使用皮质类固醇、免疫球蛋白、环磷酰胺或血浆置换。

二、其他急性类感染综合征

（一）儿童急性坏死性脑病

儿童急性坏死性脑病是一种临床和神经影像学疾病，主要累及婴儿和儿童，男女均可受累，偶尔报道可见于成人。ANEC 的病因尚不清楚，但已报道常见的病原体有 A 型流感病毒、支原体、单纯疱疹病毒和人类疱疹病毒 6 型，主要是直接感染或通过免疫介导途径。这些病毒可能会产生"细胞因子风暴"，造成大脑特定区域的血脑屏障受损，造成局部水肿、充血和出血，而没有任何直接病毒感染

表29-4 儿童期需与 ADEM 鉴别的自身免疫介导脑炎的主要特点

疾病	流行病学	临床特征	抗原/抗体检测	脑 MRI	相关性
桥本脑炎	女性好发，儿童及青少年少见	儿童年龄无特异性；癫痫：最常见的首发症状	血清过氧化物酶抗体水平高（比感染甲状腺炎儿童高）；出现神经系统症状时的 N60U/ml 水平可诊断	50% 患者可见脑部病灶，弥漫性不均质白质异常信号及脑膜强化	自身免疫性疾病家族史；典型患者甲状腺功能下降，但是超过 40% 的患者甲状腺功能正常；有些患者会发展为甲亢
抗 NMDA 受体脑炎	确切发病率未知；40% 病例为 18 岁以下；儿童自身免疫性脑炎的主要病因；女性普遍受累	前驱期有特异性病毒感染样表现（据报道，达 86% 的患者）；随后几天或几周，癫痫异常发作，局灶性神经功能障碍，行为或感情异常；儿童自主神经功能障碍较少见	患者抗体的靶抗原是 NMDA 受体的 NR1 亚基	脑 MRI 常正常，或者皮质或皮质下 T$_2$WI 信号异常，有时会有一过性皮质-脑膜强化；儿童 MRI 异常概率小于成人	卵巢或睾丸畸胎瘤（70%），也可发生于无肿瘤患者
边缘性脑炎	常与肿瘤相关；儿童少见，18 岁以下患者罕见	儿童：意识障碍，快速进展性癫痫；成人：短期记忆亚急性损伤或精神症状；儿童常见前驱发热	特异性神经元抗体，包括细胞内靶抗原的肿瘤神经元抗体（抗 Hu、抗 Yo、抗 Ri、抗 Ma1/2），以及直接对抗细胞表面抗原的自身抗体（抗 LGI1、抗 AMPA、抗 GABA）	脑 MRI 表现为海马、杏仁核及屏状核 T$_2$WI 信号异常；儿童边缘性脑炎不仅累及边缘系统，而且还包含基底节、脑干及脑皮质	肿瘤患者中常见
Rasmussen 脑炎	常发生于儿童或年轻成年人；发病率为每年每 10 万 18 岁及以下人群中有 2.4 例；中位发病年龄 6 岁，从婴儿到成人均可发生；无性别或种族差异	临床分 3 期： 1. 前驱期：无特征性，癫痫及半身不遂 2. 急性期：频繁发生癫痫，经常经偏瘫、偏盲、认知障碍及失语 3. 后遗症期：永久和稳定的神经功能能障碍及持续癫痫	有些患者可见抗 GluR3 自身抗体；有时可见其他抗原的抗体，如 α-7 烟碱乙酰胆碱受体或 Munc-18-1	皮质和（或）皮质下 T$_2$、FLAIR 序列高信号；同侧尾状核头萎缩；单侧脑室系统扩大	未见报道

改编自 Esposito 等，2015

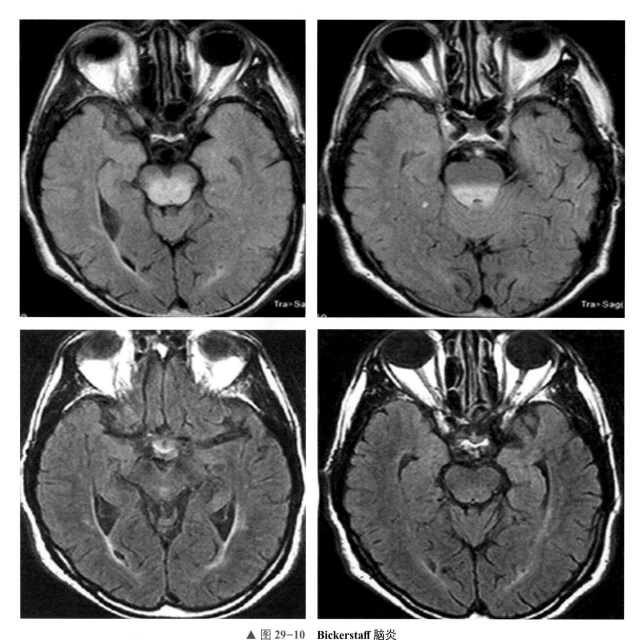

▲ 图 29-10 **Bickerstaff 脑炎**

首次脑 MRI（轴位 FLAIR 和冠状位 T₂WI）显示广泛的脑干病变（上排），在 2 个月后随访（下排）病灶完全消失（引自 Cañellas 等，2007）

或感染后脱髓鞘的表现。虽然 ANEC 通常是散发性和非复发性的，但在家族性和复发性病例可以观察到遗传易感性。

ANEC 的临床病程是暴发性的，快速出现惊厥、意识障碍、呕吐和不同程度的肝功能异常，出现 2~4 天的发热、轻微的呼吸和（或）胃肠系统症状。患者死亡率高，神经系统后遗症严重。从病理学角度看，病变表现为水肿、点状出血和坏死。受累脑实质内缺乏炎性细胞是其特征，这与更常见的

ADEM 和 AHLE 不同。

颅脑 MRI 上，ANEC 表现为累及丘脑、内囊后肢、脑室周围白质、中脑和脑桥被盖，以及小脑齿状核周围多灶对称性病变。当出现出血和坏死时，病变信号混杂。增强扫描后坏死周围偶尔可见轻微环状强化。丘脑中央的局限性水肿、充血或出血可能比周围更严重，T₂WI 上呈典型的同心圆的表现。在 DWI 上，外周同心圆样的高信号区域代表细胞毒性水肿，而中心低信号区域代表坏死

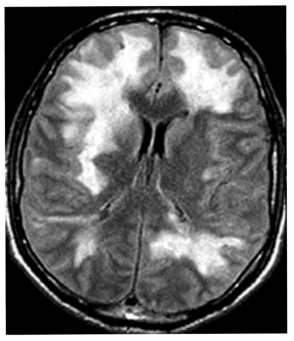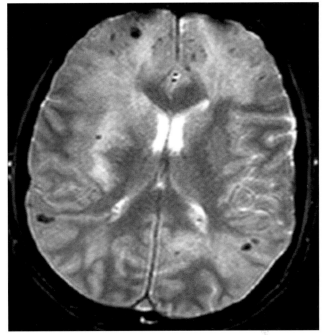

▲ 图 29-11　22 岁女性，急性出血性白质脑炎

MRI（轴位 FLAIR 和 T_2^* 梯度回波序列）显示两侧大脑半球皮质下和深部白质较大的病变，并含有多个微出血灶（引自 Cañellas 等，2007）

（图 29-12）。

据报道，ANEC 的预后一般较差，大约 65% 的受累患者死亡或留下严重的神经后遗症。然而，部分患者预后较好，这可能是 ANEC "轻度"的形式。MRI 上的出血和局限性坏死通常提示预后不良，而在症状出现后 24h 内服用类固醇预后更佳。

（二）伴有胼胝体压部可逆性病变的轻微脑病

伴有胼胝体压部可逆性病变的轻微脑病是一种临床影像学综合征，认为是 ADEM 的一种变异。MERS 的特征是前驱疾病（发热、咳嗽、呕吐或腹泻），1~7 天后出现脑病（行为改变、意识状态改变）和癫痫发作。大多数 MERS 患者可在 1 个月内临床治愈。

MERS 的主要病原体是病毒，尤其是 A 型和 B 型流感病毒。然而，也有少数患者在细菌感染后或接种疫苗后出现 MERS，并且与药物治疗（抗癫痫药物）、恶性肿瘤、蛛网膜下腔出血、代谢紊乱和创伤相关。

典型的 MRI 特征包括胼胝体压部可逆的 T_2WI 高信号灶，扩散受限（图 29-13），尽管有时病变对

称性延伸至大脑半球白质。这些信号异常在几天到几周内完全或几乎完全消失。

三、病例报告

病例报告 1（图 29-14 和图 29-15）

1. 病史

8 岁男孩，表现为嗜睡、共济失调和构音障碍，4 天后出现流感样综合征，如头痛、恶心、呕吐伴低热。

2. 临床诊断

感染后脑病综合征。

3. MRI 检查目的

排除类感染性急性播散性脑脊髓炎。

4. 成像技术

脑 MRI 扫描包括轴位快速自旋回波 T_2WI 序列、平扫、增强 T_1WI 序列（单次剂量钆剂 0.1mmol/kg，扫描延迟 7min）。

5. 影像学表现

脑桥和中脑右侧的弥漫性高信号，以及左额叶皮质下白质的小病灶（图 29-14 箭）。病灶未强化。尽管脑干广泛受累，但病变的占位效应轻微。

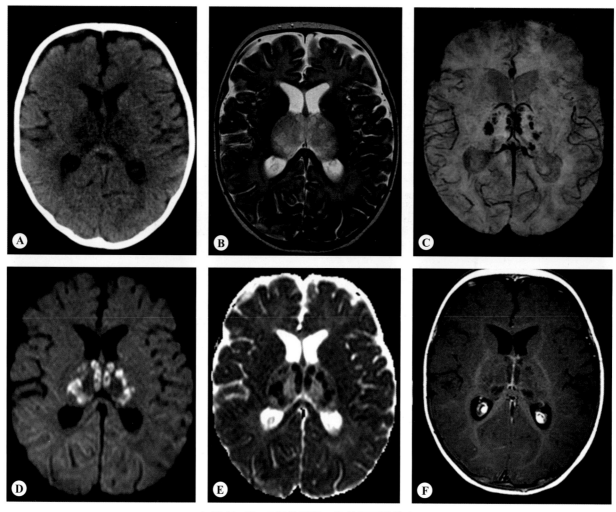

▲ 图 29-12　5 月龄男童，急性坏死性脑病

出现临床表现时的脑部 CT 和 MRI，包括平扫 CT（A）、T₂WI（B）、SWI（C）、DWI（D）、ADC 图（E）和 T₁WI 增强图像（F）。可见双侧丘脑对称性受累，在 SWI 中呈晕征和扩散受限的区域（DWI 高信号且 ADC 低信号）代表坏死和出血。并可见丘脑中轻度环状强化（F）[图片由 Prof. Andrea Rossi（Genoa, Italy）提供]

经皮质类固醇治疗几天后临床症状好转。1 个月后随访（图 29-15），MRI 显示病变几乎完全消失。

6. 解释

影像学表现结合临床提示 ADEM 的诊断，以幕下病变为主。经静脉注射皮质类固醇治疗后，临床和 MRI 改善进一步支持了该诊断。

50% 以上的 ADEM 病例累及幕下，主要累及脑干、小脑中脚和小脑白质。

四、疑似 ADEM 的 MRI 分析思路

1. 提示 ADEM 的病变

- 白质病变。

- 皮质下为主。
- 大。
- 融合。
- 弥漫性。
- 边界不清。
- 无对比强化。
- 表现相同。
- 无占位效应。
- 没有 T₁WI 黑洞。
- 深部灰质受累。
- 脊髓长节段病变。
- 随访：病变好转。

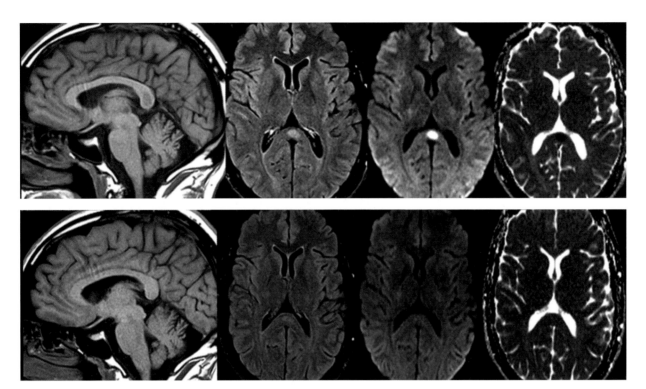

▲ 图 29-13　伴有胼胝体压部可逆病变的轻微脑病

首次脑 MRI（矢状位 T$_1$WI，轴位 FLAIR 和 DWI，以及相应的 ADC 图）。可见胼胝体压部局限性 T$_2$ 高信号，并且扩散受限（DWI 高信号，ADC 低信号）（上排），2 个月后随访病灶完全消失（下排）

2. ADEM 非典型病变

- 白质病变。
  - 以脑室周围为主。
  - 小。
  - 边缘清晰。
  - 对比强化。
  - 胼胝体受累。
  - T$_1$WI 黑洞存在。
- 脊髓小病变。
- 随访新病灶。

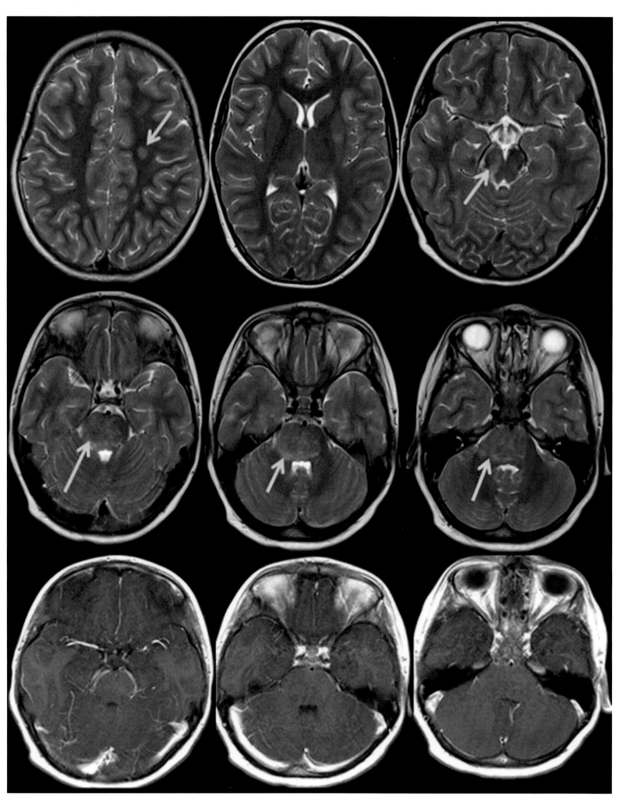

▲ 图 29-14　颅脑 MRI
出现临床症状时的轴位 T_2WI 和 T_1WI 增强图像

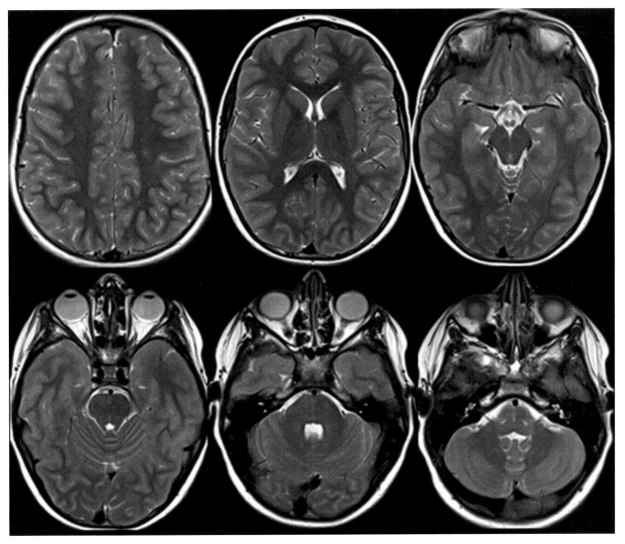

▲ 图 29−15　颅脑 MRI

1 个月后的轴位 T_2WI 图像

参考文献

[1] Callen DJ, Shroff MM, Branson HM, et al. Role of MRI in the differentiation of ADEM from MS in children. Neurology. 2009;72:968–73.

[2] Cañellas AR et al. Idiopathic inflammatory-demyelinating diseases of the central nervous system. Neuroradiology. 2007;49(5):393–409.

[3] Dale RC, de Sousa C, Chong WK, et al. Acute disseminated encephalomyelitis, multiphasic disseminated encephalomyelitis and multiple sclerosis in children. Brain. 2000;123:2407–22.

[4] Esposito S, Di Pietro GM, Madini B, Mastrolia MV, Rigante D. A spectrum of inflammation and demyelination in acute disseminated encephalomyelitis (ADEM) of children. Autoimmune Rev. 2015;14:923–9.

[5] Gordon-Lipkin E, Banwell B. An update on multiple sclerosis in children: diagnosis, therapies, and prospects for the future.

Expert Rev Clin Immunol. 2017;13:975–89.

[6] Hacohen Y, Mankad K, Chong WK, et al. Diagnostic algorithm for relapsing acquired demyelinating syndromes in children. Neurology. 2017;89:269–78.

[7] Krupp LB, Tardieu M, Amato MP, et al. International Pediatric Multiple Sclerosis Study Group. International pediatric multiple sclerosis study group criteria for pediatric multiple sclerosis and immune-mediated central nervous system demyelinating disorders: revisions to the 2007 definitions. Mult Scler. 2013;19:1261–7.

[8] Pohl D, Alper G, Van Haren K, et al. Acute disseminated encephalomyelitis. Updates on an inflammatory CNS syndrome. Neurology. 2016;87(Suppl 2):S38–45.

[9] Pozo-Rosich et al. Reversible white matter alterations in encephalopathy associated with autoimmune thyroid disease. J

Neurol. 2002;249(8):1063–5.

[10] Rossi A. Imaging of acute disseminated encephalomyelitis. Neuroimaging Clin N Am. 2008;18:149–61.

[11] Tenembaum S, Chamoles N, Fejerman N. Acute disseminated encephalomyelitis: a long-term follow-up study of 84 pediatric patients. Neurology. 2002;59:1224–31.

[12] Tenembaum S, Chitnis T, Ness J, Hahn JS. Acute disseminated encephalomyelitis. Neurology. 2007;68 (16 Suppl 2):S23–36.

[13] Trebst C, Raab P, Voss EV, et al. Longitudinal extensive transverse myelitis—it's not all neuromyelitis optica. Nat Rev Neurol. 2011;7:688–98.

[14] Verhey LH, Branson HM, Shroff MM, et al. Canadian pediatric demyelinating disease network. MRI parameters for prediction of multiple sclerosis diagnosis in children with acute CNS demyelination: a prospective national cohort study. Lancet Neurol. 2011;10:1065–73.

拓展阅读

[1] Absoud M, Parslow RC, Wassmer E, et al. Severe acute disseminated encephalomyelitis: a paediatric intensive care population-based study. Mult Scler. 2011;17:1258–61.

[2] Baumann M, Hennes EM, Schanda K, et al. Children with multiphasic disseminated encephalomyelitis and antibodies to the myelin oligodendrocyte glycoprotein (MOG): extending the spectrum of MOG antibody positive diseases. Mult Scler. 2016;22:1821–9.

[3] Hennes EM, Baumann M, Schanda K, et al. Prognostic relevance of MOG antibodies in children with an acquired demyelinating syndrome. Neurology. 2017;89:900–8.

[4] Koelman DLH, Benkeser DC, Klein JP, Mateen FJ. Acute disseminated encephalomyelitis: prognostic value of early follow-up brain MRI. J Neurol. 2017;264:1754–62.

[5] Lee HY, Chang KH, Kim JH, et al. Serial MR imaging findings of acute hemorrhagic leukoencephalitis: a case report. AJNR Am J Neuroradiol. 2005;26:1996–9.

[6] Menge T, Hemmer B, Nessler S, et al. Acute disseminated encephalomyelitis: an update. Arch Neurol. 2005;62:1673–80.

[7] Okamoto T, Sato Y, Yamazaki T, Hayashi A. Clinically mild encephalitis/encephalopathy with a reversible splenial lesion associated with febrile urinary tract infection. Eur J Pediatr. 2014;173:533–6.

[8] Wong AM, Simon EM, Zimmerman RA, et al. Acute necrotizing encephalopathy of childhood: correlation of MR findings and clinical outcome. AJNR Am J Neuroradiol. 2006;27:1919–23.

[9] Wong YY, van Pelt ED, Ketelslegers IA, et al. Evolution of MRI abnormalities in paediatric acute disseminated encephalomyelitis. Eur J Paediatr Neurol. 2017;21:300–4.

第 30 章 血管炎和其他炎性疾病：影像学表现

Vasculitis and Other Inflammatory Disorders: Imaging Findings

Eather Sánchez Aliaga 著

黄黎香 译 郑邵微 夏 爽 校

摘 要

炎症和免疫介导的血管疾病谱包括一组不同种类的罕见疾病，由于免疫应答导致的炎症反应作用于静脉血管壁或血管周围间隙，多数情况下该免疫应答是由未知因素引起的。原发性和继发性血管炎、Susac 综合征、CLIPPERS、神经结节病和免疫球蛋白 G4 相关疾病均包括在这一类疾病中，经常表现出非常相似的临床和实验室特征。临床神经影像学多个诊断标准将影像学表现纳入其中，因此在确定诊断中起着关键作用，为诊断工作中的其他检查提供指导，并能够监测疾病的演变和治疗。通常使用脑部 MRI 进行影像学评估，但很多时候诊断需要结合多种影像学技术，主要是评估脑血管的技术，如 CTA、MRA 或数字减影血管造影，或者其他可提供有价值信息以排除其他诊断的方法，如脊柱 MRI 或其他器官的 CT 和 MRI。尽管如此，这些疾病的诊断对于临床医生和放射科医生来说都是困难的，需要采取多学科的方法，并进行广泛的临床、影像及实验室评估，并经常需要组织活检。

关键词

炎症和免疫介导的血管疾病；IIMVD；血管炎；Susac；CLIPPERS；神经结节病；IgG4 相关疾病；MRI

一、炎症和免疫介导的血管疾病

（一）定义和要点

炎症和免疫介导的血管疾病（inflammatory and immunologically mediated vessel diseases，IIMVD）是一个范围广泛的疾病谱，其中免疫应答导致的炎症影响动静脉血管壁或血管周围间隙。多数情况下，引发这种免疫应答的触发因素尚不清楚，而这些触发因素决定了所涉血管的位置、类型和大小及确切的发病机制。原发性和继发性血管炎的主要病理特征是血管壁存在炎症和纤维素样坏死，Susac 综合征是一种内皮病变，CLIPPERS 病理学表现为血管周围浸润，神经结节病的特征是肉芽肿的存在，但也可以发生血管炎，免疫球蛋白 G4 相关疾病的组织活检显示持续存在阻塞性静脉炎。它们代表了一组相对罕见的疾病，由于它们的临床表现和影像学特征有很大的重叠，缺乏特定的生物标志物，因此常规血液和脑脊液分析中的非特异性实验室检查结果很难诊断和鉴别。临床表现、详细的病史、家族史及体格检查是确诊临床疑似 IIMVD 的基本要素。诊断工作包括实验室分析和神经影像检查，通常是脑部 MRI，常与其他影像检查方法结合使用，包括 CTA、MRA、数字减影血管造影、超声及 PET-CT。确诊通常需要组织活检和排除其他诊断，最常见为淋巴瘤、淋巴瘤样肉芽肿、播散性恶性肿瘤、特发性自身免疫性脱髓鞘疾病、组织细胞增多症和其他非炎性血管病变。

本章的第一部分将介绍在没有怀疑特定临床疾病时的临床和影像学发现、影像检查和诊断策略，以及治疗方法。特定疾病的病理学、病理生理学、人口统计学资料、临床和影像学发现将在本章的不同部分中介绍。

（二）临床表现

IIMVD 的临床表现与其他疾病相似，如头痛、脑病、局灶性或多灶性神经功能缺损、认知缺损和精神表现，主要取决于累及的大脑及脊髓结构。表30-1 总结了可提示 IIMVD 的特定临床表现。常规实验室血液和 CSF 检查通常是正常的，或者可能提示存在炎症。临床病程无特异性，可为急性到亚急性、进行性慢性或复发 – 缓解病程。

应检查全身症状，如发热、全身乏力、盗汗、关节痛、皮肤异常及与其他器官功能障碍有关的症状，以缩小鉴别诊断的范围。

（三）成像策略和推荐方案

怀疑 IIMVD 时，首选影像检查通常是脑部 MRI，虽然对于出现急性神经功能障碍的患者在紧急情况下首选 CT 检查。MRI 检查方案应的目的是识别支持 IIMVD 诊断的特征，并且在怀疑 IIMVD 时指导进行进一步检查，以排除其他临床症状类似的疾病，包括非炎性血管疾病、非血管性炎性自身

表 30-1　炎症和免疫介导的血管疾病提示性的临床表现

1. 多灶性症状伴有头痛、精神症状和全身性炎症、风湿病、结缔组织疾病或干燥症状（血管炎）

2. 没有典型血管危险因素的年轻患者的脑卒中

3. 与视力障碍和（或）听力损失相关的局灶性神经系统症状（Susac）

4. 系统性血管炎患者的神经系统症状

5. 共济失调和构音障碍的亚急性发作（CLIPPERS）

6. 脑神经病变，特别是面神经、视神经或多个神经（NS、IgG4-RD）

NS. 神经结节病；IgG4-RD. 免疫球蛋白 G4 相关疾病

免疫性疾病及其他疾病，如肿瘤、代谢紊乱感染。如果怀疑某一特定疾病，应使用专为显示特定 MRI 特征而设计的 MRI 方案，将在本章其他部分进行讨论。最初的临床表现通常是无特异性的，不支持特定的诊断，在这种情况下，使用适当的 MR 成像方案是至关重要的，如下所示为标准 IIMVD 方案。强烈建议包括对比增强的 T_1WI 和至少一个血管造影序列。

1. 推荐的颅脑 MR 方案（标准 IIMVD 方案）

- 必选序列。
  - 轴位平扫 T_1WI。
  - 轴位 T_2WI。
  - 轴位 FLAIR 或 3D FLAIR（最好）。
  - 轴位扩散加权。
  - 敏感加权或梯度回波序列。
  - 轴位增强 T_1WI（最好是脂肪抑制）或 3D 对比增强 T_1WI。
  - 磁共振血管造影：时间飞跃法。
- 可选序列[*]。
  - 高分辨率血管壁成像序列。
  - 高级 MRI：灌注成像，扩散张量成像。

[*] 适用于可疑的病变（将在本章其他部分中讨论），该方案可应用于首次 MR 检查以及接下来的诊断阶段，用于发现更细节的特征性影像学表现。

T_1WI 能够识别含有亚急性出血产物的区域、皮质层状坏死和局灶性实质病变。此外，T_1WI 平扫序列将用于与增强 T_1WI 进行比较。T_2WI 用于检测脑实质内梗死、缺血缺氧改变、胶质增生或脱髓鞘改变。与 T_2WI 相比，FLAIR 序列能更好地显示与脑脊液相邻的实质病变和位于蛛网膜下腔的病变。DWI 可以检测急性梗死并鉴别急性和陈旧性病变，SWI 或 GRE 序列可用于显示出血及微出血。硬膜、硬膜外或软脑膜强化和（或）实质强化病变可在增强 T_1WI 上识别（最好加上脂肪抑制技术）。当累及大血管时，增强后的序列可显示血管壁增厚和强化。MRA TOF 序列可能提供管腔信息，如动脉狭窄、闭塞和扩张，但在评估大多数脑内血管时分辨率有限，因此，如果最初怀疑 Susac 或 CLIPPERS 等小血管炎时，则避免使用该序列。如果首先考虑诊断血管炎的话，高分辨率颅内 MR 血管壁对比增

强成像，最好是 3T 场强，将改善血管壁增厚和强化的显示。MR 灌注（动态磁敏感增强或动脉自旋标记技术）可检测到实质灌注缺损，DTI 可增加关于轴突完整性的有价值信息。

除非有脊髓症状，否则通常不会为了初步的影像学评估而进行脊柱成像，但可以在诊断过程中进行，以缩小鉴别诊断的范围。

2. 推荐的脊柱 MRI 方案

- 必选序列。
  - 矢状位 T_1WI^*。
  - 矢状位 PD 或 STIR/T_2WI。
  - 轴位 T_2WI（在发现异常的水平）。
  - 矢状位和轴位对比增强 T_1WI（在发现异常的水平）。

* 如果大脑和脊柱扫描安排在同一时期，为避免扫描时间过长，可在脑部对比增强序列后进行脊柱 MR 检查。

如果怀疑有血管炎，放射学评估通常需要结合多种影像学方式，包括超声、DSA 或 CTA。PET 或 PET CT 用于定位适合的位置，其他器官的 CT 或 MRI 检查结果可支持全身性疾病的诊断。

（四）影像学检查结果

虽然 IIMVD 在 MRI 上没有特异性表现，但是 MRI 在 T_2WI 和增强 T_1WI 上可显示出某些特定表现，尤其是在结合使用时，这些可能有助于诊断 IIMVD

（表 30-2）。有些表现形式是非特异性的，有些表现形式可能是特定疾病的特征性表现。

T_2WI 的 FLAIR 表现如下。

- 多发 T_2WI 局灶性病变，可能类似于 MS，通常伴有 MS 不常见的相关表现（危险信号），或类似于非炎性小血管疾病。
- 不同时期、多个血管区域的多发缺血性病变，这些病变通常与局灶性、融合性或弥漫性 T_2WI 高信号病变相关。
- 肿块样病变，但没有高级别肿瘤、转移瘤、脓肿的典型表现。

增强 T_1WI 表现如下。

- 脑膜强化，包括硬脑膜强化、硬膜外肿块或软脑膜强化（均匀或结节样）。
- 血管周围或粟粒样强化。
- 片状实质强化，常呈多灶性。

脊髓 T_2WI 和增强 T_1WI 的表现如下。

- 局灶性或广泛性脊髓炎（有或无强化）。
- 脑膜强化包括硬膜强化、硬膜外肿块或软脑膜强化（均匀或结节样）。

其他可能提示特定疾病的相关特征如下。

- 相关微出血或静脉窦血栓形成（白塞病、PACNS）。
- 颅脑 MRI 中常见结构的病变，如眼眶和腮腺（NS、IgG4-RD）、副鼻窦（韦格纳肉芽肿）、

表 30-2 炎症和免疫介导的血管疾病的 MRI 表现及鉴别诊断

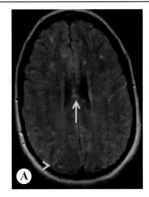 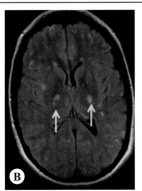

局灶性 T_2WI 病变 /MS 的危险信号

炎症：血管炎、Susac、CLIPPERS、结节病

脱髓鞘：多发性硬化

其他：小血管疾病、CADASIL、弥漫性轴索损伤、栓子等

轴位 FLAIR 图像显示皮质下白质和胼胝体（A，箭）及双侧内囊后肢（B，箭）多发局灶性病变。可见蛛网膜下腔（A，箭头）的线样高信号区，高度提示蛛网膜下腔的软脑膜疾病，被认为是 MS 的提示性征象

（续表）

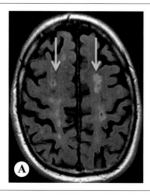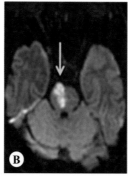

| 多发性梗死（不同分期和供血区域） |
| 炎性：血管炎 |
| 其他：非炎性血管病（动脉粥样硬化、CADASIL）、栓塞性疾病等 |

轴位 FLAIR 图像显示双侧多发性陈旧性分水岭梗死（A），合并脑干右侧旁正中新发梗死，患者患有韦格纳肉芽肿性鼻窦炎，提示血管炎的诊断

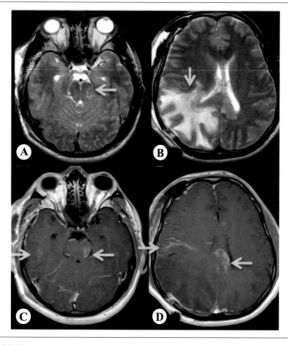

| 肿块样（具有多变的强化模式） |
| 炎症性：血管炎（原发性中枢神经系统血管炎，白塞综合征等） |
| 脱髓鞘：肿瘤样脱髓鞘病变，视神经脊髓炎，急性播散性脑脊髓炎 |
| 肿瘤和感染性：脓肿、淋巴瘤、胶质瘤、转移瘤等 |

轴位 T₂WI 显示中脑左侧（A）的局灶性 T₂ 病变，合并右侧大脑半球（B）可见肿块样病变。增强 T₁WI 显示右侧颞叶、中脑左侧（C）和肿块样病变（D）边缘的多个强化区域，其强化模式对于肿瘤或脓肿来说非常罕见。由于占位效应，患者接受了减压手术，并进行了活检，证明存在血管炎

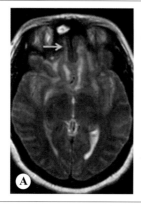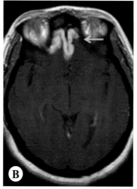

| 硬膜和硬膜外型 |
| 炎性：结节病、韦格纳肉芽肿病、类风湿结节、免疫球蛋白 G4 相关性疾病 |
| 肿瘤性：脑膜瘤、硬膜转移瘤、淋巴瘤 |
| 其他：特发性肥厚性硬脑膜炎、组织细胞增多症等 |

轴位 T₂WI 显示在神经系统结节病患者颅前窝 T₂ 低信号硬脑膜肿块（A），T₁WI（B）显示肿块均匀明显强化

（续表）

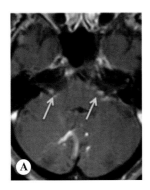 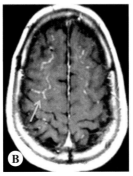

软脑膜型

炎性：结节病、血管炎

感染性：结核、细菌性脑膜炎

肿瘤性：软脑膜转移瘤等

在神经系统结节病患者中可见沿着面神经（A）走行的软脑膜结节样强化（A，箭），并在双侧额叶可见线样、均匀强化（B，箭）

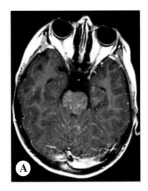 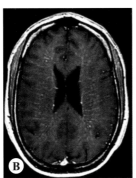

粟粒样（A）和血管周围型（B）

炎性：结节病、血管炎、CLIPPERS、Susac、淋巴瘤样肉芽肿病、埃德海姆 – 切斯特病、白塞综合征

感染性：莱姆病、假丝酵母菌病、结核

其他：维生素 B_{12} 缺乏症、淋巴瘤、转移瘤等

在 CLIPPERS 患者（A）中，增强 T_1WI 可见脑干和小脑粟粒样强化。在神经系统结节病患者（B）中可见血管周围强化

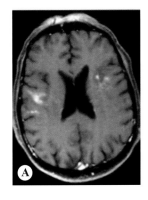 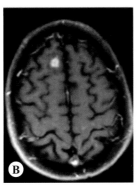

脑实质片状或结合其他类型强化

炎性：血管炎、淋巴瘤样肉芽肿病、埃德海姆 – 切斯特病、白塞综合征

感染性 / 炎性：PML-IRIS

肿瘤性：淋巴瘤、转移瘤等

在最终诊断为 PACNS 的患者的轴位增强脂肪抑制 T_1WI 上可见多灶性片状强化

（续表）

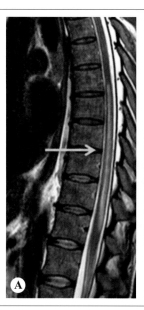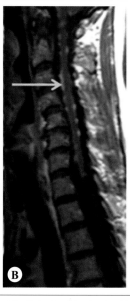

脊髓型
局灶性病变：CLIPPERS、MS、脊髓病
长节段脊髓炎（视神经脊髓炎、血管炎、结节病、Susac、血管畸形、肿瘤等）
脑膜强化（血管炎、结节病、肉芽肿病、感染、恶性肿瘤等）

结节病患者的矢状位 T₂WI 显示长节段脊髓炎（A）。结节病患者可能出现的其他表现是软脑膜的强化（B），本例为结节样强化

泪腺（Sjögren、IgG4-RD）、垂体柄（IgG4-RD），或脊柱 MR 检查中纵隔淋巴结（NS）病变。

- 病变的好发部位，幕下病变更常见于 CLIPPERS 或 Behcet。
- 结合流行病学，特别是年龄可能有帮助。儿童和青少年的鉴别诊断包括结节性多动脉炎、川崎病和感染后血管炎。

（五）诊断策略

鉴于诊断 IIMVD 比较困难，采用多学科诊断的方法是必要的。如果有疑似 IIMVD 的神经症状，必须进行详细的既往史及病史的收集、体格检查，然后进行常规的血液和脑脊液检查，以及神经成像，通常是 MRI。结果将指导进一步的影像学检查（表 30-3）、实验室检查和患者的管理，然而通常需要活检来确诊。

（六）病例报告

放射报告应包含与特定临床问题相关的影像表现的详细描述，并依据患者临床情况对其进行影像学解释。影像学报告的推荐结构如下。

MRI 技术：包括的解剖区域（脑、脊髓）、场强、序列类型（特殊成像方案）、对比剂的类型和剂量。评估图像质量（最优、次优）。

MR 影像学表现：系统、全面地描述所有与临床问题相关的影像学表现。

- MRI T₂WI/ 增强 T₁WI 上是否存在提示 IIMVD 的影像学表现。描述病灶的大小、形态和位置。尤其注意描述以下内容。
  - 各类 IIVMD 共同的特征性表现。
  - 发现更能提示某一特定疾病的特征（见本章所列不同疾病建议的影像学报告）。
  - 其他特征（鼻腔鼻窦腔、眼眶、泪腺或腮腺）。
  - IIMVD 的非典型表现。
- 任何偶然或意外的发现都应清楚地描述并明确其是否临床相关或无意义。

MRI 结论：综合流行病学特征、临床表现和 MRI 表现，最可能的疾病类别（IIMVD），如果可能的话，应提及该类别中的特定疾病及最常见的鉴别诊断，还应描述不支持该临床怀疑的相关表现。最后，结论中应包括建议进行的其他检查。

（七）治疗监测

IIMVD 与显著的发病率和死亡率均较高。虽然

表 30-3　诊断流程总结

既往史 / 病史和体格检查	临床表现
年龄 性别 人种 已知的病史 家族史 药物滥用及其他习惯 体格检查 • 皮肤 • 炎症、风湿 / 结缔组织病的全身症状	• 伴有头痛、精神症状及系统性炎症、风湿病、结缔组织疾病或干燥症状的多灶性症状 • 无典型血管危险因素的年轻患者的脑卒中 • 伴有视觉障碍和（或）听力损失的局灶性症状的患者 • 全身血管炎患者表现为神经症状 • 亚急性起病的共济失调和构音障碍 • 脑神经病变，尤指面神经、视神经或多个神经
实验室检查	MRI
血液和脑脊液正常或炎症 [a]	MRI 模式（结合 T_2WI/T_1WI ） MRA：正常、狭窄、闭塞、动脉瘤相关发现

血管炎	Susac	CLIPPERS	结节病	IgG4-RD	其他疾病
CTA 和（或）DSA	听力测量	活检	高分辨率 CT 肺	血清分析	其他器官的 CT/MRI
其他器官的 CT 或 MRI 活检	眼科评估	类固醇反应的评估	PET 或 PET CT 活检	活检	PET 或 PET CT 活检

a. 诊断流程可能进行大量适合最可疑诊断的血液、血清学和脑脊液检查

有些缺陷可能是不可逆的，但在大多数情况下，早期和积极的治疗可以迅速控制症状并改善预后。在大多数情况下，治疗包括使用类固醇和（或）免疫抑制治疗，MRI 是可以监测炎性成分对这些治疗反应的工具之一。治疗应该继续进行，直到 MRI 评估病变持续好转。如果无反应或病情恶化，就应该随时替换另一种诊断。当降低治疗剂量时，可能会出现炎症复发，提示影像学检查上可出现提示性表现。由于这些疾病可能会复发，可能需要长期的免疫抑制治疗，并可能出现与治疗相关的并发症。在

这种情况下，如果患者出现新的神经症状，重点将不仅是检测与疾病相关的新发异常，还要早期检测发现与治疗相关的并发症，如机会性感染、进行性多灶性白质脑病（图 30-1），以及几种最严重的真菌感染。

对于这类疾病，没有标准的监测方案或监测生物标志物。

由于这类疾病的各种类型的治疗和监测非常相似，这部分将不在其他部分再次讨论。

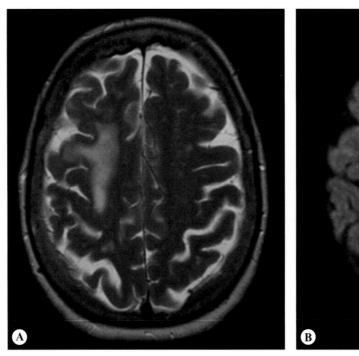
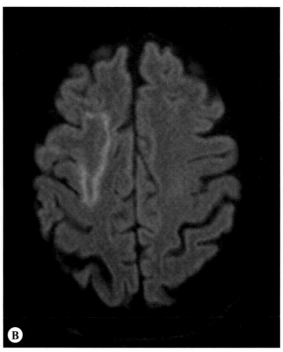

▲ 图 30-1　有 15 年结节病病史并长期接受免疫抑制治疗的患者，新发左手无力

A. T_2 加权图像显示病灶朝向皮质、轮廓清晰、无占位效应；B. DWI 上病灶边缘表现出与 PML 影像学表现相一致的特征性高信号环，聚合酶链反应显示脑脊液中存在 JC 病毒

二、原发性和继发性血管炎

（一）定义和要点

血管炎是指一组累及动静脉血管壁，造成血管壁炎症和坏死。其发病机制尚不清楚，免疫应答血管损伤的作用因疾病而异，大多数病例的触发因素尚不清楚。血管炎可以累及周围和中枢神经系统的大、中、小和不同大小的血管，导致狭窄或闭塞、微动脉瘤形成或血管破裂，继发局灶性或多灶性梗死、弥漫性缺血或出血，导致各种类型的神经功能障碍和影像学表现。脑血管炎可以发生在仅限于中枢神经系统的疾病，也可以继发于全身性炎症、全身性自身免疫障碍、结缔组织病、感染、肿瘤、药物滥用或放疗。诊断过程非常复杂，包含大量的临床检查和临床辅助检查，往往需要活检。治疗包括使用类固醇和（或）免疫抑制治疗。

（二）分类

血管炎可根据其病因、位置和受影响血管的大小或神经病理表现进行分类。2012 年经修订的国际教堂山共识会议关于系统性血管炎术语命名的分类（表 30-4）是使用最广泛的分类。

这一分类包括原发性孤立性 CNS 血管炎、累及 CNS 的原发性系统性血管炎和作为典型的非血管性系统性疾病并发症的继发性血管炎。大血管血管炎影响主动脉及其主要分支，并影响椎动脉、基底动脉、颈外动脉、颈内动脉、大脑前动脉 A_1 段、大脑中动脉 M_1 段和大脑后动脉 P_1 段。中等血管血管炎累及 MCA 分叉处远端血管，以及前、后交通动脉。小血管血管炎影响小动脉、小静脉和毛细血管。

（三）基本流行病学 / 人口学

中枢神经系统血管炎是罕见的。它们的发病率和人口统计在不同类型的血管炎之间差异很大，没有确切的记录。尽管 SLE 和干燥症好发于女性，白塞病在男性中更常见，大多数中枢神经系统血管炎在男性及女性中发病率还是基本相等。中枢神经系统血管炎常见于成年人。一般来说，CNS 血管炎发生在大动脉炎和 SLE 的年龄小于 PACNS、PAN 和 GCA。川崎性血管炎、IgA 性血管炎和与感染相关的血管炎（急性脓毒性脑膜炎和水痘 – 带状疱疹）往往见于儿童。

表 30-4 根据 2012 年经修订的国际教堂山关于系统性血管炎术语命名共识会议的血管炎分类	
血管炎的类型	**疾病名**
大血管血管炎	• 大动脉炎 • 巨细胞动脉炎
中型血管血管炎	• 结节性多动脉炎 • 川崎病
小血管血管炎	• IgA 血管炎 • 显微型多血管炎 • 肉芽肿病合并多血管炎 • 嗜酸性肉芽肿合并多血管炎
可变大小血管血管炎	• 白塞综合征 • Cogan 综合征
单器官血管炎	• 原发性 CNS 血管炎
与系统性疾病相关的血管炎	• 系统性红斑狼疮 • 干燥症 • 类风湿性关节炎 • 抗磷脂抗体综合征 • 硬皮病
与可能的病因相关的血管炎	• 感染引起的血管炎 • 急性脓毒性脑膜炎 • 结核分枝杆菌 • 神经梅毒 • 病毒（HIV 相关、水痘 – 带状疱疹血管病变） • 真菌（毛霉菌病、曲霉病） • 寄生虫（囊虫病） • 恶性病变引起的血管炎 • 药物性血管炎 • 辐射性血管炎

HIV. 人类免疫缺陷病毒；IgA. 免疫球蛋白 A

（四）病理生理学和病理学

血管炎的发病机制尚不清楚，并因类型而异。血管损伤的三种主要机制如下。

1. 细胞毒性 CD8$^+$T 细胞介导的细胞介导性炎症。

2. 免疫复合物介导的炎症或血管壁内原位免疫复合物的形成。

3. 抗中性粒细胞胞质抗体介导的炎症。

引发和驱动这种炎症反应的触发因素尚不清楚。血管壁炎症造成血管管腔阻塞，加之凝血增加，以及血管舒缩张力的改变引起缺氧和（或）缺血，导致出现临床症状。

血管炎的病理学标志是血管壁内的炎性浸润，以及与之相关的管壁破坏性改变（纤维素样坏死）（图 30-2）。组织学改变根据有无肉芽肿、抗中性粒细胞胞质抗体、血管壁免疫复合物沉积和（或）所累及的血管管径大小对血管炎进行分类，而最终分类需要结合临床病史和全身相关疾病。

（五）临床表现

由于几乎所有临床表现都可能发生，因此血管

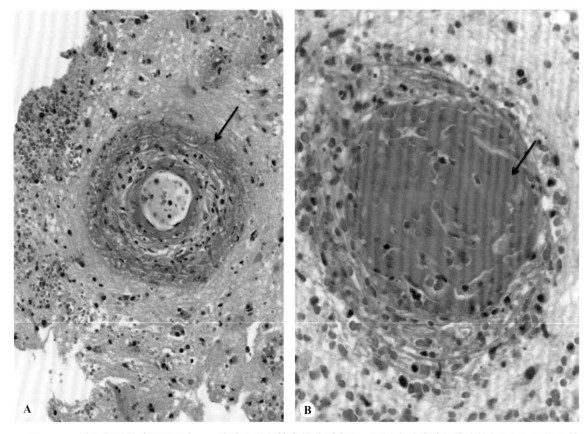

▲ 图 30-2　脑组织活检病理显示在 HE 涂片上呈血管炎的典型表现，可见小动脉壁纤维素性坏死（A）和血栓形成（B）

炎的诊断非常具有挑战性。尽管因引发血管炎的疾病不同，中枢神经系统受血管炎影响的频率有所不同，一些疾病可能表现出某些特殊特征（表 30-7 和表 30-8），但不同类型的血管炎引发的神经表现可能非常相似。由局灶性、多灶性或弥漫性血管损伤导致的损害可以影响中枢神经系统的任何部分，并导致功能障碍的症状，包括认知能力下降、精神症状、局限性病变、短暂性脑缺血发作、脑卒中和头痛。表 30-1 总结了中枢神经系统血管炎的特定的提示性临床表现。一般的全身特征如发热、盗汗或更具体的疾病相关的全身特征有助于缩小鉴别诊断范围。另一种可能的临床情况是已知患者患有全身性炎性疾病、结缔组织疾病、感染或恶性肿瘤。在这些病例中，如果出现神经系统症状，检查的目的将旨在证明 CNS 血管炎是这些症状的原因。

临床病程通常是急性的（头痛、癫痫发作和脑卒中样事件）或亚急性（脑病、进行性认知改变）过程，但也有慢性进行性的和自发复发及缓解的

过程。

与急性炎症反应相关的实验室检查异常很常见。一旦怀疑为血管炎，必须进行广泛的血液和脑脊液分析以进行进一步的鉴定。

（六）影像特征

中枢神经系统血管炎在 CT 和 MRI 上可能表现相似，但 MRI 对显示实质改变有较高的敏感性。在影像学上，中枢神经系统血管炎的各种病程都有共同的脑实质表现，如局灶性或弥漫性缺氧缺血性改变、合并新旧梗死，有时伴有微出血或血肿形成，以及软脑膜或实质强化（图 30-3）。US、CTA、MRI/MRA 或 DSA（图 30-4）也可显示与血管壁炎症相关的表现。血管炎的典型表现是局限性或更常见的多发狭窄，伴有节段性或局限性扩张，有时还伴有闭塞。增强 T_1WI 或 MR 颅内血管壁成像技术可显示血管壁环形增厚和强化。表 30-5 总结了 CT/CTA、MRI/MRA 和 DSA 的常见影像表现。

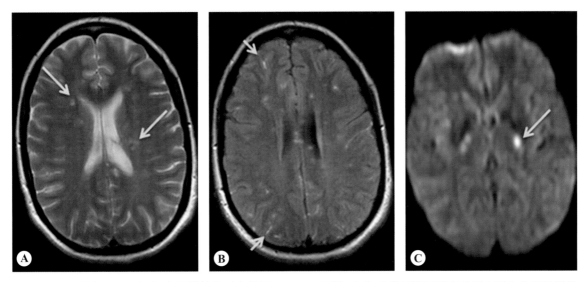

▲ 图 30-3　结合 T$_2$WI（A）上局灶性白质高信号、FLAIR 图像（B）上蛛网膜下腔高信号表现为点状及扩散受限的急性梗死的病灶（C），提示 CNS 血管炎的存在

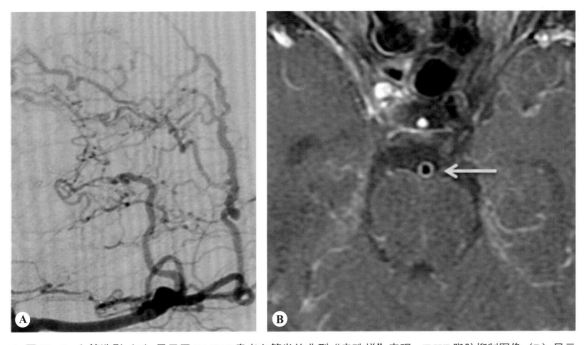

▲ 图 30-4　血管造影（A）显示了 PACNS 患者血管炎的典型"串珠样"表现。T$_1$WI 脂肪抑制图像（B）显示韦格纳鼻窦炎患者的基底动脉壁增厚和环形强化，支持血管炎的诊断

表 30-7 和表 30-8 还重点提到了在不同类型的血管炎中可能出现的一些特殊的影像学表现，如静脉血栓形成或硬脑膜炎。

（七）成像策略和推荐方案

成像的目的是评估脑实质、血管管腔及管壁以支持血管炎诊断及排除血管炎鉴别诊断。虽然 CT 用于急性神经功能缺损患者的紧急情况，但当怀疑是血管炎时，MRI 是最常用的影像学方法，包括 MRA。US 和 CTA 已被证明有助于评估血管管腔和血管壁改变，特别是在大血管血管炎。由于 CTA 和 MRA 的分辨率有限，特别是当怀疑为中小血管血管炎时，仍需进行 DSA 检查。与 DSA 无法评估血管的改变相比，使用 MRI 颅内血管壁成像序列可以显示血管壁的增厚及多发均匀、光滑、显著环形强化。

	表 30-5 血管炎的实质和血管影像学表现	
	实质改变	**血管改变**
CT CTA	• 单 / 多灶性缺血性病变（新 / 旧结合；多个供血区） • 弥漫性或局灶性缺氧缺血性改变 • 血肿形成，SAB • 慢性期出现脑萎缩	• CTA 适应证：大血管血管炎 • 急性期：动脉环形壁增厚和壁强化，延迟图像上呈低密度环 • 慢性期：动脉壁略增厚，有高密度环或钙化 • 动脉狭窄，闭塞和扩张，动脉瘤
MRI MRA	• 单 / 多灶性缺血性病变（新 / 旧结合；多个供血区） • 弥漫性或局灶性缺氧缺血性改变 • 伴或不伴相关实质强化的柔脑膜强化 • 微出血，偶见血肿形成和 SAB • 慢性期出现脑萎缩	• MRA 适应证：大中型血管血管炎 • 大血管血管炎血管增厚伴壁水肿 • 血管壁强化 • MRA：单 / 多灶性狭窄和局灶性扩张；闭塞 • IVWI：动脉壁环周性增厚和强化
DSA	• 脑灌注缺损	• 适应证：任何血管炎多灶性管腔不规则和狭窄 • 有时闭塞和动脉瘤 • 小血管炎可能正常 • 局限性：无管壁信息

CT. 计算机断层扫描；CTA. 计算机体层血管造影；MRI. 磁共振成像；MRA. 磁共振动脉造影术；DSA. 数字减影血管造影术；SAB. 蛛网膜下腔血；IVWI. 颅内血管壁成像

在血管炎中推荐的专用 MRI 方案与对 IIVMD 推荐的方案相似，但如果可以的话，应包括高分辨率的血管壁成像。

推荐的脑部 MRI 方案（血管炎）

• 轴位平扫 T_1WI。
• 轴位 T_2WI。
• 轴位 FLAIR 或 3D FLAIR（更好）。
• 轴位扩散加权。
• 磁敏感加权或梯度回波序列。
• 轴位增强 T_1WI（最好有脂肪抑制）或 3D 增强 T_1WI。
• MRA TOF[*]。
• 高分辨率 MR 血管壁成像序列 [*]。

[*] 由于技术限制，分辨率不会增加检查的价值，如果怀疑有小血管炎，则可以免除该检查。

影像学评估通常包括几种成像方法的组合，这些组合根据患者的情况、怀疑的血管炎类型、可用的 MRI 技术和影像学专业知识而有所不同。最常用的组合是 MRI/MRA，然后是 DSA，对于大血管血管炎，先进行 CTA，然后是 DSA。

US 在检测 GCA 患者颞动脉壁低回声水肿（晕征）有一定作用。FDG PET 或 PET CT 在检测大血管炎症和确定合适的活检部位方面非常敏感。

诊断标准可用于多种血管炎，并且通常需要病理学证实，但是如果活检不可行，影像学检查结果可能有助于诊断。

三、原发性 CNS 血管炎

这是一种少见的单器官血管炎，在累及中枢神经系统的血管炎病例中所占比例不到 2%。虽然 PACNS 可发生于儿童和老年人，但它通常在 40—50 岁发病，无性别差异。发病机制尚不清楚。通常主要累及位于软脑膜或皮质下的中小型血管（包括动脉和静脉），呈局灶性和节段性分布。多数情况下，组织病理学本质是肉芽肿。临床表现无特异性，最常见的是亚急性中枢神经系统功能障碍，通常包括头痛和认知功能障碍。局灶性症状出现的时间较晚。颅内出血、脊柱综合征和全身症状（发热、体重减轻）很少见，并且无全身性炎症。实验室检查无特异性。

MRI 敏感性高（> 90%），但特异性差。皮质和皮质下梗死、实质和软脑膜强化、颅内出血、肿

瘤样病变和 T_2WI 信号增高常见（图 30-5）。

DSA 有时可显示节段性狭窄，狭窄节段之间可见正常管腔或扩张管腔，以及动脉闭塞。病变通常是双侧的，无特异性，也可能存在于其他非血管性疾病（血管痉挛、中枢神经系统感染、可逆性脑血管收缩综合征和动脉粥样硬化）。软脑膜或实质活检仍然是诊断 PACNS 的金标准，但在未进行活检或结果为阴性时，DSA 可用于诊断。确定 PACNS 的诊断必须排除其他血管炎和非血管炎疾病。

可逆性脑血管收缩综合征是 PACNS 最常见的鉴别诊断，鉴别两者很重要，因为两者预后和治疗不同。在缺乏有效诊断标准的情况下，一些临床、实验室和影像学特征可能有助于区分 RVCS 和 PACNS（表 30-6）。

四、大、中、小、可变型血管炎

中枢神经系统受累在血管炎中发生的频率不同，大多数中枢神经系统血管炎有许多共同的临床和影像学表现，但其中一些可能表现出特征性的全身或神经系统表现，有助于诊断。表 30-7 包括有关组织病理学和人口统计的详细信息，重点介绍了大、中、小型血管炎和可变血管炎的一些最相关的临床和影像学特征。多数情况下，诊断标准对于各管径的血管炎都是可用的。

五、与全身性疾病相关的血管炎

系统性炎症性自身免疫性疾病可表现为中枢神经系统血管炎。中枢神经系统的受累情况变化很大，与血管炎有关，但也与非血管炎性血管病变有关。在大多数病例中，伴有颅外表现的全身性炎性

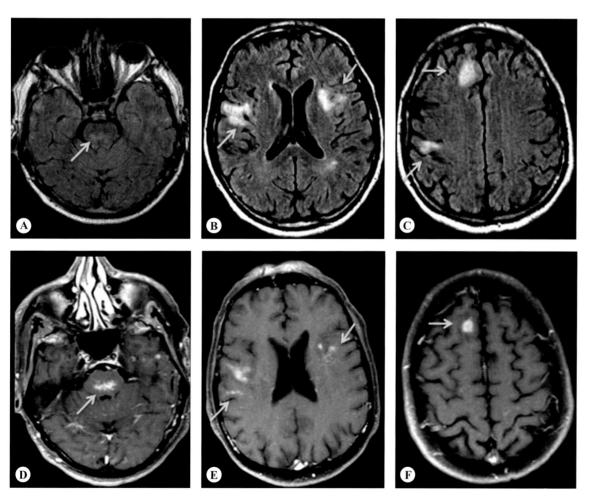

▲ 图 30-5　FLAIR 图像显示脑干（A）和双侧大脑半球（B 和 C）上多发边界不清的高信号病变。增强 T_1WI 显示 FLAIR 上的病变呈斑片状和点状强化。DSA 正常。最终诊断为 PACNS

	PACNS	RCVS
表 30-6	原发性中枢神经系统血管炎与可逆性脑血管收缩综合征的鉴别特征	

	PACNS	RCVS
临床数据		
年龄	40—60 岁	20—40 岁
性别	男性略多	主要是女性
诱因	无	通常确定 [a]
头痛	隐匿性	急性、严重性（雷击样）
认知障碍	常见	不常见
发作情况	多为渐进性	急，发展迅速
病程	渐进性，常出现梗死	1～3 个月内单相自限性，
脑脊液	异常（蛋白增多、轻度细胞增多）	正常或极小蛋白增加
磁共振成像	异常＞ 90%	正常（＞ 70%），除非合并脑卒中、PRES 或出血
血管造影	可能正常 单一或多个异常	多个弥漫性狭窄和扩张区域，必须在 6～12 周内逆转
中枢神经系统或软脑膜活检	血管炎	正常
治疗	• 糖皮质激素 • 免疫抑制药	• 钙通道阻滞药 • 糖皮质激素

PRES. 可逆性后部脑病综合征
a. 拟交感神经或血管活性药物、围产期、子痫、剧烈活动、热水或冷水浴

疾病是诊断的线索。表 30-8 重点介绍了该组血管炎的主要临床和影像学特征。

六、与可能的病因相关的血管炎

本节包括与各种感染、恶性肿瘤、药物和放射性血管炎相关的血管炎。表 30-8 重点介绍了该组血管炎的主要临床和影像学特征。

病例报告

推荐的影像学报告结构包括描述与血管炎相关的特征性影像学表现（核对表）。

MRI 技术： 包括的解剖区域（脑、脊髓）、磁场强度、采用的序列类型（特定的成像方案）、对比剂的类型和剂量。评估图像质量（最佳、次佳）。

MRI 表现： 系统而全面地描述与可能的血管炎相关的所有影像学表现。描述病变信号类型，确定病变范围、位置和形态。

• 是否存在脑实质改变。
  - 单 / 多灶性缺血性病变（多个血管供血区域新 / 旧病灶融合）。
  - 弥漫性或局灶性缺氧缺血性改变。
  - 软脑膜强化，伴或不伴相关的实质强化。
  - 微出血、出血或 SAB。
• 是否存在血管改变。
  - 大血管血管炎的管壁水肿导致血管厚度增加。
  - 血管壁强化。
  - MRA TOF：单 / 多灶性狭窄和局灶性扩张、闭塞。
  - IVWI：环形增厚和强化。
• 任何偶然或意外的发现都应清楚地描述并解释为临床相关或无意义。

表30-7　大血管、中型血管、小血管炎和可变血管炎的临床和影像学特征

	临床特征	影像学特征
大动脉炎（图30-6） PA: 肉芽肿 ＜50岁 F=M	• 累及主动脉及其主要分支 • 跛行和外周动脉搏动减少或消失 • 多达1/3的患者发生 TIA、脑卒中或高血压脑病	• 主动脉和颈总动脉增厚和扩张 • 伴狭窄区钙化灶 • 在慢性期血管可完全闭塞 • 脑低灌注
巨细胞动脉炎 PA: 肉芽肿 ＞50岁 F＞M	• 常累及颞动脉 • 视网膜缺血、视神经病变、复视、单侧头痛、面部疼痛、颌跛行 • 与风湿性多肌痛有关 • ESR 和 CRP 值升高 • 4%的患者可发生脑卒中或 TIA	• 常累及颞动脉 • 颞动脉壁增厚和强化 • US: 动脉壁呈低回声（晕征） • 多数情况下，诊断需要活检
PAN PA: 坏死性肉芽肿 50—60岁 F=M	• 累及皮肤和肾脏 • 胃肠道症状（45%） • 40%累及 PNS：周围神经病变 • 10%~20%累及 CNS：弥漫性 • 伴有认知能力下降的脑病，脑卒中样症状和癫痫发作 • 因累及脊髓动脉而出现脊髓症状	• 脑出血或蛛网膜下腔出血 • 中小型动脉的多发性动脉瘤 • 在晚期狭窄和缺血 • 累及脊髓
川崎病 PA: 坏死性肉芽肿 婴儿和儿童 F=M	• 50%发生冠状动脉血管炎 • 急性发热性血管炎、癫痫发作、面瘫 • 30%累及 CNS	• 硬膜下积液 • 胼胝体压部可逆性 T_2 高信号 • PRES
IgA 血管炎 （Henoch-Schonlein 紫癜） IgA 免疫复合物疾病	• 4~7岁儿童最常见的血管炎 • 紫癜、关节痛／关节炎、腹痛、肾小球肾炎 • CNS 表现罕见：高血压或尿毒症性脑病	• 罕见 • 与高血压或尿毒症性脑病有关 • 局部缺血或出血，但罕见
显微镜下多血管炎 PA: 坏死性肉芽肿 存在 ANCA	• 肾小球肾炎、皮肤表现 • 多发性单神经炎 • 常累及 CNS（37%~72%） • 周围神经病变常见	• 出血、非出血性脑梗死 • 硬脑膜炎 • 累及白质和灰质的不同程度的小血管疾病

（续表）

	临床特征	影像学特征
多血管炎性肉芽肿病 PA: 坏死性肉芽肿 存在 ANCA	• 鼻窦炎、耳炎、肺部疾病 • CNS 较晚累及高达 35‰ 脑卒中罕见 • 累及颅底脑神经受累 • 通常血清内可测得抗蛋白酶 3	• 由鼻窦鼻腔肉芽肿或急性鼻窦炎/耳炎/肺部疾病造成的坏死性血管炎晚期侵犯导致脑损伤 • 软脑膜强化 • 与乳突/鼻窦病理改变（肉芽肿）相关
多血管炎嗜酸性肉芽肿病 **（ChurgStrauss）** PA: 坏死性肉芽肿 存在 ANCA	• 累及肺、皮肤、周围神经 • 哮喘、嗜酸性粒细胞增多、坏死性血管炎 • 精神错乱、癫痫、昏迷、脑神经麻痹 • 常发生视神经病	• 无特异性血管表现
白塞综合征（图 30-7） M > F 土耳其	• 复发性口腔生殖器溃疡、眼部炎症性疾病和皮肤表现 • 5%~30% 累及 CNS	• 实质形态态 80%: 大的脑干病变，延伸基底节区，T_2 高信号和强化 • 脑膜脑炎，脑神经麻痹：软脑膜强化 • 血管形成 20%: 静脉窦血栓形成，动脉闭塞和动脉瘤 • 慢性形式：占主导地位 • 幕下萎缩
Cogan 综合征	• 非梅毒性间质性角膜炎和听觉前庭功能障碍 • 30% 累及 CNS: 头痛、精神错乱、昏迷、惊厥性神经病变、脑卒中 • 12% 发生血管炎	• 出血、硬脑膜炎、非出血性脑膜脑炎、脑神经病变 • 静脉窦血栓形成 • 膜迷路强化

PA. 病理；F. 女；M. 男；TIA. 短暂性缺血发作；US. 超声；ESR. 红细胞沉降率；CRP.C- 反应蛋白；CNS. 中枢神经系统；PNS. 周围神经系统；PRES. 后部可逆性脑病综合征；IgA. 免疫球蛋白 A；ANCA. 抗中性粒细胞胞质抗体

表30-8 与全身性疾病相关的血管炎和可能病因相关的临床和影像学特征

	临床特征	影像学特征
SLE F > M 10—40 岁	• 可能累及皮肤、关节、肺和肾脏 • 20%～75% 累及 CNS，少于 10% 由血管炎引起，其余为非炎性血管病 • 小血管血管炎 • 20%～40% 与抗磷脂抗体（增加神经精神疾病的风险）相关 • 精神病、脑卒中、癫痫、运动障碍、头痛和神经认知功能障碍	• 皮质下和脑室周围白质中的非特异性小点状局灶性病变（存在于大多数 NPSLE 患者中，但不是特异性的）。有时可类似于多发性硬化 • 更严重的表现，如弥漫性脑萎缩（43%）、脑水肿、脑梗死和颅内出血 • 血管造影：颈内动脉狭窄或闭塞 • 1%～3% 累及脊髓（长节段脊髓炎）
Sjögren 综合征 F > M 中年	• 干眼症、干燥症（淋巴细胞浸润、唾液和泪腺） • 有两种类型：原发性或继发性（与 SLE、RA、硬皮病等相关） • 25%～20% 累及 CNS，通常晚于干燥症状 • 三叉神经病变，复发性无菌性脑膜脑病，单灶性或多灶性实质病变。 • 可能出现与 AQP4 抗体相关的视神经炎和脊髓炎	• 广泛的白质和灰质病变 • 微出血 • 血管造影：多发性动脉狭窄 • 脊髓：长节段脊髓炎
抗磷脂抗体综合征	• 动脉和静脉血栓、流产和 APLA • 有两种形式：原发性（无前驱症状）和继发性（SLE、HIV 等） • APS 与反复发作的短暂性脑缺血发作和年轻人的脑卒中密切相关，继发于动脉或静脉血栓血栓形成和血小板减少	• 白质异常常提示小血管疾病，包括急性梗死和微出血
类风湿关节炎	• 主要累及关节 • 很少累及 CNS（在长期活动性 RA 中更常见） • 血管炎样症状，包括脑卒中、癫痫、脑膜炎、颅内高压	• 硬脑膜炎和硬膜结节 • CNS 血管炎少见
硬皮病（进行性系统性硬化症）	• 累及皮肤和结缔组织 • 广泛性微血管病和弥漫性组织纤维化 • 癫痫、头痛、认知障碍、抑郁和焦虑	• 无特异性，常见于其他类型的血管炎，包括中等型动脉血供区的梗死 • 海绵状血管瘤、钙化、局限性脑萎缩和白质高信号

（续表）

	与可能病因有关的血管炎的临床 / 影像学特征
急性脓毒性脑膜炎	• 可能导致 5%～15% 细菌性脑膜炎的成人和高达 30% 细菌性脑膜炎的新生儿发生血管炎和梗死
结核性脑膜炎	• 是慢性脑膜炎最常见的病因 • 继发于蛛网膜下腔结核球破裂，特别是基底池和外侧裂池，感染桥血管 • 发生缺血性梗死高达 40% • 引起中小动脉血管炎，常见于豆纹动脉或大脑动脉分支或丘脑穿支
神经梅毒	• 螺旋体直接侵入血管内皮细胞引起血管炎 • 表现为脑卒中时，大脑中动脉较基底动脉更常见 • 血管炎表现包括脑和脊髓的梗死，动脉瘤形成，SAB 和脑出血，大脑中动脉或大脑前动脉夹层
水痘 - 带状疱疹	• 血管造影：大脑前、中动脉近端分支狭窄和血栓串珠样分布 • 在表现为单侧基底节区梗死的儿童中，水痘 - 带状疱疹病毒必须包括在鉴别诊断中，很少是双侧的
HIV 相关	• 中型动脉和静脉都可能受动脉瘤、血管闭塞、栓塞性疾病和静脉血栓形成的影响，可能会发生核状动脉瘤
真菌性血管炎	• 在白细胞减少、脓毒症和免疫抑制的情况中很重要。血管炎可能是急性、亚急性或晚期并发症 • 直接的血管损伤、微脓肿形成或沿感染部位蔓延均可引起脑梗死
囊虫病	• 血管炎发生在约 50% 的蛛网膜下腔囊虫病患者。大脑中动脉和后动脉受影响最大。常见多支血管受累
恶性肿瘤相关	• 霍奇金淋巴瘤和中枢神经系统恶性肿瘤可能与血管炎有关
毒品相关	• 抗生素、化疗、可卡因、海洛因均可能引起血管炎，通常是中等大小血管，导致脑卒中和出血
辐射相关	• 大血管炎，损伤在照射后的几年或几十年后慢慢演变成缺血

SLE. 系统性红斑狼疮；F. 女；M. 男；NPSLE. 神经精神系统性红斑狼疮；CNS. 中枢神经系统；MS. 多发性硬化；RA. 类风湿关节炎；AQP4. 水通道蛋白 4；APS. 抗磷脂抗体综合征；APLA. 抗磷脂抗体；HIV. 人类免疫缺陷病毒

MRI 结论：结论中应提及影像表现倾向的支持性或排除性诊断。结论中应包括不支持临床怀疑并指向其他疾病类别的相关发现，以及就进一步检查提供建议。

七、Susac 综合征

视网膜耳蜗脑血管病，SICRET 综合征（耳蜗、视网膜和脑组织小梗死综合征），RED-M（伴有视网膜病变、脑病和耳聋的微血管病变）。

（一）定义和临床要点

Susac 综合征是一种罕见的以脑病为特征的临床三联征疾病，包括局灶性或多灶性神经表现、精神症状和头痛、听力损失及视网膜动脉分支闭塞，多见于中年女性。临床三联征具有特征性；然而，只有少数患者在发病时表现出完整的三联征。本病病因不明，可能是一种累及大脑、视网膜和内耳微血管（毛细血管前微动脉）的自体免疫介导的血管内皮病，导致缺血。MRI、视网膜荧光素血管造影和听力测定是确定诊断的重要手段。与其他神经

科、眼科和耳科疾病的鉴别诊断具有挑战性。虽然有些损伤可能是不可逆的，但早期诊断可以尽早积极进行免疫抑制治疗，对临床改善或恢复是至关重要的。

（二）基本流行病学 / 人口学

SS 是一种罕见的疾病，可获得的流行病学数据非常有限。真正的发病率尚不清楚，文献中报道的 SS 人数略高于 300 人。

女性 SS 发病率是男性的 3~4 倍，首发症状通常出现在 20—40 岁。只有 13% 的患者首发症状为完整的三联征。据报道，从第一次症状到发展为完整的临床三联征的平均时间为 5~7 个月。在一些研究中，男性比女性更常出现完整的三联征，这表明虽然女性更好发，但男性可能更严重。

（三）病理生理学和病理学

SS 可能是一种免疫介导的内皮病变，导致脑、视网膜和内耳的微血管（毛细血管前小动脉）受损和炎症相关的闭塞。SS 的病理生理机制尚不清楚。

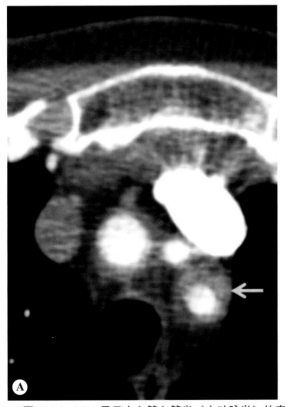
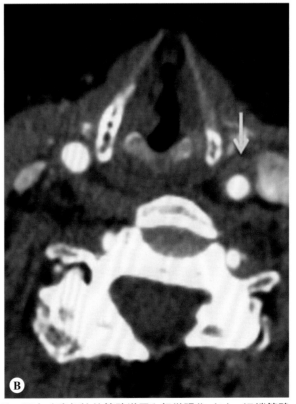

▲ 图 30-6　CTA 显示大血管血管炎（大动脉炎）的表现，颈内动脉起始处管壁增厚和轻微强化（**A**），远端管壁增厚和水肿（**B**）

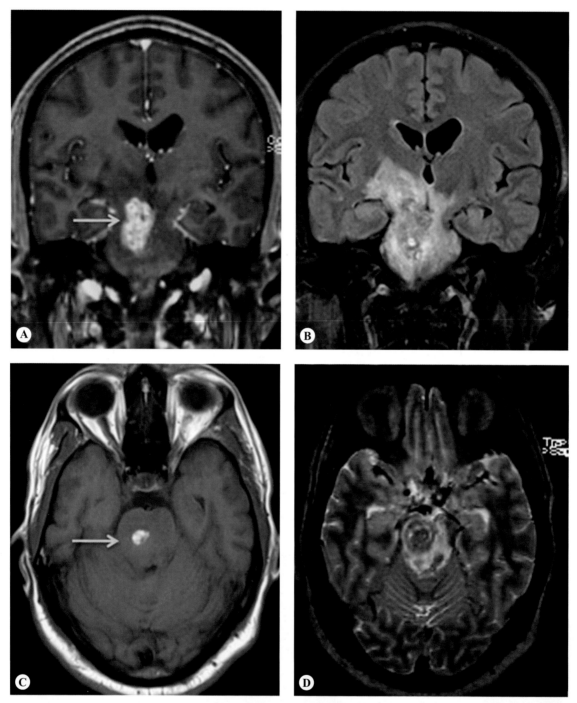

▲ 图 30-7　一名土耳其男性的 **T₁WI** 增强图像显示位于中脑的强化肿块（**A**）伴广泛灶周水肿（**B**），强烈提示白塞综合征。随访 **MRI** 显示残留的亚急性出血（**C**）、肿块大小和水肿明显减少（**D**）

抗磷脂和（或）抗内皮细胞抗体可能在 SS 的内皮细胞损伤中起作用，但其他因素（如特发性血管痉挛、高凝现象和病毒感染）也可能起作用。一些研究认为，SS 与怀孕和激素治疗相关。

脑组织活检显示小血管周围炎症和微梗死，小动脉壁增生、淋巴细胞浸润和基底层增厚，但与血管炎不同的是，一般血管壁无坏死。据报道，柔脑膜、视网膜、耳蜗顶部蜗管和半规管的毛细血管可见闭塞。

（四）临床特征

典型的临床表现包括脑病、视觉障碍和感音神经性听力损失。头痛，包括偏头痛和压迫性头痛，是 SS 中常见的症状，最有可能与柔脑膜血管损伤有关，可能发生在其他症状出现前 6 个月。其他各种急性或亚急性神经缺损表现包括认知功能障碍和精神症状。颅脑 MRI 是显示脑受累的首选检查方法（图 30-8 ）。

视觉障碍常继发于视网膜动脉分支闭塞，最常见的是单侧或双侧广泛的、轻微的暗斑和光斑，应进行荧光血管造影或眼底检查。其他视网膜眼科检查结果简要总结见于表 30-9。

感音神经性听力损失由耳蜗顶及半规管的小动脉闭塞引起，通常影响低频或中频，并倾向于双侧和不对称性。症状可能是突然的，听力损失可能是轻微的和隐匿的，也可能是波动性的，提示美尼尔综合征。听力损失应通过听力图进行客观评估。表 30-9 显示了 SS 中可能存在的其他耳科发现。

实验室检测无特异性，无血清生物标志物。然而，血清和脑脊液检查是排除鉴别诊断所必需的。

（五）影像特征

SS 通常累及胼胝体。最具特征性的 MRI 异常表现是胼胝体中心部分存在 T_2WI/FLAIR 高信号的圆形病变（雪球），在矢状位 T_2WI 或 FLAIR 图像上最易显示，有时累及全层。这些雪球状病灶会造成残洞，特别是在胼胝体压部。胼胝体的线状缺损（辐条）或从胼胝体顶部延伸的楔形病变也很常见。白质（脑室周围、皮质下和半卵圆中心）的局灶性 T_2 病变很常见，灰质受累也很常见（70% 以上）。MRI 可显示不同时期的多发性微梗死和腔隙灶，部分可见扩散受限和强化。高达 30% 的病例可见柔脑膜强化，而 30%～70% 的病例可见脑实质强化。有研究显示胼胝体萎缩和胼胝体膝部平均各向异性减少。研究显示，表现为马尾神经综合征的 SS 患者马尾神经根可见强化。图 30-9 阐明了 SS 的影像表现。

鉴别诊断的疾病谱包括范围较大，最常见的是 MS。表 30-10 总结了最重要的鉴别特征。在 SS 鉴别诊断中需要考虑的其他疾病包括急性播散性脑脊髓炎、CNS 血管炎和感染性脑炎。为了防止误诊和延误治疗，欧洲 Susac 综合征联盟提出了确定的、很可能的和可能的 SS 诊断标准。从影像学的角度

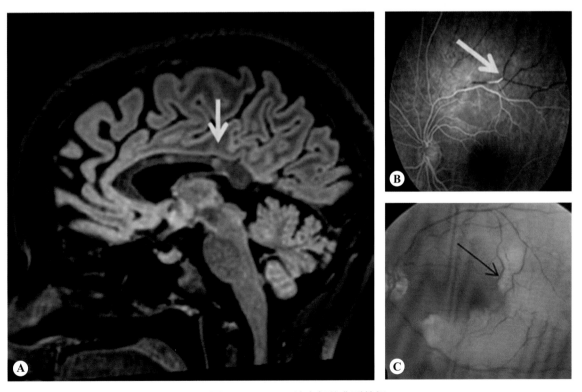

▲ 图 30-8 **Susac 综合征的典型特征**
在矢状位 FLAIR 图像上（A）可见胼胝体中心高信号病灶（雪球），与 BRAO（B）及眼科检查中 Gass 斑块（C）相关

表 30-9 Susac 综合征临床和影像相关的表现总结

脑 病	MRI 表现
头痛： • 偏头痛或压迫性头痛 **神经功能障碍：** • 运动和感觉功能障碍 • 失语，言语不清 • 步态和膀胱功能障碍 **认知功能障碍：** • 失忆 • 谵妄 • 痴呆 **精神症状：** • 偏执 • 性格和行为改变	• 胼胝体中央 T_2WI/FLAIR 病变（雪球）（100%） • 胼胝体中的 T_1WI 低信号圆形或线性孔（棘状物） • 脑室周围、皮质下和放射冠的白质病变 • 深部灰质的 T_2 病变（70%） • 血管周围和柔脑膜强化（30%） • 陈旧性或新发腔隙性脑梗死 • 胼胝体和脑萎缩（慢性期） • 脊髓柔脊膜强化 • 扩散张量成像：胼胝体膝的平均各向异性减低
视觉障碍	**眼科检查**
暗斑、视物模糊、光斑 • 单侧或双侧 • 小到广泛缺损	• 眼底和荧光素血管造影：视网膜动脉分支闭塞，Gass 斑块（斑块状，浆液性物质的长期积累，通过内皮细胞之间松动的"紧密连接"渗出），梗阻部位附近的动脉壁高荧光 • 光学相干断层扫描：从视网膜神经纤维层到外丛状层视网膜内层扇形损伤 • 光谱 OCT：可靠地检测高度疾病特异性视网膜病变
听力损失	**耳科检查**
感音神经性耳聋 • 双侧和不对称 • 中低频 • 耳鸣 • 周围性眩晕	• 听力图：纯音或语音用于诊断耳聋 • 前庭器官热量试验、眼震图和（或）前庭诱发肌源性电位以诊断周围性眩晕
实验室检查 • 脑脊液：淋巴细胞增多，蛋白质水平升高。很少出现寡克隆带和免疫球蛋白 G 指数升高 • 无血清学生物标志物	

来看，需要强调的是，在脑 MRI T_2WI 上出现典型的多灶性、小圆形高信号病灶，其中至少有一个病灶位于胼胝体（"雪球"），应该包含在诊断标准中，并且对于明确 Susac 综合征的诊断是必需的。

（六）成像策略

尽管在出现急性症状的患者的紧急情况下可能会选择进行 CT 检查，但是在怀疑 SS 时，MR 是首选检查。MRI 扫描方案应包括矢状位 FLAIR 图像（对观察位于胼胝体中央的病变至关重要）、T_2WI（用于显示灰质受累）和 DWI（用于评估急性缺血）。如果患者存在脊髓或马尾综合征，以及与 MS 或其他疾病的鉴别诊断不清楚时，则需要加扫脊柱成像。

推荐的颅脑 MRI 方案（Susac 综合征）
• 必选序列。
 - 轴位平扫 T_1WI。
 - 轴位 T_2WI。

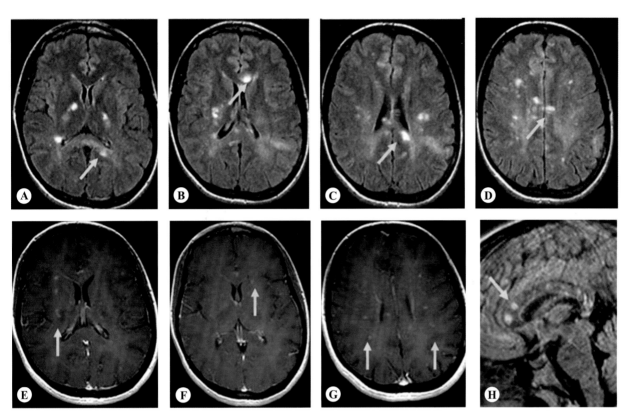

▲ 图 30-9 轴位 FLAIR 系列图像显示双侧大脑半球和胼胝体多发高信号病灶（A 至 D）。增强 T₁WI 显示多个强化灶（E 至 G）。需要注意的是，病变在矢状位 FLAIR 图像（H）上呈雪球样外观，并与听力损失和视力障碍有关，是 Susac 综合征的典型特征

图片由 Alex Rovira 提供

表 30-10 Susac 综合征与多发性硬化症（MS）的鉴别特征

	Susac 综合征	MS
胼胝体	中央或全层	• 胼胝体 – 隔交界面 • 胼胝体膝和体部更常见
深部灰质	常见	不常见
腔隙灶	常见	无
柔脑膜强化	常见	罕见
实质强化	常见，局灶	局灶或者环状
脊椎：		
脊髓病变	无	常见
柔脊膜强化	有	无

- 矢状位 FLAIR 或 3D FLAIR。
- 轴位扩散加权。
- 轴位增强 T₁WI 或 3D 增强 T₁WI。

- 可选序列。
- DTI。
如果需要脊柱成像，MRI 方案应包括矢状位

T_2WI 或 $T_2WI/PDWI$ 或 STIR，以及增强 T_1WI。

由于受累的小动脉太小，在血管造影上不能显示，因此不建议 DSA。

（七）病例报告

放射报告的推荐结构包括与 Susac 相关的特征性影像学表现的描述（核对表），内容如下。

MRI 技术：包括的解剖区域（脑、脊髓）、场强、执行的序列类型（特定成像方案）、使用的对比剂的类型和剂量。评估图像质量（最佳、次佳）。

MRI 表现：应提及是否存在以下表现，以支持或排除 SS 的诊断。如果存在，请描述信号强度模式、确切的范围、定位和形态学。

- 与 SS 相关的表现如下。
  - 胼胝体中央病变。
  - 脑室周围、皮质下、放射冠白质病变。
  - 中央灰质病变。
  - 急性梗死。
  - 陈旧性腔隙灶。
  - 柔脑膜或实质强化。
  - 脊柱：柔脊膜强化。
- 任何偶然或意外的发现都应清楚地描述并解释为临床相关或无意义。

MRI 结论：报告中应始终包括最终结论。应提及对与 SS 相关表现的怀疑程度、鉴别诊断和（或）必要时的额外检查。

八、CLIPPERS

对类固醇有反应的伴有脑桥血管周围强化的慢性淋巴细胞性炎症。

（一）定义和临床要点

CLIPPERS 是最近报道的一种病因不明的复发 - 缓解性炎症性中枢神经系统疾病，主要累及脑干和小脑，累及或不累及幕上结构，如基底节、丘脑、胼胝体、大脑白质和脊髓。临床上以亚急性发作的脑干、脑神经和小脑的相关症状为特征，MRI 表现为"遍及"脑桥的点状和曲线状强化。没有血清或 CSF 生物标记物。诊断困难，需要广泛检查以排除其他疾病，包括淋巴瘤、血管炎和其他免疫疾病。这是一种可治疗的疾病，其特征是临床和影像

学上对皮质类固醇有反应。CLIPPERS 到底代表一种单独的新疾病，还是代表一个包含多种疾病的综合征，目前还是未知。

（二）流行病学 / 人口学

流行病学数据很少，到目前为止，文献中只描述了少数 CLIPPERS 病例。现有数据表明，通常的症状发作年龄在中年（16—86 岁），没有明显的性别偏好。

（三）病理特征及病理生理学

虽然 CLIPPERS 的病理生理学尚不清楚，但病理特征、CSF 表现和临床及影像表现显示类固醇治疗的反应，提示自身免疫介导或其他炎症的发病机制。目前该病好发于脑干机制尚不清楚。

CLIPPERS 患者活检标本病理显示血管（小动脉和静脉）周围浸润，主要由 $CD3^+$ 和 $CD4^+$ 的 T 细胞、组织细胞和活化的小胶质细胞组成，常伴有实质弥漫性浸润，最常见于白质，偶尔见于灰质和柔脑膜。无单克隆或非典型淋巴细胞群或血管炎和（或）肉芽肿的典型组织学特征。组织病理学活检虽然无特异性，但能为诊断提供最终支持，最重要的是能排除其他诊断。

（四）临床特征

在 CLIPPERS 中，症状的发作往往是亚急性的，临床病程是复发 - 缓解的。最常见的临床表现是亚急性发作的共济失调和言语不利。事实上，共济失调和言语不利是非常典型的症状，当无这些症状时则为非典型 CLIPPERS。该病可以出现与脑干、脑神经和小脑受累有关的大量其他症状，可以多种症状合并出现，极少情况下可以单独出现症状；还可以出现与累及长束和（或）脊髓综合征、假性延髓症状、认知功能障碍、头痛和乏力相关的其他特征（表 30-11）。

临床上类固醇治疗有效是该疾病的重要标志。无改善或恶化则不支持 CLIPERS。停用类固醇治疗时症状可能复发。

血液和 CSF 检查无特异性。可能出现轻度的细胞增多症、蛋白轻度升高和（或）脑脊液寡克隆带。实验室检测旨在排除特定炎症、脱髓鞘、感染性、

表 30-11　CLIP PERS 中常见特征和阴性特征	
常见特征	阴　性
脑干、脑神经和（或）小脑功能障碍 • 共济失调 • 言语不利 • 复视 / 眼球异常运动 • 眼球震颤 • 面部感觉改变或刺痛 • 眩晕 **累及长束和（或）脊髓综合征** • 截瘫 • 痉挛，长束运动征 • 肢体感觉改变 / 感觉丧失 **认知功能障碍** • 认知障碍 • 执行障碍综合征 • 精神运动迟缓 **其他可能特征** • 假性球麻痹	**症状 / 体征** • 量化意识 • 发热、盗汗、体重减轻 • 淋巴结肿大 • 关节炎 • 葡萄膜炎 • 口腔和（或）生殖器溃疡；过敏反应 • 干燥综合征（角结膜炎、干燥症、干眼症） • 脑膜炎 • 下丘脑功能障碍引起的症状（多饮 / 多尿） **脑脊液** • 明显的细胞增多（> 100/µl）或恶性细胞

改编自 Dudesek，等（2014）

肿瘤性、副肿瘤性或血管性疾病。

（五）影像特征

CLIPPERS 的定义中包含了 MRI 特征。特征性表现是遍布脑桥的多发点状或曲线状强化，累及或不累及小脑脚和小脑（图 30-10）。强化可延伸至大脑半球（丘脑、内囊、胼胝体、基底节、白质）和脊髓。这些点状强化病灶典型表现为小的（< 3mm）、双侧对称分布，无相关的血管源性水肿或占位效应。特征性表现是病变负荷和大小随着与脑桥距离的增加而减小。在 T_2WI 上，病灶表现为小灶状或融合性轻度至中度高信号，范围仅限于强化区域。当存在脊髓病变时，往往呈与脑干病变相同的影像表现。典型的病变在用类固醇治疗后迅速缩小和消失（图 30-11）。在慢性期，可观察到脑桥、小脑和脊髓萎缩。与上述表现不同的发现则应考虑非典型 CLIPPERS 的诊断，或者考虑其他的诊断。鉴别诊断范围很大，最常见的包括血管炎、CNS 淋巴瘤、血管内淋巴瘤、淋巴瘤样肉芽肿病、神经肉瘤病、干燥综合征和 CNS 脱髓鞘疾病。治疗前应考虑脑组织活检。表 30-12 总结了典型和不典型的影像学表现。

（六）成像策略和推荐方案

颅脑 MRI 表现是诊断 CLIPPERS 的重要依据。T_2WI 和增强 T_1WI，最好结合脂肪抑制技术，是显示 CLIPPERS 特征性表现的必要条件，但 MRI 方案也应该适用于评估其他可能的鉴别诊断。脊髓成像可能有助于鉴别诊断。

推荐颅脑 MRI 方案（CLIPPERS）

• 必选序列。
 – 轴位平扫 T_1WI。
 – 轴位 PDWI/T_2WI。
 – 轴位 FLAIR 或 3D FLAIR（优选）。
 – 轴位扩散加权。
 – 轴位增强 T_1WI（最好有脂肪抑制）或 3D 增强 T_1WI。

• 可选序列。
脊髓矢状位 PDWI 或 STIR/T_2WI 和增强 T_1WI。

（七）病例报告

影像学报告的推荐结构包括与 CLIPPERS 相关

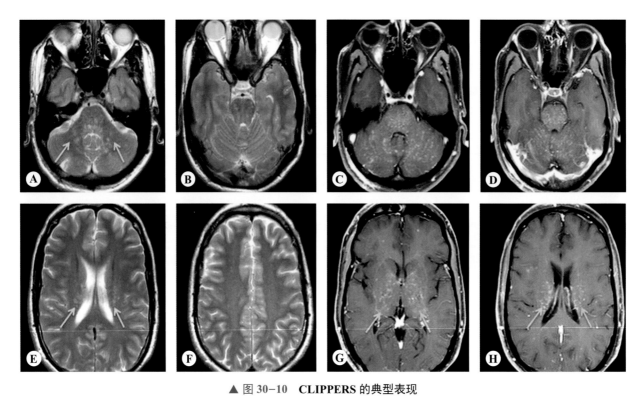

▲ 图 30-10　CLIPPERS 的典型表现

T₂WI 系列图像显示多发小的、部分融合的 T₂WI 略高信号病灶位于脑干水平的中心部位（A 和 B），延伸至小脑中脚（A）和深部白质（C）。增强 T₁WI（脂肪抑制）显示点状强化遍及脑干（E 和 F），并延伸至小脑半球（E 和 F）及丘脑、基底节和深部白质（G 和 H）。注意 T₂WI 病变没有超过强化的范围，无占位效应和血管源性水肿

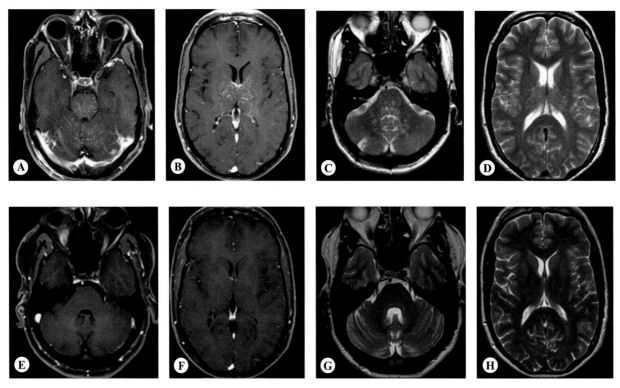

▲ 图 30-11　左图显示增强的 T₁WI（A 和 B）和 T₂WI（C 和 D）上 CLIPPERS 的典型表现。右图显示激素治疗后强化（E 和 F）和 T₂WI（G 和 H）上的异常表现完全消失

	典型表现	不典型表现 [a]
位置	• 脑干和小脑 • 可能延伸到整个大脑和脊椎	• 皮质、柔脑膜、硬脑膜、下丘脑 – 垂体
强化	• 点状 / 结节状强化＜ 3mm • 遍布脑干 • 离脑桥越远，病变负荷越低	• 环状强化 / 内部坏死 • 较大的不对称病变 • 非典型模式
T₂WI 信号强度	• 轻度至中度高信号 • 病变延伸范围仅限于强化区域	• 明显高信号 • 病变延伸范围大于强化区域 [b]
脊髓	• T₂WI 和强化方式与脑部病变相似	• 非经典模式
次要特征	• 无血管源性水肿 • 无占位效应 • 无扩散受限	• 血管源性水肿 • 占位效应 • 扩散受限
对类固醇的反应	• 快速反应 • 消退	• 无快速消退 • 影像表现恶化 • 主要强化模式改变

表 30-12 CLIPPERS 的典型及不典型表现

a. 考虑其他诊断；b. 通常合并不对称的较大强化病变

的特征性影像学表现的描述（核对表），内容如下。

MRI 技术： 包括的解剖区域（脑、脊髓）、场强、执行的序列类型（特定成像方案）、使用的对比剂的类型和剂量。评估图像质量（最佳、次佳）。

MRI 表现： 系统而全面地描述所有与可能的 CLIPPERS 相关的影像表现。如果存在病灶，描述信号强度，确切的范围、定位和形态学。

- 存在或不存在典型 MRI 特征。
  - 位于脑干双侧对称性小病灶，T₂WI 略高信号；越远离脑桥，病变负荷越低。
  - 遍布脑干的小的强化病灶。
  - T₂WI 病变与强化范围一致。
- 任何非典型表现都应该在报告中提到。
  - 累及皮质、柔脑膜、硬膜、下丘脑 – 垂体。
  - 环状强化或内部坏死。
  - 较大的不对称病变，病变范围大于强化区域。
  - 病变 T₂WI 明显高信号。
  - 血管源性水肿。
  - 占位效应。

  - 扩散受限。
- 任何偶然或意外的发现都应清楚描述，并解释为临床相关或无意义。

MRI 结论： 报告中应始终包含最终结论。确定影像学是否支持 CLIPPERS 的诊断。如果有任何不典型的发现，应提及符合这些发现的鉴别诊断。

由于对皮质激素的反应是明确 CLIPPERS 诊断的特征之一，所以 MRI 随访是必需的。为了获得最佳对比，MRI 方案应包括相同的序列、对比剂剂量和扫描时间。影像学报告应明确描述 MRI 中的病灶是否减少、消失、增加或改变。不典型表现提示可能为其他诊断。

九、神经结节病

（一）定义和临床要点

结节病是一种罕见的多系统肉芽肿性疾病，病因不明，病理特征为非干酪性肉芽肿。呼吸系统和淋巴系统最常受累。当 CNS 受累时，最常见的表现是神经结节病和脑神经病变（通常是面神经和视神经病变），根据受累部位和程度的不同，也可以出现许多其他神经症状的组合。临床表现可以是单相性、复发性或慢性，发病从急性到缓慢、进展性或慢性不等。MRI 是发现和定位病变最敏感的工具。然而，诊断需要组织学，因此影像学目标之一在于找到合适的病变进行活检。治疗是基于使用皮质类固醇和免疫抑制治疗，但目前无法治愈。治疗监测将着重于发现与治疗相关的改变或并发症。

（二）流行病学 / 人口学

在尸检中，亚临床 CNS 受累的患者高达 25%，而临床可识别的结节病患者为 5%～15%，通常发生在疾病的前 2 年内。在高达 70% 的神经结节病病例中，神经症状是结节病的首发症状。

NS 可以发生在任何年龄和种族，但像全身性结节病一样，通常在 40 岁之前表现出来，在非裔美国人中更常见。在大多数（但不是全部）病例中，NS 似乎在女性中比男性更常见。

（三）病理特征及病理生理学

组织病理学上，结节病的特点是出现非干酪性肉芽肿。目前提出的几种病因，包括常见的环境暴露、感染源和（或）可能与遗传易感性有关的异常免疫反应。结节病中的肉芽肿性炎症主要是由淋巴细胞、巨噬细胞和细胞因子组成的复杂网络介导的 T 辅助细胞免疫反应。脑实质受累可能继发于最初的肉芽肿性炎性脑膜炎，由于肉芽肿性渗出物沿着蛛网膜下腔和 Virchow-Robin 间隙延伸所致。

（四）临床特征

NS 的表现多种多样，根据受累部位和程度的不同，可以是单相性、复发性或慢性的，发病从急性爆发型到缓慢进展型有所不同。脑神经病变是 NS 最常见的表现，最常累及的是面神经和视神经。可出现急性或慢性的无菌性脑膜炎、吸收障碍性或梗阻性脑积水、内分泌表现、肿块占位性症状、癫痫、脑病、精神障碍、各种脊髓综合征、周围神经和神经纤维病变等临床表现（表 30-13）。

应怀疑 NS 及建议神经影像检查的情况如下。

1. 结节病患者，出现神经系列症状。

2. 未患有结节病的患者，表现出高度提示 NS 的症状。

- 葡萄膜炎综合征。
- 单神经病变（如双侧面神经病变）。
- 颈椎或胸椎病变。
- 马尾综合征。
- 垂体和（或）下丘脑受累。

3. 常见的鉴别诊断已排除的神经炎患者。

实验室检查结果无特异性，但 CSF 中升高的血管紧张素转换酶水平、CD4∶CD8 比值和可溶性白细胞介素 -2 受体可能有助于结节病的鉴别诊断。

（五）影像学表现

NS 最常见的影像学表现是脑膜受累。NS 的典型特征是颅底脑膜炎和硬膜外肿块，典型的硬膜外肿块为 T_2WI 低信号，最常见但不仅仅位于幕上（图 30-12）。脑神经增粗、强化和血管周围强化是常见的表现。可能会发生脊柱受累（图 30-13）。影像学特征总结见表 30-14。

眼眶表现（视神经增粗和强化）、颞骨表现（面神经增粗和强化）、下丘脑强化、垂体异常或腮腺肿胀有时在 MR 检查中可识别，尽管通常只进行部分扫描。

（六）成像策略和推荐方案

当怀疑 NS 时，颅脑 MRI 是首选的成像方式，而增强 T_1WI 对于病变识别是必需的。脊髓综合征患者应进行脊髓成像，脊髓成像可能有助于鉴别诊断。如果视神经症状是最突出的特征，则需进行眼眶扫描成像。

推荐颅脑 MRI 方案（结节病）
- 必选序列。
  - 轴位平扫 T_1WI。
  - 轴位 T_2WI。
  - 轴位 FLAIR 或 3D FLAIR。
  - 轴位扩散加权。
  - 轴位增强 T_1WI（最好有脂肪抑制）或 3D 增强 T_1WI。
- 可选序列。
  - 眼眶成像包括 T_1WI、STIR 或 T_2WI 脂肪抑制和脂肪抑制的增强 T_1WI。
  - 脊柱成像包括 T_2WI、平扫 T_1WI 和增强 T_1WI，加或不加脂肪抑制。

临床表现	特　征
脑神经病变	面神经和视神经最常见
急性或慢性脑膜炎	最常见于颅底柔脑膜（表现为脑神经麻痹） 可能导致脑积水
下丘脑功能障碍	由于第三脑室、下丘脑和垂体室管膜下肉芽肿浸润
颅内肿块	肉芽肿的临床特征类似于占位性肿块
脑病	痴呆、精神病、癫痫、血管炎引起的脑卒中样发作，神经内分泌紊乱、柔脑膜浸润、肿块病变
癫痫发作	与柔脑膜浸润伴皮质刺激症状、实质肿块和代谢改变有关
脊髓	脊髓神经根症状 可能累及硬膜外、硬膜内、髓外和髓内
周围神经病	多发性单神经病、多神经根病、吉兰 - 巴雷综合征和对称性远端多发性神经病变
神经纤维病变	比较常见，较难评估

表 30-13　神经结节病临床表现的总结

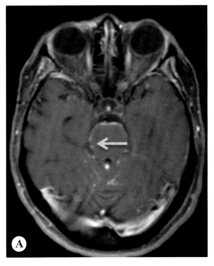

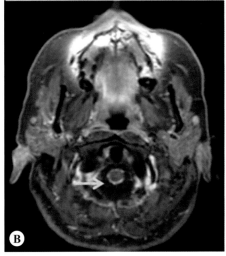

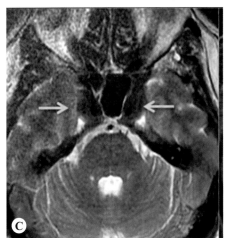

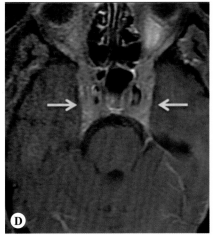

◀ 图 30-12　系统性结节病患者的颅底柔脑膜结节状强化（A）延伸至延髓（B）。神经结节病也可表现为硬膜 / 硬膜外 T_2 低信号肿块（C 和 D）。可见双侧脑神经麻痹患者的 T_2 低信号（C）和增强 T_1WI（D）上可见均匀而明显的强化

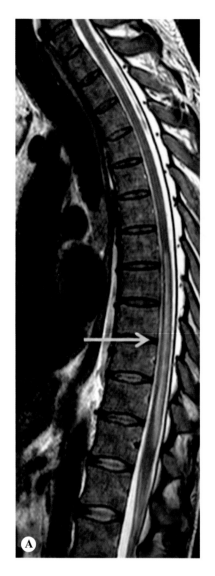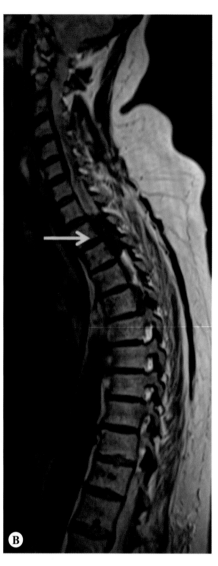

◀ 图 30-13　神经结节病的脊髓表现

A. 全身性结节病患者，临床表现为横贯性脊髓炎，矢状位 T_2WI 显示长阶段脊髓炎；B. 截瘫患者，矢状位 T_2WI 显示高胸段硬脑膜肿块。注意 T_2 低信号高度提示结节病

使用高分辨率 CT 和 PET 的胸部成像对于确定诊断和识别适合活检的病变是必要的。

诊断应基于以下三个标准：临床和（或）影像学表现对应，无干酪性肉芽肿的组织学证据，以及排除存在相似的组织学或临床表现的其他疾病，包括结核病、恶性肿瘤、血管炎或 MS（表 30-14）。

（七）病例报告

影像学报告的推荐结构包括与神经结节病相关的特征性影像学表现的描述（核对表），内容如下。

MRI 技术：包括的解剖区域（脑、脊髓）、场强、所执行序列的类型（特定成像方案）、使用的对比剂的类型和剂量。评估图像质量（最佳、次佳）。

MRI 表现：系统而全面地描述与可能的 NS 相关的所有影像表现。如果有，描述信号强度模式、确切的范围、定位和形态学。

- 应提及有无下列发现。
  - 硬膜和硬膜外受累，T_2WI 上低信号。
  - 柔脑膜强化，基底池。
  - 脑神经：视神经或面神经增粗和（或）强化检查剩余的脑神经。
  - 血管周围强化。
  - 实质病变：T_2WI 高信号病灶和结节状强化病变。
  - 脑积水（室管膜下强化）。
  - 相关表现：垂体和下丘脑、眼眶、颞骨和腮腺。
  - 脊髓炎（长节段的）和脊膜强化。

	MRI 序列	MRI 特征	鉴别诊断
硬脑膜 / 硬膜外	C T_1WI 和 T_2WI	• 硬脑膜增厚 • 硬膜外肿块 • T_2 低信号	• 脑膜瘤、硬脑膜转移瘤、淋巴瘤 • 韦格纳肉芽肿、IHP、类风湿结节病
软脑膜	C T_1WI	• 结节状强化 • 鞍上及额底	• TBC、恶性肿瘤、感染、血管炎、韦格纳肉芽肿
脑神经	C T_1WI	• CNII，CNVII 增大 • CNII，CNVII 强化	• 视神经炎、莱姆病
血管周围	C T_1WI	• 局灶性强化，特别是基底节区	• TBC、恶性肿瘤、韦格纳肉芽肿、感染性、血管炎
实质	FLAIR 和 T_2WI	• 局灶性 / 周围性结节强化 • 局灶性白质病变	• 小血管病、多发性硬化、转移瘤
脑室	CT_1 和 FLAIR	• 脑积水 • 肉芽肿浸润导致室管膜下强化	• 任何梗阻性病变、室管膜下转移瘤、脑室炎
脊椎	T_2WI 和 CT_1	• 脑膜强化或硬脑膜肿块 • 长节段脊髓炎	• 感染、恶性肿瘤 • 视神经脊髓炎、血管畸形

表 30–14　神经结节病的 MRI 的序列选择、影像学表现和鉴别诊断

CT_1. 增强 T_1W2；IHP. 特发性肥厚性硬脑膜炎；TBC. 结核；CN. 脑神经

- 任何偶然或意外的发现都应该清楚地描述和解释为临床相关的或无意义的。

MRI 结论：报告中应始终包含最终结论。明确影像学表现是否支持神经结节病的诊断。对于无结节病的患者，要包括鉴别诊断和建议进行的额外检查。在全身性结节病患者中，任何新的脑部病变都应归类为结节病或治疗后并发症。

十、免疫球蛋白 G4 相关疾病

（一）定义和临床要点

免疫球蛋白 G4 相关疾病是近年来描述的一种病因不明的免疫介导的多器官纤维炎性疾病。组织学具有特征性的 IgG4 浆细胞浸润、纤维化和闭塞性静脉炎三联征，并伴有血清 IgG4 水平升高。主要的临床特征是受累器官增大。常见的受累器官是胰腺（自身免疫性胰腺炎）、唾液腺和泪腺（硬化性涎腺炎 / 泪腺炎）、胆道系统（硬化性胆管炎）、腹膜后、肾脏、甲状腺、肺和主动脉，但任何器官均可受累。神经系统表现并不常见，累及脑膜（肥厚性硬脑膜炎）和垂体（垂体炎）是最常见的表现。脑实质受累和继发于相关血管源性水肿的改变，虽然罕见，但已有报道。诊断需要排除其他病因，并常需活检。对糖皮质激素有反应提示本病为可治疗的疾病。

（二）流行病学 / 人口学

流行病学数据稀缺。神经系统受累在所有已发表的系列报道中都是罕见的，最常见的表现是硬脑膜炎。男性好发，主要好发于中老年人群。

（三）病理特征及病理生理学

病理生理机制尚不清楚，但研究表明 IgG4 可能不是致病因素，CD4 在本病的发展中起着重要作用。

IgG4-RD 有三个关键的组织病理学特征：淋巴浆细胞浸润、闭塞性静脉炎和纤维化。闭塞性静脉炎由部分或完全闭塞的中等大小的静脉组成，通常表现为通畅的动脉旁的炎性结节。闭塞性动脉炎不伴有血管壁坏死，是与血管炎相鉴别的特征之一。

717

（四）临床特征

IgG4-RD 最常见的神经系统表现继发于肥厚性硬脑膜炎，头痛、脑神经麻痹，以及不太常见的视力障碍和运动无力，或继发于垂体炎，垂体功能减退、尿崩症或两者兼而有之。视力障碍多继发于泪腺炎或炎症性眼病，表现为无痛性眼睑肿胀（单侧或双侧）、眼球运动受限、突眼、上睑下垂、失明或偏盲。

（五）影像特征

在 MRI 上，肥厚性硬脑膜炎可表现为局灶性或弥漫性的硬脑膜增厚，典型表现是 T_2WI 为低信号及强化，并导致周围结构特别是脑神经受压。椎旁肿块可累及脊神经根，在 T_2WI 上通常表现为低信号，在增强后的 T_1WI 上表现为强化。出现尿崩症的患者可发现垂体后叶正常 T_1WI 高信号消失。

当视力障碍时，颅脑 MRI 上可见泪腺增大、眼外肌或神经周围强化、巩膜炎或葡萄膜炎等眼眶表现（图 30-14）。

这些影像学表现无特异性，许多其他病因，包括结节病、组织细胞增多症、感染和恶性肿瘤，都可能出现类似的影像学表现。

诊断需要血清中发现存在 IgG4 和组织学证实。

（六）成像策略和推荐方案

MRI 在评价脑膜、颅底和鞍区受累方面优于 CT。MRI 方案应包括 T_2WI（因为病变倾向于呈低信号）和增强 T_1WI。

推荐颅脑 MRI 方案（IgG4-RD）

- 必选序列[*]。
  - 轴位平扫 T_1WI。
  - 轴位 T_2WI。
  - 轴位或冠状位增强 T_1WI（脂肪抑制）或 3D 增强 T_1WI。

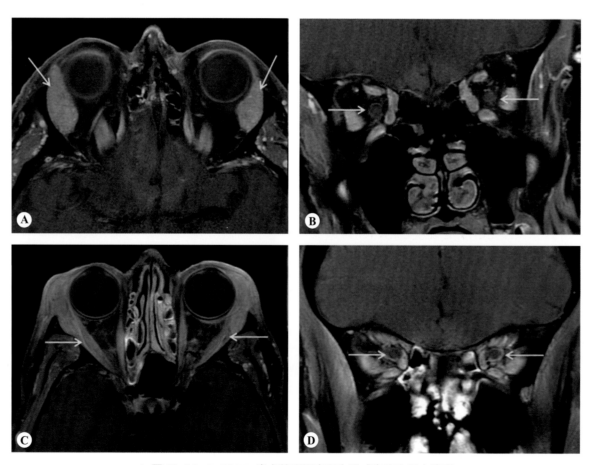

▲ 图 30-14　**IgG4-RD 患者的眼眶表现为眼球突出和视力障碍**
可见双侧泪腺增大（A，箭）伴眼外肌增粗（B）和视神经周围的轻微强化（B 和 D）

- 可选序列。
  - 垂体成像[**]：矢状位脂肪抑制 T_1WI、冠状位 T_1WI 和 T_2WI、矢状位和冠状位增强 T_1WI。
  - 眼眶成像[***]包括 T_1WI、T_2WI 和脂肪抑制增强 T_1WI（轴位和冠状位）。

[*] 出现硬脑膜表现时；[**] 表现为垂体炎时是必需的；[***] 出现眼眶表现时是必需的。

FDG PET CT 和 Ga SPECT/CT 是诊断和监测这种疾病的潜在有用工具。

（七）病例报告

影像学报告的推荐结构包括与 IgG4-RD 相关的特征性影像学表现的描述（核对表），内容如下。

MRI 技术： 解剖覆盖区域（大脑、脊髓）、场强、执行的序列类型（特定的成像方案）、使用的对比剂的类型和剂量。评估图像质量（最佳、次佳）。

MRI 表现： 系统、全面地描述与可能的 IgG4-RD 相关的所有相关影像学表现。如果存在，描述信号模式，明确病变范围、位置和形态。

- 是否存在与肥厚性硬脑膜炎有关的 MRI 特征。
  - 局灶性或弥漫性 T_2 低信号，硬脑膜增厚强化。
  - 局灶性脑膜肿块。
  - 结构受压，特别是脑神经。
- 是否存在与垂体炎相关的 MRI 特征。
  - 垂体柄增粗。
  - 垂体前叶增大（通常 T_2 低信号和强化）。
  - 垂体后叶的信号强度。
- 评估是否存在泪腺增大或眼眶的任何其他异常。
- 任何偶然或意外的发现都应清楚地描述并解释为临床相关或无意义。

MRI 结论： 报告中应始终包括最终结论。确定影像学发现是否支持 IgG4-RD 的诊断。新发病例中，应根据患者临床病史考虑鉴别诊断。

十一、病例报告：炎症和免疫介导的血管疾病

病史： 60 岁男性，在急诊科出现亚急性发作头痛、头晕、双腿感觉异常、进行性共济失调、小脑性言语不利。他的家族史和临床病史没有值得注意的。急诊科 CT 显示小脑有一个低密度区。常规实验室检查正常。

MRI 检查目的： 除外 CNS 肿瘤或炎症病变。

成像技术： 采用标准 IIMVD，包括 MRA TOF 检查。

影像学表现（图 30-15）：T_1WI 上小脑上蚓部可见低信号区。在 T_2WI 和 FLAIR 序列上小脑和左侧额叶及左侧顶部蛛网膜下腔可见多发略高信号区。增强 T_1WI 显示不同模式的多发强化区，放射冠血管周围可见点状强化上蚓部和左侧顶部柔脑膜呈线状强化。病变在 DWI 上无扩散受限。MRA TOF 未显示出任何异常。

解释： 幕上和幕下的多灶性 T_2WI 高信号病变，结合以血管周围和软脑膜为主的强化模式，提示炎症性血管病、血管炎可能或结节病。鉴别诊断包括淋巴瘤或其他恶性肿瘤，以及感染。建议进行 CSF 分析。

临床病程： CSF 分析显示反应性炎症表现，无淋巴瘤的证据。需要进行广泛的血清学和微生物学分析。由于临床恶化，新发右侧偏瘫和失语，又一次进行 MR 检查（图 30-16）。

成像技术： 血管炎扫描方案。另外进行 MR 静脉造影。

影像学表现： 左侧额顶部新发 T_1WI 轻度高信号区域，与亚急性出血产物有关，伴有广泛水肿，与先前扫描可见的蛛网膜下腔信号异常区域相邻。增强后 T_1WI 显示软脑膜强化较前显著。未发现异常血管壁强化或扩散受限区域。MR 静脉造影显示硬脑膜静脉窦通畅。

解释： 异常表现增加，特别是软脑膜强化，伴左侧额顶部新发亚急性出血性病变。未发现静脉血栓。影像学表现提示炎性血管疾病，可能是血管炎。出血性病变不是结节病的典型表现。建议 DSA 检查。

结论： 进行活检，未进行 DSA 检查。病理检查结果与血管炎相符。广泛的血清学和微生物学分析结果为阴性，无全身性疾病的证据，最终诊断为确定 PACNS。

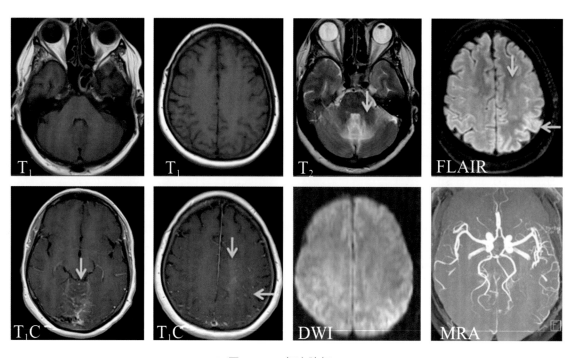

▲ 图 30-15　初次脑部 MRI

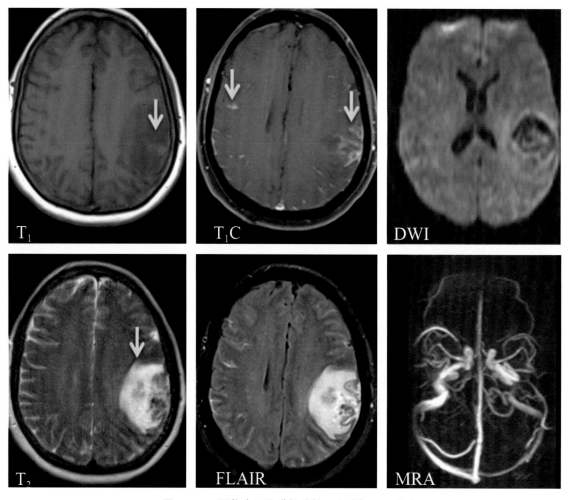

▲ 图 30-16　因临床恶化进行的第二次脑部 MR 检查

参考文献

[1] Bando H, Iguchi G, Fukuoka H, et al. The prevalence of IgG4-related hypophysitis in 170 consecutive patients with hypopituitarism and/or central diabetes insipidus and review of the literature. Eur J Endocrinol. 2013;170 (2):161–72.

[2] Baptista B, Casian A, Gunawardena H, et al. Neurological manifestations of IgG4-related disease. Curr Treat Options Neurol. 2017;19(4):14.

[3] Bougea A, Spantideas N. In: Sattler S, Kennedy-Lydon T, editors. The immunology of cardiovascular homeostasis and pathology. Advances in experimental medicine and biology, vol. 1003. Cham: Springer International Publishing AG; 2017.

[4] Calabrese LH, Dodick DW, Schwedt TJ, et al. Narrative review: reversible cerebral vasoconstriction syndromes. Ann Intern Med. 2007;146(1):34–44.

[5] Dudesek A, Rimmele F, Tesar S, et al. CLIPPERS: chronic lymphocytic inflammation with pontine perivascular enhancement responsive to steroids. Review of an increasingly recognized entity within the spectrum of inflammatory central nervous system disorders. Clin Exp Immunol. 2014;175 (3):385–96.

[6] Gerke AK, Hunninghake G. The immunology of sarcoidosis. Clin Chest Med. 2008;29(3):379–90, vii.

[7] Greco A, De Virgilio A, Gallo A, et al. Susac's syndrome – pathogenesis, clinical variants and treatment approaches. Autoimmun Rev. 2014;13(8):814–21.

[8] Hajj-Ali RA, Calabrese LH. Diagnosis and classification of central nervous system vasculitis. J Autoimmun. 2014;48–49:149–52.

[9] Hoitsma E, Drent M, Sharma OP. A pragmatic approach to diagnosing and treating neurosarcoidosis in the 21st century. Curr Opin Pulm Med. 2010;16(5):472–9.

[10] Ibitoye RT, Wilkins A, Scolding NJ. Neurosarcoidosis: a clinical approach to diagnosis and management. J Neurol. 2017;264(5):1023–8.

[11] Jennette JC, Falk RJ, Bacon PA, et al. 2012 Revised international Chapel Hill consensus conference nomenclature of vasculitides. Arthritis Rheum. 2013;65(1):1–11.

[12] Kamisawa T, Zen Y, Pillai S, et al. IgG4-related disease. Lancet. 2015;385(9976):1460–71.

[13] Kleffner I, Dörr J, Ringelstein M, European Susac Consortium (EuSaC), et al. Diagnostic criteria for Susac syndrome. J Neurol Neurosurg Psychiatry. 2016;87(12):1287–95.

[14] Lu LX, Della-Torre E, Stone JH, et al. IgG4-related hypertrophic pachymeningitis: clinical features, diagnostic criteria, and treatment. JAMA Neurol. 2014;71(6):785–93.

[15] Mandell DM, Matouk CC, Farb RI, et al. Vessel wall MRI to differentiate between reversible cerebral vasoconstriction syndrome and central nervous system vasculitis: preliminary results. Stroke. 2012;43(3):860–2.

[16] Pittock SJ, Debruyne J, Krecke KN, et al. Chronic lymphocytic inflammation with pontine perivascular enhancement responsive to steroids (CLIPPERS). Brain. 2010;133(9):2626–34.

[17] Salvarani C, Brown RD, Hunder GG. Adult primary central nervous system vasculitis. Lancet. 2012;380 (9843):767–77.

[18] Simon NG, Parratt JD, Barnett MH, et al. Expanding the clinical, radiological and neuropathological phenotype of chronic lymphocytic inflammation with pontine perivascular enhancement responsive to steroids (CLIPPERS). J Neurol Neurosurg Psychiatry. 2012;83 (1):15–22.

[19] Spiegel DR, Morris K, Rayamajhi U. Neurosarcoidosis and the complexity in its differential diagnoses. Innov Clin Neurosci. 2012;9(4):10–6.

[20] Susac JO, Murtagh FR, Egan RA, et al. MRI findings in Susac's syndrome. Neurology. 2003;61:1783–7.

[21] Susac JO, Egan RA, Rennebohm RM, et al. Susac's syndrome: 1975–2005 microangiopathy/autoimmune endotheliopathy. J Neurol Sci. 2007;257:270–2.

[22] Wengenroth M, Jacobi C, Wildemann B. In: Hähnel S, editor. Inflammatory diseases of the brain. Medical radiology. Diagnostic imaging. Berlin/Heidelberg: Springer; 2013.

拓展阅读

[1] Abdel Razek AA, Alvarez H, Bagg S, et al. Imaging spectrum of CNS vasculitis. Radiographics. 2014;34(4):873–94.

[2] Aliaga ES, Barkhof F. MRI mimics of multiple sclerosis. Handb Clin Neurol. 2014;122:291–316.

[3] Berlit P, Kraemer M. Cerebral vasculitis in adults: what are the steps in order to establish the diagnosis. Red flags and pitfalls. Clin Exp Immunol. 2014;175(3):419–24.

[4] Hebel R, Dubaniewicz-Wybieralska M, Dubaniewicz A. Overview of neurosarcoidosis: recent advances. J Neurol. 2015;262(2):258–67.

[5] Lacomis D. Neurosarcoidosis. Curr Neuropharmacol. 2011;9(3):429–36.

[6] Rennebohm R, Susac JO, Egan RA, et al. Susac's syndrome – update. J Neurol Sci. 2010;299(1–2):86–91.

[7] Rovira A, Sundgren P, Gallucci M. Inflammatory and metabolic disease. Chapter 64. In: Grainger & Allison's diagnostic radiology. 6th ed. Churchill Livingstone, an imprint of Elvesier Limited, 2015.

[8] Rovira Á, Auger C, Rovira A. Other noninfectious inflammatory disorders. Handb Clin Neurol. 2016;135:425–46.

[9] Tobin WO, Guo Y, Krecke KN, et al. Diagnostic criteria for chronic lymphocytic inflammation with pontine perivascular enhancement responsive to steroids (CLIPPERS). Brain. 2017;140(9):2415–25.

[10] Twilt M, Benseler SM. Central nervous system vasculitis in adults and children. Handb Clin Neurol. 2016;133:283–300.

第31章 自身免疫性脑炎
Autoimmune-Mediated Encephalitis

H. Urbach　P. T. Meyer　G. Jamneala　著

冯全志　译　　郭　瑜　夏　爽　校

摘　要

在过去的 10 年中，自身免疫性脑炎被认为是一种未被充分认识的疾病，伴有许多神经系统综合征和特异性抗体异常。临床神经影像学，通过使用不同的放射和核医学技术，如 MRI 和 FDG-PET，在自身免疫性脑炎的诊断中起着至关重要的作用。双侧颞叶内侧 T_2 高信号是自身免疫性边缘系统脑炎的诊断核心特征，通常早于抗体出现。特异性抗体作用于细胞内或神经元表面抗原，提示为副肿瘤或非副肿瘤起源。约 70% 的自身免疫性边缘性脑炎患者的 MRI 是异常的，其敏感性低于 FDG-PET。MRI 主要用来鉴别诊断。

关键词

MRI；自身免疫性脑炎；边缘性脑炎；杏仁核；VGKC；NMDAR；神经抗原

一、定义与临床特点

自身免疫性脑炎（autoimmune-mediated encephalitis，AE）是一种以抗神经元的自身抗体为特征的中枢神经系统炎性疾病。1888 年，Hermann Oppenheim 首次在临床上描述了该病。临床病理学的记载可以追溯到 20 世纪 60 年代，描述这是一种以边缘系统症状为主的综合征，其特征是颞叶癫痫的亚急性（数日之内，或最长可达 12 周以内）发作、短期记忆丧失、意识模糊和精神症状。

这些病例的组织病理学表现为慢性脑炎，由 T 细胞和活化的小胶质细胞介导，有时形成结节。在 AE 中，抗体直接作用于神经元表面或细胞内的抗原，作用于后者的疾病通常是副肿瘤源性，即使给予有肿瘤和免疫抑制治疗，依然预后不良。这些疾病通常被描述为伴有肿瘤神经抗体或典型的副肿瘤性神经综合征的脑炎。相应的抗体（Hu、Yo、Ri、$GABA_B$、神经元表面抗体、CV2/CRMP5、Ma2、双载蛋白）与细胞毒性 T 细胞介导的机制有关，这些机制似乎是主要的致病因子。

自 2001 年以来，已经描述了各种针对神经元细胞表面抗原（突触神经递质受体、离子通道、相关蛋白）的抗体，这些抗原通常没有潜在的肿瘤发生，并且通常对免疫治疗反应良好。此外，与自身免疫性甲状腺炎相关的类固醇反应性脑病患者或者谷氨酸脱羧酶 65 抗体水平高的患者可出现癫痫发作，后者被认为是 AE 的一种形式。

本文未对 AE 的临床表现及诊断检查进行完整论述，AE 的诊断通常基于临床、脑脊液、脑电图、MRI 和 PET/CT 检查结果及诊断性治疗（如对皮质类固醇或免疫治疗的反应）的综合结果。本章主要阐述作为鉴别诊断的重要线索的 MRI 及临床表现。

二、流行病学/人口学/病理生理学

AE 的确切发病率尚不清楚。AE 现在被认为是一种常见病，高达 1/3 的新发癫痫的成年患者可能与本病相关。此外，越来越多的研究认为 AE 可能是精神疾病和情感障碍的一个原因。最近，一项癫痫患者自身抗体患病率评分标准规定，颞叶内侧信号异常占 15 分中的 2 分，当超过 15 分中的 4 分时，可以认为出现 AE。

尽管 SREAT 的存在尚在讨论之中，但 SREAT 经常被列为 AE 的鉴别诊断。13% 的健康患者中发现抗甲状腺（TG、TPO）抗体，这一抗体可能并不是致病因子。它们被认为是其他目前未分类抗体的自身免疫标志物。SREAT 有多种临床表现，从昏迷到进行性认知障碍和孤立性精神障碍。MRI 和 CSF 表现正常或无特异性特征（如白质病变），因此所有无明显病因的脑病患者均应检测血清和脑脊液中的抗甲状腺抗体。背后的理论基础是类固醇治疗非常有效，对类固醇的反应甚至可以作为诊断标准。

三、临床表现和影像学特征

典型的临床表现和相应的 MRI 异常总结见表 31-1。目前为止，大多数直接针对神经元表面抗原抗体的 AE 只发表了个案报道或较小的病例系列。为了清楚起见，表格侧重于较大的样本的结果。小细胞肺癌、胸腺瘤、乳腺癌、卵巢癌和畸胎瘤及睾丸肿瘤也在表中提及，因为它们与副肿瘤性边缘性脑炎、亚急性感觉神经元病变、亚急性自主神经病变、副肿瘤性小脑变性、副肿瘤性斜视性阵挛肌阵挛综合征、兰伯特-伊顿肌无力综合征、重症肌无力和副肿瘤性周围神经过度兴奋性有关。在表中，我们将重点关注特征性的抗体，包括 Hu、Yo、CV2、Ri、MA2、双载蛋白和 GABA$_B$。神经元表面 GABA$_B$ 受体抗体是导致小细胞肺癌患者（先前被认为血清阴性）的副肿瘤性边缘性脑炎的主要原因。

副肿瘤综合征几乎总是早于肿瘤发现。抗体类型和临床综合征（权重较小）决定了潜在肿瘤的风险和类型。对于胸部区域的筛查，建议进行胸部 CT 检查，如果阴性，则随后进行 FDG PET/CT 检查。乳腺癌筛查采用乳腺 X 线检查，进一步确诊则需要磁共振成像。对于盆腔，超声检查是首选，其次是 CT 或 PET/CT，尤其是全身肿瘤筛查。皮肌炎患者应进行胸部和腹部 CT、女性盆腔超声和乳腺 X 线检查，50 岁以下男性应进行睾丸超声检查，50 岁以上男性和女性应进行结肠镜检查。如果原发肿瘤检查结果为阴性，3~6 个月后重复筛查，然后每 6 个月筛查一次，直到进行 4 年。必须强调的是，FDG PET/CT 对于边缘性脑炎（limbic encephalitis，LE）特别有价值，因为它可以在一次扫描过程中（仅注射一次放射性示踪剂）进行大脑和全身检查，以便对 LE 和肿瘤筛查进行初步诊断和随访（图 31-1）。

与抗神经元表面抗原抗体相关的大多数形式的脑炎都有 LE 综合征（癫痫发作、短期记忆障碍、行为和精神障碍）（图 31-2 至图 31-4）。

无 LE 症状的患者的抗体包括 mGluR1（小脑症状）、GlyR（僵人综合征谱系中的强直性脑脊髓炎）和多巴胺受体 D$_2$（基底节脑炎）。

抗 NMDA 受体脑炎几乎都具有特征性的临床表现：约 13% 的患者出现主要以精神障碍、难治性癫痫发作、癫痫持续状态或运动障碍为特征的综合征。

四、成像技术与推荐方案

由于自身免疫性（边缘性）脑炎患者常常意识不清且依从性有限，因此很难获得分辨率高、翻转角度良好的 FLAIR 和（或）显示清晰的 T$_2$WI，尤其是在杏仁核和海马位置。如果可能的话，我们可以在 3T MR 上应用癫痫专用的成像方案。

五、影像分析思路和结构化报告

以下内容需仔细核对。杏仁核和海马的 T$_2$ 信号和体积：LE 从杏仁核和海马的不对称增大和 T$_2$ 信号增高开始（图 31-1）。肿胀和 T$_2$ 信号增高可能在最初的 2 周左右逐渐加重。然而，短期内杏仁核和海马则可能出现萎缩（图 31-2）。杏仁核增大和 T$_2$ 信号增高可能提示 LE，因为与海马硬化症患者相比，LE 患者杏仁核的信号强度明显更高；而在海马上则发现了相反的结果。与海马硬化症不同的是，通常双侧杏仁核不对称增大，或者一侧增大合并对

表 31-1 自身免疫性脑炎患者的抗原、临床表现和 MRI 表现

抗原靶点	临床表现与可能的相关肿瘤	MRI
	神经元表面抗原	
NMDA 受体	• 年轻女性 • 40%～60%：卵巢畸胎瘤 • 前驱期：低热、头痛、乏力 • 进展期：异常（精神）行为或认知功能障碍、言语障碍（言语急迫，言语减少、缄默症）、运动失调、运动障碍、僵硬/姿势异常、癫痫发作、意识水平下降、自主神经功能障碍或中枢性通气不足 • 儿童：脑干脑炎、单纯疱疹性脑炎后白质脑病、中枢神经系统脱髓鞘	• 11%～55% 的患者存在异常 • 4% 的患者中额叶、顶叶、内侧颞叶皮质、扣带回、丘脑、小脑、基底节处的 T₂WI/FLAIR 信号改变：进行性纹状体坏死与脱髓鞘综合征（如 MOG 和水通道蛋白 4 相关综合征）重叠 • 随访：可能导致海马或全脑萎缩
VGKC 复合体：富亮氨酸胶质瘤失活基因 1	• 典型表现为年龄 < 40 岁，男性多于女性，有亚急性记忆缺陷和神经精神症状的 LE，如定向障碍、神志不清、颞叶癫痫和行为异常 • 通常 FBDS 先出现 • FBDS：早期免疫治疗可预防进展为胸腺瘤，不到 10% 的病例可出现肺部改变	• 大多数：单侧或双侧颞叶内侧 T₂WI/FLAIR 高信号伴有基底节信号改变 • FBDS：T₂WI 高信号和基底节强化病灶 • 随访：通常进展为海马萎缩 • FBDS 的 ¹⁸F-FDG PET：62%～70% 会出现基底节葡萄糖代谢改变（大部分为颞叶高代谢） • 70%～75% 颞叶代谢改变
VGKC 复合体：接触蛋白相关蛋白 2	• Morvan 综合征或不太常见的 LE • < 20% 的病例有胸腺瘤、肺肿瘤	• Morvan 综合征和 LE：25% 的随访病例中出现颞叶内侧叶 FLAIR/T₂ 高信号，无海马萎缩或硬化 • Morvan 综合征：90%MRI 正常
AMPA 受体	• 大部分为女性 LE 患者，常伴有癫痫发作、记忆障碍和精神症状 • 70% 有不同的肿瘤（肺、乳腺、胸腺）	• 90% 颞叶内侧有 T₂/FLAIR 高信号 • 20% 的异常延伸到前核间隔核和岛叶、额叶、枕叶或小脑区域
GABA_A 受体	• 伴有难治性癫痫发作与癫痫持续状态之前或伴随发作，包括记忆力减退、抑郁、精神病、精神错乱和缄默症 • 癫痫发作在认知缺陷和精神症状之前或伴随发作，包括记忆力减退、抑郁、精神病、精神错乱和缄默症 • 其他症状包括视眼阵挛、共济失调、舞蹈症和偏瘫	• 广泛多灶性或弥漫性皮质及皮质下 T₂/FLAIR 信号改变 • 可能与 GAD 脑炎或 SREAT 不匹配，因为 GAD65 和 TG/TPO Ab 经常同时出现
GABA_B 受体	• LE 伴有早期、显著和严重的癫痫发作、眼阵挛-肌阵挛综合征、共济失调、舞蹈病和脊髓病 • 50% 的患者与小细胞肺癌、神经内分泌肿瘤、恶性黑色素瘤和浆细胞瘤有关	• 50% 的患者杏仁核和海马单侧或双侧 T₂/FLAIR 信号增加，软脑膜可能强化，50% 的患者正常

神经元表面抗原

抗原靶点	临床表现与可能与相关肿瘤	MRI
多巴胺 D_2 受体	• 多发生于儿童，患有基底节脑炎和帕金森症、肌张力障碍、舞蹈病和精神症状（包括情绪不稳定和精神病） • 各种神经系统症状，包括健忘症、精神病、癫痫、眼动障碍、共济失调	• 50% 患者存在异常：尾状核、壳核、苍白球和黑质 T_2/FLAIR 信号增高 • 随访：16% 患者出现萎缩和胶质增生
DPPX	• 和吞咽困难；中枢兴奋性亢进，包括肌阵挛反射亢进 • 与癌症无关	• MRI：70% 患者表现正常，仅 30% 患者存在一些非特异性异常
mGluR1	• 与霍奇金淋巴瘤相关的小脑共济失调	• 颞叶内侧 T_2/FLAIR 高信号
mGluR5	• LE、肌阵挛 • 与霍奇金淋巴瘤相关	• 皮质 FLAIR 病变
甘氨酸受体	• 僵人综合征、痉挛过度、进行性脑脊髓炎伴强直和肌阵挛	• 很少与癌症相关，即使有也通常是非副肿瘤

细胞内抗体

抗原靶点	临床表现与可能与相关肿瘤	MRI
GAD	• 不同的神经系统综合征，包括僵人综合征、小脑性共济失调和 LE • 在 1% 的健康对照者和 80% 的 1 型糖尿病患者中发现低水平的血清抗体。只有 100~1000 倍的高滴度和鞘内 GAD 抗体或 CSF 寡克隆带表明 GAD LE	• T_2/FLAIR 信号增高 9/9：双侧 3/9、单侧 6/9，丘脑、皮质 3/9 • 随访：肿胀消退，海马无硬化
Hu	• 脑脊髓炎、LE、小脑变性、亚急性感觉神经元病变、小细胞肺癌（75%）、神经母细胞瘤、前列腺癌	• 颞叶内侧 T_2/FLAIR 高信号 • 小脑萎缩或水肿 • 脑干异常
Yo	• 小脑变性、卵巢癌、乳腺癌	
CV2	• 小脑变性、感觉神经元病变、舞蹈病、LE、脑脊髓炎、视神经炎、小细胞肺癌、胸腺瘤	• 双侧纹状体 T_2/FLAIR 高信号 • 内侧颞叶 T_2/FLAIR 高信号
Ri	• 斜视性眼阵挛/肌阵挛脑干脑炎、小脑变性、乳腺癌、卵巢癌、小细胞肺癌	
Ma2	• LE、上脑干综合征（眼动异常、运动功能异常、同脑功能减退综合征）、间脑综合征（睡眠障碍、体温异常、内分泌异常）、小脑变性睾丸肿瘤（男性＜50 岁）、肺癌、乳腺癌	• 颞叶内侧 T_2/FLAIR 高信号 • 下丘脑、丘脑、脑干异常 • 结节状强化
双载蛋白	• 僵人综合征、乳腺癌、小细胞肺癌	

Ab. 抗体；LE. 边缘系统性脑炎；CE. 对比增强；FBDS. 面臂肌张力障碍性癫痫发作；SCLC. 小细胞肺癌；MOG. 髓鞘少突胶质细胞糖蛋白

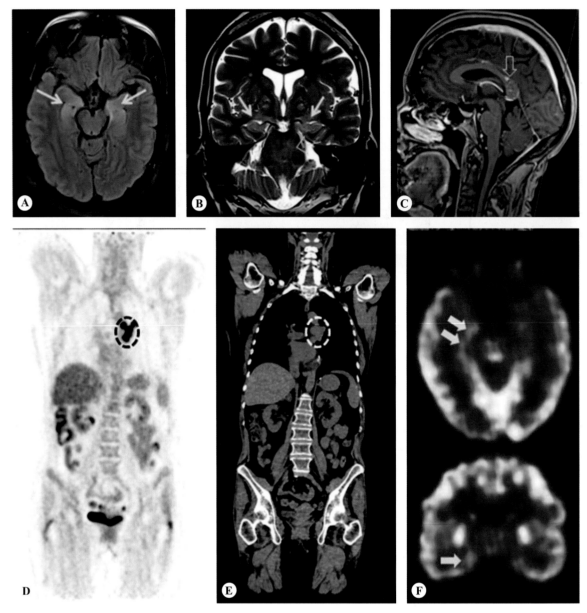

▲ 图 31-1　59 岁女性，副肿瘤性 LE，表现为颞叶癫痫发作 1 个月

轴位 FLAIR（A）和冠状位 T_2WI（B）MRI 显示双侧海马体积和信号增高（A 和 B，箭），脑桥信号改变（B，开放箭）。矢状位 MPRAGE（C）显示胼胝体后部强化（C，空心箭）。脑脊液中检测到 $GABA_B$、Hu 和 Zic4。随后用全身 FDG PET/CT（D）和低剂量 CT（E）进行肿瘤检查，发现左肺内一个高代谢结节，以及同侧肺门和纵隔淋巴结肿大，怀疑肺癌转移。同时进行的脑部 FDG PET 检查显示右颞叶内侧中度代谢增高（箭），与边缘性脑炎的诊断一致，已使用皮质类固醇治疗

侧萎缩。

　　海马、丘脑和新皮质的扩散加权成像（DWI）：DWI 有助于鉴别诊断，因为它显示癫痫持续状态下海马 CA_1 区（图 31-5）和缺血时整个海马的细胞毒性水肿。在丘脑后结节和顶枕叶区域还可见高信号和高灌注（如果进行了动态磁敏感灌注成像）。

　　幕上白质的信号改变：灰白质分界不清在粗略浏览下可能会考虑是影像质量低下的表现。然而，有一些证据表明，幕上白质模糊发生在一些 VGKC 脑炎患者中（图 31-3）。

　　其他异常：由于抗体攻击的目标是神经元，所以信号异常也可能在不同灰质结构中发现（图 31-6）。强化相对罕见，如出现强化更倾向于副肿瘤起源。据报道，大约 13% 的 LE 患者（50% 的

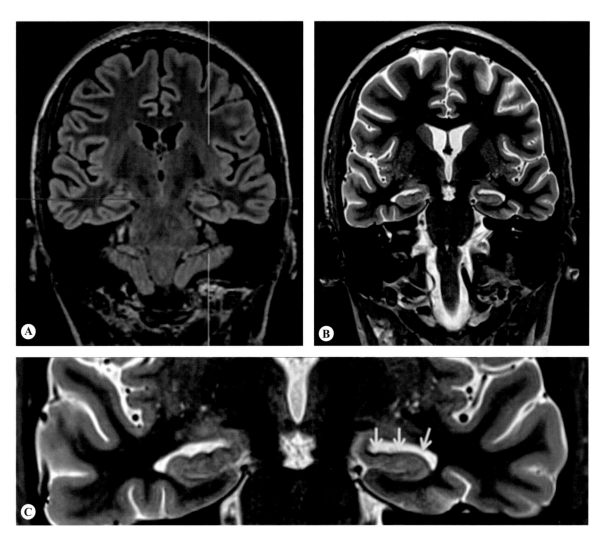

▲ 图 31-2 **27 岁女性，伴 VGKC 抗体的 LE 患者，表现为癫痫持续状态**
冠状位 FLAIR（A）和 T₂WI STIR-TSE 图像（B）显示左海马轻度萎缩且信号异常。注意，左侧海马头部的影像消失（C，箭）

肿瘤神经细胞，0% 的 VGKC，13% 的 NMDAR，17% 的 GAD 抗体）出现了颞叶内侧远隔结构的信号改变。

杏仁核和海马增大的鉴别诊断包括弥漫性浸润性胶质瘤、"不明原因"的杏仁核病变、癫痫持续状态、感染性脑炎（包括单纯疱疹病毒 1 型脑炎）和免疫功能低下患者的人类疱疹病毒 6 型和获得性免疫缺陷综合征脑炎，还要考虑 Creutzfeldt-Jakob 病、淋巴瘤浸润（与霍奇金淋巴瘤相关的边缘性脑炎称为 Ophelia 综合征）、SREAT、与 1 型神经纤维瘤病相关的杏仁核病变（图 31-7）、系统性红斑狼疮或复发性多软骨炎相关的 LE、急性播散性脑脊髓炎、Susac 综合征、68% 的患者伴有 GQ1b 抗体的 Bickerstaf 脑干脑炎、原发性中枢神经系统血管炎、Rasmussen 脑炎等。"不明原因"的杏仁核病变被认为是非抗体的颞叶癫痫伴杏仁核增大，多发生于中年人（图 31-8）。这些患者中有 50% 对免疫治疗（皮质类固醇、静脉注射免疫球蛋白、免疫吸附）有反应，而且这些患者的杏仁核增大通常是可逆的。用 FDG（可进行全身扫描显示炎症反应）或氨基酸示踪剂（如 FET 或蛋氨酸，除外可疑肿瘤针对最有可能的鉴别诊断）进行 PET/CT 检查可能提供有价值的诊断线索。

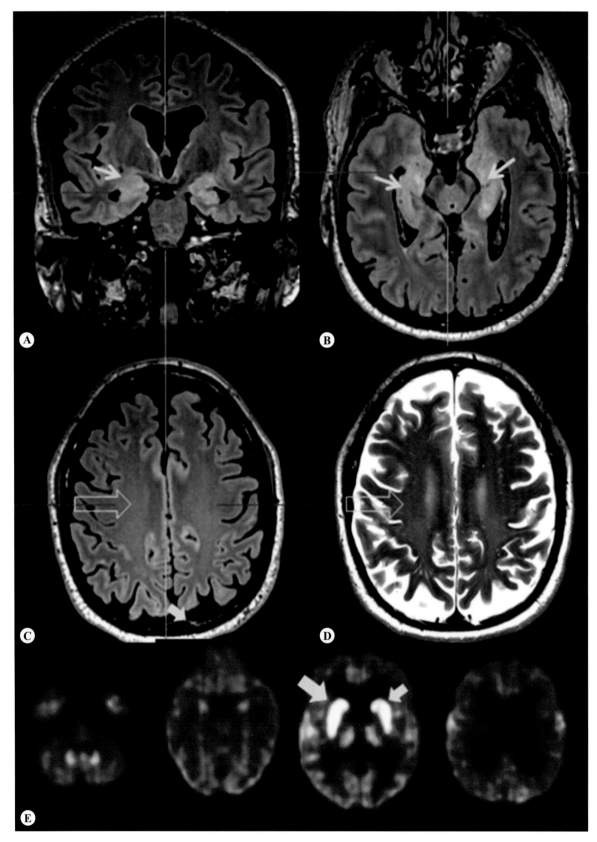

▲ 图 31-3　70 岁男性，伴有 VGKC（LGI-1）抗体的 LE 患者，颞叶癫痫和人格改变 6 个月

冠状位 FLAIR（A）、轴位 FLAIR（B 和 C）和轴位 T₂WI TSE 图像显示杏仁核和海马高信号（A 和 B，箭）。幕上白质模糊（C 和 D，空心箭）、¹⁸F-FDG PET 显示体纹状高代谢（E，箭）和低钠血症（126mmol/L）是诊断的有用线索

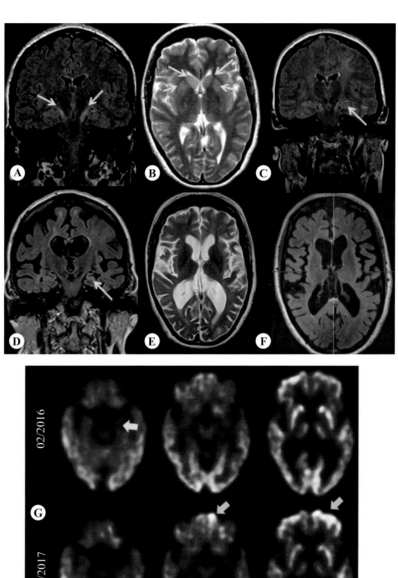

▲ 图 31-4　45 岁女性，伴有 NMDAR 抗体的自身免疫性脑炎患者，出现视物成双和嗜睡

冠状位 FLAIR（A）和轴位 T₂WI（B）序列显示中脑（A，箭）和纹状体（B，箭）对称性信号增高，1 年后发展为萎缩（D 和 E）。同时注意右侧海马硬化（C 和 D，箭）。G 至 I. FDG PET 在基线检查时显示不对称的左侧颞叶内侧代谢低（蓝箭，可能解释为 LE 后残留，否则应为正常），而 14 个月后的随访检查显示，左侧额叶代谢明显增强（绿箭）与临床恶化相一致（G. 基线 PET；H. 随访 PET；I. 代谢增加叠加在 MRI 上的体素 Z 评分图）

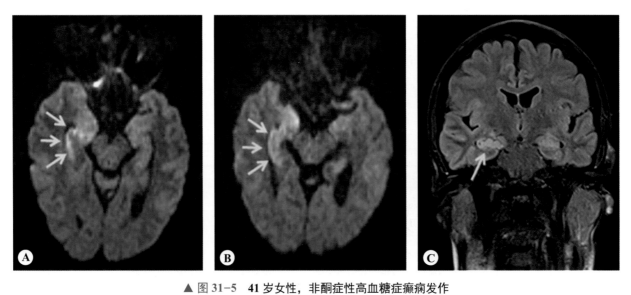

▲ 图 31-5　41 岁女性，非酮症性高血糖症癫痫发作

轴位 DWI（A 和 B）和冠状位 FLAIR（C）图像显示右侧海马高信号（C，箭）。海马外侧段 CA$_1$ 区（A 和 B，箭）的高信号支持癫痫发作相关的细胞毒性水肿

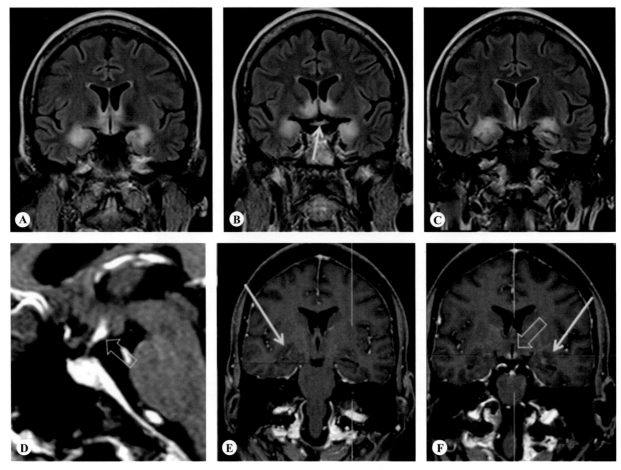

▲ 图 31-6　44 岁女性，伴有 GAD 抗体的边缘性脑炎患者，亚急性起病，短期记忆缺失

MRI 显示双侧杏仁核、海马头部（A 至 C）、下丘脑和视交叉（B，箭）肿胀，T$_2$ 信号增高。注意下丘脑（D 和 F，空箭）和杏仁核的轻度强化（E 和 F，长箭）

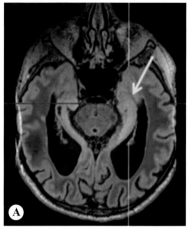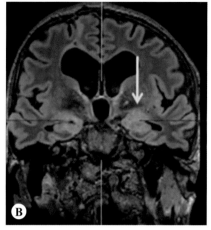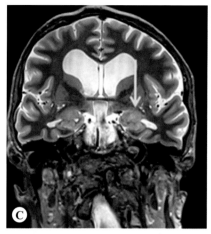

▲ 图 31-7　40 岁男性，1 型神经纤维瘤病患者，杏仁核和海马体增大

在 80% 的儿童和不明比例的更大年龄的 1 型神经纤维瘤病患者中，MRI 显示海马和杏仁核的体积和信号强度均高于健康对照组（引自 Gill 等，2006）

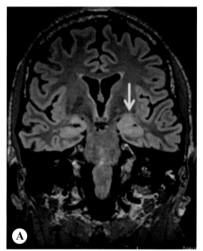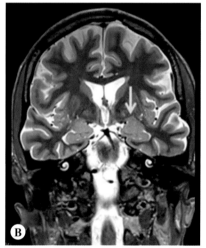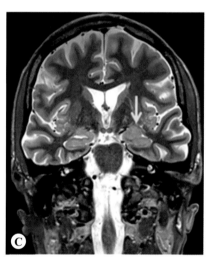

▲ 图 31-8　63 岁男性，颞叶癫痫伴杏仁核增大，脑电图显示左侧颞叶 θ 波活动。抗癫痫药物治疗后癫痫发作停止。脑脊液和血清抗体检查均为阴性。MRI 显示左杏仁核增大，没有信号改变

A. 1mm 层厚的冠状位重建 FLAIR；B 和 C. 0.45mm×0.45mm×2mm 厚的冠状位 2D STIR TSE 图像（箭）

六、治疗监测

如果抗体针对神经元表面而不是细胞内抗原，患者会表现出更好的治疗反应。接受皮质类固醇或免疫治疗，VGKC 脑炎患者预后最好，而肿瘤性或 GAD 抗体患者会出现健忘症和癫痫发作加重的结局。

病例报告（图 31-3）

病史： 男，70 岁，出现上腹部前驱症状，认知障碍性癫痫，复杂幻视和伴日常生活障碍的快速进行性痴呆 6 个月，不明原因的代谢紊乱 5 天。

MRI 检查目的： 确定颞叶癫痫发作或快速进展性痴呆（如伴有幻视的路易体痴呆）的原因。

成像技术： 脑磁共振扫描，包括轴位 T₂WI 快速自旋回波、扩散加权自旋回波 EPI、3D FLAIR、平扫及增强（单剂量钆 0.1mmol/kg）T₁WI。

影像学表现： 冠状位 FLAIR（图 31-3A）、轴位 FLAIR（图 31-3B 和 C）、轴位 T₂WI TSE 图像显示杏仁核和海马高信号（图 31-3A 和 B，箭），以及幕上白质模糊（图 31-3C 和 D，空心箭）。FDG PET（图 31-3E，箭，即颞叶内侧，尤其是纹状体代谢亢进）和低钠血症是怀疑有 VGKC 抗体的边

缘性脑炎的有用线索。这类患者在接受皮质类固醇和硫唑嘌呤治疗之后，癫痫发作停止，认知能力改善，但双侧海马硬化，导致海马体积逐渐减少。

解释： 通常很难评估海马和杏仁核是否较正常升高。因此，结合临床病史解释 MRI 图像是很重要的。

参考文献

[1] Dalmau J, Rosenfeld MR. Autoimmune encephalitis update. Neuro-Oncology. 2014;16:771–8.

[2] Dubey D, Alqallaf A, Hays R, et al. Neurological autoantibody prevalence in epilepsy of unknown etiology. JAMA Neurol. 2017;74:397–402.

[3] Graus F, Delattre JY, Antoine JC, et al. Recommended diagnostic criteria for paraneoplastic neurological syndromes. J Neurol Neurosurg Psychiatry. 2004;75:1135–40.

[4] Graus F, Titulaer MJ, Balu R, et al. A clinical approach to diagnosis of autoimmune encephalitis. Lancet Neurol. 2016;15:391–404.

[5] Laurent C, Capron J, Quillerou B, et al. Steroid-responsive encephalopathy associated with autoimmune thyroiditis (SREAT): characteristics, treatment and outcome in 251 cases from the literature. Autoimmun Rev. 2016;15:1129–33.

[6] Leypoldt F, Wandinger KP, Bien CG, Dalmau J. Autoimmune Encephalitis. Eur Neurol Rev. 2016;8:31–7.

[7] Malter MP, Helmstaedter C, Urbach H, et al. Antibodiestoglutamic acid decarboxylase define a form of limbic encephalitis. Ann Neurol. 2010;67:470–8.

[8] Titulaer MJ, Soffietti R, Dalmau J, et al. Screening for tumours in paraneoplastic syndromes: report of an EFNS task force. Eur J Neurol. 2011;18:19–e3.

拓展阅读

[1] da Rocha AJ, Nunes RH, Maia AC Jr, do Amaral LL. Recognizing autoimmune-mediated encephalitis in the differential diagnosis of limbic disorders. AJNR Am J Neuroradiol. 2015;36:2196–205.

[2] Malter MP, Widman G, Galldiks N, et al. Suspected new-onset autoimmune temporal lobe epilepsy with amygdala enlargement. Epilepsia. 2016;57:1485–94.

[3] Urbach H, Mast H, Egger K, Mader I. Presurgical MR imaging in epilepsy. Clin Neuroradiol. 2015b;25 (Suppl 2):151–5.

[4] Urbach H, Rauer S, Mader I, et al. Supratentorial white matter blurring associated with voltage-gated potassium channel-complex limbic encephalitis. Neuroradiology. 2015a;57:1203–9.

[5] Vincent A, Buckley C, Schott JM, et al. Potassium channel antibody-associated encephalopathy: a potentially immunotherapy-responsive form of limbic encephalitis. Brain. 2004;127:701–12.

[6] Wagner J, Schoene-Bake JC, Malter MP, et al. Quantitative FLAIR analysis indicates predominant affection of the amygdala in antibody-associated limbic encephalitis. Epilepsia. 2013;54:1679–87.

第七篇 癫 痫

Epilepsy

第 32 章　癫痫的神经影像学评估 ┄┄┄┄┄┄┄┄┄┄┄┄┄┄┄┄┄┄┄┄┄┄┄ 734

第 33 章　颞叶癫痫与神经影像学 ┄┄┄┄┄┄┄┄┄┄┄┄┄┄┄┄┄┄┄┄┄┄┄ 758

第 34 章　新皮质癫痫的神经影像学评价 ┄┄┄┄┄┄┄┄┄┄┄┄┄┄┄┄┄┄┄ 780

第 35 章　长期癫痫相关肿瘤 ┄┄┄┄┄┄┄┄┄┄┄┄┄┄┄┄┄┄┄┄┄┄┄┄┄ 808

第 36 章　持续性癫痫 ┄┄┄┄┄┄┄┄┄┄┄┄┄┄┄┄┄┄┄┄┄┄┄┄┄┄┄┄┄ 819

第 37 章　癫痫的手术和术后评估 ┄┄┄┄┄┄┄┄┄┄┄┄┄┄┄┄┄┄┄┄┄┄┄ 842

第 32 章　癫痫的神经影像学评估

Neuroradiological Evaluation of Patients with Seizures

Nuria Bargalló　Xavier Setoain　Mar Carreño　著

郝竞汝　刘高平　祁　丽　译　　李建瑞　张志强　校

摘　要

虽然癫痫患者通常依靠抗癫痫药物进行治疗管理，但仍非常有必要对影响患者生命的病因进行了解，如以癫痫为首发症状的脑肿瘤。长期以来，临床神经影像的作用只是排除引起癫痫发作的潜在病理原因。磁共振的进步已经能够发现小的皮质发育畸形、海马硬化，以及其他可以通过切除而达到癫痫控制的细微脑部病变。众所周知，有明确致痫灶的患者相比影像检查阴性的患者，手术预后更好。因此，准确的临床神经影像评估对癫痫的临床治疗至关重要。由神经影像学专家进行专用方案的结构磁共振的评估也是必不可少的。本章讨论了先进 MR 技术，如定量磁共振、扩散加权成像、扩散张量成像、灌注磁共振、功能磁共振、磁共振波谱及核医学技术（^{18}F-FDG PET、SPECT 和 SISICOM），在癫痫的评估中也是至关重要的。

关键词

癫痫；磁共振；功能磁共振；高级 MRI；分子影像

缩略语

^{18}F-FDG	18-fluoro-2-deoxyglucose	^{18}F– 脱氧葡萄糖
ADC	apparent diffusion coefficient	表观扩散系数
AED	antiepileptic drugs	抗癫痫药物
AIDS	acquired immunodeficiency syndrome	获得性免疫缺陷综合征
ASL	arterial spin labeling	动脉自旋标记
AVM	arteriovenous malformation	动静脉畸形
BOLD	blood oxygen level-dependent	血氧水平依赖
Cr	creatine	肌酸
CSI	chemical shift image	化学位移成像

CT	computer tomography	计算机断层扫描
DIR	double inversion recovery	双反转恢复
DTI	diffusion tensor imaging	扩散张量成像
DWI	diffusion weighted imaging	扩散加权成像
ECD	ethyl cysteine dimer	乙基半胱氨酸二聚体
EEG	electroencephalography	脑电图
FCD	focal cortical dysplasia	局灶性皮质发育不良
FLAIR	fluid attenuated inversion recovery	液体衰减反转恢复
fMRI	functional magnetic resonance imaging	功能磁共振成像
GE	gradient echo	梯度回波
HMPAO	hexamethylpropylenaminooxime	六甲基丙烯氨基肟
HS	hippocampal sclerosis	海马硬化
ILAE	international league against epilepsy	国际抗癫痫联盟
IR	inversion recovery	反转恢复
MAP	morphometric analysis program	形态分析程序
MCD	malformations of cortical development	皮质发育畸形
MELAS	mitochondrial myopathy, encephalopathy, lactic acidosis, and stroke-like episodes syndrome	线粒体肌病、脑病、乳酸中毒和脑卒中样发作综合征
MRI	magnetic resonance imaging	磁共振成像
MRS	magnetic resonance spectroscopy	磁共振波谱
MRSI	multislice magnetic resonance spectroscopic imaging	多层磁共振波谱成像
MTLE	mesial temporal lobe epilepsy	内侧颞叶癫痫
NAA	N-acetylaspartate	N– 乙酰天冬氨酸
NTLE	neocortical temporal lobe epilepsy	新皮质颞叶癫痫
PET	positron emission tomography	正电子发射断层扫描
PRES	posterior reversible encephalopathy syndrome	后部可逆性脑病综合征
rCBF	relative cerebral blood flow	相对脑血流
SBM	surface-based morphometry	基于表面形态学测量
SE	status epilepticus	癫痫持续状态
SEEG	stereoelectroencephalography	立体定位脑电图

SISCOM	subtracted ictal SPECT co-registered to MRI	发作期 SPECT 减影与磁共振融合成像术
SNR	signal-to-noise ratio	信噪比
SPECT	single photon emission computed tomography	单光子发射计算机断层扫描
STATSISCOM	ictal SPECT with statistical ictal SPECT co-registered to MRI	癫痫发作期的 SPECT 配准到 MRI
SWI	susceptibility weighted imaging	磁敏感加权成像
TLE	temporal lobe epilepsy	颞叶癫痫
VBM	voxel-based morphometry	基于体素的形态学测量
VEEG	video electroencephalography	视频脑电图

一、癫痫定义

2005 年，国际抗癫痫联盟（International League Against Epilepsy，ILAE）对癫痫重新定义，癫痫是由于大脑异常过度放电或同步大脑活动而引起的一种短暂的体征和症状，并将癫痫定义为一种持续性产生癫痫性发作倾向的疾病，出现相应的认知、神经生物学、心理和社会等层面的后果。

偶尔，癫痫患者可能会有导致神经损伤的持续的癫痫发作，称为癫痫持续状态。癫痫持续状态可为惊厥或非惊厥性。广义上，也是最广泛使用的癫痫持续状定义是持续≥ 5min 的癫痫发作、2 次或 2 次以上不连续的癫痫发作，其间意识不完全恢复。

在最近的 ILAE 分类中，考虑了如下两个时间点。

- 必须是癫痫持续发作（惊厥性癫痫持续状态 5min，局灶性癫痫持续状态伴意识改变 10min，失神状态 10～15min ）。
- 和脑损伤有关（惊厥性癫痫持续状态 30min，局灶性癫痫持续状态 > 60min，伴意识损害，失神状态不详 ）。

有多种原因可以触发癫痫持续状态。在第 36 章对此进行了更详细的解释。

在临床实践中，如果符合以下任一条件，国际抗癫痫联盟认为可诊断为癫痫。

- 至少 2 次间隔 > 24h 的无诱因（或反射性）发作。
- 1 次无诱因（或反射性）发作，并且在未来 10 年再发风险与 2 次无诱因发作后的再发风险（至少 60% ）相当。
- 如果被诊断为某种癫痫综合征。

二、癫痫分类

（一）根据癫痫的类型进行分类

根据发作的类型，癫痫可分为局灶性、全面性、局灶性合并全面性或不明型。

局灶性发作起源于单侧半球，定位可能较为广泛，包括皮质和皮质下结构。但对于各种类型的局灶发作，其发作形式均与有双侧扩散倾向的发作相同。全身性癫痫发作起源于快速参与的双侧网络，可能包括皮质下结构，但不一定是整个皮质。

癫痫发作通常可以用抗癫痫药物控制；然而，大约 30% 的患者使用抗癫痫药物无效，被归为耐药性癫痫，其通常有局灶性发作，可能发展为全身性发作。国际抗癫痫联盟对难治性癫痫的定义为：经过 2 种恰当且可耐受的抗癫痫药足疗程治疗后，发作仍未完全控制。

（二）根据症状和脑电进行分类

癫痫分型判断对合适治疗方法的选择、适当神经影像学检查方法的确定十分重要。发作症状和脑电图的详细分析是癫痫诊断的必要条件。如果进行常规脑电图和睡眠脑电图后，仍不能判断癫痫发作是局灶性的或全身性或者对于抗癫痫药物没有反应的患者，则应进行长程视频脑电图（video EEG，VEEG）检查。VEEG 可提供癫痫症状学中与脑电图模式相关的偏侧和定位的证据，有助于癫痫发作区域的定位。通过这些信息，可以对癫痫进行适当的分类。例如，颞叶癫痫（temporal lobe epilepsy，TLE）可以分为内侧颞叶癫痫和新皮质颞叶癫痫（neocortical temporal lobe epilepsy，NTLE），颞叶外起源的新皮质癫痫可以分为额叶、顶叶、枕叶和岛叶癫痫。

三、临床表现

临床场景和影像检查适应证

神经影像学在癫痫患者的治疗中起着至关重要的作用，可以帮助诊断癫痫发作或癫痫，增加病因信息了解，确定适当的治疗，并提供预后信息。

我们定义了如下四种不同的临床场景。

- 新发作的癫痫患者：可能需要急诊神经影像学检查，以发现潜在的威胁生命的病因疾病。表32-1 总结了应尽快进行神经影像学检查的临床警示。临床指南建议对首次癫痫发作的成人和儿童进行急诊 CT 扫描，证据显示，CT 扫描可改变 17% 的成人和 8% 的儿童病例的治疗方式。对于 6 月龄以下的儿童和获得性免疫缺陷综合征首次癫痫发作患者，神经影像学检查异

常发现的比例很高。神经系统检查异常、诱发病史或局灶性癫痫发作都是 CT 检查异常的预测因素。

- 首次发作的影像学评估通常选择 CT，因为其更容易急诊开展，尽管 CT 在细微脑异常的检出方面不如 MR 敏感，但其足以显示颅内出血、脑积水及较大的结构病变的异常，如血管畸形、肿瘤或脑脓肿（图 32-1）。

- 增强 CT 不是常规检查，但可以帮助怀疑感染的 CT 阴性患者或 CT 平扫阳性但无法进行 MRI 检查的患者。

- 癫痫持续状态：是另外一种需要急诊神经影像检查的情况。急诊应使用 CT 排除脑结构病变。如果 CT 不能提供癫痫持续状态的病因或癫痫仍持续发作，则应进行 MRI 检查。CT 或 MRI 的灌注成像可以为诊断提供额外的信息。关于癫痫持续状态管理的详细信息见第 36 章。

- 一旦患者确定患有癫痫：ILAE 建议进行至少一次神经影像学检查，最好是 MRI 检查，但明确诊断为特发全面性癫痫或儿童良性 Rolandic 癫痫的除外。表 32-2 总结了强制进行神经成像的情况。

- 耐药性癫痫患者：神经影像的作用至关重要，结构性病变定位影响癫痫的治疗和预后。对于这些患者，手术切除致痫区域可能是最合适的治疗方法。有必要制订专用的结构 MR 检查协议以提高检测细微的致痫性病变的敏感性。当结构 MR 为阴性，或确定扩大切除区域，尤其是当切除区域在皮质附近时，[18]F-FDG PET、SISCOM、SPECT 等其他的成像技术也非常有用。手术患者的临床评估还可以包括 fMRI 或 DTI，以评估手术切除过程中可能受到影响的大脑功能，如运动功能、语言或记忆。MRI 有先进的技术，如 T_2 弛豫时间测量、体积定量、MRS 和灌注成像，可以帮助细微或常规影像阴性病灶定位。此外，基于 DTI 或 fMRI 的脑连接技术已被证明能够提供关于癫痫网络和传播的信息，但很少作为临床常规使用，而主要用于科学研究。更多了解癫痫患者术前神经影像学检查的价值，请参考 37 章。

表 32-1　需急诊神经影像评估的临床警示征象

- 局灶性癫痫发作
- 发病年龄 > 30 岁或 < 6 月龄
- 持续的局灶性神经症状
- 癫痫持续状态
- 新药物治疗后的癫痫发作
- 近期头颈外伤史
- 慢性癫痫患者的反复发作或加重发作
- 临床不适患者出现癫痫发作，如感染症状、脑膜刺激征、脱水
- 吸毒或酒精依赖的癫痫发作
- 抗凝治疗患者的癫痫发作
- 既往脑积水病史
- 免疫抑制患者（获得性免疫缺陷综合征）的癫痫发作
- 肿瘤患者的癫痫发作
- 恢复不佳

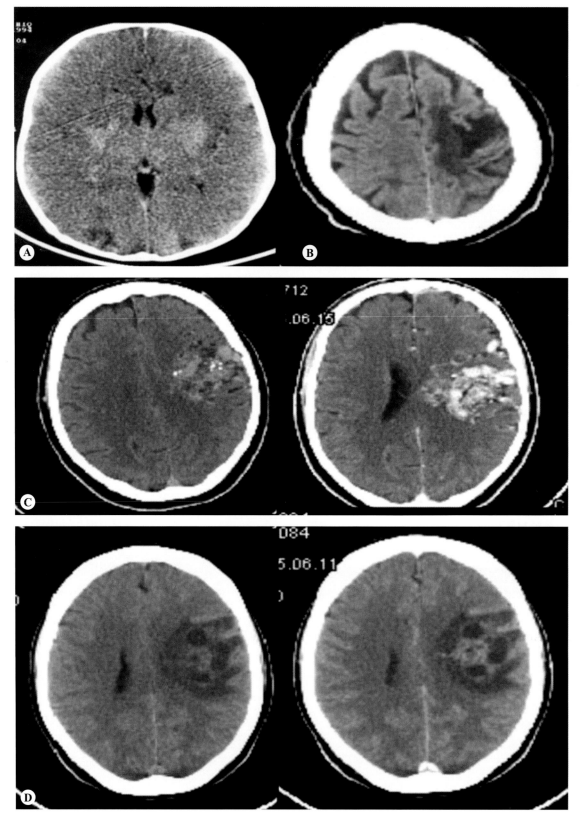

▲ 图 32-1　首次癫痫发作患者的 CT 图像示例

A. 新生儿重度缺氧和 TC 癫痫发作：灰白质分界不清，基底节和丘脑弥漫性高密度；B. 男，65 岁，首次出现局灶性癫痫，CT 显示左额叶陈旧性脑梗死；C. 26 岁患者首次 TC 癫痫发作，CT 平扫和增强提示 AVM；D. 36 岁患者首次 TC 癫痫发作，CT 平扫和增强显示不均质膨胀性肿块

额叶和顶叶致痫性病变中很常见。

为了最大限度地发挥癫痫患者 MRI 评估的优势，除了优化方案外，还建议在高磁场（如 3T 扫描仪）中进行检查。已经证明，高场磁共振扫描仪所提供的更高的分辨率和信噪比可以检测到以前没有注意到的微小病变。此外，32～96 多通道相控阵线圈的使用提高了浅表病变的检出。癫痫最基础的 MR 成像方案必须包括 FLAIR、T_2WI、T_1WI 和含铁血黄素 / 钙化敏感序列。T_2WI 和 FLAIR 序列的层厚不能超过 3mm，T_1WI 图像应以各向同性体素为 1mm 大小的三维模式采集。冠状位 T_2WI 和 FLAIR 应斜垂直于海马角。表 32-3 和图 32-2 列举了一家三级医院的癫痫专用扫描方案。

从概念上讲，这个专用方案应该包含能够提供高分辨率结构图像的序列，如具有高信噪比的 3D 容积采集序列，允许获取各向同性体素或具有高空间分辨率的薄层，并可以多平面重建。3D T_1 能很好地区分灰质和白质，特别是在加入反转恢复脉冲的情况下，有助于显示细微的皮质结构异常。但对胶质增生或异常细胞引起的异常信号改变不是很敏感。因此，高分辨率 T_2WI 是必不可少的。目前，2D T_2WI 采集可以获得高分辨率和最高信噪比，但需要花费很长的采集时间，同时也会带来运动伪影。因此，它们通常用于覆盖全海马区（图 32-3）。

表 32-2 根据 ILAE 的建议，癫痫患者需进行神经影像学检查确认的情况

适应证

- 任何年龄的部分性癫痫发作
- 在出生后第 1 年或成年后出现全身性或未分类的癫痫发作
- 神经学或神经心理学检查有缺陷
- 使用一线 AED 难以控制癫痫发作
- 无法使用抗癫痫药物控制癫痫发作
- 癫痫发作模式的改变

四、耐药性癫痫患者推荐的影像学评估

（一）结构磁共振

癫痫专用 MR 方案

毫无疑问，MR 是癫痫评估的首选影像学技术。常规脑 MR 不能检出小的或细微的致痫性病变。最常见的耐药性癫痫致痫灶是海马硬化或局灶性皮质发育不良，这些病灶有时可表现为细微的结构改变。因此，使用特定的癫痫专用 MR 方案非常必要。特发全面性癫痫患者的 MR 不表现出任何异常，但如果对抗癫痫药物的反应良好，则不需要癫痫专用影像检查方案。然而，如果癫痫发展为耐药癫痫，则癫痫专用 MR 有助于显示癫痫发作的病灶。这在

表 32-3 推荐的癫痫 MR 流程

序 列	方 向	层 厚	采集时间	
3D FLAIR	矢状位	1/1.5mm	约 8min	MRP
2D T_2 TSE	轴位	3mm	约 4min	
3D T_1（MPRAGE）	冠状位	1mm	约 7min	MPR，用 IR 脉冲
2D T_2 TSE	冠状位	2mm	约 6min	高矩阵，覆盖海马体
SWI/GE	轴位	1.5/3mm	约 4min	
备选序列				
3D DIR	冠状位	2mm	6～8min	怀疑 HS 或颞极异常
3D IR	冠状位	2mm	6～8min	儿童和皮质发育不良
3D T_1 C+	冠状位 / 矢状位	1mm	约 7min	只有在怀疑有肿瘤或感染的情况下

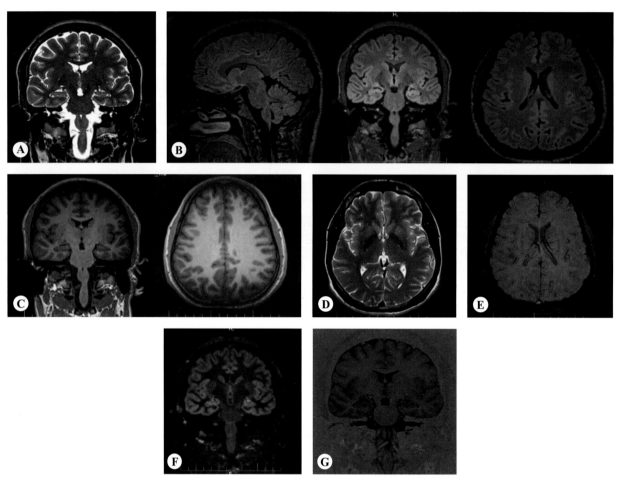

▲ 图 32-2 三级医院癫痫 MR 流程的示例

最基本的序列包括：A. 高分辨率 2D 冠状位 T_2WI（层厚 2mm）；B. 矢状位 3D FLAIR（层厚 1mm 或 1.5mm）以及冠状位和轴位 MPR；C. 冠状位 3D T_1（1mm 厚的分区）与轴位 MPR；D. 2D 轴位 T_2（3mm 厚）；E.SWI 序列（1.5mm 厚的分区）。可选序列包括：F. 冠状位 3D DIR（层厚 2mm），可行轴位和矢状位 MPR；G. 冠状位 IR（层厚 2mm），可行轴位和矢状位 MPR

但是，强烈建议使用高分辨率 2D T_2WI 或 FLAIR 覆盖全脑。3D FLAIR 序列能够很好地区分皮质区域的灰质和白质，对细微的信号变化也很敏感（图 32-4）。3D FLAIR 序列的另一个好处是，相比 2D FLAIR 序列，3D FLAIR 序列的层厚更薄，信噪比更高。因此，3D FLAIR 已被更多地用于替代 2D 冠状位 FLAIR，但该序列并不能避免内侧颞叶区域的流动伪影。最近，推荐磁敏感加权图像或梯度回波序列，以排除慢性含铁血黄素沉积、小血管畸形或钙化肉芽肿。

其他序列，如 IR 或双反转恢复，可用于海马或颞极可疑的异常或细微的皮质发育不良。IR 可以帮助区分儿童脑灰质和白质。

在特殊情况下，如致痫性肿瘤、动静脉畸形或感染，应使用对比剂来更好地呈现病变。

（二）定量 MR

随着磁共振成像后处理工具的进步，定量分析越来越多地用于癫痫患者的成像方案。计算能力的提高，使得定量 MRI 可以通过单次扫描和大量正常对照数据集比较来检测单个患者的细微异常。

- 颞叶癫痫：已有研究表明，海马体积测量和 T_2 弛豫时间测量可以提高海马硬化的检出水平。然而，它真正临床的实施仍然面临挑战，因为其使用的软件在临床中不容易实现。另一点需要考虑的是，要获得 T_2 弛豫时间，至少需要在癫痫 MR 方案中加入另一个 TE 不同的

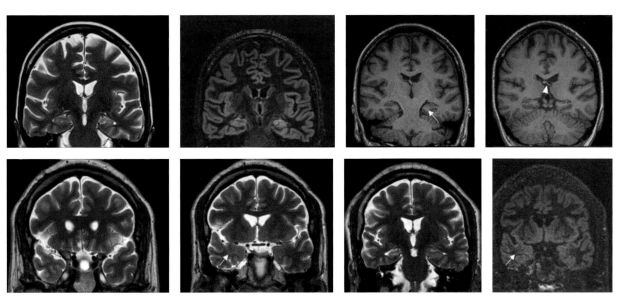

▲ 图 32-3 左侧 HS（上排图），冠状位 T₂WI、DIR 示左侧海马信号增高，冠状位 T₁WI 显示左侧海马萎缩（箭），伴有颞叶海马旁白质（细箭）和穹窿体积减少（箭头）。右侧 HS（下排图），冠状位 T₂WI 显示右侧颞极较小，可见细微的白质高信号（DIR 冠状位中的箭），右侧海马较小且信号增高

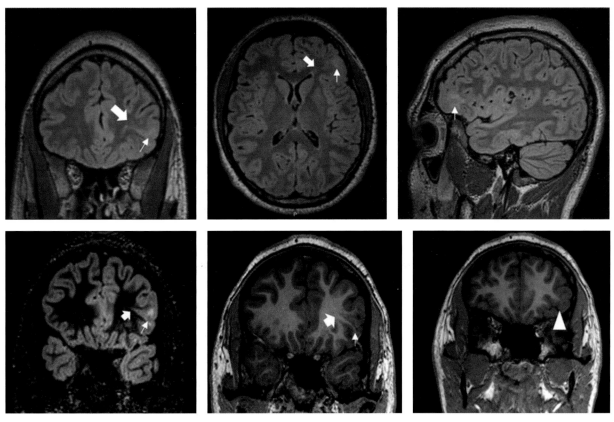

▲ 图 32-4 FCD。3D FLAIR 的 MPR（上排图）、冠状位 DIR 和 3D T₁WI（下排图）显示局灶性皮质厚度（箭头），灰质和白质模糊，信号增高（细箭），从皮质到侧脑室额角的穿通征（宽箭）

T_2WI，势必延长检查时间。虽然无法确定何时使用海马定量手段，但该方法有利于怀疑颞叶癫痫、MR 检查正常的患者和可能有双侧 HS 的患者。

- 新皮质癫痫：几种定量方法已被用于分析皮质异常，最常用的是基于体素的形态测量法（voxel-based morphometry，VBM）和基于表面的形态测量法（surface-based morphometry，SBM）。两种方法都使用了临床癫痫治疗方案中的 3D T_1WI。基于 VBM 的形态学分析程序（morphometric analysis program，MAP）能够定位异常的灰白质界限模糊、异常的皮质旋转或皮质厚度。一些研究已经证明了该程序检测 FCD 的能力，即使结构磁共振显示正常。（图 32-5）。

基于表面的形态定量可以提供皮质厚度和深部脑沟的信息。通过对所获得的 MRI 模式进行自动化机器学习，该方法能够在最初诊断为 MRI 阴性的颞叶外癫痫患者中识别 FCD。然而，这些方法只在一些三级医院可用，在临床中并不常用。在常规 MR 没有明显病变的患者更有可能受益。

（三）功能性磁共振成像

在耐药性癫痫临床管理中，fMRI 主要是用于癫痫手术患者。海马是癫痫手术中最常见的手术目标之一，如果切除术是在优势半球进行的，则术后

记忆缺陷或语言障碍（如发音障碍）的风险会增加。此外，癫痫患者比一般人群有更多的非典型语言偏侧花。有研究比较了语言 fMRI 和 Wada 测试，发现两者在语言优势半球确定方面能力相当。因此，可以只对 fMRI 无法获得足够语言偏侧化的患者行侵入性检查的 Wada 测试。记忆 fMRI 不常用于临床，可能是因为其复杂和难以解释。然而，在美国神经病学学会对于癫痫患者最新的术前评估指南中，建议在接受左内侧颞叶手术的癫痫患者中，应考虑使用语言记忆或语言编码的术前 fMRI 来预测其语言记忆结果。

语言功能 fMRI 和记忆功能 fMRI 的临床指征如下。

- 颞叶癫痫：所有需要手术切除左半球颞叶内侧的患者和所有怀疑有异常语言偏侧的 MTLE 患者。特别在致痫性病变的位置和临床症状和（或）神经心理学测试之间存在不一致时，必须对语言侧化进行检查，如一名右利手的右侧 HS 在癫痫发作期间出现失语症（图 32-6）或右侧 HS 的左利手患者。

- 新皮质癫痫：所有拟接受包括语言功能附近或相关区域手术切除的患者，如额叶和岛叶的癫痫。fMRI 不仅可以提供语言偏侧化，而且可以展示语言表达区域的功能位置，以便设计最好的手术方式。这也将有助于植入立体定向深度电极。在功能半球切除术的候选患者中，有

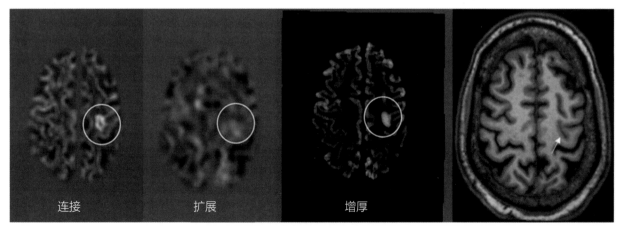

| 连接 | 扩展 | 增厚 | |

▲ 图 32-5　38 岁患者，额叶症状且为耐药性癫痫

图像显示左侧中央前回异常，在三个定量图 [连接、扩展和增厚（圆圈）] 中得到了证实。轴位 T_1WI 显示灰白质分界细微模糊（箭）（图片由 Dra. Sofia Gonzalez, Hospital del Mar, Barcelona 提供）

必要确定语言功能不是在需要分离的半球，因为在广泛的先天性异常或早期脑损伤的患者中，语言可能转移到保留的半球（图 32-7）。

更详细的关于语言和记忆 fMRI 范式、临床指征和解释的信息可以在第 37 章中找到。

发作期 fMRI 或发作间期 fMRI 是另一种已经应用的 fMRI 技术，主要在研究的背景下用于定位癫痫发作和发作传播区域。这项技术包括研究癫痫发作时大脑中发生的 BOLO 信号变化。在 fMRI 采集过程中同时获得脑电图 - 磁共振同步记录，以确定发作期或发作间期放电发生的时间及在何处观察到 BOLO 的变化。一些研究已经证明了这种功能 MRI 方法定位癫痫发作的能力。发作期 fMRI 主要用于

MRI 阴性患者，提供更多关于癫痫发作区信息，并帮助确定植入有创性脑电图电极的区域（图 32-8）。

静息状态 fMRI 也被应用于癫痫，假设癫痫是一种网络疾病，利用静息状态 fMRI 可以对异常的癫痫网络进行成像。然而，在癫痫患者的临床工作流程中实现该方法还有很长的路要走。

（四）扩散加权成像和扩散张量成像

DWI 在评估耐药癫痫患者中的作用尚不明确，但它可以提供近期癫痫发作患者的癫痫发作起源信息，如显示皮质或海马梗死（图 32-9）或与代谢变化相关的皮质改变（PRESS 或 MELAS）。

DWI 也适用于显示癫痫持续状态患者与癫痫产生相关的皮质异常，这种改变可持续到 2～3 周后。

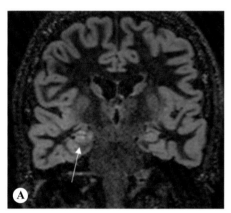
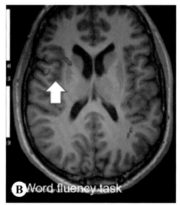
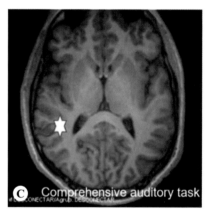

▲ 图 32-6　左利手 **MTLE** 患者癫痫发作时表现为语言障碍。神经生理学测试显示语言支配半球的颞叶功能障碍。**MR** 证明是右侧 **HS**

A. 冠状位 DIR 显示右侧海马信号增高（细箭）；B 和 C. 语言偏侧化 fMRI 显示，在单词流畅性任务（B）和综合听觉任务（C）中，右侧额下回（宽箭）和右侧颞上回（星号）被激活

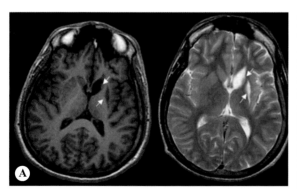
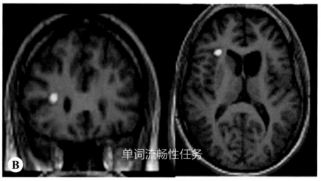

▲ 图 32-7　16 岁右利手患者，**Rasmussen** 脑炎致持续性部分癫痫

A. T$_1$ 和 T$_2$ 轴位图像显示典型的 Rasmussen 脑炎，累及左半球，左尾状核和豆状核萎缩和高信号（箭），左半球轻度皮质萎缩，尤其是左额叶和岛叶。该患者准备接受功能性半球切除术。B. 使用语言流畅性任务的语言偏侧化 fMRI 显示右额下回的激活，表明语言功能可能已经转移到健康的大脑半球

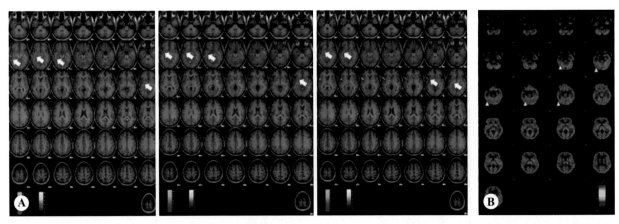

▲ 图 32-8　34 岁新皮质癫痫患者，症状学和脑电图表现为右后颞 / 顶叶起病。结构 MR 为阴性
A. 在三种不同癫痫发作期间，使用序列分析的发作期 fMRI 显示右颞岛激活（宽箭）；B. PET RM 显示在右侧颞区（箭头）有低代谢。深部脑电图电极评估后行后颞叶切除，组织学证实为 FCD Ⅰ 型

即使是一次发作后，DWI 也能显示几周后的异常变化。海马的 ADC 定量可以帮助 TLE 定侧，显示 HS 中的 ADC 增加，并且可以用于结构 MRI 呈阴性的 TLE 病例。然而，DWI 通常不被纳入在癫痫的标准 MRI 方案中。

DTI 用于癫痫手术方式选择，提供在手术切除致痫区时可能影响的纤维束的信息。

在颞叶癫痫中，DTI 被用来描述可能涉及切除区域的视放射。多项研究表明，视放射的术前 DTI 检查降低了前颞叶切除术后上视野缺损的发生率。

在皮质异位或异常引起的新皮质癫痫中，DTI 还可以提供可能切除区域白质束的分布信息，当需要切除的区域靠近皮质脊髓束或钩束时，DTI 非常有用。在拟行功能性大脑半球切除术的患者中，DTI 可以显示需要离断的两个半球间的连接纤维束。术后 DTI 可能显示未离断的纤维束，这可能是持续性癫痫发作的原因（图 32-10）。

若要了解更多 DTI 方案、适应证和解释，请参考第 37 章。

（五）动脉自旋标记灌注成像

动脉自旋标记是一种磁共振灌注技术，利用磁标记的动脉血水质子作为内源性对比剂。对标记图像和对照图像进行减影生成灌注加权图像，用于获得相对脑血流量图。这种无创技术可以在 4～5min 内进行，显示全局和局部的低灌注和高灌注区域。随着 ASL 研究结果越来越可靠，这项技术在临床应用的重要性也越来越大。在癫痫持续状态 ASL 的灌注改变已经被描述过（见第 36 章）。在癫痫中，MTLE 患者在发作前 rCBF 增加，发作后灌注减少（图 32-11）。

在新皮质癫痫中，ASL 有助于显示通常伴有局灶性低灌注的皮质发育不良，小肿瘤（低灌注或高灌注）和错构瘤。

（六）质子 MRI 波谱

MRS 在癫痫患者的临床评价中并不常用。研究表明，MTLE 患者的代谢功能障碍、HS 中 N- 乙酰天门冬氨酸的减少、肌醇和胆碱的增加是胶质增生和细胞膜破坏的标志（图 32-12）。

在结构磁共振研究中出现萎缩之前，可以在海马中观察到这些代谢物的变化。然而，MRS 在癫痫患者的临床中不常用的原因之一是在海马区不易进行 MRS，尤其是在敏感性伪影较高的 3T 磁共振扫描中，很难获得良好的信噪比。因此，MRS 应降级为在阴性 MTLE 或双侧 MTL 的情况下，应用不同于常规 MR 癫痫方案进行。

在新皮质癫痫中，MRS 有助于界定结构性病变有助于区分肿瘤和 MCD，以及明确疾病进展的范围。肿瘤和 MCD 的 NAA/Cr 比值通常都降低，但肿瘤的胆碱和肌醇应高于 MCD。很少有研究使用化学移位成像或多层磁共振波谱成像显示新皮质癫痫的异常代谢模式，可能是由于这一技术的复杂性，尚未完全在临床实践中应用。

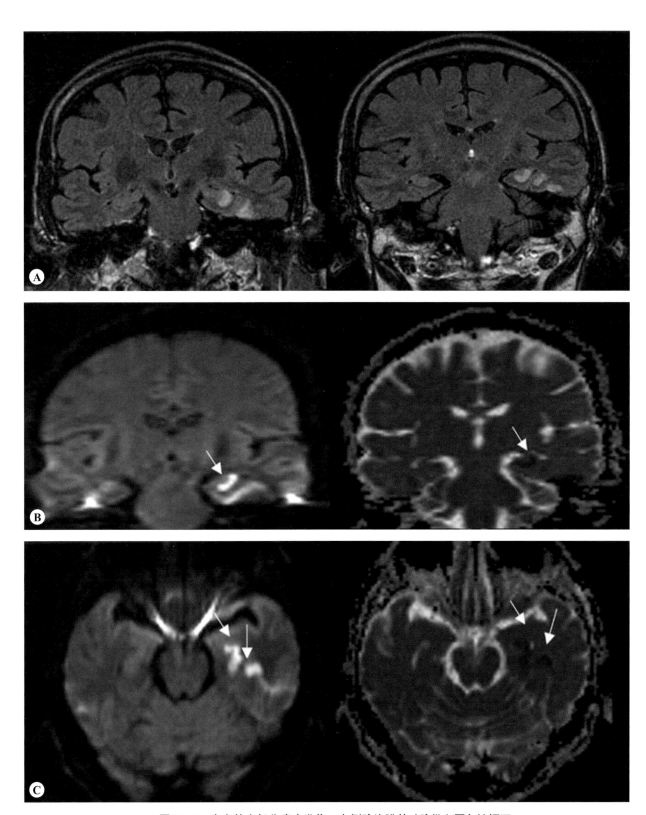

▲ 图 32-9 患者首次部分癫痫发作，左侧脉络膜前动脉供血区急性梗死

A. FLAIR 冠状位显示左侧海马头部和梭状回信号增高；B. 冠状位 DWI 和 ADC 图显示左侧海马头部扩散受限（箭）；C. 轴位 DWI 和 ADC 显示左侧海马和梭状回扩散受限（箭）

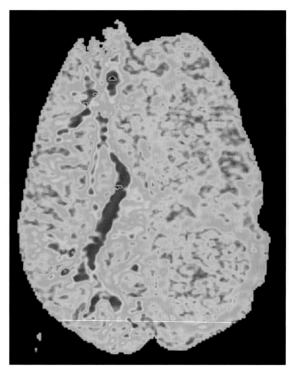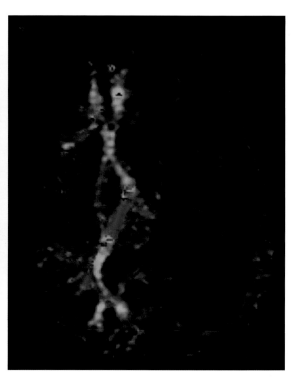

▲ 图 32-10 **11 岁男孩，Rasmussen 脑炎，行功能性大脑半球切除术**
FA 彩图显示左半球无 FA 值，表明整个神经束离断

（七）耐药性癫痫患者的分子影像学研究

分子影像（如单光子发射计算机断层扫描和正电子发射断层扫描）是临床评价耐药性癫痫的常用影像学方法。这两项研究都需要先前注入放射性示踪剂或放射性配体，并在 SPECT 中发射伽马光子，在 PET 中发射正电子。与 SPECT 相比，PET 图像在检测脑组织中放射性配体浓度变化方面有更好的空间分辨率和灵敏度。相反，SPECT 可以提供发作时信息而 PET 图像通常是在间歇期获得的。

五、正电子发射断层扫描

（一）癫痫患者的 PET 方案

临床常规中最常用的示踪剂是 ^{18}F-FDG。这种葡萄糖类似物通过脑血流输送到脑组织，但它随后的分布反映了脑内葡萄糖代谢。根据美国核医学协会的建议，患者准备需要禁食 4h 以维持最佳稳定的血糖。在高血糖情况下（ > 160mg/dl ），脑内放射性示踪剂的摄取及灰白质的对比会下降。氨基丁酸能苯二氮神经受体 ^{11}C– 氟马西尼或血清素能受体如 ^{11}C–α– 甲基色氨酸的其他示踪剂偶尔也用于实验研究。

在癫痫患者中，PET 是在发作期进行的，也可以在门诊进行。麻醉镇静是 PET 在癫痫研究中的一个特点。它应该在 PET 采集之前并且在注射 ^{18}F-FDG 后 30min 实施，以确保对放射性示踪剂的吸收没有干扰。PET 研究的另一个特点是需要对癫痫或亚临床发作频率增高的患者进行持续的脑电图记录，以确认在摄取 ^{18}F-FDG 时发作活动的缺失。在注射 ^{18}F-FDG 前应持续记录脑电图，并在注射后至少维持 20min。在摄取 ^{18}F-FDG 时癫痫发作可导致在某些区域、脑叶或半球出现局灶性或弥漫性摄取。缺少对这种情况的认识可能导致癫痫的定侧错误。

（二）影像判读

癫痫间期 PET 最典型的表现是局部 ^{18}F-FDG 摄取减少（代谢降低），这可能反映了致痫组织中大脑活动的局部减少。^{18}F-FDG 的间期代谢降低的原因尚不清楚，可能与神经元细胞的丢失和不断产生的异常电活动导致突触脉冲的减少有关。PET 中的代谢降低不仅局限于致痫灶，通常还包括癫痫发作

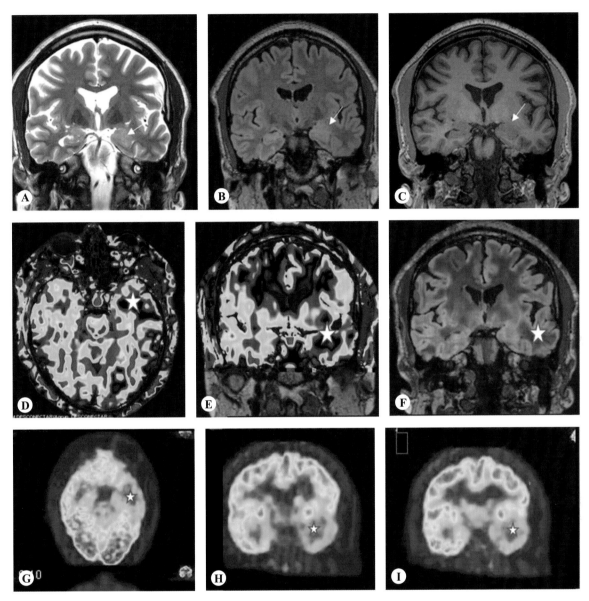

▲ 图 32-11 **33 岁 TLE 患者**

A 至 C. T_2WI（A）、3D FLAIR（B）、3D T_1WI（C）MRI 显示左侧杏仁核增大（箭）；D 至 F. 轴位（D）和冠状位（E）的 ASL rCBF 图和与 3D FLAIR（F）配准的 ASL rCVF 显示左侧杏仁核和左侧颞叶（大星号）灌注不足；G 至 I. 轴位（G）和冠状位（H 和 I）PET 图像显示左侧颞叶内侧和外侧（小星号）的代谢减低

区、发作扩散区及甚至可能远离发作区的发作后抑制区。鉴于以上因素，使用 PET 来确定手术切除的边缘尚存在争议。

临床 ^{18}F-FDG PET 图像分析多通过视觉评价。统计对比分析法采用单个患者和健康数据库脑代谢图像进行对比，或评估大脑半球之间的不对称性。然而，PET 是一种空间分辨率相对较低的成像技术，不是确定病灶边界或神经外科指导的最佳工具。FDG PET/MRI 共配，即将 PET 图像融合到同一患者的结构 MRI 上，克服了局限性，同时也提供了比单独使用 PET 检测皮质病变更好的解剖结构。

（三）PET 临床适应证

1. 颞叶癫痫

• 非病灶性癫痫：尽管 MR 提高了内侧颞叶硬化诊断的敏感性（97%），但有 16% 的颞叶癫痫患者 MRI 表现正常。在一项 Meta 分析中，71%～82% 的患者 PET 可以进行病灶定侧，并

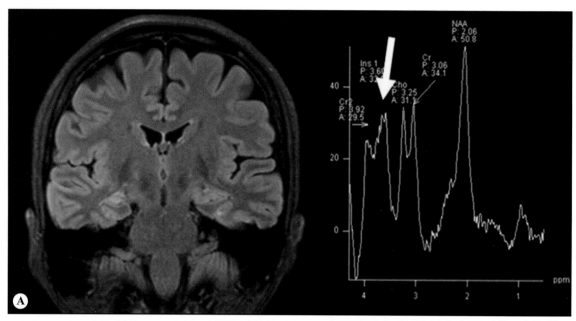

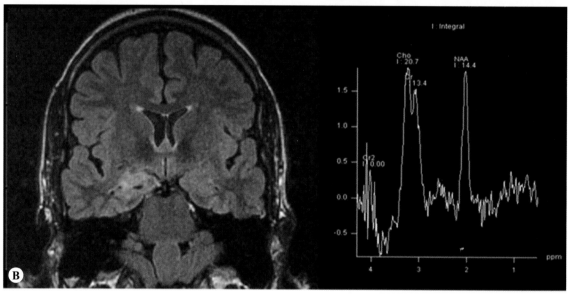

▲ 图 32-12　A. 右侧 TLE 患者。冠状位 FLAIR 显示右侧海马体积小，信号高，提示 HS。右海马短 TE（35ms）MRS：胆碱和肌醇（箭）代谢轻度升高，提示胶质增生，NAA 轻度下降提示神经元丢失或损伤。B. 左侧 TLE 患者。冠状位 FLAIR 显示右侧杏仁核和海马增大。右海马长 TE（133ms）MRS：NAA 减低，胆碱增高。值得注意的是，在长 TE 中看不到肌醇。本例波谱更多是指向低级别肿瘤而不是海马硬化

对手术决策发挥作用；因为 PET 是唯一能够显示颞叶功能障碍的影像学检查（图 32-13）。此外，最近的研究表明，MR 正常 PET 阳性 MTLE 患者的手术成功预后（75%）与 MR 患者的手术成功预后（78%）相同。

- VEEG 与 MR 结果不一致：对于 MR 表现为 MTLE，但 VEEG 提示额叶或双颞叶发作活动

（虽然不是决定性的）、颞叶发作病灶扩散来的患者，PET 将很有价值。PET 也适用于伴有发作性临床症状的 MTLE 病例，这些症状不是颞叶癫痫的特征，或提示可能起源于颞叶外。

2. 新皮质癫痫

- 非病灶性癫痫：对于药物治疗难治性和 MR 正常的癫痫患者来说，手术方法的选择更为复

杂。这些患者可能不接受手术，当他们确实接受切除时结果不那么好。如果发作期 SPECT 减影与 MRI 融合成像术不能实现，PET 可能是唯一能够确定癫痫区定位的影像学检查，它可用于建立有或无颅内电极的手术假设。

- 局灶性皮质发育不良：MRI 对 FCD 的检测能力较低，20%～60% 的 FCD Ⅰ 型呈阴性表现，也难以确定 FCD Ⅱ 型病变的范围。PET 诊断 FCD 的敏感性为 92%～69%，但如果进行 PET MR 融合或使用统计参数映射量化技术，则会增加敏感性（图 32-14）。

- 颅内电极的放置：在非病灶性癫痫患者或广泛 FCD 患者中，PET 的低代谢可用于更准确地将颅内电极放置在大脑或周围区域，从而减少该技术的覆盖区域和致病率。

- 评估区域脑功能能力：对于准备行切除手术的患者，使用 ^{18}F-FDG 的 PET 可以评估大脑剩余部分的功能完整性，这对于确定手术切除的范围和预测干预后的认知状态至关重要，因为认知状态取决于未切除皮质的功能完整性。

- 儿童癫痫：颞叶外癫痫主要发生在儿童，MR 显示较差，因为灰白质对比度较低，皮质发育不良的频率较高。PET 可以通过显示低代谢区与可能的致痫区匹配度来支持外科干预的决定。

六、单光子发射计算机断层扫描和发作期 SPECT 减影与 MRI 融合成像术

癫痫应用中，放射性示踪剂穿过血脑屏障，与脑血流成比例地结合到脑细胞上。放射性示踪剂首次通过大脑，不可逆地与脑细胞结合在一起，几乎没有再分配。在癫痫发作时，放射示踪剂在注射后的最初几秒内即被脑组织吸收，但数小时内保持相同的分布，这种特征对癫痫发作时的发作期 SPECT 至关重要。

这些示踪剂包括六甲基丙胺肟（hexamethy-lpropylenaminooxime，HMPAO）或乙基半胱氨酸二聚体（ethyl cysteine dimer，ECD），两者都用相对稳定的 ^{99m}Tc 标记。两者都是小型亲脂化合物，在通过血脑屏障后转化为中性电荷的亲水化合物，保留在中枢神经系统的神经元细胞内。

SPECT 方案：图像采集和注入放射性示踪剂（发作间期和发作期 SPECT）。

建议使用双头或三头伽马照相机来获得高分辨率的图像。在间歇期 SPECT 中，在患者静息时和无癫痫发作超过 24h 的情况下，通过前臂静脉注射 740MBq 的 ^{99m}Tc-HMPAO 或 ^{99m}Tc-ECD。

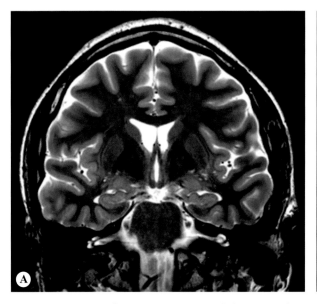
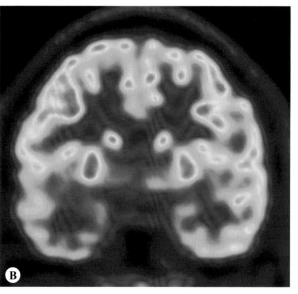

▲ 图 32-13　A. 非病灶性 MR 右侧颞叶癫痫，T_2WI 序列显示正常；B. FDG PET 显示右侧颞叶低代谢，主要在颞叶内侧。前颞叶切除术后证实为海马硬化

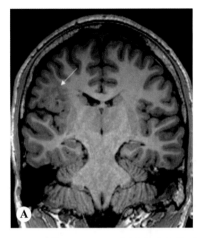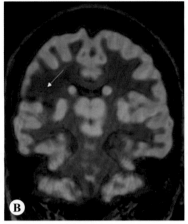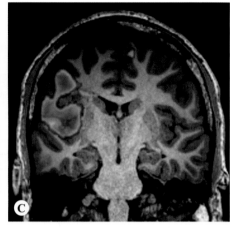

▲ 图 32-14　A. 右侧岛叶和额叶下侧（箭）局灶性皮质发育不良；B. FDG PET 与 MR 融合图像，证实了右侧岛叶和额叶下部代谢减低；C. SPM 分析也可以检测病变，能更准确显示发育不良组织的边界

对于发作期 SPECT，把合适剂量标记好 ^{99m}Tc 的放射性示踪剂（ECD 或稳定 HMPAO）准备在癫痫患者的床头。脑电图技术员仔细观察患者，以发现癫痫的临床发作。在癫痫发作开始时，应迅速团注放射性示踪剂。发作时注射示踪剂是发作期 SPECT 中最重要的部分。人工注射放射性示踪剂需要对患者进行长时间的监测，通常会延误注射，降低研究的诊断率。一些中心拥有自动注射系统，可以简化程序，减少注射时间，避免人为对放射性物质的操作，并根据 ^{99m}Tc 的衰变情况调整注射剂量，确保注射剂量最充足。注射放射性示踪剂后，患者应稳定下来。在获得发作期 SPECT 图像之前，可以使用快速有效的抗癫痫药物。放射示踪剂注入和图像采集之间的时间尚未确定，原则上应在注射后 3h 内采集图像，最佳时间是在第 1 个小时内，可以避免放射性示踪剂衰减和图像采集质量的下降。

（一）图像判读

在视觉评估中，功能缺损区在发作间期 SPECT 呈低灌注（图 32-15A）。然而，低灌注并不是癫痫特有的，并且发作间期 SPECT 对癫痫发作区定位敏感性较低，常呈正常表现。因此，发作间期 SPECT 主要意义是提供基线状态，以用作比较发作期 SPECT 所呈现的变化，并便于解释。

发作期 SPECT 能提示癫痫发作区。由癫痫发作引发的神经元活动增加导致神经元代谢增加和局部血流增加，在 SPECT 中显示为局灶性摄取增加

（图 32-15B）。高灌注模式可变动，或向远离癫痫发作区的其他脑区扩散，并显示出主要的传播途径。

发作期 SPECT 检查的决定因素是放射示踪剂注射是否延迟，甚至是癫痫发作已结束再行注射。

在癫痫发作后高灌注逐步转变为低灌注，尽管在发作后 SPECT 灌注基于时间的改变尚不清楚。因此，为了评估发作期 SPECT，必须确定是在发作期时还是发作后注射。为了了解这一点，应该记录癫痫发作和注射放射性示踪剂之间的时间。

对发作期 SPECT 图像进行视觉评估，并将其与发作间期 SPECT 图像进行比较，是一项费时而复杂的工作。因此，开发计算机程序来更准确和简单地执行这一任务。这些程序记录了发作期和发作间期 SPECT 的研究，并生成了一个显示两个研究间差异的图像，叠加了同一患者之前在 SPECT 检查中已有的 MR 图像，这种广泛使用的方法被称为 SISCOM（发作期 SPECT 减影与 MRI 融合成像术），由 O'Brien 在 1998 年首次提出。从那时起，陆续开发了其他程序，如 Analyze、ISAS（BioImage Suite）、FocusDET 或 Neurocloud SISCOM（QBiotech）来执行这项技术，现在正被用于临床。

（二）SISCOM 的临床应用

1. 内侧颞叶癫痫

- 临床症状或主要 EEG 模式不典型的 MTLE 患者。

- 在 MR 研究中有双重疾病的患者。除了 MTLE

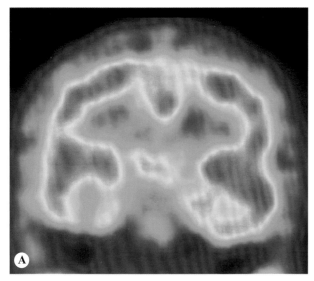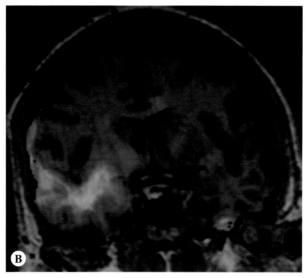

▲ 图 32-15　海马硬化伴右颞叶癫痫患者

A. 发作间期 SPECT 显示右侧颞叶内侧灌注不足；B. SISCOM 图显示右颞极发作期摄取增加，主要集中在海马区

之外，MR 检查还可能发现另一种形态学病变，其可能与癫痫有关或无关。在这种情况下，发作期 SPECT 是唯一能够证明这两个病变中哪一个是导致癫痫的影像学方法。

- 非病灶性癫痫患者：即使采用新的 3T 磁共振及特殊的序列，但仍有 16% 的颞叶癫痫患者 MRI 显示正常。在这些怀疑 MTLE 的 MR 阴性病例中，发作期 SPECT 对确认是否颞叶癫痫起源非常有用。Sulc Vet 等一个研究发现，在一组 MR 阴性的癫痫中与手术切除大小相比，STATSISCOM 技术对 81% 的病例成功实现了癫痫发作起始区的定位。

2. 新皮质癫痫

- 非病灶性癫痫：25%～40% 的成年癫痫患者表现为 MRI 正常或非病灶性改变，20%～40% 的局灶性皮质异常 MRI 未见异常。在这两种情况下，SISCOM 可能是唯一能够定位癫痫发作区域并确认视频 EEG 证据的影像学检查。

- 局灶性皮质发育不良是癫痫的常见病因，尤其在儿童患者中，手术预后比其他病因癫痫更差。皮质发育不良的真实边界和 MR 图像显示似乎没有明确关系。因此，SISCOM 可以帮助更准确地划定或限定发育不良区域的癫痫发作区域，同时也可以检测难以辨认或 MR 上难以显示的皮质发育不良发作活动（图 32-16）。

O'Brien 等发现，在 22 例发育不良患者中 19 例（86%）应用带 SISCOM 的发作期 SPECT 可定位发作区域，其中 10 患者中有 8 例磁共振正常。

- 广泛、多脑叶或双侧病灶的癫痫、神经皮肤综合征或局灶性皮质发育不良。对于广泛的多灶性癫痫患者，SISCOM 可在结构病变内更有限的区域显示发作活动。这允许在手术前用颅内电极绘制更为局限的大脑区域，降低技术的复杂性和并发症。

- 曾行手术但仍有无法定位的残留病灶患者，再次出现癫痫发作。对于因肿瘤、皮质发育不良和创伤而接受手术的患者，其已有残留的脑结构损伤，SISCOM 是唯一能够显示残留脑软化附近灌注增加的影像学手段。在我们的儿科病例中，有 33 例 MR 正常或因广泛结构病变和残留病变而无法定位，SISCOM 成功实现了 7 例未定位患者中 6 例、26 例 MRI 正常患者中 13 例的癫痫发作区定位，与视频 EEG 定位一致（图 32-16B）。同时，在放置硬膜下电极或 SEEG 之前，减少区域和覆盖范围的扩展，将手术风险降到最低。

- 儿童癫痫：先前所描述的困难，几乎都发生在儿童癫痫中。一般为颞叶外癫痫发作，发作时间通常很短，最常见的原因是发育不良。我们

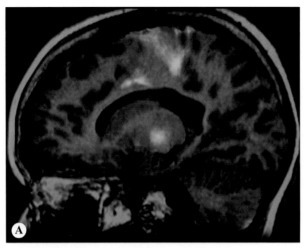
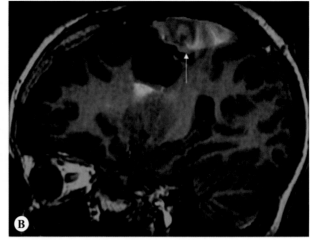

▲ 图 32-16　女，10 岁，右额叶癫痫，MR 未显示病灶

A. SISCOM 将发作期活动定位于额上前 Rolandic 区。在手术切除右额叶后叶发育不良病灶后，癫痫发作持续存在。MR 反映了额叶后部的脑软化区。B. 手术后 SISCOM 显示毗邻手术腔后缘的中央前回的发作活动（箭），证实了残留发育不良的存在

的儿童 SISCOM 应用效果良好，显示了最大的诊断正确率。在 54 例患儿中，MR 的敏感性为 39%，而 SISCOM 的敏感性为 67%（36/54）。表 32-4 总结了癫痫患者的影像学技术、适应证和主要发现。

七、结构 MR 的判读核对表和结构化报告

抗药性癫痫相关的 MRI 通常发现涉及皮质和颞叶内侧结构异常，如海马体、杏仁核和颞极。推荐的判读核对表如下。

首先通过确定半球不对称性，用来排除大的先天性半球畸形（如半脑畸形）、新生儿脑梗死、Rasmussen 脑炎或其他半球疾病（如 Sturge Weber 或线状硬皮病）。

1. 在颞叶内侧癫痫，主要目的是仔细观察颞叶内侧（图 32-3）

• 海马体积和信号。
  – 单侧体积减小，T_2/FLAIR 高信号：单侧 HS。
  – 单侧体积减小，T_2/FLAIR 信号正常：单侧 HS。
  – 单侧体积正常，T_2/FLAIR 高信号：单侧 HS。
  – 体积增加，T_2/FLAIR 高信号：与癫痫或肿瘤、脑炎、发育不良或错构瘤相关的变化。

– 双侧体积减小和 T_2/FLAIR 高信号：双侧 HS。
– 双侧体积减小和 T_2/FLAIR 信号正常：双侧 HS 或全脑萎缩。

• 杏仁核的体积和信号。
  – 体积减少：与 HS 有关。
  – 体积增加和 T_2/FLAIR 信号升高或正常：与肿瘤 / 异型增生 / 错构瘤 / 脑炎相关。

• 颞极的体积和信号。
  – 体积减少伴 T_2/FLAIR 信号升高或正常：Ⅰ 型皮质发育异常。
  – 体积正常或减少伴 T_2/FLAIR 高信号：与 HS 相关的胶质增生或与 HS 相关的 Ⅲ 型皮质发育异常。

• 其他与 HS 相关的征象有：海马旁白质体积减少、单侧穹窿萎缩、单侧颞角增大。

• 检查其他脑叶是否有其他可能的致痫性病变：15% 的 HS 与双重病变有关。

2. 在颞外侧叶癫痫和颞叶外癫痫

• 检查每个额回、颞回、顶叶回和枕回。
  – 局灶性皮质厚度，灰质和白质模糊，从皮质到脑室的穿通征：局灶性皮质发育不良 Ⅱ 型（图 32-4）。
  – 局灶皮质灰质异常增厚，脑沟异常伴蛛网膜下腔增大：局灶性皮质发育不良。

表 32-4 癫痫患者的影像学技术、适应证和主要结果

技 术	适应证	表 现
结构 MR（优先选 3T）	所有癫痫患者，尤其是耐药性和局灶性癫痫	MTLE： 海马、杏仁核和前颞叶的异常 新皮质癫痫： 皮质和皮质下白质异常 肿瘤 获得性损伤（创伤 / 梗死） 先天性畸形
定量 MR	结构 MR 阴性	MTLE： 海马体积减少 T_2 弛豫时间增长 新皮质癫痫： 脑沟形状改变，皮质增厚和灰质和白质之间的界面模糊
fMRI	语言偏侧化的术前评价	与语言相关的额叶和颞叶区域的激活
	结构 MR 阴性的发作期、发作间期或静息态 fMRI	电活动变化相关的 BOLD 信号增高
DWI 和 DTI	DWI：癫痫持续状态，近期癫痫发作	异常扩散模式与癫痫发作有关，异常在发作后持续 2～3 周
	DTI：术前计划	TLE：视辐射的解剖 新皮质癫痫：与切除区域相关的神经束解剖
ASL	癫痫持续状态	rCBF 增加
	TLE：MR 表现不清楚	海马在间歇期 rCVF 减低
	新皮质癫痫：结果不明	rCVF 在 MCD 减低，肿瘤和错构瘤 rCVH 升高
MRS	TLE：结构 MR 阴性	HS：NAA 降低、胆碱和肌醇轻度增加
	新皮质癫痫：区分肿瘤 / 皮质发育不良和病变延伸的界限	NAA/Cr 比值在肿瘤和皮质发育不良中降低，但肿瘤中胆碱和肌醇含量高于皮质发育不良
PET	TLE： 非病灶性癫痫 VEEG 和 MR 的不同	前颞叶结构的代谢减低
	新皮质癫痫： 非病灶性癫痫 可疑 FCD，MR 阴性，儿童癫痫 放置颅内电极前 区域脑功能能力的评估	致痫区代谢降低

（续表）

技　术	适应证	表　现
SISCOM	TLE： 　不典型 MTLE 　双重致痫性的病灶 　非病灶性癫痫	致痫区和传播网络的高灌注
	新皮质癫痫： 　非病灶性癫痫 　可疑 FCD，儿童癫痫 　广泛的多叶或双侧癫痫 　手术后癫痫复发 　放置颅内电极前	致痫区和传播网络的高灌注

- 钙化：局灶性皮质发育不良、肿瘤、海绵状血管瘤。
- 血管异常或含铁血黄素：AVM、海绵状血管瘤、创伤、感染性肉芽肿。
- 灰质异位发生在皮质下白质或脑室周围区域。

结构式报告应指出：是否存在可能的致痫性病变，如 HS、FCD 或肿瘤，应准确描述病变的解剖定位，表明累及脑回和脑叶。必须指出的是，可能的致痫性病变应与癫痫发作的临床和脑电图特征相关，然后才被视为明确的致痫性病变。

八、病例报告

病史：女性，20 岁，18 个月时有热性癫痫病史。9 岁时开始癫痫发作。癫痫发作包括右上臂的强直性运动和面部向右旋转，伴有颊部自动症和意识受损。发作频率为 1～2 周，对抗癫痫药物无反应。

九、结构化报告

1. MRI 研究目的

电 – 临床资料提示右侧内侧颞叶癫痫。如果 MRI 明确显示 MTE，可能需要手术。FDG PET 也可以考虑。

2. 成像技术

3T MRI 癫痫检查方案：T_1 和 FLAIR 三维采集各向同性（1mm）体素，具有多平面重建，高分辨率冠状位 FSE T_2（2mm）、轴位 T_2 和 T_2^*（2mm）覆盖整个大脑（图 32–17）。

3. 影像学表现

- 无较大的先天畸形或后天性脑损伤。
- 左前颞极较小，FLAIR 和 T_2 信号增高。
- 左侧海马从头部到尾部均较小，FLAIR 和 T_2 信号增高。
- 左侧梭状回后部皮质增厚，T_1 上显示较好，FLAIR 更容易显示灰白质分界模糊。

4. 解释

MRI 表现为特征性的左侧的 MTE，与其左侧 HS 的电 – 临床资料一致，但其他的影像学征象（如颞叶缩小、左侧梭状回局灶性皮质增厚等）高度提示皮质发育不良。这个病例说明了如果发现 HS，检查不要局限在海马的重要性，因为约 15% 的 HS 合并有其他癫痫相关的病变，通常包括皮质发育不良或肿瘤。

PET 显示左侧颞叶大片低代谢区，累及内侧颞叶结构，同时也累及基底节和外侧新皮质（图 32–18）。

虽然患者是右利手，但语言 fMRI 显示语言区优势半球为左半球，神经心理学检查显示优势半球功能障碍。尽管可能存在术后记忆功能的损害，患者仍然同意接受手术。神经病理学的报告显示：左侧海马、海马旁和颞叶皮质的皮质神经元层状结构

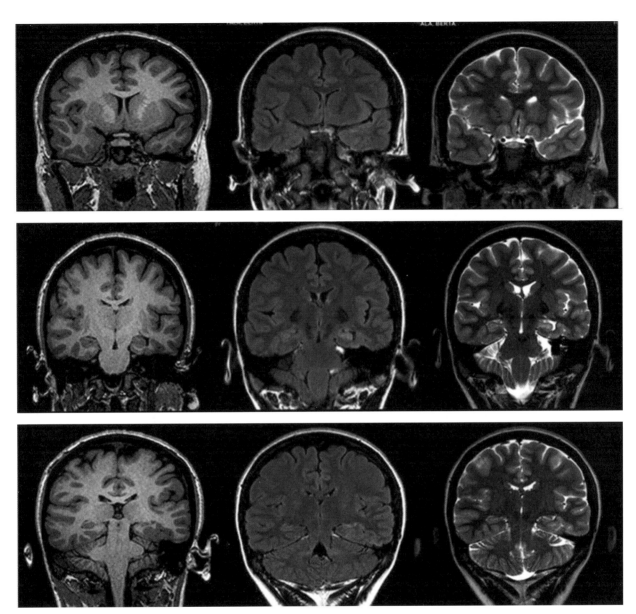

▲ 图 32-17 冠状位 T_1（右列图）、冠状位 FLAIR（中列图）和冠状位 T_2（左列图）分别位于颞极（上排图）、海马体部（中排图）和海马尾部（下排图）水平。左侧颞极小于右侧，左侧海马信号异常且小于右侧，左侧梭形回皮质增厚，灰白质分界模糊

破坏紊乱，左侧海马神经元弥漫性丢失，呈非气球样神经元变形。术后 8 年，患者（手术效果）为 Engel Ⅰ 型。患者术后表现为近期言语记忆能力的永久下降。

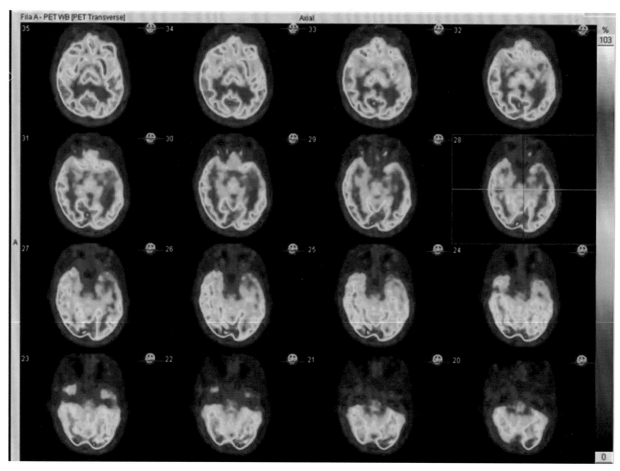

▲ 图 32-18　¹⁸F-FDG PET 平行于颞叶的轴位图片，显示左侧颞叶低代谢，累及内侧和新皮质结构，并向后延伸至颞 – 枕区

参考文献

[1] Berl MM, Zimmaro LA, Khan OI, Dustin I, Ritzl E, Duke ES, et al. Characterization of atypical language activation patterns in focal Epilepsy. Ann Neurol. 2014;75 (1):33–42.

[2] Coan AC, Kubota B, Bergo FPG, Campos BM, Cendes F. 3T MRI quantification of hippocampal volume and signal in mesial temporal lobe epilepsy improves detection of hippocampal sclerosis. Am J Neuroradiol. 2014;35(1):77–83.

[3] Dym RJ, Burns J, Freeman K, Lipton ML. Is functional MR imaging assessment of hemispheric language dominance as good as the Wada test? A meta-analysis. Radiology. 2011;261(2):446–55.

[4] Harden CL, Huff JS, Schwartz TH, Dubinsky RM, Zimmerman RD, Weinstein S, et al. Reassessment: neuroimaging in the emergency patient presenting with seizure (an evidence-based review): report of the therapeutics and technology assessment Subcommittee of the American Academy of Neurology. Neurology. 2007;69(18):1772–80.

[5] Hong SJ, Kim H, Schrader D, Bernasconi N, Bernhardt BC, Bernasconi A. Automated detection of cortical dysplasia type II in MRI-negative epilepsy. Neurology.2014;83(1):48–55.

[6] LoPinto-Khoury C, Sperling MR, Skidmore C, Nei M, Evans J,

Sharan A, et al. Surgical outcome in PET-positive, MRI-negative patients with temporal lobe epilepsy. Epilepsia. 2012;53(2):342–8.

[7] Mayoral M, Marti-Fuster B, Carreño M, Carrasco JL, Bargalló N, Donaire A, et al. Seizure onset zone localization by statistical parametric mapping in visually normal 18F-FDG PET studies. Epilepsia. 2016;57(8):1236–44.

[8] Mueller SG, Laxer KD, Barakos JA, Cashdollar N, Buckley S, Weiner MW. Identification of the Epileptogenic Lobe in Neocortical Epilepsy with Proton MR Spectroscopic Imaging. Epilepsia. 2004;45(12):1580–1589

[9] Mendes A, Sampaio L. Brain magnetic resonance in status epilepticus: a focused review. Seizure. 2016;38:63–7.

[10] O'Brien TJ, O'Connor MK, Mullan BP, Brinkmann BH, Hanson D, Jack CR, et al. Subtraction ictal SPET coregistered to MRI in partial epilepsy: description and technical validation of the method with phantom and patient studies. Nucl Med Commun. 1998;19:31–45

[11] O'Brien TJ, So EL, Cascino GD, Hauser MF, Marsh WR, Meyer FB, et al. Subtraction SPECT Coregistered to MRI in

focal malformations of cortical development:localization of the epileptogenic zone in Epilepsy surgery candidates. Epilepsia. 2004;45(4):367–76.

[12] Perissinotti A, Setoain X, Aparicio J, Rubi S, Fuster BM, Donaire A, et al. Clinical role of subtraction ictal SPECT Coregistered to MR imaging and 18F-FDG PET in pediatric Epilepsy. J Nucl Med. 2014;55(7):1099–105.

[13] Rubí S, Setoain X, Donaire A, Bargalló N, Sanmartí F, Carreño M, et al. Validation of FDG-PET/MRI coregistration in nonlesional refractory childhood epilepsy. Epilepsia [Internet]. 2011;52(12):2216–24.

[14] Setoain X, Pavía J, Serés E, Garcia R, Carreño MM, Donaire A, et al. Validation of an automatic dose injection system for ictal SPECT in epilepsy. J Nucl Med. 2012;53(2):324–9.

[15] Sierra-Marcos A, Maestro I, Falcõn C, Donaire A, Setoain J, Aparicio J, et al. Ictal EEG-fMRI in localization of epileptogenic area in patients with refractory neocortical focal epilepsy. Epilepsia. 2013;54(9):1688–98.

[16] Sierra-Marcos A, Carreño M, Setoain X, López-Rueda A, Aparicio J, Donaire A, et al. Accuracy of arterial spin labeling magnetic resonance imaging (MRI) perfusion in detecting the epileptogenic zone in patients with drug-resistant neocortical epilepsy: comparison with electrophysiological data, structural MRI, SISCOM and FDG-PET. Eur J Neurol. 2016;23(1):160–7.

[17] Soma T, Momose T, Takahashi M, Koyama K, Kawai K, Murase K, et al. Usefulness of extent analysis for statistical parametric mapping with asymmetry index using inter-ictal FGD-PET in mesial temporal lobe epilepsy. Ann Nucl Med. 2012;26(4):319–26.

[18] Sulc V, Stykel S, Hanson DP, Brinkmann BH, Jones DT, Holmes DR, et al. Statistical SPECT processing in MRI-negative epilepsy surgery. Neurology. 2014;82(11):932–9.

[19] Szaflarski JP, Gloss D, Binder JR, Gaillard WD, Golby AJ, Holland SK, et al. Practice guideline summary: use of fMRI in the presurgical evaluation of patients with epilepsy: report of the guideline development, dissemination, and implementation Subcommittee of the American Academy of neurology. Neurology A. 2017;88(4):395–402.

[20] Wagner J, Weber B, Urbach H, Elger CE, Huppertz HJ. Morphometric MRI analysis improves detection of focal cortical dysplasia type II. Brain. 2011;134(10):2844–54.

[21] Wehner T, LaPresto E, Tkach J, et al. The value of interictal diffusion-weighted imaging in lateralizing temporal lobe epilepsy. Neurology. 2017;68(2):122–7. 25.

[22] Wellmer J, Quesada CM, Rothe L, Elger CE, Bien CG, Urbach H. Proposal for a magnetic resonance imaging protocol for the detection of epileptogenic lesions at early outpatient stages. Epilepsia. 2013;54(11):1977–87.

[23] Willmann O, Wennberg R, May T, Woermann FG, Pohlmann-Eden B. The contribution of ^{18}F-FDG PET in preoperative epilepsy surgery evaluation for patients with temporal lobe epilepsy A meta-analysis. Seizure. 2007;16(6):509–20.

[24] Winston GP, Daga P, Stretton J, Modat M, Symms MR, McEvoy AW, et al. Optic radiation tractography and vision in anterior temporal lobe resection. Ann Neurol. 2012;71(3):334–41.

拓展阅读

[1] Alvarez-Linera J. 3 T MRI: advances in brain imaging. Eur J Radiol. 2008;67:415–26.

[2] Bargallo N. Functional magnetic resonance: new applications in epilepsy. Eur J Radiol. 2008;67(3):401–8.

[3] Duncan JS, Winston GP, Koepp MJ, Ourselin S. Brain imaging in the assessment for epilepsy surgery. Lancet Neurol. 2016;15:420–33.

[4] Epilepsy ILA. ILAE commission report recommendations for neuroimaging of patients with Epilepsy. Epilepsia. 1997;38:1255–6.

[5] Fisher RS, Acevedo C, Arzimanoglou A, Bogacz A, Cross JH, Elger CE, et al. ILAE official report: a practical clinical definition of epilepsy. Epilepsia. 2014;55:475–82.

[6] Grade M, Hernandez Tamames JA, Pizzini FB, Achten E, Golay X, Smits M. A neuroradiologist's guide to arterial spin labeling MRI in clinical practice. Neuroradiology. 2015;57(12):1181–202.

[7] Kapucu OL, Nobili F, Varrone A, Booij J, Vander Borght T, Någren K, et al. EANM procedure guideline for brain perfusion SPECT using 99mTc-labelledradiopharmaceuticals, version 2. Eur J Nucl Med Mol Imaging. 2009;36:2093–102.

[8] Kuzniecky RI, Knowlton RC, Knowlton RC. Neuroimaging of Epilepsy. Brain. 2002;22:279–88.

[9] Kwan P, Arzimanoglou A, Berg AT, Brodie MJ, Hauser WA, Mathern G, et al. Definition of drug resistant epilepsy: consensus proposal by the ad hoc task force of the ILAE commission on therapeutic strategies. Epilepsia. 2010;51:1069–77.

[10] Scheffer IE, Berkovic S, Capovilla G, Connolly MB, French J, Guilhoto L, et al. ILAE classification of the epilepsies: position paper of the ILAE commission for classification and terminology. Epilepsia. 2017;58:512–21. 1

[11] Spencer D. MRI (minimum recommended imaging) in epilepsy. Epilepsy Curr. 2014;14(5):261–263.

第33章　颞叶癫痫与神经影像学
Temporal Lobe Epilepsy (TLE) and Neuroimaging

Juan Alvarez-Linera　著

刘高平　苏晓芹　祁　丽　译　　李建瑞　张志强　校

摘　要

颞叶癫痫占所有癫痫的 30%，是成人和儿童中最常见的局灶性癫痫发作的原因，占专科中心评估的所有局灶性癫痫病例的 60%。其中近 30% 的患者会产生药物抵抗，在这些人中，30% 的人常规癫痫方案的 MRI 为阴性。致痫灶的检测在早期诊断和术前评估中都是至关重要的，而临床神经影像学在这些患者的治疗中起着基础性的作用。

TLE 最常见的原因是内侧颞叶硬化，这是一种在 MRI 上显示海马硬化的综合征，并伴有特征性的电 – 临床特征。TLE 的另一种病因包括位于颞叶的其他局灶性病变，其中一些是目前技术无法检测到的（隐源性 TLE），还有一些熟悉的形式与各种基因突变有关。

难治性颞叶癫痫患者适合手术治疗。MRI 上发现结构性病变与药物控制较差但手术效果较好有关。然而，当 MRI 为阴性时，必须考虑其他更昂贵和更具侵入性的检查。因此，研究这些病例总是需要特定的方案，而且经常需要个性化的诊断策略，所以适当使用不同的影像学技术是至关重要的。结构 MRI 是诊断和术前的主要放射学技术，尽管当 MRI 不确定时需要功能成像。影像学检查的结果应始终结合脑电图数据进行解释，难治性癫痫发作的患者应由专科单位的多学科小组进行管理。

关键词

颞叶癫痫；海马硬化

缩略语

AED	antiepileptic drug	抗癫痫药物
AHE	amygdalo-hippocampectomy	杏仁核海马切除术
CA	cornu ammonis	海马角
DG	dentate gyrus	齿状回
FCD	focal cortical dysplasia	局灶性皮质发育不良
HS	hippocampal sclerosis	海马硬化

IPI	initial precipitating injury	初始诱发性损伤
LTLE	lateral temporal lobe epilepsy	外侧颞叶癫痫
MCD	malformation of cortical development	皮质发育畸形
MTLE	mesial temporal lobe epilepsy	内侧颞叶癫痫
MTS	mesial temporal sclerosis	内侧颞叶硬化
SISCOM	subtraction ictal SPECT co-registered to MRI	发作期 SPECT 减影与磁共振融合成像术
TIRDA	temporal intermittent rhythmic delta activity	颞叶间歇性节律性 δ 电活动
TLE	temporal lobe epilepsy	颞叶癫痫

一、颞叶癫痫

(一)定义及类型

颞叶癫痫(TLE)包括一组具有共同致痫灶解剖位置的异质性疾病,具有以先兆及伴有自动症的复杂部分性发作为特征的相似症状。

TLE 的病因非常多样,最常见的病例是有症状的,与结构损害有关的病灶,如海马硬化症,是 TLE 的主要病因。所谓的隐源性病例是指那些没有检测到结构损伤,也没有家族病史提示遗传来源的病例(表 33-1)。

表 33-1　TLE 的可能病因

内侧颞叶硬化症
其他结构性病变
- 肿瘤、DNET
- 皮质发育畸形
- 血管畸形
　- 海绵状血管瘤
　- AVM
- 瘢痕(创伤、梗死)
- 颞叶脑膨出
边缘性脑炎
家族性 TLE
隐源性

国际抗癫痫联盟承认两种类型的 TLE,它们具有不同的临床和病理生理特征:内侧颞叶癫痫和外侧颞叶癫痫。最常见的是 MTLE(成人局灶性癫痫

的主要病因),发作可起源于颞叶内侧结构,如海马、杏仁核和海马旁回。大多数病例为内侧颞叶硬化,包括海马硬化。尽管经常有扩展到其他边缘结构,尤其是杏仁核。MTLE 的其他病因包括位于颞叶内侧结构的肿瘤、皮质发育畸形或其他罕见的疾病,如自身免疫性脑炎或颞叶脑膨出。在某些情况下,HS 可以与另一个致痫病变(双重病变)共存。

起源于颞叶新皮质的 LTLE 较少见,其病因几乎总是继发于结构性病变,主要是肿瘤,偶发但难以在颞叶观察到的皮质发育畸形(MCD)、血管畸形,以及与既往创伤和脑梗死相关的胶质病变。这些内容已经在新皮质癫痫中讨论过了。

TLE 患者中 MRI 扫描没有发现明显异常,被称为"非病灶型",构成了一个不同类型的群体,其中包括遗传性病例和那些当前技术无法观察到的病变,其中大多数是局灶性皮质发育不良。这些患者的治疗可能不同于那些典型的 MTS;因此,准确的分类是至关重要的,需要结合电 – 临床和影像学数据。

(二)临床场景和影像适应证

颞叶癫痫发作的自然病史、症状学和脑电图表现具有特征性,常可与其他类型的局灶性癫痫相鉴别。

MTLE 通常在 10 岁之前开始偶尔发作,通常可以药物控制。从 10 岁后开始,大多数患者将发展成耐药性癫痫,出现以自主神经和心理学改变为特征的部分性发作,有频繁的上腹部不适和似曾相

识感；或者是复杂部分性发作、伴随口手自动症后出现意识或反射受损。全面性癫痫发作很少见。随着疾病的发展，可以看到记忆功能逐渐丧失取决于疾病与优势半球的关系。

常规脑电图（20～30min）常表现正常，长程脑电记录可能会在大多数病例中检测到颞叶痫样活动。当表现为时间变化的节律性 δ 波（间歇性节律性 δ 电活动），缓慢的时间后动具有定位价值。发作期脑电图在 70% 的病例显示病灶为同侧发作，但 13% 的病例可表现为对侧发作。临界期后可见较长时间的缓慢活动，有助于定位。

在外侧颞叶癫痫中，听觉先兆、发作性失语和其他新皮质先兆更为常见。与内侧颞叶癫痫相比，新皮质癫痫可在早期对侧肌张力障碍和（或）晚期口 / 手自动症中进展。脑电图上的发作模式可能与 MTLE 患者相似。当发作模式由节律性峰值和紧随其后的快速活动组成，并演变为 θ 波时，必须怀疑新皮质起源，因为这种模式在 FCD 中更为常见。同样，晚期发作模式（即在颞区较晚出现的非偏侧化 θ 电活动）在外侧颞叶癫痫患者中更为常见。

如果怀疑偏侧化，或怀疑新皮质起源，则应植入深部电极，以便记录癫痫发作期间（包括先兆发作期间）周期性的超同步放电演变为快速低压活动并迅速扩散到其他区域的情况。

对 AED 的反应通常很差，明显低于其他局灶性癫痫，通常不超过 30%。在这个情况下，术前评估不应拖延，因为早期切除效果更好，并且能改善心理社会状况。术后癫痫发作的长期控制率通常达到 60%，术后 2 年内的反应至关重要，因为在这段时间内手术反应较好的患者中，高达 90% 的人在接下来的 10 年里将没有癫痫发作。

（三）成像技术和推荐方案

MRI 可以更有效地识别致痫病理实质，已成为癫痫患者治疗管理中最重要的突破口之一。MRI 可提供患者各个治疗管理阶段的相关信息。MRI 是用于初步评估症状分类的工具之一，MTS 的诊断依赖于 MRI 的阳性征象。对于难治性癫痫，MRI 对选择手术对象起着决定性的作用，并有助于治疗计划的制定。

MRI 最重要的作用是检测结构性病变，这在癫痫中尤其重要，因为癫痫往往为难以检测显示的隐匿性病变；MRI 软硬件技术的进步，使得该意义越发明显。例如，在 20 世纪 80 年代，MRI 在 MTLE 中的敏感度低于 50%，但高分辨率序列和快速技术（T_2 FSE、3D T_1），以及随后的 FLAIR 序列的应用，使得敏感度显著提高，到 20 世纪 90 年代已经超过 90%。与磁场相关，0.5T 和 1.5T 磁体的结果差异也很大，场强低于 1.5T 对于癫痫患者已不再被接受。

除了软件方面的进步外，使用更高效的线圈（如多通道线圈）可以提高小病变检测的能力。关于磁场，有证据表明，3T 扫描可增加 T_2 中的对比度和信噪比（图 33-1），能检测在 1.5T 不可见的小病变，进一步影响部分患者的治疗管理。

磁场的提高有两个主要作用：线性增加信噪比、T_2 的对比度和磁化率。信噪比的增加及 T_2 对比度的增加，可检测到 1.5T 下很难看到或识别的病变。信号增强也使得 3D 序列获取更容易，尤其对于 FLAIR 和 DIR，在检测细微的 FCD 时很有用（图 33-2）。

1. 适用于癫痫患者的结构 MR 方案

常规的脑 MRI 检查方案不适合癫痫患者的研究，因为许多病灶将被忽略。因此，使用专门的癫痫扫描方案和有经验的神经放射科医生，对获得最准确的影像学诊断至关重要。

对于 TLE 患者，应扫描垂直于颞叶轴位的冠状位，为了获得足够的分辨率来识别海马的内部结构，层厚应小于 3mm，但也要注意保持足够的信号来维持高对比度。应扫描 3D T_1 序列并进行重建，以便进行详细的海马形态和大小分析，从而对它们进行比较。目前，大多数 MR 扫描都提供 3D FLAIR 序列，与 2D 序列相比，3D FLAIR 序列虽然采集时间长，但可以更有效地检测微小病变（图 33-3）。

2D T_2 序列的优点是获得比 3D T_2 序列更高的平面内分辨率，从而能够更好地评估海马的内部结构。建议增加 T_2^* 或磁敏感序列以检测轻微的钙化或出血。

表 33-2 描述了推荐用于研究 TLE 癫痫患者的方案，应该包括各向同性体素大小为 $1mm^3$ 的

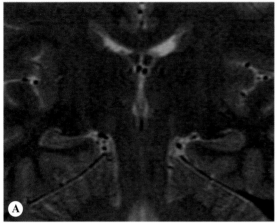

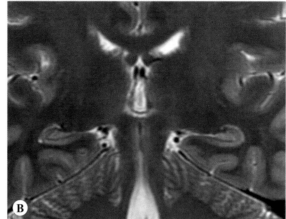

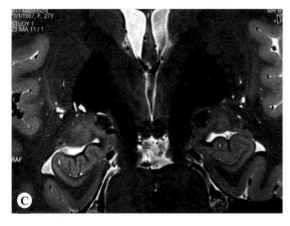

◀ 图 33-1　海马冠状位显示 1.5T（A）、3T（B）和 7T（C）在信噪比和信号对比度上的差异。信噪比越高，空间分辨率越好，磁场越强，T₂ 对比度越高，越能显示海马内部结构的更多细节

图片由 Siemens 提供

3D T₁ 和 3D FLAIR 序列，在冠状位采集的层厚为 2～3mm、垂直于海马的 T₂ 序列，以及厚度为 3～4mm 的轴位 T₂ 和 T₂* 序列。如果 3D FLAIR 不可用，可以用厚度为 2～3mm 的冠状位和轴位 2D FLAIR 序列替换（图 33-4）。

这个方案将足以检测绝大多数 MTS 和许多 MCD 病例，尽管可疑病例应该在癫痫单元中单独评估，使用多阵列线圈、3T 或通过使用容积测量、扩散、灌注、弛豫测量或波谱等先进技术来扩大研究范围。

2. 量化：容量测量和弛豫测量

当海马萎缩或信号改变不明显时，定量海马体积和计算 T₂ 弛豫时间可能有用（最好是在 3T 上）。常规 MRI 阴性的 MTLE 患者中，定量测量 13% 可见萎缩，19% 可见 T₂ 改变。

体积测量需要高质量的 3D T₁ 序列，但实际体积值将取决于操作方法和操作人员经验；因此，每个中心应建立标准值。还必须考虑到年龄变化，以及正常的海马不对称性（左侧通常较小，比率为

0.96）。超过 10% 的差异（健康对照的标准差为 5%～9%）被认为是显著的，同样专家的视觉分析能够观察到 15% 以上的差异，这解释了与视觉分析相比，体积测量灵敏度增益百分比低的原因。然而，体积测量对于纵向研究是非常可靠的。

计算 T₂ 弛豫时间比体积测量更稳定，因为其对采集和测量方法的依赖性较小，并且生理变异性较小。正常的 T₂ 弛豫时间为 100ms，以及 2～3ms 的标准差。而在 HS 中，T₂ 弛豫时间增加到 120ms 左右。一些研究表明体积减少与癫痫发作次数和耐药性相关，而 T₂ 的变化更多地与长期癫痫发作有关，与发作频率无关。

3. 高级磁共振技术

急性发作后水肿在扩散加权成像上呈信号增高和表观扩散系数降低，海马硬化的 ADC 通常较高（图 33-5）。

DTI 序列可以显示海马中各向异性分数降低，尽管还没有表现出比常规序列更高的敏感性。包括单体素和多体素的波谱分析，已经在 TLE 中得到了

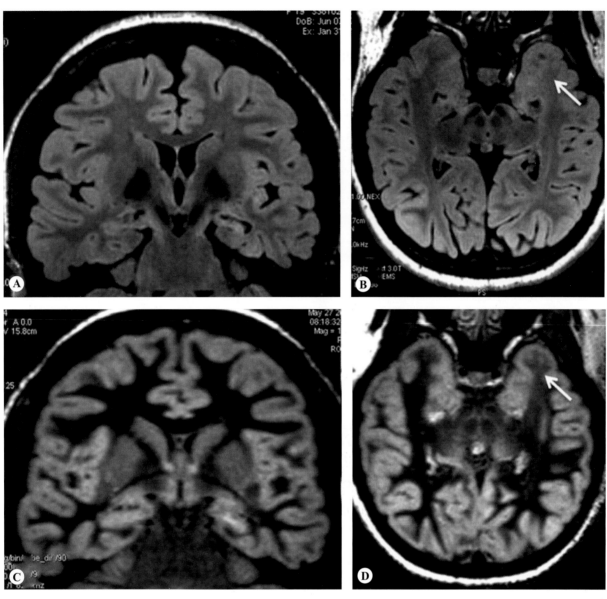

▲ 图 33-2　左侧海马硬化，左侧颞极 FCD Ⅰ型

左侧海马 FLAIR（A 和 B）和 DIR（C 和 D）均呈高信号。左侧颞极 WM 的稍高信号在 DIR 上比 FLAIR（箭）更明显

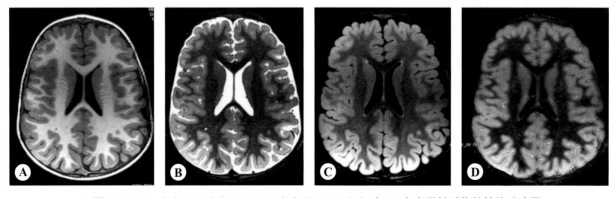

▲ 图 33-3　T₁（A）、T₂（B）、FLAIR（C）和 DIR（D）上 3D 各向同性采集的轴位重建图

表 33-2 颞叶癫痫的 MR 检查方案

具有各向同性体素（1mm）的 3D T_1 梯度回波序列（MPRAGE、SPGR、FFE）
• 多平面重建，容积测量

具有各向同性体素的 3D FLAIR（1mm）
• 多平面重建

轴位 T_2 FSE：2～3mm 层厚

冠状位 T_2 FSE：< 3mm 层厚
• 高分辨率（尽可能采用 512 矩阵）

轴位 EPI T_2 GE < 3mm

可选择
• 3D SWI：比 T_2^* 更敏感
• 冠状位 T_1 IR：更好的灰白质对比度
• DWI：怀疑急性病变
• T_1 增强：怀疑肿瘤、炎症
• 3D T_2：怀疑脑膨出

广泛的应用，可显示患侧 NAA 显著减少，特别是在海马区（图 33-6）。然而，由于技术困难、结果的可变性及双侧异常的可能，PET 和 SISCOM 技术则可能更优，因为其技术更为稳定和敏感，并且积累经验更多。

4. 核医学技术

PET、发作期 SPECT 以及 SISCOM 表明当（3T）MRI 扫描表现为阴性、可疑或影像表现与临床不一致时，通过核素显像所显示的颞叶低代谢和低灌注，可提高致痫灶的检出率。当具备非常典型的临床电数据时，可以避免不必要的深部电极检查，当然也有助于必要的深部电极规划，以及确定手术切除的范围。

二、内侧颞叶硬化

（一）定义

ILAE 认为，癫痫综合征分类中的内侧颞叶

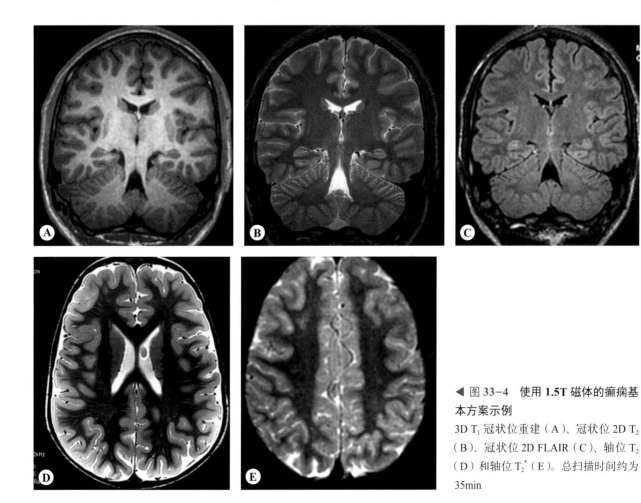

◀ 图 33-4 使用 **1.5T 磁体的癫痫基本方案示例**
3D T_1 冠状位重建（A）、冠状位 2D T_2（B）、冠状位 2D FLAIR（C）、轴位 T_2（D）和轴位 T_2^*（E）。总扫描时间约为 35min

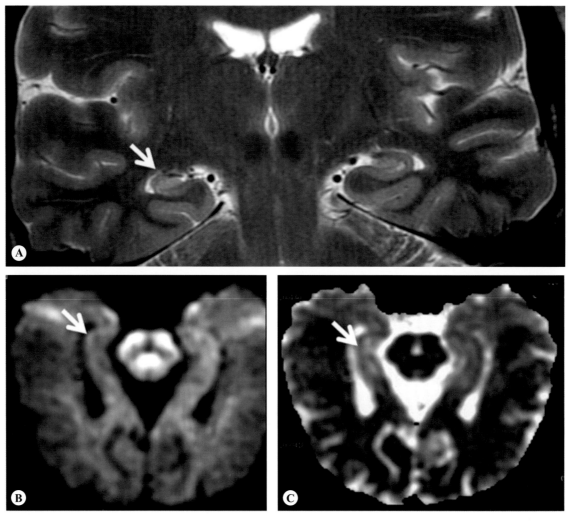

▲ 图 33-5　右侧 HS：T$_2$（A）上体积缩小，信号轻微增加。DWI（B）上呈低信号及 ADC（C）信号增高（箭）

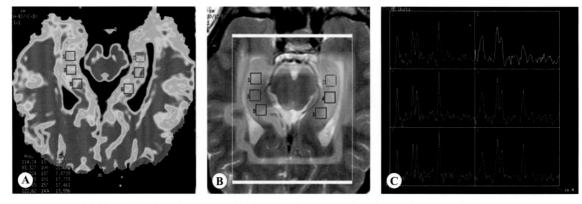

▲ 图 33-6　左侧海马扩散增加（A），CSI 图像中 NAA 减少（B）。右侧海马正常 MR 波谱（C，右列，第 1、3、5 框），左侧海马 NAA 降低（C，左列，第 2、4、6 框），在海马头更为显著（绿色波谱）。扩散加权图像中的色阶与 ADC 相反（蓝色表示 ADC 增加），MR 波谱中 NAA 图的色阶（B）与 NAA 浓度成正比：绿色表示 NAA 减少

硬化是一种临床 – 影像学疾病实体，具有典型的 MTLE 电 – 临床特征与结构 MRI 上同侧海马硬化的影像特征共存。虽然 MTS 也常累及其他边缘结构，但术前诊断 MTS 的必要和充分条件是 MRI 证实的海马硬化。

（二）流行病学

虽然 MTS 占手术 TLE 病因的 70%，但由于手术本身存在的偏差，MTS 的真实发生率尚不清楚，因为非病灶性 MRI 海马切除的病例较少。MTS 发病年龄通常为 4—16 岁，没有性别差异；当然部分病例也可能发生在这个年龄范围之外。其通常与儿童时期的热惊厥史（特别是复杂性）或早年初始损伤因素有关，包括创伤、感染、缺血缺氧性脑病和癫痫持续状态。患者可能有癫痫发作的家族史，特别是热惊厥。大多数常染色体显性遗传但不完全外显的家族性病例 MRI 表现为 HS 征象，脑电图表现与散发性 MTS 相似，但常染色体显性遗传以无信号改变的海马萎缩和双侧海马萎缩更为常见。

（三）解剖学与组织病理学

海马结构由古皮质（只有 3 层，与新皮质不同）组成，并由海马本身、齿状回和下托组成。其位于颞叶尾部和内侧，上外侧与脉络膜裂和侧脑室的颞角相接，内侧与海马旁回相连。内嗅皮质通过下托在海马内延续，这是通往海马的最重要的传入路径（图 33–7）。

海马在前后方向上可以分为头、体和尾，在冠状面上可以从组织学上识别出不同的区域，包括内下侧 CA_1（毗邻下托），其次是 CA_2（位于上方），以及 CA_3 和 CA_4（位于中央，也称为尾部）。齿状回位于中央，环绕 CA_4。海马以锥体神经元和星状细胞为主，但齿状回的主要细胞是颗粒细胞（苔状纤维）。

HS 的神经病理学表现为神经元丢失（通常大于 50%）和反应性星形胶质细胞增生（图 33–8）。其他典型表现为苔状纤维发芽和颗粒细胞散在齿状回内。ILAE 从组织学角度认为有三种类型，并包括术语"单纯胶质增生 – 无 HS"（图 33–9）。

- HS ILAE 1 型：被认为是 HS 的经典形式，也

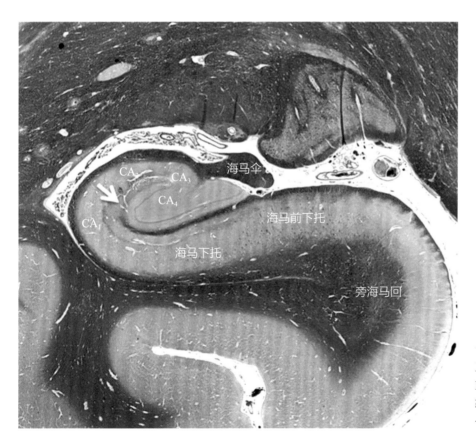

◀ 图 33–7　包括海马角（CA）亚区在内的内侧颞叶 **Klüver-Barrera** 制备标本。蓝色为髓鞘化明显的区域。可以识别齿状回（箭）

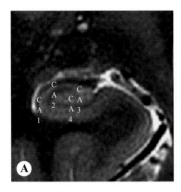
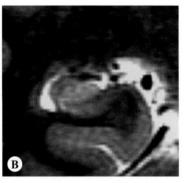
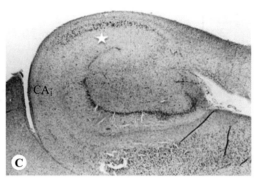

▲ 图 33-8　正常海马（A）和海马硬化（B）冠状面，CA_1 和 $CA_{3\sim4}$ 区萎缩较多。组织学切片（C）CA_1 和 $CA_{3\sim4}$ 神经元丢失较多（HS1 型），CA_2 相对保留（星号）

图片由 Dr. Gil Nagel 提供

是最常见的（60%～80% 的手术病例）。虽然只有 CA_1 受到的影响最严重，并且超过 80% 的神经元丢失，但海马存在广泛损伤。这种类型与 5 岁以前的早年初始损伤史有更明显的相关性，而且发病较早，通常术后预后较好。

- HS ILAE 2 型：不太常见的类型（10%），特征是 CA1 明显受累（类似于经典型），表现为严重的神经元丢失和显著的星形胶质细胞增生，其他部位受影响较小。

- HS ILAE 3 型：最罕见的类型（约 5%），尽管它经常与双侧病变及边缘脑炎相关。在这种类型中，主要影响 CA_4 和 DG，因此，被称为尾叶硬化症。

- 单纯胶质增生 – 无 HS：高达 20% 的 MTS 手术病例和尸检未发现明显的神经元丢失，但可以观察到与致痫灶一致的反应性星形胶质细胞增生。虽然星形胶质细胞增生本身可能起致痫作用，但 ILAE 没有将这些病例归类为 HS。

（四）病理生理学

尽管 HS 的起源尚未完全确定，但热性惊厥或早年初始损伤的共同背景表明，海马的发育受到某种干扰，会有助于癫痫的发生，并使海马更容易受到癫痫发作的影响，从而促进 HS 进展。在某些癫痫持续状态的病例中，可以观察到快速进展，从发作后急性期水肿到影像上 HS 的典型特征（图 33-10）。

当前已发现 MTS 患者癫痫发作次数与海马萎缩程度相关。海马内部不同程度的损伤提示易损性存在可选择性，可能由细胞内钙增加所介导，这是由于早年初始损伤引起的谷氨酸能兴奋超过了 γ-氨基丁酸能抑制。不同区域的细胞对钙增加会有不同的反应，导致不同程度的细胞死亡；下托通常不受影响，但可能在海马兴奋性活动的扩散和放大中起重要作用。细胞死亡也会激活小胶质细胞，从而增加星形胶质细胞增生。细胞死亡和癫痫样活动都可以引起神经营养因子的释放，刺激 DG 内的苔状纤维，创建促进癫痫发生的异常循环通路，并形成恶性循环，最终导致 HS 的发展。

三、颞叶癫痫的其他病因

还有其他原因也可导致 TLE，其中一些原因，如肿瘤和皮质发育畸形，在本书的其他章中已述（见第 34 章和第 35 章），但是，如果不仔细检查所有颞叶内侧结构，其他实体病变（如海绵状血管瘤和颞叶脑膨出）也容易被忽略。

（一）海绵状血管瘤

海绵状血管瘤和动静脉畸形是癫痫最常见的血管畸形，海绵状血管瘤最常见于 TLE 患者。海绵状血管瘤最常见的临床表现是癫痫发作（80%），而不是脑出血（15%）。海绵状血管瘤每年出血的风险约为 1%，在已出血的病例中显著增加。患癫痫的风险为每年 4%～11%。动静脉畸形患癫痫的风险比海绵状血管瘤低，每年有 1% 的风险，而出血的风险比海绵状血管瘤大（每年 2%～4%）。建议对患有新发癫痫且手术风险较低的年轻患者进行手术治疗，因为这些患者很容易发现海绵状血管瘤和动静脉畸

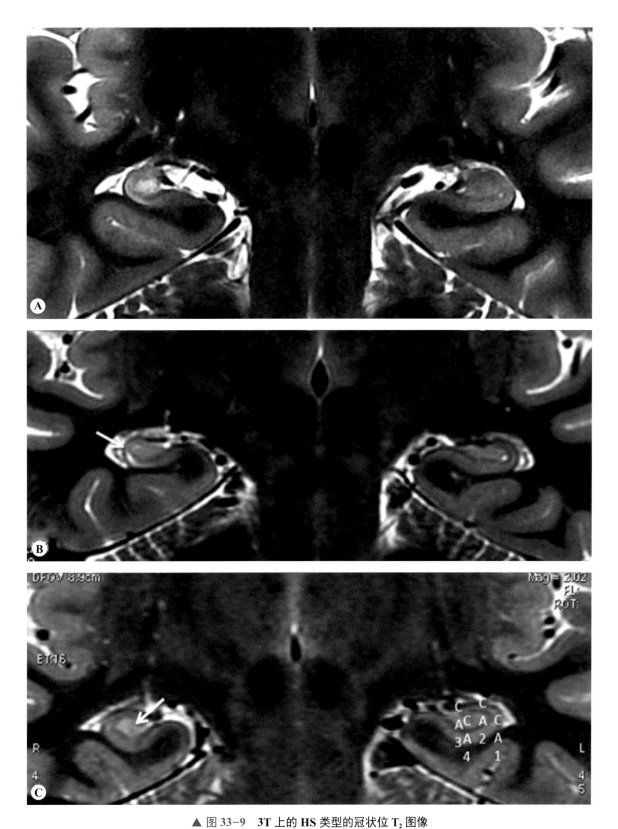

▲ 图 33-9　3T 上的 HS 类型的冠状位 T_2 图像

类型 1（A）：右侧 HS，整体萎缩，弥漫性高信号。类型 2（B）：右侧 HS，萎缩最轻微和高信号在 $CA_{1\sim2}$ 较明显，在 $CA_{3\sim4}$ 较少。类型 3（C）：右侧 HS 仅在 $CA_{3\sim4}$（尾叶）有高信号

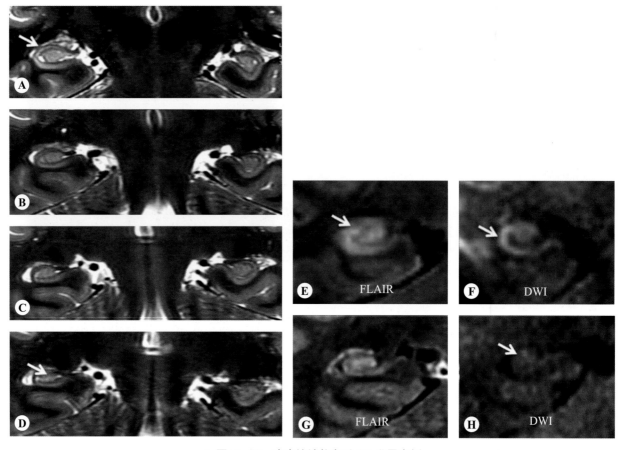

▲ 图 33-10　癫痫持续状态后 HS 发展实例

A 至 D. 癫痫持续状态期间（A）和随访 3 个月、6 个月和 12 个月（B 至 D）的冠状位 T_2 图像，右侧海马的大小和高信号有所增加（A，箭），随后在随访时体积减小，在 CA_1 和 CA_4 中更明显，信号的增加在最后一次随访中更明显（D，箭）。E 至 H. 癫痫持续状态冠状位 FLAIR（E）和 DWI（F），3 个月后 FLAIR（箭）呈明显高信号，扩散受限明显，在 CA_1（E，箭）表现更为明显。冠状位 FLAIR（G）显示高信号，海马体积（G）减小，冠状位 DWI（H）显示低信号，表明扩散系数增加（箭）

形，其具有出血的长期累积风险和持续维持抗癫痫治疗的需要。一些小的海绵状血管瘤可以导致难治性癫痫，特别是那些位于皮质或皮质旁的海绵状血管瘤。这些病变可能只在 T_2^* 或 SWI 序列中可见，这就是为什么在常规癫痫方案中必须加入这些序列的原因（图 33-11）。

（二）颞极 / 底部脑膨出

颞叶脑膨出是指大脑实质通过颅底的一个小的骨缺损突出的病变。从临床上看，虽然有这些病变的患者可能有不同类型的癫痫发作，但失语性癫痫是左侧脑膨出的特征表现。这些病变通常位于颞极或颞前 - 基底区，因此如果 MRI 平面非常厚和（或）定位不正确，它们可能会被忽略。采集 3D T_2WI 时

最好选择脂肪抑制，还可以进行垂直于颞极的重建，这样有助于显示小的脑膨出（图 33-12）。

四、图像判读和结构化报告

颞叶癫痫通常累及海马、杏仁核、颞极等颞叶内侧结构，新皮质颞叶癫痫常累及颞中回、颞下回皮质和梭状回。因此，对于这些患者来说，对这些结构进行专门的检查是实现准确诊断的关键。表 33-3 描述了 MTS 检查说明表。

（一）MRI 表现

HS 有三个特征性征象：①海马萎缩（偶尔还有其他内侧颞叶结构，甚至颞极）；②海马内信号异常（T_1 低信号、T_2 和 FLAIR 序列高信号）；③内

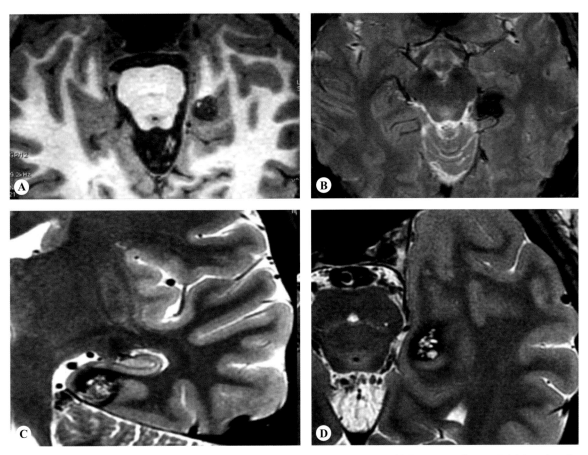

▲ 图 33–11　T_1WI 轴位（A）、SWI 轴位（B）、T_2WI 冠状位（C）、T_2WI 轴位（D）图像显示左侧海马旁回海绵状血管瘤的典型表现。左侧海马形态正常，内层保留（译者注：原著有误，已修改）

部结构丧失，缺乏正常海马高低信号分层结构（图33–13）。

海马萎缩通常在海马的前部更为明显，可以认为是海马头部的海马趾变平。

这些发现并不总是同时出现，有时看不到明显的萎缩（图 33–14），以及偶尔内部结构信号改变和丢失不明显。海马的受累有时可能更多，特别是在年龄较大的患者，其中受影响最多的区域是头部。

HS 的主要征象是海马体积减小，通过与正常对侧海马相比，可以更早地发现 HS。然而，如果两个海马都受累（尽管通常是不对称的），通过检测海马体积减小来诊断 HS 则较为困难（图 33–15）。在这些情况下，量化海马体积可能有用。

信号改变是 HS 特异性表现，因此高分辨率的序列，最重要的是 T_2 高对比度可能是显示海马细微变化所必需的。3T 比 1.5T 场强更好，因为它有更强的信号，最重要的是 T_2 的对比度更好（图 33–16）。

次要表现为同侧海马旁实质萎缩，颞角扩大，颞叶缩小，同侧乳头体减小和穹窿萎缩（表 33–3）。颞极白质的信号改变与局灶性皮质发育不良或髓鞘损伤有关。

区分 HS 和海马旋转不良的征象很重要，海马旋转不良为海马发育紊乱，更常见于癫痫患者、自闭症患者及语言和学习障碍患者。海马旋转不良的特征是由于发育异常而导致的海马内层和海马头结构紊乱。海马头部呈球形，而非通常的椭圆形（图33–17）。它可以显示内部结构的丢失，通常没有 T_2/FLAIR 信号增加或萎缩，甚至可能显示海马体积增大。侧副沟的方向通常更垂直。海马旋转不良与癫痫的关系尚不清楚，通常不是癫痫发作的直接原因。其常见于额叶癫痫发作的患者，可能与其他发育障碍有关，特别是影响边缘系统，尤其胼胝体和双皮质发育不全。因此，仅发现海马旋转不良的癫痫患者可能也会有一些在常规结构图像中看不到的

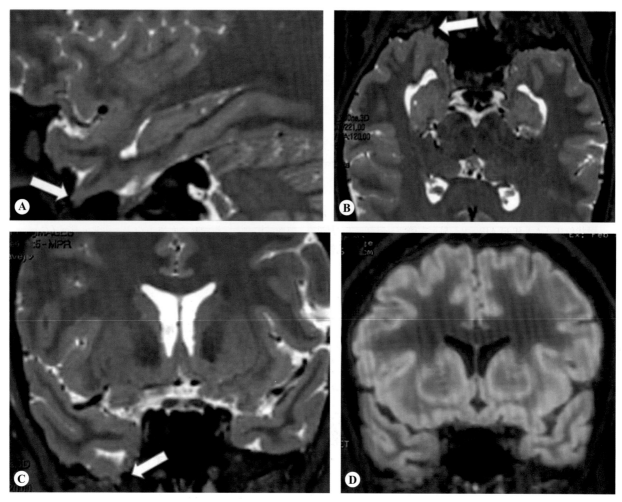

▲ 图 33–12　矢状位（**A**）、轴位（**B**）和冠状位（**C**）重建脂肪饱和 3D T₂WI，显示右侧颞极附近有一个非常小的脑膨出（箭）。与 **MR**（**D**）融合的 **PET** 显示右侧颞极代谢降低

<table>
<tr><td colspan="2" style="text-align:center">表 33–3　MTS 检查说明表</td></tr>
</table>

主要表现：海马硬化
- 体积减小：体部、头部（海马趾缺失）
- 信号改变：低 T₁/ 高 T₂ FLAIR
- 内部结构：内部结构及层次模糊

次要发现
- 颞角增大
- 体积减小
  - 乳头体
  - 穹窿
  - 海马旁白质

信号改变：颞极白质

皮质带状模糊（FCD ？ ）

相关的皮质发育的微小改变（图 33–18）。

（二）治疗和管理

有很高比例的 TLE 患者对抗癫痫药物无效，因此需要进行术前规划的手术治疗。手术适应证需要确定与脑电图和临床数据一致的结构性病变；在这些病例中，手术治疗达到癫痫的可能性很高。在典型病例中，大多数癫痫中心实施杏仁核 – 海马切除术（amygdalohippocampectomy，AHE），同时部分切除颞极。3T 扫描在 MR 阴性的 TLE 病例尤为重要，因为它可以发现无明显的萎缩的细微病变，如尾叶硬化症；因此，如果 TLE 患者在 1.5T 头颅磁共振检查中没有发现病灶，应行 3T 的磁共振检查（表 33–4）。

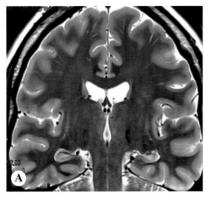
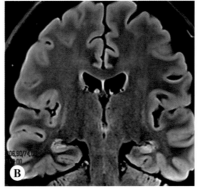
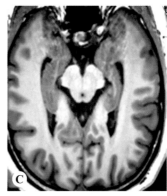

▲ 图 33-13 HS 的典型影像表现

冠状位 T_2（A）和 FLAIR（B）显示左侧海马萎缩，信号增强，内部结构丢失。沿颞叶平面的 3D T_1WI 斜轴位重建（C），海马体积的减小很明显，在头部更为明显，并伴有海马趾的缺失

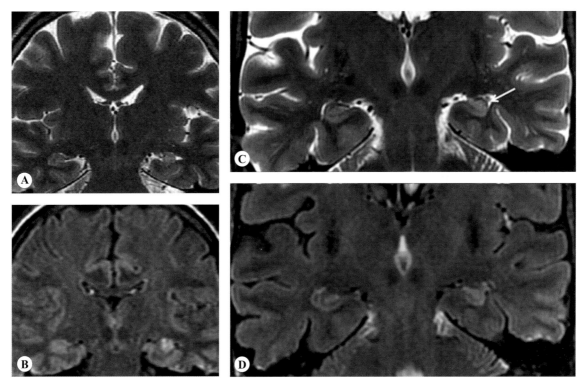

▲ 图 33-14 左侧 HS 在 1.5T（A 和 B）和 3T（C 和 D）上无明显萎缩的病例

内部结构的丢失比体积的减小更明显，尽管海马的总体积没有明显减小，但可以观察到 CA1 的变薄（箭）

　　如果结构影像无法确定诊断，应该使用功能成像、PET 或 SISCOM。在许多情况下，当功能成像显示明显的单侧病变，并与电 – 临床 MTS 数据一致时，手术也通常可行，并不需要其他检查。

　　在无病灶性病例中，手术取决于功能成像和侵入性深部电极的病灶定侧。因此，手术治疗控制难治性癫痫的可能性，很大程度上取决于各种成像技术和电 – 临床数据的获取和判读。一方面，当海马正常时，记忆丧失的风险更大，尤其是在优势半球。这意味着必须确定优势大脑半球，功能性 MRI 是替代 Wada 试验的很好选择。尤其对于高分辨率 MRI 阴性的优势半球，手术应当考虑保留海马。立体定向脑电图在这些情况下特别有用，因为它可以实施海马中电极放置，以确认癫痫发作是否从海马开始。

　　MRI 阴性的 TLE 患者通常手术效果较差，病理解剖表现往往缺乏特异性。当前有趋势认为，MRI 阴性的 TLE 病例与 MTLE 综合征不同：不仅是由于预后不同，还因为它们常与新皮质改变相关。因此，值得确定的是，MRI 不能显示任何海马病理征象用于对该综合征和治疗方法进行分类。同样重要的是，要考虑到高达 15% 发生在成人的病例和 67%

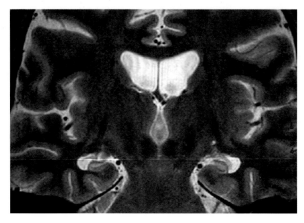

▲ 图 33-15　双侧 HS：冠状位 T₂ 层面显示双侧海马萎缩和信号增高，右侧更明显

儿童病例的双重病理现象。其通常是 Ⅰ 型 FCD，是最常见的与 HS 相关的双重病理。这里再次显示出患者行 3T 扫描的重要性，尤其对于临床体征不典型或 1.5T MRI 怀疑双重病理的儿童患者。

当电 - 临床数据不能清楚地显示颞叶起源时，应该增加有创电极的检查，因为在某些情况下，癫痫起源可以是颞叶外（假性颞叶癫痫），或者延伸到颞叶以外（颞叶附加癫痫）。如果 PET 或 SISCOM 上看到的功能异常超出了颞叶，就应该怀疑这一点，但必须通过深电极进行确认，因为这些颞叶外代谢或灌注变化，可能是继发于致痫灶的异常功能状态，如在癫痫性脑病中发生的异常网络作用。在典型 MTLE 表现的病例中，虽然 MR 阴性病例与 MRI 阳性病例的手术效果相似，但不典型病例和颞叶附加癫痫的手术效果较差。良好的手术预后因素包括痫样活动局限于颞叶、PET FDG 和（或）SISCOM 一致，以及癫痫持续时间短等。

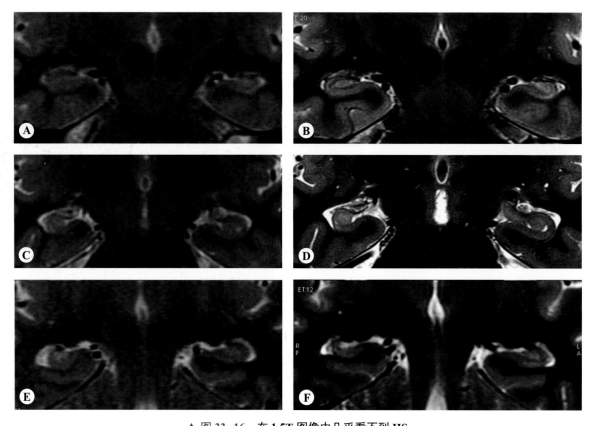

▲ 图 33-16　在 1.5T 图像中几乎看不到 HS
左侧 HS 1 型（A）、右侧 HS 2 型（C）、右侧尾叶硬化（E）在 3T 图像（B、D 和 F）中清晰可见

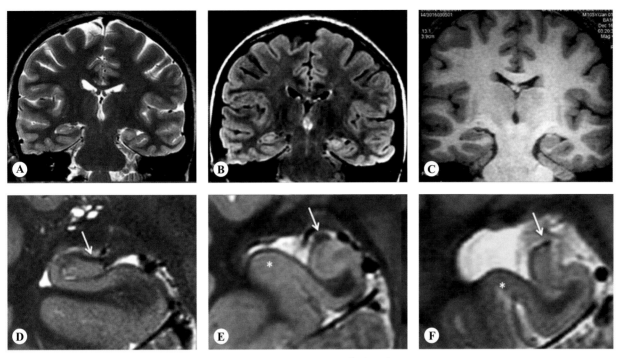

▲ 图33-17 左侧海马旋转不良

上排图为冠状位 T_2（A）、冠状位 FLAIR（B）和冠状位 3D T_1（C）。左侧海马位于内侧，呈圆形，内部结构丢失，FLAIR 呈轻微高信号（B）。下排图为正常海马冠状位 T_2 层面（D），2 例不同严重程度的折叠消失（E 和 F）。还需要注意的是，由于折叠异常，低信号的海马伞（箭）发生了侧向移位。在两种情况下，侧副沟都处于垂直位置（星号）

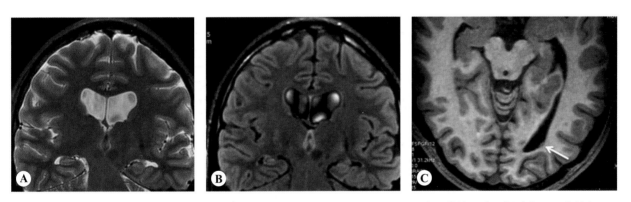

▲ 图33-18 冠状位 T_2（A），3D FLAIR（B），轴位重建 3D T_1（C）。左侧海马旋转不良和侧脑室周围小的灰质异位（箭）

五、病例报告 1

病史

女性，40 岁，无家族性癫痫史，在癫痫科接受了评估。在 9 月龄时有热惊厥发作史，15 岁时有复杂部分性癫痫发作。癫痫发作始于一种"奇异感觉"和（或）似曾相识感，同时有发作后的遗忘及口部自动症，有时还伴胡言乱语。癫痫发作频率不定，上个月有 5 次，但也可以一天很少发作。患者在呼叫中心工作，既往有一些记忆方面的问题。采用不同的 AED 治疗，目前正在服用拉科酰胺、拉莫三嗪和吡仑帕奈，但无法控制癫痫发作。

神经生理学检查显示，语言任务比非语言任务表现更好，这表明非优势半球存在功能障碍。5 天的视频脑电图显示发作期脑电图，颞前区有 θ 波。发作间期脑电图显示右颞区棘波。

表 33-4 MTLE 的外科治疗

MRI：结构性病变

典型 HS：海马 – 杏仁核切除术
双重病变：颞叶切除术
脑膨出：局灶性切除术

MRI 阴性：行 3T MRI

典型 HS：海马 – 杏仁核切除术
阴性 / 非典型：PET/SISCOM+ 深部电极
基于多学科决策的切除术

六、结构化报告

1. MRI 检查目的

确定右颞叶结构性病变，主要是 HS。虽然电 – 临床数据高度怀疑右侧 MTLE，但如果 MRI 检查呈阳性，将建议手术，并有良好的预后。

2. 成像技术

3T MRI 检查并采用癫痫方案（图 33-19），获得各向同性（1mm）3D T_1 和 3D FLAIR 图像，围绕颞平面进行多平面重建，对两组海马进行分析比较。在斜冠状位进行高分辨率（2.4mm）T_2 FSE 序列扫描，覆盖所有颞叶和额叶。轴位 T_2 和 T_2^* 2mm 层厚，覆盖整个大脑。

3. 影像学表现

- 新皮质未见明显异常。
- 脑回形态正常。
- 右侧海马明显缩小，并伴有海马趾缺失。
- 右 侧 海 马 信 号 在 T_2 和 FLAIR 呈 高 信 号，FLAIR 更明显。
- 在冠状面 T_2，海马层模糊。
- 右侧杏仁核在 T_2/FLAIR 呈高信号。
- 穹窿和乳头体未见异常。
- 颞极的大小和信号表现正常。
- 左侧颞叶未见异常。

4. 解释

MRI 表现为 MTS 的特征性表现，并与电 – 临床资料相一致。

5. 临床治疗结果

由于患者是右利手，而且所有数据均显示为非优势半球病变，所以在没有任何其他研究的情况下进行了杏仁海马切除术。神经病理学报告：弥漫性细胞丢失，尽管 CA1 受影响最严重（ILAE Ⅰ 型 HS）。患者术后 2 年为 Engel Ⅰ 级。

七、病例报告 2

病史

男性，56 岁，右利手，难治性癫痫行术前评估。患者之前 1.5T MR 检查提示非特异性白质和基底节区病变，可能与小血管疾病有关。患者既往无其他病史，但有 20 年的部分复杂癫痫史，直到 2 年前才用 AED 控制。癫痫发作始于上腹部先兆，随后好转，恢复后出现健忘症。有一些口头上的自动症。癫痫发作的频率约为每月 3 次，但随着恢复时间的延长，其强度逐渐增加，在过去的 2 年里，尽管使用了多种抗癫痫药物，但仍难以控制。

神经心理学评估显示非优势半球功能障碍，非语言记忆功能下降。发作间期脑电图显示双侧颞叶棘波，55% 为右侧优势。也有持续性的双侧额颞叶棘波。减量 AED 后的视频脑电图显示强直 – 阵挛发作，前驱咀嚼运动和几秒后的头左偏。同步脑电图发现 40s 内伴有继发全面的前颞叶局灶性 θ 波活动。

八、结构化报告

1. MRI 检查目的

电 – 临床数据提示颞叶起源，可能为右侧但偏侧性不清。如果 MRI 显示明确的 MTE 发现，可能需要手术治疗。FDG PET 也可以考虑。

2. 成像技术

3T MRI 采用癫痫方案（图 33-20）：T_1 和 3D FLAIR 采集各向同性体素（1mm），多平面重建，高分辨率冠状面 FSE T_2（2mm）、轴位 T_2 和 T_2^*（2mm）覆盖全脑。

3. 影像学表现

- 新皮质未见明显异常。
- 脑回形态正常。
- 双侧海马大小和内部结构正常。
- T_2 和 FLAIR 显示双侧海马均回归正常信号。
- 在 FLAIR 和 T_2 上，海马层清晰可见。
- 双侧杏仁核大小和信号正常。

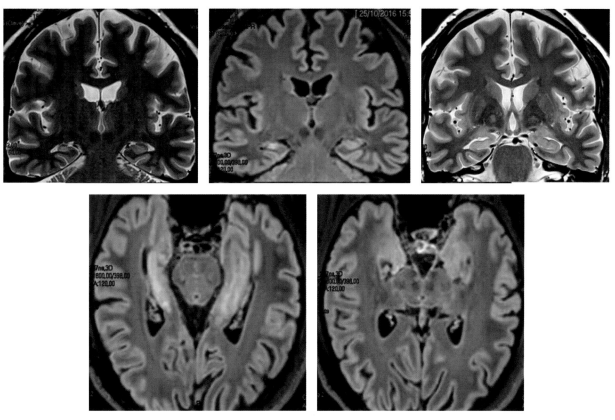

▲ 图 33-19 右侧内侧颞叶硬化：T₂ 和 FLAIR 图像显示萎缩和信号增高

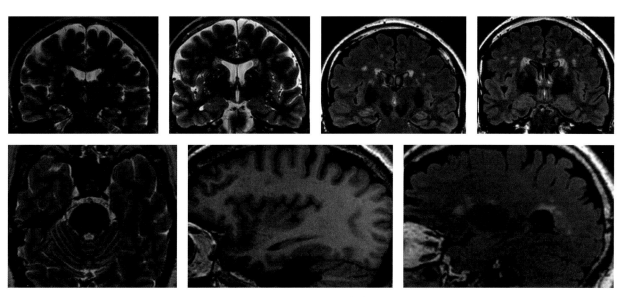

▲ 图 33-20 3T 上的癫痫方案

T₂/FLAIR 显示白质内非特异性高信号灶，余未见明显异常

- 穹窿和乳头体无异常。
- 颞极大小和信号正常。
- T₂/FLAIR 显示白质和基底节内高信号灶，可能与小血管病变有关。

这份报告的印象是颞叶致痫病变阴性，以及白质和基底节区非特异性的高信号。

4. 解释

非病灶性颞叶癫痫，癫痫可能起源于右侧，但其他发现也指向额叶。没有足够的数据支持进行手术。因此，行核医学神经影像检查应结合深部电极评估，以定位致痫区域。

FDG PET（图 33-21）显示双侧颞叶低代谢，右侧占优势，前部更为明显。深部电极植入右侧大脑半球，覆盖颞叶及颞顶、额叶背外侧区域。第 2 天出现 2 次自发性癫痫发作，视频脑电图具有相似的症状特征。2 例发作期脑电图均显示位于右颞叶前极和海马前极的电极、颞底部的节律性棘波。电刺激前颞极和海马可再现类似的癫痫发作。

FDG PET 和深电极检查结果证实致痫区位于右侧颞叶，可能在前部。

仔细再次观察 MRI 检查，发现右颞叶的前极非常小的脑膨出（图 33-22）。在 CT 重建中，发现一个小的缺损，与同一区域相吻合。此外，还出现了

部分空蝶鞍。所有这些发现都证实了颞叶脑膨出的诊断。

手术行部分颞叶切除术，包括小的脑膨出（图 33-23）。神经病理学报告没有任何其他重要的发现。患者是 Engel Ⅰ 型。

5. 评论

小的脑膨出是引起非病灶性颞叶癫痫的常见原因。即使有专门的癫痫扫描方案，也可能很难发现像本例这样的小病变。3D T_2WI 对显示难以发现的小的囊性病变非常有用，其在 T_1 和 FLAIR 上可能会被忽略。此外，高分辨率 CT 可显示与脑膨出相关的骨质缺损。本病例的要点是将颞叶脑膨出视为可引起癫痫的疾病实体，如果先前 MR 检查为阴性，则必须首先对前颞极进行详细评估。

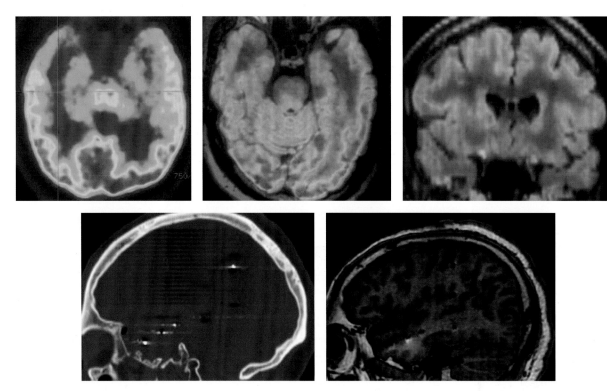

▲ 图 33-21　FDG PET 和 PET/MRI 融合显示双侧颞叶低代谢，右侧占优势。在右侧颞叶放置深电极

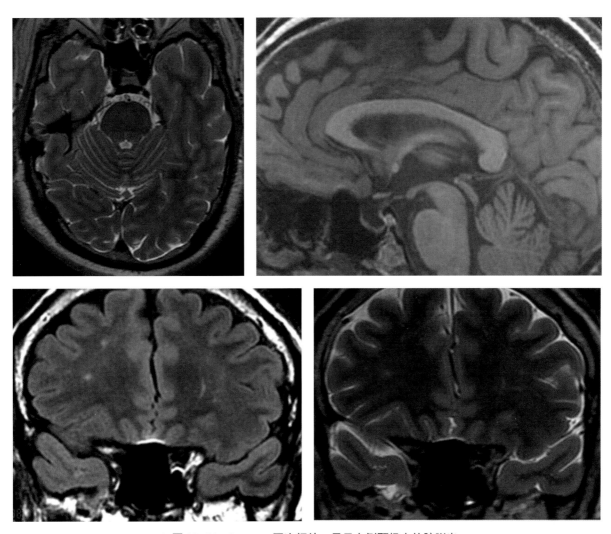

▲ 图 33-22　**3T MRI** 再次阅片，显示右侧颞极小的脑膨出

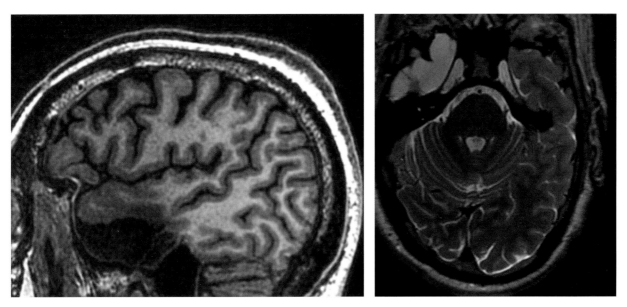

▲ 图 33-23　术后 **MRI** 显示右颞叶部分切除，包括脑膨出

参考文献

[1] Benke T, Koylu B, et al. Language lateralization in temporal lobe epilepsy: a comparison between fMRI and the Wada test. Epilepsia. 2006;47(8):1308–19.

[2] Bernardino L, Ferreira R, et al. Inflammation and neurogenesis in temporal lobe epilepsy. Curr Drug Targets CNS Neurol Disord. 2005;4(4):349–60.

[3] Bernhardt BC, Worsley KJ, et al. Longitudinal and cross-sectional analysis of atrophy in pharmacoresistant temporal lobe epilepsy. Neurology. 2009;72(20):1747–54.

[4] Bernhardt BC, Kim H, et al. Patterns of subregional mesiotemporal disease progression in temporal lobe epilepsy. Neurology. 2013;81(21):1840–7.

[5] Blumcke I, Thom M, et al. International consensus classification of hippocampal sclerosis in temporal lobe epilepsy: a task force report from the ILAE commission on diagnostic methods. Epilepsia. 2013;54(7):1315–29.

[6] Bocti C, Robitaille Y, et al. The pathological basis of temporal lobe epilepsy in childhood. Neurology. 2003;60(2):191–5.

[7] Bronen RA, Cheung G, et al. Imaging findings in hippocampal sclerosis: correlation with pathology. AJNR Am J Neuroradiol. 1991;12(5):933–40.

[8] Coan AC, Kubota B, et al. 3T MRI quantification of hippocampal volume and signal in mesial temporal lobe epilepsy improves detection of hippocampal sclerosis. AJNR Am J Neuroradiol. 2014;35(1):77–83.

[9] Cohen-Gadol AA, Wilhelmi BG, et al. Long-term outcome of epilepsy surgery among 399 patients with nonlesional seizure foci including mesial temporal lobe sclerosis. J Neurosurg. 2006;104(4):513–24.

[10] Elsharkawy AE, May T, et al. Long-term outcome and determinants of quality of life after temporal lobe epilepsy surgery in adults. Epilepsy Res. 2009;86(2–3):191–9.

[11] Engel J Jr, Wiebe S, et al. Practice parameter: temporal lobe and localized neocortical resections for epilepsy: report of the quality standards Subcommittee of the American Academy of neurology, in association with the American Epilepsy Society and the American Association of Neurological Surgeons. Neurology. 2003;60(4):538–47.

[12] Fuerst D, Shah J, et al. Hippocampal sclerosis is a progressive disorder: a longitudinal volumetric MRI study. Ann Neurol. 2003;53(3):413–6.

[13] Goncalves Pereira PM, Oliveira E, et al. Apparent diffusion coefficient mapping of the hippocampus and the amygdala in pharmaco-resistant temporal lobe epilepsy. AJNR Am J Neuroradiol. 2006;27(3):671–83.

[14] Grant PE, Barkovich AJ, et al. High-resolution surface-coil MR of cortical lesions in medically refractory epilepsy:a prospective study. AJNR Am J Neuroradiol. 1997;18(2):291–301.

[15] Hammen T, Stefan H, et al. 1H-MR spectroscopy: a promising method in distinguishing subgroups in temporal lobe epilepsy?

J Neurol Sci. 2003;215(1–2):21–5.

[16] Iwasaki M, Nakasato N, et al. Endfolium sclerosis in temporal lobe epilepsy diagnosed preoperatively by 3-tesla magnetic resonance imaging. J Neurosurg. 2009;110(6):1124–6.

[17] Jackson GD, Kuzniecky RI, et al. Hippocampal sclerosis without detectable hippocampal atrophy. Neurology. 1994;44(1):42–6.

[18] Knake S, Triantafyllou C, et al. 3T phased array MRIimproves the presurgical evaluation in focal epilepsies: a prospective study. Neurology. 2005;65(7):1026–31.

[19] Meiners LC, van Gils A, et al. Temporal lobe epilepsy: the various MR appearances of histologically proven mesial temporal sclerosis. AJNR Am J Neuroradiol. 1994;15(8):1547–55.

[20] Morimoto K, Fahnestock M, et al. Kindling and status epilepticus models of epilepsy: rewiring the brain. Prog Neurobiol. 2004;73(1):1–60.

[21] Mueller SG, Laxer KD, et al. Spectroscopic metabolic abnormalities in mTLE with and without MRI evidence for mesial temporal sclerosis using hippocampal short-TE MRSI. Epilepsia. 2003;44(7):977–80.

[22] Mueller SG, Laxer KD, et al. Voxel-based T2 relaxation rate measurements in temporal lobe epilepsy (TLE) with and without mesial temporal sclerosis. Epilepsia. 2007;48(2):220–8.

[23] O'Brien TJ, Kilpatrick C, et al. Temporal lobe epilepsy caused by mesial temporal sclerosis and temporal neocortical lesions. A clinical and electroencephalographic study of 46 pathologically proven cases. Brain. 1996;119(Pt 6):2133–41.

[24] Scheffer IE, Berkovic S, et al. ILAE classification of the epilepsies: position paper of the ILAE Commission for Classification and Terminology. Epilepsia. 2017;58(4):512–21.

[25] Taillibert S, Oppenheim C, et al. Yield of fluid-attenuated inversion recovery in drug-resistant focal epilepsy with noninformative conventional magnetic resonance imaging. Eur Neurol. 1999;41(2):64–72.

[26] Toledano R, Jimenez-Huete A, et al. Small temporal pole encephalocele: a hidden cause of "normal" MRI temporal lobe epilepsy. Epilepsia. 2016;57(5):841–51.

[27] Tsai MH, Vaughan DN, et al. Hippocampal malrotation is an anatomic variant and has no clinical significance in MRI-negative temporal lobe epilepsy. Epilepsia. 2016;57(10):1719–28.

[28] Von Oertzen J, Urbach H, et al. Standard magnetic resonance imaging is inadequate for patients with refractory focal epilepsy. J Neurol Neurosurg Psychiatry. 2002;73(6):643–7.

[29] Wellmer J, Quesada CM, et al. Proposal for a magnetic resonance imaging protocol for the detection of epileptogenic lesions at early outpatient stages. Epilepsia. 2013;54(11):1977–87.

[30] Woermann FG, Barker GJ, et al. Regional changes in hippocampal T2 relaxation and volume: a quantitative magnetic resonance imaging study of hippocampal sclerosis. J Neurol Neurosurg Psychiatry. 1998;65(5):656–64.

拓展阅读

[1] Cendes F. Neuroimaging in investigation of patients with epilepsy. Continuum (Minneap Minn). 2013;19 (3 Epilepsy):623–42.

[2] Duncan JS. Imaging in the surgical treatment of epilepsy. Nat Rev Neurol. 2010;6(10):537–50.

[3] Gillmann C, Coras R, Rossler K, Doerfler A, Uder M, Blumcke I, et al. Ultra-high field MRI of human hippocampi: morphological and multiparametric differentiation of hippocampal sclerosis subtypes. PLoS One. 2018;13(4):e0196008.

[4] Malmgren K, Thom M. Hippocampal sclerosis – origins and imaging. Epilepsia. 2012;53(Suppl 4):19–33.

[5] Muhlhofer W, Tan YL, Mueller SG, Knowlton R. MRI-negative temporal lobe epilepsy-what do we know? Epilepsia. 2017;58(5):727–42.

[6] Sidhu MK, Duncan JS, Sander JW. Neuroimaging in epilepsy. Curr Opin Neurol. 2018;31(4):371–8.

[7] Urbach H, Mast H, Egger K, Mader I. Presurgical MR Imaging in Epilepsy. Clin Neuroradiol. 2015;25 (Suppl 2):151–5.

[8] Van Paesschen W. Qualitative and quantitative imaging of the hippocampus in mesial temporal lobe epilepsy with hippocampal sclerosis. Neuroimaging Clin N Am. 2004;14(3):373–400, vii.

第 34 章　新皮质癫痫的神经影像学评价

Neuroimaging Evaluation in Neocortical Epilepsies

Nadia Colombo　Nuria Bargalló　D. Redaelli　著

苏晓芹　刘若婷　祁　丽　译　　李建瑞　张志强　校

摘　要

新皮质癫痫是一种慢性疾病，其特征为始于大脑任何脑叶皮质的局灶性或全身性癫痫发作。在本章中，将讨论一些最常见的致痫病变，包括皮质发育畸形，如局灶性皮质发育不良、多小脑回、灰质异位、半侧巨脑症，以及血管性和创伤性损伤后可发展为脑卒中后癫痫或创伤后癫痫的获得性病变。一些其他病变，如结节性硬化症的皮质结节和海绵状血管瘤，可能与新皮质癫痫有关，在本书其他章中介绍。临床神经影像学在确定诊断和选择手术患者方面起着关键作用。新皮质癫痫的影像学技术基础是脑 MRI。对于耐药的局灶性癫痫患者，MRI 检查是必需的，目的是检测可疑的相关解剖病变，并确定其位置、范围和与有关脑区的关系。

遇到非常细微的病变，尤其是微小的 FCD，需要一种癫痫特有检查方案来识别。了解电 - 临床表现是制订正确的 MRI 检查方案，以及使用正确的序列的关键。MRI 扫描应该覆盖整个大脑，包括三个平面上的不同加权序列。应由有经验者进行图像解读，尤其要关注被怀疑为致痫区的大脑区域。对于非病灶性 MRI 患者，在所有辅助检查，包括核医学和侵袭性电生理检查，如立体定向脑电图完成后，重新评估 MRI 可能有助于回顾性寻找细微的结构性病变。

关键词

新皮质癫痫；皮质发育畸形；局灶性皮质发育不良；脑卒中后癫痫；创伤后癫痫

缩略语

^{18}F-FDG PET	18-Fluoro-2-deoxyglucose positron emission tomography	^{18}F 脱氧葡萄糖正电子发射断层扫描
DRFE	drug-resistant focal epilepsy	耐药性癫痫
EZ	epileptogenic zone	致痫灶定位
FCD	focal cortical dysplasia	局灶性皮质发育不良
HME	hemimegalencephaly	半侧巨脑症
HTP	heterotopia	灰质异位

MCD	malformations of cortical development	皮质发育畸形
PMG	polymicrogyria	多小脑回
PSE	post-stroke epilepsy	脑卒中后癫痫
PSS	post-stroke seizures	脑卒中后癫痫发作
PTE	post-traumatic epilepsy	创伤后癫痫
PTS	post-traumatic seizures	创伤后癫痫发作
SISCOM	subtracted ictal SPECT co-registered to MRI	发作期 SPECT 减影与核磁共振融合成像术

一、皮质发育畸形

（一）一般定义

皮质发育畸形（MCD）是由于皮质发育的主要过程被破坏而导致的一系列疾病。Barkovich 基于影像学、基因测试和分子生物学的分类系统识别三类 MCD，包括：①异常的神经元和胶质细胞增殖；②神经元迁移；③异常的迁移后发育。

（二）流行病学

MCD 是 DRFE 手术标本中第三常见的组织病理学类型，仅次于海马硬化症和肿瘤。在最近发表的一项来自 12 个欧洲国家的多中心研究中，在 20% 的成人样本和大约 40% 的儿童手术切除样本中发现了 MCD。

（三）临床特征

MCD 是儿童和年轻人难治性癫痫的常见原因。局灶性或全身性癫痫发作在不同程度上与特定的组织学亚型和 MCD 的定位 / 范围有关。某些 MCD 可出现神经缺陷、发育迟缓和各种认知功能损害。

二、影像策略（适用于所有癫痫患者）

（一）MRI

为了及时准确地显示 MCD 的亚型，须使用癫痫特异性 MRI 方案（表 34-1）。常规的协议是磁场强度至少为 1.5T 或 3T 的多序列 MRI。多项研究表明，3T MRI 提高了信噪比，提高了图像对比度和分辨率，有助于更好地检测和表征 MCD，特别

表 34-1 癫痫的标准化 MRI 检查方案

必选序列

- 轴位 T_2WI（TSE），5mm（1.5T），3mm（3T）
- 三平面≤ 3mm 或 3D FLAIR，具有各向同性的 1mm 体素
- 冠状位 T_2WI（TSE），≤ 3mm
- 冠状位 T_1WI（TSE），≤ 3mm
- 轴位 DWI，5mm
- 3D 梯度回波 T_1 加权（SPGR、FFE、TFE、TFLASH、MP-RAGE）、1mm 连续切片、各向同性 1mm 体素或非各向同性体素（0.5mm×0.5mm×1mm），取决于机器厂商，并有额外的多平面和表面重建（如自由曲面）
- 磁敏感加权成像和（或）GRE T_2^* 加权（梯度回波、快速场回波）检测钙化或出血

可选序列

- 增强 T_1WI（当怀疑血脑屏障受损的非 MCD 病灶）

注意，序列参数应该在每个磁体上进行调整和优化。每次更新磁体时都需要重新设置脉冲序列

是微小的 FCD。7T MRI 目前在一些机构开始使用，它提供了更高的信噪比。一般认为，对于顽固性癫痫患者，在 1.5T MRI 上的阴性或不明确表现应考虑使用高场强成像。

癫痫患者使用的基线方案需要 35～40min。

三平面 2D T_2WI FLAIR 或 3D T_2WI FLAIR（含或不含脂肪饱和）由于其高对比度分辨率，对于 FCD（图 34-1）的检测和表征特别有帮助。同样，3D 梯度回波 T_1 加权序列（SPGR、FFE、TFE、TFLASH、MP-RAGE）由于其出色的灰质 / 白质区分能力被用于诊断；它们可以重新格式化、重新定向和以不同角度重新切片，以精确定位在其他序列上可见的病变。

磁敏感加权成像和（或）T_2^*WI（梯度回波、快速场回波）有助于检测钙化或出血。

此外，3D T_1WI 对于外科手术是至关重要的，因为它是后处理多平面和基于皮质表面重建的起点，由 Freesurfer 等软件包计算。除非怀疑有肿瘤，否则常规不会行 T_1WI 增强。

颞叶癫痫为斜轴和斜冠状序列，即平行和垂直于海马长轴的序列，颞外癫痫为平行和垂直于双连线的序列。

了解电 – 临床表现是准确进行 MRI 检查的关键，将注意力集中在怀疑为 EZ 的脑区，并使用适当的序列角度。

儿童的影像策略应考虑到灰质 / 白质信号比值在髓鞘形成过程中是动态变化的，以及在髓鞘形成之前灰质（GM）和白质（WM）之间的对比度最大。在 6 月龄前，T_2WI 能够显示发育不良的皮质，与无髓白质的生理性高信号相比，其信号呈低信号（图 34-2）。因此，如果癫痫在 6 月龄前开始发作，应该尽快进行 MRI 检查；在髓鞘形成期间，MRI

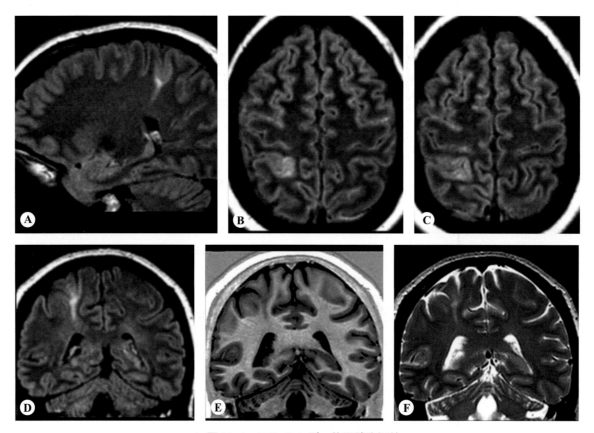

▲ 图 34-1　**FCD Ⅱ b 型，位于脑沟深处**

矢状位、轴位、冠状位 T_2WI FLAIR（A 至 D），冠状位 IR T_1WI（E），冠状位 TSE T_2WI（F）。右侧中央后沟底部可见皮质增厚。由于方向不同，仅在矢状位（A）和冠状位（D 至 F）可见 "跨地幔征"，T_2WI FLAIR（A 和 D）和 TSE T_2WI（F）上皮质下白质信号增高，T_1WI（E）呈漏斗状，向脑室走行。灰质 / 白质交界处在 T_2WI FLAIR 和 T_2WI（A、B、C、D 和 F）上清晰，在 T_1WI（E）上模糊

通常不能显示，在大多数情况下，应该在髓鞘形成结束时（大约 30 月龄）复查。在癫痫性脑病和明确的电 – 临床结果允许定义致痫区的情况下，即使 MRI 阴性患者，也没有理由因为等待髓鞘成熟和复查 MRI 而推迟手术。

先进的基于表面和纹理的分析，搜索信号和形态异常，可以产生纹理和形态测量图，专门帮助检测 MRI 阴性的 FCD。

扩散加权成像有助于发现癫痫发作急性期的一过性异常，其特征为扩散受限的细胞毒性水肿，通常在几天后恢复正常。这些暂时性改变可能表现为不均匀分布，它们的起源是功能性的，应予以识别，以便与结构性病变作出正确的鉴别诊断。

（二）CT

通常是以癫痫为首发症状的成人患者的首选筛查方式，但对 FCD 的诊断没有价值。

（三）辅助技术

^{18}F-FDG PET 和单光子发射计算机断层扫描可以显示与 EZ 定位相适应的代谢异常区域。

（四）治疗

如果 EZ 定义明确，手术治疗是一种选择（见第 27 章）。

三、不同亚型的 MCD

1. 局灶性皮质发育不良（Ⅰ型、Ⅱa～Ⅱb型、Ⅲ型）。

2. 多小脑回。

3. 灰质异位。

4. 半侧巨脑症 – 单侧巨脑。

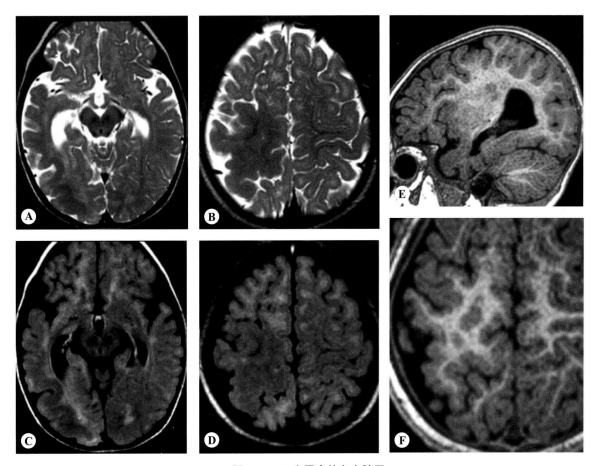

▲ 图 34-2 **1 岁男童的多小脑回**

轴位 2D TSE T$_2$WI（A 和 B），轴位 2D FLAIR T$_2$WI（C 和 D），3D FFE T$_1$W 序列的矢状位和轴位图像（E 和 F）。右侧额顶枕叶畸形皮质增厚，与生理性无髓白质（A 至 D）高信号相比，T$_2$WI 低信号可清晰显示。在 3D 图像（E 和 F）上，多小脑回的所有 MR 特征更好地定义为皮质表面不规则、凹凸不平和灰 / 白质交界细小不规则

四、局灶性皮质发育不良（Ⅰ型、Ⅱ型、Ⅲ型）

（一）一般定义

局灶性皮质发育不良（FCD）是一种特殊的皮质发育畸形，包括三种组织学亚型（Ⅰ型、Ⅱ型、Ⅲ型），由神经元和胶质细胞的成熟、分化和皮质分层异常所致。

（二）流行病学 / 人口学

FCD 各亚型均为外科标本中最常见的皮质畸形，占 70.6%。

然而，从手术系列中获得的发病率是有偏倚的，因为它仅仅代表潜在 FCD 诊断的一部分。在接受癫痫手术的 MRI 阴性患者的 30%~50% 的组织病理学样本中已证实了它们的存在。

（三）临床特征

DRFE 具有不同的症状和发作频率。癫痫发作的电 - 临床方面将 FCD Ⅱ型与 FCD Ⅰ型和其他 MCD 区分开来。

（四）病理特征

国际抗癫痫联盟分类系统识别的三种组织学亚型，包括以放射状和（或）切向皮质层异常（Ⅰa~c）为特征的孤立 FCD Ⅰ型，皮质运动障碍与异常细胞学相关的 FCD Ⅱ型，如无气囊细胞的大型变形神经元（Ⅱa 型）和伴有 BC（Ⅱb 型）的 FCD Ⅱ型，以及Ⅲ型 FCD，其中皮质发生层裂（类似于分离的 FCD Ⅰ型）并伴有其他病变，如海马硬化、神经胶质瘤、血管畸形和早期获得的病变（Ⅲa~d 型）（图 34-3）。

五、FCD Ⅰ型

（一）一般定义

FCD Ⅰ型是一种畸形，可能是由于迁移后皮质发育异常所致。它们可以是"孤立的"（单纯）（FCD Ⅰa~c 型），也可以与其他主要病变"相关"（FCD Ⅲa~d 型）。FCD Ⅲ型（本章未介绍）仍在研究中，被认为是获得性病变，其病因与相关的主要病变有关。

（二）流行病学

"孤立的"FCD Ⅰ型很少见，在最近报道的外科系列中占总人口的 2.8%，占所有 FCD 亚型的 16.6%。

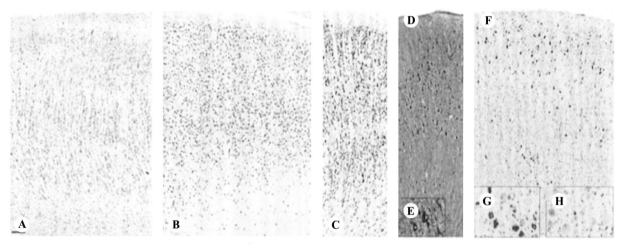

▲ 图 34-3 显微照片显示了不同类型的局灶性皮质发育不良

A 和 B. 亚硫氨酸染色显示皮质的微柱状组织，而没有任何层状组织，如 FCD Ⅰa 型典型（A），用 NeuN 抗体（选择性标记神经元）进行免疫组织化学染色（B）。在这种情况下，显示出 FCD Ⅰb 型，即皮质的完全层状紊乱，除 Ⅰ 层外，其他皮质层均不可检测。C 和 D. 显示了使用 NeuN 和 SMI311 抗体进行免疫染色的 FCD Ⅱa 型（后者特异性地染色神经丝）。E. 这种不典型增生的特征是皮质的层状混乱，并存在通过皮质带的巨细胞和变形神经元。F. 显示了典型的 FCD Ⅱb 类型。G 和 H. 注意皮质分层的严重破坏及变形神经元（G）和球囊细胞（H）的存在。校准条：A、B、C、D 和 F. 200μm；E、G 和 H. 60μm（图片由 Prof. R. Spreafico, Fondazione IRCCS, Instituto Neurologico "C.Besta"，Milano 提供）

（三）临床表现

早发性癫痫发作频率高，7.4—9.6 岁开始。癫痫有不同的症状，包括婴儿痉挛、全身性强直阵挛发作和癫痫性脑病。FCD Ⅰ 型和 Ⅱ 型的耐药性相似。

（四）脑电模式

与 FCD Ⅱ 型不同，FCD Ⅰ 型与明确的电 – 临床表型无关。发作间期脑电图常因大而频繁的双侧发作区域或多灶性或全身性模式而产生误导。

（五）病理特征

以异常的径向和（或）切向皮质层（Ⅰa～c 型）为特征，没有异常细胞。

（六）MRI 特征和结构化报告

发育不良的病变可能表现为局部脑发育不良，白质体积缩小，在 T_2WI 上信号轻微增高，在 T_1WI 上信号降低（表 34-2）。未见皮质厚度的实际变化。GM/WM 结构模糊（图 34-4）。皮质旋转异常，没有大体信号改变，可能是发育不良的唯一迹象。未发现占位效应、钙化或对比增强。注意：这种细微的变化可能是非特异性的，诊断时需要与电 – 临床数据相关。除了 MRI 能够观察到的改变之外，几乎不可能描绘出病变的确切范围。病变位置主要为颞叶和颞枕，常为多叶（图 34-4）、亚半球或半球。

据报道，在不同手术系列中约 20%～33% 的病例 MRI 表现阴性。

基于表面分析的 MRI 后处理可能有助于评估脑沟回异常，这可能是发育不良的唯一征象。

（七）辅助技术

发作间期 ^{18}F-FDG PET 在 FCD Ⅰ 型中的价值和实际应用仍然存在争议，因为还没有足够多的系列文献显示低代谢区域和 MRI 特征之间的确切相关性。

（八）手术结果

手术疗效不佳，只有不到 50% 的患者癫痫发作消失。

六、FCD Ⅱ 型（Ⅱa 型和 Ⅱb 型）

（一）一般定义

FCD Ⅱ 型被归类为局灶性畸形，是神经元和胶质细胞的异常增殖引起。这与 Taylor 等（1971 年）的原始描述是一致的。因此，它也被称为 Taylor 病。

（二）流行病学 / 人口学

它是外科标本中最常见的 FCD 亚型，占 FCD 总数的 45.3%。据报道，在接受 DRFE 手术的儿童总人口中有 17.0%。

（三）临床表现

FCD Ⅱ 型是高度致痫的病变，常与早发性癫痫发作有关，发作年龄为 5.6—6.9 岁，并与睡眠相关。

（四）脑电模式

头皮 EEG 记录显示一种特殊的电信号模式（在其他 MCD 患者中没有观察到），其特征是在非 REM 睡眠期间增强的节律性或假性节律性棘波和多棘波（"刷状"），也与良好的局部性、短暂的低电压快速活动有关。在 FCD Ⅱb 型中，"刷状"的出现频率明显更高。立体脑电图记录显示了一种特殊的病灶内模式，包括缺乏生理背景活动，具有亚连续的节律性棘波和多棘波，通常频率为 1～3Hz，交替出现短时间的快速放电（"刷状"），并被电活动的抑制中断。

表 34-2　不同亚型 FCD 的不同 MRI 表现

	WM 信号：T_2WI 高，T_1WI 低	皮质增厚	GM/WM 模糊	逐渐变细（"跨地幔征"）	旋转异常	局灶性脑发育不良
FCD Ⅱb 型	明显	有	有	有（FCD Ⅱb 型标志）	有	无
FCD Ⅱa 型	中度	有	有	发生率较低	有	无
FCD Ⅰ 型	+/- 轻微	无	轻微	无	有	有

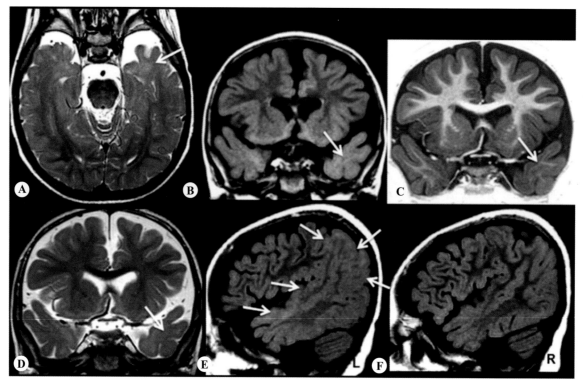

▲ 图 34-4　2 岁男童，左侧颞叶顶叶 FCD Ⅰ 型

左侧轴位 T_2WI（A），冠状位 T_2 FLAIR（B），冠状位 IR T_1WI（C），冠状位 T_2WI（D），矢状位 T_2 FLAIR（E 至 F）。患者髓鞘发育不完全，灰质 – 白质信号部分融合，这影响了对发育不良区域的准确定义。而与正常侧（A、B、D 和 F）相比，左侧颞顶叶皮质髓质交界处轻度模糊，白质 T_2WI 上信号略有增加（A、B、D 和 E. 白箭），有助于发现异常增生。左前颞叶发育不良亦可见（A 至 D. 白箭）

（五）病理特征

它们的特征是完全性皮质损伤，伴随大的变形神经元，没有球状细胞（Ⅱa 型）和有球状细胞（Ⅱb 型）。超微结构研究显示，FCD Ⅱb 型白质有髓鞘异常化过程，伴有严重的纤维丢失和异常细胞，这解释了 T_2WI 序列上高信号的原因。Ⅱa 型 FCD 的组织病理学改变较轻，反映了 MRI 改变不明显。推测 FCD Ⅱb 型白质异常是由于髓鞘形成过程和成熟过程的缺陷，并因球状细胞的存在而受损。

（六）病因学和病理生理学

到目前为止，在 FCD 中没有发现遗传损伤，证实这种不典型增生不代表结节性硬化症的体细胞镶嵌形式。然而，有证据表明 FCD Ⅱ 型中的球状细胞和变形神经元表达前体蛋白并且存在哺乳动物雷帕霉素靶蛋白通路的激活。有一种假说认为，外部或环境现象可以打击一些前体细胞，在皮质发育的非常早期阶段作用于细胞骨架框架，并导致异常细胞形成，同时由于 mTOR 激活而破坏正常的皮质发育。

（七）MRI 特征和结构化报告

局灶性皮质增厚，T_1WI 表现为灰白质交界处模糊，T_2WI 表现为不同程度的模糊或相当清晰（图 34-1、图 34-5、图 34-8 和图 34-9；表 34-2）。皮质下白质在 FLAIR/T_2WI 上呈高信号，在 T_1WI 上呈低信号，常呈放射状或漏斗状 T_2 高信号条带，向脑室走行，称为 "跨地幔征"（图 34-1、图 34-5、图 34-7 和图 34-9）。皮质旋转经常是异常的，表现为从蛛网膜下腔的局灶性增大到高度变形的皮质卷曲，伴有深沟（图 34-6），使用 3D T_1W 序列和表面重建（图 34-8）能更好地显示这个征象。与 Ⅱb 型相比，FCD Ⅱa 型没有明确的 MRI 特征，但 "跨地幔征" 在 FCD Ⅱb 型中更常见。FCD 可以为局灶性的，累及 "脑沟底部"（BOS）（图 34-1、

图 34-5、图 34-6 和图 34-9）、"脑回顶"（类似于皮质结节）（图 34-7）或更广泛，累及一个或多个脑叶（图 34-8）。其位置主要在颞叶外，多发于额叶（图 34-6 和图 34-7），少见为多叶发生（尤其是 FCD Ⅱa 型）（图 34-8）。FCD 的 MRI 表现与单个皮质结节非常相似，与肿瘤和皮质结节不同，它没有肿块占位效应、钙化或强化。

在不同的手术系列中，FCD Ⅱ 型的检出率为 70%～90%，Ⅱb 型的检出率（90%）高于 Ⅱa 型的检出率（50%）。

MR 后处理技术，如基于体素和基于表面的分析，可以增加病变的可见性，帮助识别 MRI 阴性的 FCD。基于表面的分析（包括 FreeSurfer）可以进行皮质厚度测量，有助于 FCD 的检测，并且能更好地评估旋转异常，并对发育不良精确定位（图 34-7 至图 34-9）。

（八）辅助技术

发作间期 ^{18}F-FDG PET 通常显示发育不良的皮质代谢减低（图 34-6 和图 34-9），对 MRI 阴性的病例可能有帮助，特别是在与 3D T$_1$WI 共同应用的情况下。

（九）治疗

应在确诊后及早考虑手术治疗，特别是对儿童，以避免终身服用抗癫痫药物，导致认知障碍等不良反应，以及癫痫发作随着时间的推移难以控制。异型增生的位置对手术的可行性和入路有很大影响，位于功能区附近的病变需要利用功能 MRI 和 DTI 纤维束成像进行详细的术前评估（见第 37 章）。

（十）手术结果

如果 EZ 完全切除，手术效果良好。91% 的 FCD Ⅱb 型患者没有癫痫发作（Engel Ⅰ 级），而 FCD Ⅱa 型患者的抽搐发生率为 68%。

七、多小脑回

（一）一般定义

多小脑回（PMG）是一种异质性皮质畸形，其特征是大量的小脑回融合在一起。这是由于早期神经母细胞增殖和迁移受损和晚期神经元迁移和迁移后发育的异常所致。

（二）流行病学

在符合癫痫手术条件的患者中，PMG 占组织病理学诊断的 1%。然而，在 MRI 系列中，有证据表明 PMG 更多见于癫痫患者，但由于缺乏手术而没有组织学证实。

（三）临床表现

PMG 与多种临床症状有关，包括癫痫（78%～87% 的病例）、智力残疾、运动障碍和语言障碍，这取决于所涉及的大脑部位。癫痫发作的年龄范围在 4—6 岁。特殊的电 - 临床综合征与特定的区域性 PMG 相关，如双侧穿隆、双侧额叶和额顶叶，以及双侧矢状面顶叶和枕叶。PMG 可见于代谢紊乱或几种综合征。

（四）脑电模式

头皮脑电图不是病因学的。即使在半球畸形中，也可以辨认出焦点模式。它经常与睡眠中癫痫性电持续状态（electrical epileptic status during sleep，ESES）有关。SEEG 记录显示 PMG 具有不同的致痫性，能够产生高频发作间期棘波和发作性放电。并不是所有的畸形都与癫痫发作的起因有关。

（五）病理特征

大体神经病理显示许多小脑回紧密堆积在一起，由脑沟隔开，犹如增厚的皮质。皮质表面和灰白质结合部均呈不规则块状。显微镜下，皮质异常薄，不分层或分为四层，小脑回在第一分子层融合，软脑膜跨越多个脑回。

（六）病因学和病理生理学

PMG 的起源是异质性的，包括先天性感染（特别是巨细胞病毒）、局限性或弥漫性宫内缺血性损伤，或各种基因突变。一些影响微管作用的突变可能会促使 PMG 的发生，但不是其发病原因（*TUBB2B*、*TUBA$_1$A* 和 *TUBB3* 突变）。有证据表明，软膜形成障碍或其正常信号功能的丧失通过对发育中的皮质的抑制会导致 PMG 发生。

（七）MRI 特征和结构化报告

由多个 / 小脑回构成的皮质在 2D 图像上显示为

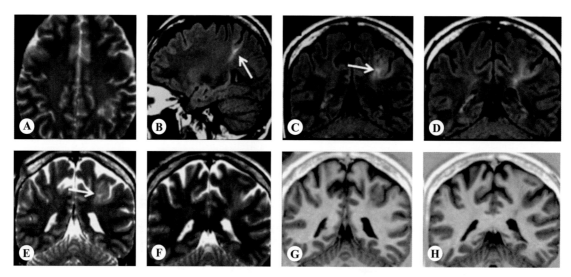

▲ 图 34-5　FCD Ⅱb 型位于脑沟深处

轴位 TSE T₂WI(A)，矢状位 T₂ FLAIR(B)，冠状位 T₂ FLAIR(C 和 D)，冠状位 T₂WI(E 和 F)，冠状位 IR T₁WI(G 和 H)。左侧中央后沟深部可见皮质增厚，灰质/白质交界处不同程度模糊或清晰(B、C 和 E，白箭)。矢状位和冠状位 T₂ FLAIR(B 至 D) 和冠状位 T₂WI (E 和 F) 均能很好地显示 "跨地幔征"。发育不良的皮质的异常旋转也是值得注意的

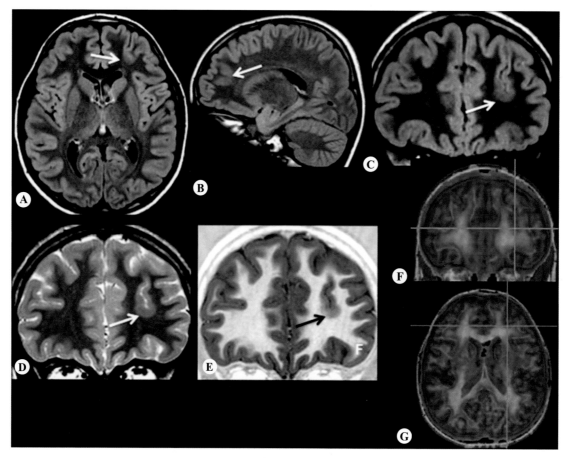

▲ 图 34-6　脑沟深处的 FCD Ⅱb 型

轴位、矢状位、冠状位 FLAIR T₂WI (A 至 C)，冠状位 TSE T₂WI (D)，冠状位 IR T₁WI (E)，¹⁸F-FDG PET MRI 联合配准图像(F 和 G)。左侧额区有一异常深沟，沟底部皮质局灶性增厚，皮质 – 髓质边界模糊，代表发育不良组织(A 至 E，箭)。没有看到漏斗状的 "跨地幔征"。¹⁸F-FDG PET 扫描显示脑沟（ F 和 G ）深部相同区域的局灶性低代谢

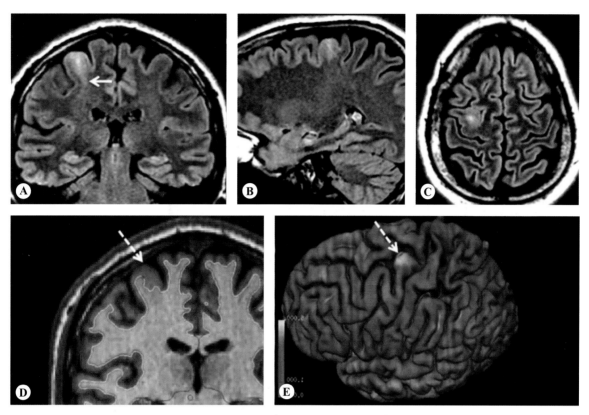

▲ 图 34-7　脑回冠上的 FCD Ⅱb 型

冠状位、矢状位、轴位 FLAIR T₂WI（A 至 C）、Free Surfer 皮质厚度标测和基于软膜表面的重建（D 和 E）。皮质局灶性增厚累及右侧中央前回顶部，皮质下白质高信号，灰质 / 白质交界处（A 至 C）模糊。在冠状位图像上几乎看不到"跨地幔征"（A，白箭）。Freesurfer 皮质厚度图（D 和 E）证实了发育不良皮质的局灶性增厚（最大厚度为黄色，以显著条为基础），投影在基于软膜表面的重建图像上（D 和 E，白虚箭）

皮质增厚，类似于"肥脑回"。3D T₁WI 或 3mm IR 序列更好地显示皮质的微回结构，在软脑膜和灰白质交界处两侧均有不规则的表面，隆起 – 凹凸不平的外观（图 34-10 和图 34-11）。畸形的皮质可以沿颅骨凸面分布，或者沿着脑裂折叠分布，形态各异（图 34-11A 至 D）。在完全有髓鞘的患者中，白质没有 T₂ 信号改变，甚至没有任何灰白质"模糊"，与 FCD 相反。蛛网膜下腔扩大，覆盖在多小脑回的区域，包含扩张的发育不良的软脑膜静脉（图 34-11）。半球 PMG 可见半球发育不良（图 34-11E 至 H）。PMG 可与其他脑异常有关，包括胼胝体发育不全、小脑发育不良、脑裂畸形（图 34-11A 至 D）、结节状灰质异位和小管病变中的基底节区变形。范围可以是局灶性、多灶性或弥漫性，单侧或双侧对称或不对称分布。最常见的部位是双侧穹窿（图 34-10），双侧额区和额顶区，以及双侧矢状面

旁顶枕区。

（八）辅助技术

与正常皮质相比，¹⁸F-FDG PET 通常显示 PMG 的代谢正常或轻度高代谢（图 34-10 和图 34-11）。高代谢被认为是由于 PMG 过多的脑回所致。

（九）外科治疗和结果

最佳的手术策略仍未确定。既往接受手术治疗的 EZ 患者预后良好。

八、异位

（一）一般定义

异位是指由于脑室周围生发区（germinal zone，GZ）迁移受阻 / 中断，在异常位置出现结构紊乱的正常神经元所造成的皮质畸形。主要有三种类型：脑室周围结节（PNH），皮质下结节或板层（"双皮

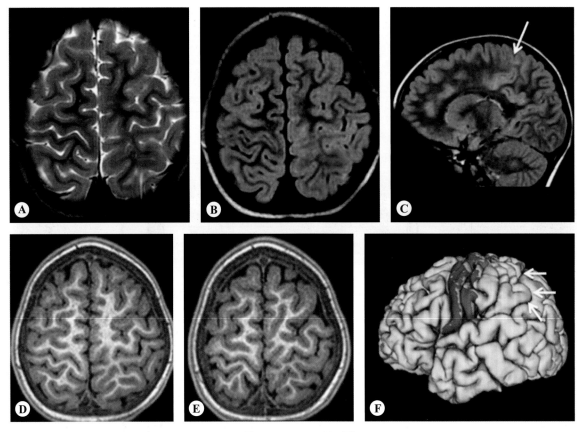

▲ 图 34-8　FCD Ⅱa 型

4 岁男童的轴位 TSE T$_2$WI（A），轴位和矢状位 T$_2$ FLAIR（B 和 C），3D T$_1$W 序列的两幅连续轴位图像（D 和 E），基于自由曲面的软脑膜表面重建（F）。左侧可见广泛性额顶叶发育不良，表现为累及内侧和背外侧皮质的旋转异常并增厚，与下方白质界面模糊，T$_2$WI 上与对侧相比信号略有增加。由于信号改变（A 和 B）和旋转异常（D 和 E），发育不良在轴位图像上显示较好，矢状面上几乎看不到（C，白箭）。标记中央前回（紫色）和中央后回（红色）的游离软脑膜表面重建显示异常旋转，主要位于顶叶，侧裂的后支继续向上延伸，形成一条异常的垂直走行的沟（F，白箭）。顶内沟和缘上回无法辨认

质"），以及软脑膜灰质异位（HTP）（影像学无法发现）。

（二）流行病学

异位占不同影像和手术系列 MCD 的 15%～20%。在接受癫痫手术的患者中，占组织病理学诊断的＜ 1%。

（三）临床表现

儿科患者的 PNH 通常与其他脑畸形、智力低下和严重的癫痫病程有关。在成人中，PNH 通常在第二个十年开始引起局灶性癫痫发作。皮质下带状 HTP（SBH）可能与难治性多灶性或全身性癫痫发作有关，突变基因携带者也可以是无症状的。

（四）脑电模式

发作期和发作期头皮脑电图模式与 PNH 的位置有关。SEEG 监测显示 PNH-SBH 和上皮质之间有相互联系：癫痫记录在 PNH、SBH 和（或）上皮质，以不同的方式从一个结构传播到另一个结构。

（五）病理特征

灰质局灶性团块或灰质带，由正常但杂乱无章的神经元形成。

（六）病因学和病理生理学

经典的双侧 PNH 通常是遗传性的，发生于女性，FLNA 基因通常与 Xq28 有关。SBH 的后部表达主要是由于 17p13.3 上的 Lis1 缺失，前部表达主

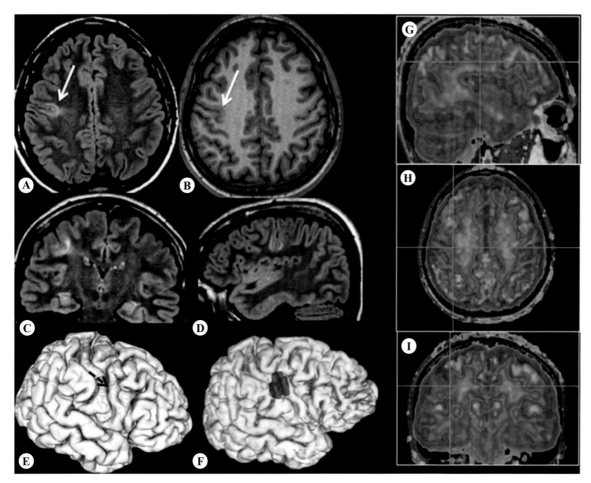

▲ 图 34-9　中央沟深处的 FCD Ⅱb 型

轴位 T$_2$ FLAIR（A），轴位 3D FFE T$_1$WI（B），冠状面和矢状面 T$_2$ FLAIR（C 和 D）自由软膜表面重建（E 和 F），
^{18}F-FDG PET MRI 联合配准图像（G 至 I）。在轴位图像上，即使在 3D T$_1$W 序列上，也很难准确确定位异常增生（A 和 B，
白箭）相对于中央沟的位置。中央前回（浅蓝色）和中央后回（浅红色）分离和标记的游离表面重建识别中央沟（E，
黑虚箭）。通过手动配准在轴位 FLAIR 序列上可见的病变边缘而获得的病变用红色表示（F），并且准确地定位在中央沟
深处。^{18}F-FDG PET 扫描显示发育不良的皮质局灶性低代谢（G 至 I，交叉线）

要是由于 Xq22.3-q23 上的 DCX 的缺失。获得性形式罕见，为毒素 / 感染干扰了神经元的迁移和皮质定位所致。

（七）MRI 特征和结构化报告

所有类型的灰质异位都可用 3D T$_1$W 或 3mm IR 序列更好地显示，其信号强度与正常皮质相似。

室管膜下灰质异位表现为大小不一的结节压迫脑室。通常其信号强度与正常皮质相似，少数情况下，在 FLAIR 和 T$_2$ 加权像上也呈稍高信号。结节在 T$_2$ 加权像上呈放射状高信号带，与上方皮质相连（图 34-12）；巨大的 PNH 可以与上方的皮质融合，皮质通常变薄并出现多脑回（图 34-13A 至 C）。

在巨大而复杂的形式中，同侧大脑半球可缩小，脑室扩大。PNH 可以发生在单侧或双侧，单发或多发，可以是连续的，特别是在侧脑室三角区和颞角附近。

SNHTP 是皮质下白质内的小块灰质（图 34-13D 至 F），可能是偶然发现的。

SBH 表现为完整或不完整的皮质下灰质带，由一薄层正常白质与初级皮质隔开。发育的后 – 前梯度是最常见的（图 34-14）。

（八）辅助检查技术

在 ^{18}F-FDG 正电子发射断层扫描中，与正常皮质相比，PNH 可能没有葡萄糖摄取或葡萄糖摄取减

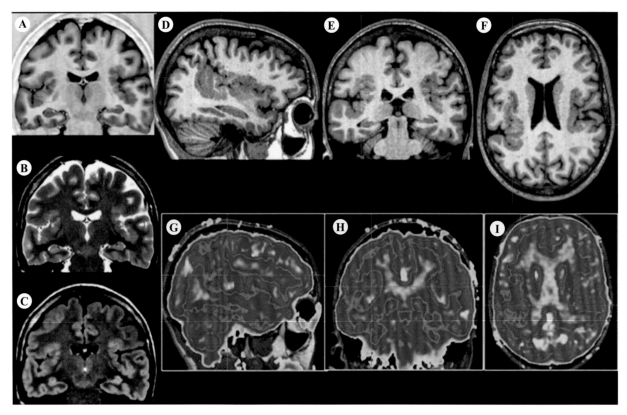

▲ 图 34-10 双侧裂周多小脑回

冠状位 IR T₁WI（A），冠状位 TSE T₂WI（B），冠状位 FLAIR T₂WI（C），3D FFE T₁WI 多平面重建（D 至 F），^{18}F-FDG PET 扫描（G 至 I）。可见围绕扩大的侧裂周围的皮质旋转异常和不规则。皮质是由多个小脑回合在一起形成的，在 3D 图像（D 至 F）上更容易识别，在灰白质界面（A、D 至 F）显示出凹凸不平的外观。^{18}F-FDG PET 扫描显示多小脑回皮质（G 至 I）内高代谢

少（图 34-12）。据报道，SBH 的葡萄糖摄取量与正常皮质相似或高于正常皮质。

（九）手术治疗

如果 SEEG 在结节和（或）可切除的上皮质内描绘出清晰边界，PNH 有良好的手术效果。立体定向热 / 激光消融可用于治疗 PNH 和 SNHTP。SBH 是无法手术治疗的。

九、半侧巨脑症或单侧巨脑症

（一）一般定义

半侧巨脑症是由于神经元和胶质细胞异常增殖或凋亡减少而导致的皮质畸形。

（二）流行病学

该病很罕见，占儿童癫痫病例的 0.2%，占外科病例的 0.6%。没有性别差异。

（三）临床表现

超过 90% 的患者存在严重的难治性癫痫，通常始于出生后的第 1 年。癫痫发作可以是部分性的，也可以以强直性表现或婴儿痉挛为特征，脑电图表现为 Ohtahara 或 West 综合征。出生时常出现大头畸形，无颅内压升高、发育迟缓、对侧偏瘫和偏盲的表现。

（四）脑电图模式

脑电图的特征是畸形半球的抑制性暴发和（或）半高节律性，逐渐扩散到对侧半球。双侧脑电图异常常见。

（五）病理

大体病理显示一个半球部分或完全错构样过度生长。皮质受多小脑回、巨脑回、无脑回影响，与正常皮质混合。显微镜下可见不同程度的皮质发育

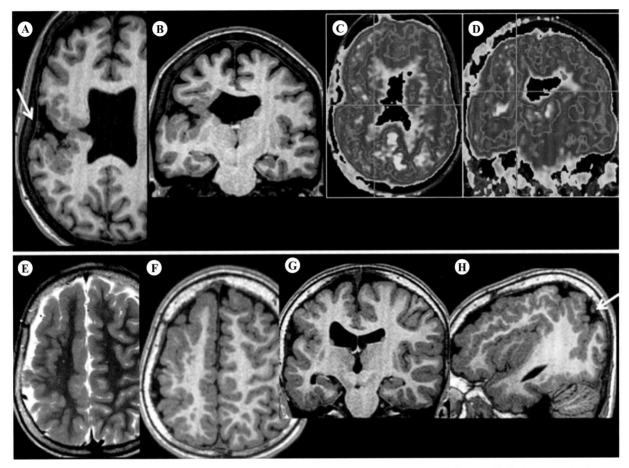

▲ 图 34-11　多小脑回边缘"闭合唇"脑裂畸形（A 至 D）。3D FFE T₁WI 轴位和冠状位重建（A 和 B）。¹⁸F-FDG PET 扫描（C 和 D）。MRI 显示不规则的皮质，多小脑回排列在脑脊液充盈的裂隙内，向右侧脑室延伸。侧脑室壁尖是脑裂畸形的一个重要特征。¹⁸F-FDG PET 扫描显示多小脑回皮质（C 和 D）内高代谢。右侧半球多小脑回（E 至 H）。轴位 TSE T₂WI（E），3D FFE T₁WI（F、G 和 H）多平面重建。PMG 的特点是皮质表面不规则凹凸不平，灰白质结节呈块状，累及整个右半球，白质信号无变化。右脑发育不良伴有蛛网膜下腔和同侧脑室弥漫性增大

不良，巨大神经元、气球细胞和肥大 / 非典型细胞散在白质中。在皮质和白质内可见营养不良钙化。白质中还存在囊性变、髓鞘形成障碍和胶质增生。

（六）病因学

孤立的形式是隐源性的。HME 与身体偏肥大有关，在不同程度上，因出现像表皮痣、静脉畸形骨肥大、多发性骨纤维发育不良、非隆起性皮肤褐色素沉着和性早熟、Proteus 综合征、伊藤单侧黑变病、1 型神经纤维瘤病和结节性硬化症等综合征而被发现。

（七）MRI 特征和结构化报告

• 主要发现是部分或整个大脑半球增大。

• 患侧脑室扩张，经常显示额角形状异常（直的、尖的）。在枕部巨脑的情况下，大脑镰后部向对侧移位（图 34-15）。

• 皮质显示厚度增加的区域，有不同的异常脑回模式，如多小脑回、无脑回、巨脑回。灰白质交界处经常模糊不清。

• 脑白质异常是持续存在的，与胶质增生和髓鞘形成障碍有关，并随时间变化。在生命的第 1 年，"加速"髓鞘形成导致白质在 T₁WI 像上呈高信号、T₂WI 像上呈低信号。在年龄较大的儿童和成人中，白质经常在不同的加权序列上包含交替的低和高信号带，类似于带状异位（图 34-15）伴有任何类型的结节性异位。

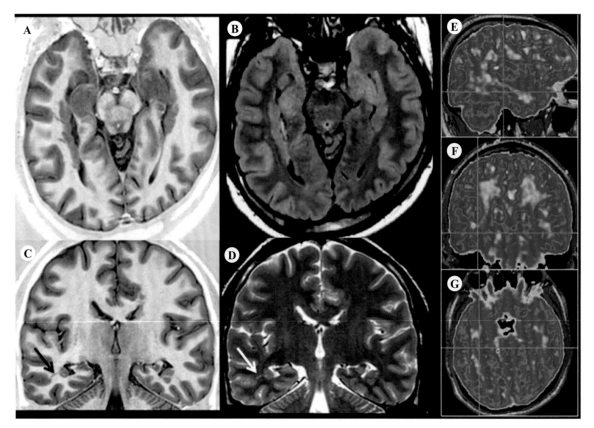

▲ 图 34-12　双侧脑室周围结节性异位

轴位 IR T_1WI（A），轴位 T_2WI FLAIR（B），冠状位 IR T_1WI（C），冠状位 TSE T_2WI（D），^{18}F-FDG PET MRI（E 至 G）。沿颞角显示多结节脑室周围异位。异位结节在所有脉冲序列中具有相同的灰质信号强度，并通过放射带与上皮质相连（C 和 D，箭）。^{18}F-FDG 正电子发射断层显像显示异位结节的中等摄取，低于正常皮质（E 至 G）

- 在 GRE T_2^* 加权像或 SWI 上可以很好地显示营养不良钙化。
- 发育不良皮质内的发育性静脉异常可以在 SWI 和 T_1WI 增强上看到。

HME 是半球形或叶状的，主要累及枕叶。对侧半球比年龄匹配的正常受试者小。

DTI 追踪成像有助于显示半球内和半球间的异常纤维束连接及多余和增粗的纤维束（图 34–15）。

（八）辅助检查技术

^{18}F-FDG 正电子发射断层扫描显示 50% 的患者患侧大脑半球代谢低下。发作期 SPECT 显示畸形部位葡萄糖摄取的减少或增加。

（九）手术治疗

半球手术（半球切除术、功能性半球切开术或分离术）是孤立 HME 的首选治疗方法。小于 60% 的病例可控制癫痫发作。对侧大脑半球异常可能是手术和认知效果不佳的原因。

十、获得性致痫性病变

有一些病理情况下，如脑血管疾病、脑外伤或感染，可能会导致癫痫发生。获得性致痫性损害一词于 2013 年由 ILAE 工作组修订，定义为能够产生自发性癫痫发作的组织的发育和延伸，导致癫痫性疾病，并在疾病确定后可能进展。致痫过程分为三个步骤：激发事件、静默期和自发性的反复发作。这种类型的损伤通常涉及皮质。虽然在某些情况下，患者在脑损伤的急性期会出现癫痫发作，但在大多数情况下，癫痫发作会在几个月或几年后出现。

在下文中，将分别描述脑卒中和脑外伤引起的新皮质癫痫。

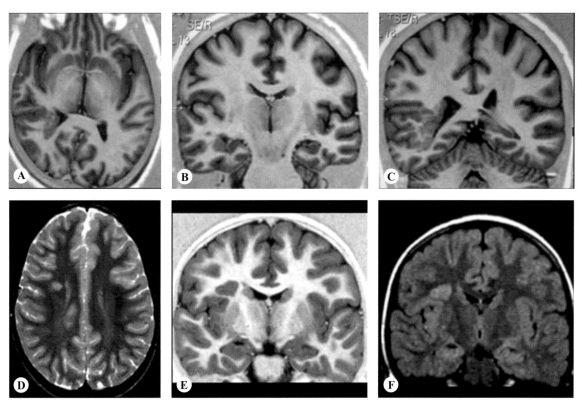

▲ 图 34-13　**A 至 C.** 单侧脑室周围结节性异位轴位和冠状位 **IR T₁WI（A 至 C）**。右侧脑室三角区和颞角可见灰质异位结节，"跨地幔征"延伸与覆盖皮质融合，显示了发育不良的多脑回和旋转异常。**D 至 F.** 皮质下结节性异位。一个 **5 岁男孩，2 岁**开始患有右额叶癫痫。轴位 **TSE T₂WI（D）**，冠状位 **IR T₁WI（E）**，冠状位 **T₂WI FLAIR（F）**。单个异位结节出现在右额叶皮质下白质中，所有序列均与灰质等信号。上面的皮质显示正常

十一、脑卒中后癫痫

（一）一般定义

脑卒中后癫痫（post-stroke epilepsy，PSE）定义为脑血管事件后癫痫的出现，尤其是缺血性或出血性脑卒中后。中年患者癫痫最常见的原因之一是脑梗死。新生儿也容易出现脑血管事件（围产期脑卒中）和随后的癫痫。

在癫痫病房里，在围生期有脑梗死病史的年轻患者并不少见，他们在潜伏期后出现癫痫，在许多情况下用抗癫痫药物难以控制。

区分脑卒中后癫痫发作（poststroke seizures，PSS）和脑卒中后癫痫非常重要。缺血性脑卒中后癫痫发作定义为单次或多次惊厥发作，与可逆或不可逆的脑缺血损伤有关，不论脑卒中后发病时间如何，如果癫痫发作发生在前 2 周内，被称为"脑卒中后早发性癫痫发作"，在前 24h 内有一个高峰。如果癫痫发作在脑卒中发作 2 周之后，被定义为"脑

卒中后迟发性癫痫发作"，在 6～12 个月内有一个峰值，与较高的癫痫复发率有很大关系。

脑卒中后早发或迟发性癫痫发作的存在促进了 PSE 的发展，其定义为"确诊为癫痫的脑卒中后反复发作"。

需要注意的是，无论是儿童还是成人，都存在与脑梗死相关的危险因素，这些因素增加了发生 PSE 的可能性。它们包括缺血性脑卒中的严重程度、皮质位置、梗死范围、患者年龄、脑卒中急性发作期间是否出现癫痫发作及是否存在出血。

（二）流行病学 / 人口学

在成年患者中，PSE 病的长期累积风险为 2%～15%，尽管存在增加风险的因素，特别是出血性皮质梗死和涉及所有大脑前动脉和大脑中动脉区域的脑卒中。

围产期脑卒中后 PSE 的发病率差异很大，为 17%～56%，这取决于选择标准和随访时间。一项

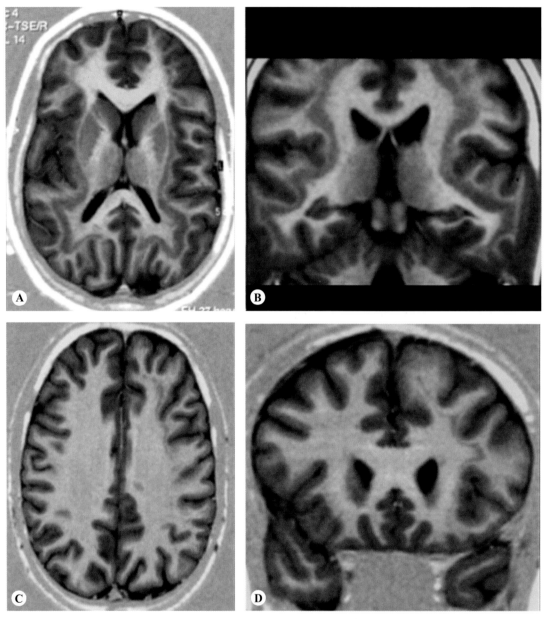

▲ 图 34-14　20 岁女性双侧皮质（A 和 B）癫痫发作起源于左侧颞枕区。其轴位和冠状位 IR T$_1$WI（A 和 B）显示，灰质信号均匀的条带被一层外观正常的白质与初级皮质隔开。后部较粗，前部较薄。上皮质厚度正常，沟稍浅。30 岁男性，左额叶癫痫患者，不完全带状异位（C 和 D）。轴位和冠状位 IR T$_1$WI 显示，在左侧额叶，有一条细带样的异位神经元，通过正常白质与皮质分离；上面的皮质显示正常

儿科人群研究表明，脑卒中后活动性癫痫的累积风险在 5 年时为 13%，10 年为 30%，这也取决于受影响血管区域的范围和位置。

（三）病理特征

脑卒中后，梗死的脑组织可能涉及的不同病理改变，包括脑软化（即脑组织软化），出血，胶质增生，星形胶质细胞增生在影像上表现为瘢痕，以及

充满脑脊液的空腔，主要源于妊娠早期的脑损伤。

（四）病理生理

在缺血性脑卒中的急性期，有几个因素可以导致癫痫发作。细胞膜的破裂和 Ca^{2+}、Na$^+$ 进入神经元会改变细胞极化，此外与细胞缺氧有关的变化。

在脑卒中后，损伤脑组织内出血产生的瘢痕或含铁血黄素沉积的存在可能促进癫痫的发生，并可

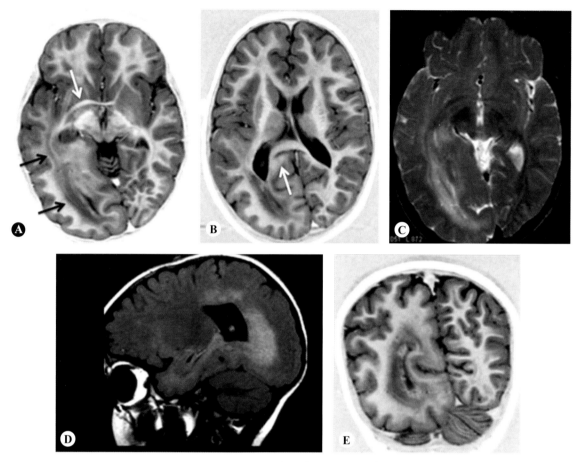

▲ 图 34-15　3 岁男孩，右半巨脑症

两个不同的水平的轴位 IR T₁WI（A 和 B），轴位 TSE T₂WI（C），矢状位 T₂WI FLAIR（D），冠状位 IR T₁WI（E）。右侧大脑半球增大，皮质增厚，脑回变少、变宽，脑沟变浅，主要位于颞顶和枕叶区域。由于胶质增生和皮质下异位（A，黑箭），在颞顶枕白质中可见异常的高/低信号交替带。右侧前联合和胼胝体肥大（A 和 B，白箭）。大脑镰后部向对侧移位（A、B、C 和 E）

能解释原发性癫痫持续状态的出现和 PSE 的发展。

如果缺血事件发生在围产期，皮质畸形可以在梗死组织附近的皮质中逐渐发展，其特征是皮质发育不良而没有细胞结构异常（FCD Ⅲd 型），可能导致癫痫发生。

（五）临床表现

在成人中，最常观察到的发作类型是部分简单或复杂的癫痫发作，通常为运动型发作、继发性发作，甚至表现为癫痫持续状态。

在新生儿中，脑卒中通常在临床上首次出现，表现为健康的婴儿出现局灶性癫痫发作。随后，儿童可能会变得无症状或有不同程度的偏瘫，取决于脑卒中发生的部位。经过一段时间的潜伏期后，这些患者可能会出现迟发性癫痫发作，这种发作可以是孤立的，也可以反复出现和定型，因此被归类为 PSE。

这些患者中最常见的危险类型是伴有运动发作的新皮质局灶性癫痫发作，因为运动皮质经常受损（大脑前动脉和大脑中动脉供血区域）。癫痫发作通常传播迅速，并可能变成全身性。

患有 PSE 症的儿童也有更高的相关认知延迟的风险。

（六）脑电图模式

在脑电图上，最常见的发现是梗死的半球侧活动缓慢。已知的几种脑电图模式：弥漫性减速，间歇性节律性或活动，或周期性偏侧癫痫放电。

（七）神经影像学特征和结构化报告

特别要强调的是，在对药物治疗无反应的 PTE 患者中，癫痫的特定 MRI 方案是必需的。CT 扫描通常用于脑卒中急性期，但仅 CT 扫描不足以评估这些患者。

CT 和 MRI 扫描很容易发现梗死组织中的脑软化灶。表现为密度或信号等于脑脊液的囊性或多囊性病变。囊性病灶可以很大，涉及了前循环供血区，经常影响额叶和岛叶区域，以左半球最常见（图 34–16）。

有时，在更严重和更长时间缺氧的新生儿中，可以在分水岭区域观察到损伤，特别是双侧顶枕区或额颞叶区。在急性期，分水岭病变仅在 DWI 表现为扩散受限。随着损伤的发展，皮质变薄，白质减少，邻近侧脑室扩张。

如果缺血事件发生在年龄较大的儿童和成人，脑软化灶常被胶质增生包围或两者混合，T_2WI 和 FLAIR 序列上呈高信号。

即使在 MRI 上，FCD Ⅲ b 型也很难从缺血组织中识别和区分出来。

SWI 序列有助于检测已知导致癫痫发生的含铁血黄素沉积。

如果患者有多个病灶，进行功能性神经影像学研究（如单光子发射计算机断层扫描或与 MRI 共配准的减影单光子发射计算机断层扫描）非常重要，这将有助于识别具体哪个病灶是致痫性病灶，或描绘邻近脑软化腔的癫痫发作区域（图 34–16）。^{18}F-FDG PET 提供了与梗死相关的低灌注区的信息，有助于制订手术计划。

（八）治疗

中年 PSE 患者通常对抗癫痫药物反应良好，单独治疗可控制约 88% 的癫痫发作。

对于儿童，应考虑手术选择，以避免认知障碍和长期癫痫控制不佳等不良反应。在许多情况下，根据梗死范围，功能性半球切除术或半球切开术可能是唯一的手段。当残留的梗死灶小且定位良好时，外科手术可将部分叶切除时，需要考虑功能区。

十二、创伤后癫痫

（一）一般定义

创伤后癫痫（PTE）是指创伤后反复发作和无诱因的癫痫发作。如果发作发生在创伤后的第 1 周，被定义为早发性创伤后癫痫发作（PTS）。它们被认为是由创伤性脑损伤引起的。

当创伤 1 周后出现癫痫发作时，被认为是迟发性癫痫发作。

早发性 PTS 的存在并不一定表明患者会发展为 PTE；然而，它们的存在增加了迟发性 PTS 和 PTE

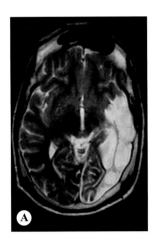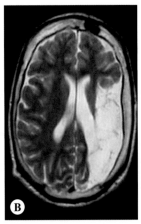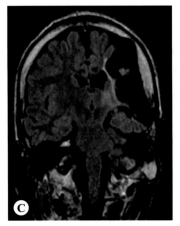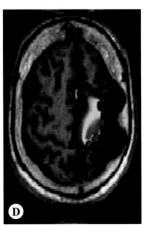

▲ 图 34–16　16 岁男孩在围产期血管损伤后患有癫痫和右偏瘫。图像显示左侧大脑中动脉供血区域的大型多囊性脑软化症。在 T_2WI 上，由于胶质增生、邻近皮质脊髓束的华勒变性和大脑脚的萎缩，白质呈高信号。左颅穹窿增厚。SISCOM 图像显示发作性高灌注区，表明邻近腔室的癫痫发作位置

A 和 B. 轴位 T_2WI；C. 冠状位 FLAIR；D. SISCOM

的风险。

与脑卒中后癫痫相似，脑外伤与迟发性 PTS 和 PTE 之间存在潜伏期。

创伤性脑损伤后的癫痫发作的独立风险因素主要与创伤的严重程度有关，如急性脑内血肿、急性硬膜下血肿、脑挫伤、穿透性脑损伤、颅骨凹陷性骨折和最初 24h 内的昏迷，还有重复性外伤引起的 PTE。创伤的严重程度和早发性癫痫持续时间与癫痫的耐药性有关。

（二）流行病学 / 人口学

TBI 是 15—24 岁人群中症状性癫痫的最常见原因。10%～25% 的中度至重度外伤患者会出现癫痫。在 TBI 之后的前 3 年中，PTE 的累积发病率约为 9%。TBI 之后的第 1 年，50% 的患者首次出现 PTE；第 2 年，80% 的患者首次出现 PTE。

（三）病理生理

挫伤和颅内血肿是局灶性损伤，会在皮质或皮质下区域产生瘢痕，继而导致炎症、神经胶质增生，异常的神经发生，产生异常的神经退行性变。谷氨酸的过量摄入和积累被认为是兴奋毒性的原因。然而，脑外伤后发生的确切病理生理学致痫过程仍不清楚。

（四）临床表现

根据脑损伤的位置，患者可以在脑损伤后的第 1 周会出现不同的表现。癫痫发作可以是部分性的、局灶性继发性全身性的或全身性发作。

颞叶病变是 PTE 最常见的受累部位，典型的颞叶癫痫较为常见。癫痫发作的特点是有一个自主的、精神的或嗅觉和味觉幻觉的先兆，伴随着意识的改变。少数患者会发展成继发性全面发作。如果累及额叶，继发性全面发作更常见。

（五）脑电图模式

已知的几种脑电图模式：弥漫性慢活动、间歇性节律性活动或周期性偏侧颞叶或额叶癫痫放电。

（六）神经影像学特征和结构化报告

早发性 PTS 后，神经影像学检查是必需的。CT 用于检测脑出血、挫伤和血肿，最常见的部位为颞叶和额叶。MRI 通常不用于早发性 PTS，但很容易检测出皮质可能致痫性病变（挫伤和出血）。

对于迟发性 PTS 和 PTE，MRI 是首选的检查方法。使用癫痫专用的 SWI 序列来检测小的皮质或皮质下陈旧性出血。高分辨率的结构序列（如 3D MP-RAGE 或 3D FLAIR）有助于检测与脑损伤相关的小皮质病变（图 34-17）。

在脑实质内检测创伤后损伤是很常见的，并且很难确定其中哪一个是致痫病灶。发作期 SPECT 或 SISCOM，连同癫痫发作的症状和脑电图模式，将提供哪些病灶是致痫病灶。

（七）治疗

没有临床证据表明在中度或重度 TBI 后使用抗癫痫药物可以预防 PTE。值得注意的是，在 PTE 患者中，一部分患者存在耐药性。在这些情况下，可选择手术切除。然而，必须强调的是，由于难以定位致痫灶或存在多处致痫灶，治疗难度很大。因此，通常需要进行有创性检查确定应切除的致痫区。当不用切除时，可采用姑息疗法如神经调节方法。

十三、临床病例和报告模板

（一）新皮质癫痫 MRI 报告检查表

1. MRI 癫痫相关表现
- 皮质信号改变（局灶性或弥漫性）。
- 白质信号改变（皮质下或深部 / 室周，局灶或弥漫）。
- 皮质厚度异常（增加或减少、局灶性或弥漫性）。
- 灰质 / 白质界面模糊。
- 脑回异常（局灶性或弥漫性）。
- 皮质 – 皮质下萎缩（局灶性、弥漫性或半球性）。
- 局部脑区域、叶或整个大脑半球的肥大。
- 存在钙化。
- 存在出血。
- 病变数量：单个或多个。
- 病灶分布：单叶 / 多叶 / 半球，指出涉及的一个或多个叶。
- 病变部位：皮质、皮质旁、皮质下、脑室周围、脑回顶部和脑沟深处。

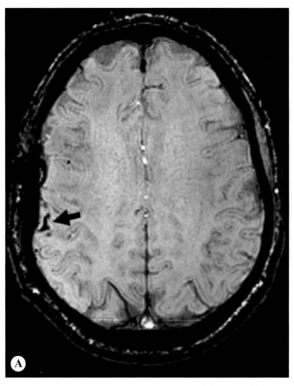 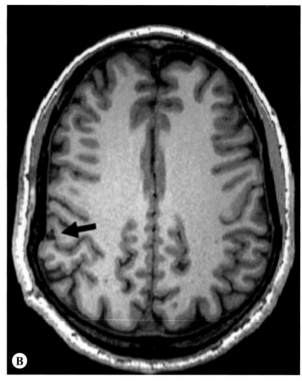

▲ 图 34-17　有发生 PTE 的脑外伤病史的患者

A. SWI 显示右侧中央区（黑箭）有皮质和皮质下含铁血黄素沉积；B. T₁WI 显示了局灶性皮质萎缩和右侧顶骨的小而陈旧的凹陷性骨折（黑箭）

- 确定结构性损伤是否与电 – 临床数据定义的致痫区一致。
- 确定是否有任何偶然或意外的发现与电 – 临床数据不符。
- 确定 MRI 检查是否未显示。

2. 警示

由于 T_2WI/FLAIR 序列上的信号增加，短暂癫痫发作诱导的细胞毒性水肿在发作后阶段可以类似结构性损害。警告：细胞毒性水肿通过扩散受限（低 ADC）来识别。

患者 < 3 岁，未完全髓鞘化，可能显示皮质下髓鞘形成的终末区的信号异常（在额叶和颞叶），类似于结构性病变。

占位效应、病灶周围水肿和增强强化不利于大脑皮质发育不良的诊断。

（二）病例报告 1

1. 病史

17 岁男性，6 岁起出现耐药性部分性癫痫。神经检查正常。

癫痫发作的症状：右肘屈曲的强直姿势，头转，嘴向右偏。

视频脑电图发现：左额中央区的发作性 θ 波。

2. 临床诊断

癫痫是左额内侧区域的结构性病变，被怀疑为致痫区。

3. MRI 检查目的

发现可疑的结构性病变，评估预后、术前计划和手术结果。

4. 成像技术

MRI：用 1.5TMRI 扫描仪，覆盖全脑。序列包括三个平面：5mm 轴位 TSE T_2WI；3mm 冠状位 TSE T_2WI，3mm 冠状位 TSE IR T_1WI，3mm TSE FLAIR T_2WI；三维容积 TSE FLAIR T_2WI 包括各向同性 1mm 和 5mm 轴位 DWI、5mm GRE T_2^*WI 和 SWI、3D GRE T_1WI（1mm 连续层面）。没有注射钆对比剂。

5. 影像学表现

MRI 以下异常影像征象均未见显示，尤其在可疑的癫痫灶区域（图34-18A至C）。

- 皮质和皮质下白质的局灶性信号改变。
- 皮质厚度异常（增加或减少、局灶性或弥漫性）。
- 灰质/白质界面模糊。
- 脑回异常（局灶性或弥漫性）。
- 皮质-皮质下萎缩（局灶性、弥漫性或半球性）。
- 大脑的局灶性、叶性或半球肥大。
- 钙化。
- 出血。

MRI未发现其他偶然或意外的表现。

6. 辅助成像技术

通过PET CT获得的 ^{18}F-FDG正电子发射断层扫描显示在左前正中区域示踪剂的局部摄取减少（图34-18D，箭）。

7. 评论

该患者适合手术。由于MRI结果不明确和依赖PET的不确定性，进行基于立体脑电图的侵入性评估，确定应切除的致痫灶区域。致痫灶位置在手术切除的左额矢状窦旁区域（图34-18E至G）。组织学诊断为FCD Ⅱa型。手术结果：5年临床随访为Engel Ⅰa级。

（三）病例报告2

1. 病史

13岁女孩，8岁起出现耐药性局灶性癫痫。神经检查正常。没有皮肤表现。

癫痫发作的症状：头部屈曲偏右，左臂强直性伸展，右臂屈曲僵硬伴双腿伸展。

视频脑电图发现：在虚弱和睡眠状态下，右额中央区和额顶区出现慢波和棘波。

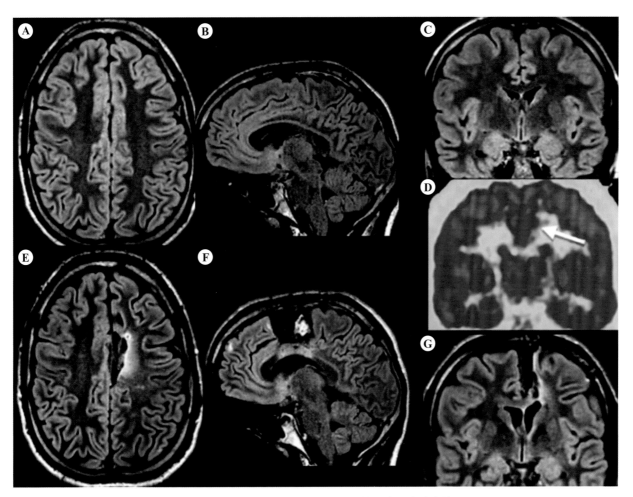

▲ 图34-18　MRI阴性患者，怀疑左额中区有致痫灶
在随访（A至C）和手术后（E至G）的三个不同切面的TSE FLAIR T$_2$WI图像，以及 ^{18}F-FDG PET（D）

2. 临床诊断

癫痫与右额叶中央区的结构性病变有关，被怀疑为致痫区。

3. MRI 检查目的

识别和确定疑似结构性病变，检测结果会影响预后、术前计划和手术结果。

4. 成像技术

MRI：用 1.5TMRI 扫描仪，覆盖全脑。序列包括三个平面：5mm 轴位 TSE T_2WI；3mm 冠状位 TSE T_2WI，3mm 冠状位 TSE IR T_1WI，3mm TSE FLAIR T_2WI；三维容积 TSE FLAIR T_2WI 包括各向同性 1mm 和 5mm 轴位 DWI、5mm GRE T_2^*WI 和 SWI、3D GRE T_1WI（1mm 连续层面）。钆对比剂注射前后 3D GRE T_1WI（1mm 连续扫描）。

5. 对比剂和剂量

单次注射大环钆剂（0.1mmol/kg）。

6. 辅助成像技术

单体素质子磁共振波谱：PRESS 技术（TR/TE 2000/144ms）。

7. 影像学表现

单发病灶位于右侧额颞叶区。病变的特征是皮质增厚（图 34-19A、D、E 和 F）。皮质下白质内存在信号改变，T_1WI 呈低信号（图 34-19C 和 F，白箭），T_2WI 和 FLAIR 呈高信号（图 34-19A、B、D 和 E，箭）。

灰质白质交界处在轴位和矢状位上分界模糊（图 34-19A、D、E 和 F，箭），在冠状 TSE T_2WI 和 IR 图像上清晰（图 34-19B 和 C，箭）。

脑白质信号向皮质径向延伸，较薄且不完整，在冠状图像上可识别，类似"穿通征"（图 34-19B，虚箭）。大脑皮质显示 T_2 信号增加少于白质（图 34-19A、B、D 和 E）。病灶对比增强无强化（图 34-19F）。

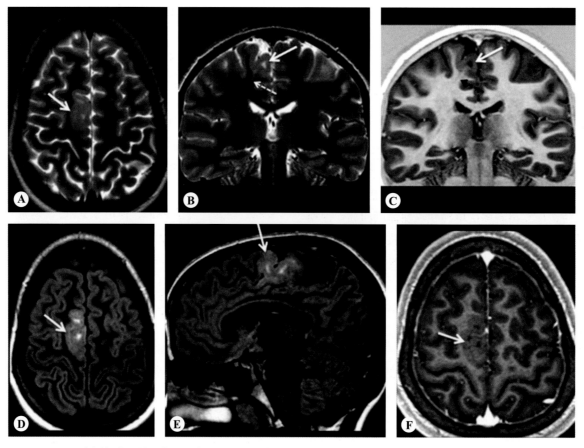

▲ 图 34-19　病例报告 2 的影像图，包括轴位和冠状位 TSE T_2WI 图像（A 和 B），TSE IR T_1WI 图像（C），轴位和矢状位断层扫描 T_2WI 图像（D 和 E），钆注射后轴向 3D GRE T_1WI 图像

病灶内没有钙化和出血，周围也没有水肿。

病变无占位效应：虽然在轴位图像上，局部脑沟看起来平滑，但在冠状图像上，它们被局灶性放大。

没有与电 – 临床数据不符的任何偶然或意外的发现。

与正常侧相比，磁共振波谱显示病变内 Cho/Cr 相对增加，而 NAA/Cr 减少（图 34-20）。

8. 解释

该病变与 FCD Ⅱ 型、低度恶性胶质瘤、胶质神经元肿瘤和单一皮质肿块相鉴别。注意：除肿瘤和钙化的皮质结节外，未发现占位效应、强化或病变内钙化。尽管缺乏明确的"穿通征"，这是 FCD Ⅱ 型的标志，但该病变符合 FCD Ⅱ 型诊断的所有其他标准。MRI 波谱上 NAA 峰的丢失和 Cho 峰的增加是 FCD Ⅱ 型和神经胶质瘤的共同特征；然而，FCD 的 NAA 峰下降不太明显，就像本例一样，所有的 MRI 的影像特征符合 FCD Ⅱ 型的诊断。

9. 评论

由于电 – 临床发现与常规 MRI 上病灶位置一致，在计划手术时不需要立体脑电图侵入性检查。患者接受了手术切除，组织学检查证实了 FCD Ⅱ b 型的诊断。手术结果：2 年临床随访 Engel Ⅰ a 级。

（四）病例报告 3

1. 病史

一个 9 岁男孩，无个人或家庭史。癫痫发作始于 2 月龄时，伴有痉挛，经类固醇治疗后完全治愈。8 岁时，反复出现多次单纯性热性惊厥和局灶性癫痫发作，其特征是恐惧，随后意识丧失，上肢阵发性抽搐和遗尿。尽管使用不同的抗癫痫药物，但每日仍多次发作。

视频脑电图发现：左前额区的发作间期和发作间期棘波。

2. 临床诊断

癫痫与左额叶区域的结构性病变有关，被怀疑为癫痫发生区。

3. MRI 检查目的

识别和确定疑似结构性病变的类型，根据检查结果影响预后、术前计划和手术结果。

4. 成像技术

MRI：用 1.5TMRI 扫描仪，覆盖全脑。序列包括三个平面：5mm 轴位 TSE T_2WI；3mm 冠状位 TSE T_2WI，3mm 冠状位 TSE IR T_1WI，3mm TSE FLAIR T_2WI；三维容积 TSE FLAIR T_2WI 包括各向同性 1mm 和 5mm 轴位 DWI、5mm GRE T_2^*WI 和 SWI、3D GRE T_1WI（1mm 连续层面）。没有注射钆对比剂。

5. 辅助成像技术

正电子发射断层扫描获得的 ^{18}F-FDG 正电子发射断层扫描。

6. 影像学表现

在左额叶，可以看到皮质沿着内侧和外侧异常旋转（图 34-21A 至 D）。皮质轻度增厚；灰白质分界不清晰，主要是由于皮质下白质的轻度信号改变，在 TSE T_2W2/FLAIR T_2W2 图像上信号增加（图 34-21C 至 E），在 T_1W 图像上显示信号减低（图 34-21A 和 B）。未见漏斗状"穿通征"，未见左额叶萎缩或发育不全。

^{18}F-FDG 正电子发射断层扫描显示左前额叶低代谢，与磁共振成像结果相关（图 34-22，箭）。

7. 解释

MRI 表现提示广泛性皮质发育不良在非 Ⅱ 型局灶性皮质发育不良和多小脑回的鉴别诊断中有重要意义。注意："穿通征"的缺失不利于 FCD Ⅱ 型的诊断。由于在 3D T_1WI 上，皮质 – 白质界面似乎呈块状，因此怀疑是 PMG，但由于 PMG 中通常不存在的皮质下白质信号改变，因此可以排除。此外，与正常皮质相比，[18]F-FDG PET 扫描通常显示等代谢或轻度高代谢，而 FCD 表现为低代谢。MRI 和 PET 表现与非 Ⅱ 型 FCD 的诊断一致。

8. 评论

影像学和电 – 临床数据之间的正相关性足以在没有侵入性检查的情况下规划手术。患者接受左额叶切除术（图 34-23 中，术后磁共振成像），组织学诊断为 FCD Ⅱa 型。手术结果：2 年临床随访 Engel Ⅰ a 级。

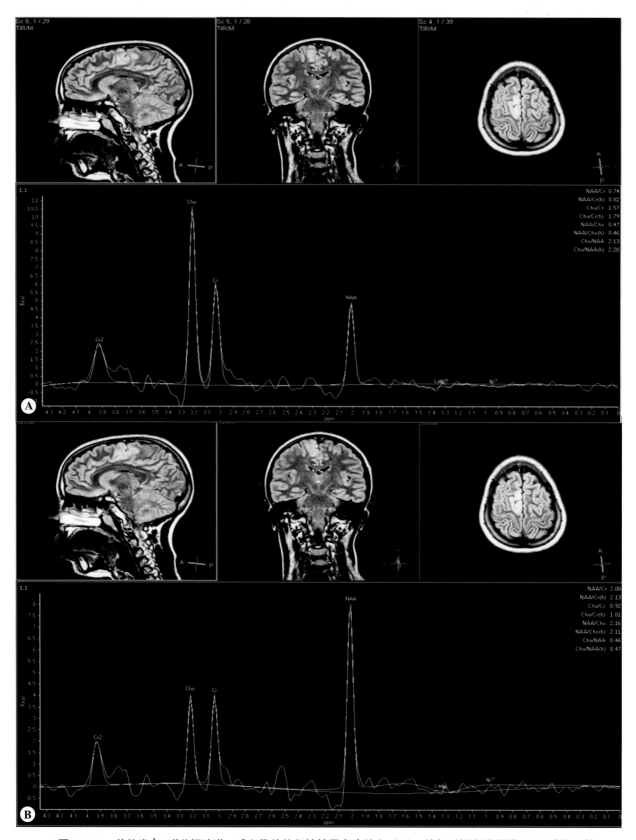

▲ 图 34-20　单体素 ¹H 磁共振波谱：感兴趣的体积被放置在病灶上（**A**），并与对侧大脑区域（**B**）进行比较

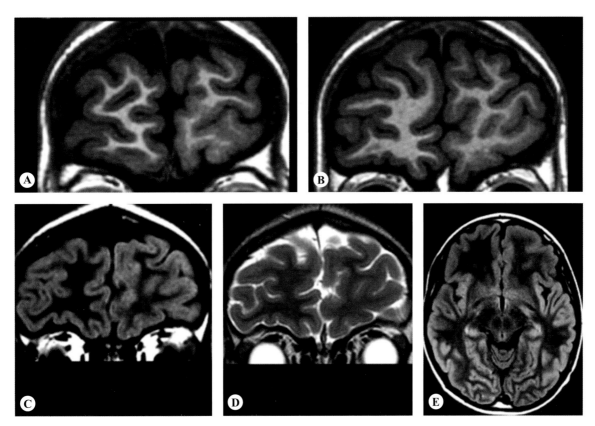

▲ 图 34-21 1.5T MRI 扫描：两个冠状位图像分别来自 3D T_1WI 序列（A 和 B），冠状位 T_2 FLAIR（C），冠状位 T_2WI（D），轴位 T_2 FLAIR（E）

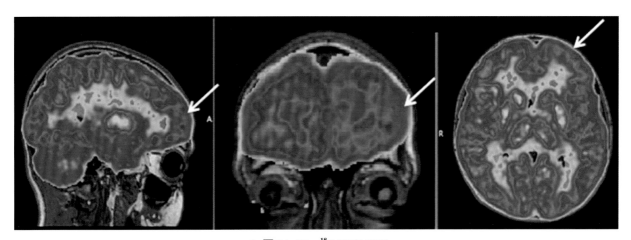

▲ 图 34-22 ^{18}F-FDG PET

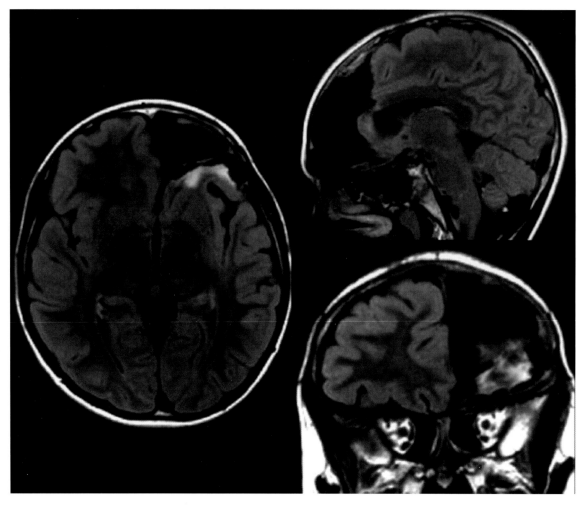

▲ 图 34-23　术后三个不同方位的 **T₂ FLAIR** 图像

参考文献

[1] Barkovich AJ, Guerrini R, Kuzniecky RI, et al. A developmental and genetic classifications for malformations of cortical development: update 2012. Brain. 2012;135:1348–69.

[2] Benbir G, Ince B, Bozluolcay M. The epidemiology of post-stroke epilepsy according to stroke subtypes. Acta Neurol Scand. 2006;114(1):8–12.

[3] Blümcke I, Thom M, Aronica E, et al. The clinicopathologic spectrum of focal cortical dysplasias: a consensus classification proposed by an ad hoc task force of the ILAE diagnostic methods commission. Epilepsia. 2011;52(1):158–74.

[4] Blümcke I, Spreafico R, Haaker G, et al. Histopathologic findings in brain tissue obtained during epilepsy surgery. N Engl J Med. 2017;377:1648–56.

[5] Colombo N, Tassi L, Deleo F, et al. Focal cortical dysplasia type IIa and type IIb: MRI aspects in 118 cases proven by histopathology. Neuroradiology. 2012;54(10):1065–77.

[6] Holthausen H, Pieper T, Coras R, et al. Isolated focal cortical dysplasias type Ia (FCD type Ia) as cause of severe focal epilepsies in children. Neuropediatrics. 2014;45(Suppl):51–5.

[7] Pitkänen A, Immonen R. Epilepsy related to traumatic brain injury. Neurotherapeutics. 2014;11(2):286–96.

[8] Rossini L, Villani F, Granata T, et al. FCD type II and mTOR pathway: evidence for different mechanisms involved in the pathogenesis of dysmorphic neurons. Epilepsy Res. 2017;129:146–56.

[9] Tassi L, Garbelli R, Colombo N, et al. Type I focal cortical dysplasia: surgical outcome is related to histopathology. Epileptic Disord. 2010;12:181–91.

[10] Tassi L, Garbelli R, Colombo N, et al. Electroclinical, MRI and surgical outcomes in 100 epileptic patients with type II FCD. Epileptic Disord. 2012;14(3):257–66.

[11] Taylor DC, Falconer MA, Bruton CJ, et al. Focal dysplasia of the cerebral cortex in epilepsy. J Neurol Neurosurg Psychiatry. 1971;34:369–87.

拓展阅读

[1] Barkovich AJ, Dobyns WB, Guerrini R. Malformations of cortical development and epilepsy. Cold Spring Harb Perspect Med. 2015;5(5):a022392.

[2] Bernasconi A, Bernasconi N, Bernhardt BC, et al. Advances in MRI for "cryptogenic" epilepsies. Nat Rev Neurol. 2011;7:99–108.

[3] Cianfoni A, Caulo M, Cerase A, et al. Seizure-induced brain lesions: a wide spectrum of variably reversible MRI abnormalities. Eur J Radiol. 2013;82(11):1964–72.

[4] Cossu M, Pelliccia V, Gozzo F, et al. Surgical treatment of polymicrogyria-related epilepsy. Epilepsia. 2016;57 (12):2001–10.

[5] Fischl B. FreeSurfer. NeuroImage. 2012;62(2):774–81.

[6] Mellerio C, Labeyrie MA, Chassoux F, et al. 3T MRI improves the detection of transmantle sign in type 2 focal cortical dysplasia.

Epilepsia. 2014;55(1):117–22.

[7] Pitkänen A, Roivainen R, Lukasiuk K. Development of epilepsy after ischaemic stroke. Lancet Neurol. 2016;15(2):185–97.

[8] Thesen T, Quinn BT, Carlson C, et al. Detection of epileptogenic cortical malformations with surface-based MRI morphometry. PLoS One. 2011;6(2):e16430.

[9] Veersema TJ, Ferrier CH, Van Eijsden P, et al. Seven tesla MRI improves detection of focal cortical dysplasia in patients with refractory focal epilepsy. Epilepsia Open. 2017;2(2):162–71.

[10] Wagner J, Weber B, Urbach H, et al. Morphometric MRI analysis improves detection of focal cortical dysplasia type II. Brain. 2011;134(Pt 10):2844–54.

第 35 章　长期癫痫相关肿瘤

Long-Term Epilepsy-Associated Tumors: Imaging Appearance

H. Urbach　著

刘若婷　孔令彦　祁　丽　译　　李建瑞　张志强　校

摘　要

长期癫痫相关肿瘤是耐药性癫痫的第二个常见原因，多发生于年轻人。组织学上胶质神经元肿瘤和胶质细胞肿瘤是有区别的。神经节细胞胶质瘤和胚胎发育不良神经上皮肿瘤占神经胶质肿瘤的绝大多数，多位于皮质或皮质及皮质下白质，其中神经节细胞胶质瘤最常见于颞叶内侧（"外侧裂周围"）。增强 MR 检查是最重要的检查方法。这两种肿瘤有典型的好发部位和影像学特征，临床神经影像学在将它们与神经胶质肿瘤鉴别方面起着重要作用。这种鉴别很重要，因为超过 70% 的由神经节细胞胶质瘤和胚胎发育不灵神经上皮肿瘤引起的耐药性癫痫患者在扩大病灶切除术后将无癫痫发作。较罕见的胶质神经元肿瘤是血管中心性胶质瘤和乳头状胶质神经元肿瘤。多形性黄色星形细胞瘤、同构星形细胞瘤和皮质室管膜瘤是比较罕见的癫痫相关胶质瘤亚型，而伴有神经毡样岛的胶质神经元肿瘤和大脑多结节和空泡状神经元肿瘤与癫痫的关系不太清楚。

关键词

癫痫；MRI；胶质神经元肿瘤；神经节细胞胶质瘤；胚胎发育不良神经上皮肿瘤；血管中心性胶质瘤；多形性黄色星形细胞瘤；乳头状胶质神经元肿瘤；多结节和空泡状神经元肿瘤

缩略语

ANET	angiocentric neuroepithelial tumor=angiocentric glioma	血管中心神经上皮肿瘤 = 血管中心神经胶质瘤
DNET	dysembryoplastic neuroepithelial tumors	胚胎发育不良神经上皮肿瘤
FCD	focal cortical dysplasia	局灶性皮质发育不良
LEAT	long-term epilepsy-associated tumor	长期癫痫相关肿瘤
MVNT	multinodular and vacuolating neuronal tumor	多结节和空泡状神经元肿瘤
PGNT	papillary glioneuronal tumor	乳头状胶质神经元肿瘤
PXA	pleomorphic xanthoastrocytoma	多形性黄色星形细胞瘤

一、病变名称

长期癫痫相关肿瘤。

二、病变定义

由于一些耐药性癫痫患者癫痫发作持续 2 年或以上，在临床和 MRI 上的表现不同于弥漫性胶质瘤，所以在 2003 年引入了长期癫痫相关肿瘤（long-term epilepsy-assodated tumor，LEAT）这一术语。尽管涉及大脑的任何级别的任何肿瘤类型都可能导致癫痫发作，但 LEAT 被认为是一个具有特点而可以在 MRI 上明确诊断的疾病。

三、基本流行病学 / 人口学

有 1/4 的长期耐药癫痫患者因颅内脑肿瘤而进行癫痫手术。主要有两类肿瘤，即长期癫痫相关肿瘤及弥漫性胶质瘤。临床和组织学上可区分这两类肿瘤。组织学上，大多数 LEAT 是由神经元和胶质成分组成的胶质神经元肿瘤，其中又以神经节细胞胶质瘤（约 10%）和胚胎发育不良神经上皮肿瘤（约 6%）居多，它们是成人癫痫手术第二常见病因和儿童癫痫手术的第三常见病因。弥漫性胶质瘤包括 IDH1/2 突变的星形细胞瘤（WHO Ⅱ级）、1p-19q 共缺失的少突胶质细胞瘤（WHO Ⅱ级，5 年生存率为 50%～65%）及少数间变性肿瘤（WHO Ⅲ级，中位生存期为 2～3 年）。第二组的组织学是由弥漫性胶质瘤组成，即 IDH1/2 突变、WHO Ⅱ级的星形细胞瘤，WHO Ⅱ级、5 年生存率为 50%～65% 的少突胶质细胞瘤，以及 WHO Ⅲ级、中位生存期为 2～3 年的少数间变性病例。其他一些纯神经元肿瘤（大脑的多结节和空泡状神经元肿瘤）、混合神经元肿瘤（伴有神经毡样岛的胶质神经元肿瘤）或纯神经胶质肿瘤（毛细胞星形细胞瘤、多形性黄色星形细胞瘤、皮质室管膜瘤）不完全符合这一分类。

四、病理生理学

胶质神经元肿瘤多发生于皮质，易引起局灶性和继发性全身强直阵挛性癫痫发作。用抗癫痫药物控制癫痫发作通常是不足的。

五、临床表现和影像适应证

每个癫痫患者都应该做 MRI 检查。然而，如何及何时进行影像学检查，除了取决于扫描仪的可用扫描方案之外，还取决于癫痫发作的可疑原因。在有急性癫痫发作症状的患者中，必须快速识别潜在的疾病并进行充分的治疗，有时在这些患者中用平扫 CT 检查来排除其他意外疾病就足够了。对于不明原因的癫痫，以及因临床病史、年龄和尤其是脑电图异常而疑似遗传性癫痫的患者，需要进行"常规"磁共振成像以排除潜在的意外病变。对于反复发作、可疑局灶性癫痫发作的患者，应选择癫痫专用 MRI 扫描序列进行成像。

六、成像技术和推荐方案

表 35-1 列出了局灶性癫痫患者专用的 MRI 扫描方案。使用该方案可以清楚地区分 LEAT 的不同肿瘤成分。LEAT 的 MRI 检查都有阳性结果。MRI 的目的是：①确定肿瘤的大小、位置及与脑功能区皮质和白质束的空间关系；②对肿瘤进行"组织学上"定性，因为不同肿瘤的癫痫发作结果和总体生存预后各不相同。钙化在 LEAT 中比较常见，大多数钙化可以通过 SWI 来识别，也可以通过增加 CT 扫描来观察。

七、LEAT 病变的磁共振成像和病理学表现

（一）神经节细胞胶质瘤

MRI：肿瘤位于皮质或皮质及皮质下白质，好发于海马旁回和颞枕外侧回。典型影像学表现为皮质内囊性灶，在 FLAIR 和 T_2WI 上表现为局限性皮质（和皮质下白质）高信号，增强后病变内见强化结节。约 1/3 的病灶内有钙化，约 1/2 的病灶有强化。

组织病理学和分子检测：胶质神经元肿瘤由发育异常的神经元和肿瘤性胶质细胞组成，其形态谱从主要的神经元表型到主要的胶质细胞群。免疫组化特征为干细胞表位 CD34 表达。通常认为皮质发育不良与神经节细胞胶质瘤有关。

约 95% 的神经节细胞胶质瘤为 WHO Ⅰ级肿瘤

方向和序列	采集时间 /min	体素大小 /mm	诊断要点
矢状位 3D T₁ MPRAGE	4：40	1×1×1	多平面重组，基于体素的后处理
轴位 2D T₂ TSE	4：34	0.4×0.4×3	精确角度
矢状位 3D FLAIR	6：52	1×1×1	FCD 检测
轴位 2D T₂* 或 SWI	2：33	0.7×0.7×5	含铁血黄素（海绵状血管瘤、外伤）
冠状位 2D T₂ 或 STIR	8：07	0.4×0.4×2	海马硬化
冠状位 2D FLAIR	4：14	0.7×0.7×2	信噪比 3D FLAIR 更高
轴位 DWI	0：46	0.6×0.6×5	梗死
（矢状位 3D T₁ MPRAGE 增强）	4：40	1×1×1	病变特征
（0—3 岁：矢状位 3D T₂，不用 3D FLAIR）	6：42	1×1×1	髓鞘形成

表 35-1　局灶性癫痫综合征患者的 MRI 扫描方案

（图 35-1），5% 为 WHO Ⅲ级肿瘤。总体复发率约 7%，但在 WHO Ⅲ级肿瘤中明显升高。不良的预后因素包括肿瘤位于颞叶以外的位置、男性、手术年龄 > 40 岁、无癫痫病史、肿瘤不完全切除和组织病理学上存在的生殖细胞成分。

在 25% 的神经节细胞胶质瘤中发现 *BRAF V600E* 突变。

（二）胚胎发育不良性神经上皮肿瘤（DNET）

MRI：特征表现为多发分叶状囊泡（图 35-2），很少表现为单一大囊泡。囊泡代表神经胶质成分，位于皮质或皮质和皮质下白质，有时在肿瘤附近可见到与肿瘤分界清楚的单个较小的囊泡（"卫星囊泡"）（图 35-2）。这些多发分叶状囊泡呈球状定向分布或垂直于皮质表面，典型特征表现为，在 T₁WI 上呈低信号，在 T₂WI 上呈明显高信号。在 FLAIR 图像上病灶呈混杂信号，大多数"囊泡内的分隔"呈低信号。部分胶质神经元成分在增强后会有强化，而且在复查时可能会发生变化，如出现一些边缘清晰的强化结节，同时也会有一些强化结节消失。10%～30% 的 DNET 伴有钙化，钙化多位于肿瘤深部，通常在强化区域或出血附近。

组织病理学和分子检测：胶质神经元肿瘤含有所谓的胶质神经元成分，胶质神经元轴突束上被覆少突胶质样细胞，并且神经元漂浮在黏液样间质液中。如果仅有胶质神经元成分存在，则称为简单变异型 DNT。复杂变异型 DNT 还可能含有类似星形细胞瘤或少突胶质瘤的胶质结节、皮质发育不良病灶、钙化和出血。第三类即所谓的非特异型或弥漫型，通常不被认为是 DNET 的变异。DNET 是 WHO Ⅰ级肿瘤。肿瘤的生长或复发非常罕见，它可能更多地发生在复杂变异组中，以癫痫发作较早及发生在颞叶外部位较多为特征。近期有报道提示原发良性的 DNET 也可以发生恶变。

在 30%～50% 的 DNET 中发现 RAS/ERK、PI3K/AKT 和 mTOR 信号通路的 *BRAF* 突变和激活（图 35-2）。

（三）血管中心性胶质瘤 = 血管中心性神经上皮肿瘤（ANET）

MRI：ANET 位于皮质和皮质下白质，呈柄状延伸至侧脑室。在 T₁WI 序列上，受累皮质回呈等信号，边缘伴有高信号环。在 T₂WI 和 FLAIR 序列上表现为高信号。病灶内无钙化，增强后病灶无强化。ANET 可发生在大脑多个部位，以大脑后部区域多见。

组织病理学和分子检测：ANET 是兼具星形细胞瘤和室管膜瘤特征的浸润性而非神经胶质性的肿

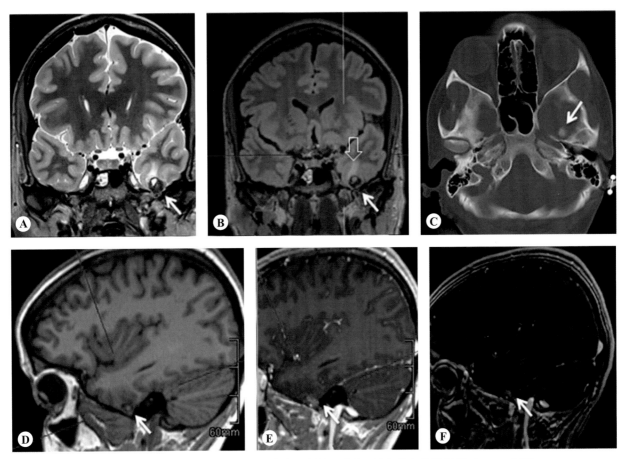

▲ 图 35-1　**33 岁女性，伴耐药性癫痫，左侧颞叶发现神经节细胞胶质瘤（WHO Ⅰ 级）**
MRI 和 CT 显示病变内部有钙化（A 至 D，箭），呈外生性，有对比增强（D 至 F，箭）。还要注意 FLAIR 高信号代表的是神经胶质肿瘤，而不是水肿（B，空箭）

瘤，其特征是血管中心极性，即血管周围排列着胶质纤维酸性蛋白表达阳性、梭形、双极性的星形细胞。它属于 WHO Ⅰ 级肿瘤。*MYB-QKI* 基因发生突变（图 35-3）。

（四）乳头状神经胶质瘤（PGNT）

MRI：肿瘤表现为体积较大并有部分囊性变的病灶，增强后有强化。肿瘤易造成多小叶受累，好发于脑室周围或脑室内部。因为难以将 PGNT 与神经节细胞胶质瘤或多形性黄色星形细胞瘤鉴别开来，既往 PGNT 被认为是神经节细胞胶质瘤的一种亚型。

组织病理学和分子检测：由不同比例的乳头状神经胶质成分和介于其间的固体神经元成分构成。大部分肿瘤属于 WHO Ⅰ 级肿瘤，缺乏核分裂活性，Ki-67 标记指数多为 1%～2%。然而，这类肿瘤也可以复发或致死。

PGNT 无 1p/19q 缺失、*IDH1* 或 *BRAF* 突变、表皮生长因子扩增（图 35-4）。

（五）大脑多结节和空泡状神经元肿瘤（MVNT）

MRI：典型表现为深部皮质和灰白质交界区呈簇状分布的大小不等的结节，结节之间为正常脑实质，无或者有轻度的占位效应及瘤周水肿。MRS 表现为肿瘤区域胆碱峰轻微升高，增强后可以出现强化。病变好发于颞叶内侧。

组织病理学和分子检测：肿瘤表现为具有异常神经上皮成分的呈散在或簇状分布的结节，结节呈空泡样改变，结节之间为正常的脑实质或星型胶质细胞。肿瘤无 *BRAF V600E* 的突变（图 35-5）。

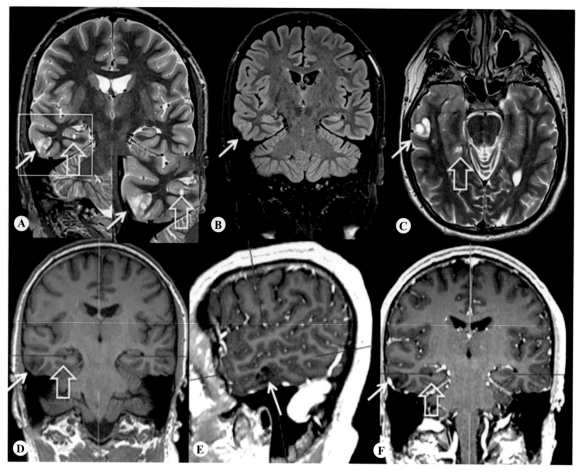

▲ 图 35-2 **21 岁男性，伴颞叶癫痫，右侧颞叶发现胚胎发育不良神经上皮肿瘤**
病灶为体积较小的单纯型变异 DNET，表现为皮质内囊泡（A 至 F，箭），胶质神经元成分位于右侧颞下回。另外同侧海马体上也可见与病变不连的小囊泡（A 至 F，空箭）。病灶增强后无强化，其内也无钙化（E 和 F）

（六）伴有神经毡样岛的胶质神经元肿瘤

MRI：这类肿瘤可表现为实性肿瘤（73%）或囊性肿瘤伴附壁结节（19%），增强扫描后强化程度不同；肿瘤多位于幕上（70%），其次为脊柱（23%），部分为播散性肿瘤（8%）。

组织病理学和分子检测：以高级别胶质细胞（多为星形细胞，少数为室管膜或少突胶质细胞）为背景，散在分布着菊形团样排列的神经毡样岛是该肿瘤的主要特征。肿瘤 IDH1 R132H 突变发生率高。

（七）多形性黄色星形细胞瘤（PXA）

MRI：典型的影像特征是在 T₁WI 图像上有脑膜-脑强化，在 T₂WI 及 FLAIR 图像上有白质水肿。瘤内可出现钙化，常有占位效应。有时很难将 PXA 和神经节细胞胶质瘤相鉴别，称为 PXA-GG 复合病变。

组织病理学和分子检测：位于大脑半球浅表位置并累及脑膜的星形细胞肿瘤。

PXA 属于 WHO II 级或 III 级（间变性 PXA）肿瘤，有明显的有丝分裂活性（每 10 个高倍视野有 5 个或以上有丝分裂相）。PXA 患者 5 年总生存率约为 70%，10 年生存率约为 60%。肿瘤无 IDH1/2 突变。在 66% 的 PXA 中发现了 BRAF V600E 突变（图 35-6）。

（八）毛细胞性星形细胞瘤

MRI：表现为边界清楚的肿块，伴有囊性部分和强化的壁结节。这种肿瘤很难与神经节细胞胶质瘤相鉴别，钙化（如 1/3 的神经节细胞胶质瘤中存

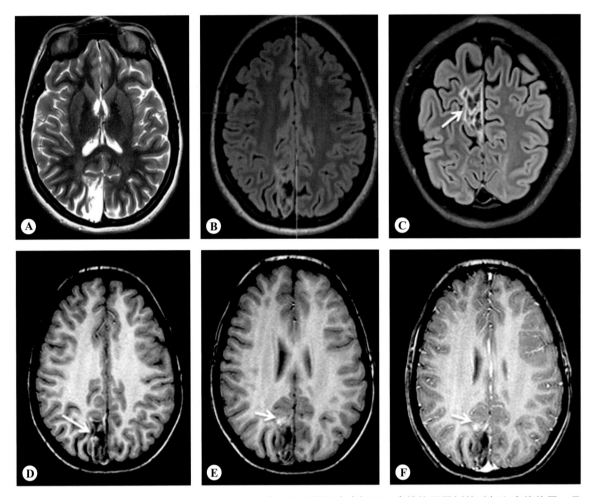

▲ 图 35-3　16 岁女性，血管中心性神经上皮肿瘤，与耐药性癫痫相关，病灶位于同侧的后部和中线位置，具有空间效应

在 FLAIR 序列上病灶边缘皮质呈高信号（C，箭），在 T_1WI 上病灶边缘皮质呈特征性高信号（D 至 F，箭）

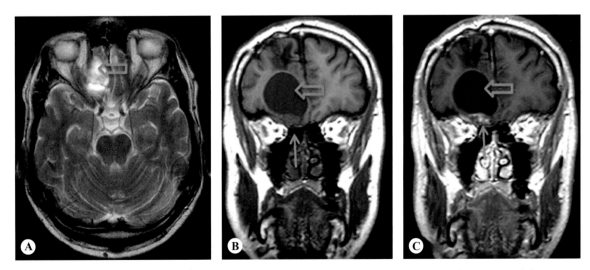

▲ 图 35-4　右侧额叶基底部乳头状胶质神经瘤，表现为较大的囊性成分（A 和 C，空箭）和强化结节（B，平扫 T_1W2 快速自旋回波图像；C，增强后 T_1WI MPRAGE 图像，蓝箭）。这种罕见的 LEAT 亚型体积通常比大多数的神经节细胞胶质瘤大，但很难与神经节细胞胶质瘤或多形性黄色星形细胞瘤明确鉴别

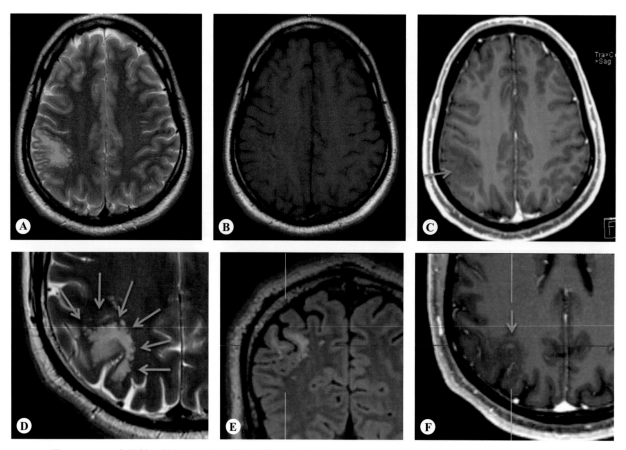

▲ 图 35-5　36 岁男性，偶然发现的大脑多结节和空泡状神经元肿瘤，临床上有眩晕、共济失调和复视等症状
病变内缘可见多个微小结节，累及皮质深部和皮质下白质（A、D 和 E，箭）。增强扫描后病灶轻度强化（B，平扫 T_1WI 快速自旋回波图像；C 和 F，对比增强 T_1WI MPRAGE 图像，箭）

在的钙化）有利于鉴别神经节细胞胶质瘤、较大肿瘤及毛细胞性星形细胞瘤。虽然在组织学上毛细胞性星形细胞可能仍然是 WHO Ⅰ 级肿瘤，但是在极少数情况下，毛细胞性星形细胞瘤可通过蛛网膜下腔扩散。

组织病理学和分子检测：毛细胞星形细胞瘤一般呈局限性、缓慢生长，常表现为囊性肿瘤。组织学特征为双相型，即由不同比例 Rosenthal 纤维、致密排列的双极细胞和伴有微囊及颗粒小体、疏松排列的多极细胞组成。它们属于 WHO Ⅰ 级肿瘤，偶尔发现间变性毛细胞性星形细胞瘤。

在 15% 的毛细胞性星形细胞瘤中发现 *BRAF V600E* 突变。

因为星形细胞瘤和少突胶质细胞瘤不是典型的 LEAT，这里不作阐述。下面对一些没有列入 WHO 分类的 LEAT 胶质瘤进行描述并举例说明。

（九）同构星形细胞瘤

MRI：肿瘤在 T_1WI、FLAIR 和 T_2WI 图像上信号非常均匀；在 T_1WI 呈相对较低信号，这与肿瘤的低细胞密度有关。

组织病理学：肿瘤细胞密度低，缺乏有丝分裂活性，高分化的星形胶质细胞浸润到邻近脑实质。属于 WHO Ⅰ 级肿瘤（图 35-7）。

（十）皮质室管膜瘤

MRI：病变以多囊或以囊性改变为主，少数为实性病灶。我们的 2 例病例病变区皮质有钙化。

组织病理学和分子检测：至少有局灶性血管周围假菊形团形成的皮质肿瘤，具有类似伸展细胞、上皮样细胞和（或）透明细胞的纺锤状双极成分特征。约 2/3 的肿瘤为 WHO Ⅱ 级，约 1/3 的肿瘤为 WHO Ⅲ 级。目前仍不清楚皮质室管膜瘤是否总能与血管中心性胶质瘤区别开（图 35-8）。

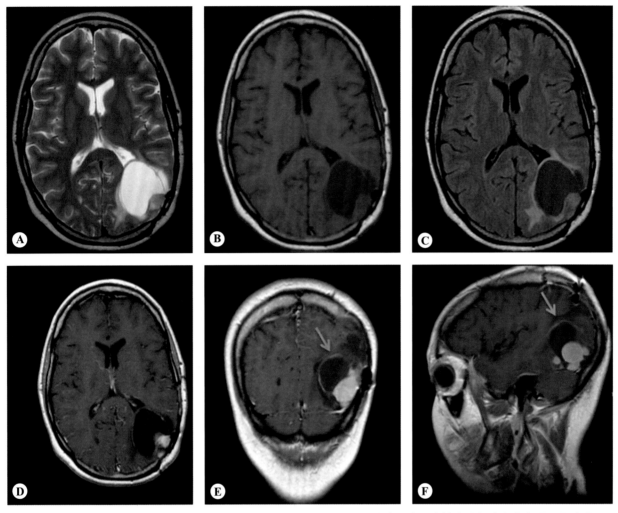

▲ 图 35-6 **45 岁女性，手术 10 年后再次复发的多形性黄色星形细胞瘤，表现为较大囊性病变伴有强化的脑膜结节，病变的囊壁也有强化（D. 箭）**
由于不到 1% 的肿瘤细胞显示 MIB1 免疫反应，将它分为 WHO Ⅱ级多形性黄色星形细胞瘤

八、鉴别诊断

常需要将胶质瘤和局灶性皮质发育不良（FCD）鉴别，一些影像学特征可能有助于鉴别（表 35-2）。

九、治疗和监测

约 70% 的神经胶质瘤患者在术后可无癫痫发作。建议用 MRI 来复查以确定肿瘤已完全切除。肿瘤复发率虽然很低，但是 Ⅱ级或 Ⅲ级神经节细胞胶质瘤和 PXA 必须定期随访。

十、报告内容

请仔细描述以下征象。

1. 位置：胶质细胞肿瘤通常位于皮质，可能向皮质下延伸。

2. 肿瘤成分和组成：（皮质内）囊肿，FLAIR 上白质高信号，钙化，出血灶，是否强化。（皮质内）囊肿、增强后有强化有助于诊断为胶质神经瘤，而不是 FCD。

3. 对邻近结构的影响：与胶质瘤相比，神经胶质瘤常有骨质重塑但无占位效应的特点。

十一、病例报告

病史：女性，33 岁，10 年前出现上腹部先兆、强直性发作和双侧强直性癫痫发作。使用抗癫痫药物控制癫痫发作 3 年。外院 MRI 显示左侧颞叶占位。视频脑电图监测显示 5 次认知障碍癫痫发作和左侧

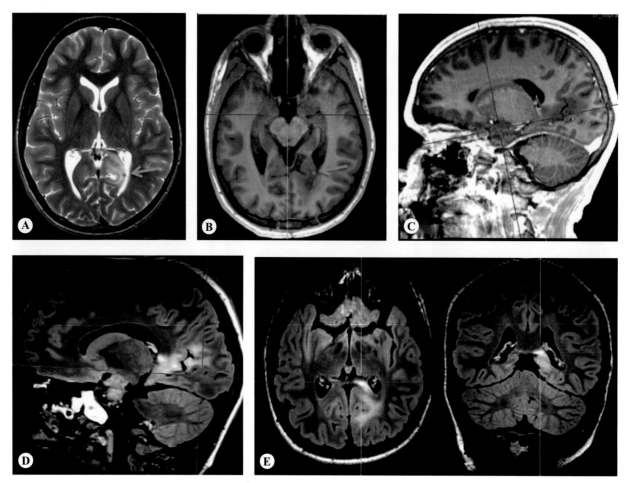

▲ 图 35-7　15 岁男性，耐药性癫痫伴有同构星形细胞瘤

表现为皮质和皮质下白质信号均匀增加，T_1WI（B 和 C）为低信号，T_2WI 和 FLAIR（A、D、E 和 F）图像为高信号。病灶内有微小钙化（A 和 B，箭），增强后无强化（C）

颞叶发作性脑电图放电。

MRI 检查目的：对颞叶病变进行定位和定性，排除相关的海马硬化症（"双重病理"）。

成像技术：使用具多平面、多对比、高分辨率的 3T MRI 的癫痫序列进行扫描，并用 CT 来检测钙化。

影像学表现（图 35-1）：中线解剖和整体灰白质分界正常，无灰白质异位或旋转异常。MRI 和

CT 显示左侧颞叶中部有一个含有钙化（图 35-1A 至 D，箭）、外生性生长、增强后有强化的（图 35-1D 和 E，箭）病变。FLAIR 高信号代表的是胶质瘤，而不是水肿（图 35-1B，空箭）。脑实质中无其他局灶性病变。

结论：临床和 MRI 表现为典型神经胶质瘤，神经节细胞胶质瘤可能较大。

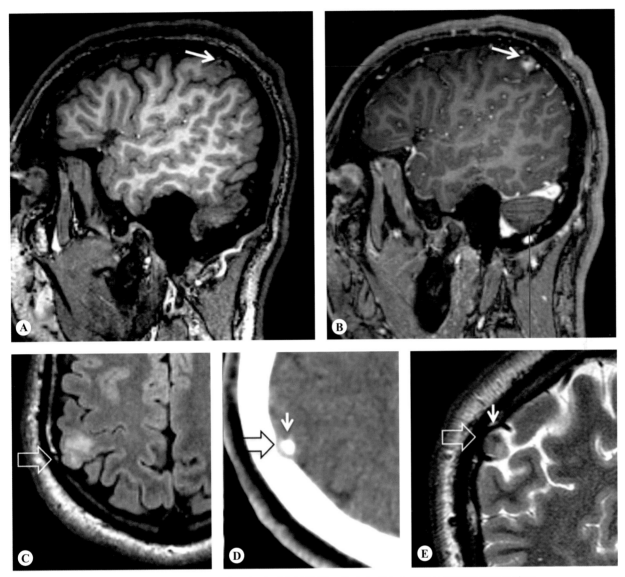

▲ 图 35-8　**18 岁男性，伸展细胞型室管膜瘤，临床上伴有左臂局灶性感觉运动性惊厥**

MRI 和 CT 显示右侧中央后回有一个小的皮质病变，伴有邻近骨质扇贝样缺损（C 至 E，空箭），增强后非钙化部分有强化（A、B、D 和 E，箭）

表 35-2	胶质瘤或 FCD 的诊断要点
疾病名称	诊断提示
星形细胞瘤	位于皮质下，占位效应
少突神经胶质瘤	钙化，占位效应
胶质母细胞瘤	强化方式，占位效应，瘤周水肿
FCD	漏斗状 FLAIR 高信号，沟裂征

参考文献

[1] Bien CG, Raabe AL, Schramm J, et al. Tendencies in characteristics of epilepsy patients undergoing presurgical evaluation and surgical treatment at one tertiary center from 1988-2009. J Neurol Neurosurg Psychiatry. 2013;84:54–61.

[2] Blümcke I, Luyken C, Urbach H, et al. A new clinicohistopathological subtype of low-grade astrocytoma associated with long-term epilepsy and benign prognosis. Acta Neuropathol. 2004;107:381–8.

[3] Blumcke I, Spreafico R, Haaker G, et al. Histopathological findings in brain tissue obtained from epilepsy surgery. N Engl J Med. 2017;377:1648–56.

[4] Campos AR, Clusmann H, von Lehe M, et al. Simple and complex Dysembryoplastic Neuroepithelial Tumors (DNT): clinical profile, MRI and histopathology. Neuroradiology. 2009;51:433–43.

[5] Heiland DH, Staszewski O, Hirsch M, et al. Malignant transformation of a Dysembryoplastic Neuroepithelial Tumor (DNET) characterized by genome-wide methylation analysis. J Neuropathol Exp Neurol. 2016;75:358–65.

[6] Louis D, Perry A, Reifenberger G, et al. The 2016 World Health Organization classi cation of tumors of the Central Nervous System: a summary. Acta Neuropathol. 2016;131:803–20.

[7] Luyken C, Blümcke I, Fimmers R, et al. The spectrum of long-term epilepsy associated tumors: long-term seizure and tumor outcome and neurosurgical aspects. Epilepsia. 2003;44:822–30.

[8] Nunes RH, Hsu CC, da Rocha AJ, et al. Multinodular and vacuolating neuronal tumor of the cerebrum: a new "Leave Me Alone" lesion with a characteristic imaging pattern. AJNR Am J Neuroradiol. 2017;38:1899–904.

[9] Park SH, Won J, Kim SI, et al. Molecular testing of brain tumor. J Pathol Transl Med. 2017;51:205–23.

[10] Schlamann A, von Bueren AO, Müller K. An individual patient data meta-analysis on characteristics and outcome of patients with papillary glioneuronal tumor, rosette glioneuronal tumor with neuropil-like islands and rosette forming glioneuronal tumor of the fourth ventricle. PLoS One. 2014;9:e101211.

[11] Teo JG, Gultekin SH, Bilsky M, et al. A distinctive glioneuronal tumor of the adult cerebrum with neuropil-like (including "rosetted") islands: report of 4 cases. Am J Surg Pathol. 1999;23:502–10.

[12] Urbach H, Mast H, Egger K, Mader I. Presurgical MR imaging in epilepsy. Clin Neuroradiol. 2015;25(Suppl 2):151–5.

[13] Van Gompel JJ. Cortical ependymoma: an unusual epileptogenic lesion. J Neurosurg. 2011;114:1187.

拓展阅读

[1] Atri S, Sharma MC, Sarkar C, et al. Papillary glioneuronal tumour: a report of a rare case and review of literature. Childs Nerv Syst. 2007;23:349.

[2] Blümcke I, Wiestler OD. Gangliogliomas: an intriguing tumor entity associated with focal epilepsies. J Neuropathol Exp Neurol. 2002;61:575–84.

[3] Blumcke I, Aronica E, Urbach H, et al. A neuropathologybased approach to epilepsy surgery in brain tumors and proposal for a new terminology use for longterm epilepsy-associated brain tumors. Acta Neuropathol. 2014;128:39–54.

[4] Daumas-Duport C, Scheithauer BW, Chodkiewicz JP, et al. Dysembryoplastic neuroepithelial tumor: a surgically curable tumor of young patients with intractable partial seizures. Report of thirty-nine cases. Neurosurgery. 1988;23:545–56.

[5] Furuta A, Takahashi H, Ikuta F, et al. Temporal lobe tumor demonstrating ganglioglioma and pleomorphic xanthoastrocytoma components. Case report. J Neurosurg. 1992;77:143–7.

[6] Huse JT, Nafa K, Shukla N, et al. High frequency of IDH-1 mutation links glioneuronal tumors with neuropil-like islands to diffuse astrocytomas. Acta Neuropathol. 2011;122:367–9.

[7] Huse JT, Edgar M, Halliday J, et al. Multinodular and vacuolating neuronal tumors of the cerebrum: 10 cases of a distinctive seizure-associated lesion. Brain Pathol. 2013;23:515–24.

[8] Kepes JJ, Rubinstein LJ, Eng LF. Pleomorphic xanthoastrocytoma: a distinctive meningocerebral glioma of young subjects with relatively favourable prognosis: a study of 12 cases. Cancer. 1979;44:1839–52.

[9] Kim DH, Suh YL. Pseudopapillary neurocytoma of temporal lobe with glial differentiation. Acta Neuropathol (Berl). 1997;94:187–91.

[10] Lellouch-Tubiana A, Boddaert N, Bourgeois C, et al. Angiocentric Neuroepithelial Tumor (ANET): a new epilepsy-related clinicopathological entity with distinctive MRI. Brain Pathol. 2005;15:281–6.

[11] Majores M, Von Lehe M, Fassunke J, et al. Tumor recurrence and malignant progression of gangliogliomas. Cancer. 2008;113:3355–63.

[12] Perkins OC. Gangliogliomas. Arch Pathol Lab Med. 1926;2:11–7.

[13] Saito T, Oki S, Mikami T, Kawamoto Y, Yamaguchi S, Kuwamoto K, et al. Supratentorial ectopic ependymoma: a case report. No Shinkei Geka. 1999;27:1139–44.

[14] Schramm J, Luyken C, Urbach H, et al. Evidence for a clinically distinct new subtype of grade II astrocytomas in patients with long-term epilepsy. Neurosurgery. 2004;55:340–58.

[15] Sontowska I, Matyja E, Malejczyk J, Grajkowska W. Dysembryoplastic neuroepithelial tumour: insight into the pathology and pathogenesis. Folia Neuropathol. 2017;55:1–13.

[16] Thom M, Blümcke I, Aronica E. Long-term epilepsy-associated tumors. Brain Pathol. 2012;22:350–79.

[17] Wang M, Tihan T, Rojiani AM, et al. Monomorphous angiocentric glioma: a distinctive epileptogenic neoplasm with features of infiltrating astrocytoma and ependymoma. J Neuropathol Exp Neurol. 2005;64:875–81.

第 36 章　持续性癫痫

Status Epilepticus

Silvana Sarria-Estrada　Manuel Toledo　著

孔令彦　张子璇　祁　丽　译　　李建瑞　张志强　校

摘　要

早期发现癫痫持续状态是降低死亡率和影响疾病长期预后的关键因素。总体而言，CT 是在急性情况下确定病因诊断的最有意义的工具。MRI 的扩散加权成像（DWI）和 T_2 加权成像（T_2WI）提高了诊断特异性，可以显示某些大脑区域（如海马、丘脑、皮质区域和小脑）信号的改变，从而提示癫痫持续状态。使用 CT 或 MR 灌注成像技术可以在癫痫持续状态期间识别出与致病源相匹配的局灶性高灌注区域。最后，在长期随访中，MR 可以提示癫痫持续状态的预后，如内侧颞叶硬化或局灶性皮质萎缩。

关键词

癫痫；癫痫持续状态；影像学；神经影像学；癫痫发作；灌注；扩散；磁共振成像；计算机断层扫描

缩略语

ADC	apparent diffusion coefficient	表观扩散系数
BBB	blood-brain barrier	血脑屏障
CNS	central nervous system	中枢神经系统
CT	computed tomography	计算机断层扫描
DWI	diffusion-weighted imaging	扩散加权成像
EEG	electroencephalography	脑电图
FIRES	febrile infection-related epilepsy syndrome	发热感染相关癫痫综合征
MRI	magnetic resonance imaging	磁共振成像

NORSE	new-onset refractory status epilepticus	新发难治性癫持续状态
PRES	posterior reversible encephalopathy syndrome	可逆性后部脑病综合征
PWI	perfusion-weighted imaging	灌注加权成像

一、疾病定义

癫痫持续状态的定义为长时间癫痫发作或多次癫痫发作期间意识未完全恢复到基线状态。国际抗癫痫联盟（ILAE）癫痫持续状态分类小组提出了一个涵盖所有癫痫状态类型的定义。癫痫持续状态被认为是由于代偿性癫痫终止机制失效导致的一种状态，它导致癫痫发作时间异常延长，全身性癫痫发作持续时间超过 5min，意识受损的局灶性癫痫发作时间超过 10min（时间点 T_1）（表 36-1）。该小组还确定了第二个关键时间（时间点 T_2）（表 36-1），超过这个时间癫痫发作可能会产生长期不良后果，包括神经元死亡、神经元损伤和神经元网络异常。这些不良后果可用 MRI 来检测。

表 36-1 癫痫持续状态的定义

SE 类型	T_1	T_2
强直阵挛性 SE	5min	30min
伴随意识受损的局灶性 SE	10min	> 60min

T_1. 应开始紧急治疗的时间；T_2. 预计会出现长期不良后果的时间；SE. 癫痫持续状态（引自 Trinka 等，2015）

癫痫持续状态是根据癫痫持续时间来区分的。持续时间越长，病情越严重。难治性和超难治性癫痫持续状态是指在一线抗癫痫治疗后癫痫状态持续的情况。

难治性癫痫持续状态是指癫痫发作持续时间为 30～60min，或是癫痫持续状态在使用两种合理的、适当剂量的抗癫痫药后治疗成功。

超难治性癫痫持续状态是指全身麻醉开始后持续 24h 或以上的持续性或复发性癫痫发作。难治性和超难治性癫痫持续状态的死亡率分别高达 20% 和 40%。在这些患者中，经常能看到与癫痫持续状态相关的 MRI 异常表现。

新发难治性癫痫持续状态是一种罕见但具有挑战性的疾病，其特征是在健康人（通常是年轻人）中出现无明显诱因的难治性癫痫持续状态。这些患者往往预后不佳，死亡率高达 22%。在结构性 MRI 上，急性期偶见炎性改变，随访时可观察到不同程度（从非常轻微到严重甚至广泛）的皮质和海马萎缩。

在学龄儿童发生的 NORSE 谱系中，发热感染相关癫痫综合征具有相似的临床特征，但较少出现急性神经影像学改变。长期随访会发现全脑萎缩。

二、流行病学 / 人口学

癫痫持续状态是公认的癫痫发作最严重的表现。年发病率为（10～41）/10 万，在各类医院的神经内科急诊中均很常见。成人的相关死亡率为 15%～20%，儿童的相关死亡率为 3%～15%。使用长程脑电图会更加频繁地检测到癫痫发作和癫痫持续状态。然而，24h 脑电图检测在很多医院都没有开展。CT 和 MRI 现在越来越多地用于急诊神经内科。神经影像检查已成为诊断和评估癫痫持续状态患者的必要手段。

（一）分类

ILAE 提出的最新诊断分类，基于以下四个方面：①根据症状进行分类；②根据病因进行分类；③根据 EEG 相关表现进行分类；④根据年龄进行分类。

第一种分类是根据癫痫持续状态的临床表现形式进行分类，分为有突出躯体发作症状的癫痫持续状态及没有突出躯体发作症状的癫痫持续状态。

第二种分类是根据病因进行分类。不同病因的癫痫持续状态的预后各不相同。已知的病因有结构性异常、代谢异常、炎症、感染性疾病、中毒或遗传性疾病。在已知的病因中，可以根据病因和癫痫持续状态发作之间的时间关系进行细分，分为急性、慢性或进行性（表 36-2）。病因是癫痫持续状态的主要预后因素，最常见的原因是神经影像检查发现的结构性病变。

第三种分类及第四种分类是分别根据患者的 EEG 模式和病变出现时的年龄进行分类。EEG 模式可以分为局灶性癫痫样放电及弥漫性癫痫样放电。弥漫性或全面性癫痫样放电（如癫痫失神状态）的神经影像学表现知之甚少。第四种分类是根据年龄进行分类，可以帮助确定年龄相关癫痫持续状态的原因，如脑卒中相关癫痫持续状态常见于老年人，而线粒体疾病引起的癫痫持续状态常见于年轻人。

（二）病因

1. 急性症状性癫痫持续状态

急性症状性癫痫持续状态一般是可以找到原因

的。有人建议将急性症状性癫痫发作或癫痫持续状态作为脑卒中、创伤性脑损伤、缺氧性脑病或颅内手术后数周、首次发现肿瘤、硬膜下血肿、活动性中枢神经系统感染或炎症性中枢神经系统疾病的并发症。此外，当存在严重中毒代谢紊乱的情况下，应诊断为急性症状性癫痫状态。癫痫持续状态还与外伤所致的大脑完整性或代谢稳态的急性破坏有关。表 36-3 总结了最常见的原因和风险因素。

2. 长期症状性癫痫持续状态

长期症状性癫痫持续状态的患者病因是非急性病因诱发的，可有中枢神经系统损伤或畸形病史。所有类型的脑部病变都是癫痫发作和癫痫持续状态的潜在原因。近半数患者以前有癫痫或癫痫发作的病史。成人癫痫发作和癫痫持续状态的三个主要原

表 36-2 癫痫持续状态的病因分类

已知病因		中枢神经系统感染	脑膜炎、脑炎
	急性症状	长期发热	
		抽搐	
		脑病	缺氧、急性肝衰竭、高血压性脑病、可逆性后部白质脑病
		外伤性脑损伤	意外、非意外
		脑血管疾病	静脉窦血栓、出血、梗死、血管炎
		代谢紊乱	低血糖、电解质紊乱、中毒、茶碱、三环类抗抑郁药中毒
		自身免疫性脑炎	副肿瘤性、非副肿瘤性
	慢性症状	中枢神经系统畸形	皮质发育不良、脑裂畸形
		脑肿瘤	
		既往创伤性脑损伤	神经节神经胶质瘤、海绵状细胞瘤、DNET 等
		染色体畸形	20 号环状染色体、Angelman 综合征、Rett 综合征
		线粒体疾病	MELAS、MERRF
	进行性脑病	中枢神经系统贮积障碍	
		氨基酸或有机酸病	
		恶性肿瘤	拉福拉病、Unverricht-Lundborg 病
		克-雅病	
未知病因	在系统检查后未查到病因		

表 36–3 急性症状性癫痫持续状态的常见原因、发生率和与癫痫持续状态相关的影像学可检测的危险因素

分 类	亚分类	发生率	危险因素
脑卒中	缺血	1%	• 前循环梗死 • 大面积脑梗死 • 出血性脑梗死 • 肿块占位效应 • 亚急期脑梗死（12～48h）
	出血	3%	• 大面积脑出血 • 蛛网膜下腔出血 • 肿瘤占位效应
	脑静脉窦血栓形成	10%	• 幕上病变 • 额叶或顶叶受累 • 出血性病变
肿瘤	高级别神经胶质瘤、转移瘤（肺、乳腺、甲状腺和黑色素瘤）和脑膜瘤	4%～16%	• 皮质位置 • 坏死 • 出血 • 水肿 • 边缘系统远处水肿 • 胶质母细胞瘤的终末期疾病
自身免疫	• LGI1、AMPAR、GABA（B）受体 • NMDAR、AMPAR、mGluR5、LGI1 和 GAD 抗 Hu	5%～20%	• 双侧海马受累 • 枕区、屏状区和大脑新皮质 T_2 高信号
缺氧		5%～13%	弥漫性脑缺氧病变
外伤性脑损伤		4%～20%	• 颅骨骨折 • 挫伤 • 出血 • 脑实质缺损 • 脑实质血肿
PRES		< 5%	• 暂时性弥漫性皮质高信号 • PRES 相关梗死
中枢神经系统感染	病毒（HSV-1/2、HHV-6、巨细胞病毒）	30%	• 双颞叶受累 • 出血性成分
	细菌 • 流感嗜血杆菌 • 肺炎链球菌 • 脑膜炎奈瑟菌	5%～40%	• 皮质位置 • 水肿 • 大脓肿 • 脓胸 • 上气道起源

改编自 Betjemann 和 Lowenstein，2015

因是停用抗癫痫药物（33%）、既往脑卒中史（18%）和脑肿瘤（14%），儿童癫痫发作和癫痫持续状态的三个主要原因是先天性畸形、大脑发育不良和先天缺陷。

3. 进行性癫痫持续状态

癫痫持续状态也可继发于一些进行性神经疾病，如线粒体脑病、代谢紊乱（如拉福拉病）和朊病毒病（如克 – 雅病）。癫痫发作是其中一些疾病的特征，但是癫痫持续状态更可能出现在所有这些疾病的晚期。根据疾病的病理生理变化，退行性或炎症性改变可以在结构性 MRI 上观察到。

4. 非损伤性癫痫持续状态

近一半癫痫持续状态患者的病因不明。某些患者神经影像检查结构上是正常的，但是在功能成像上会发现异常。脑扩散和灌注成像异常可能有助于癫痫灶的定位。

（三）病理与发病机制

癫痫持续状态的病理生理尚不清楚。癫痫发作终止异常可能与一些分子和细胞过程有关。简而言之，基本原理是癫痫发作期间过度异常兴奋和内源性大脑癫痫终止抑制机制丧失之间的失衡。

神经影像学改变是由于受影响的大脑皮质代谢需求增加，继而伴随着暂时的血管扩张和区域灌注增加。当增加的脑血流不能供应足够的氧气和能量时，会触发一些病理生理学改变，如无氧糖酵解、乳酸产生、ATP 水平降低或细胞膜 Na^+/K^+-ATP 酶失效。这些因素可能导致细胞毒性水肿和细胞外体积减少，影像学表现为表观扩散系数降低（ADC）。长时间癫痫发作期间，兴奋性氨基酸 L– 谷氨酸和 L– 天冬氨酸也会过度释放，从而增加细胞毒性水肿。随后，血管源性和细胞毒性水肿导致血脑屏障的局部破坏和细胞死亡。神经元过度放电最终导致广泛的神经元死亡，引起大脑体积缩小（图 36–1）。

三、临床场景和影像适应证

新发癫痫或不明原因反复发作的癫痫患者必须接受平扫 CT 检查，除非能够找到明确的癫痫发作原因。在单次癫痫发作后，患者通常没有症状，或处于发作后阶段，可出现嗜睡、神志不清或局灶性

功能障碍。发作停止后应立即进行 CT 检查以发现与癫痫反复发作相关的原因或主要的神经系统并发症（如出血或动静脉畸形）。对于新发癫痫患者，国际指南建议在癫痫发生后 2 周内进行结构 MRI 扫描来诊断潜在危及生命的情况，如平扫 CT 扫描未发现的肿瘤或梗死。疑似有癫痫持续状态的患者必须进行 CT 检查。惊厥性癫痫持续状态最常见的病程特征是连续的全身性惊厥发作及惊厥发作间歇期数分钟的意识障碍。包括灌注序列在内的 CT 检查必须在发作间期进行，以发现与癫痫持续状态相关的灌注异常。早期认识病因可能会改变大多数惊厥性癫痫持续状态患者的预后，这些癫痫持续状态的患者需要镇静，并进入重症监护病房。

非惊厥性癫痫持续状态是最常见的癫痫持续状态，也被称为无显著运动症状的癫痫持续状态。患者通常表现为精神混乱或有持续的临床症状，如失语症或记忆障碍。疑似非惊厥性癫痫持续状态的患者应立即进行包括灌注在内的 CT 扫描，以明确病因并检测与局灶性癫痫持续状态相关的局灶性高灌注区。做脑电图来确认影像学发现和临床疑似诊断。但是脑电图很耗时，至少需要 1h 来记录。

对于早期检查不能发现病因或 CT 检查结果不支持临床疑似诊断的癫痫持续状态患者，必须进行包括灌注成像在内的 MR 检查。

当患者的情况允许在癫痫持续状态期间或之后进行 MR 检查时，应基于以下标准进行选择性检查：①发作间期神经病学检查中发现局灶性体征；②脑电图记录与局灶性癫痫持续状态或病变类型相一致；③难治性癫痫持续状态患者 CT 检查结果正常；④进行性神经退化。

对于 MR 检查仍不确定病因的患者可以进行 PET 或 SPECT 检查。最后，对于难治或超难治癫痫持续状态的患者，必须进行 MR 检查以排除持续癫痫样活动导致的脑损伤。MRI 或 PET 可以观察到病变或功能障碍区域的存在，可用于患者的长期随访。图 36–2 总结了每个时间点癫痫持续状态患者的检查方案。

四、成像技术和建议方案

CT 和 MRI 是癫痫持续状态患者评估最常用的

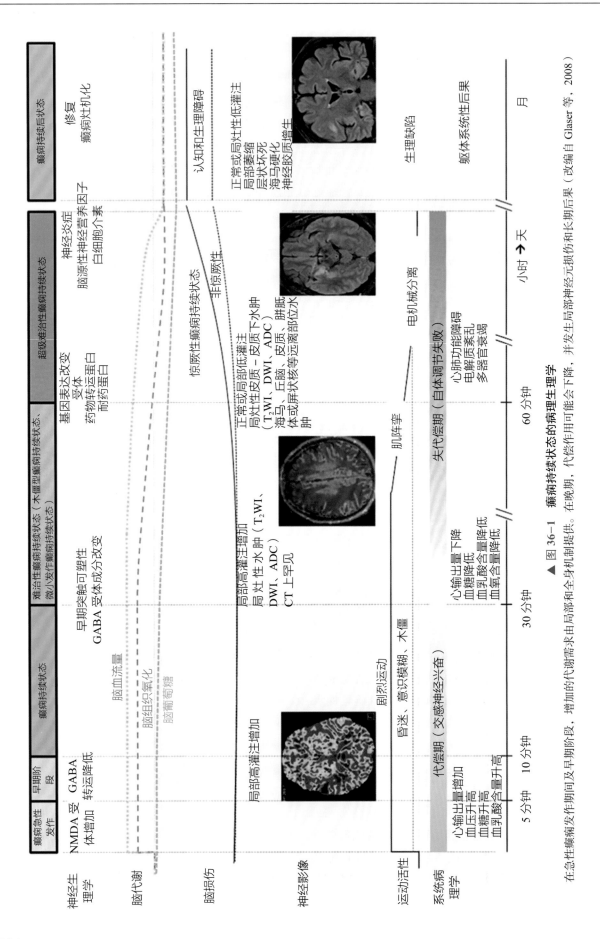

▲ 图 36-1　癫痫持续状态的病理生理学

任急性癫痫发作期间及早期阶段，增加的代谢需求由局部和全身机制刷提供。在晚期，代偿作用可能会下降，并发生局部神经元损伤和长期后果（改编自 Glaser 等，2008）

影像学检查方法。CT 广泛应用于重症监护和急诊患有急性神经疾病的患者，以及因持续性癫痫发作或脑卒中后接受镇静和插管的患者。急性脑卒中的 CT 成像方案可用于癫痫持续状态患者的检查。表 36-4 为本中心 128 层 CT 的扫描方案。类似的检查方案可以用于其他 CT 系统。这些扫描方案除了可以显示较大的结构异常外，还可用于检测发生在脑卒中或肿瘤中的较小病变。一些作者提出，对于疑似非惊厥性持续状态癫痫或持续性精神状态异常的患者可使用灌注 CT 检查。

与其他神经影像技术相比，MRI 探测癫痫持续状态潜在原因的敏感性最高。然而，对于这类患者 MR 的检查，目前还没有标准的扫描方案，或对 MR 检查的适应证尚未达成共识。许多中心无 MRI 扫描仪、患者一般情况差、MR 图像采集时间长都限制了 MRI 在癫痫持续状态患者中的应用。

一些研究已经证明了液体衰减反转恢复（FLAIR）、T$_2$WI 和 ADC 在检测与癫痫持续状态相关的可逆和不可逆异常方面的有效性。推荐使用 1.5T 及以上场强的 MRI 扫描仪，最大层厚为 3mm。采集轴位和冠状位的 FLAIR/T$_2$ 加权图像，最好尽可能与海马的方向相同。3D FLAIR 图像在显示脑实质解剖异常方面优于 2D FLAIR 和 T$_2$WI。建议使用三个 b 值（b=0、b=500 和 b=1000）进行 DWI。磁敏感加权磁共振成像（SWI）或梯度回波序列（GRE）可用于检测出血性改变和钙化病变。使用 T$_1$ 加权容积序列（3D T$_1$-weighted GRE）进行随访以检测萎缩的可能性。灌注扫描序列（平扫或增强）有助于癫痫发作区的定位。虽然并不强制进行增强 T$_1$WI 序列扫描，但它们可以显示血脑屏障破坏的区域（表 36-5）。

五、影像征象

一些研究使用 CT 和结构 MR 检查来显示癫痫持续状态患者可逆和不可逆的异常。这些研究多聚焦于扩散和灌注异常。然而，不同神经成像方法的结果可能也不相同，并且这些结果不是具有特征性，在不同的患者群体中，结果也不能完全重复。影像学表现反映了疾病发作期间可能发生的许多病理生理变化，包括脑水肿、高灌注和血脑屏障破

坏。实验动物研究使用 FLAIR/T$_2$WI 和 DWI 进行连续随访，结果表明，神经成像上的受累区域与致痫区一致。癫痫持续状态是一种动态的临床状态，随着时间的推移，患者可表现出不同的临床特征和神经影像学表现（图 36-3）。

癫痫持续状态发作后即刻检测到灌注增加，数小时后可能会出现扩散受限区域（具有相应的低 ADC 值），局部 T$_2$WI 高信号是最后出现的异常。

病变的恢复与发生的顺序相同：灌注在发作结束后几秒到几分钟内恢复正常，而 DWI 和 T$_2$WI 上的异常信号可能需要长达几周的时间才能消失。一些病灶可能在 T$_2$WI 表现为永久的高信号（如继发于颞叶癫痫持续状态的海马硬化）。

（一）结构特征

53%～59% 的局灶性癫痫持续状态患者有异常的神经影像表现，MRI 的敏感性（69%）高于 CT（57%）。结构变化可能源于一些与长时间癫痫发作相关的因素。代谢需求增加、低血糖、低氧血症、炎症、乳酸酸中毒、发作期高灌注和术后低灌注是神经元损伤的机制，这些可能与神经影像学改变有关。

在 CT 上，长时间癫痫发作可能导致皮质低密度、灰白质分界消失、脑沟消失和脑回强化。

癫痫持续状态期间或之后的 MRI 表现通常类似于脑卒中表现，包括灰质 T$_2$/FLAIR 高信号和 DWI 扩散受限。这些信号改变归因于癫痫发作引起的细胞毒性和血管源性水肿，不一定与癫痫持续状态有关。这些病变的定位、分布（非动脉皮质区）和可逆性可能有助于将其与脑卒中和脑肿瘤区分开来（图 36-4）。

癫痫持续状态有多种 DWI 表现。最常见的表现是同侧海马、大脑皮质和胼胝体压部的扩散受限。也有作者报道同侧丘脑枕核的 DWI 受限，罕见报道同侧基底节区的 DWI 受限（图 36-5）。

仅少量的前瞻性研究探讨了 DWI 和 T$_2$WI 图像上癫痫持续状态相关发现的检出率。80% 的患者表现为皮质受累，10%～50% 的患者表现为海马受累，10% 的患者表现为外侧裂周围皮质受累（图 36-6）。43% 的新发难治性癫痫持续状态患者在 T$_2$/FLAIR

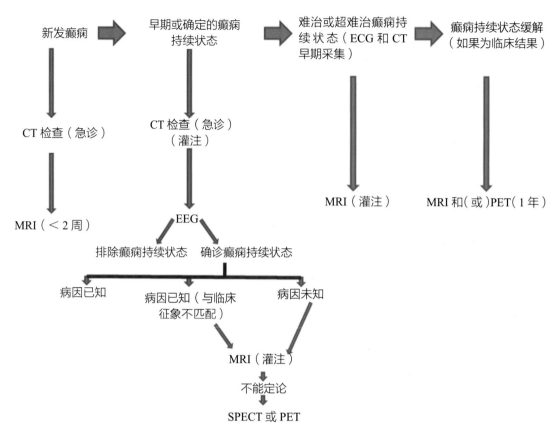

新发癫痫 → 早期或确定的癫痫持续状态 → 难治或超难治癫痫持续状态（ECG 和 CT 早期采集）→ 癫痫持续状态缓解（如果为临床结果）

CT 检查（急诊）

CT 检查（急诊）（灌注）

MRI（灌注）

MRI 和（或）PET（1 年）

MRI（＜ 2 周）

EEG

排除癫痫持续状态　　确诊癫痫持续状态

病因已知　　病因已知（与临床征象不匹配）　　病因未知

MRI（灌注）

不能定论

SPECT 或 PET

▲ 图 36-2　针对新发癫痫和癫痫持续状态患者的推荐成像方案

表 36-4　本中心癫痫持续状态患者的 CT 扫描方案		
参　数	CT 平扫	CT 灌注
模式	轴位扫描	电影成像
毫安（mA）	颅底 320 大脑 360	360
千伏峰值（kVp）	120	120
准直（mm）	12×1.5	128×0.6
机架角度（°）	平行于眼眶	平行于眼眶
层厚（mm）	颅底 4.5 大脑 9	4
旋转时间（s）	1	1
对比剂（ml）/注射速率（ml/s）	—	40/4

图像上表现为屏状核对称性或非对称性的高信号（称为"屏状核征"）。在癫痫发作后 10 天左右（范围 3～25 天）可以观察到这一征象，有时伴有其他边缘区域的信号异常（图 36-7）。

在 DWI 和 T_2WI 图像上，可以观察到远离癫痫源的大脑功能连接解剖区域的信号异常，如同侧丘脑后部、基底节区和小脑。

对侧小脑受累称为"交叉性小脑神经功能联系不能"，这一征象更可能在 DWI、MRI 灌注、CT 灌注、PET 或 SPECT 中检测到。这种现象并不是癫痫持续状态所特有的，它在大型幕上病变中也可能会出现。远处损伤是过度的神经元兴奋性通过皮质 – 脑桥 – 小脑或皮质 – 丘脑 – 小脑通路传递的结果。持续的兴奋性传递会导致功能丧失和新陈代谢受损，从而导致神经抑制，有时还会导致丘脑或对侧小脑半球的神经退化。损伤是否可逆与癫痫持续状态的严重程度和持续时间有关（图 36-8）。

癫痫持续状态发作后多长时间出现 DWI 异常尚不清楚。癫痫持续时间越长，代谢功能损害越

MRI 序列	参数评估	急性期信号变化	病理生理学
FLAIR/T₂WI	FLAIR/T₂信号	↑	细胞水肿
DWI	ADC	↓	细胞毒性水肿
		↑	血管源性水肿
增强灌注	CBV，CBF		血管增生，血管扩张
ASL 灌注	CBF	↑	
T₁WI 增强	强化	皮质 / 软脑膜强化	血脑屏障破坏

表 36–5　癫痫持续状态患者 MRI 扫描的推荐序列

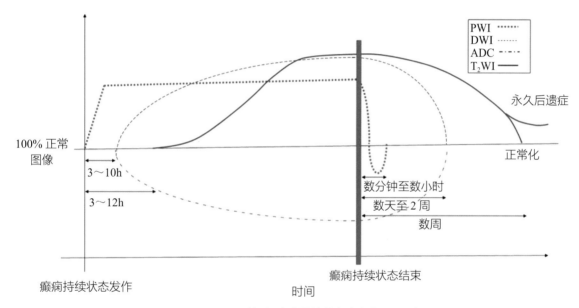

▲ 图 36–3　不同时间段癫痫持续状态患者的 MRI 表现

大，越有可能出现 MRI 异常。癫痫持续时间超过
120min 会增加丘脑枕核、小脑和皮质出现异常的可
能性，这些异常可在癫痫发作后 2~45 天恢复。大
约 80% 的患者可以完全恢复到他们基线的神经状
态，而 20% 的患者仅部分恢复（图 36–3、图 36–8
和图 36–9）。

MRI 是评估血脑屏障完整性的最合适的成像技
术。血脑屏障破坏是癫痫持续状态最早出现的特征
性病理生理改变之一，在癫痫的未来发展中可能起
着重要作用。这可能是由于直接机制（通过钾内流
引起的神经元去极化）或者是由于血清蛋白渗出引
发的级联事件，导致胶质激活、钾缓冲受损、炎症
和突触形成。在癫痫动物模型中，可以观察到 T₁ 增

强图像上出现海马、内嗅皮质、梨状皮质、杏仁核
和丘脑的强化。癫痫持续状态首次发作时出现局部
强化被认为是未来癫痫发展的一个标志。

（二）CT 和 MRI 灌注特征

先前癫痫持续状态脑血管造影的研究已经证明
了癫痫持续状态时局部血管扩张，会产生"豪华灌
注"的血管造影表现。CT 血管成像和 CT 灌注上
也可以在脑电图所示致痫区附近看到类似的表现。
MR 灌注成像可以观察到局部区域高灌注及大脑中
动脉扩张（图 36–10）。

在癫痫发作和癫痫持续状态的患者中，CT 灌
注显示局部高灌注。CT 灌注模式也可以区分非惊
厥性癫痫持续状态患者发作时和发作后的状态（图

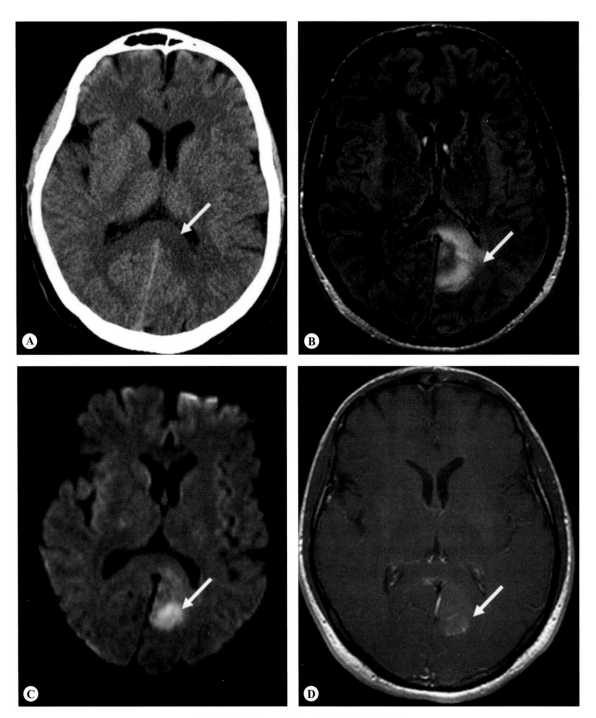

▲ 图 36-4　男，46 岁，新发癫痫持续状态

平扫头颅 CT（A）显示胼胝体压部稍低密度（箭）。轴位 FLAIR MR 图像（B）显示胼胝体高信号病变延伸至左侧枕部矢状窦旁区域（箭），伴扩散受限（C，箭），T₁WI 增强序列显示病灶强化（D，箭）。活检结果为 WHO Ⅲ 级间变性星形细胞瘤

36-11）。与脑电图相比，CT 灌注具有使用范围广、处理时间短等优点。及时进行 CT 灌注检查可以缩短非惊厥性癫痫持续状态的诊断时间。然而，癫痫持续状态是一个动态的过程，包括局灶性和全面性癫痫放电期及无放电期。CT 灌注技术的不足是数据采集时间较短，约为 45s，在此期间患者可能没有活动性癫痫发作。因此，在 CT 检查过程中进行密切的临床监测是有帮助的。

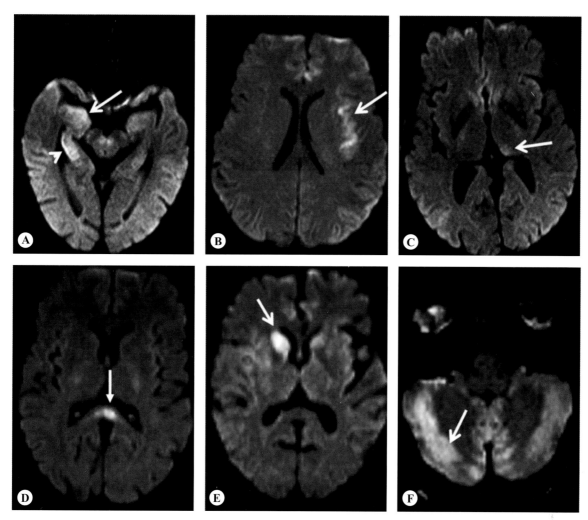

▲ 图 36-5　癫痫持续状态不同的扩散加权 MRI 图像

扩散受限区域常见于颞叶内侧、右侧杏仁核（A，箭）和海马（A，箭头）。其他常见的受累区域是岛叶皮质（B，箭）和丘脑枕核（C，箭）。偶见胼胝体压部（D，箭）和右侧尾状核头（E，箭）受限。也可以看到幕下受累，表现为致痫区的对侧小脑扩散受限（F，箭），与交叉性小脑神经功能联系不能有关

癫痫发作时，通常可以观察到平均通过时间（MTT）、脑血容量（CBV）和脑血流量（CBF）的增加。MTT 升高伴 CBV 和 CBF 降低可能提示潜在的梗死，而不是代谢紊乱或癫痫发作。

动态磁敏感增强 MRI 灌注显示类似的结果。只有少量关于癫痫持续状态 MRI 灌注改变的研究，主要比较了发作区与对侧半球同一部位脑灌注的相对变化（图 36-12）。

此外，有少量研究使用动脉自旋标记（ASL）序列来观察与癫痫发作和癫痫持续状态相关的血流动力学变化（图 36-8），结果显示癫痫持续状态下局部脑血流增加，而发作后血流正常或灌注不足。

一些已发表的数据显示，ASL 所示的发作期局灶性灌注异常可能是癫痫发作的良好影像标记物。

（三）发作后表现

局灶性癫痫持续状态之后会发生短暂的癫痫源区的功能障碍。这种功能障碍常在 24h 内消失，尽管也有报道称其持续时间可长达 30 天。大多数癫痫持续状态患者进行神经影像学检查时已经处于发作后的状态，此时他们已从发作症状中恢复，其临床状态已恢复至基线状态。然而，有相当比例的患者可能表现出类似脑卒中发作的症状，可能会被误诊。有文献研究了大脑大范围低灌注区与发作后神经功能缺损之间的关系。低灌注被认为 CBF 和 CBV 减

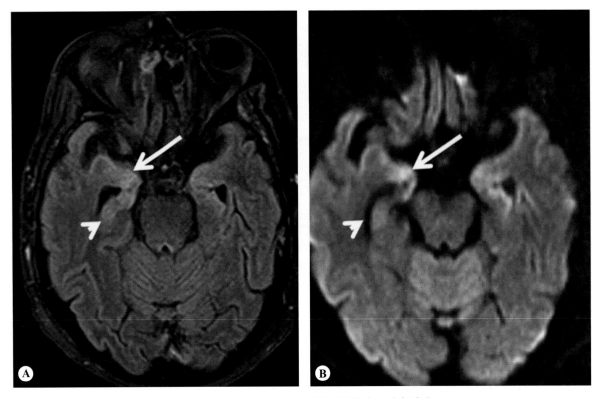

▲ 图 36-6　男，54 岁，因癫痫持续状态入院急诊室

发病前 2 周，患者因霍奇金淋巴瘤进行了自体造血干细胞移植。轴位 FLAIR（A）和 DWI（B）图像显示双侧杏仁核（箭）和海马（箭头）的高信号，与脑电图上的癫痫源相关

少，而 MTT 相对保留，其分布与脑动脉区域不一致，并且倾向于避开基底神经节。有时整个大脑半球可能表现为灌注不足。一些关于发作后的单光子发射计算机断层扫描（SPECT）和正电子发射断层扫描（PET）的研究显示，发作后伴偏瘫的患者存在大脑的低灌注和低代谢区。一种可能的生理学解释是灌注与发作后衰竭或抑制状态下的神经元活动的代谢耦合，导致了区域性的 CBF 或 CBV 减少，减少的 CBF 或 CBV 随后与神经活动一起恢复。MTT 的保留提示这种功能障碍是代谢异常，而不是血流受限所引起的（图 36-13）。

（四）长期后果

大量研究表明癫痫持续状态可以危及生命，并导致永久性的神经损伤。但是很少有针对人类的大型研究关注癫痫持续状态后的长期影像学变化。相关研究主要包括个案报道及小样本研究，报道了皮质或皮质下萎缩。研究显示颞叶萎缩和海马硬化发生在癫痫持续状态发作后的 6 周～58 个月，平均时间为 6 个月（图 36-14 和图 36-15）。这些表现常见于 MRI 提示有短暂性病变的患者中。高达 63% 的患者发展为慢性病变，常为局灶性皮质萎缩、胶质增生和皮质层状坏死。也有文献报道随访时出现丘脑体积减少。最近的一项回顾性研究显示，患者在癫痫持续状态发生后存在一定程度的弥漫性脑萎缩，脑萎缩可通过相对脑室容量的变化来显示。脑萎缩的程度与癫痫持续状态的持续时间有关，这一事实支持了长期癫痫活动导致神经元死亡的假说。因此，必须及时诊断以减少长期不良后果和死亡率。

六、报告内容和结构化报告

癫痫持续状态患者影像学报告应根据潜在的病因去书写，并且要尝试建立观察到的病变和癫痫发作特征之间的关系。为了影像学专家可以更好地书写报告，神经病学家或癫痫学家应该提供有关致痫区、癫痫发作扩散和偏侧化的临床信息。

影像报告应包括对异常发现的影像学解释，并

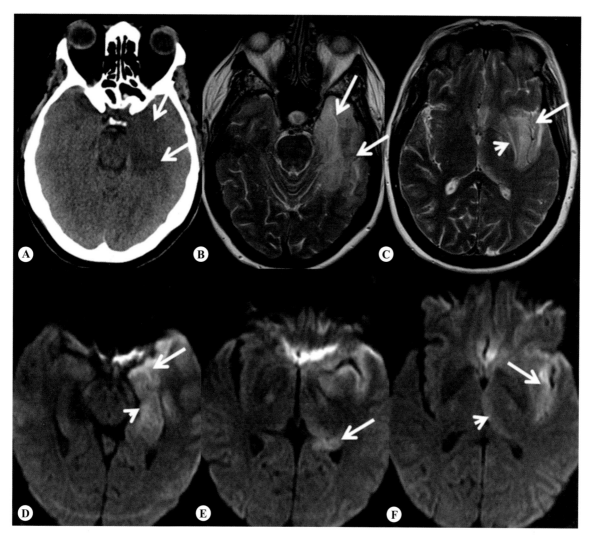

▲ 图 36-7　63 岁女性患者，"屏状核征"，临床表现有头痛、发热和失语症

脑脊液检测 1 型单纯疱疹病毒阳性。脑电图证实患者为局灶性癫痫持续状态。轴位脑 CT 显示左颞叶低密度（A，箭）。轴位 T₂WI 磁共振成像显示左侧颞叶（B，箭）、岛叶 / 岛叶周围皮质（C，箭）和屏状核（C，箭头）的高信号。DWI（D 至 F）显示内侧颞叶、杏仁核（D，箭）/ 海马体（D，箭头）和岛叶（F，箭）广泛扩散受限。其他远处受累结构，包括海马尾（E，箭）和丘脑枕核（F，箭头），与癫痫持续状态变化有关

给出癫痫发作的可能病因。应指出与癫痫发作的偏侧性或准确定位相关的影像表现，并提示与癫痫持续状态相关的重要改变。应该特别指出杏仁核和海马结构是否正常。

七、治疗

治疗主要集中在纠正癫痫的诱发因素（如高血糖或发热）或病因（如颅内出血引流术）。应采用逐步给药的方案来使用抗癫痫药物，这些原则适用于每个治疗中心。治疗方案通常从苯二氮䓬类药物开始，然后是注射抗癫痫药物，最后在必要时用巴比妥酸盐来镇静。超难治性癫痫持续状态发作时和恢复后，可能需要再进行 CT 或 MR 检查来检测是否有颅内并发症（图 36-16）。

疑似癫痫局灶性发作持续状态报告内容

• CT。
　– CT 灌注：累及皮质区的局部脑血容量（CBV）和血流量（CBF）增加。
• MRI。
　– 与癫痫持续状态相关的细胞毒性或血管源性水肿。
　– 单侧海马、杏仁核和岛叶皮质水肿。

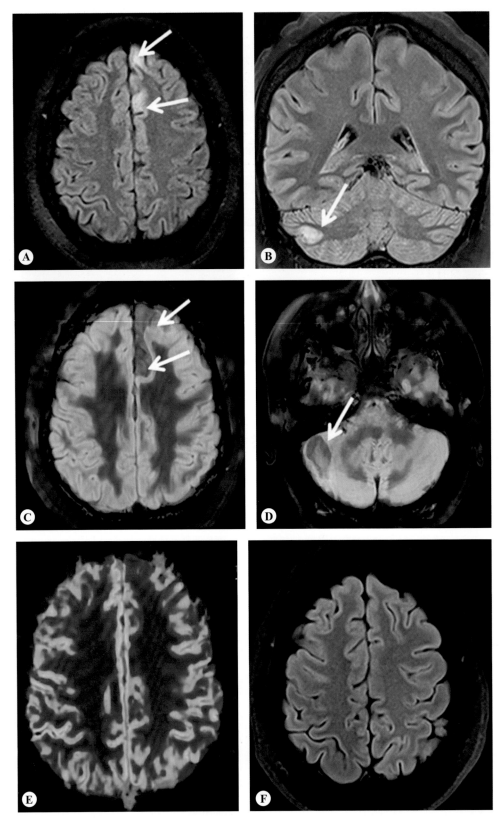

▲ 图 36-8 **23 岁女性患者，交叉性小脑神经功能联系不能，21 岁时头部外伤后继发局灶型癫痫发作**
她经历了一次起源于左额叶的非惊厥性难治性癫痫持续状态发作。癫痫持续状态发作后 5 天的 FLAIR 图像显示正中旁左额叶皮质增厚（A，箭）和对侧小脑的高信号区（B，箭）。轴位 ASL 灌注图像（C 和 D）显示了相同区域血流增加（箭）。2 个月后的增强 MRI 灌注图像和轴位 FLAIR 图像显示病变和灌注异常已经消失

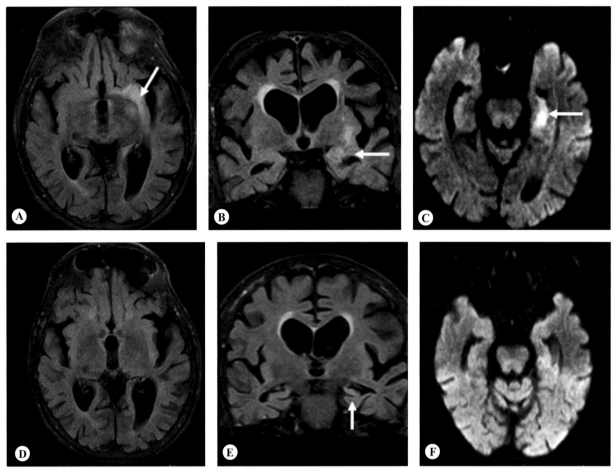

▲ 图 36-9 女，85 岁，因精神错乱和复发性失语症入院

脑电图显示局灶性非惊厥性癫痫持续状态，起源于左额颞顶叶。轴位（A）和冠状位（B）FLAIR MR 图像显示左侧岛叶（A，箭）和颞侧（B，箭）高信号伴同侧海马扩散受限（C，箭）。1 个月后，相对应的 FLAIR（D 和 E）和 DWI（F）图像显示所有病灶已缓解，左侧颞叶内侧硬化并局灶性萎缩（E，箭）

- 单侧枕核水肿，基底节区或对侧小脑半球较少出现水肿。
- 不局限于任何大脑动脉供血区的新皮质区发生区域性的皮质水肿。
- 皮质水肿区域有局灶性高灌注。

八、病例报告

（一）病例报告 1

病史：66 岁女性患者，突发头痛、恶心和呕吐，伴有命名性失语和失忆。有 11 年的乳腺癌病史，现处于缓解期。

临床诊断：急性脑卒中。

MRI 检查目的：CT 显示位于肿瘤位于左侧内侧颞叶后部。MR 检查进一步观察已知肿瘤的特征。

MRI 技术：用肿瘤方案进行脑 MRI 扫描，包括 FLAIR 序列（图 36-17C、H 和 G）、T₂WI（图 36-17D）、DWI（图 36-17F）、灌注成像和 T₁ 对比增强序列（图 36-17E）。

影像学表现：脑实质肿瘤位于左侧压后皮质，累及海马尾（图 36-17A、B、E，箭）。病变周围有大范围的血管源性水肿（图 36-17C、D 和 H，星号）。可见左侧杏仁核和海马头较右侧增大，信号增高（图 36-17C、D 和 H，箭）。相应区域 DWI 扩散受限（图 36-17F，箭）。灌注成像显示肿瘤周边的 CBV 增加（图 36-17G，箭），而无其他异常。

解释：脑实质内单发肿块考虑为转移瘤。左侧杏仁核 / 海马头增大考虑为癫痫发作的相关变化。这些表现与缓解期乳腺癌进展导致的脑转移瘤（病

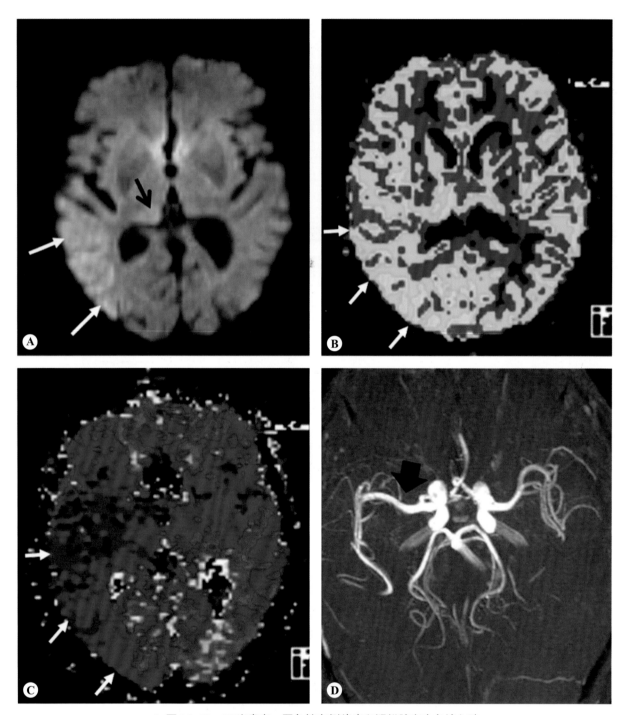

▲ 图 36-10　87 岁患者，因急性左侧偏瘫和疑似脑卒中急诊入院

DWI 显示右侧颞顶叶皮质（白箭）和同侧枕核（黑箭）扩散受限。MR 增强灌注显示大脑中动脉和大脑后动脉供血区域
CBV 增加（B，箭）、MTT 减少（C，箭）。时间飞跃法磁共振血管成像显示大脑中动脉扩张（D，箭），符合癫痫持续状
态的诊断

理证实）一致。杏仁核受累与反复癫痫发作有关。
脑电图也证实了患者的诊断，为伴有失语症和失忆
症的非惊厥性癫痫持续状态。3 个月后，患者海马
明显萎缩（图 36-17G，箭）。

（二）病例报告 2

病史： 18 岁男性患者，在 8 岁时确诊 MELAS
（3243A ＞ G 突变），表现为急性发作的左侧视野闪
光幻觉和视幻觉（图 36-18）。

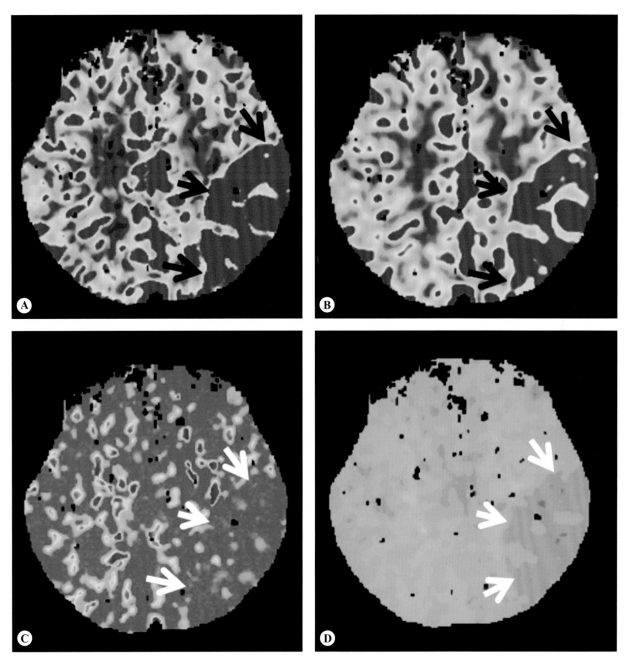

▲ 图 36-11　**82 岁女性患者，疑似脑卒中入院。患者有缄默症和右侧面部抽搐**

CT 灌注显示左额顶叶 CBF（A，箭）和 CBV（B，箭）增加，MTT（C，箭）和 TTP（D，箭）延长。CT 血管成像显示血管正常（未显示）。脑电图显示左侧局灶性癫痫持续状态。最终诊断为药物引起的非惊厥性癫痫持续状态

临床诊断：与 MELAS 相关的大脑后部缺血性病变。脑电图表现为右侧枕叶起源的单纯部分性癫痫持续状态和视觉性癫痫发作。

MRI 检查目的：CT 平扫（图 36-18A）显示双侧基底区和枕核钙化（图 36-18A，箭），与 MELAS 表现一致。MR 检查是为了排除急性缺血性病变或其他病因。

MR 成像技术：使用 3T MRI 扫描仪进行扫描，颅脑 MRI 扫描序列（图 36-18B 至 F），采用癫痫扫描序列，包括 FLAIR 序列（图 36-18B 和 C）、DTI 扩散序列（图 36-18D）和 ASL 灌注序列（图 36-18E 和 F）。

影像学表现：FLAIR 图像显示右枕叶稍高信号影（图 36-18B 和 C，箭），伴有扩散受限（图

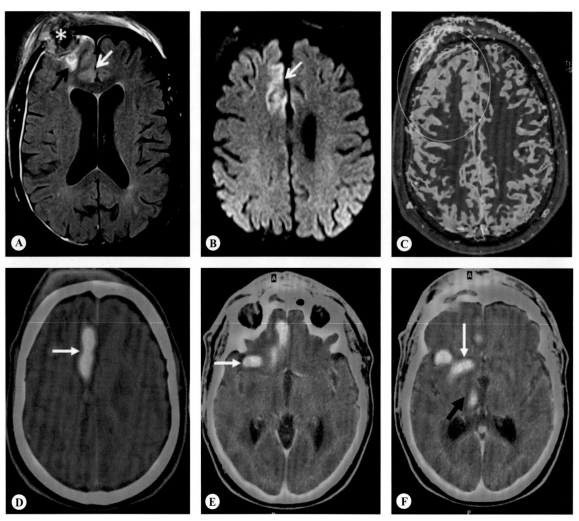

▲ 图 36-12　男，64 岁，右侧额部肿瘤生长活跃，继发神经功能进行性恶化 2 个月

轴位 FLAIR MR 图像（A）显示额骨右侧肿瘤（星号），向颅内侵犯，硬脑膜受累，血管源性水肿（黑箭）。FLAIR 图像上的皮质高信号（A，白箭）对应于 DWI 的细胞毒性水肿（B，箭），与 MRI 增强灌注图像（C，圆圈）的 CBV 增加相关。FDG PET/CT（D 至 F）显示右肾高代谢性肿块（未显示）。脑内可见单侧额叶高摄取（D 和 E，箭）伴基底神经节（F，白箭）及丘脑枕核受累（F，黑箭）。局灶性脑高代谢归因于发作期功能亢进。脑电图证实非惊厥性癫痫持续状态起源于右侧前额叶（图片由 Dr. Carles Lorenzo-Bosquet, Vall d'Hebron University Hospital 提供）

36-18D，箭）。在 ASL 灌注序列（图 36-18E 和 F）中，右侧颞叶和枕叶 CBF 明显升高（图 36-18E 和 F，箭）。

解释：皮质水肿和高灌注提示有致痫性活动。本病例解释了与癫痫持续状态相关的灌注改变。

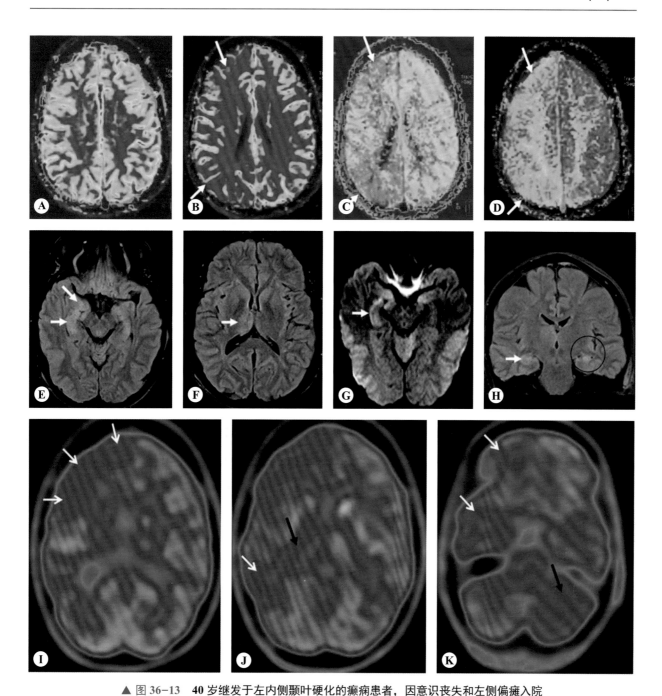

▲ 图 36-13　**40 岁继发于左内侧颞叶硬化的癫痫患者，因意识丧失和左侧偏瘫入院**

增强 MR 灌注成像（A 至 D）显示 CBV（A）灌注正常，CBF 显示右侧大脑半球弥漫性灌注不足（B，箭），TTP（C，箭）、MTT 延长（D，箭）。轴位 FLAIR 图像显示杏仁核 / 海马水肿（E 和 H，箭），枕核高信号（F，箭）。右侧海马扩散受限（G，箭）。冠状位 FLAIR 图像显示右侧海马体积减小（H，箭），信号增高，与海马硬化（H，圆圈）表现一致。FDG PET（B）显示额叶、顶叶、颞叶皮质（I 至 K，白箭）和右脑丘体（J，黑箭）的 FDG 摄取减少。此外，左侧小脑显示 FDG 摄取减少，提示交叉性小脑神经功能联系不能（K，黑箭）（图片由 Dr. Carles Lorenzo-Bosquet, Vall d'Hebron University Hospital 提供）

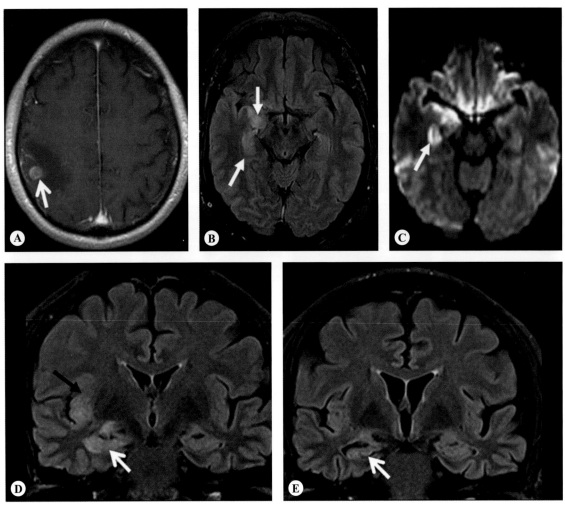

▲ 图 36-14　男，54 岁，肺腺癌（$T_3N_2M_0$）患者，因非惊厥性癫痫持续状态急诊入院

增强 T_1WI 图像显示强化的转移瘤（A，箭）。轴位（B）和冠状位（D 和 E）FLAIR 图像显示右侧岛叶皮质（D，黑箭）和颞叶杏仁核 / 海马区（B 和 D，白箭）水肿，伴扩散受限（C，箭）。2 个月后随访 FLAIR 表现为内侧颞叶硬化（E，箭）和全脑萎缩。注意脑室容量的增加

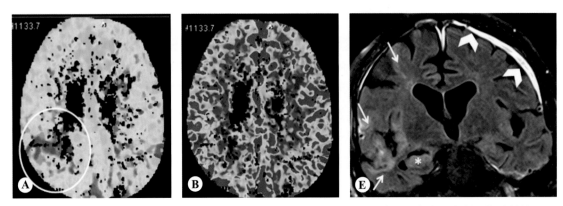

▲ 图 36-15　54 岁男性患者，因慢性脑梗死和头部外伤继发超难治癫痫持续状态（急性长期症状性）

CT 灌注显示局部区域 TTP 延长（圆图），无 CBV 升高（B）。轴位 DWI（C 和 D）显示右侧岛叶（白箭）、丘脑（箭头）和杏仁核 / 海马（星号）呈高信号。急性期冠状位 FLAIR 图像（E）显示右侧海马水肿（星号）和右侧大脑中动脉区域慢性梗死（箭）。注意头部外伤所致的硬膜下血肿（E，箭头）。2 个月后随访 FLAIR 图像（F）显示颞叶萎缩（箭）和海马硬化（星号）

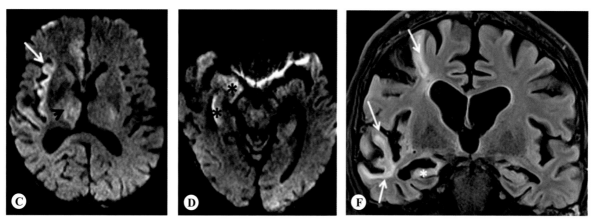

▲ 图 36-15（续） **54 岁男性患者，因慢性脑梗死和头部外伤继发超难治癫痫持续状态（急性长期症状性）**
CT 灌注显示局部区域 TTP 延长（圆圈），无 CBV 升高（B）。轴位 DWI（C 和 D）显示右侧岛叶（白箭）、丘脑（箭头）和杏仁核 / 海马（星号）呈高信号。急性期冠状位 FLAIR 图像（E）显示右侧海马水肿（星号）和右侧大脑中动脉区域慢性梗死（箭）。注意头部外伤所致的硬膜下血肿（E，箭头）。2 个月后随访 FLAIR 图像（F）显示颞叶萎缩（箭）和海马硬化（星号）

	30 分钟	120 分钟	24 小时
	早期癫痫	确定性癫痫	难治性癫痫	超难治性癫痫

诊断

血液及尿液样本阴性（血象，电解质，毒性，肝和肾功能）

心电图、血糖及血氧持续生命体征监测
发现潜在的神经功能障碍、感染或者系统性疾病的必要检查

诊断性脑电图 　　　脑电图监测（持续的或间断的）

诊断性 CT（± 灌注） | 诊断性 MRI（± 灌注）诊断性 PET | 随访 CT 或 MRI（检测并发症）

治疗

尽可能纠正诱发因素及病因
血流动力学稳定，控制系统性并发症

转入 ICU 病房（镇静并插管）

地西泮 IV 或劳拉西泮 IV 或咪达唑仑 IV 或氯硝安定 IV ＋ 苯妥英 IV 或丙戊酸钠 IV 或左乙拉西坦 IV	增加：苯妥英 IV 和（或）或丙戊酸钠 IV 或左乙拉西坦 IV 或苯巴比妥 IV 或拉科酰胺 IV	咪达唑仑 IV ± 丙泊酚	拉科酰胺 其他： 溴伐西坦，大安培南，托吡酯，凯特明，硫酸镁，利多卡因，维拉帕米，异氟烷，免疫诱导，低温，电休克治疗

▲ 图 36-16 **用于癫痫持续状态及其潜在病因的诊断和治疗方法**
尽可能地纠正和治疗癫痫发作的诱发因素和病因。药物治疗是根据脑电图活动或临床特征所显示的癫痫持续状态是否持续来确定的。药物治疗方案可根据每个中心使用的具体方案进行调整

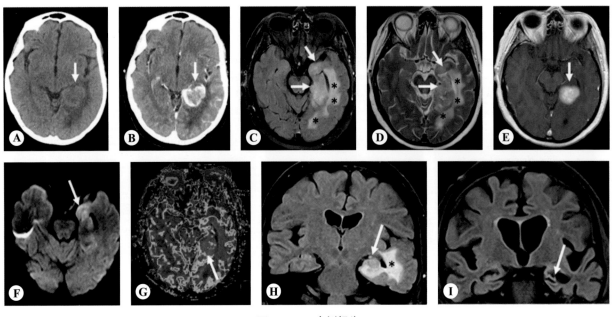

▲ 图 36-17　病例报告 1

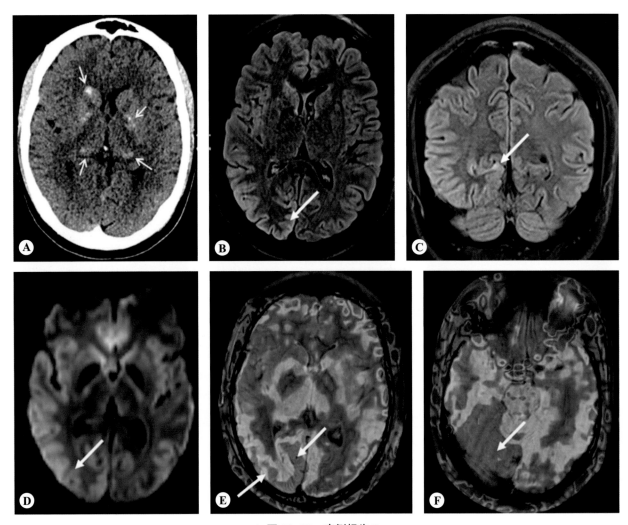

▲ 图 36-18　病例报告 2

参考文献

[1] Betjemann JP, Lowenstein DH. Status Epilepticus in adults. Lancet Neurol. 2015;14:615–24.

[2] Gelfand JM, Wintermark M, Josephson SA. Cerebral perfusion-CT patterns following seizure. Eur J Neurol. 2010;17:594–601.

[3] Glaser CA, Gilliam S, Honarmand S, Tureen JH, Lowenstein DH, Anderson LJ, et al. Refractory status epilepticus in suspect encephalitis. Neurocrit Care. 2008;9:74–82.

[4] Gorter JA, van Vliet EA, Aronica E. Status epilepticus, blood-brain barrier disruption, inflammation, and epileptogenesis. Epilepsy Behav. 2015;49:13–6.

[5] Hauf M, Slotboom J, Nirkko A, von Bredow F, Ozdoba C, Wiest R. Cortical regional hyperperfusion in nonconvulsive status epilepticus measured by dynamic brain perfusion CT. AJNR Am J Neuroradiol. 2009;30:693–8.

[6] Hocker S, Nagarajan E, Rabinstein AA, Hanson D, Britton JW. Progressive brain atrophy in super-refractory status epilepticus. JAMA Neurol. 2016;73:1201–7.

[7] Jabeen SA, Cherukuri P, Mridula R, Harshavardhana KR, Gaddamanugu P, Sarva S, et al. A prospective study of diffusion weighted magnetic resonance imaging abnormalities in patients with cluster of seizures and status epilepticus. Clin Neurol Neurosurg. 2017;155:70–4.

[8] Mathews MS, Smith WS, Wintermark M, Dillon WP, Binder DK. Local cortical hypoperfusion imaged with CT perfusion during postictal Todd's paresis. Neuroradiology. 2008;50:397–401.

[9] Meletti S, Giovanni G, d'Orsi G, Toran L, Monti G, Guha R, et al. New-onset refractory status epilepticus with claustrum damage: definition of the clinical and neuroimaging features. Front Neurol. 2017;8:111.

[10] Meletti S, Monti G, Mirandola L, Vaudano AE, Giovannini G. Neuroimaging of status epilepticus. Epilepsia. 2018;59(Suppl 2):113–9.

[11] Mendes A, Sampaio L. Brain magnetic resonance in status epilepticus: a focused review. Seizure. 2016;38:63–7.

[12] Milligan TA, Zamani A, Bromfield E. Frequency and patterns of MRI abnormalities due to status epilepticus. Seizure. 2009;18:104–8.

[13] Toledo M, Munuera J, Sueiras M, Rovira R, Alvarez-Sabín J, Rovira A. MRI findings in aphasic status epilepticus. Epilepsia. 2008;49:1464–9.

[14] Trinka E, Cock H, Hesdorffer D, Rossetti AO, Scheffer IE, Shinnar S, et al. A definition and classification of status epilepticus – report of the ILAE task force on classification of status epilepticus. Epilepsia. 2015;56:1515–23.

拓展阅读

[1] Bar-Klein G, Lublinsky S, Kamintsky L, Noyman I, Veksler R, Dalipaj H. Imaging blood-brain barrier dysfunction as a biomarker for epileptogenesis. Brain. 2017;140:1692–705.

[2] Fujikawa DG. Prolonged seizures and cellular injury: understanding the connection. Epilepsy Behav. 2005;7(Suppl 3):S3–11.

[3] Sutter R, Semmlack S, Kaplan PW. Nonconvulsive status epilepticus in adults- insights into the invisible. Nat Rev Neurol. 2016;12:281–93.

[4] Szabo K, Poepel A, Pohlmann-Eden B, Hirsch J, Back T, Sedlaczek O, Hennerici M, Gass A. Diffusionweighted and perfusion MRI demonstrates parenchymal changes in complex partial status epilepticus. Brain. 2005;128:1369–76.

[5] Van Cauwenberge MGA, Dekeyzer S, Nikoubashman O, Dafotakis M, Wiesmann M. Can perfusion CT unmask postictal stroke mimics? A case-control study of 133 patients. Neurology. 2018;91:1918–27.

第 37 章　癫痫的手术和术后评估
Surgical and Post-surgical Evaluation of Epilepsy

Paolo Vitali　Cristina Rosazza　Nadia Colombo　著

张子璇　王庆根　祁　丽　译　　李建瑞　张志强　校

摘　要

对于耐药性癫痫患者，癫痫手术的目的在于不产生额外神经或认知缺陷的情况下去除致痫区或断开与致痫区的联系。

致痫区定义为"癫痫发作的起始部位以及主要作用的脑组织区域"。术前需要进行全面的检查来确定和描绘致痫区的范围。在这种情况下，临床神经影像学在确定诊断和选择手术患者方面起着至关重要的作用。MRI 是术前评估的首选影像学技术，若能发现结构性病变，手术效果会更好。当 MRI 显示病变是可切除的，并且与无创性电 - 临床数据相一致时，应尽早考虑手术，特别是儿童患者。当 MRI 不能识别病变，或病变界限不清，或靠近脑功能区时，需要进行更全面的术前评估，这可能包括对 MRI 数据的计算分析、有创性脑电图（如立体定向脑电图）和功能成像。发作期 SPECT，发作后 MRI 灌注和同步脑电图 fMRI 有助于识别致痫区。发作间期 ^{18}F-FDG PET 或 MRI 灌注成像可显示功能缺损区。任务态 fMRI 可以显示脑功能区，扩散纤维束示踪成像可以显示白质束。使用多模态结构与功能联合成像可构建完整的外科手术场景。

用 MRI 进行术后随访，评估病变是否完全切除并监测潜在生长的病变，而 fMRI 和扩散纤维束示踪成像用于监测术后功能缺陷的患者。

关键词

癫痫手术；磁共振成像；功能磁共振成像；扩散纤维束示踪成像；立体定向脑电图

缩略语

^{18}F-FDG PET	18Fluoro-2deoxyglucose positron emission tomography	^{18}F- 氟脱氧葡萄糖正电子发射断层扫描
ASL	arterial spin labeling	动脉自旋标记
DNET	dysembryoplastic neuroepithelial tumor	胚胎发育不良性神经上皮瘤
DRE	drug-resistant epilepsy	耐药性癫痫

DSC	dynamic susceptibility contrast	动态磁敏感对比
DTI	diffusion tensor imaging	扩散张量成像
DWI	diffusion-weighted imaging	扩散加权成像
ESI	electrical source imaging	电子源成像
EZ	epileptogenic zone	致痫区
FCD	focal cortical dysplasia	局灶性皮质发育不良
fMRI	functional magnetic resonance imaging	功能磁共振成像
MEG	magnetoencephalography	脑磁图
SISCOM	subtracted Ictal SPECT CO-registered to MRI	发作期 SPECT 与 MRI 共配准减影术

一、临床情景及影像和手术适应证

根据国际抗癫痫联盟的定义，经两种主要抗癫痫药物治疗仍不能达到无癫痫发作，则被认为是耐药性癫痫。据估计，大约 1/3 的癫痫患者（全世界 6000 万）是耐药性癫痫（DRE）患者。由于近几十年来神经病学和癫痫学领域的巨大进步，手术逐渐成为 DRE 患者的一种选择。

所有 DRE 患者，特别是儿童患者，均需进行术前评估。但是，只有一小部分患者术前评估认为能进行手术。详细的术前检查只能在三级癫痫手术中心进行，之后才能确定是否可以进行手术。这一工作旨在识别致痫区，并建立其与任何相邻功能皮质之间的关系（图 37-1）。

二、拟手术患者的确定

拟行治疗性手术的患者（包括儿童和成人）的标准有：①反复发作的耐药性癫痫；②对患者的生活质量造成严重损害的致残性癫痫；③致痫区边界清晰、可解剖定位且病变位置可接近，这意味着癫痫发作位于大脑的特定区域，可以安全地切除。手术可以是治愈性的，即通过切除或断开来治愈癫痫；手术也可以是姑息性的，即通过神经调节或其他断开技术来降低致残性癫痫发作的严重程度和频率。如果癫痫是局灶性的，并且有明确的、非特发性部分性癫痫综合征的临床电表现，考虑采用根治

性切除手术。

三、致痫区

（一）定义

根据全世界最被广泛接受的定义，致痫区是"癫痫发作的起始部位以及主要作用的脑组织区域"。这种"法国方法"用电-临床术语定义癫痫灶，不仅强调发作性放电起源和早期传播的精确解剖位置，而且还强调了它们的临床相关性，特别是发作时临床症状的时顺性，其反映了脑内癫痫放电的时间空间特性。

（二）评估

用于评估癫痫灶位置和边界的诊断技术越来越复杂，越来越难。三级中心的早期术前评估包括对癫痫症状的精确描述、标准的脑电图和高质量的 MR 成像。这些数据足以用来确定一部分拟行手术的患者（20%）（图 37-1，框 1）。但是，大多数患者的致痫区定位并不那么简单，而是需要进一步检查，如长程视频脑电图监测（图 37-1，框 2）。视频脑电图可以将视频记录的癫痫发作症状的时间顺序和发作期及发作间期的电活动联系起来。这一项无创性检查是显示或确认可能的致痫区位置的关键一步。在另一部分患者（35%）中，解剖和临床电数据之间没有明确相关性，必须使用立体定向脑电图来确定致痫区（图 37-1，框 3）。

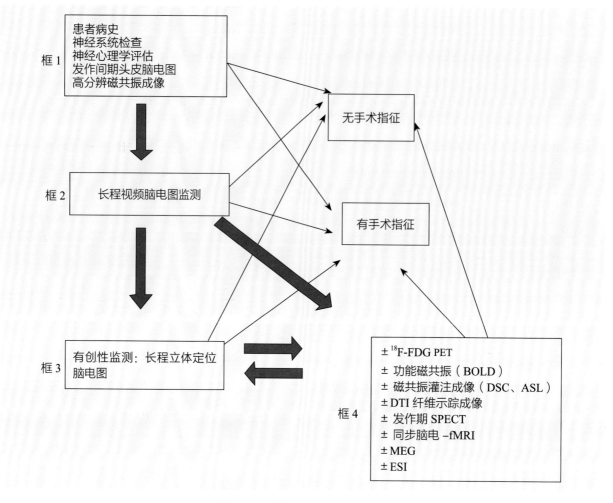

▲ 图 37-1　癫痫中心的术前检查流程
（米兰 Niguarda 医院 Claudio Munari 癫痫手术中心）

^{18}F-FDG. 氟 –18 脱氧葡萄糖；PET. 正电子发射断层扫描；fMRI. 功能磁共振成像；BOLD. 血氧水平依赖；DSC. 动态磁敏感对比；ASL. 动脉自旋标记；DTI. 扩散张量成像；SPECT. 单光子发射计算机断层扫描；MEG. 脑磁图；ESI. 电子源成像

四、术前结构成像

（一）磁共振成像

目前，MRI 是识别、定位、显示不同类型结构性癫痫灶的首选方法。

在结构像上能显示的病变极大地增加了确定癫痫灶来源的可能性，并与更好的手术结果密切相关。因此，必须使用 MRI 癫痫扫描方案进行检查，以便识别微小但高度致痫性的病变，如局灶性皮质发育不良（FCD）（表 37-1）（见第 34 章）。

可使用 SWI 相位图或梯度回波 T_2^*WI 图像来检测钙化和出血 / 微出血。3D T_1WI 与多平面重组图像具备其出色的灰白质对比，对诊断十分有用，是

MRI 后处理首先要做的。

也可以进行双反转恢复序列、磁化传递成像、可进行弛豫率测量的多回波 T_2WI 及 MRS。在进行 MR 检查之前，必须了解电 – 临床数据，以确保 MR 检查聚焦于疑似致痫区的大脑区域，并使用正确的序列（见第 34 章）。对于 1.5T MRI 表现正常或有可疑发现的患者，尤其是怀疑有 FCD 的患者，强烈推荐使用 3T MRI 并进行 3D-FLAIR 进行扫描。

（二）MRI 数据的后处理

3D T_1W 和 3D T_2W FLAIR 的容积 MRI 序列特别适用于术前检查病灶的定量分析。一些免费的软件包可以对 3D T_1W 数据进行灰质分割，对颞叶结

构和深部核团进行体积评估。3D MRI 数据的计算分析有两种主要方法：基于体素的分析和基于表面的分析。

基于体素的分析是一个术语，包括一组使用容积 MR 成像数据来表征结构差异的方法。VB 分析时，在将每个脑体素转换（标准化）到标准化立体定位空间（即蒙特利尔神经学会标准模板）后，将每例患者的脑与对照组的脑进行比较。标准化后，对脑体素进行空间过滤来平滑灰质变异性并降低噪声，从而提高信噪比。体素信号强度/体积差异的结果图需要经过训练的神经影像科医师结合常规 MRI 仔细查看，来确认病理发现。3D T_1W 的数据集是一个可以使用 SPM 软件包的有效方法，用于计算灰质异常延伸到白质和灰白质交界处异常模糊的脑图。与使用 VB 分析 3D T_1W 数据相比，3T MRI 采集的 3D T_2W FLAIR 数据 VB 分析的灵敏度更高。

基于表面的分析方法是基于表面形态测量的另一种有潜力的计算技术，患者特异性表面报告可以看到"留一法"分析（单个患者与多个健康受试者的比较）的最终结果。蒙特利尔研究小组开发了一种基于表面纹理和形态分析的先进方法，用于发现信号和形态的异常。专家评估，纹理和形态异常图可在 MRI 阴性的患者准确检测 Ⅱ 型 FCD（敏感性 71%～71%，特异性 95%～100%）（图 37-2）。

FreeSurfer（https://surfer.nmr.mgh.harvard.edu）是最常用的免费软件包，可用于大脑表面三维重建和具有几种形态测量属性的顶点元统计分析。将 3D T_1 数据输入后，该软件输出的灰质和皮质下白质结构的个体特异性分割，单个脑半球灰白质交界处和软脑膜表面模型，皮质折叠模式的分割和标记，以及在癫痫中至关重要的皮质厚度的估计，可叠加显示在软脑膜、白质和膨胀的脑表面上（图 37-3 至图 37-7）。从诊断角度看，脑半球软脑膜表面模型有助于识别以异常旋转为特征的皮质畸形，而皮质厚度图有助于识别以皮质厚度增加为特征的皮质发育不良（图 37-3 和图 37-6）。从外科角度来看，软脑膜的表面重建对规划立体定向颅内电极的植入和脑切除术非常有用（图 37-4 至图 37-7）。特定的 FreeSurfer 工具可以用来分割海马亚区，改善累及特定亚区的微小海马硬化的检测。

SUrface-PRojected FLAIR（SUPR-FLAIR） 是一种新的表面分析方法，主要用于显示信号强度异常的皮质区域。将来自 TSE FLAIR T_2W 序列标准化强度信号"投射"到 FreeSurfer 衍生的皮质表面上，已被发现有助于规划 MRI 可见病灶的切除，以及改进最具挑战性病例的脑内电极植入策略（图 37-3）。这种技术是通过基于表面统计分析方法来检查微小的或者 MRI 阴性的 FCD，其有效性还有待研究。

（三）CT

CT 的诊断价值有限，在怀疑病变内有钙化，或在脑膨出病例中寻找骨缺损时可使用 CT。目前，SWI 相位图可代替 CT 扫描来检测钙化，并可以鉴别钙化及含铁血黄素沉积。通过与植入前 MRI 共配准，CT 扫描也用于检查 SEEG 植入的颅内电极的位置（图 37-7）。

（四）血管成像

血管成像对于安全准确地规划硬膜下/深度电极或用于 SEEG 的脑内电极植入，以及规划切除手术至关重要。在基于框架或无框架的情况下，不同的中心使用不同的成像方法，包括立体导管造影、CTA 和钆对比增强 MRI 和 MRA（图 37-3、图 37-4、图 37-5 和图 37-7）。在米兰 Niguarda 医院的 Claudio Munari 癫痫手术中心开发了一种新技术，通过移动锥形束 CT 系统获取 3D DSA。该技术可以使动脉和静脉同时显示。它是在无框架条件下使用 O 型臂系统（Medtronic，Minneapolis，MN）进行工作的，X 线球管和平板探测器在机架内等中心旋转。工作流程的核心是在采集无骨蒙片的 CT 数据集，并在主要的脑供血动脉中选择性注射对比剂，然后进行数据集配准和减影。用 FSL 软件包对图像进行后处理，并且共配准到 3D 钆增强 MRI 的数据集（图 37-4 和图 37-7）。为了规划 SEEG 电极轨迹和手术切除，血管树最终被投影到由 FreeSurfer 计算的软脑膜表面的 3D 重建上（图 37-4 和图 37-7）。

1. 立体定向脑电图

SEEG 最初是由 Bancaud 和 Talairach 在 20 世纪 50 年代末开发的，它是根据患者个体化制定的立体定向手术，需在患者脑内置入大量电极。SEEG 可以对颅内空间进行三维评估，这与硬膜下/深度电

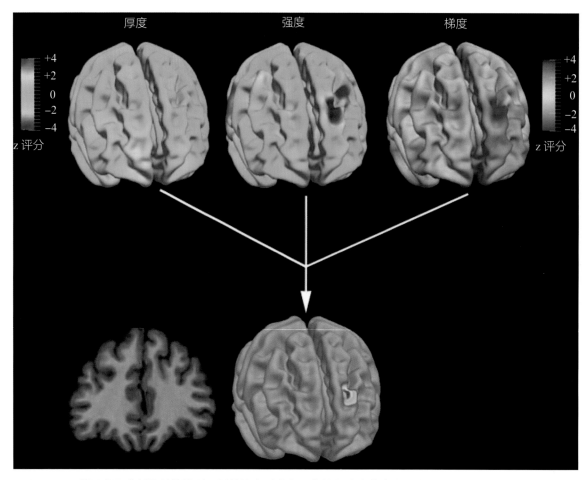

▲ 图 37-2　基于表面分析的计算模型。局灶性皮质发育不良的额叶癫痫患者的高分辨力 **3T MRI** 报告正常 ［可能是由于发育不良病变较小，如冠状位 **T₁W MRI** 图像（左下）显示］

第一排图像显示了用对照组标准化（Z 评分）的 T₁WI 衍生的计算模型。皮质厚度图并不明显。相反，灰质强度图和梯度图（模拟灰质 – 白质模糊）显示了明显的异常。与对照组相比，合成图将病变区确定为唯一的异常。手术标本的组织病理学证实存在 Ⅱ b 型局灶性皮质发育不良（图片由 Andreas Bernasconi, Montreal Neurological Institute 提供）

极植入的二维评估在概念上有所不同。通过 SEEG，可能会监测到发作期放电的时空起始点和早期传播，从而确定致痫区。SEEG 仍然是致痫区定位和确诊的"金标准"，包括癫痫发作起始区和早期扩散区。SEEG 的计划和实施分为三个步骤，影像学对这三个步骤的支持程度各不相同：①植入策略；②立体定向"存储"和电极植入；③视频录制。

2. 植入策略

先根据无创性数据推导一个关于癫痫发作部位和放电传播途径的假设，再根据该假设对患者进行个性化检查。

颅内电极的位置和数量必须有计划的放置以覆盖所有怀疑是致痫区的大脑区域。精确划分致痫区的边界可以确定最小皮质切除范围、确定解剖病变（如果存在）和致痫区之间的位置关系，并验证邻近脑功能区的致痫区是否可以被切除（脑功能区可以在 SEEG 检查时通过电刺激来研究）。通过将电极片的轨迹共配准到 3D T₁W 序列获得的多平面重组图像和 FreeSurfer 估计的软脑膜表面重建图像上，以及共配准的血管树，可以将 SEEG 计划植入电极片的位置显示出来（图 37-4 和图 37-7）。

3. 立体定向"定位"和电极植入

立体定向"定位"用于识别血管，特别是皮质表面的血管，可以在 SEEG 电极植入时避免损伤这些血管，该步骤非常重要。传统上说，这一步是基于血管解剖的立体定向血管造影研究。在 Claudio Munari 癫痫手术中心，钆对比增强的 3D MRI 数据集与用 O 形臂获得的 3D CBCT 数字减影血管造

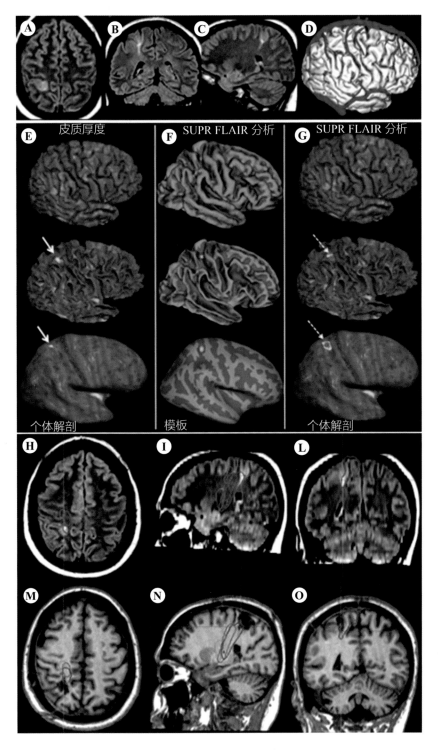

◀ 图 37-3　FCD Ⅱ b 型脑沟深部的多平面重组及三维成像

轴位、冠状位、矢状位 T₂ FLAIR（A 至 C）。FreeSurfer 衍生的软脑膜表面图，由相位对比血管造影 MRI（PCA-MRI）图像重建而来，可 3D 显示主要的脑半球皮质静脉（D）。右侧中央后沟底部皮质增厚；皮质下白质信号增高呈漏斗状，并向脑室方向延伸（"穿透征"）。基于表面绘图和分析（E 至 G）。皮质厚度绘图代表了 FreeSurfer 估计的软脑膜、白质和膨胀脑表面（E）。病灶的位置清楚地显示为中央后沟深部（白箭）的皮质增厚区（黄点）。值得注意的是，中央沟在膨胀的表面清晰可见，是一条薄皮质（暗红色）。SUPR FLAIR 统计分析（F 和 G）：FLAIR 序列上显著高信号的峰值出现在大脑模板的软脑膜、白质和膨胀表面（F）。上述统计区域的轮廓在患者的个体解剖上被报道为位于中央后沟深处（白虚箭）的一个蓝黄色轮廓点（G）。概率 DTI 纤维束示踪成像：术前（H、I 和 L）和术后（M 至 O）图像。上肢和下肢的丘脑皮质束（THC）和皮质脊髓束（CST）的 DTI 纤维束示踪成像：术前 FLAIR T₂W（H、I 和 L）和术后 3D T₁W（M 至 O）的多平面重组图像可见两个纤维束的交叉。蓝色 . 下肢的 THC 束；红色 . 上肢的 THC 束；紫色 . 下肢的 CST 束；橙色 . 上肢的 CST 束

影术数据集共配准，可以同时显示动脉和静脉（图 37-4）。立体定向计划图像是提前几天或几周在患者清醒、无头框架和无标记的情况下获得的。植入电极当天，患者使用术中 CBCT 和 Talairach 框架进行配准，所有电极均由 NeuroMate 机器人辅助植入（neuromate® stereotactic robot，Renishaw）。每个电极记录从入口点到目标点整个轨迹线上白质和灰质的活动。在立体定向电极植入后，通过 CT 和电刺激验证电极放置的部位和功能。为此，需要进行 O 臂 3D 扫描，并与植入前 MRI 共配准（图 37-7）。

（五）视频 SEEG 录制

这是确定癫痫源灶的关键步骤。记录 1～4 周

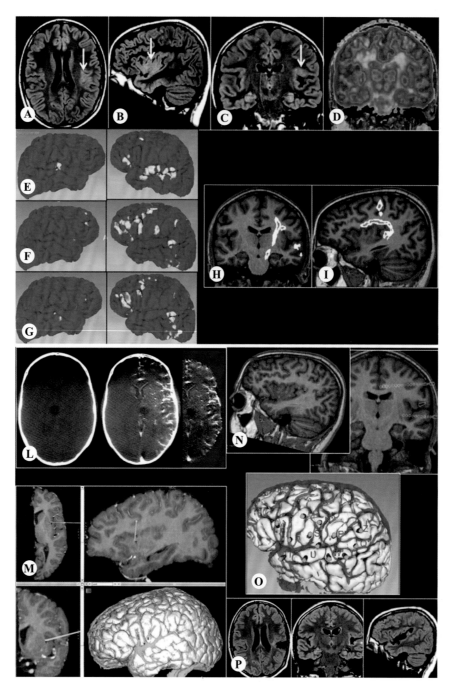

▲ 图 37-4　左侧岛叶 Ⅱ b 型 FCD 图像

轴位、矢状位和冠状位 T₂WI FLAIR（A 至 C）。¹⁸F-FDG PET MRI 共配准（D）、语言任务的 EPI-BOLD fMRI（E 至 G）：句子理解（E），语言流畅（F），描述命名（G）。CTS 和弓状纤维束的概率 DTI 纤维追踪技术（H 和 I）：在 3D T₁W 序列的冠状面和矢状面 MPR 上可见两个纤维束的交叉。发育不良的特征是皮质增厚，灰白质交界处模糊，T₂WI 皮质下白质信号增高（A 至 C，白箭）。FDG-PET 扫描（D）显示发育不良的皮质代谢减低。fMRI（E 至 G）记录左侧语言的优势性。在语言流畅性任务（F）中，在远离 Wernicke 脑区（该区域属于手术切除后无任何语言障碍的区域）的左侧中央后盖皮质中观察到了一个激活区。DTI（H 和 I）确定了病变与皮质脊髓束和弓状纤维束的关系。在解剖基础上，将种子点设于大脑脚，路径点设于手部初级运动皮质，重建皮质脊髓束。将种子点放在 Broca 区、路径点放在 Wernicke 区可以重建弓状纤维束。这两种纤维束都可以在 fMR 中显示。SEEG 的工作流程（L 至 O）：由于病变定位于左侧，语言的左侧优势，癫痫发作的症状，癫痫发作活动的特殊性，也传播到额中央区，SEEG 计划将电极植入脑盖、岛叶和感觉运动皮质附近区域，旨在精确定位致痫区。3D CBCT DSA（L）：利用 CBCT 扫描仪获得骨蒙片和对比增强的数据集；随后，在初步配准后，骨蒙片被减去，从而获得对血管分割最佳的新数据集。来自手术计划软件的截图（M）：MRI 和 3D 血管造影（50% 衰减）的 MPR 图像显示了电极对中央盖皮质和下方岛叶的投影。在 3D 视图中，计划电极轴用黄色表示，并与脑血管的 3D 重建一起投射在 FreeSurfer 估计的软脑膜表面上。一些植入电极模型的交叉点在矢状和冠状位图中以绿色表示（N）。多模态三维图像，包括 FreeSurfer 估计的软脑膜表面、基于植入后 CT 扫描建模的 SEEG 电极和脑血管系统（O）。术后三个平面的 T₂W FLAIR 图像（P）：SEEG 监测将致痫区精确定位于岛叶区域，随后计划行手术切除

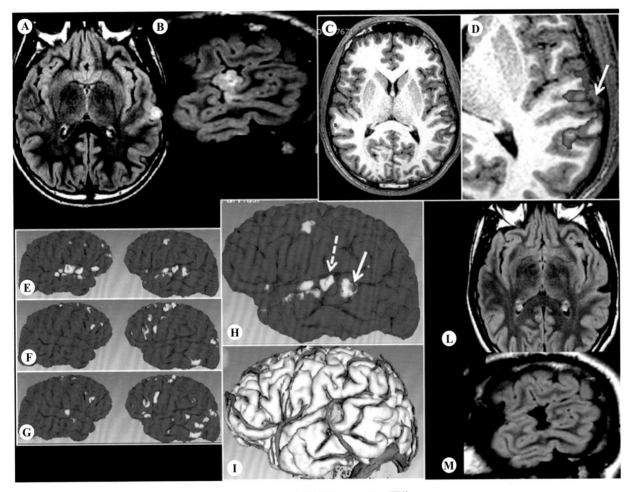

▲ 图 37-5 左侧颞上回 DNET 图像

轴位和矢状位 T₂WI FLAIR 图像（A 和 B），语言任务的 EPI-BOLD fMRI（C 至 H）：句子理解 [C 和 D（C 的放大图），E 和 H（E 的放大图）]，语言流畅性（F），描述命名（G）。病灶的三维视图用绿色进行标识，通过在自然 FLAIR 图像上手动描绘获得，投影到 FreeSurfer 估计的软脑膜表面上，加上通过 PCA-MRI 获得的脑血管三维重组图像（I），术后轴位和矢状位 T₂WI FLAIR 图像（L 和 M）。左侧颞上回可见小的皮质内病变，有轻微的占位效应，T₂WI 呈高信号（A 和 B），T₁WI 信号降低（D，白箭），无病灶周围水肿，与发育不良性神经上皮肿瘤表现一致。总的来说，fMRI 所示的激活区证实了语言的左侧优势。具体来说，在句子理解图像中（C、D、E 和 H），激活斑点去出现在病变部位上方和后方（H，箭）。病变上的激活区（H，白虚箭）可能是由于引流静脉流经病变上方（H 和 I 比较）。更靠后的激活区是 Wernicke 区的一部分（H，白箭）。术后 T₂ FLAIR 显示术区（L 和 M）。更靠后的激活区没有被切除

内脑内电极所测电活动，以及与之连续时间对应的癫痫症状视频。记录不同条件（清醒状态缺觉后或夜间）下的电活动，必要时逐渐减少患者的用药。通过记录自发或诱导的电-临床癫痫发作时，收集发作期和发作间期的数据。进行视频 SEEG 监测，直到确定癫痫发作的起源和传播模式。此外，可以通过植入的电极进行电刺激，可以在手术期间对重要脑功能区进行描绘。

五、术前功能成像

结构成像可以识别潜在的原发性癫痫源灶，一些功能成像可以帮助识别癫痫时继发受累的区域，这些区域的术前定位很重要（表 37-1）。此外，任务态 fMRI 可用来定位脑功能区。

（一）SPECT

SPECT 可以成功地检测发作期和发作间期局灶性的高灌注。当患者行 SPECT 检查时，在发作间

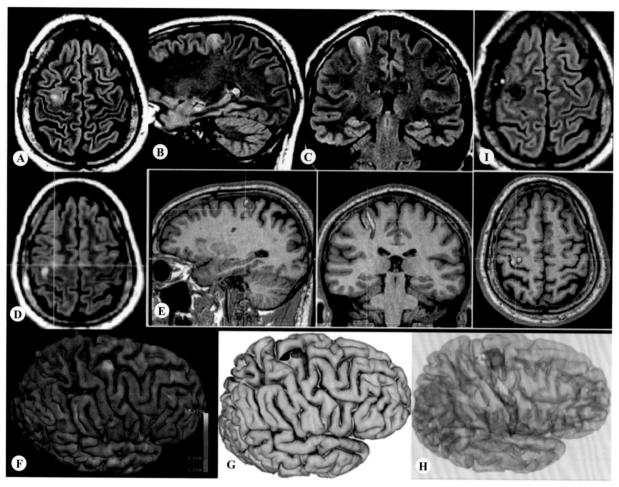

▲ 图 37-6　中央前沟顶部的 Ⅱ b 型 FCD 图像

轴位、矢状位、冠状位 T_2 FLAIR（A 至 C），左手手指轻敲运动 fMRI（D），手皮质脊髓束的概率 DTI（E），3D 模型图（F 至 H），术后轴位 T_2 FLAIR（I）。右侧中央前沟顶部的 Ⅱ b 型 FCD，具有典型的 MRI 特征（A 至 C）。手指敲击 fMRI 显示了右手初级感觉运动皮质（M_1 和 S_1）和辅助运动皮质（D）中的激活区。手部的 M_1 区域以浅蓝色显示（E），这是在对 fMRI 结果进行适当掩蔽后描绘的。黄 – 红色为用概率示踪算法重建的手的 CST，将种子点放在大脑脚，路径点放在手运动功能激活的 M_1。由 FreeSurfer（F）计算的皮质厚度的 3D 模型图显示位于中央前沟顶部皮质厚度增厚的局部病灶（黄色部分）。3D 模型（G）显示病变（红色模型）、手部功能 M_1（浅蓝色模型）和由 FreeSurfer 计算的皮质软脑膜表面之间的拓扑关系。为了进行手术规划，将病变（红色模型）、手的功能性区 M_1（黄色模型）和手的 CST（绿松石模型）的组合图与由 FreeSurfer 计算的软脑膜表面（透明模型）（H）一起显示

期注射一半剂量的放射示踪剂锝，并在脑电图监测到发作期后立即注射另一半示踪剂。使用发作期 – 发作间期摄取减影法可以突出局灶性高灌注区，并根据减影的发作期 SPECT 共配准 MRI（SISCOM）方法将其覆盖在共配准的结构 MRI 上（图 37-8）。

（二）癫痫发作后早期灌注 MRI

可以使用动态磁敏感对比增强技术（DSC）或非增强的动脉自旋标记技术（ASL）进行癫痫发作后早期 MRI 灌注成像，可以在癫痫发作频率高的患者中使用（图 37-9）。

这两种方法的主要缺点是扫描时间 3～4min，这对于癫痫的迅速弥漫性皮质传播来说时间太长。对于一些皮质传播较慢的患者，由 DSC 或 ASL 技术获得的脑血流图像（CBF）可以提示癫痫发作区和早期传播区，即致痫区。

相比发作间期后期 CBF 图，发作后早期 CBF 图可以用于验证电 – 临床方式的致痫区定位。

发作后 DSC 成像更适合致痫性肿瘤的患者，因

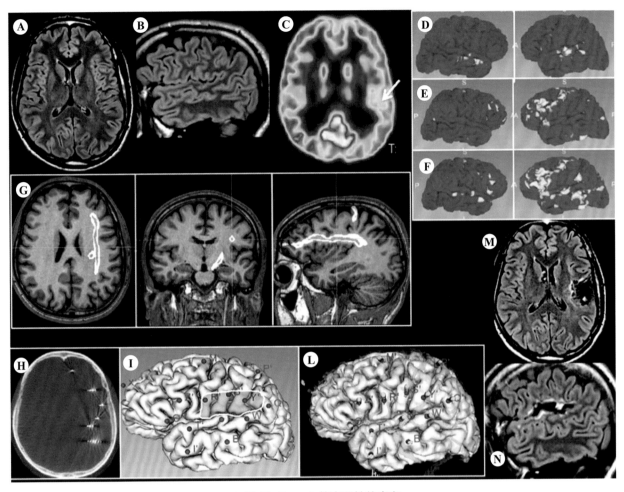

▲ 图 37-7　**MR 检查阴性的患者**

病史：右利手，癫痫症状提示诱发癫痫的活动开始于左侧的脑岛－岛盖。轴位和矢状位 T₂ FLAIR（A 和 B），¹⁸F-FDG PET 扫描（C），语言 EPI-BOLD fMRI，句子理解（D），语言流利（E），描述命名（F），弓状纤维束和 CST 的概率 DTI 白质示踪图（G），植入后 CT 扫描显示的 SEEG 电极（H），多模态 3D 视图包括 FreeSurfer 估计的软脑膜表面，基于植入后 CT 扫描建模的 SEEG 电极及基于 SEEG 结果的拟切除区域（透明白色背景区域）。多模态 3D 图包括 FreeSurfer 衍生的软脑膜表面，基于 CBCT DSA 的脑血管重建图和基于植入后 CT 扫描的 SEEG 电极图（L），术后轴位和矢状位 FLAIR T₂WI（M 和 N）。常规 MRI 未见结构性病变（A 和 B）。PET 显示左侧岛叶有代谢减低区（C，箭）。fMRI 显示左侧语言优势（D 至 F）。计划使用 SEEG 对致痫区进行精确定位。SEEG 术后，在手术室用 O 臂 CT 扫描仪检查植入电极的位置（H）。在手术室中可以使用多模式场景（I）

为 DSC 序列已经在扫描方案中，并且它可显示病变以外的灌注异常区域，从而提示癫痫发作的早期传播。

（三）同步 EEG-fMRI

同步 EEG-fMRI 程序复杂，需要特定的硬件和软件，基本上仍局限于研究阶段。采用 fMRI 显示发作间期致痫活动（即"刺激区"内发作间期棘波）的相关血流动力反应，类似于事件相关的 fMRI 范式（图 37-10）。

一些研究表明，切除 EEG-fMRI 显示的刺激区域可能会改善手术结果。此外，对于癫痫频繁发作的患者，通过 EEG-fMRI 偶尔可以发现癫痫的诱发原因，这对术前检查很重要。

（四）¹⁸F– 氟脱氧葡萄糖正电子发射层析成像

FDG PET 越来越多地在临床常规使用，对 MRI 阴性的患者尤其有用（图 37-7）。

¹⁸F-FDG PET 由于时间分辨率差，主要在发作间期进行检查，用于帮助检测"功能损伤区"（表

37-1），即发作间期神经元活性降低的功能障碍区域。这些区域通常在 MRI 上不可见，并且位于致痫区以外，^{18}F-FDG PET 显示低代谢区，发作间期 SPECT 和灌注 MRI 也为低灌注。最近的研究显示，ASL 检测的发作间期低灌注与 ^{18}F-FDG PET 检测的发作间期低代谢有很好的一致性。在颞叶癫痫患者中，^{18}F-FDG PET 可用于区分颞叶内侧和颞叶外侧受累。在海马硬化症患者中，低代谢区可以远远超出颞叶内侧结构，可涉及颞极和（或）邻近的额叶区域（图 37-11）。在颞叶外局灶性癫痫患者中，^{18}F-FDG PET 可以识别与微小 FCD 相关的局灶性皮质功能障碍。

（五）功能磁共振成像

血氧水平依赖的功能 MRI 临床使用越来越多，用作患者脑功能区定位。在一段快速回波平面图像扫描期间，BOLD 主要来源于灰质血流动力学变化引起的 T_2^* 信号的微小变化。BOLD 信号典型的时间进程为激活区 T_2^* 信号局限性升高（2%～5%），在事件发生后 4～6s 出现峰值。为了增强信号的变化，在激活期重复进行几个相同任务的刺激，并与对照期交替进行。简化后处理步骤，fMRI 比较每个体素激活期和对照期的平均信号，当差异显著时则认为体素是激活的。

表 37-1 术前功能成像的时期和靶项目			
技 术	时 期	靶区皮质	预期的变化
SPECT	发作期（vs. 发作间期）	癫痫发作区	高灌注
DSC/ASL	发作后（vs. 发作间期）	早期传播区	高灌注
EEG-fMRI	发作间期（少数发作期）	刺激区（少数为癫痫发作区）	BOLD 增加（或减少）
FDG-PET	发作间期	功能缺失区	低代谢
DSC/ASL	发作间期	功能缺失区	低灌注
fMRI	任务态发作间期	语言功能区	BOLD 增加

引自 Rosenow 和 Ludus，2001

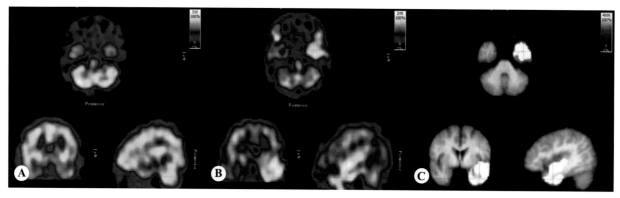

▲ 图 37-8 发作期和发作间期的 SPECT

16 岁患者，左侧海马硬化，注射 ^{99m}Tc-HMPAO 后，三相伽马相机扫描仪（Toshiba CGA-9300，Tokyo，Japan）获得的发作期（A）和发作间期（B）SPECT 图像。发作间期扫描显示颞叶灌注对称，而典型颞叶癫痫发作（头性先兆、失语症、运动自动）时扫描显示左侧颞叶内侧和外侧均有高灌注。与 MRI 共配准的发作期减影 SPECT（C）更好地描述了高灌注的解剖范围，叠加在 3D T_1 图像上（BRASS software，Hermes Medical Solutions）（图片由 Valentina Garibotto，Geneva University and Geneva University Hospitals 提供）

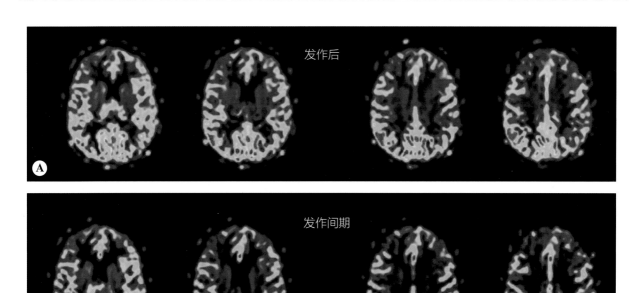

▲ 图 37-9　癫痫发作后和发作间期的 ASL

右颞叶癫痫患者。非典型性癫痫发作（包括左臂功能障碍的症状）几分钟后进行 ASL 检查（A）。CBF 显示右侧顶叶的高灌注区。1h 后进行发作间期 ASL 检查（B），双侧大脑半球灌注对称

（六）纤维束示踪成像

纤维束示踪成像的基础是扩散加权图像。它被用来重建累及重要脑功能的脑白质束，在手术时应该将其分离开来避免出现神经功能丧失。举一个典型的例子，颞叶 Mayer 环范围变异的患者，可能会出现前颞叶切除后视野缺损。

目前纤维束示踪成像的算法大致可分为确定性方法和概率性方法。确定性方法使用线性扩展，即由主扩散特征向量确定的方向，逐个体素扩展生成轴突束。概率性方法结合扩散 MR 测量的不确定性，根据概率分布函数生成轴突束。MRtrix3（www.mrtrix.org）是一个广泛使用的免费软件，包含不同的确定法和概率法。在临床工作中，确定性和概率示踪的纤维束示踪成像通常不多于 32 个扩散方向；新的纤维束示踪成像方法，如至少 45 个方向采集的高角分辨力扩散成像（high angular resolution diffusion imaging，HARDI），可正确重建轴突束，克服"交叉纤维"问题。用复杂模型分析 HARDI 数据，如 q-ball 和约束球面反褶积算法，可得到更为精确的纤维束示踪成像结果（图 37-12）。

六、fMRI 和 DTI 的术前适应证

fMRI 和 DTI 纤维束示踪成像对术前计划的制定至关重要，可以绘制功能皮质，显示累及语言、记忆、感觉和运动功能的白质束，并确定它们与致痫性灶的空间关系。

（一）语言功能

fMRI 语言网络描绘有两个目的：确定位于额颞叶的语言功能区优势半球，以及评估术后语言损伤的风险。当病变位于接近 Broca 区的额叶下部，或接近 Wernicke 区的颞叶后上部，也可用 fMRI 来评估皮质病变与语言功能区之间的位置关系（图 37-13）。

语言 fMRI 现在被认为是一种有效、无创的判断语言优势半球检查方法，可以替代颈动脉内巴比妥试验（也称为 Wada 试验）。语言功能区的术前定位是一个复杂的过程，因为语言不是一个单一的功能，而是由涉及不同脑区的不同脑组织组成的。例如，听觉理解需要初级听觉和外侧裂区参与，与声韵和语义处理有关。阅读需要枕颞区参与，与形状、字母和单词的视觉识别有关。词语生成需额叶

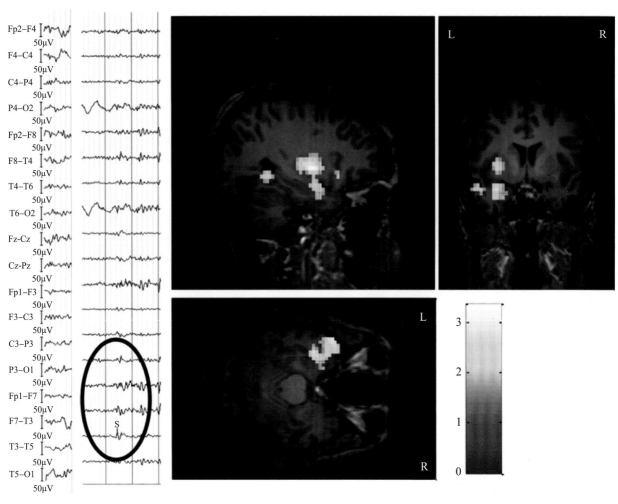

▲ 图 37-10　发作间期 EEG-fMRI

左侧颞叶癫痫和海马硬化患者，EEG-fMRI 显示刺激区。左图为扫描过程中记录的发作间期脑电图。黑色圆圈圈出一个发作间期尖峰，待后续分析。右图显示尖峰期 BOLD 信号的增加（ *P* < 0.05，多重比较错误校正）。BOLD 信号最大值位于前内侧颞叶（杏仁核区域）。其他位激活区有左侧岛叶皮质和颞叶外侧皮质（图片由 Stefano Meletti, University of Modena 提供）

区域参与，它与单词的发音有关。在健康的右利手受试者中，这种多内容网络通常有左侧半球优势。然而，在颞叶癫痫（TLE）患者中，fMRI 常检测不到典型的语言优势分布，相比对照组，左侧和右侧 TLE 患者都表现出语言左侧化减少、双侧化和右侧化发生率增高。左侧 TLE 患者常在对侧半球使用同源区域进行语言处理，如右侧 Wernicke 区，提示语言表达脑区的广泛分布。

为了确定语言偏侧化优势，术前 fMRI 语言扫描方案通常包括一个以上的任务，负责不同的语言内容（理解和产生），从而激活额叶和颞叶。最近，欧洲术前影像工作中心的一项调查表明，最常用的

任务是动词生成、语义理解和语言流畅，这些任务提供了补充信息（图 37-14A）。

一般情况下，动词生成对患者来说是一项简单的任务，其优势是共同激活额叶和颞叶。语义理解任务，如反应命名任务，则有助于评估与语言相关的前颞区，因为前颞叶切除可能导致语言缺陷。另一方面，语言流畅性任务会激活额叶（图 37-13 和图 37-14A），通常是偏侧化优势明显的，但颞叶激活较弱（表 37-2）。

术前 fMRI 还可以预测术后 12 个月的结果。在左侧 TLE 中，额叶和颞叶左侧优势减少与良好的语言流畅性和命名结果有关，表明当术前语言功能由

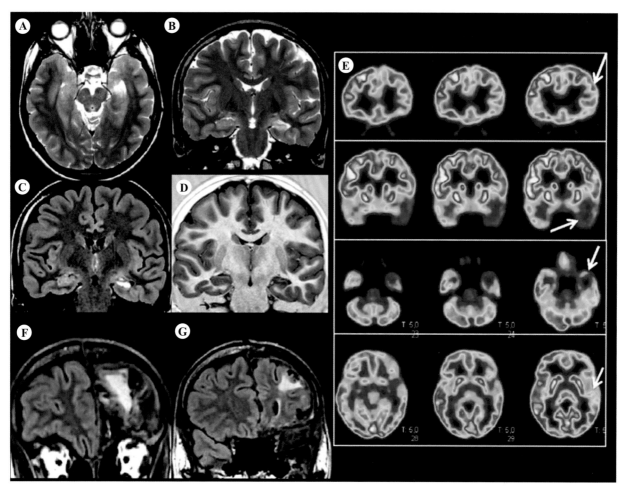

▲ 图 37-11　MRI 与 ¹⁸F-FDG PET 的相关性

轴位、冠状位 T₂WI（A 和 B），冠状位 T₂WI FLAIR（C），冠状位 IR T₁WI（D），¹⁸F-FDG PET（E），术后冠状位 T₂ FLAIR（F 和 G）。左侧海马硬化，表现为海马萎缩和信号改变，T₂WI 表现为高信号（A 至 C），T₁WI 表现为低信号（D）。PET 显示左侧前颞叶内侧和外侧结构的低代谢，并延伸至前额叶皮质（E，箭）。术后 FLAIR T₂WI（F 和 G）显示前颞叶和前额叶切除

左半球和右半球支配时，左侧前颞叶切除术不会导致明显的语言功能缺损（图 37-15）。

在进行额颞叶切除计划时，对语言白质束进行 DTI 纤维束示踪成像，对保留语言功能非常重要。最主要的纤维束是连接前运动 / 运动和 Broca 区 / Wernicke 区的弓形束。大多数右利手人群左半球的弓形束较大：这种偏侧性是语言优势的结构基础。弓形束左侧化越强的癫痫患者，左侧前颞叶切除术后语言功能障碍的风险越高。切除弓形束可能会导致一种被称为传导性失语症的失连接综合征。当对可能导致术后语言功能缺损风险的手术，如前颞叶切除术、皮质修剪术等累及上颞叶、下额叶和顶叶进行术前评估时，弓状束追踪可为语言 fMRI 提供

有用的支持。

（二）记忆功能

记忆障碍在 TLE 患者中很常见，因此，临床医师担心手术会进一步导致记忆缺损。事实上，海马和内侧颞叶对记忆至关重要，左颞区更多参与语言记忆，右侧颞区更多参与视觉空间记忆。因此，语言记忆缺损常出现在左侧 TLE 患者中，视觉记忆障碍常出现在右侧 TLE 患者中。记忆编码 fMRI 用于偏侧化记忆并研究内侧颞叶的功能状态（图 37-14B）。与语言相似，左侧 TLE 患者，额颞叶记忆区更大的左侧化与术后言语记忆的下降有关；右侧 TLE 患者，颞区更大的右侧化与术后视觉记忆的

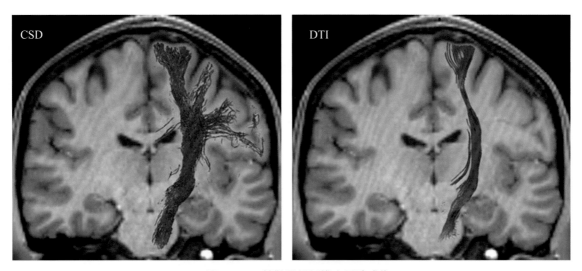

▲ 图 37-12　扩散张量纤维束示踪成像

从 Connectome 数据库（http://db.humanconnectome.org）下载的高质量的扩散数据。用 MRtrix3（http://www.mrtrix.org）重建左侧皮质脊髓束，将同侧大脑膈、内囊和中央前回作为感兴趣区并使用概率纤维束示踪成像方法进行成像。采用约束性球面去卷积（CSD）和扩散张量成像（DTI）两种不同的算法。只有 CSD 才能显示初级运动皮质运动神经元的整体结构

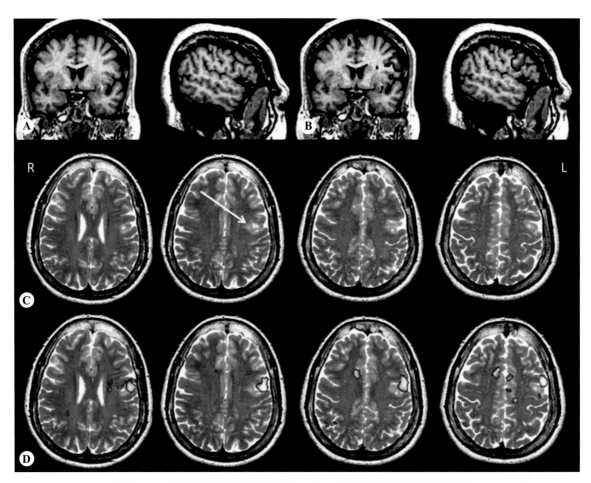

▲ 图 37-13　1 例位于左侧额下沟深部的 FCD，流利对话时进行术前语言 fMRI

FCD 病变水平的 3D T₁WI（A）和覆盖了 fMRI 激活区的图像（B）。轴位 T₂WI（C）显示 FCD 表现为轻度皮质变薄和皮质下白质变细；叠加了 fMRI 激活区后，又见部分激活区位于皮质发育不全的病变区域（D）。患者被认为术后语言功能缺损的风险高，目前她仍在接受治疗

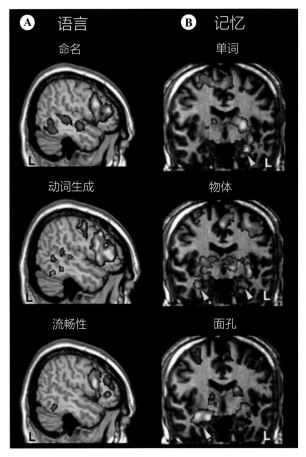

▲ 图 37-14　语言和记忆 fMRI 的任务

A. 一组健康受试者三个语言任务的语言 fMRI 激活图（$P <$ 0.01，FDR 校正），三个语言任务为按定义命名（反应命名）、动词生成和语言流畅性。反应命名引起左侧额叶和颞前、颞后区的激活。动词生成引起左额叶和颞后区的激活。语言流畅性任务主要引起额叶激活。B. 一组健康受试者（$P < 0.01$，FDR 校正）三个记忆编码任务的记忆 fMRI 激活图：单词、物体和面孔。箭头表示为海马的激活。单词记忆编码任务的激活模式为左侧优势化，物体任务为双侧优势，面孔任务为右侧优势

下降有关（图 37-16）。

语言任务 fMRI 也可以预测言语记忆缺陷；然而，与语言任务 fMRI 和临床变量相比，记忆任务 fMRI 最能预测颞叶切除后的语言记忆下降。

（三）初级感觉区

初级感觉区（视觉、听觉、躯体感觉）位于特定的皮质区域，这些区域由脑回和脑沟层面的解剖边界（分别是距状裂皮质、颞横回、中央后回）明确界定。然而，当病变累及这些区域时，定位预测

较为不易，因为解剖边界可能被扭曲和（或）可能发生一定程度的功能皮质重组。视觉区域定位常通过向患者呈现反转图案的棋盘格刺激任务来评估。在没有刺激装置的情况下，临床工作中的一种替代方法是在组块条件下交替闭眼和睁眼；在这种情况下，fMRI 的激活区可延伸到距状裂皮质以外。

全音频谱的听觉刺激可以通过白噪声获得，但需要特定的硬件来克服扫描仪噪声的问题。

躯体感觉脑区可以通过被动的感觉刺激来评估，患者除了保持不动之外不需要特别的配合。刺激可以通过专用设备或在临床上通过简单的抚摸或刷手或脚来获得。最好是分别检测每个大脑半球，以便与健侧的结果进行比较。

除了 fMRI 定位外，DTI 纤维束示踪成像也可用于追踪 Mayer 环和丘脑皮质束，分别评估视觉和躯体感觉功能。

（四）运动功能

运动功能可以通过脚、手指和嘴的运动任务 fMRI 来研究，用于识别初级运动皮质中各自的运动区域。fMRI 中最重要的问题是不自主的头部运动，因为如果这种运动（即使是很小的运动）与运动任务同步，将会产生假激活。当病变位于额中回区域，并且致痫区包括运动功能区时，必须进行运动任务 fMRI。这在皮质发育畸形中并不少见（图 37-13）。运动任务 fMRI 一般与术中皮质电刺激映射具有良好的一致性，一些中心用 fMRI 热点来指导脑内电极植入。在额中央切除术计划时，必须对皮质脊髓束进行运动任务 fMRI 和扩散张量纤维束联合成像。

（五）术前 fMRI 检查清单

• 选择的 fMRI 任务是否适合激活皮质区域？

• 患者是否能充分执行任务？

• 患者执行的 fMRI 任务是否引起典型的激活，类似于在对照组中观察到的激活？

• 非典型区域，如同源对侧区域是否被激活？

• 对于语言描绘，左半球是主导任务，还是右半球也参与其中？

表 37-2　术前检查常用的语言 fMRI 任务

任　务	功　能	语言区
动词生成： 通过看到名词生成相关联的动词（如"香烟"→"吸烟"），并与带有错误字符串的基线条件对比	视觉提示下理解和生成单个单词	额区和颞后区
概念命名（反应命名）： 通过句子生成单词（如"用来切食物"→"刀"），并与重复出现相同句子的基线条件相比	句子理解和命名	额区和颞中区
口头（音素）流利性： 由视觉呈现的字母（如 M）产生单词，并与视觉固定的"十字"作为基线条件相比	检索不同的单词并生成单词	额区

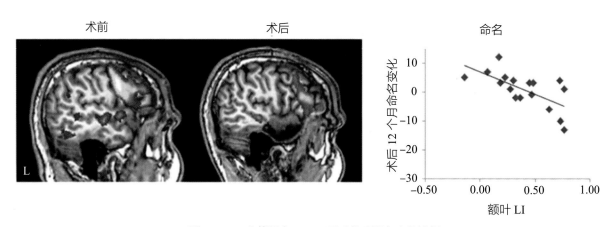

▲ 图 37-15　术前语言 fMRI 预测术后语言功能缺损

左图为 26 岁男性，左侧颞下回神经节细胞胶质瘤，手术前后进行了反映命名任务的 fMRI。术前 fMRI 显示左侧化激活模式，颞上回和颞中回前部激活。术后 fMRI 显示左侧化激活模式，激活颞后叶。术后 12 个月，患者出现轻度命名和流畅性语言缺损。右图为一组左侧 TLE 患者语言区域偏侧化（即额下回 fMRI 偏侧性指数）和术后 12 个月语言结果（术后与术前命名变化）之间的相关性结果。显示前额叶左侧化减少（LI=0.00）与手术后 12 个月更好的命名显著相关。额叶与颞叶密切相关，在预测语言缺陷方面显得更加稳定

七、外科手术规划的多模态联合成像

如前所述，"影像引导手术"的 3D 多模态重建是目前电极植入和切除手术计划的基础。联合使用 fMRI 和 DTI 纤维束示踪成像现在是一种常规的术前检查。然而，每个癫痫患者都需要进行个性化的术前评估，包括电-临床检查及影像学检查确定致痫区的位置。

（一）不需要有创性记录的手术候选者

最好的拟手术患者是单侧海马硬化相关的颞叶癫痫患者和有单发、边界清楚、可切除病变（该病变为致痫性病变、位置与电-临床数据一致）的患者。这种结构性病变包括局限性的皮质发育畸形（主要为 FCD Ⅱ 型）、胚胎发育不良神经上皮肿瘤（图 37-5）、胶质神经元肿瘤（神经节细胞胶质瘤、神经节细胞瘤）和单发的海绵状血管瘤。这些病变是散发分布的结构病变，当位于远离功能性皮质时，可将其完全切除。在这些情况下，简化的术前工作流程就足以完成评估，包括对患者进行临床评估、头皮脑电图、软脑膜表面 MRI 后处理重建，叠加 MRA 重建的血管树（图 37-5）。在优势半球病变的 TLE 患者中，有时需要 fMRI 来确定语言的半球优势。

在单发、边界清楚的病变且邻近功能性脑区的

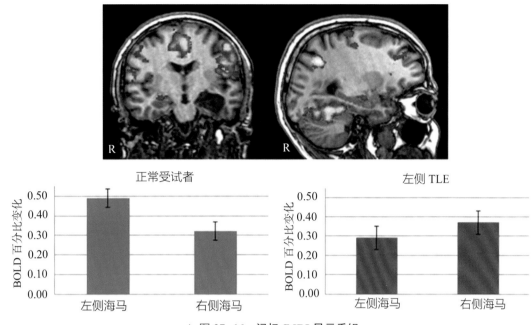

正常受试者　　　　　　　　　　　　左侧 TLE

▲ 图 37-16　记忆 fMRI 显示重组

上排图显示 1 例 44 岁的女性患者在左侧颞叶（累及海马）发现发育不良的神经上皮肿瘤（DNET）。记忆编码任务 fMRI 显示左侧化激活模式，激活右侧海马。术后患者无语言记忆障碍。下排图分析了单词编码记忆任务中海马 BOLD 百分比的变化。在一组健康受试者中，左侧海马比右侧海马激活的更多。相比之下，在一组 7 例左侧 TLE 患者中，右侧海马比左侧海马更容易被激活，表明记忆过程的重组

患者，需要更全面的术前评估，包括 fMRI 和（或）DTI 纤维束示踪成像来降低术后功能缺陷的风险（图 37-3 和图 37-6）。这类患者术后结局最好。

（二）需要有创性记录的手术候选人

该类人群包括：①解剖和无创性电 – 临床数据之间存在差异的患者；② MRI 上病变边界清楚，但其临床电生理数据显示病变外区域受累（图 37-4）；③ MRI 显示患者有边界不清的病变，不能将病变明确切除（如除了界限清楚的 FCD Ⅱ b 型之外的皮质发育畸形、单侧多小脑回畸形、结节性异位和由围产期或创伤后损伤引起的脑软化）；④ MRI 和无创电 – 临床数据都表明发作早期功能皮质区高度受累，必须通过电刺激进行标测来确定其与致痫区的位置；⑤ MRI 显示患者有弥漫性、半球性或双侧半球性大脑异常，电 – 临床数据显示更多的局部 / 偏侧性癫痫发作的患者；⑥ MRI 或其他影像技术没有检测到病变的患者（图 37-7）。最后一条候选人必须进行有创性检查记录，因为在没有可识别的结构病变时致痫区更难定位。他们成为无癫痫发作患者的机会很低。

（三）半球型手术候选人

当病变涉及大脑半球的全部或大部分时，如弥漫性多小脑回、半脑畸形和半球脑软化时，半球手术包括半球切除术、功能性半球切除术和半球切开术，都可以取得很好的效果，术后无癫痫发作，但代价是半球切除 / 断开。

八、术后评估与随访影像学指南

（一）术后早期和晚期的结构成像

CT 扫描是切除术后应用最广泛的影像检查方法，有助于排除可能需要立即进行二次手术的颅内病变（如血肿）。CT 扫描可对病变切除的完整性进行粗略评估。然而，术后早期，在检测动脉或静脉梗死方面，MRI 的 DWI 优于 CT。

术后晚期，在评估皮质切除的完整性、是否存在残留致痫性病变（如残余 FCD 或肿瘤）及监测患者肿瘤复发方面，MRI 是首选的检查方法（图 37-17）。根据切除病变的组织学性质和术后结果，患者术后检查的时间有所不同。在 TLE 和非进展性病变的患者中，可以选择简化的随访方案，即术

后 6 个月进行一次 MR 检查。对病变进展的患者应进行更密切的 MR 检查随访：术后 6 个月后，每年进行一次 MR 检查。MR 检查需要使用完整的 MRI 扫描方案评估是否存在残留 / 复发病变。另外，MR 检查频率因病变而异，也取决于临床情况。

（二）术后功能成像

手术切除后出现功能障碍的患者可以用 DTI 示踪脑白质网络的结构损伤，并用 fMRI 检查皮质功能的重组和恢复。

（三）语言功能障碍

约 30% 左侧 TLE 患者发生语言功能障碍，主要是命名功能障碍。fMRI 研究结果显示左侧前颞叶切除（ATL）后，右侧半球出现区域重组，包括典型和非典型语言区域。为了了解 fMRI 激活的意义及它们是否代表功能恢复的有效补偿机制，应将偏侧化程度与相应的语言表现联系起来解释。

在左侧 TLE 患者中，将语言功能重新分配到对侧半球似乎是一种低效的保留语言的方法，而同侧额叶和残余后颞叶的激活似乎对语言恢复更重要。

偶尔有研究报道右侧 ATL 之后出现语言障碍；然而，在这种情况下，术后 fMRI 表现与术前相比没有明显变化，因为语言功能区主要位于左侧大脑半球。

（四）记忆功能障碍

记忆障碍是与 TLE 相关的最突出的认知缺陷。ATL 可能导致记忆障碍，特别是优势半球颞叶切除术后的语言记忆障碍。与语言功能类似，记忆功能往往在左侧 ATL 后，在右侧大脑半球重组。然而，这些对侧激活似乎对长期保存记忆并不重要，而同侧颞叶的激活，包括残余的后海马，似乎对记忆恢复至关重要。

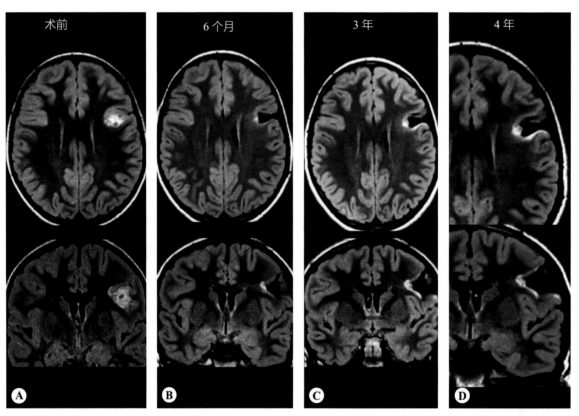

▲ 图 37-17　左侧额盖区 DNET 图像

轴位和冠状位 FLAIR T_2W 序列。最初的 MRI（A）和术后 6 个月（B）、3 年（C）和 4 年（D）。左侧额盖皮质占位，有轻微占位效应，T_2WI 上实性成分表现为高信号，内见低信号的微囊，与 DNET 表现一致（A）。术后，在术区的深部边缘有一微小圆形高信号，需要鉴别是残余肿瘤还是胶质增生（B）。随访 MR 检查显示病变体积逐渐增大，证实为 DNET 复发（C 和 D）

（五）运动功能障碍

切除运动区域可能导致术后身体虚弱，包括偏瘫。研究显示术后运动区域的重组发生在未受损的运动皮质，在周围区域和补充运动区域，患侧比健侧更容易发生。

断开手术可能会导致新的偏瘫或原有偏瘫的恶化。不出所料，当运动回路存在于患侧半球时，患者术后发生运动障碍的风险更高。断开术后，扩散纤维束示踪成像显示同侧皮质脊髓束的损伤，fMRI

通常显示运动区域向对侧半球转移（图37-18）。

这种运动功能的重组表明，术前瘫痪的肢体激活无病变半球的回路越多，断开术后维持基本运动功能的机会就越大。一些因素对预后至关重要，包括病变发生的时间［病变发生的时间越早（产前或围产期），重组越有效］及患者手术时的年龄（手术时年龄越小，重组越有效）。

注释

图37-3、图37-4、图37-5、图37-6、图

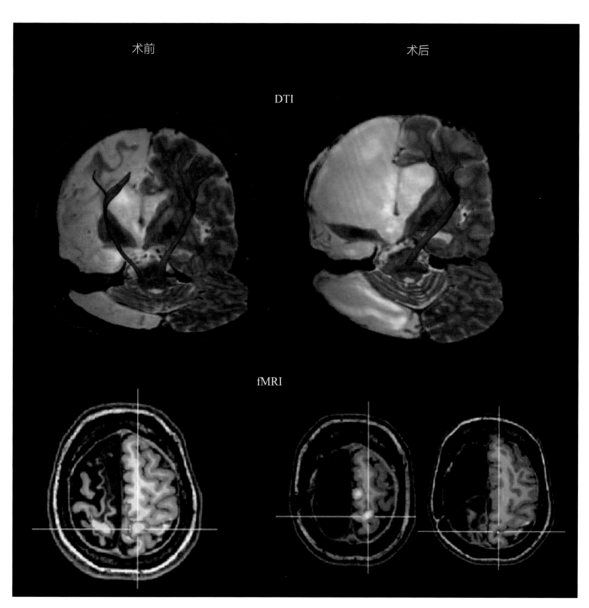

▲ 图 37-18 术后 fMRI 和 DTI

30岁女性患者，1岁时因麻疹脑炎继发右侧大脑半球致痫病变。术前，该患者有左侧偏瘫，手抓握功能低，下肢轻度瘫。DTI重建了患侧皮质脊髓束，较健侧减少；术后CST未显示；术前运动fMRI显示双侧运动皮质激活，而断开手术后仅在对侧半球激活

37–7、图 37–9、图 37–11 和图 37–17，以及病例 1 和病例 2 引自 Neuroradiology Department & Centro Regionale Chirurgia dell，Epilessia "Claudio Munari"，Ospedale Niguarda，Milano。

图 37–13、图 37–14、图 37–15、图 37–16 和图 37–18 的病例引自 Fondazione IRCCS Istituto Neurologico Carlo Besta，Milano。

九、病例报告 1

病史：患者 14 岁，8 岁时出现耐药性局灶性癫痫发作。

癫痫发作症状：左眼眨眼，恶心，胸骨后热感和呼吸困难和腿部无力；癫痫发作期间患者不能说话，无意识丧失。癫痫发作的频率为每天发作，频次为 3～11 次 / 天。视频脑电图结果显示：右侧岛叶和额下回有致痫活动。

临床诊断：右侧颞叶癫痫，主要累及岛叶短回。

MRI 检查目的：寻找并确定可疑结构性病变的类型，这对致痫区的定位有很大的帮助。

成像技术：使用 1.5T 磁共振检查仪进行成像，采集三个方向的图像，包括轴位 TSE T_2WI（5mm）、三平面 TSE FLAIR T_2WI（≤ 3mm）、冠状位 TSE T_2WI（≤ 3mm）、冠状位 TSE IR T_1WI（≤ 3mm）、轴向 DWI（5mm），增强前后 3D GRE T_1WI（1mm），对比剂剂量为 0.1mmol/kg（图 37–19）。

影像学表现：MRI 显示左侧额叶可疑皮质旋转异常，左侧额上沟较对侧更深。在额上沟底部，怀疑发育性静脉异常（A 至 C. 白箭），增强后得到证实（E 和 G. 白箭）。未发现其他异常，尤其是右侧岛叶区域。

解释：MRI 结果与无创性电 – 临床数据无相关性。尤其是怀疑为致痫区的右侧岛叶，MRI 未显示出任何病变。为了精确地定位致痫区，患者进行了

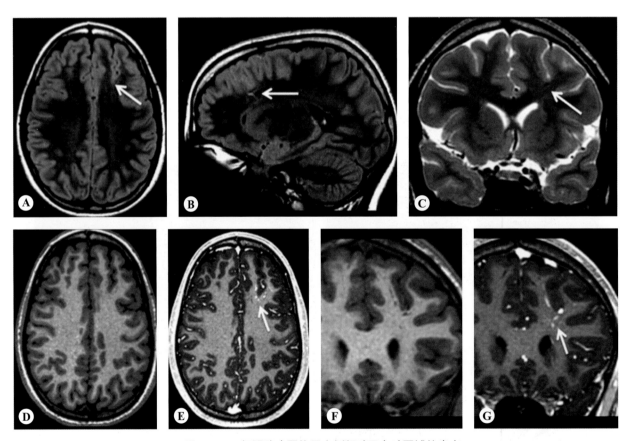

▲ 图 37–19　怀疑致痫区位于右侧额叶及岛叶区域的患者

轴位和矢状位 3mm T_2 FLAIR（A 和 B），冠状位 3mm T_2WI（C），平扫及增强轴位 1mm 层厚的 3D T_1WI（D 和 E）及其冠状位（F 和 G）重建

视频 SEEG 检查，结果显示了癫痫性异常，表现为右侧岛叶和额下回有慢和快棘波，并与 0 频率混合；右侧颞上回前部活动缓慢。

根据 SEEG 结果，患者接受了右额盖和岛叶皮质切除术（图 37-20）。组织学检查显示新皮质胶质增生。2 年临床随访为 Engel Ⅲa 级。

评论： 本病例说明了无创电 - 临床数据与 MRI 表现之间的正相关对确定致痫区的重要性。当两者之间没有正相关关系时，必须进行有创电 - 临床检查（如 SEEG）来确定致痫区和手术计划。如果仅依靠 MRI 结果，可能会误导诊断，并受其他发现影响；因此，MRI 结果解释应始终由电 - 临床数据所引导。

十、病例报告 2

病史： 14 岁耐药性局灶性癫痫患者，7 岁时首次出现全身性发作。在 3 年无发作后，重新出现发作，频率为每 15～20 天 1 次。癫痫发作症状表现为右手感觉异常，有时伴有手（包括上肢到肘部）的阵挛运动，随后是感觉减退。无意识丧失。视频脑电图的电 - 临床数据显示左侧额顶区有致痫活动。

临床诊断： 怀疑起自于左侧顶叶的耐药局灶性癫痫。

MRI 检查目的： 检测和表征可疑的结构性病变，这有助于确定致痫区。

成像技术： 1.5TMR 检查。采集三个方向的图像，包括轴位 TSE T_2WI（5mm）；冠状位 TSE T_2WI（3mm），冠状位 TSE IR T_1WI（3mm）；三个方位的 TSE T_2W2 FLAIR（3mm），各向同性 1mm 体素 3D TSE T_2W2 FLAIR；轴位 DWI（5mm）；GRE T_2^*WI 和 SWI（5mm）；增强前后 3D GRE T_1WI（1mm 层厚连续扫描），对比剂剂量为 0.1mmol/kg（图 37-21）。

影像学表现： MRI 显示左侧中央沟后方顶叶皮质 - 皮质下膨胀性病变，特征表现为假多囊性改变，T_1WI（图 37-21C）上呈低信号，T_2WI（图 37-21B）上呈高信号，增强后无强化（图 37-21C）。在 T_2W2 FLAIR（图 37-21A、D 和 E）上，病变的囊性成分呈低信号，实性成分包绕囊性部分或混在囊性成分内，表现为高信号。病变与中央沟之间有细小的正常表现白质，与正常表现的感觉 - 运动皮质相邻。

解释： 病灶在 T_2W FLAIR 序列上的特殊表现

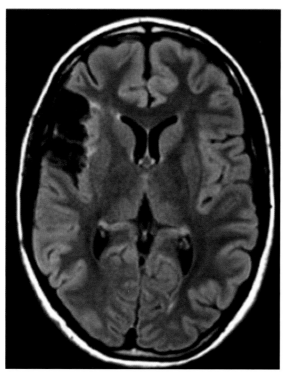
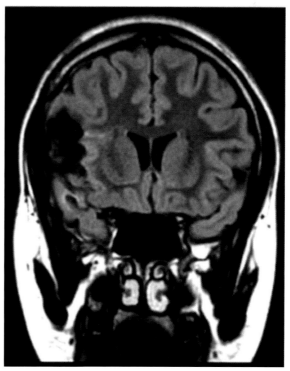

▲ 图 37-20　术后 MRI

有利于诊断位于左侧顶叶中央后区的 DNET。

术前计划：为了进行术前规划，患者进行了感觉 fMRI（图 37-22）和 DTI 显示皮质脊髓束、丘脑皮质束和弓状束（图 37-23）。通过刷右手获得感觉

fMRI，显示在中央后区、病变的前部和上方及介于病变和中央沟之间的激活区。病变内部没有可识别的激活区（图 37-22）。

采用概率法对 CST、ThCT 和弓状束进行 DTI

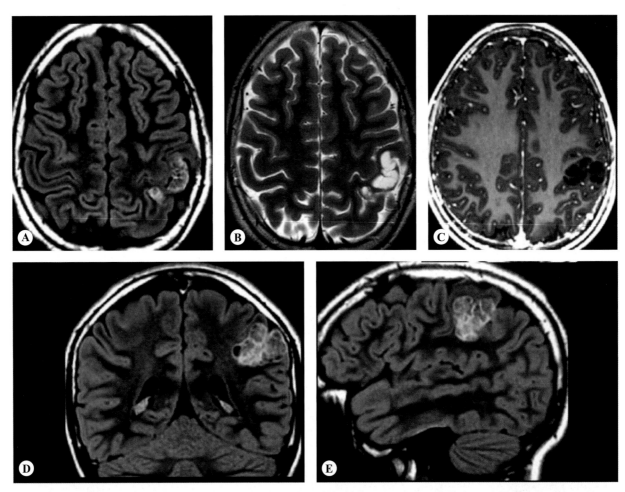

▲ 图 37-21　3mm 层厚的轴位 FLAIR T₂WI（A），3mm 层厚轴位 T₂WI（B），增强后 1mm 层厚 3D T₁WI（C），3mm 层厚冠状位（D）和矢状位（E）FLAIR T₂WI

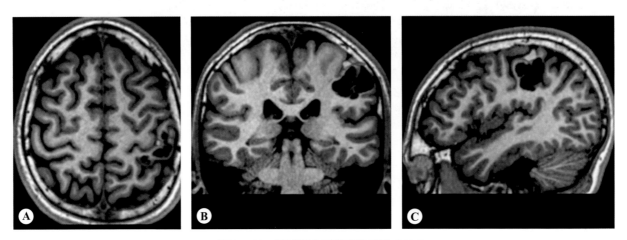

▲ 图 37-22　通过刷右手获得的感觉 fMRI

纤维束示踪成像（图 37-23）。通过在解剖学基础上选择种子点和路径点重建皮质脊髓束和弓状束；选择丘脑 VPL 核作为种子点，选择 fMRI 激活的手的主要感觉区作为路径点来重建 ThCT。

手术前评估检查的解释：病变与感觉运动皮质之间存在一条表现正常的白质有利于增加手术的可行性。由于病变边界清晰，MR 检查结果与电 - 临床数据一致，不需要有创记录（如 SEEG）。相反，广泛的术前计划，包括 fMRI、DTI 纤维束示踪成像及 3D 模型重建对于影像引导手术计划是必

不可少的（图 37-24）。患者接受了病变切除术（图 37-25），术后无神经功能缺损。

组织学检查证实诊断为 DNET。

手术结果：2 年临床随访为 Engel Ⅲ a 级。

结论：这个病例说明了充分的术前检查的重要性，包括 fMRI 和 DTI，以便在功能皮质附近有明确病变且病变位置与电 - 临床数据一致的情况下规划手术。图像引导手术在类似病例中是可行的，无须进行侵入性检查（SEEG）。

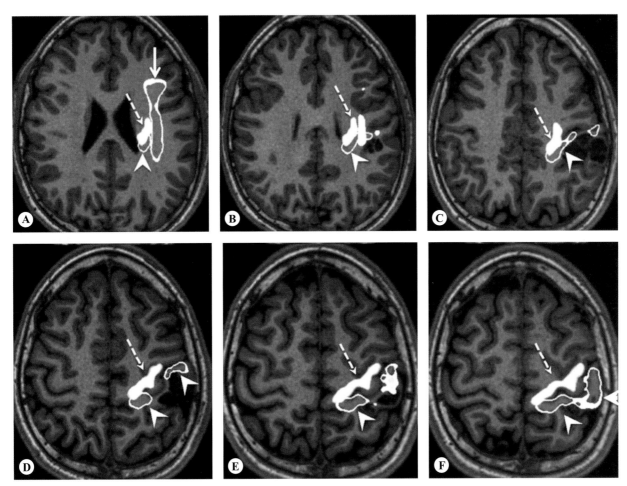

▲ 图 37-23　皮质脊髓束、丘脑皮质束和弓状束的概率法 DTI 纤维束示踪成像

不同层面的 3D T₁W 图像显示重建纤维束的交叉：CST 为白色实性区域（白虚箭），ThCT 为灰白色轮廓（白箭头），弓形束为白色空白区域（A，白箭）

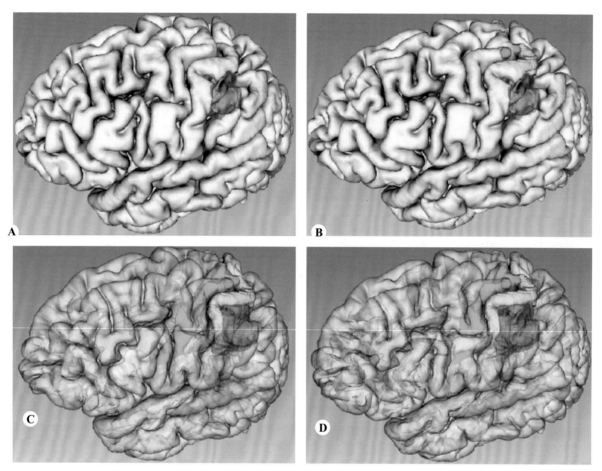

▲ 图 37-24　**3D 模型显示了病变（红色）、CST（绿色）、ThCT（黄色）及由 FreeSurfer（浅褐色）（A 和 B）计算得到的皮质软脑膜表面之间的位置关系**

为了进行手术规划，病灶（红色）、CST（绿色）、ThCT（黄色）和弓状束（绿松石色）在 FreeSurfer（透明）（C 和 D）计算的软脑膜表面上同时显示

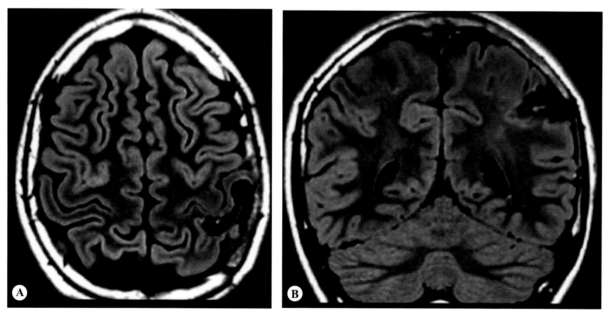

▲ 图 37-25　术后 MRI 显示病变完全切除。在术区前部的中央后回没有信号变化

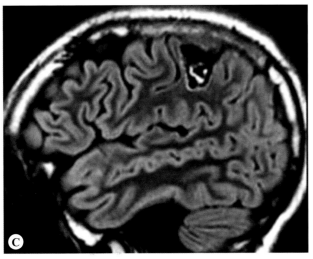
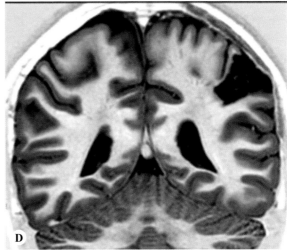

▲ 图 37-25（续）　术后 **MRI** 显示病变完全切除。在术区前部的中央后回没有信号变化

参考文献

[1] Bonelli SB, Thompson PJ, Yogarajah M, Vollmar C, Powell RHW, Symms MR, et al. Imaging language networks before and after anterior temporal lobe resection: results of a longitudinal fMRI study. Epilepsia. 2012;53(4):639–50.

[2] Cardinale F, Cossu M, Castana L, Casaceli G, Schiariti MP, Miserocchi A, et al. Stereoelectroencephalography: surgical methodology, safety, and stereotactic application accuracy in 500 procedures. Neurosurgery. 2013;72(3):353–66.

[3] Cardinale F, Pero G, Quilici L, Piano M, Colombo P, Moscato A, et al. Cerebral angiography for multimodal surgical planning in epilepsy surgery: description of a new three-dimensional technique and literature review. World Neurosurg. 2015;84:358–67.

[4] Cardinale F, Francione S, Gennari L, Citterio A, Sberna M, Tassi L, et al. SUrface-PRojected FLuid-AttenuationInversion-Recovery analysis: a novel tool for advanced imaging of epilepsy. World Neurosurg. 2017;98:715–726.e1.

[5] Colombo N, Tassi L, Deleo F, Citterio A, Bramerio M, Mai R, et al. Focal cortical dysplasia type IIa and IIb: MRI aspects in 118 cases proven by histopathology. Neuroradiology. 2012;54(10):1065–77.

[6] Cossu M, Cardinale F, Castana L, Citterio A, Francione S, Tassi L, et al. Stereoelectroencephalography in the presurgical evaluation of focal epilepsy: a retrospective analysis of 215 procedures. Neurosurgery. [Internet]. 2005;57:706–18.

[7] Dale AM, Fischl B, Sereno MI. Cortical surface-based analysis: I. Segmentation and surface reconstruction. Neuroimage. 1999;9(2):179–94.

[8] Fischl B. FreeSurfer. NeuroImage. 2012;62:774–81.

[9] Hong SJ, Kim H, Schrader D, Bernasconi N, Bernhardt BC, Bernasconi A. Automated detection of cortical dysplasia type II in MRI-negative epilepsy. Neurology. 2014;83(1):48–55.

[10] Munari C, Bancaud J. The role of stereoelectroencephalography (SEEG) in the evaluation of partial epileptic seizures. In: Porter R, Morselli P, editors. The epilepsies. London: Butterworth & Co; 1985. p. 267–306.

[11] Rosazza C, Minati L, Ghielmetti F, Maccagnano E, Erbetta A, Villani F, et al. Engagement of the medial temporal lobe in verbal and nonverbal memory: assessment with functional MR imaging in healthy subjects. Am J Neuroradiol. 2009;30(6):1134–41.

[12] Rosazza C, Ghielmetti F, Minati L, Vitali P, Giovagnoli AR, Deleo F, et al. Preoperative language lateralization in temporal lobe epilepsy (TLE) predicts peri-ictal, preand post-operative language performance: an fMRI study. NeuroImage Clin. 2013;3:73–83.

[13] Rosenow F, Luders H. Presurgical evaluation of epilepsy. Brain. 2001;124(9):1683–700.

[14] Shah AK, Mittal S. Evaluation of magnetic resonance imaging-negative drug-resistant epilepsy. Ann Indian Acad Neurol. 2014;17(Suppl 1):S80–8.

[15] Téllez-Zenteno JF, Ronquillo LH, Moien-Afshari F, Wiebe S. Surgical outcomes in lesional and non-lesional epilepsy: a systematic review and meta-analysis. Epilepsy Res. 2010;89(2–3):310–8.

[16] Vitali P, Minati L, D'Incerti L, Maccagnano E, Mavilio N, Capello D, et al. Functional MRI in malformations of cortical development: activation of dysplastic tissue and functional reorganization. J Neuroimaging. 2008;18(3):296–305. Wiley Online Library

[17] Vitali P, Dronkers N, Pincherle A, GSiovagnoli AR, Marras C, D'Incerti L, et al. Accuracy of pre-surgical fMRI confirmed by subsequent crossed aphasia. Neurol Sci. 2011;32(1):175–80.

拓展阅读

[1] Abud L, Thivard L, Abud T, Nakiri G, Santos A, Dormont D. Partial epilepsy: a pictorial review of 3 TESLA magnetic resonance imaging features. Clinics. 2015;70(9):654–61.

[2] Cardinale F, Casaceli G, Raneri F, Miller J, Lo Russo G. Implantation of stereoelectroencephalography electrodes: a systematic review. J Clin Neurophysiol. 2016;33:490–502.

[3] Duncan JS, Winston GP, Koepp MJ, Ourselin S. Brain imaging in the assessment for epilepsy surgery. Lancet Neurol. 2016;15(4):420–33.

[4] Dym RJ, Burns J, Freeman K, Lipton ML. Is functional MR imaging assessment of hemispheric language dominance as good as the Wada test?: A meta-analysis. Radiology. 2011;261(2):446–55.

[5] Noachtar S, Borggraefe I. Epilepsy surgery: a critical review. Epilepsy Behav. 2009;15(1):66–72.

[6] Rosazza C, Deleo F, D'Incerti L, Antelmi L, Tringali G, Didato G, Bruzzone MG, Villani F, Ghielmetti F. Tracking the reorganization of motor functions after disconnective surgery: a longitudinal fMRI and DTI study. Front Neurol. 2018;9:400.

[7] Sarikaya I. PET studies in epilepsy. Am J Nucl Med Mol Imaging. 2015;5(5):416–30.

[8] Vitali P, Di Perri C, Vaudano AE, Meletti S, Villani F. Integration of multimodal neuroimaging methods: a rationale for clinical applications of simultaneous EEG-fMRI. Funct Neurol. 2015;30 (1):9–20.

[9] Zijlmans M, De Kort GAP, Witkamp TD, Huiskamp GM, Seppenwoolde JH, Van Huffelen AC, et al. 3T versus 1.5T phased-array MRI in the presurgical work-up of patients with partial epilepsy of uncertain focus. J Magn Reson Imaging. 2009;30(2):256–62.